ゾリンジャー 外科手術アトラス

第**2**版

Zollinger's Atlas of
Surgical Operations, 10th ed

E.Christopher Ellison, MD
Robert M. Zollinger, Jr., MD

訳 **安達洋祐** 久留米大学教授・医学教育研究センター

医学書院

E. Christopher Ellison & Robert M. Zollinger, Jr.: Zollinger's Atlas of Surgical Operations, Tenth Edition
Original edition copyright© 2016 by The McGraw-Hill Companies, Inc. All rights reserved.
Japanese edition copyright© 2018 by Igaku-Shoin Ltd. All rights reserved.

Japanese translation rights arranged with McGraw-Hill Global Education Holdings, LLC through Japan UNI Agency, Inc., Tokyo

Printed and bound in Japan.

ゾリンジャー外科手術アトラス

発　行	2013 年 4 月 1 日　第 1 版第 1 刷
	2015 年 5 月 15 日　第 1 版第 3 刷
	2018 年 9 月 15 日　第 2 版第 1 刷

訳　者　安達洋祐（あ だちようすけ）

発行者　株式会社　医学書院

　　　　代表取締役　金原　俊

　　　　〒113-8719　東京都文京区本郷 1-28-23

　　　　電話　03-3817-5600（社内案内）

印刷・製本　三美印刷

本書の複製権・翻訳権・上映権・譲渡権・貸与権・公衆送信権（送信可能化権を含む）は株式会社医学書院が保有します．

ISBN978-4-260-03228-5

本書を無断で複製する行為（複写，スキャン，デジタルデータ化など）は，「私的使用のための複製」など著作権法上の限られた例外を除き禁じられています．大学，病院，診療所，企業などにおいて，業務上使用する目的（診療，研究活動を含む）で上記の行為を行うことは，その使用範囲が内部的であっても，私的使用には該当せず，違法です．また私的使用に該当する場合であっても，代行業者等の第三者に依頼して上記の行為を行うことは違法となります．

JCOPY　〈出版者著作権管理機構　委託出版物〉

本書の無断複製は著作権法上での例外を除き禁じられています．複製される場合は，そのつど事前に，出版者著作権管理機構（電話 03-3513-6969，FAX 03-3513-6979，info@jcopy.or.jp）の許諾を得てください．

序

この手術アトラスは約75年前に作成され，一般外科医が日常的に行っていた実績のある安全な手術手技を記述してきました．これまでの改訂では，消化管の器械吻合や低侵襲手術などを含め，多くの改善や修正を行ってきました．第9版では，器械吻合と低侵襲手術が結びついて満開の状態であり，1990年代には先端技術と思われていた腹腔鏡手術が現在は日常的に施行され，外科修練プログラムでは必須事項として指導されています．

新しい第10版には，重要な改善点がいくつかあります．編集委員は手術手技の専門家として改訂に従事し，掲載すべき新しい手術手技の決定を援助し，記載内容の有意義な改善を行い，19の新しい手術手技を追加しました．一般外科の実践に重要と考えられる手術は8つあり，腋窩リンパ節郭清，腹膜透析カテーテル挿入，筋膜切開，焼痂切開，下大静脈フィルター挿入，腹壁ヘルニア修復（腹壁分離法），尿管修復，胸腔鏡です．複雑な胃腸手術は4つあり，食道筋層切開（腹腔鏡），病的肥満に対するスリーブ胃切除，経腹的食道切除，経胸的食道切除です．新しい血管手術は4つあり，大腿動脈血栓除去，大腿-大腿動脈バイパス，下肢静脈瘤レーザー焼灼（ELA），上腸間膜動脈血栓除去です．残り3つは腎摘出（HALS），腎移植，腹腔鏡診断です．

編集委員の大がかりな再編も行われ，18人の専門家が編集委員に加わり，臓器系統別の手術手技に各々の専門的知識を伝授し，ローマ数字による分類をやめて手術手技のタイトルを見つけやすくするとともに，執筆者と編集委員が批判的に吟味し，今回は第10版全体を最新のものに更新しました．約50章の本文とイラストについては，手術適応から術後管理まで，すべての手術手技に関する科学的内容に有意義な改善を行って現行のものにしました．

第10版の準備中に，オハイオ州立大学（OSU）外科のBrian Belval医師から貴重な助言をいただきました．前回の第9版では，カラー製版と印刷技術の進歩を導入し，メディカル・イラストレーターが新旧の図版に着色し，生き生きとした現実感をもたせ，解剖学的に明瞭なイラストになるように改良してくれましたが，今回の第10版では，スクラッチボードにペンとインクで描いていた原画を，メディカル・イラストレーターのMarita Bitansさんが新しく描き換え，コンピューター・グラフィックスによる高解像度カラーで芸術的な作品を提供してくれました．

また，「歴史的補遺」をオンライン上に作成し，過去70年間のアトラスの改訂中に削除した多くの歴史的な手術にアクセスできるようにしました．歴史的手術の中には，縫合器・腹腔鏡・画像ガイド下低侵襲手術などの近代技術を駆使した新しい手技に代わった手術もあれば，まれにしか行われない手術もあり，いくつかの手術は適応が変わって消滅しました．

以前は二つ折り用紙による機械的作図と製本技術が原因で，イラストレーターと執筆者にはページ制限があり，裏面の印刷物が透けて見える「裏抜け」を回避し高品質のイラストを再現するには，分厚いコート紙の在庫が必要でした．結果的に1980年代半ばに到達した500ページ程度に制限され，器械や腹腔鏡を使った新たな手術手技を追加しようとすると，まれにしか行われない手術（たとえば門脈下大静脈シャント）や専門医が行うようになった手術（たとえば開胸手術や肺手術）は，削除せざるをえませんでした．

かつて日常的に行われていた多くの手術は失われてはならず，ページ制限がない電子媒体で「歴史的補遺」に保管しなければならないと，本書の著者と出版社は感じています．日常診療の性質上，教科書に掲載されていないような状況に一般外科医が遭遇することはまれではなく，特殊な状況や複雑な状況においては，今でも多くの歴史的手術が施行されています．特別な状況において外科医は，即座に外科的な解決を行わなければならず，そのようなときは一般原則や経験に頼ることが多く，とくに器械吻合や腹腔鏡手術などの高価な使い捨て手術器具を利用できない状況では，「古い手術」に助けられることになるでしょう．

今では多くの医学図書館が，出版された教科書や医学雑誌をすべて購入・保存することはなく，ほとんどすべての医療施設や医師が，インターネットで世界中にアクセスできます．私たちは，電子版「歴史的補遺」が歴史的な手術手技を参照するときの隙間を埋めてくれるものと信じています．

Cutler医師が共同執筆者を継承させたように，父は私を後継に指名しましたが，今回は私の番です．またE. Christopher Ellisonが本書を継続する新しい編集責任者になりました．彼は「Zollinger-Ellison症候群」のもう1人の息子であり，OSU医療センターの外科教授です．本書の主要な責務を担い，私の父が40年以上にわたって本書を育てたコロンバスのOSU外科部門に制作拠点を移すことを承諾してくれました．

最後に，歴史的に重要な点として，父の論文と書物および本書の初期の版のイラストがOSU健康科学図書館医学遺産センターに保管されており，これらの資料が目録にまとめられオンラインで利用できることを追記しておきます．

E. Christopher Ellison, MD
Robert M. Zollinger, Jr., MD

訳者 序

「ゾリンジャー」は世界中の外科医が読んでいる手術書です．見開きの左が解説，右が線画というスタイルは定評があり，正確で美しい高品質のイラストが魅力です．1937年の初版から信頼と実績を誇り，2011年に原書第9版，2016年に原書第10版が出版されました．

第9版はイラストがすべてカラーになり「Zollinger-Ellison症候群（1955年）」の息子同士が共著者になりましたが，第10版は編集委員が入れ替わって内容が大きく改訂され，150章のうち50章を大幅修正，3つの古い手術を削除，19の新しい手術が追加され，各章の見出しは手術名になり，イラストは全部で1,710図になりました．

アメリカ外科医の元祖ハルステッドは「丁寧な手術」を提唱し，①丁寧な操作（gentle handling of tissue），②確実な止血（accurate hemostasis），③鋭的剥離（sharp anatomical dissection），④無血術野（clean & dry field），⑤集束結紮の回避（avoidance of mass ligation），⑥細い縫合糸（fine suture material）を実践・指導しました．

「ゾリンジャー」の根底には安全性を最優先したハルステッドの「丁寧な手術」があり，例えば「丁寧に/やさしくgently」という言葉は114か所，「注意してcarefully」は374か所，「同定する」は201か所，「確認する」は438か所に使われています．

「ゾリンジャー」は日本でも長く親しまれてきた手術書です．手術を学び始めた研修医や専門医を目指す専攻医から指導医・上級医まで広く利用されており，手術室や医局にも備えておきたい1冊です．今回も翻訳にあたっては「正確で読みやすい文章」を心がけ，随所に「訳注」を添えて説明を加えました［合計305か所］．

第9版の翻訳出版から5年，外科の現場を離れて教育職に移ったあとも再び世界的名著の出版をお手伝いすることができ，医学書院には心からお礼申し上げますとともに，私が外科医として仕事を共にしたすべての先輩・同僚・後輩に感謝します．

2018年7月

安達洋祐

手術一覧（50 音順）

Meckel 憩室切除	150, 151
Roux-en-Y 胃バイパス（腹腔鏡）	126, 127
Zenker 憩室切除	466, 467
胃空腸吻合	60-63
胃空腸吻合（Roux-en-Y）	112-115
胃十二指腸吻合	64, 65
胃切除（Hofmeister）	92, 93
胃切除（Polya）	90, 91
胃切除（亜全摘）	80-87
胃全摘（器械）	108-111
胃全摘（手縫い）	96-107
胃半切除（BillrothⅠ，器械）	76-79
胃半切除（BillrothⅠ，手縫い）	72-75
胃半切除（BillrothⅡ，器械）	94, 95
胃瘻造設	54, 55
胃瘻造設（内視鏡）	56, 57
陰嚢水腫修復	426, 427
右側結腸切除	178-181
右側結腸切除（腹腔鏡）	182, 183
右副腎摘出（腹腔鏡）	448, 449
腋窩郭清	486, 487
円錐切除	372, 373
横隔膜下膿瘍	58, 59
開胸	46-49
外鼠径ヘルニア修復	396-403
外鼠径ヘルニア修復（Shouldice）	404, 405
回腸肛門吻合	228-233
回腸ストーマ	170, 171
開腹	30-37
潰瘍穿孔閉鎖	58, 59
拡大肝右葉切除（区域Ⅳ〜Ⅷ±Ⅰ）	296-299
拡張掻爬	372, 373
下肢静脈瘤レーザー焼灼	536, 537
下大静脈フィルター挿入	534, 535
肝右葉切除（区域Ⅴ〜Ⅷ±Ⅰ）	288-291
肝左葉切除（区域Ⅱ〜Ⅳ±Ⅰ）	292-295
肝生検	282, 283
肝部分切除（非解剖学的）	286, 287
肝門部腫瘍切除（Klatskin）	276-281
気管切開	452, 453
気管切開（経皮拡張法）	454-457
気腹（Hasson）	38, 39
気腹（Veress 針）	40, 41

胸腔鏡	50, 51
筋膜切開	542, 543
経腟手術	365
頸動脈内膜剝離	492-497
血管アクセス（動静脈シャント）	498, 499
結腸ストーマ	172, 173
結腸全摘	204-213
結腸吻合（器械）	176, 177
腱縫合	554, 555
甲状腺亜全摘	430-437
肛門周囲膿瘍ドレナージ	242, 243
ゴム輪結紮	240, 241
根治的頸部郭清	458-465
臍ヘルニア修復	394, 395
坐骨直腸窩膿瘍ドレナージ	242, 243
左側結腸切除	184-187
左側結腸切除（腹腔鏡）	188-191
左副腎摘出（腹腔鏡）	444-447
痔核切除	240, 241
耳下腺切除	468, 469
膝上切断	548-551
焼痂切開	544, 545
上腸間膜動脈血栓除去	516, 517
小腸切除	152, 153
小腸切除（器械）	154-157
小腸吻合（器械）	158, 159
食道筋層切開（腹腔鏡）	124, 125
食道切除（経胸）	144, 145
食道切除（経腹）	134-143
痔瘻の治療	242-247
腎移植	380-383
腎摘出（HALS）	376-379
膵空腸吻合（Puestow-Gillesby）	308-319
膵全摘	346-351
膵体尾部切除	320-325
膵体尾部切除（脾温存，腹腔鏡）	326, 327
膵頭十二指腸切除（Whipple）	328-345
膵嚢胞ドレナージ	302-307
ストーマ閉鎖	174, 175
スリーブ胃切除（腹腔鏡）	128-131
センチネルリンパ節生検（黒色腫）	472-475
センチネルリンパ節生検（乳がん）	482-485
総胆管切開（開腹）	264, 265

総胆管切開（経十二指腸）‥‥‥‥‥‥‥ 266, 267
鼠径ヘルニア修復〔腹腔鏡，完全腹膜外法（TEP）〕
‥‥‥‥‥‥‥‥‥‥‥‥‥‥‥‥‥‥ 424, 425
鼠径ヘルニア修復〔腹腔鏡，経腹的腹膜前法（TAPP）〕
‥‥‥‥‥‥‥‥‥‥‥‥‥‥‥‥‥‥ 422, 423
鼠径ヘルニア修復（メッシュ，Lichtenstein）‥‥ 408-411
鼠径ヘルニア修復（メッシュ，Rutkow & Robbins）
‥‥‥‥‥‥‥‥‥‥‥‥‥‥‥‥‥‥ 412-415
大腿膝窩動脈バイパス ‥‥‥‥‥‥‥‥ 520-527
大腿大腿動脈バイパス ‥‥‥‥‥‥‥‥ 518, 519
大腿動脈血栓除去 ‥‥‥‥‥‥‥‥‥‥ 532, 533
大腿ヘルニア修復 ‥‥‥‥‥‥‥‥‥‥ 416, 417
大腿ヘルニア修復（メッシュ）‥‥‥‥‥ 418, 419
大腸全摘 ‥‥‥‥‥‥‥‥‥‥‥‥‥‥ 204-213
大動脈大腿動脈バイパス ‥‥‥‥‥‥‥ 512-515
大網切除 ‥‥‥‥‥‥‥‥‥‥‥‥‥‥ 88, 89
胆管空腸吻合 ‥‥‥‥‥‥‥‥‥‥‥‥ 274, 275
胆管十二指腸吻合 ‥‥‥‥‥‥‥‥‥‥ 268, 269
胆囊外瘻 ‥‥‥‥‥‥‥‥‥‥‥‥‥‥ 272, 273
胆囊摘出（開腹）‥‥‥‥‥‥‥‥‥‥‥ 258-263
胆囊摘出（下行性）‥‥‥‥‥‥‥‥‥‥ 270, 271
胆囊摘出（腹腔鏡）‥‥‥‥‥‥‥‥‥‥ 252-257
胆囊部分切除 ‥‥‥‥‥‥‥‥‥‥‥‥ 270, 271
中心静脈カテーテル挿入（鎖骨下静脈）‥‥ 502, 503
虫垂切除 ‥‥‥‥‥‥‥‥‥‥‥‥‥‥ 162-165
虫垂切除（腹腔鏡）‥‥‥‥‥‥‥‥‥‥ 166, 167
腸重積修復 ‥‥‥‥‥‥‥‥‥‥‥‥‥ 150, 151
調節性胃バンディング（腹腔鏡）‥‥‥‥ 132, 133
腸瘻造設 ‥‥‥‥‥‥‥‥‥‥‥‥‥‥ 160, 161
直腸前方切除（Baker）‥‥‥‥‥‥‥‥ 220-227
直腸前方切除（器械）‥‥‥‥‥‥‥‥‥ 216-219
直腸前方切除（端端吻合）‥‥‥‥‥‥‥ 214, 215
直腸脱修復（会陰法）‥‥‥‥‥‥‥‥‥ 234-239

手感染巣の切開ドレナージ ‥‥‥‥‥‥ 552, 553
内鼠径ヘルニア修復（McVay）‥‥‥‥‥ 406, 407
乳房切除 ‥‥‥‥‥‥‥‥‥‥‥‥‥‥ 478-481
尿管損傷修復 ‥‥‥‥‥‥‥‥‥‥‥‥ 374, 375
脾温存 ‥‥‥‥‥‥‥‥‥‥‥‥‥‥‥ 360, 361
脾摘 ‥‥‥‥‥‥‥‥‥‥‥‥‥‥‥‥ 352-355
脾摘（腹腔鏡）‥‥‥‥‥‥‥‥‥‥‥‥ 356-359
皮膚移植 ‥‥‥‥‥‥‥‥‥‥‥‥‥‥ 488, 489
腹会陰式直腸切除 ‥‥‥‥‥‥‥‥‥‥ 192-203
腹腔鏡診断 ‥‥‥‥‥‥‥‥‥‥‥‥‥ 42, 43
副甲状腺摘出 ‥‥‥‥‥‥‥‥‥‥‥‥ 438, 439
伏在静脈動脈バイパス ‥‥‥‥‥‥‥‥ 528-531
腹式子宮全摘 ‥‥‥‥‥‥‥‥‥‥‥‥ 366-369
腹部大動脈瘤修復 ‥‥‥‥‥‥‥‥‥‥ 504-511
腹壁ヘルニア修復（腹腔鏡）‥‥‥‥‥‥ 386-389
腹壁ヘルニア修復（腹壁分離法）‥‥‥‥ 390-393
腹膜透析カテーテル挿入 ‥‥‥‥‥‥‥ 44, 45
婦人科の経腹手術 ‥‥‥‥‥‥‥‥‥‥ 364
噴門形成 ‥‥‥‥‥‥‥‥‥‥‥‥‥‥ 116-119
噴門形成（腹腔鏡）‥‥‥‥‥‥‥‥‥‥ 120-123
閉胸 ‥‥‥‥‥‥‥‥‥‥‥‥‥‥‥‥ 46-49
閉腹 ‥‥‥‥‥‥‥‥‥‥‥‥‥‥‥‥ 30-37
ポート留置（内頸静脈穿刺）‥‥‥‥‥‥ 500, 501
迷走神経切離 ‥‥‥‥‥‥‥‥‥‥‥‥ 66, 67
迷走神経切離（横隔膜下法）‥‥‥‥‥‥ 68, 69
毛巣洞切除 ‥‥‥‥‥‥‥‥‥‥‥‥‥ 248, 249
門脈静脈シャント ‥‥‥‥‥‥‥‥‥‥ 538, 539
幽門筋切開 ‥‥‥‥‥‥‥‥‥‥‥‥‥ 146, 147
幽門形成 ‥‥‥‥‥‥‥‥‥‥‥‥‥‥ 64, 65
卵管切除 ‥‥‥‥‥‥‥‥‥‥‥‥‥‥ 370, 371
卵巣摘出 ‥‥‥‥‥‥‥‥‥‥‥‥‥‥ 370, 371
両副腎摘出 ‥‥‥‥‥‥‥‥‥‥‥‥‥ 440-443
裂肛の治療 ‥‥‥‥‥‥‥‥‥‥‥‥‥ 246, 247

編集委員

Doreen M. Agnese, MD, FACS
Skin, Soft Tissue, and Breast
Associate Professor of Clinical Surgery
The Ohio State University
College of Medicine and Wexner Medical Center
Columbus, OH

P. Mark Bloomston, MD, FACS
Gall Bladder, Bile Ducts, Liver, and Pancreas
Ft. Myers, FL

James H. Boehmler, IV, MD
Extremities
Georgetown, TX

William B. Farrar, MD, FACS
Skin, Soft Tissue, and Breast
Professor of Surgery
Dr. Arthur G. & Mildred C. James-Richard J.
Solove Chair in Surgical Oncology
The James Cancer Center Chair in Surgical Oncology
Director, The Stefanie Spielman Comprehensive Breast Center
The Ohio State University College of Medicine and Wexner
Medical Center
Columbus, OH

Jeffrey M. Fowler, MD, FACS
Genitourinary
Gynecologic Procedures
Vice Chair and Professor
John G. Boutselis M.D. Chair in Gynecology
The Ohio State University College of Medicine and Wexner
Medical Center
Hilliard, OH

Alan E. Harzman, MD, FACS
Small Intestine, Colon, and Rectal
Assistant Professor of Clinical Surgery
Director, General Surgery Residency Program
The Ohio State University College of Medicine and Wexner
Medical Center
Columbus, OH

Jeffrey W. Hazey, MD, FACS
Hernia
Associate Professor of Surgery
Director, Division of General and Gastrointestinal Surgery
The Ohio State University College of Medicine and Wexner
Medical Center
Columbus, OH

Robert S. D. Higgins, MD, MSHA, FACS
Thoracic Surgery
Transplantation
The William Stewart Halsted Professor
Chair and Surgeon-in-Chief
Johns Hopkins University School of Medicine Department of
Surgery
Baltimore, MD

Larry M. Jones, MD, FACS
Skin and Soft Tissue
Professor of Clinical Surgery
The American Electric Power Foundation Chair in Burn Care
The Ohio State University College of Medicine and Wexner
Medical Center
Columbus, OH

Gregory J. Lowe, MD
Genitourinary
Ureter Repair
Columbus, OH

W. Scott Melvin, MD, FACS
Esophagus and Stomach
Professor of Surgery
Vice Chairman for Clinical Surgery
Division Chief, General Surgery
Director, Advanced GI Surgery
Montefiore Medical Center/Albert Einstein College of Medicine
Bronx, NY

Susan Moffatt-Bruce, MD, PhD, FACS
General Abdomen and Thorax
Associate Professor of Surgery
Chief Quality and Patient Safety Officer
Associate Dean, Clinical Affairs for Quality and Patient Safety
The Ohio State University College of Medicine and Wexner
Medical Center
Columbus, OH

Peter Muscarella, II, MD, FACS
Pancreas
Esophagus and Stomach
Associate Professor of Surgery
Montefiore Medical Center/Albert Einstein College of Medicine
Bronx, NY

Bradley J. Needleman, MD, FACS
Esophagus and Stomach
Associate Professor of Clinical Surgery
Medical Director, Comprehensive Weight Management and
Bariatric Surgery Center
Director, Center for Minimally Invasive Surgery
The Ohio State University College of Medicine and the Wexner
Medical Center
Columbus, OH

Ronald P. Pelletier, MD, FACS
Genitourinary
Transplantation
Associate Professor of Surgery
Director, Kidney Transplantation
The Ohio State University College of Medicine and Wexner
Medical Center
Columbus, OH

Kyle A. Perry, MD, FACS
Esophagus and Stomach
Associate Professor of Surgery
The Ohio State University College of Medicine and Wexner
Medical Center
Columbus, OH

John E. Phay, MD, FACS
Endocrine
Head and Neck
Associate Professor of Clinical Surgery
The Ohio State University College of Medicine and Wexner
Medical Center
Columbus, OH

Jean E. Starr, MD, FACS
Vascular Procedures
Associate Professor of Clinical Surgery
The Ohio State University College of Medicine and Wexner
Medical Center
Columbus, OH

Patrick S. Vaccaro, MD, FACS
Vascular Procedures
Luther M. Keith Professor of Surgery
Division Director, Vascular Diseases & Surgery
The Ohio State University College of Medicine and Wexner
Medical Center
Columbus, OH

COORDINATING EDITOR

Dennis E. Mathias
Publications Editor
Department of Surgery
The Ohio State University College of Medicine and Wexner
Medical Center
Columbus, OH

目次

第Ⅰ部　基本
SECTION Ⅰ　BASICS
CHAPTER
1　手術手技 ………………………… 2
2　麻酔 ………………………………… 5
3　術前準備と術後管理 ………… 7
4　外来手術 ………………………… 13

第Ⅱ部　外科解剖
SECTION Ⅱ　SURGICAL ANATOMY
CHAPTER
5　上腹部臓器の動脈 ……………… 18
6　上腹部臓器の静脈とリンパ管 … 20
7　大腸の解剖 ……………………… 22
8　腹部大動脈と下大静脈の解剖 … 24
9　胸部と肺の解剖 ………………… 26

第Ⅲ部　開腹と開胸
SECTION Ⅲ　GENERAL ABDOMEN AND THORAX
CHAPTER
10　開腹と閉腹 …………………… 30
11　気腹(Hasson) ………………… 38
12　気腹(Veress針) ……………… 40
13　腹腔鏡診断 …………………… 42
14　腹膜透析カテーテル挿入 …… 44
15　開胸と閉胸 …………………… 46
16　胸腔鏡 ………………………… 50

第Ⅳ部　胃と食道の手術
SECTION Ⅳ　ESOPHAGUS AND STOMACH
CHAPTER
17　胃瘻造設 ……………………… 54
18　胃瘻造設(内視鏡) …………… 56
19　潰瘍穿孔閉鎖，横隔膜下膿瘍 … 58
20　胃空腸吻合 …………………… 60
21　幽門形成，胃十二指腸吻合 … 64
22　迷走神経切離 ………………… 66
23　迷走神経切離(横隔膜下法) … 68
24　胃半切除(BillrothⅠ，手縫い) … 72
25　胃半切除(BillrothⅠ，器械) … 76
26　胃切除(亜全摘) ……………… 80
27　胃切除(亜全摘)，大網切除 … 88
28　胃切除(Polya) ………………… 90

29　胃切除(Hofmeister) …………… 92
30　胃半切除(BillrothⅡ，器械) … 94
31　胃全摘(手縫い) ……………… 96
32　胃全摘(器械) ………………… 108
33　胃空腸吻合(Roux-en-Y) …… 112
34　噴門形成 ……………………… 116
35　噴門形成(腹腔鏡) …………… 120
36　食道筋層切開(腹腔鏡) ……… 124
37　Roux-en-Y 胃バイパス(腹腔鏡) … 126
38　スリーブ胃切除(腹腔鏡) …… 128
39　調節性胃バンディング(腹腔鏡) … 132
40　食道切除(経腹) ……………… 134
41　食道切除(経胸) ……………… 144
42　幽門筋切開 …………………… 146

第Ⅴ部　小腸と大腸の手術
SECTION Ⅴ　SMALL INTESTINE, COLON, AND RECTUM
CHAPTER
43　腸重積修復，Meckel憩室切除 … 150
44　小腸切除 ……………………… 152
45　小腸切除(器械) ……………… 154
46　小腸吻合(器械) ……………… 158
47　腸瘻造設 ……………………… 160
48　虫垂切除 ……………………… 162
49　虫垂切除(腹腔鏡) …………… 166
50　大腸の外科解剖 ……………… 168
51　回腸ストーマ ………………… 170
52　結腸ストーマ ………………… 172
53　ストーマ閉鎖 ………………… 174
54　結腸吻合(器械) ……………… 176
55　右側結腸切除 ………………… 178
56　右側結腸切除(腹腔鏡) ……… 182
57　左側結腸切除 ………………… 184
58　左側結腸切除(腹腔鏡) ……… 188
59　腹会陰式直腸切除 …………… 192
60　結腸全摘，大腸全摘 ………… 204
61　直腸前方切除(端端吻合) …… 214
62　直腸前方切除(器械) ………… 216
63　直腸前方切除(Baker) ……… 220
64　回腸肛門吻合 ………………… 228
65　直腸脱修復(会陰法) ………… 234
66　ゴム輪結紮と痔核切除 ……… 240
67　膿瘍・痔瘻・裂肛の治療 …… 242

xi

68　毛巣洞切除 ················· 248

第Ⅵ部　胆嚢と肝臓の手術
SECTION Ⅵ　GALLBLADDER, BILE DUCTS, AND LIVER
CHAPTER

69　胆嚢摘出（腹腔鏡） ············· 252

70　胆嚢摘出（開腹） ············· 258

71　総胆管切開（開腹） ············· 264

72　総胆管切開（経十二指腸） ········· 266

73　胆管十二指腸吻合 ············· 268

74　胆嚢摘出（下行性），胆嚢部分切除 ··· 270

75　胆嚢外瘻 ·················· 272

76　胆管空腸吻合 ··············· 274

77　肝門部腫瘍切除（Klatskin） ······ 276

78　肝生検 ··················· 282

79　肝臓の解剖と切除 ············· 284

80　肝部分切除（非解剖学的） ········ 286

81　肝右葉切除（区域Ⅴ～Ⅷ±Ⅰ） ····· 288

82　肝左葉切除（区域Ⅱ～Ⅳ±Ⅰ） ····· 292

83　拡大肝右葉切除（区域Ⅳ～Ⅷ±Ⅰ） ··· 296

第Ⅶ部　膵臓と脾臓の手術
SECTION Ⅶ　PANCREAS AND SPLEEN
CHAPTER

84　膵嚢胞ドレナージ ············· 302

85　膵空腸吻合（Puestow-Gillesby） ··· 308

86　膵体尾部切除 ··············· 320

87　膵体尾部切除（脾温存，腹腔鏡） ···· 326

88　膵頭十二指腸切除（Whipple） ····· 328

89　膵全摘 ··················· 346

90　脾摘 ···················· 352

91　脾摘（腹腔鏡） ·············· 356

92　脾温存 ··················· 360

第Ⅷ部　生殖器と泌尿器の手術
SECTION Ⅷ　GENITOURINARY
CHAPTER

93　婦人科手術の概要 ············· 364

94　経腟手術 ·················· 365

95　腹式子宮全摘 ··············· 366

96　卵管切除，卵巣摘出 ··········· 370

97　子宮頸部の診断手技（円錐切除，拡張掻爬）

　　　　　　　　　　　　　　　　········ 372

98　尿管損傷修復 ··············· 374

99　腎摘出（HALS） ············· 376

100　腎移植 ·················· 380

第Ⅸ部　腹壁と鼠径の手術
SECTION Ⅸ　HERNIA
CHAPTER

101　腹壁ヘルニア修復（腹腔鏡） ······ 386

102　腹壁ヘルニア修復（腹壁分離法） ··· 390

103　臍ヘルニア修復 ············· 394

104　外鼠径ヘルニア修復 ·········· 396

105　外鼠径ヘルニア修復（Shouldice） · 404

106　内鼠径ヘルニア修復（McVay） ··· 406

107　鼠径ヘルニア修復
　　　（メッシュ，Lichtenstein） ····· 408

108　鼠径ヘルニア修復
　　　（メッシュ，Rutkow & Robbins） ··· 412

109　大腿ヘルニア修復 ··········· 416

110　大腿ヘルニア修復（メッシュ） ···· 418

111　鼠径部の腹腔鏡的解剖 ········· 420

112　鼠径ヘルニア修復
　　　〔腹腔鏡，経腹的腹膜前法（TAPP）〕 ··· 422

113　鼠径ヘルニア修復
　　　〔腹腔鏡，完全腹膜外法（TEP）〕 ··· 424

114　陰嚢水腫修復 ·············· 426

第Ⅹ部　内分泌臓器の手術
SECTION Ⅹ　ENDOCRINE
CHAPTER

115　甲状腺亜全摘 ·············· 430

116　副甲状腺摘出 ·············· 438

117　両副腎摘出 ··············· 440

118　左副腎摘出（腹腔鏡） ········· 444

119　右副腎摘出（腹腔鏡） ········· 448

第Ⅺ部　頭頸部の手術
SECTION Ⅺ　HEAD AND NECK
CHAPTER

120　気管切開 ················· 452

121　気管切開（経皮拡張法） ········ 454

122　根治的頸部郭清 ············· 458

123　Zenker 憩室切除 ··········· 466

124　耳下腺切除 ··············· 468

第XII部　皮膚と乳房の手術
SECTION XII　SKIN, SOFT TISSUE, AND BREAST

CHAPTER

125　センチネルリンパ節生検(黒色腫) ………… 472

126　乳房の解剖と切開 ……………………… 476

127　乳房切除 …………………………………… 478

128　センチネルリンパ節生検(乳がん) ………… 482

129　腋窩郭清 …………………………………… 486

130　皮膚移植 …………………………………… 488

第XIII部　血管の手術
SECTION XIII　VASCULAR

CHAPTER

131　頸動脈内膜剝離 ………………………… 492

132　血管アクセス(動静脈シャント) ………… 498

133　ポート留置(内頸静脈穿刺) …………… 500

134　中心静脈カテーテル挿入(鎖骨下静脈) …… 502

135　腹部大動脈瘤修復 ……………………… 504

136　大動脈大腿動脈バイパス ……………… 512

137　上腸間膜動脈血栓除去 ………………… 516

138　大腿大腿動脈バイパス ………………… 518

139　大腿膝窩動脈バイパス ………………… 520

140　伏在静脈動脈バイパス ………………… 528

141　大腿動脈血栓除去 ……………………… 532

142　下大静脈フィルター挿入 ……………… 534

143　下肢静脈瘤レーザー焼灼 ……………… 536

144　門脈静脈シャント ……………………… 538

第XIV部　四肢の手術
SECTION XIV　EXTREMITIES

CHAPTER

145　筋膜切開 …………………………………… 542

146　焼痂切開 …………………………………… 544

147　切断の原則 ………………………………… 546

148　膝上切断 …………………………………… 548

149　手感染巣の切開ドレナージ ……………… 552

150　腱縫合 ……………………………………… 554

索引 ………………………………………………… 557

第 I 部　基本
SECTION I　BASICS

CHAPTER 1

手術手技

外科医の手技の基本は無菌法・止血・組織愛護である．ところが，最近10年間は新しい領域に外科的手法を適用することが非常に増え，手技の習得よりも新しい術式の追求のほうに重点が置かれている．

低侵襲手術の技術が進歩したおかげで，外科医は手術手技を柔軟に選択できるようになり，大部分の手術が開創法と低侵襲法の両方で行える．どちらの方法が最善であるかを1人ひとりの患者で決めなければならず，さらにロボット手術の導入は，外科の手技に新たな広がりを見せている．

外科の進歩を通じてずっと認識されてきたことは，失敗の原因が術式そのものではなく，外科医の誤った手技だということである．したがって，経験がある外科医はもちろん，若い外科医も手術を行うための技能と手術で得られる成果は密接な関係があることをきちんと評価しなければならず，ますます正確な手技の価値を認識しなければならない．

一般事項

本書に記載されている手技は，ハルステッド（William Stewart Halsted）の影響を受けた外科医たちが普及させたものである．「外科の安全性を追求する集団（school for safety in surgery）」という特徴があり，一般の外科医が麻酔の恩恵を知る前に生まれた．ハルステッド以前の時代は，手術が速いことが患者の安全のために必要であり，有能な外科医であることの指標であった．麻酔によって正確な手術手技が可能になっても，派手な外科医は患者の幸福を無視した速い手術を力説した．

ハルステッドが最初に示したのは，急いだため出血や組織傷害を起こした30分の手術よりも，慎重に止血して丁寧に組織を扱った4〜5時間の手術のほうが，患者の状態はよいということであった．洗練された手技で組織を愛護的に扱うハルステッドの技術を若い外科医が学ぶのはむずかしいが，すべての手術手技において最も重要なのは，「丁寧なこと（gentleness）」である．実際に行う手術手技の細部に比べると，皮膚消毒・敷布のかけ方・器具の選択・縫合糸の材質はそれほど重要ではない．

若い外科医がハルステッドの考え方を理解できないのは，化学処理された死体で解剖・組織・病理を学んだからである．医学生は組織を不注意に扱っても問題がない死んだものと見なしているが，生きた細胞は不適切な扱いや乾燥によって傷つくことを知らなければならない．若い外科医が責任をもって生身の人間の大きな手術を引き受けるには，日々の修練において解剖・病理・基礎科学の勉強が必要である．

手術手技を教えることより1日の仕事をやり遂げることに関心がある先輩外科医の手術の速さを見て，若い外科医はカッコいいと思うことが多いが，そのような外科医は，手技を反省し，創傷治癒を議論し，手術手技に関する基礎科学を考察して結果を吟味するような時間がない．

創の合併症は手術手技に起因する問題なのに，軽度の発赤や腫脹は自然経過であって創が治ればよく，数日前に手術室で何があったかは問題にしない．創の離開は災難であり，縫合糸の材質や患者の状態が非難の対象になっても，外科医の手術手技のどこが悪かったかを探求することはほとんどないのである．

術前準備

虫垂切除という日常的な手術を考えると，手術を成功させるのに必要な配慮というものが理解できる．執刀医は皮膚切開を前もってマーキングして自分のイニシャルを書く．患者は手術室に運ばれて麻酔をかけられる．

手術台を最も明るい場所に配置し，腹部と右鼠径部が露出するように調節する．外科医や麻酔科医の位置と手術の場所や深さを考えて無影灯の焦点を合わせる．皮膚を消毒する前にこのような細かいことを計画して指示しなければならない．抗菌薬の予防投与は執刀前1時間以内に行い，合併症がある虫垂炎でなければ手術後24時間以内に終了する．

今でも恐ろしい敗血症を外科医は警戒する必要がある．若い外科医は無菌法の概念と規律を身につけ，正確な手洗いを行わなければならない．正しい創傷治癒に必要な多くの事項と同じように，皮膚細菌叢や適切な手洗い法に関する知識と秩序立った手洗い手順の遵守は，手術手技の一部である．外科医の手にある傷・熱傷・毛嚢炎は，手術部位にある感染巣と同じくらい危険である．

術前の皮膚の処置は機械的な洗浄が主体である．皮膚の除毛は手術直前にクリッパーで行うのが重要であり，できれば手術室で麻酔をかけたあとがよく，患者の不快感が避けられ，皮膚は緊張しておらず，細菌学的にも正しい．除毛から執刀までの時間は短いほうがよく，微生物の再増殖による汚染が避けられ，除毛で生じた傷が感染の原因になる可能性も低い．ディスポーザブルの電動式クリッパーで除毛するときは，皮膚をピンと張って表面が平らになるようにする．カミソリで剃毛するのはやめたほうがよい．

手術前日の夜に皮膚を消毒し，手術部位に滅菌ガーゼを当てたまま手術室に搬送するような行為は全く無意味であるが，外科医によっては，関節・手足・腹部の待機手術で予備的に消毒し，伝統的には術前2〜3日間，1日に何度も皮膚を石鹸で洗う．現在は特別な石鹸でシャワー洗浄するように患者を指導してもよく，できれば手術前日の夕方と手術当日の朝にクロルヘキシジン・グルコン酸塩液でシャワー洗浄する．

手術準備

手術室では，患者の位置を調節して無影灯を合わせ，麻酔が安定したら，最終的な準備を始める．助手は手を洗って滅菌手袋を装着し，消毒液に浸した綿球で手術部位を消毒する．最初に切開部を消毒し，露出する範囲をすべて同心円状に一筆書きで消毒する．皮膚が赤くなるのは，剝離した表皮が完全に除去されて消毒薬が効いている証拠である．体側部や皮膚のしわに消毒液がたまって水疱ができないように注意し，心電図や電気メスのパッドが濡れないようにする．ヨードを含む消毒薬を皮膚に塗ってもよい．

皮膚にかける敷布の代わりにドレープを使ってもよい．手術野の四隅を敷布鉗子でとめる必要がなく，とくにストーマを被覆して隔離するのに役立つ．ドレープは静菌作用がある接着剤で皮膚に密着するように作られており，ドレープの上から直接メスを入れ，手術が終わるまで貼ったままにする．

美容上の理由で皮膚割線に沿って皮膚を正確に切開するときは，ドレープを貼る前に滅菌したペンで切開線を描いておく．消毒した皮膚は外科的には清潔であるが，ドレープを貼ると広い範囲が外科的に滅菌された状態になり，ドレープが濡れたり裂けたりしても付着したプラスチック層が汚染を防ぐ．

皮膚がん・口唇がん・頸部がんなどの体表のがんは，通常の機械的な洗浄が刺激になり，皮膚や粘膜に刺激や出血を起こすので，薬液をやさしく塗布するのがよい．クリッパーで丁寧に除毛したあと殺菌的な薬剤を注意して使う．熱傷の患者も特別な皮膚の処置が必要であり，組織が過敏になっていて土砂・油脂・汚染が多いため，刺激性がない洗浄液で機械的処置を行い，大量の等

張液で受傷部位を洗い流す.

手の挫傷や開放骨折などの外傷は十分な配慮が必要であり, 皮膚の消毒には細心の注意を払わなければならない. 緊急手術では, 軽率で不適切な処置が悲惨な結果を招くことがある. ナイロン製のブラシと洗浄液を使い, 受傷部位を数分間しっかり洗う. そのあと創部周囲をクリッパーで広く除毛して大量に洗浄することが重要であり, 殺菌薬を1回だけ塗布する. 油脂で汚染された手や創周囲の皮膚をきれいにするには, 泡が立つことによって抗菌作用を発揮する消毒薬が有用である.

皮膚消毒が終わって敷布をかけたら,「タイムアウト」をとる(訳注:タイムアウトは中断・小休止・打ち切りのこと). すべての医師と手術室のスタッフは自分が行っている作業をやめ, 患者名・手術部位・予定術式・アレルギー歴・術前抗菌薬投与の有無と時間などの情報を聞いて確認する (▶ CHAPTER 3, 表 1).

切開と結紮

皮膚はメスで切開する. 皮膚の深部は電気メスの混合モードで切開してもよく, 小出血の制御は, 結紮ではなく電気メスで行う外科医がいるが, 出力レベルが高すぎると組織が壊死を起こし, 切開部の両側の組織が広範囲に死滅する危険性がある.

どのような材質であっても, 太い糸はよくない. 通常は細い絹糸・綿糸・合成糸・吸収糸を使う. 外科医は自分の好みがあり, 常に新しいタイプの縫合糸が開発されている. 絹糸は組織反応が少なく, 結び目が安定しているので, 縫合や結紮に最適である. 絹糸は結び目を下ろしていって締めれば緊張をゆるめても結び目がほどけず, 糸を結び目の近くで切ってよい. 確実に結紮するには男結びを行う.

結紮は両手の指と結び目が一直線になるようにして, 糸にかけた指を結び目の両方向に引っ張る. 最初の結び目を作ったあと糸を緊張させずに持って次の結び目を作れるようになるには, 長い期間の練習が必要である. 傷つきやすい組織の結紮や深い場所での結紮は, 糸を緊張させたまま結べないので, 糸を緊張させずに持って結ぶ技術は非常に重要である.

止血鉗子で挟んだ血管を結紮するときは, 血管から離れたあご部の両側を見せ, 把持した組織だけを糸で結紮し, 周囲の組織が結び目に入らないようにする. 最初の結び目ができる瞬間に鉗子を解除し, 鉗子で挟んで圧挫した組織より下の部分に糸を滑り込ませる. 片手法や速射法はあまり信用できない. 手術は患者の生命を脅かすことがあり, <u>手術を成功させるには1本1本の結紮が極めて重要である</u>.

露出と展開

切開を深部に進めるときは, 創を牽引して視野を展開する. 時間がかかる手術では, 開創器を使うと便利であり, 助手が疲れず一定の視野を確保できる. 麻酔が浅いと助手が持つ開創鉤が動くたびに術者の邪魔になり, 感覚神経が刺激される. 開創器を装着するときは, 過剰な圧力で組織が壊死しないように圧迫の程度を判断する. 適切な視野が確保できないのは必ずしも牽引の問題ではなく, 不十分な麻酔, 不適切な体位・照明・切開, 機器の不適切な使用法ではないかと疑ってみる.

組織は指で把持するよりも, きちんと設計された繊細な器具で把持したほうが扱いやすく, 組織にやさしく安全である. 手袋は知らないうちに針穴や破損を生じ, 術野を汚染する可能性があるが, 器具は滅菌されている. 器具を使えば組織から手を離せて, 術野を広く保って遠くに見ることができるので, 手術の安全性に

も役立つ.

皮膚と皮下組織を傷つけないように丁寧に牽引し, 筋膜を線維の方向に沿って切開する. あとできちんと縫合できるように, 切開がギザギザにならないようにする. 筋膜の下にある筋線維はメスの把持部で縦に開いてもよい. 血管は止血鉗子でつまんで結紮・切離する. 筋肉はもろいので, 電気メスよりも結紮のほうがよい. 止血したら濡れガーゼを筋肉に当て, 損傷や汚染から守る. 腹膜を露出するときは, 開創器をかけてもよい.

開腹と閉腹

術者は有鉤ピンセットか止血鉗子で腹膜をつまんで持ち上げる. 助手が頂点に近い腹膜をつまんだら, 術者は持っていた腹膜を離す. ピンセットでつまんでいるのが腹膜だけであり, 腹腔内の組織を挟んでいないことを確認するまで繰り返す. 術者と助手のピンセットの間をメスで切開し, 開いたハサミの下のほうの先端部を腹膜の下に1cmだけ挿入したら, テント状に腹膜を持ち上げて切り, 切開部を広げる.

大網が腹膜から離れて下に落ちないときは, 湿ったガーゼの角を大網の表面に挿入してハサミが当たらないようにしてもよい. 腹膜は引っ張ると伸びるので, 筋肉と同じだけ切開すればよく, 腹膜の全長がきちんと見えるほうが閉腹は容易である. 腹膜の切開が終わったら, 腹腔内がきちんと見えるように開創器をかける. ガーゼかプロテクターを当てて皮下脂肪を汚染から守る. 直下に虫垂や盲腸が見えないときは, 開創器と一緒に創を移動させて見えるようにする.

湿ったガーゼで小腸を盲腸部から隔離する習慣があるが, 腹腔内に入れる異物は少ないほうがよい. 湿ったガーゼでも腸管表面の繊細な細胞は傷つき, 周囲と癒着を引き起こし, 細菌に対するバリア機能が低下する. 手術の戦略では血流の制御が重要であり, 虫垂を創内に引き出したらまず流入血管を探す. 腸間膜内の血管は周囲の支持組織に比べて弾性があり収縮しやすいので, 血管を結紮するときは, 血管に刺入しないように注意しながら曲針で貫通縫合したほうがよい.

しっかり結んだ糸と糸の間で血管を切離すれば, 結紮するときに糸が鉗子から滑り落ちる危険がない. 虫垂を切除し (▶ CHAPTER 48), 盲腸をもとの位置に戻す. 閉腹する前にガーゼ・針・器具の確認を行い, カウントが合わなければ合うまで探す. 腹膜の閉鎖は吸収糸の連続縫合で行う.

皮膚縫合

満足できる外観にするには, 皮下組織の縫着が欠かせない. 皮下組織をきちんと合わせると早く抜糸でき, 瘢痕の形成を回避できる. 皮下組織は曲針で Scarpa 筋膜を通して大きく縫い合わせると, 創部が盛り上がって皮膚の断端が接近する. 皮膚は水平方向と垂直方向の両方を合わせて縫合するが, 皮下組織を縫着しておくと, 創の両端の皮膚の重なりや裂け目が避けられる.

皮膚の縫合法には, 結節縫合・皮内縫合・ステイプラーがある. 皮下組織を適切に縫合していれば, 抜糸や抜鉤を5日後に行ってよい. テープを貼って創部を保護し皮膚の離開を最小限に抑えると, 究極の手術痕としては1本の細い白線になり, 糸や鉤が長く残ったときにみられる「線路」にはならない. 多くの外科医は面倒くさい抜糸を省き見苦しい瘢痕を減らすために, 吸収糸で皮内縫合を行って皮膚をテープで固定している.

最後に, 創の適切な被覆と保護を行う. 清潔手術における一次縫合であれば, 48時間は閉鎖しておき, その後は閉鎖しなくて

1 手術手技

も汚染は起こらない．創の被覆と保護は滅菌ガーゼでよい．

抜糸

抜糸の時期は重要である．緊張がない縫合を行って3～5日後に抜糸すれば，見苦しい網目模様は避けられる．顔や首では，皮膚がうまく接着していれば，48時間後に抜糸してよい．減張縫合があるときは，減張縫合を行った理由によって抜糸の時期が決まり，高齢者・低栄養・慢性咳嗽・放射線療法の患者では，抜糸まで10～12日以上の期間が必要である．減張縫合では糸が皮膚に食い込まないように，いろいろな保護材を緩衝装置として使う．

抜糸の方法も重要であり，清潔な創が皮膚の細菌で汚染されないように決まったやり方がある．アルコールで消毒して糸の断端を把持したら，糸を表皮の下から少し引き抜き，結び目を皮膚から持ち上げ，皮膚の下にあった部分を切って糸を完全に引き抜くと，皮膚の外にあった部分が皮膚の中に引き込まれて創感染を起こすことはない．適切な創の被覆と抜糸のときの無菌操作は非常に重要である．テープ・膠質接着剤・接着糊を上手に使えば，多くの場所で縫合が不要になる．

むすび

組織がすぐに確実に治癒して正常の細胞がすべて温存されるような手技でわかるように，患者の安全には外科医の技能が非常に重要である．手術に危険が伴うことを知ったときに初めて外科の手技は芸術であるという事実を外科医は理解する．単純な手術でも複雑な手術でも，手術の根底には同じ原則がある．

無菌法・止血・組織愛護の基本的な概念を学んだ若い外科医は，最も困難な課題を克服したことになる．基本的な姿勢を習得すると，組織学的な研究に興味が湧き，創傷治癒が鮮明に見える生きた勉強ができ，外科医として進歩し続ける．よい器具や手技を追求する結果，熟練工ではなく芸術家になることがある．

「丁寧な手術（gentle surgery）」に慣れていない外科医は，無数の結紮で時間がかかる手技や丁寧さを強調することに不快感を覚えるが，外科医が誠実であり，清潔な創が一次縫合で治癒して患者の安心と安全に貢献することを願うのであれば，具体的に示されている原則をすべて実行しなければならない．縫合には，組織に食い込むほどの強さで結ぶと切れる細い糸を使う．重要な血管は常にしっかり結紮して制御する．厳格な無菌操作を実践する．

このようなことは主として良心の問題であり，日常的に他人の生命に危険を及ぼす外科医にとっては非常に大切なことである．

CHAPTER 2 麻酔

麻酔は努力の積み重ねであり，麻酔中の患者に起こる生理学的な変化が明らかになり，麻酔薬や麻酔手技が中枢神経・循環器・呼吸器に及ぼす薬理作用がわかってきた．吸入麻酔・静脈麻酔・脊髄麻酔・局所麻酔に新しい薬剤が導入され，筋弛緩薬・降圧薬・昇圧薬も特殊な薬理作用のために使われている．古くからの麻酔法である脊髄麻酔や仙骨麻酔は，持続麻酔の手技や注入薬剤の広がりを制御する方法によって改善された．

呼吸器外科・心臓外科・小児外科・老年外科においては麻酔が著しく進歩した．低酸素血症や高炭酸ガス血症の有害な作用を避けるための技術や装置によって，気道や換気の管理が改善した．重症患者の麻酔で生じる循環動態の変化が理解されると，循環血液量減少や電解質不均衡がある患者には，術前に水分・電解質・血液を補充できるようになり，以前なら状態がわるく手術できないと考えられた多くの患者が，現在なら安全に手術を受けられる．

麻酔科医は増えているが，手術件数の増加に見合うほど増えてはおらず，認定麻酔看護師（CRNA）に麻酔を依頼することになる．認定麻酔看護師は優れたトレーニングを受けているが，医師の監督が必要である．経験を積んだ麻酔科医がおらず，異常事態を生じて手術が危険になった場合，原因によらず法的責任は外科医にあることを知っておく〔訳注：日本には手術看護認定看護師がいるが，手術や麻酔の補助ではなく，術後合併症を予防するための周術期ケア（perioperative nursing）を担当する〕．

外科医は麻酔薬や麻酔法の選択・適応・合併症に関する知識が必要であり，血管や臓器の色調，動脈の拍動の速さと強さ，胸壁や横隔膜の運動とリズムによって，患者の状態を熟知していなければならない．上手な麻酔の状態を知っておけば，状態がわるくなったときにすぐ察知できる．

このような観点から，本章では最新の麻酔の基本事項について概略を簡潔に記載する．麻酔の生理・薬理・技術の詳細を完全にカバーするつもりはなく，基本的な重要事項だけを提示する．

一般事項

手術チームの一員として麻酔科医には，適切な換気の確保，正常な循環動態の維持，麻酔手技の実施などの役割があり，これらは互いに切り離せない．

換気

麻酔科医にとって最も重要なのは，低酸素血症による微妙な影響を避けることである．高度の低酸素血症は突然に不幸な事態を招き，中等度の低酸素血症も，ゆっくりであるが，同じ不幸な結果を招く．麻酔中の低酸素血症は酸素交換能の阻害と直接の関連があり，舌が上気道を閉塞して起こることが多い．異物・吐物・大量の分泌物・喉頭けいれんも上気道を閉塞する原因になり，吐物の誤嚥が最も危険である．

気道が確保されていないのに，胃内容がありそうな患者に全身麻酔を行ってはならない．胃腸運動が正常な通常の成人では，最後の食事から麻酔の導入まで6～8時間が必要である．外科医は気管挿管ができなければならず，気管挿管によって窒息の可能性が減るが，必ずしも完全な気道を保証しない．

低酸素血症を生じるほかの病態として，うっ血性心不全・肺水腫・喘息，頸部腫瘍や縦隔腫瘍による気管の圧迫がある．このような疾患は麻酔科医の直接の管理ではないため，専門医が術前の評価を行う．気道に問題がある患者には気管支鏡で気管チューブを誘導・挿管してもよい．

全身麻酔を始める前に陽圧酸素呼吸を行う設備を整え，気道分泌物をいつでも除去できる吸引装置を用意する．手術が終わったら気管支・気管・喉頭・口腔をきれいにすることに全力を注ぎ，咳嗽反射が戻るまでの間，気道に分泌物や吐物がないようにする．適切な体位にして観察すれば，術後肺合併症が減る．

循環補助

術中の輸液療法は外科医と麻酔科医の共同責任である．例外的な状況を除き，貧血・出血・ショックは術前に治療しておく．輸血は深刻な合併症があるため，術中の輸血には注意し，大部分の患者は500 mL以下の出血には容易に耐えられる．4～5単位の輸血が必要と予想される手術では，術野・敷布・ガーゼ・吸引の推定出血量と同等の輸血を行う．

ヘマトクリット低値（≦23％）やヘモグロビン低値（≦7 g/dL）のときは，酸素運搬能を改善させるために輸血が必要であり，交差試験を行った濃厚赤血球を輸血すると血管内ボリュームが増える．緊急事態で輸血がないときは，合成膠質液（デキストランやヒドロキシエチルデンプン）・アルブミン・血漿を使って血管内ボリュームを維持してもよい．血液製剤はウイルス感染を起こす可能性があるので注意して使う．

小児の手術を含むすべての手術で，静脈ラインを確保して乳酸Ringer液（バランスのとれた電解質溶液）を投与すると，循環器系に対する迅速な薬剤投与や低血圧の治療が行える．中心静脈カテーテルを使えば中心静脈圧をモニターでき，肺動脈カテーテルを使えば心機能をモニターできる．

多くの麻酔薬は末梢血管拡張や心収縮力低下を起こすので，晶質液を負荷して血圧・脈拍・尿量を良好な状態に維持する．ボリュームを負荷すると深刻な状態になる患者では，麻酔科医が輸液の内容と量をチェックして外科医と情報交換を行う．

患者の体位は術中も術後も重要であり，重力を利用して最適な術野が得られるようにする．どのような手術でも，臓器が自分の重さで術野の奥に沈むような体位が最もよい．手術台で正しい体位にすれば，手荒に牽引しなくても，解剖学的に適切な露出が得られる．筋弛緩が効いて気道が確保されていれば，極端な体位や長時間の挙上は不要である．極端な体位では呼吸障害・循環反応低下・神経麻痺が生じることを知っておく．

手術が終わったら水平仰臥位にゆっくり戻し，循環動態が安定するまで十分に時間をかける．極端な体位をとるときは四肢に圧迫包帯を巻いておき，いくつかの段階に分けて時間をかけながら正常の体位に戻す．急速な体位変換や粗雑な患者操作は，予想外の循環虚脱を起こすことがある．ベッドに移したら安楽に呼吸できる体位をとり，完全に覚醒するまで気道閉塞のない呼吸と安定した血圧や脈拍であることを確認する．

高齢者は合併症や死亡の頻度が高い．循環器や呼吸器の変性が進んでおり，少しのダメージでも耐えられない．手術前後の睡眠薬や鎮静薬は控えめにする．伝達麻酔や局所麻酔を使うと，全身麻酔で生じる循環器や呼吸器の重篤な合併症や精神障害が減る．

術前の呼吸管理がよいと麻酔の導入や維持がスムースになるので，外来のときから禁煙させ，陽圧エアロゾル療法や気管支拡張薬で積極的に呼吸管理を続ける．くわしく問診して心臓病に関する病歴を聴取すると，特殊な薬物や監視が必要な境界領域の心不全・冠動脈疾患・心臓弁膜症が明らかになる．

麻酔

多くの患者は不安があるので，手術待機室で抗不安薬の前投与を行うことが多い．手術台に乗せたら酸素を投与し，催眠薬や睡

眠薬を迅速・円滑に静注する．全身麻酔を導入するには，喉頭マスク（LMA）か気管チューブを用いた気道確保が必要であり，一時的に筋弛緩をかける．

麻酔薬だけでは筋弛緩が不十分な手術では，サクシニルコリンや非脱分極性の神経筋遮断薬を使う．筋弛緩薬を使うと浅い麻酔で適切な筋弛緩が得られ，深い麻酔の弊害である心筋抑制や末梢循環不全を避けられ，浅い麻酔で維持できれば咳嗽のような防御反射の回復も速い．ただし，アミノグリコシド系の抗菌薬（〜マイシン）はクラーレ様筋弛緩薬と相互作用を起こすため筋弛緩が長引き，回復室でも自発呼吸が不十分で補助呼吸を続けなければならないことがある．

局所麻酔薬は最大許容量を超えると有害反応の頻度が高くなる．局麻中毒は薬剤の血中濃度と関連があり，興奮・発汗・けいれんなどの中枢神経刺激と傾眠・昏睡などの中枢神経抑制に分けられ，循環虚脱や呼吸不全を起こす．大量の局所麻酔薬が必要な手術では，陽圧酸素呼吸・急速輸液・血管収縮薬・バルビツレートなどの救急蘇生セットがいつでも使えるように準備しておく．

局所麻酔の強度は薬剤の濃度と神経の太さで決まり，太い神経は高濃度の麻酔薬が必要になる．リドカイン（キシロカイン，通常は1％か2％）の極量は300 mgであり，麻酔薬が大量に必要なときは0.5％リドカインを使うのがよい．

アドレナリンを局所麻酔薬に添加すると，麻酔時間が延長でき，中毒反応が減少するが，血管収縮の危険があるので，1対10万の比（0.001％），すなわち0.1％アドレナリン液1 mLに局所麻酔薬100 mLの割合を超えてはならない．アドレナリンを使った手術では，きちんと止血しておかないと，手術後にアドレナリンの血管収縮作用が消失したとき，出血を起こすことがある．

指に局所麻酔薬を使うときは，側副血行がない指の終末動脈を収縮させて壊疽を生じる可能性があるため，アドレナリンを添加してはならない．高血圧・動脈硬化・冠動脈疾患・心筋疾患がある患者にも禁忌である．

麻酔科医が麻酔導入の拒否や延期を指示することがある．麻酔の前に考えるべき深刻な病態として，高度呼吸不全，発症6か月以内の心筋梗塞，原因不明の高度貧血，治療不十分なショック，モノアミン酸化酵素（MAO）阻害薬や三環系抗うつ薬を服用中の患者，気道確保ができそうにない患者，たとえば，口底蜂巣炎（Ludwig angina）や頸部・喉頭・縦隔に気管を圧迫する大きな腫瘍がある患者である．

心臓合併症と心臓死

局所麻酔でも全身麻酔でも，麻酔中や手術中に心臓の有効な収縮が途絶えることがある．心機能障害を起こす原因が数多く挙げられているが，最も頻度が高いのは急性または持続性の低酸素血症である．頻度は低いが，高度の大動脈弁狭窄症や心筋梗塞などの心臓病が見逃されて心静止を起こすこともある．

突然に生じた心臓合併症の多くは麻酔の手技と関連があり，深刻な事態に陥る前に警告の徴候が長く続くことが多い．麻酔に関連した原因として，麻酔薬の過剰投与，すなわち総投与量や投与速度の超過，気づかずに遷延した部分的な気道閉塞，不十分な輸液や輸血による低血圧管理の遅れ，胃内容の吸入，循環器モニターの不備などの頻度が高い．胸壁聴診器・食道内聴診器・持続心電図・カプノメーター・パルスオキシメーターなどの装置を使うと，循環器モニターの不備を減らすことができる．

突然の心虚脱に的確に対処できる訓練を手術チーム全員が受けていれば，心臓イベントによる合併症や死亡を最小限に抑えるこ

とができる．突然の心虚脱をうまく治療できるかどうかは，速やかに診断して迷わずに治療を始めることにかかっている．麻酔科医が脈拍触知と血圧測定を行えず，外科医が術野の血管拍動消失と出血停止を確認すれば，心虚脱と仮診断する．

アメリカ心臓学会（ACC）が作成した二次心肺蘇生法（ACLS）のプロトコールに蘇生法のガイドラインが示されており，迅速な体外式心臓圧迫法と確実な気道確保が必要で，アドレナリンの静注も重要である．

循環が回復すれば頸動脈や上腕動脈で拍動を触れ，体外式心臓圧迫法によって酸素化した血液が冠動脈を灌流すれば，多くの患者で心臓の拍動が再開する．心房細動があれば除細動を行い，除細動は直流式除細動器で行ったほうがよい．いろいろな蘇生法が成功しないときは，装置やスタッフが揃った手術室で開胸下の心臓マッサージや除細動を考慮する．

蘇生した患者の治療は，適切な循環呼吸動態の維持を目標にするとともに，血管作動性薬・利尿薬・ステロイド・低体温療法を行い，急性尿細管壊死や脳浮腫などの特殊な臓器障害を防ぐ．

麻酔の選択

麻酔科医の技量が最も重要な因子であり，麻酔科医は自分の経験が最も多い麻酔薬や麻酔法を選ぶ．麻酔薬の作用には，投与速度・投与量・薬物相互作用・麻酔科医の技術が関与し，動物実験における薬物反応の理論的な効果よりもはるかに重要である．

肝細胞傷害性が報告された麻酔薬は事前に注意が必要であり，以前にハロゲン化麻酔薬を使用した患者や麻酔のあとに肝機能障害を生じた患者は注意し，肝細胞毒に曝露する職業に従事した患者や胆道手術の既往がある患者も注意する．

手術については，手術部位・手術侵襲・予定時間・推定出血量・体位を考慮する．手術や麻酔に耐えられるかどうかを確認するには，年齢・体重・全身状態とともに，急性感染症・敗血症・脱水・循環血液量不足の有無を調べ，生命維持に必要な臓器の状態と併存疾患による臓器の障害の両面から評価する．

麻酔に関連した患者の過去の経験や先入観も知っておく．患者によっては，意識を失うことや抑制がなくなることを恐れ，健忘を嫌がる．また，脊髄麻酔の不幸な経験があれば強く拒否する．

局所麻酔に敏感な人もいれば，吸入麻酔で嘔吐する人もいるので，できるだけ患者の希望に沿う麻酔法を選ぶ．希望に沿えないときは理由を丁寧に説明し，好ましい麻酔法について患者の恐怖心がなくなるように概略を話す．局所麻酔や脊髄麻酔では，前投薬を十分に行うと心理的傷害が少なく，麻酔の効果もよい．

前投薬

麻酔科医はできるだけ術前訪問を行い，患者の状態と予定手術を知っておく．患者の身体状態と心理状態を自分で評価し，過去に経験した麻酔や薬剤の過敏症を調べる．自宅で服用していた薬剤を尋ね，遮断薬やインスリンなどの継続すべき薬剤を確認して継続する．副腎皮質ホルモン・降圧薬・MAO阻害薬・抗不安薬など，麻酔薬と相互作用を起こす薬剤についてくわしく聞き，患者が服用していたら不十分な麻酔にならないように用心する．

前投薬は麻酔手順の一部である．前投薬の選択は使用する麻酔薬で決まり，投与量は年齢・身体状況・心理状態で決まる．前投薬は不安を除去し，代謝率を下げ，疼痛閾値を上げる．手術室に着くころには，患者は無関心で穏やかな状態である（訳注：日本では1999年の横浜市立大学手術患者取り違え事故のあと，前投薬を行わずに覚醒独歩で入室させる病院が増えている）．

CHAPTER 3
術前準備と術後管理

何世紀もの間，外科医の主な修練は解剖の理解にあり，手術のほかの面は軽視されてきた．20世紀になって初めて外科の研究領域が広がり，死亡や合併症を減らすための絶え間ない努力が実り，生理学の正しい理解が解剖学の基礎知識と同じように重要であることを知った．

21世紀になると，エビデンスに基づいた術前準備や術後管理に関心が集まり，術後できるだけ早く患者を正常の状態に回復させることに科学的知見と情熱を注いでいる．外科重症患者の管理の領域は，外科の技術と生理学の知見が合体した究極の状態を表している．

術前準備

21世紀の外科医は，適切な術前準備や手術手技の実践だけでなく，手術室の準備や患者の疾患に関連した問題点を全体的に把握することにも関与する．患者は複数の疾患をもち複雑なため，術前準備はチームで対応しなければならない．外科医は起こりうる合併症とその診断や予防法を理解していることが大切であり，理想的には入院する前に外来で術前準備を始める．

外科医は患者を評価し，疾患の診断と手術の必要性を判断する．患者には手術の一般的な利点と欠点を説明し，予定している手術に特異的な利点と欠点も説明する．インフォームドコンセントは書類の単なる署名ではなく，外科医と患者が対話と議論を行う場であり，患者に質問の機会を与える．血液製剤を使用する可能性について説明し，適応があれば自己血輸血について助言する．

患者の評価では，健康上の主な問題を明らかにすることが重要である．呼吸器疾患では慢性閉塞性肺疾患（COPD）と喘息を同定し，問診・診察・検査で異常があれば，プライマリケア医と連携しながら専門医に紹介して治療を行う．循環器疾患で心筋梗塞・弁膜症・冠動脈治療の既往があれば，専門医の診察や検査が必要である．最後に，全身状態がアメリカ麻酔学会（ASA）分類でASA-ⅢかⅣであれば，術前に麻酔科医に相談したほうがよい．

プライマリケア医や専門医と電話や手紙で連絡し，治療の継続を推進する．プライマリケア医は手術の支援に役立つことが多く，日常的な診療を通じて疾患の管理を改善でき，麻酔や手術に最適な状態にできる．たとえば，単純な口腔気道処置であれば，歯の治療と慢性鼻炎や慢性気管支炎の治療はプライマリケア医が最適である．

禁煙と数日間の去痰薬の処方によって，深刻な肺合併症の原因になりうる慢性湿性咳嗽が改善する．食事制限が必要なときは指導し，患者と家族に手術に必要な物品を教え，患者に気分の落ち着きと自信を与え，いわゆる「心理的前処置」を行う．患者は食事や薬剤のアレルギーがあれば外科医に伝え，外科医が手術リスクを調べるのを確認したり補足したりする．

患者に咳をさせて乾性咳嗽なのか湿性咳嗽なのかを決めておくのもよい．湿性咳嗽であれば呼吸器科医に紹介して薬剤を処方してもらい，状態を改善させるため手術を延期したあと，禁煙させて理学療法と呼吸訓練を毎日繰り返し，適応があれば去痰薬や気管支拡張薬を服用させる．重症の患者では，動脈血液ガス分析のような肺機能検査の経過を記録しておく．慢性肺疾患の患者も同じように評価する．

心電図はルーチン検査であり，とくに50歳以上の患者にはルーチンに行う．負荷心筋シンチや負荷心エコーもスクリーニングに役立つかもしれないが，冠動脈造影・ドプラー超音波・腹部血管造影は，何らかの血管疾患があって術前に修正が必要なとき

に行う．

標準的な術前準備には，抗菌薬の予防投与と静脈血栓塞栓予防がある．外科医によっては，手術の前日に消毒作用がある石鹸を使って入浴させる．低残渣食や腸管処置が必要なときは，患者に助言して説明書や薬剤を与える．

執刀前1時間以内に抗菌薬を静注するように指示する．特別な投与法が必要な抗菌薬があるので，バンコマイシンやゲンタマイシンのような日常的に使わない抗菌薬を使用するときは，最適な投与時期について病院薬剤師に相談する．

入院患者は外来患者に比べて重症のことが多く，外科チームは内科チームと連携し，術前に生理学的に安定した状態になるようにする．手術リスクを低下させるには，呼吸器科医や循環器科医に相談することが勧められる．患者は入院して家族から離れると，気分が沈んで不安になる．外科医の元気づけや自信のある態度は，患者が疾患の心理的ストレスを克服するのに役立つ．

栄養管理

入院患者は，アルブミンやプレアルブミンを含む栄養状態と呼吸機能や心機能の評価が必要である．低栄養の患者では，状況が許すかぎり手術までに適切な状態に改善させる．栄養療法は腸管栄養がよく，口腔や咽頭に閉塞がある患者では，内視鏡的な胃瘻造設を行うことがあり，規定の経腸栄養剤を用いる．経腸栄養ができないときは，中心静脈栄養が必要になる．

通常の成人が1日に必要な蛋白質は体重1kgあたり1gであるが，窒素平衡を正にして手術や麻酔の侵襲から組織を保護するには，摂取量を2倍にする必要がある．必要量より高いカロリー摂取を維持しないと，投与した蛋白質は同化されない．糖と脂肪によるカロリーが足りないと，摂取した蛋白質は糖のようにエネルギー源として消費される．

腸管栄養が不可能な患者は，静脈栄養を利用するしかない．理想所要量1,500 kcal/日のうち経口摂取で足りない分を静脈栄養で補う．静脈栄養成分には，水分・糖・食塩・ビタミン・アミノ酸・微量元素・脂肪乳剤がある．インとアウトの正確な記録が必要であり，肝機能・腎機能・骨髄機能をチェックし，総蛋白・アルブミン・尿素窒素・プロトロンビン・ヘモグロビンを頻繁に測定し，治療効果を評価する．

塩分が過剰にならないように注意し，経鼻胃管の吸引や瘻孔によるクロールの喪失がない限り，通常の成人は1日に生理食塩水500 mL分の食塩で十分である（訳注：4.5 g）．静脈栄養の患者は体重を毎日測定する．体重の急激な変動は浮腫や脱水の徴候であり，安定した体重は水分とカロリー投与が適切なことを示す．

食事が不十分な患者や消化管に異常がある患者は，摂取カロリーが不足し窒素平衡が負になった異化状態であり，生命を維持するには中心静脈カテーテルによる完全静脈栄養（TPN）が必要である．通常は鎖骨下静脈カテーテルか内頸静脈カテーテルを使う．最近の輸液製剤はカロリー源の糖と蛋白質源のアミノ酸を混合した溶液であり，脂肪乳剤を使うと高血糖の問題が減る（1 gあたり糖と蛋白質は4 kcal，脂肪は9 kcal）．

高カロリー輸液には，20〜25％のブドウ糖と50 g/Lの蛋白質が含まれ，ナトリウム・カリウム・クロールのほかに，カルシウム・マグネシウム・リン・微量元素・総合ビタミン剤（とくにビタミンCとビタミンK）が添加されている．1 Lあたり1,000 kcalであり，通常の成人は1日3,000 mLを投与すると，3,000 kcalの熱量，150 gの蛋白質，尿量と不感蒸泄よりやや多い水分になる（訳注：日本人の高カロリー輸液は水分2,000 mL・熱量1,200〜1,600 kcal

でよい）.

完全静脈栄養では，どの成分も欠乏や過剰を起こすので注意して監視する必要があり，インとアウトのバランスのほかに，体重・尿糖・血清電解質・血糖・ヘマトクリット・肝機能を調べ，患者によってはプロトロンビン時間も調べる．

カテーテル関連の合併症を除くと，完全静脈栄養の主な合併症は急速過剰投与による高血糖と高血糖や高浸透圧による非ケトン性アシドーシスである．カテーテルのトラブルで輸液を中断すると反応性の低血糖を起こし，飢餓状態の患者に急速な栄養補給を行うと低リン血症を起こす（refeeding 症候群）．

中心静脈栄養のもう１つの大きな合併症はカテーテル感染であり，輸液を調製するときとボトル・ライン・カテーテルを交換するときは，厳格な感染予防策が必要である．アメリカ疾病管理予防センター（CDC）のガイドラインでは，カテーテルに関連した血流感染（BSI）の予防は次のようになっている．

刺入する前に手洗いを行って手指を清潔にし，刺入するときは最大限の滅菌防護を行う．皮膚の消毒はクロルヘキシジン溶液（＞0.5％）で行い，クロルヘキシジンが禁忌の患者では，ヨードチンキ・ヨードフォア・アルコール（70％）を使用する．

カテーテル刺入部は滅菌ガーゼ・抗菌シート・半透膜シートなどで被覆する．抗菌薬軟膏は真菌感染や耐性菌を誘発するため，透析カテーテル以外には使用しない．被覆材の湿潤・ゆるみ・汚染がみられたら，カテーテルを交換する．成人の短期間の使用であれば，ガーゼは２日ごと，シートは７日ごとに交換し，カテーテルを抜去する危険性がない小児も同じ間隔で交換する．

血流感染の予防には中心静脈ラインをルーチンに交換すべきであるというエビデンスがある．血液製剤や脂肪製剤を使用していない患者では，二次セットや付属品を含めて，連続使用している投与セットを最短で４日，最長で７日の間隔で交換する．

真菌血症やグラム陰性菌による敗血症の原因になるため，カテーテルを採血やほかの輸液に利用しない．敗血症があっても静脈栄養の禁忌ではないが，原因不明の慢性的な敗血症があるときは，カテーテルを抜去して細菌培養に提出する．

ビタミンは食事摂取ができている患者や待機手術のために入院した患者には不要である．ビタミン C は体内に一度に貯蔵できる量が限られており，早期に補給が必要になるため，たとえば高度の熱傷ではビタミン C の大量投与（1,000 mg/日）が必要になる．

ビタミン B 群は毎日投与したほうがよく，ビタミン K はプロトロンビン時間が延長しているときに投与する．ビタミン K が不足するのは，腸内細菌の合成や腸管の吸収が阻害されている患者であり，たとえば胃内容吸引・黄疸・抗菌薬内服・絶食・長期間の静脈栄養である．

栄養状態の改善を示す客観的な証拠としては，総蛋白の上昇，とくにアルブミン・プレアルブミン・トランスフェリンの上昇と皮膚免疫反応の回復がある．緊急手術が必要な患者は手術を延期して術前の低栄養を改善させることができないので，空腸チューブ栄養や完全静脈栄養（TPN）を行って術後の栄養療法を計画する．

輸血と輸液

高度の貧血の補正や循環血液量不足の補充には輸血が必要である．リスクが高い患者に大きな手術を行うとき，輸血はどのような術前処置よりも耐術性が向上する．貧血があれば輸血するが，血球成分と血漿成分が同時に減少しているときは，循環血液量が不足していてもヘモグロビンやヘマトクリットは変化しない．こ

のような状態は「慢性ショック（chronic shock）」と呼ばれ，ショックに対する通常の防御機構が働きにくく，術前に生理学的な恒常性を維持できない．

疑うことを知らない外科医が患者の体重減少に気がつかず，ヘモグロビン値を信用して循環血液量が減少したまま麻酔を許可すれば，麻酔で血管収縮が抑制されたとき，一気に血管虚脱が起こる．相当量の出血が予想される手術と心臓や肺の余力が限られている患者は，術前にヘモグロビン 10 g/dL，ヘマトクリット 30％に上げておく．

循環血液量の回復にかける時間と患者の承諾書は重要であり，とくに高齢者では重要である．最初のヘモグロビン値が低ければ血漿成分が過剰であり，輸血は全血よりも濃厚赤血球のほうがよい．500 mL の輸血は抗凝固薬に１ g の食塩が含まれており，心臓病患者はナトリウムや血漿の負荷がかかって大量の輸血がむずかしく，利尿薬を使うと役立つ．保存期間が１週間を超えるとカリウムの問題が生じる．通常の輸血を妨げることはないが，緊急時の大量輸血では考えておく必要がある．

血液・血漿・電解質の恒常性が急に失われて治療する患者には，それぞれにやや異なった問題がある．急速に補充するときは順序よく行い，失われた物質に似た溶液が望ましい．

出血によるショックでは，電解質溶液と血液を補充するが，デキストランやヒドロキシエチルデンプン（HES）などの代用血漿は，血液や血漿が使えるようになるまで，緊急時に限られた量（1,000 mL 以下）が役立つ．重症の熱傷では，血漿・血液・生理食塩水か乳酸 Ringer 液の順に投与する．嘔吐・下痢・脱水では，水分と電解質を補充すれば十分である．

多くの患者は血漿成分の喪失があるのに見逃されやすい．たとえば，腹膜炎・腸閉塞・急性膵炎など広範囲の炎症では，血漿成分に富む滲出液が体内で失われるため，脈拍や血圧が深刻な状態になるまで，外科医に警告するような表面的な徴候が現れない．

このような体内での体液の移動は「サードスペースへの喪失（third space loss）」と呼ばれ，喪失を十分に補充するには，アルブミン製剤と電解質溶液が必要である．腹膜炎や腸閉塞の患者は体内での体液の喪失が起こっているため，術前準備ではしばしば膠質液（colloid）の補充が必要になる（訳注：重症患者や手術患者の臨床試験でアルブミン投与はメリットがない［Ann Intern Med 2001；135：149-64, Am J Surg 2008；196：751-5］）．

急激に生じた体液の不均衡ではナトリウム・カリウム・クロール・重炭酸塩・尿素窒素・血糖が血液検査の必須項目である．カルシウム・マグネシウム・肝機能検査も有用であり，動脈血液ガス分析の pH・重炭酸塩・酸素分圧（PaO$_2$）・炭酸ガス分圧（PaCO$_2$）は，アシドーシスやアルカローシスに関与する呼吸性因子と代謝性因子を正しく繰り返し評価できる．代謝性アシドーシスと代謝性アルカローシスを起こす全身性因子は修正しておく．

代謝性アルカローシスではカリウムが必要になり，大量のカリウムを投与して基準値を維持するが，過剰なカリウムを排泄できるように，十分な尿量が確保されたあとに投与する．カリウムの補充が適切かどうかは検査データでもわかるが，臨床経過やインとアウトの記録を見ればわかる．患者が回復した所見は，清明な精神状態・安定した血圧・頻脈の減少・発熱の下降・皮膚緊張度の改善・尿量の増加で明らかになる．

特殊な患者

感染を伴った患者や感染が避けられない患者の手術では，術前準備に抗菌薬が有用である．大腸の手術では，非吸収性の抗菌薬・

I 基本
BASICS

下剤・低残渣食によって有形便や腸内細菌叢が減り，理論的には安全な大腸の手術になる．黄疸の患者や重症の肝臓病がある患者は，大きな手術を行う前に腸管をきれいにして腸内細菌を少なくする必要がある．

胆管に閉塞や感染がある患者は，経皮経肝的胆管ドレナージ（PTCD）か内視鏡的経鼻胆管ドレナージ（ENBD）で減圧し，胆汁を細菌培養と感受性検査に提出する．胆管減圧処置を行うと回復するのに時間がかかるが，緊急手術より危険性が小さくなる．抗菌薬の効果は外科医に誤った安全感覚を与えることがあり，決して上手な手術手技や健全な手術原則の実践に代わるものではない．

内分泌療法を受けている患者は特別な配慮が必要である．4～5か月以内に治療目的の副腎皮質ホルモンや副腎皮質刺激ホルモン（ACTH）を投与された患者は，術前・術中・術後に同じ量の薬剤を続けなければならない．侵襲が大きい手術の当日は，通常の2～3倍の投与量が必要になる．原因不明の低血圧は，副腎皮質ホルモンの不足を示す唯一の徴候のことがある．副腎皮質ホルモンを投与されている患者は，創傷治癒がうまくいかない．

糖尿病の患者も特別な配慮が必要である．ガイドラインは定期的に改訂されるので，外科医は病院のガイドラインを参照し，内分泌科医に相談し，プライマリケア医に援助を求めるのがよい．オハイオ大学医療センターが推奨する一般事項は，次のとおりである．

①朝一番の手術がよい．

②重症度はHbA1cで評価する（中等度/高度リスク）．

③血糖管理が不良のときは（HbA1c＞9％），内分泌科医やプライマリケア医に紹介して薬剤で調節する．

④緊急手術でなければ，きちんと調節されるまで手術を延期する．

⑤メトホルミンを含む薬剤は手術前日に中止し，患者が誤って服用したときは，腎機能に影響する手術は中止を考えるが，腎機能に影響しない手術は中止する必要がない．

⑥糖尿病経口薬やインスリン以外の糖尿病注射薬（Symlin, Byetta）を使っている患者は，手術当日の朝に中止するかどうかを内分泌科医・プライマリケア医・麻酔科医に相談する．

⑦速効型インスリン（lispro, aspart, glulisine）は，絶食時の修正量を使っていなければ，手術当日の朝は控えてもよい．

⑧持続型インスリン（NPH, glargine, detemir）は，プライマリケア医や内分泌科医が調節する．

⑨朝から行う手術の場合，持続型インスリン（NPH）やレインスリンは，手術前日の夕が20％減量し，手術当日の朝が50％減量する．

⑩1日1回の持続型インスリン（glargine, detemir）は，手術前日の夕か手術当日の朝が20％減量する．

⑪混合型インスリン（70/30, 75/25, 50/50）は，手術前日の夕が20％減量し，手術当日の朝が50％減量する．

⑫シリンジポンプによる持続静注は，手術前日の夜中から20％減量し，3時間以下の手術なら持続静注を続行してよいが，3時間以上の手術なら持続静注を中止し，病院のプロトコールや内分泌科医の助言に従って再開する．

監視装置

麻酔科の指針にある複数の測定法を用い，通常の血圧を正しく測定する．術前に体重を正確に測定すれば，術後の体液バランスの管理に役立つ．凝固異常が予測される手術では，準備を怠らない外科医は安心のために交差試験で多めの血液や血液製剤を用意する．

上腹部の手術では，胃を減圧して術野の邪魔にならないようにするが，麻酔導入のときに送気されて胃が膨満することがあり，麻酔前か挿管後に経鼻胃管を挿入すれば最小限に減る．幽門狭窄の患者は胃の減圧が容易でなく，太いEwaldチューブを使った胃洗浄を毎晩行う必要がある．

骨盤内の手術では，Foleyカテーテルで膀胱を減圧して術野の邪魔にならないようにする．術後は時間尿量を正確に測定するのに役立ち，とくに出血量が多かった手術や腎合併症が懸念される手術で役立つ．1時間あたりの尿量が40～50 mLであれば輸液は適切であり，生命維持臓器を灌流するのに有効で十分な循環血液量であることがわかる．

最後に，手術後に予測される状態について外科医が看護師に注意しておくと，患者が観察室に帰って来たときに必要な酸素吸入・吸引装置・特殊器具・モニターを看護師がベッドサイドに用意するのに役立つ．

麻酔科医は手術の前に患者と面談する．大きな手術になる重症肺疾患や体質上の疾患がある患者では，麻酔の選択は深刻な合併症に影響するきびしい問題なので，問題がある患者では，外科医・麻酔科医・内科医・専門家は術前に協議しておくのがよい．

手術を計画するときは特殊な装置が必要になることを考えておく．電気メスや電源装置だけでなく，胆道鏡のような内視鏡・術中超音波装置・人工血管・人工関節・蛍光顕微鏡などが含まれる．術後の疼痛管理法についても考えておく必要がある．硬膜外チューブがよいか，自己調節鎮痛ポンプがよいかを選び，硬膜外チューブにするなら，麻酔科医は執刀が遅れないように，チューブ留置にかかる時間を余分にとっておく．侵襲的モニターについても，麻酔科医と連携して決めておく．

最後に，たとえば尿管ステント挿入を依頼する泌尿器科医のように，術中に相談すべき医師が予測できるときは，前もって打ち合わせを行っておく．

術中管理

外科医・麻酔科医・看護師は，術中に患者の安全性を確保する責任がある．手術当日，外科医は手術部位や手術側にマーキングする義務がある．患者の安全性を高めるには，手術チェックリストを使うと役立つ．世界保健機関（WHO）の「安全な手術のためのガイドライン（Guidelines for Safe Surgery）」に基づいた概略を示す（**表1**）．

麻酔を導入する前に看護師と麻酔科医は次の事項を確認する．①患者が本人であること，手術部位と手術術式，インフォームドコンセントの署名，②手術部位のマーキング，③患者のアレルギー，正確さ，メンバーの周知，④気道と誤嚥の危険性，必要があれば特別な挿管道具の用意，⑤推定出血量が500 mL以上のときは輸血の準備，⑥パルスオキシメーターの装着．

手術室で「安全第一」を実行するには「タイムアウト」が重要である．皮膚を切開する前にチーム全員がタイムアウトをとる．自分のやっていることを中止し，患者の安全性に集中する．

タイムアウトの間，手術チームは次の事項を口頭で確認する．①メンバー全員の名前，②患者が本人であること，手術部位と手術術式，③抗菌薬の予防投与，執刀60分以内の投与，④特殊な機器の準備，⑤患者の画像所見の掲示，⑥手術と麻酔に関する異常事態の検討で，器具の滅菌と準備や火災安全装置や消火装置を含む．

3

術前準備と術後管理

　手術が終わって患者が退室する前に，手術チームは次の事項を口頭で確認する．①記録された手術術式，②使用したガーゼ・刃物・器具の正確なカウント，③患者名を含む切除標本のラベル，④機器に関する報告すべき問題点，⑤術後管理の注意事項．

　患者を集中治療室（ICU）に搬送するときは，受け入れるチームと文書や口頭で手術チェックリストについて情報交換する必要がある．

術後管理

　術後管理は手術が終わったときに手術室で始まる．術前準備と同じように目的は患者を正常の状態に維持することである．術後合併症は予測でき予防できるので，一般的な手術で起こる術後合併症と特殊な疾患や手術で起こる術後合併症をきちんと理解しておくことが必要である．

　全身麻酔で覚醒が不十分な患者や脊髄麻酔で麻痺がある患者は特別な配慮が必要であり，手術台からベッドに移すときは，脊椎を不必要に曲げたり四肢を引きずったりしないように注意する．ベッド上での最適な体位は患者によって異なる．

　鼻や口を手術した患者は，顔を手術側に向け，粘液・血液・吐物を誤嚥しないようにする．長時間の手術を受けた患者は体位変換に耐えられないことが経験的に知られており，意識が完全に回復するまで大きな体位変換を避ける．病室まで搬送する電動式ベッドに移すこともある．

　腹部手術の患者は意識が回復したら上体を少し起こし，股関節と膝関節を少し曲げたほうが楽である．通常の病院用ベッドは，膝を曲げられるように膝の部分が上がるが，踵も膝の高さまで上げ，腓腹部がうっ血しないようにする．脊髄麻酔を受けた患者は数時間ベッド上で安静にさせ，麻酔後頭痛や起立性低血圧を最小限に抑える．

　術後の疼痛は，鎮痛薬を上手に使うと制御できる．新しい方法として，保存液を含まないモルヒネ（Duramorph）を硬膜外カテーテルから4〜5日間持続注入する方法や，モルヒネかメペリジンを自己調節鎮痛ポンプ（PCA）で持続静注する方法がある．モルヒネの過量投与は重大な過ちであり，呼吸が浅くなり呼吸数が減って無気肺を起こしやすい．制吐薬は悪心を抑えて鎮痛薬の効果を増強し，新しい抗ヒスタミン薬は呼吸抑制を起こさずに鎮静効果を発揮する．

　患者には，疼痛があれば看護師に知らせて鎮痛薬を要求するように指示しておかないと，がまん強い患者や病院に不慣れな患者は，忙しそうな看護師の邪魔をするよりもベッドでじっとしているほうがよいと思ってしまう．モルヒネで寝ているときと同じように，自分の意思でじっとして動かないと無気肺を起こしやすい．

乳幼児と高齢者

　術後合併症は患者によって異なるが，小児や高齢者には共通した特徴がある．小児や乳幼児は反応が速く，食事や水分の制限ですぐに恒常性が失われ，長期間の入院で感染症にかかりやすくなる．小児や乳幼児は創傷治癒も回復も早いが，大量の水分が必要であり，からだが小さいため水分の蓄積量が少なく，水分を正確に補充しないと危険である．乳幼児は1日に体重1kgあたり100〜120mLの水分が必要であり，脱水のときは2倍まで必要になる．

　小児や乳幼児の輸液必要量は，体表面積を使って計算する．年齢・身長・体重で体表面積を算出するポケット判の表があり，1日の維持輸液量は体表面積1m²あたり1,200〜1,500mLである．

表1　安全な手術のためのチェックリスト

1. 麻酔導入前にサインイン：看護師と麻酔科医が一緒に
- □ メンバーが名前と役割を自己紹介
- □ 患者の確認
  - □ 手術術式　□ 手術部位と手術側　□ 同意書
  - □ 血液型　□ アレルギー
- □ 手術部位マーキングの確認（可能であれば）
- □ 麻酔評価
  - □ 麻酔器をチェック　□ モニターは大丈夫？
  - □ 気道確保が困難？　□ 吸引は使える？
  - □ 患者のASA分類
- □ 輸血の準備　□ 推定出血量　□ 輸血セット

2. 皮膚切開前にタイムアウト：外科医が指示
- □ メンバーの確認と自己紹介
- □ 予定術式
- □ 推定手術時間
- □ 手術部位
- □ 患者の体位
- □ アレルギー
- □ 抗生物質投与と時間
- □ 画像の展示

3. 手術終了後にサインアウト：手術チームで
- □ 施行術式の記録
- □ 体腔検索の施行
- □ 連続のカウント
  - □ ガーゼ　□ 刃物　□ 器具
- □ 正確なカウント
  - □ ガーゼ　□ 刃物　□ 器具
- □ 切除標本のラベル
- □ チームでの報告

　静脈栄養は細胞内外の主なイオン（ナトリウム・カリウム・クロール・カルシウム）を含むが，小児は高濃度や正常濃度では不適切である．

　最近では浸透圧が半分ですべてのイオンがバランスよく含まれている輸液製剤が使える．ブドウ糖だけの輸液は避けたほうがよく，血液やアルブミン製剤などの膠質液は，成人と同じように体液を高度に失ったときや急速に失ったときに使い，1日に体重1kgあたり10〜15mL投与する．

　小児は体重を頻繁に測定する．乳幼児は体重を8時間ごとに測定し，輸液の指示を頻繁に見直す．小児や乳幼児は過剰輸液に耐えられず，アクシデントはいつでも起こりうるので，乳幼児の輸液ボトルには，一度に全部入っても心配がない量，たとえば体重1kgあたり20mLを超えない量にしておく．

　高齢者も特別な配慮が必要である．高齢者人口は急に増えており，年齢とともに疾患や治療が複雑になる．加齢は心臓・肺・肝臓・腎臓・精神に影響を及ぼす．疾患に対する反応が遅く弱く，薬剤に対する抵抗力が弱く，貯蔵量の欠乏があれば検査して同定する必要がある．疼痛の感覚は非常に鈍く表面に現れず，1つの症状が重大な術後合併症の唯一の手掛かりということもある．

　高齢者では，術後経過に対する本人の評価を注意して聞き，患者の要求に応じて機嫌をとり，柔軟に術後管理を変更するのがよい．高齢者は加齢に伴う弱さを医師よりよく知っている．日常業務になっている術後管理が高齢者には致命的になることがあり，胸腔ドレーンや経鼻胃管はできるだけ早く抜去する．固定が必要

Ⅰ　基本
BASICS

表2　体液の喪失と輸液による補充

	C. 電解質の喪失量（mEq/L）			D. 輸液による補充量			
	ナトリウム	クロール	カリウム	水分量	NS・L/R	5 DW	カリウム添加
A. 生理的な喪失							
皮膚と肺	0	0	0	800 mL	なし	800 mL	不要
尿	40	50	30	1,200 mL	500 mL	700 mL	適宜
B. 病的な喪失							
多量発汗	50	60	5	350 mL/℃	半量	半量	不要
胃液	60	90	10	同量	半量	半量	30 mEq/L
胆汁	145	100	41	同量	同量	なし	不要
膵液	140	75	4	同量	同量	なし	不要
小腸	120	100	10	同量	同量	なし	30 mEq/L
下痢	140	100	30	同量	同量	なし	30 mEq/L

NS：生理食塩水，L/R：乳酸 Ringer 液，5DW：5％ブドウ糖液

なドレーン・長期間の点滴・ベッド拘束は最小限に抑えて早期離床を促す．

高齢者の経過が順調でない場合，複雑な手術を受けたリスクが高い高齢者は早めに集中治療室（ICU）に移すのがよい．集中治療室は病棟よりも頻繁にモニターができ，呼吸・循環・代謝の高度治療が積極的に行える．

輸液療法

静脈栄養が必要な期間は，水分と電解質の科学的な調節のために，インとアウトの正確な記録と毎日の体重測定が欠かせない．輸液の投与量と種類は患者によって異なり，水分・ナトリウム・カリウム・クロールなどの重要な因子については，インとアウトが同じでないといけない．生理的な状態における喪失量はある程度推測できる（**表2**，**A**）．

静脈栄養を受けている患者が補充を必要とする喪失の原因は2つあり，1つは皮膚と肺からの蒸発で1日に約 800 mL，もう1つは尿からの排泄で1日に 1,000〜1,500 mL である（便は水分と電解質の喪失が少ない）．通常は1日あたり 2,000 mL の水分で，生理的な必要量を満たすことができる．

手術直後に生理食塩水で大量の食塩を投与するのは，よくあるまちがいである．通常のナトリウムの喪失は 500 mL の乳酸 Ringer 液や生理食塩水に含まれる 3.0〜4.5 g の食塩で十分であり，吸引やドレナージによる異常な喪失がなければ，食塩はもっと少なくてもよい．残りの輸液はブドウ糖液にすべきであり，必要なカロリーの量によってブドウ糖の濃度を調節する（訳注：生理食塩水 500 mL＋5％ブドウ糖液 1,500 mL＝3 号維持液 2,000 mL）．

生理的な喪失とともに，体液の病的な喪失を補充しないといけない．病的な喪失の主な原因を挙げる（**表2**，**B**）．原因によらず，インとアウトの正確な記録に基づいて適切に補充する．発汗や瘻孔によってシーツや包帯に大量の体液が失われるときは，重さも測って同じ量を補充する．病的な喪失は電解質を多く含むので，大量の生理食塩水や電解質溶液が必要になる．

適切な輸液を選ぶには，失った体液に含まれる平均的な電解質の濃度を知っておく必要がある．病的な喪失に含まれる電解質の濃度と輸液による補充のやり方を示す（**表2**，**D**）．たとえば，経鼻胃管で 1,000 mL の胃液の喪失があれば，生理食塩水 500 mL とブドウ糖液 500 mL に塩化カリウムを加える．成人の補充量は点滴1本分の 500 mL に近似させても問題ない．十二指腸以下の消化管の喪失は，アルカリ乳酸液や重炭酸液が必要になる．

大量の体液の喪失で大量に水分を補充するときは，体重を毎日計測し，血清電解質を頻繁に測定し，治療が適切であることを確認する．3〜6 L/日以上の輸液が必要なときは，電解質を正確に選定することが重要になる．

1日を8時間ずつか12時間ずつに分け，そのつど新しい輸液量と電解質の混入を指示する．インとアウト・体重・血清電解質・ヘマトクリット・喪失液や尿の電解質組成については，頻繁に測定した新しいデータに基づいて評価する．問題があるときは小さく分けると解決しやすいのは，古くからある原則である．

カリウムの投与は特別な配慮が必要である．カリウムは細胞内のイオンであり，血清濃度が 6 mEq/L を超えると重篤な不整脈を起こす．腎臓が正常に働いていれば過剰なカリウムは尿中に排泄され，血清濃度は決して危険な値にならないので，術後に尿量が回復すれば点滴に少量のカリウムを入れてよい．

カリウムは細胞内に蓄積されているので，急速に補充する必要はない．胃腸からの病的な喪失は排液にカリウムが多く含まれており，2〜3日続くとカリウムが減り，麻痺性イレウスのような障害を生じる．尿量が十分にあればカリウムを十分に投与するのがよく，電解質を検査して血清濃度を監視し，緊急時には心電図の T 波の高さに注意する．

栄養療法

外科医は術後の食事に関心を持つべきである．長期間の絶食は避け，手術の翌日は紅茶のような水分だけ許可する．果汁は腹部膨満を起こすので，術後3日目まで避けたほうがよい．回復が順調であれば，術後2〜3日目に 100 g の蛋白質を含んだ 2,500 kcal の食事を与えてもよい．食事を始めても週2回の体重測定を続ける．体重は栄養状態を表すので，体重の減少で食事摂取を促すこともあれば，急速な増加で浮腫に気づくこともある．

胃腸の持続吸引は，食道や胃腸の手術のあとに行い，腹膜炎・イレウス・腸閉塞のときも行う（訳注：アメリカの教科書では，イレウスは腸管麻痺のことであり，腸閉塞と区別している）．術後にイレウスや腸閉塞を生じたとき，経鼻胃管で胃を減圧すると間接的に小腸も減圧できる．長い Cantor チューブ（いわゆるイレウスチューブ）は，なかなか小腸に進んでいかないので，小腸の減圧

3 術前準備と術後管理

にはめったに使わない.

経鼻胃管は2〜5日間留置し，蠕動の再開・排ガス・食欲の回復などで腸管機能の回復を確認したあと抜去する．胃腸の吸引が長期間になると予測される患者では，術中に胃瘻を造設しておくと喜ばれる．

経鼻胃管で持続吸引して腸管拡張を防ぐ期間は最小限でよく，とくに慢性肺疾患がある高齢者は鼻腔や咽頭が汚くならないようにする．空腸瘻カテーテルや胃瘻チューブを利用した腸管栄養は有用であり，とくに嚥下障害がある患者やカロリーを十分に摂取できない患者に有用である．

術後合併症

離床の適切な時期を決める特定の規則はない．現在の傾向はできるだけ早く歩行させることであり，ほとんどの患者は手術翌日に離床させてよい．長期間の安静が必要なのは，ショックを起こした患者や重症感染症・心不全・悪液質・高度貧血・血栓性静脈炎がある患者である．早く歩かせると確かに早く回復し，食欲が増して食事を早く始められ，呼吸器合併症が減る可能性がある．

座位は深部静脈血栓症を起こしやすいので，同じ離床でも椅子に座ることと歩くことは区別して考える．外科医は患者の離床を助ける方法を決め，ベッドサイドでケアする人に方針を伝える．手術当日の夕方には，患者をベッドの端に腰かけさせ，咳や蹴る動作をさせる．ベッド上では頻繁に体位を変えさせ，下腿や足を動かすように促す．

翌日に股関節と膝関節を曲げて患側が下になるように側臥位にすると，膝がベッドの端にくるので，患者に下腿と足をベッドの側面に投げ出させて横方向に起こし，座らせることができる．床に足を下ろし床につけ，まっすぐ立って深呼吸し，何回か咳をする．このあと8〜10歩くらい歩き，椅子に10分間座り，逆の動作でベッドに戻る．立てるようになったら，初めは1日2回ほど立ち上がり，その後は体調や体力が許す範囲で立ったり歩いたりする．

肺活量が急に低下したときは，重症肺合併症や横隔膜下膿瘍の可能性がある．電解質異常・腹部膨満・圧痛でも肺活量が低下することがある．呼吸訓練に使う器具は呼吸を補助するのに役立ち，とくに自分で十分に呼吸できない患者で役立つ．深呼吸や咳を頻繁に行えば気道の分泌物を除去でき，超音波ネブライザーで加湿すれば固まった分泌物を溶かすことができる．肺合併症を起こしそうな患者には，背中を叩く肺理学療法，気管支拡張薬を使った陽圧呼吸法，向きを変える体位ドレナージが必要である．

外科チームは，腓腹部・膝窩部・内転筋部を毎日触れて調べる．腓腹部が太くなったときは，深部静脈血栓症（DVT）による浮腫の可能性がある．深部静脈血栓症の発症には，術中の下肢の静脈還流の低下や術後のベッド上安静が関与しており，腓腹部の弾性ストッキング・弾性包帯・間欠的空気圧迫装置が腓腹部のうっ血の減少に有効である．深部静脈血栓症の既往があるようなリスクが高い患者には，抗凝固療法を考慮する．

深部静脈血栓症を生じたときは，すぐに抗凝固療法を始め，致死的な肺塞栓症が起こるのを避ける．血栓があれば常に肺塞栓症を起こす可能性を考える．とくに高齢者・肥満者・感染症患者・がん患者は肺塞栓症を起こす可能性が高い．早期離床を行っても怖い肺塞栓症を皆無にすることはできない．術後4〜5日間を順調に経過したあとに突然の心肺虚脱を起こしたときは，潜在的な深部静脈血栓症が肺塞栓症を起こしたのかもしれない．

幸いなことに創離開はあまり起こらないが，大きながんの手術や閉塞性黄疸の患者に起こりやすく，ビタミンC欠乏・低栄養・ステロイド内服・腹部膨満・嘔吐・創感染が関与する．術前に気道洗浄が不十分で過剰に咳をした患者にも起こりやすい．術後7日以内の創離開はまれであり，術後17〜18日目以降の創離開は非常にまれである．

創から大量の黄色い血漿が突然排泄されたときは創離開の徴候である．離開部を調べると，単なる腹壁の治癒欠損のこともあれば，腸管ループの逸脱を伴う内臓脱出のこともある．手術室の清潔な状態で内臓を元に戻し，非吸収性の太い糸を腹壁に貫通させる内反結節縫合で創を閉鎖する（▶ CHAPTER 10）．

むすび

外科医は不幸にして生じた術後合併症の責任を負わなければならない．外科医は術後合併症を手術以外のものによる影響と説明してすませることが多く，脳梗塞や心筋梗塞が起こっても自分には罪がないと思うかもしれないが，もちろん手術をしなければ合併症は起こらない．術後経過が術前準備・手術手技・術後管理の直接の結果であることを認識したときに初めて，外科医は患者の管理を改善させて術後合併症の予防や回避に取り組むことができる．

CHAPTER 4 外来手術

一般事項

本書は外来手術で行える術式が少ないが，鼠径ヘルニア・大腿ヘルニア・臍ヘルニア修復術，乳腺生検，皮膚腫瘍摘出，形成手術は外来でよく行われる．婦人科・眼科・耳鼻咽喉科の手術も外来でよく行われる．

外来手術ができるかどうかは，利用可能な装置・院内の麻酔科医・回復室・観察室で決まる．これらが揃っていれば，低侵襲手術や腹腔鏡手術を外来で行う外科医もいる．入院がほとんど不要な外来手術が予定されれば患者は安心するが，外来手術の指針は患者の年齢や全身状態によって異なる．

患者に問題がなければ，外科医には外来手術にするかどうかを適切に決める責任があり，患者の意向・疾患の性質・家族の支援・施設の形態をすべて考慮しなければならない．通常は手術資格証明書に規定されたその病院における可能かつ適切な術式が病院の指針に示されている．

外科医は適切な設備がある診察室で小切除手術を行うこともあれば，独立した施設でやや大きい手術を行うこともあり，想定外の緊急事態にも対処できる麻酔科医・装置・人材を揃えた病院で大きな手術を行うこともある．

外来手術は局所麻酔薬を使うことが多いので，一般の外科医は麻酔薬を安全に投与できる極量を熟知しておくことが重要であり，手術部位の神経支配も調べておいたほうがよい．局所麻酔薬の有害反応は比較的まれであるが，副作用の症状と所見を知っておき，けいれん発作が起こったときに抗けいれん薬を迅速に投与できる準備が必要である．

患者評価

アメリカ麻酔学会（ASA）の分類に従い，4つのカテゴリーに分ける．ASA-Ⅰは臓器・生理・生化学・精神的に異常がない患者であり，手術の対象になる外科疾患は全身性のものではなく，局所的なものである．

ASA-Ⅱは軽度～中等度の全身性の障害がある患者であり，原因は治療中の疾患や別の病理学的な異常，たとえば軽度の糖尿病や治療されている高血圧であり，生後1か月以内の新生児と80歳以上の高齢者も含む．

ASA-Ⅲは原因によらず高度の障害や疾患がある患者であり，たとえばインスリンが必要な糖尿病や狭心症の患者である．ASA-ⅡやASA-Ⅲの患者の多くは麻酔科医がいる必要がある（訳注：ASA-Ⅳは重篤な患者，ASA-Ⅴは瀕死の患者）．

患者の最終的な身体評価は，手術日にできるだけ近い日に行う．多くの外来手術センターでは，最初にチェックリストを本人に埋めさせている（**図1，2**）．この情報は外科医・看護師・麻酔科医が評価し，適切なカテゴリーに分類する．ASA-ⅠとASA-Ⅱの患者は外来手術の候補として問題ないが，ASA-Ⅲの患者は麻酔科医と相談して慎重に選ぶ．

患者管理

調査日と手術日の間隔は2～4週間になるが，冬は上気道感染が多いので短いほうがよい．手術当日に上気道感染を疑う症状があれば，手術を延期する可能性があることを患者に伝えておく．

患者は血液検査を受けるが，年齢や併存疾患によって検査の内容が異なる．臨床的に必要なときは，鎌状赤血球症のスクリーニングを行う（訳注：アフリカ・地中海・中近東の患者）．40歳以下でASA-Ⅰの患者はヘマトクリットだけでよい．腎機能（BUN，Cr）と血糖を調べ，心電図検査はとくに男性に行い，胸部Ｘ線撮影を行う．

心臓病・脳卒中・糖尿病（インスリン治療）の患者と肝臓・腎臓・肺疾患がある患者はASA-Ⅲであり，外来手術を計画する前に内科と外科の詳細な評価が必要である．併存疾患の医学的管理を最大限に行わなければならず，術前は麻酔科医に相談するのがよい．

麻酔科医がいるときは，小児や成人の不安をコントロールするために前投薬を指導する．ミダゾラム（ドルミカム）による鎮静は，局所麻酔中に心地よい健忘を生じる．鎮痛薬が必要なときは，メペリジンのような標準的な麻薬やフェンタニルのような短時間作用型の合成麻薬が有効である．

全身麻酔が必要なときは，チオペンタールと笑気の併用やプロポフォール（ディプリバン）の持続静注が有用である．短時間なら脊髄麻酔が可能であるが，硬膜外麻酔のほうがよく，下肢や膀胱の麻痺の回復を待つ必要もない．

手術手技

外来手術も，手術件数が多い病院の中央手術室における厳格な日常業務に沿って行い，手術・麻酔・回復期間を注意して詳細に記録する．切除標本は病理医の組織診断に提出する．異常所見は患者に報告するが，患者の記録に家族へ説明するように理由が書かれているときは家族に報告する．

手術創の瘢痕が重要になることが多い．皮膚切開は皮膚溝のラインに沿って行うので，局所麻酔薬の注入による皮膚や皮下組織のひきつれに注意する．局所麻酔薬に併用するアドレナリンを使わなければ，術後の出血や遅延出血による皮膚の変色が減る．切開は病変が十分に露出する長さにする．電気メスも使えるが，出血している血管は個々に結紮したほうがよい．縫合法や縫合糸は外科医が以前から使っているものでよい．

皮膚縫合は注意して行い，美容上の手術でも良性腫瘍の摘出でも同じである．皮膚縫合やクリップよりも皮内縫合のほうが痛みは少ないと信じる外科医もいれば，創部の緊張をとるテープを好む外科医もいる．圧迫の必要がなければガーゼや包帯は簡単なほうがよく，術後2～3日すればガーゼをはずして入浴させる．

4 外来手術

麻酔前評価			

氏名 ＿＿＿＿＿＿＿＿＿＿＿＿＿＿＿＿＿＿＿　　電話 ＿＿＿＿＿＿＿＿＿＿＿＿＿＿＿＿＿＿＿＿

予定手術＿＿＿＿＿＿＿＿＿＿＿＿＿＿＿＿＿　　執刀医 ＿＿＿＿＿＿＿＿＿＿＿＿＿＿＿＿＿＿＿

手術予定日 ＿＿＿＿＿＿＿＿＿＿＿＿＿＿＿　　年齢 ＿＿＿＿＿　　身長 ＿＿＿＿　　体重 ＿＿＿＿

次の質問に「はい」か「いいえ」で答え，枠内にチェック（✓）してください．
わからないときは，「はい」か「いいえ」の枠内に疑問符（？）をつけてください．

最近かかった疾患や現在治療中の疾患	はい	いいえ	コメント
風邪（最近2週間）			
気管支炎・慢性の咳			
喘息・花粉症			
クループ			
肺炎・結核・その他の肺感染症			
肺塞栓症			
肺気腫			
息切れ			
その他の肺疾患			
喫煙（本数）			
最近の胸部X線（年月日）			
心不全			
心雑音			
高血圧			
低血圧			
胸痛・狭心症			
心筋梗塞			
動悸・不整脈・頻脈			
最近の心電図（年月日）			
頸部と腰部の痛みや外傷			
椎間板ヘルニア・坐骨神経痛			
けいれん・てんかん			
脳卒中・めまい			
神経麻痺・運動麻痺			
甲状腺疾患			
糖尿病			
低血糖			
貧血			
鎌状赤血球症・出血傾向・凝固異常			
輸血歴			
胎児発育障害・ダウン症候群・低出生体重児・発育遅延・精神遅滞			

図1　チェックリスト（表）

I 基本
BASICS

最近かかった疾患や現在治療中の疾患		はい	いいえ	コメント
肝障害・肝炎・黄疸・肝硬変				
胃疾患・胃潰瘍・食道裂孔ヘルニア・胆石				
腎臓病・腎結石・尿路感染症・透析				
精神疾患・感情障害				
その他の疾患				
（女性の方に）妊娠中？				
飲酒				
麻薬				
過去に受けた手術	年月日			
最近の麻酔（年月日・種類）				
麻酔の副作用				
血縁者の麻酔の副作用				
虫歯・抜けた歯・金冠・歯冠・ブリッジ				
コンタクトレンズ・補聴器・人工装具				
薬物アレルギー（薬物名）				
現在や過去の服薬				
降圧薬				
利尿薬				
ジギタリス・ジゴキシン				
抗腫瘍薬				
精神安定薬・睡眠薬・鎮静薬・抗うつ薬				
抗血小板薬・抗凝固薬				
点眼薬				
鎮痛薬				
ステロイド・コルチゾール・メドロール・プレドニゾン				
インスリン（種類）				
その他の薬剤				

私は健康状態に関する質問に知るかぎりのことを回答しました．

署名＿＿＿＿＿＿＿＿＿＿＿＿＿＿＿＿＿＿＿＿＿＿＿＿＿＿＿　年月日＿＿＿＿＿＿＿＿＿＿

＿＿＿＿＿＿＿＿＿＿＿＿＿＿＿＿＿＿＿＿＿＿＿＿＿＿＿＿＿＿＿＿＿＿

患者との関係（本人でない場合）

図2　チェックリスト（裏）

4　外来手術

自宅での一般指示

_____ さんへ　　担当 _____

医師名 _____　　電話 _____

　　手術から安全に回復するために，次の指示を守ってください.

食事
1. 水・りんごジュース・炭酸飲料を飲んでください.
2. 少量のゼリー・スープ・クラッカーを食べ，吐き気がなければ通常の食事にしてください.
3. 術後24時間のアルコール飲料は避けてください.

服薬
1. 指示どおりに服薬してください.
2. 鎮痛薬を内服しても効かないときは，担当医に電話してください.
3. めまいはときどき起こります.
4. 術後24時間のアレルギー薬・神経薬・睡眠薬は避けてください.

生活
1. 自宅で休んで運動しないでください.担当医の許可があるまでスポーツや重労働は禁止です.
2. 24時間以上たてば，次のことは大丈夫です.
　　運転や機械の操作（ミシンや工具）
　　重要書類の署名
　　重要な意思決定
3. 手術を受けた子どもにはずっと付き添ってください.

包交
1. 出血の観察：包帯が濡れて赤い出血があれば，圧迫して担当医に電話してください.
2. 担当医の指示があるまで包帯は交換しないでください.
3. 創部が汚れたり濡れたりしないようにしてください.

心配なのに担当医に連絡がとれないときは，救急外来を受診してください.

担当医に連絡して次回の診察の予約をとってください.

以上の指示を患者・家族・友人に説明し，それぞれにコピーを渡しました.

患者の署名 _____

年月日 _____　　看護師の署名 _____

図3　患者に渡す指示書

術後管理

　患者や自宅の介助者に文書を渡す（**図3**）.自宅の介助者に情報提供するのは外来手術の一環であり，親戚やヘルパーもいないときは，患者を一晩観察することを考える.指示書には，食事・服薬・生活・包交について書かれている.担当医への連絡法や緊急時の救急外来の電話番号を教える.再診を予約する外来手術センターや担当医への電話は，回復が順調なことを証明するのにも役立ち，患者は安心する.再診の予約の日時も書いておく.

　自宅に戻ったら，麻酔薬の効果が消失するまで数時間はベッド上が望ましく，痛みが最も軽い体位で休むように指示する.鼠径ヘルニアの手術を受けた患者であれば，患側の膝を枕の上において曲げると痛みが軽く，患者によっては陰嚢を持ち上げて創部に氷嚢を置くと気持ちがよい.「終わった」という安堵の感覚があっても，縫合部の強度を調べたり麻酔や鎮痛薬の効き目を試したりしてはならない.

　術後24時間は，車の運転・機械の操作・重要な意思決定を控えるようにする.4〜5日間は水分を多めに飲む.軽い下剤は麻薬の副作用を防ぐのに役立ち，排便時の創痛を軽くするのにも役立つ.鉱物油のような便軟化剤は，長期の安静や麻薬が予想される患者に役立つ.仕事に復帰するまでの期間は手術の範囲や内容で決まるが，外来手術は仕事で休む期間が短く，手術した疾患がすぐよくなることが期待されている.

　外来手術の患者は驚くほど順調に経過し，長い間の伝統であった入院に比べて好評であるが，手術を行うのに必要な術前評価については，外科医と同じように患者にも責任がある.外科医は時間をかけて患者を評価するとともに，前もって血液検査や画像検査を注意して見ておく必要がある.検査や内科医の最終評価から手術まで数週間経過していることがあるので，状態の変化や上気道感染など特別なことがあれば，患者は担当医に報告する責任がある.

第Ⅱ部　外科解剖
SECTION Ⅱ　SURGICAL ANATOMY

CHAPTER 5 上腹部臓器の動脈

　胃は血管網が豊富である．最も太いのは腹腔動脈（1）から分枝する左胃動脈（2）である．食道下部を含む胃上部は左下横隔動脈（3）から血流を受ける．

　左胃動脈は食道胃接合部直下で前枝（2a）と後枝に分かれ，小彎沿いに下行する．前枝と後枝の間は1〜2 cmの距離があり，腹膜に覆われていない．胃全摘や胃切除（≧70％）のときは，膵臓の上縁で左胃動脈の根部を結紮するが，胃がんの胃切除で小彎上部のリンパ節を郭清するときも左胃動脈を根部で結紮する．

　胃上部は胃脾間膜の短胃動脈（4）から血流を受ける．脾動脈の分枝から出る4〜5本の小動脈は，胃底部の後壁に向かって上行する．左胃動脈と左下横隔動脈を結紮しても胃上部の血流は維持され，太いものは後胃動脈と呼ばれて根治的胃切除で重要になる．脾腎間膜と胃横隔間膜を切離して脾臓を授動すると，胃底部の血流を保ったまま胃を大きく授動できる．胃切除で脾臓を摘出すると残胃の血流がなくなる．

　胃体部は右側に授動でき，脾結腸間膜の肥厚部を左胃大網動脈（5）のところで切離すると，胃の血流を維持できる．結腸脾彎曲部と横行結腸から大網を切離すると，胃体部をさらに授動できる．大彎の切離は通常左胃大網動脈（5）と右胃大網動脈（6）の分枝が胃壁に入る境界部で行う．

　幽門部と小彎下部の血流は右胃動脈（7）から血流を受ける．総肝動脈（8）に続く固有肝動脈の分枝で細く，周囲組織と一緒に結紮するとほとんど気づかない．胃切除で結紮が必要な太い動脈に右胃大網動脈（6）があり，幽門下部から左方に向かって大彎と平行に走る．大彎は左胃大網動脈（5）を介して脾動脈（9）からの血流も受ける．

　膵臓の血流を制御するには主な血管をいくつか結紮すればよい．膵頭十二指腸切除では，十二指腸の上縁で右胃動脈（7）と胃十二指腸動脈（10）を結紮するが，上腸間膜動脈から分枝して膵頭部の前面を走る中結腸動脈（11）を損傷しないように注意する．

　中結腸動脈は胃前庭部の後壁に付着して十二指腸下行部の前面を走行することがあり，とくに結腸肝彎曲部が右上腹部の高い位置に付着しているときに注意する．下膵十二指腸動脈（12）の前枝と後枝は，上腸間膜動脈（13）から分枝したところで結紮し，十二指腸水平部と空腸上部に流入する分枝も結紮する．

　膵体尾部は脾臓とともに大きく授動できる．膵臓上面の腹膜下にある脾動脈（9）は基部で結紮する．上膵動脈（背側膵動脈）（14）は脾動脈の根部から分枝し，膵体部を横走して膵臓に流入する．脾臓を摘出すると，太い動脈を切離せずに膵体尾部の下面を容易に授動できる．膵体部を切離するときは動脈を4〜5本結紮する必要があり，脾動脈から分枝する下膵動脈（横行膵動脈）（15）や大膵動脈（16）である．

　脾臓は腹腔動脈の分枝である脾動脈から大部分の血流を受ける．脾動脈を結紮しても短胃動脈（4）と左胃大網動脈（5）の血管網が豊富にある．脾動脈は膵臓上縁の腹膜下を蛇行している．脾動脈の結紮は，胃脾間膜を切離したあとに脾門部から少し離れたところで行うのがよい．胃底部の上部で短い短胃動脈を切離するときは，胃壁と脾臓を損傷しないように注意する．脾尾部に流入する血管は個々に結紮し，とくに脾腫があり膵尾部が硬化しているときは注意して結紮する．

　胃・肝臓・膵臓・十二指腸の動脈が見えやすいように横行結腸を下方に移動させている．胆囊動脈（17）は右肝動脈（18）から分枝することが多く，胆囊管・総肝管・肝下面で囲まれる領域は「Calotの三角（Calot's triangle）」と呼ばれる．直径3 cm以下の領域であるが，ほかの部位に比べて解剖学的変異が多く，最も多いのは胆囊動脈の起始に関する変異である．

　胆囊動脈は右肝動脈（18）が総肝管の裏を横切ったあとで分枝する．胆囊動脈は右肝動脈の近位部で分枝して総肝管の前を横切ることもあり，左肝動脈（19）・総肝動脈（8）・胃十二指腸動脈（10）から分枝することもある．肝十二指腸間膜の変異は多いので，きちんと確認できるまで結紮・切離してはならない．■

Ⅱ 外科解剖
SURGICAL ANATOMY

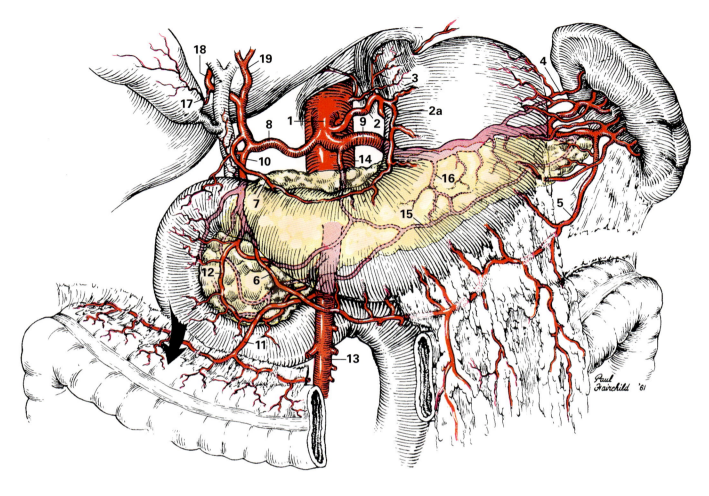

1 腹腔動脈
2 左胃動脈, 2a 前枝
3 左下横隔動脈
4 短胃動脈
5 左胃大網動脈
6 右胃大網動脈
7 右胃動脈
8 総肝動脈
9 脾動脈
10 胃十二指腸動脈
11 中結腸動脈
12 前・後/上・下膵十二指腸動脈
13 上腸間膜動脈
14 上(背側)膵動脈
15 下(横行)膵動脈
16 大膵動脈
17 胆囊動脈
18 右肝動脈
19 左肝動脈

CHAPTER 6 上腹部臓器の静脈とリンパ管

上腹部臓器の静脈は動脈と並走している．門脈（1）は太い血管であり，腹腔臓器の静脈血を受ける．上腸間膜静脈（2）と脾静脈（3）が膵頭部の裏で合流して門脈になり，胃肝間膜の後部を上行して肝門部で肝臓に入る．

門脈は固有肝動脈と総胆管の背側にあり，左側に固有肝動脈，右側に総胆管がある．門脈圧亢進症では門脈が外科的に重要になり，門脈下大静脈吻合を行うときは，Kocher 授動を広く行って門脈を露出する．上腸間膜静脈の門脈合流部の側面には，膵臓の後面から4〜5本の小静脈（4）が流入しており，出血すると制御しにくいので，Kocher 授動では損傷しないように注意する．

冠静脈（左胃静脈）（5）は食道下部と胃小彎の静脈血を受ける．左胃動脈と並走し，後腹膜に入ると下内方に向かい，膵臓の裏側で門脈に流入する．冠静脈と右胃静脈（6）は吻合があり，静脈輪を作って門脈に流入する．門脈圧亢進症では，短胃静脈（7）と冠静脈の分枝が重要であり，噴門部と食道下部に静脈瘤を形成する．

脾静脈（3）も太い静脈であり，膵臓の上縁に沿って深部で脾動脈と並走する．胃大彎と膵臓の静脈血を受け，下腸間膜静脈（8）を介して左側結腸の静脈血も受ける．脾腎静脈シャントでは，多数の小静脈を結紮しながら脾静脈を慎重に剥離し，下腸間膜静脈が流入する手前で切離して左腎静脈に吻合する．

門脈，胃の静脈，膵頭部と十二指腸が見えやすいように横行結腸を下方に移動させている．胃壁の静脈は走行がほぼ一定している．胃半切除（≦70%）の切離線を決めるのに静脈が目印になり，小彎では冠静脈の分枝で食道胃接合部から3番目の静脈（5a），大彎では左胃大網静脈（9）が胃壁に最も接近する部位（9a）である．

前・後膵十二指腸静脈（10）は膵頭部の周囲で広い静脈網を形成し，上腸間膜静脈か門脈に流入する．膵頭部前面は血管が少なく，鈍的剥離が容易であるが，右胃大網静脈（12）と中結腸静脈（13）をつなぐ吻合枝（11）があり（訳注：合流して上腸間膜静脈に流入するときは胃結腸静脈幹），胃大彎や肝彎曲部を授動するときに厄介な出血を起こすことがある．膵臓や十二指腸のホルモン産生腫瘍で局在を調べるときは，経皮経肝的に膵十二指腸静脈から採血してホルモン濃度を測定する．

十二指腸水平部の下縁の授動を行わなければ，Kocher 授動で血管に遭遇することはない．中結腸静脈（13）は十二指腸水平部の上縁を横走して横行結腸に分布するので，Kocher 授動を行うときは注意する．

上腹部臓器のリンパ管は広範囲に分布し，リンパ節は太い静脈に沿って存在する．リンパ節は4つに分類され，胃上部リンパ節（A）は腹腔動脈周囲で食道下部・胃小彎の大部分・膵臓のリンパ流を受け，幽門上リンパ節（B）は門脈周囲で胃小彎の残りの部分と膵臓上部のリンパ流を受け，胃下部リンパ節（C）は膵頭部前面で胃大彎・膵頭部・十二指腸のリンパ流を受け，膵脾リンパ節（D）は脾門部で膵尾部・胃底部・脾臓のリンパ流を受ける．

4領域のリンパ節は密接につながっており，乳び槽は第2腰椎と腹部大動脈の間の後腹膜にあり，胸管を通って左鎖骨下静脈に流入するので，上腹部臓器のがんが Virchow リンパ節に転移する解剖学的な説明になる．

Ⅱ 外科解剖
SURGICAL ANATOMY

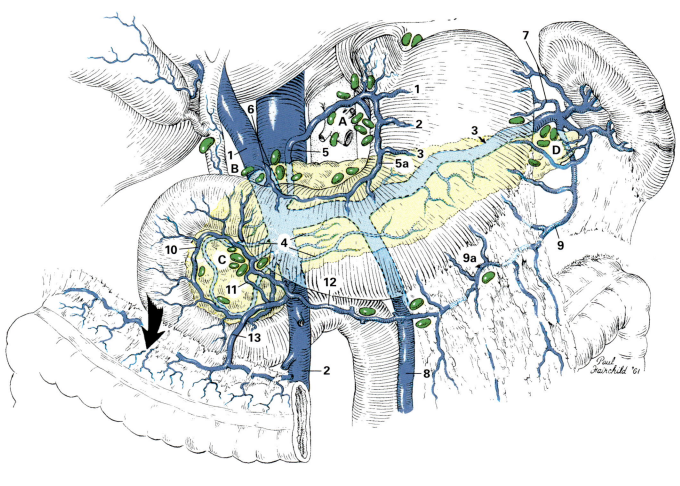

1 門脈
2 上腸間膜静脈
3 脾静脈
4 膵臓の小静脈
5 冠静脈（左胃静脈）
6 右胃静脈
7 短胃静脈
8 下腸間膜静脈
9 左胃大網静脈
10 前・後/上・下膵十二指腸静脈
11 吻合枝
12 右胃大網静脈
13 中結腸静脈

A 胃上部リンパ節
B 幽門上リンパ節
C 胃下部リンパ節
D 膵脾リンパ節

CHAPTER 7　大腸の解剖

大腸は胎生期に中腸と後腸から発生し，上腸間膜動脈（1）と下腸間膜動脈（2）から血流を受ける．上腸間膜動脈は空腸・回腸・虫垂・右側結腸を支配し，最も目立つ分枝は中結腸動脈（3）であり，膵頭十二指腸切除のときに現れる（▶ CHAPTER 5）．

中結腸動脈は右枝と左枝に分かれ，右枝は右結腸動脈（4）や回結腸動脈（5）と連続し，左枝は Drummond 辺縁動脈（6）と連続する．大腸がんの右側結腸切除では，中結腸動脈・右結腸動脈・回結腸動脈を根部で二重結紮する．回結腸動脈は回腸終末部の裏側を通って虫垂間膜に至る．虫垂動脈（7）を結紮するとき，虫垂間膜が短いと回腸終末部に屈曲や閉塞を起こすので注意する．

下腸間膜動脈は Treitz 靱帯直下の高さで腹部大動脈から分枝し，主な分枝は左結腸動脈（8）・1〜3本のS状結腸動脈（9，10）・上直腸動脈（11）である．下腸間膜動脈を結紮すると，左側結腸は Drummond 辺縁動脈（6）を介して中結腸動脈の左枝から血液を受けることになる．

大腸の3番目の血液供給路は中・下直腸動脈であり，中直腸動脈（12）は内腸骨動脈（13）の分枝であり，左右の提靱帯に沿って直腸に入る．中直腸動脈は細いが，結紮したほうがよい．下直腸動脈（14）は内陰部動脈（15）の分枝であり，下部直腸と肛門に分布する．

右側結腸の静脈は動脈と並走して上腸間膜静脈（1）に流入するが，下腸間膜静脈（16）は腹部大動脈の分岐部で左側に偏位して上行し，膵臓の下縁で脾静脈に流入する．左側結腸がんの手術で血行性転移を防ぐには，腸管を扱う前に上腸間膜静脈を高位結紮する（訳注：no-touch isolation technique）．

右側結腸は血管に触れずに広く授動して左側に脱転できる．右側結腸の授動は盲腸と上行結腸の外側腹膜付着部の血管がない部分を切離して行う．血管があるのは肝彎曲部と脾彎曲部であり，大網が横行結腸にゆるく付着した部分で切離すると，横行結腸と脾彎曲部も授動できる（▶ CHAPTER 26）．

左側結腸を授動するときは，開腹創を上方に延ばして脾彎曲部が直視下に見えるようにする．脾臓の被膜が裂けると厄介な出血を起こすので，脾彎曲部を引っ張らない．左傍結腸溝の腹膜反転部の血管がない部分を切離すると，血管をほとんど結紮せずに左側結腸を正中に授動できる．

S状結腸は左腸骨窩の腹膜に密着している．腹膜付着部に血管はないが，直下に精巣動脈や卵巣動脈と左尿管があるので注意して確認する．腹膜付着部と大網を切離したあと，下腸間膜動脈の分枝（8-10）を根部で結紮・切離すると，左側結腸はさらに授動・延長できるが，血管の結紮が Drummond 辺縁動脈（6）にかからないように注意する．

直腸後壁は血管を結紮せずに仙骨窩から鈍的に剥離できる．直腸に流入する血管は直腸後壁に接した直腸間膜内にある．腹膜付着部を切離して左右の提靱帯を切離すると，直腸が直線状になって長くなり（▶ CHAPTER 61），最初は骨盤内の非常に深い位置にあった Douglas 窩（訳注：女性の直腸子宮窩は Douglas 窩，男性の直腸膀胱窩は Proust 窩）がかなり持ち上がってくる．

リンパ管は血管，とくに静脈と並走しており，結腸の血管は根部で結紮し，がんを扱う前に結紮するのがよい．左側結腸がんのリンパ節を完全に摘出するには，下腸間膜動脈（2）を腹部大動脈から出たところで結紮する（訳注：高位結紮 high ligation）．

下部直腸がんのリンパ節転移は，上直腸動脈（11）に沿って上方向に広がるとともに，中直腸動脈（12）や肛門挙筋に沿って側方にも広がり，肛門がんは浅鼠径リンパ節（17）にも転移する．直腸がんは下部にあるほど複数のリンパ系に浸潤して多方向に広がる危険性が高い．■

Ⅱ 外科解剖
SURGICAL ANATOMY

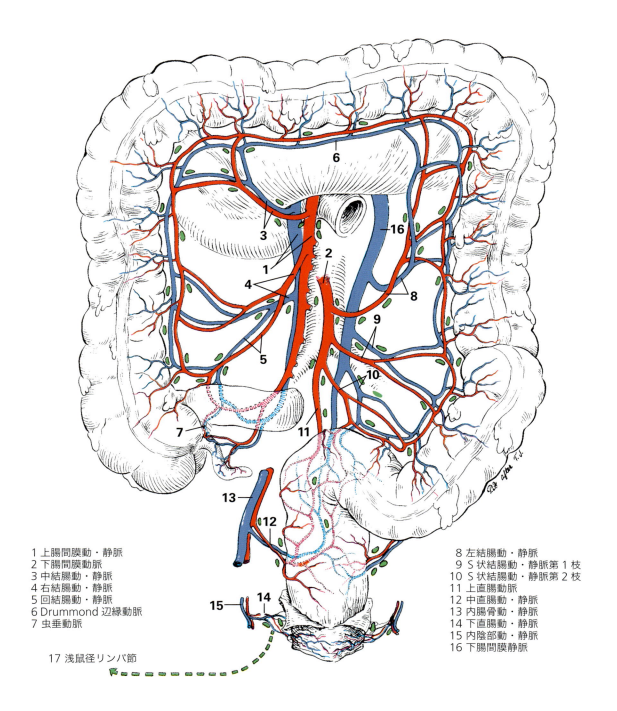

1 上腸間膜動・静脈
2 下腸間膜動脈
3 中結腸動・静脈
4 右結腸動・静脈
5 回結腸動・静脈
6 Drummond 辺縁動脈
7 虫垂動脈

8 左結腸動・静脈
9 S状結腸動・静脈第1枝
10 S状結腸動・静脈第2枝
11 上直腸動脈
12 中直腸動・静脈
13 内腸骨動・静脈
14 下直腸動・静脈
15 内陰部動・静脈
16 下腸間膜静脈

17 浅鼠径リンパ節

CHAPTER 8 腹部大動脈と下大静脈の解剖

腹部の大血管の手術では，血管の解剖に精通しておく必要があるが，副腎・泌尿器・生殖器の手術でも，腹部大動脈や下大静脈の枝を熟知しておかなければならない．

副腎の血管支配は複雑であり，右と左で異なる．左右とも上部からの動脈は下横隔動脈（1）の分枝であり，左副腎は腹部大動脈から直接の分枝を受け，右副腎も下大静脈の裏を横切る腹部大動脈の分枝を受けるが，右副腎は右腎動脈の太い分枝を受ける．左副腎の静脈（3）は左腎静脈に流入するが，右副腎の静脈（2）は不明瞭であり，近接している下大静脈に直接流入する．

腹腔動脈（A）は腹部大動脈の太い分枝であり，左胃動脈・脾動脈・総肝動脈に分かれる．腹腔動脈のすぐ下には上腸間膜動脈（B）があり，主として中腸から発生する臓器に血液を送る．腎動脈も腹部大動脈の分枝であり，腎静脈は下大静脈に流入するが，左腎静脈は腹部大動脈の前を横走し，腹部大動脈瘤はそれより下に生じる．左精巣静脈や左卵巣静脈（13）は左腎静脈に流入し，右精巣静脈や右卵巣静脈（5）は下大静脈に直接流入する．

腹部大動脈は左右の総腸骨動脈（9）に分かれ，さらに外腸骨動脈（10）と内腸骨動脈（11）に分かれる．仙骨正中動脈（12）は腹部大動脈分岐部から出て仙骨の前面を下行するが，並走する仙骨正中静脈は左腸骨静脈に流入する．腹部大動脈瘤修復では，左右の精巣動脈や卵巣動脈（4）・下腸間膜動脈（C）・仙骨正中動脈（12）を結紮する．腹部大動脈後壁から4対の腰動脈（14）が出ており，腹部大動脈瘤は炎症で下大静脈と密着していることがある．

尿管の血流はさまざまで確認しにくい（6-8）．腹部大動脈と腎動脈のほかに精巣動脈や卵巣動脈と内腸骨動脈（11）からも分枝する．尿管に分布する細い動脈を結紮することがあるが，絶対に必要なときでなければ尿管を剝離して露出させない．

卵巣動脈（4）は腎動脈下で腹部大動脈前壁から出て後腹膜を下行し，尿管を乗り越えて骨盤漏斗靱帯を貫通し，卵巣と卵管（15）に分布したあと，子宮広間膜内を下行する子宮動脈（16）と吻合する（訳注：子宮広間膜は子宮側壁と骨盤壁や骨盤底を結合する腹膜であり，子宮間膜・卵管間膜・卵巣間膜からなる）．

子宮動脈（16）は内腸骨動脈（11）の前面から出て，腟円蓋に沿って内側前方に走行し，子宮頸部に流入する．子宮動脈が尿管と交差する場所は，「橋下水路（water under the bridge）」（17）と呼ばれる．この部分で子宮静脈は子宮動脈と並走せず，尿管の裏を横切ることが多い．

子宮摘出で子宮動脈を結紮するときは，血管鉗子をできるだけ子宮壁の近くにかけて尿管損傷を避ける．子宮動脈は子宮の側壁を上行したあと，子宮広間膜のほうに折り返して卵巣動脈と吻合する．

腹腔臓器や後腹膜臓器のリンパ管は，最終的に腹部大動脈と下大静脈に沿ったリンパ節に流入する．腹腔動脈（A）周囲のリンパ節には胃がんと膵体尾部がんが転移する．傍大動脈リンパ節は腎動脈起始部周囲にあり，副腎と腎臓のリンパ管が流入する．

女性生殖器のリンパ管は骨盤内で広いリンパ網を形成し，走行はさまざまである．卵巣のリンパ管は子宮広間膜を貫通して卵巣動・静脈（4，5）と並走し，右は前・傍大動脈リンパ節，左は前・傍下大静脈リンパ節に流入する（訳注：右は下大静脈と腹部大動脈の間のリンパ節，左は下腸間膜静脈と腹部大動脈の間のリンパ節ではないだろうか）．

子宮のリンパ管と卵管のリンパ管は卵巣のリンパ管とつながっており，右卵巣のリンパ管は左卵巣のリンパ管とつながっている．子宮体部と子宮底部のリンパ管は，子宮広間膜内で卵巣動・静脈に沿って外側に向かい，卵管や卵巣のリンパ管と吻合している．側方向リンパ流の一部は外腸骨リンパ節（18）に流入し，一部は子宮底部に続く子宮円索から出て，鼠径管を通って浅鼠径リンパ節（22）に流入する．

子宮頸部のリンパ管は尿管の前面でリンパ網を形成し，子宮動脈（16）に沿って子宮の前面を通り，外腸骨リンパ節（18）・総腸骨リンパ節（19）・閉鎖リンパ節に流入する．一部は尿管の後面でリンパ網を形成し，子宮静脈に沿って尿管の裏を通り内腸骨リンパ節（20）に流入する．子宮頸部の後方にあるリンパ管は一定でなく，直腸の両側で前後方向に走り，腹部大動脈分岐部の傍大動脈リンパ節（21）に流入する．

前立腺と膀胱のリンパ管も子宮頸部のリンパ管のように外腸骨リンパ節（18）に流入し，一部は内腸骨リンパ節（20）や総腸骨リンパ節（19）に流入する．

II 外科解剖
SURGICAL ANATOMY

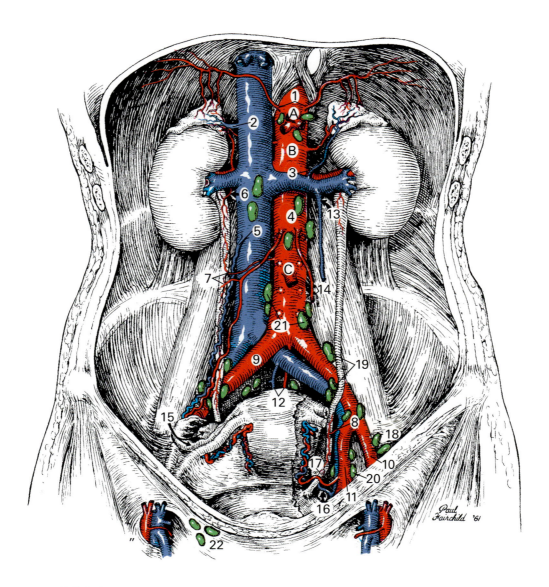

A 腹腔動脈
B 上腸間膜動脈
C 下腸間膜動脈

1 下横隔動脈
2 右副腎静脈
3 左副腎静脈
4 卵巣動脈
5 右卵巣静脈
6-8 尿管への血流
9 総腸骨動脈

10 外腸骨動脈
11 内腸骨動脈
12 仙骨正中動・静脈
13 左卵巣静脈
14 腰動脈
15 卵管と卵巣
16 子宮動・静脈
17 橋下水路
　（子宮動脈尿管交差部）

18 外腸骨リンパ節
19 総腸骨リンパ節
20 内腸骨リンパ節
21 傍大動脈リンパ節
22 浅鼠径リンパ節

CHAPTER 9 胸部と肺の解剖

両肺の肉眼解剖を示す（**図1**）．右肺は上葉（1）・中葉（4）と下葉（3）の間に大きな溝があり，大葉間裂（2）と呼ばれ，第4肋骨の走行に一致している．胸部X線を読影するときは下葉の高さが重要であり，上葉後部に広がる下葉上区域の高さに注意する．同じように重要なのが中葉の位置であり，上端の境界は水平裂（5）と呼ばれ，中葉は全体が胸部の前面に位置する（訳注：右肺は大葉間裂が斜裂，小葉間裂が水平裂である）．

左肺は斜裂（7）が上葉（6）と下葉（9）の間にあり，下葉上区域が上葉後部の高位に広がる．舌区（8）は上葉と合体しており，上葉の前下縁に沿って狭い楔状の領域を占めている（訳注：左肺の舌区は右肺の中葉に相当する）．

右肺を摘出すると，右の胸腔と縦隔が見える（**図2**）．上縦隔には上大静脈（1A）と横隔神経（2）があり，迷走神経（3）が上大静脈と無名動脈（腕頭動脈）（4）の間から出て気管（5）の前面を横切り，食道（6）の側面を下行する．奇静脈（7）は肋間静脈の分枝を受けながら食道の側面を上行し，肺門を迂回して右心房の手前で上大静脈に合流する．

肺門部を包む臓側胸膜は，縦隔や心外膜と結合しており，図2では切離縁を示している．下方では下肺間膜（8）を形成し，ときにリンパ節を含む．肺門の閉鎖腔は後上部に右主気管支（9）があり，前方に右肺動脈（10）が接し，下方に右上肺静脈（11）と右下肺静脈（12）があり，少数の肺門リンパ節を含む．そのほかの重要なリンパ節は，奇静脈の周囲や横隔神経の周囲で上大静脈に接した部分にある．

胸壁の後側方には肋間神経血管束（13）があり，肋骨下縁の溝の中に守られながら走行する．胸部交感神経鎖（14）は神経節・大内臓神経（15）・小内臓神経（16）からなる．

左肺を摘出すると，左の胸腔と縦隔が見える（**図3**）．大動脈弓（17）から無名動脈（腕頭動脈）（4）・左総頸動脈（18）・左鎖骨下動脈（19）が分枝し，無名動脈に近接して横隔神経（20）と横隔動・静脈があり，大動脈弓の表面から心外膜の前側面に沿って下行し，横隔膜（21）に分布する．

内胸動・静脈（22）は胸壁の前内側に沿っており，迷走神経（23）は左総頸動脈に沿って縦隔を下行し，大動脈弓の表面を斜めに走行し，動脈管索の側方で反回神経（24）を分枝したあと，食道に沿って下行する．

左胸壁の静脈還流は右胸壁と異なり，上肋間静脈（25）は第1〜5肋間静脈の分枝を受け，副半奇静脈（26）・半奇静脈（27）と合流し，第8腰椎の前面で奇静脈に合流する（訳注：副半奇静脈は第6〜8肋間静脈が流入，半奇静脈は左上行腰静脈に第8〜12肋間静脈が合流する）．左胸壁の胸部交感神経鎖（28）は神経節・大内臓神経（29）・小内臓神経（30）からなり，右側とよく似ている．

左側の肺門も臓側胸膜に包まれており，下肺間膜（31）になって横隔膜まで広がる．右側と異なり，左主気管支（32）は肺門の後部中央にあり，上前方に左肺動脈（33）があり，前方に左上肺静脈（34），下方に左下肺静脈（35）がある．

下肺間膜にはときにリンパ節があるが，肺門の主なリンパ節は動脈管索（36）の近くにあり，反回神経に浸潤することがある．リンパ節は食道や気管の周囲にもあるが，左側のリンパ流はふつう前縦隔に向かう（訳注：胸管は左右腰リンパ本幹と腸リンパ本幹が合流して乳び槽を形成したあと胸腔内に入り，胸椎右前方から大動脈に沿って食道左側を上行し，静脈角に流入する）． ■

II 外科解剖
SURGICAL ANATOMY

肺

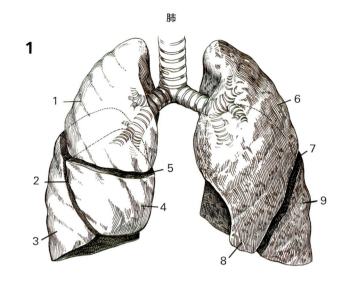

1　右上葉
2　右斜裂（大葉間裂）
3　右下葉
4　右中葉
5　水平裂（小葉間裂）
6　左上葉
7　左斜裂
8　舌区
9　左下葉

右の胸腔と縦隔

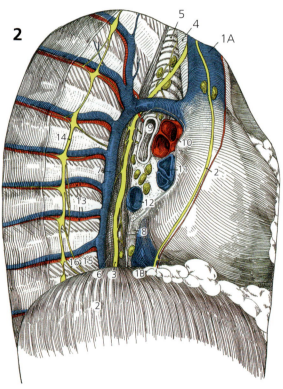

左の胸腔と縦隔

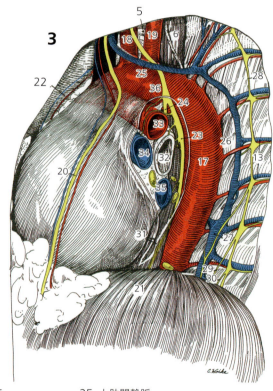

1A 上大静脈	13 肋間神経血管束	25 上肋間静脈
1B 下大静脈	14 右胸部交感神経鎖	26 副半奇静脈
2 右横隔神経と血管	15 右大内臓神経	27 半奇静脈
3 右迷走神経	16 右小内臓神経	28 左胸部交感神経鎖
4 無名動脈（腕頭動脈）	17 大動脈弓	29 左大内臓神経
5 気管	18 左総頸動脈	30 左小内臓神経
6 食道	19 左鎖骨下動脈	31 左下肺間膜
7 奇静脈	20 左横隔神経と血管	32 左主気管支
8 右下肺間膜	21 横隔膜	33 左肺動脈
9 右主気管支	22 左内胸動・静脈	34 左上肺静脈
10 右肺動脈	23 左迷走神経	35 左下肺静脈
11 右上肺静脈	24 左反回神経	36 動脈管索
12 右下肺静脈		

第Ⅲ部　開腹と開胸
SECTION Ⅲ　GENERAL ABDOMEN AND THORAX

CHAPTER 10 開腹と閉腹

術前準備　患者を手術室に搬送する前に，執刀医は患者の協力を得て手術部位をマーキングし，手術の正確な場所を確認する．注意して患者を手術台に乗せ，保温パッド・電気メスの対極板・間欠的空気圧迫装置・麻酔モニターなどの特殊装置を準備する．上肢は体側に置くか腕台に置いて直角に広げるが，腕台に置いて広げると麻酔科医が静脈ラインやモニターをとりやすい．

体位をとるときは，肘や踵など骨の出たところに圧力がかからないようにして肩の過伸展を避け，前腕・上胸部・下肢に保温ブランケットをかける．手首に布帯を軽く巻いて抑制し，大腿に安全ベルトを巻いて手術台に固定する．

クリッパーで腹部全体を除毛し，上腹部手術では下胸部も除毛する．毛深い患者は大腿部も除毛し，対極板が密着するようにする．人工関節やペースメーカーがある場所に対極板を貼らない．散った毛を粘着テープで集め，汚れた臍を綿棒できれいにしたら，手洗いして滅菌手袋をはめ，術野の上下に滅菌敷布をかけて不潔な部位から仕切る．消毒液を浸したガーゼで腹部の皮膚を洗い（▶ CHAPTER 1），ヨード液で消毒することもある．執刀までの1時間に抗菌薬を予防投与する．

体位をとり皮膚を消毒し敷布をかけたら，「タイムアウト」をとる（▶ CHAPTER 3, 表1）．滅菌敷布をかけると解剖学的な目印が隠れるので，前もって切開部位を決めておく．美容面に配慮して瘢痕を最小限にするときは，皮膚溝（Langer線）に沿って切開し，患者の体型に合わせて変える．

病変の把握と手術操作のためには腹腔が十分に露出する切開でないといけないが，開腹は最小限にとどめ，とくに過去の開腹で瘢痕があるときは小さくする．最も多いのは正中切開であり，腹直筋間を白線に沿って切開する（図1）．骨盤の手術では恥骨まで延ばし，上腹部の手術では剣状突起まで延ばす．

消毒のあと，敷布を剣状突起と恥骨に合わせて横方向にかけ，両側の腹直筋に合わせて縦方向にかける．消毒液を含んだドレープを術野に貼ることもあり，ストーマやチューブなど術野を汚染する器具があるときに役立つ．

切開と露出　皮膚を切開するとき，執刀医はメスの手前側に親指，反対側に残りの指を当て，柄の端の部分が手掌の尺側に見えるように持つ．メスの柄の先端上に示指を当て，刃先に加える力がわかるように持つこともある．

皮膚切開には3つの方法がある．1つ目は左手に畳んだガーゼを持って切開部の上端を上方に引っ張り，左手の直下でピンと張った皮膚を切開する．切開が進むにつれて左手のガーゼを創の下方に移動させ，まっすぐ切開できるように皮膚が常にピンと張った状態にする．

2つ目は左手の親指と示指で皮膚を両側にピンと張り（図2），切開を進めながら次々と下方に移動させる．

3つ目はガーゼを持った術者の左手と第一助手の左手で皮膚に横方向の緊張をかけ，メスでまっすぐ切開する．皮膚を押さえる指は開いて曲げておき，少し下に押さえながら横に引っ張るようにするが，左右に偏って切開が正中から外れないようにする．3つ目の方法では，皮膚の全長を均等に切開しながら全体を一目で見ることができる．

皮膚切開を皮下脂肪に進めると白線に到達する．肥満の患者は白線がわかりにくく，術者と第一助手が皮下脂肪を左右に強く引っ張って鈍的に裂く方法が最も有用である（図3）．病的肥満の患者で正中を探すときに使う方法であるが，ほとんどの患者に使える．1 cmの幅で白線上の脂肪を除去し（図4），閉腹するときに筋膜の断端が容易にわかるようにしておく．

出血した場所は小さい止血鉗子で注意して挟み，結紮か凝固で止血する．皮下脂肪の表層の止血が終わったら創部に大きい湿ったガーゼを当て，脂肪の乾燥や損傷を防ぐとともに，深いところがきれいに見えるようにする．

白線を真ん中で切開し，腹膜前脂肪を剥離すると，腹膜が露出する（図5）．術者と第一助手は交互に腹膜をつまんでは離し，内臓を挟んでないことを確認する．有鉤ピンセットで腹膜を持ち上げ，腹膜の頂上ではなく側面にメスで小孔をあける（図6）．

腹膜をテント状にすると奥にある組織から引っ張られ，小孔をあけると空気が入って近傍の組織が下に落ちる．大量の腹水があれば吸引して量を測定し，異常な腹水があれば細菌培養ボトルに採取し，がん性腹水の疑いがあれば細胞診ボトルに採取する．

腹腔臓器を損傷しないように注意しながら，白線の筋膜と腹膜の断端をKocher鉗子で把持する．組織を持ち上げながら，ハサミで筋膜と腹膜の切開を広げる（図7）．腹膜に癒着した腸管を損傷しないように，ハサミの刃がはっきり見える分だけ挿入するのがよい．ハサミの先端を持ち上げると刃がよく見える．

創の切開を上端まで進めたら，左手の示指と中指を腹膜の下に挿入して恥骨のほうに向ける．白線と腹膜はハサミかメスで切る（図8）．臍部には筋膜と腹膜の間の脂肪に血管が1〜2本あるので，止血鉗子でつまんで結紮する．創の下端は膀胱が接近しているので注意し，膀胱が腹膜の肥厚のように見えたり触れたりする手前で切開をやめる．

腹膜の切開が筋膜の切開より長くなると閉腹がむずかしい．患者にとっては小さい開腹がよいが，外科医にとっては開腹が小さいと操作がむずかしく時間がかかる．**CONTINUES**

III 開腹と開胸
GENERAL ABDOMEN AND THORAX

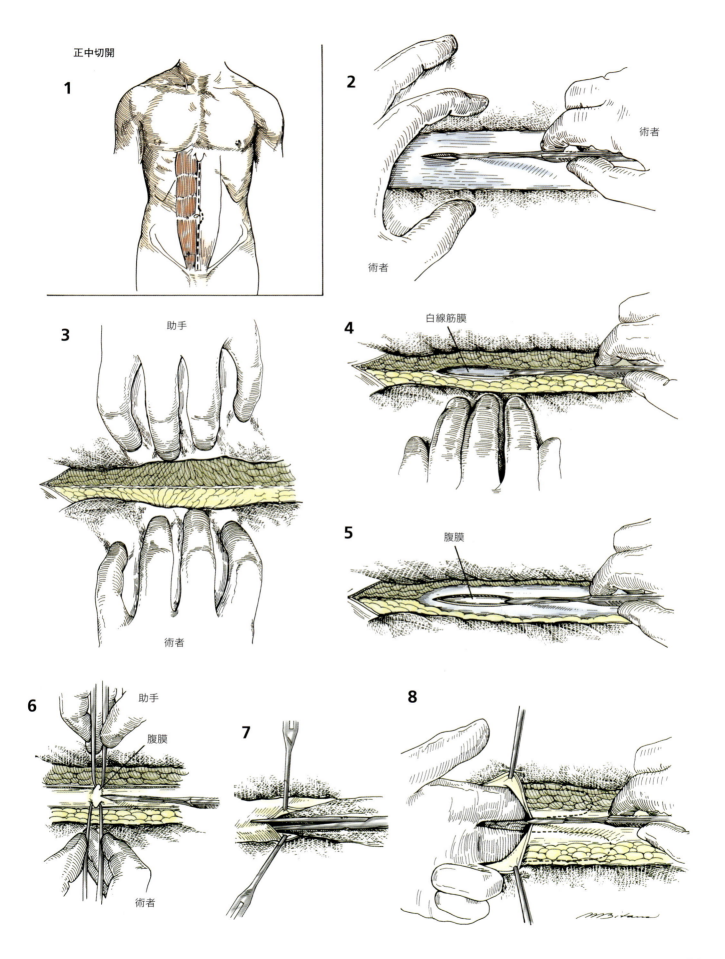

10 開腹と閉腹

閉鎖　閉腹は正中切開でも横切開でもほぼ同じである．筋膜と腹膜が別々のときは，筋膜断端を有鉤鉗子でつかみ（**図9**），腹膜断端をKocher鉗子で把持する．縫合は吸収糸でも非吸収糸でもよく，結節縫合でも連続縫合でもよく，腹膜と筋膜を別々に縫っても一緒に縫ってもよい（訳注：14の臨床試験のメタ分析では，遅延吸収系の連続縫合がよい［Ann Surg 2010：251：843-56］）．

連続縫合で閉腹するときは，下端から上端に向かって運針するとやりやすく，とくに術者が患者の右側に立っているときは下端から始めるのがよい．腹膜下端に縫合糸を留め（**図10**），上端に向かって連続縫合で運針する．中くらいの幅の板状鉤を腹膜下に挿入し，縫合する部分をきちんと確かめ，臓器や組織を縫い込まないように注意する．

助手がKocher鉗子を交差させて腹膜を寄せると術者は縫合しやすい（**図11**．訳注：図では有鉤ピンセット）．上端まで縫ったらループ状の部分と遊離端の部分で糸を結ぶ（**図12**）．結び方と結ぶ回数は縫合糸の性質で決まる．

白線筋膜の縫合は，上端から始めても下端から始めてもよく，単純結節縫合（**図13**）でも8字縫合（▶ 35ページ，**図19**）でもよく，結節縫合でも連続縫合でもよく（**図14**），1〜2cmの幅で縫えばよい．腹膜と筋膜を一緒に縫う方法があり，結節縫合でも連続縫合でもよい．

ループ針を使う連続縫合は効率がよく，1-0や1号の合成吸収糸か非吸収糸が二重についた針で下端の腹膜と筋膜を横方向に縫い（**図15**），針をループに通して引っ張ると（**図16**），糸を結ばなくても留められる．**CONTINUES ▶**

Ⅲ 開腹と開胸
GENERAL ABDOMEN AND THORAX

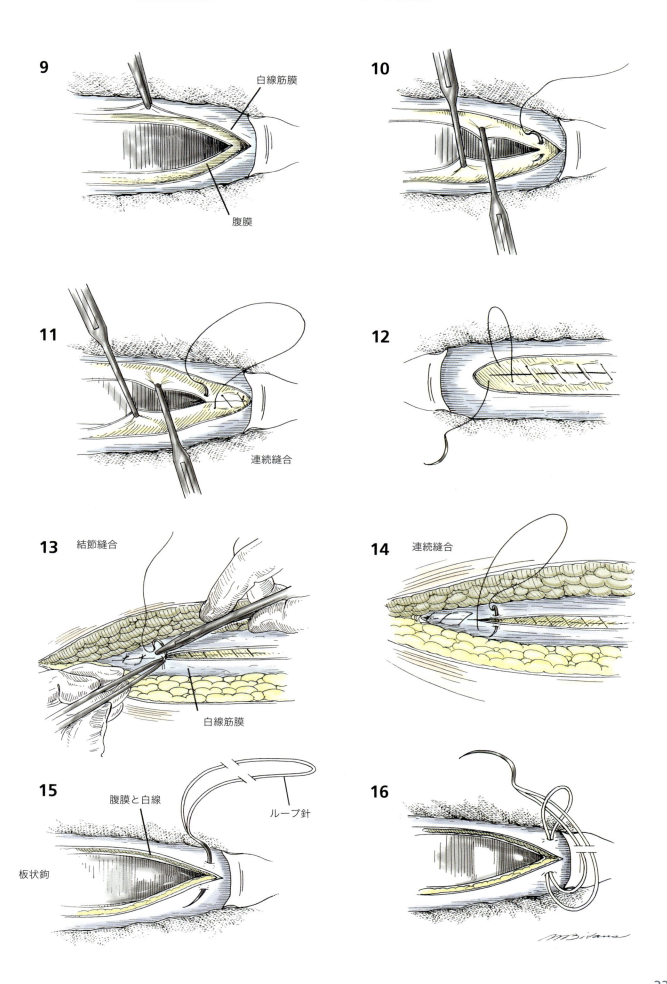

10

開腹と閉腹

閉鎖（続き） ループ針を腹膜と白線筋膜にかけて連続縫合を行う（**図17**）．上端で縫合が終わったら針を切り離し，2本の糸のうち1本を引き抜いて結ぶと縫合を留められる．

筋膜を結節縫合で閉鎖するときは，8字縫合や8ポンド縫合を使うことがある．腹膜と筋膜の運針は，初めに遠いほう（**A**）に刺入して手前（**B**）に出し（**図18**），続いて1〜2cm離れた遠いほう（**C**）に刺入して手前（**D**）に出し，糸の両端を結ぶと交差して水平8字縫合になる（**図19**）．糸は縫合線上で結ばず，右か左の筋膜上で結ぶ．8字縫合は強く結ぶと浮腫で糸が組織を切るので，きつく締めないようにする．

糸をすべて結んだら，糸の端を持って緊張をかけながら切る．絹糸は結び目から2mm以内で切るが，吸収糸や合成糸は結び目から4〜5mm離して切る．糸をほぼ垂直に持ち，ハサミを結び目に向かって滑らせ，結び目の直上で90°回転させる（**図20，21**）．そこで切れば，糸を切っても結び目を切ることはない．

ハサミは少しだけ開いて先端で切るが，旋盤工が掘削道具を左手で支えるように，左手の伸ばした示指と中指にハサミの中央部を乗せて支えると，ハサミを細かく制御できる．筋膜を閉鎖したら，3-0の吸収糸でScarpa筋膜を縫着することもあれば（**図22**），皮膚の縫合に移ることもある（▶ 36ページ）．

「減張縫合（retention suture）」や「一括縫合（through-and-through suture）」が必要なことがあり，とくに高齢者や低栄養・

進行がん・汚染創で創離開の危険性がある衰弱した患者に使われ，術後の腹壁離開や臓器脱出で閉腹しなおすときに使われることが多い．

一括縫合は太い針がついた2号の非吸収糸で行い，腹壁全層を単純縫合か「遠近/近遠縫合（far-near/near-far stitch）」で閉鎖する（**図27**）．この縫合では，腹膜をKocher鉗子で把持し，腹膜下に板状鉤を挿入して腹腔臓器を保護する．

まず遠いほうの腹壁全層に皮膚から刺入し，手前の腹膜と筋膜の断端から1cmの部位に通す（**図23**）．次に正中を越えて遠いほうの筋膜と腹膜に表面から深部に通し（**図24**），最後に腹腔内にある運針を手前の腹壁全層に通して皮膚に出す（**図25**）．

断面で示すように（**図26**），腹壁全層を貫通する最初と最後の運針は，糸を結んだときに動脈が圧迫されて腹壁の壊死を起こす可能性があるので，外側に寄りすぎて腹直筋内の腹壁動脈を含めないようにする．腹膜側の糸は結んだときに腸管を取り込むことがあるので，腹膜はできるだけ小さくとる．皮膚に針を通す場所は切開縁から4〜5cm離れたところにする（**図27**）．

術後の浮腫や腹部膨満による緊張で糸が皮膚を切らないようにするため，減張縫合には枕子や5cmの長さに切ったゴムチューブで皮膚を保護する．浮腫を生じるので減張縫合は強く結ばずにゆるく結び，縫合糸と腹壁皮膚の間に指1本が入る程度にする．

CONTINUES ▶

III 開腹と開胸
GENERAL ABDOMEN AND THORAX

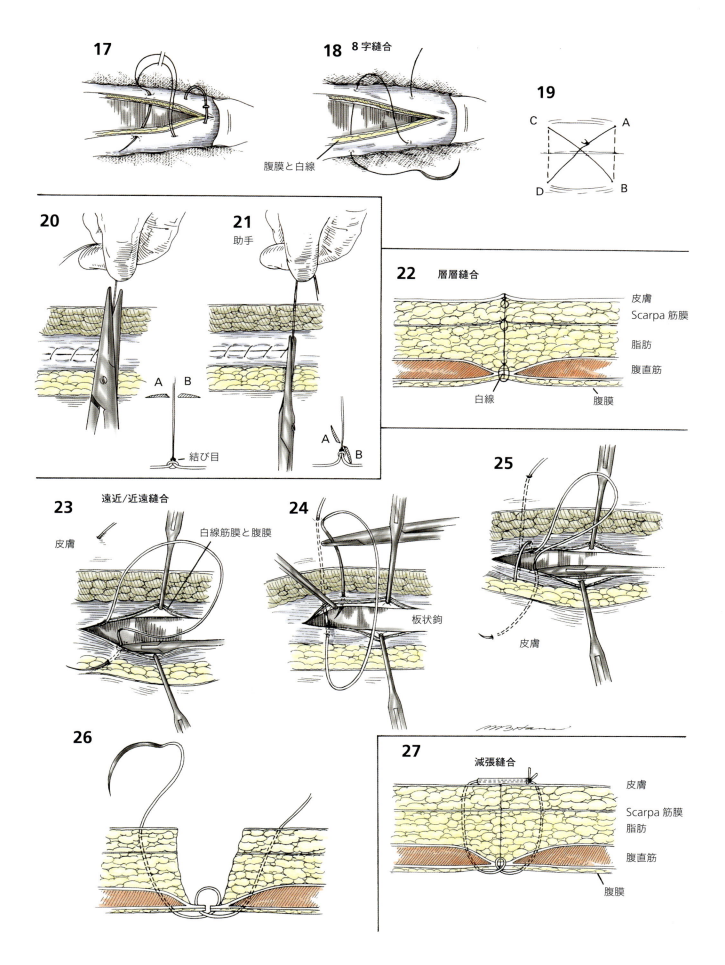

10 開腹と閉腹

閉鎖（続き）　腹膜と筋膜を閉じたあと，Scarpa 筋膜を 3-0 の吸収糸で縫着すると，皮下脂肪の死腔が減る（**図 28**）．やせた患者は結び目が下になるように内反縫合を行うが，通常の患者は結び目が上になってもよい．

皮膚は弱彎の角針につけた 3-0 か 4-0 の非吸収糸で縫合する（**図 29**）．皮膚縁をピンセットでつまみ，針が皮膚縁の両側で垂直に出入りするようにする．縫い幅と縫い代が同じ長さになるように運針すると，バランスがとれて美しい縫合になる．糸を結ぶときは皮膚が持ち上がって軽く畝状になるようにする．助手が糸をすべて結んだら，術者は左手で糸を持ってハサミで切っていく（**図 30**）．

外科医によっては垂直マットレス縫合を好み，とくに皮膚縁が同じ高さに合わないときに適している．まず手前の皮膚縁を有鉤ピンセットでつまみ，皮膚縁から 1 cm 離れたところに刺入する（**図 31**）．次に反対側の皮膚縁をつまみ，左右対称になるように皮膚に針を通す（**図 32**）．

同じ高さで皮膚縁が合わさるように，折り返しの縫合を小さく 1〜2 mm の幅と 1〜2 mm の深さで行い，左右対称になるように両側の皮膚縁に通す（**図 33**，訳注：助手が糸を結ぶときは運針を逆にする）．糸はゆるく結んで軽く畝状になるようにする（**図 34**）．

皮膚の閉鎖は 4-0 か 5-0 の合成吸収糸で縫合してもよい．皮内縫合は真皮の最深部で行い，皮膚縁を細い有鉤ピンセットでつまみ，水平マットレス縫合で合わせる．小さい傷は結節縫合がよく，4〜5 cm 以上の傷は連続縫合がよい．

結節縫合は両側の皮膚断端を水平方向に小さく縫合し（**図 35, 36**），糸を結ぶと完全に密着する（**図 37**）．糸を結んだら，できるだけ結び目の近くで糸を切る．皮膚を消毒液できれいにして皮膚保護材を貼る．見た目がよくないときは多孔性テープを横方向に貼ると（**図 38**），創の緊張がとれて創の被覆にもなる．

皮膚の閉鎖は金属ステイプラーで行ってもよい．閉創の時間が短く（**図 39**），抜鉤も容易である（**図 40**）．細い有鉤ピンセットで外反させた皮膚断端を正確に合わせ，ステイプラーは皮膚に押し込まず創に軽く丁寧に当てると，皮膚が盛り上がってうまく密着する．ステイプラーの間隔を広くとり，ステイプラーの間にテープを貼る方法もある．

ガーゼを当て滲出液や血液を吸いとるようにする．ステイプラーは早めに抜鉤しないと，皮膚を貫通して局所の炎症を起こす．

Ⅲ 開腹と開胸
GENERAL ABDOMEN AND THORAX

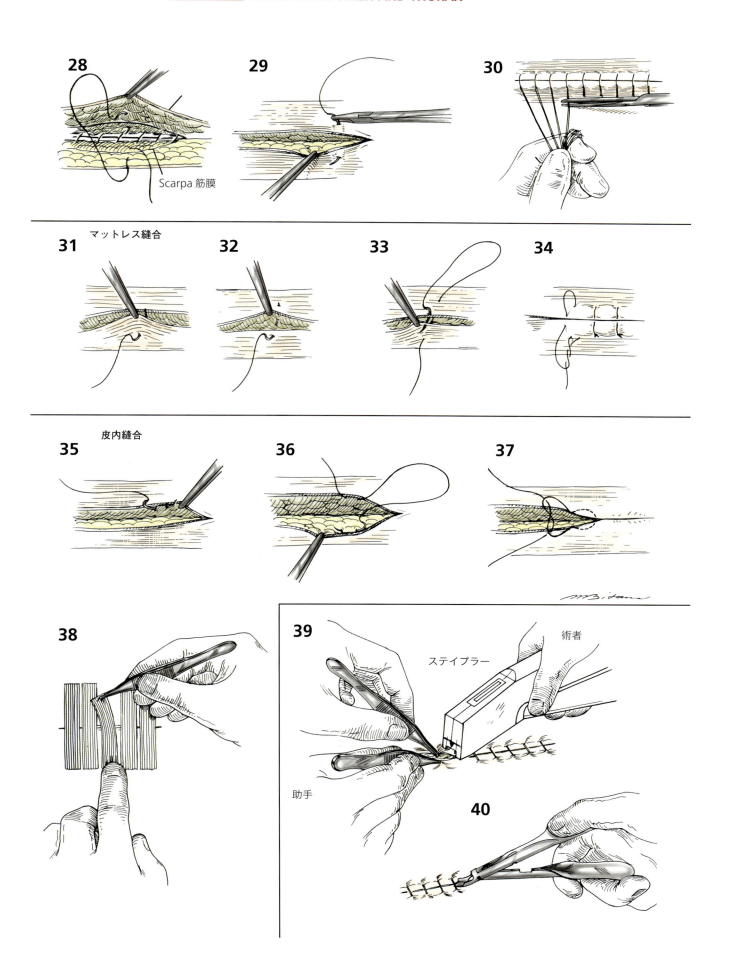

CHAPTER 11 気腹（Hasson）

適応　腹腔鏡手術の最初のステップは，炭酸ガス気腹とビデオスコープ挿入である．オリジナルの方法では Veress 針を使い（▶CHAPTER 12），腹部のどこでも刺入できるが，ほとんど臍直下に刺入し，皮膚を切開してビデオスコープ用の太い 10 mm ポートを挿入する．一般外科医のトレーニングでは，解剖を完全に把握して手術器具を計画的に操作できることが強調されており，Veress 針で盲目的に穿刺する方法を用いることには慎重でなければならない．

手技の詳細　開創法か Hasson 法で直視下に腹腔内に入るのが安全である．Hasson 法も腹部のどこからでも入れるが，通常は臍部から入り（図1），臍の直下か直上に 10～12 mm の縦切開か横切開をおく（図2）．どちらにするかは術者の好みや前回の手術創で決める．細い指状鈎か Kelly 止血鉗子で皮下脂肪を鈍的に剝離し，白線が見えたら両側を止血鉗子で把持して持ち上げ，10 mm の縦切開をおく（図2，訳注：メスは右手に持つのがよいだろう）．

止血鉗子で剝離を進めると白色の肥厚した腹膜が見えるので，2 本の止血鉗子で横方向に把持して持ち上げ，メスで注意して開ける．腹腔内が見えたら 2 本の支持縫合をかけ（図3），腹膜と白線に合わせてかけて Hasson ポートを固定するのに使う．

腹膜を開けたら腹腔内に入ったことを確認する．小指を挿入して穴をポートの太さに合わせて腹腔内を探る（図4）．通常は腹腔内に障害物がないが，ときに大網が膜状に癒着しているので指で払う．先端が鈍の栓塞子と一緒に Hasson ポートを腹腔内に挿入する．

渦巻状のつばをねじ込んで筋膜を密閉し，支持糸を切れ込みに巻いてポートを固定する（図5）．栓塞子を抜き取り，ポートに炭酸ガスチューブを接続して活栓を開く．炭酸ガスの流入速度と気腹圧（15 mmHg）を設定し，腹部が膨隆したら腹腔内圧と注入ガス量を見る．

ビデオスコープのホワイトバランスを行って焦点を合わせる．先端レンズに曇り止めを塗ったあと，ビデオスコープをポートに挿入して腹腔内に進める．30° の斜視型ビデオスコープを使うときはカメラ助手が正しい方向にセットすることが重要である．

光ファイバーケーブルが上向き（12 時）のときは，視斜角が下向き（6 時）になり，ケーブルが下向き（6 時）のときは，ビデオスコープの先端部が正しい方向になる．ケーブルやスコープの位置がずれるとモニター画面が傾く．

大網の癒着や鎌状間膜があると，ビデオスコープが Hasson ポート先端に達しても腹腔内に入れない．小指で探って周辺に障害物がなければ，ビデオスコープを傾けたり回したりすると正しい穴が見つかる．穴が見つからないときはポートを抜去し，小指で穴を再度触診してポートを再挿入する．分厚い癒着があり指で探っても腹腔内に入るところがなければ，Hasson ポートを別の場所に挿入する．

臍以外の場所は 4 か所あり（図1，X），心窩部や恥骨上部の正中で白線を通して挿入してもよい．皮膚に横切開をおき，細い指状鈎や Kelly 止血鉗子を使って皮下脂肪を広げる．外腹斜筋腱膜はメスで切開するが，内腹斜筋と腹横筋の薄い筋膜は切開しない．

深部に剝離を進めたら白い腹膜を止血鉗子で把持して持ち上げ，腹膜をメスで切開する．Kelly 止血鉗子を深部に挿入して遊離腹腔内に入ったことを確認し，2 本の支持縫合を腹膜と白線に合わせてかけ，残りの手技は臍部と同じように行う．

ポート部の縫合　5 mm ポート部は筋膜の縫合閉鎖が不要であり，とくにポートを腹壁の筋層にジグザクや斜めに通したときは縫合閉鎖が不要である．ポートを挿入するときにトロッカーが腹壁の血管を損傷することがあり，小さい血管なら出血が自然に止まるが，腹腔内に血液が落ちても出血部位がわからないことがある．筋膜の閉鎖や出血の制御に有用な手技を示す（図6，7）．

まず特殊な縫合針の先端に 2-0 の遅延性吸収糸をかけ，針と糸を一緒に腹壁に刺入し，ポート入口部縁から 1 cm 離れたところに通す（図6）．針の先端から糸をはずし，糸の長いほうの端を腹腔内に出す．針を抜き，ポート入口部の反対側から同じように刺入する．針の先端を開いて糸をつかみ，糸の端と針を引き抜き（図7），創の中で糸を結ぶ．

これはビデオスコープの直視下に行うマットレス縫合であり，太いポートの挿入で生じた筋膜の欠損を閉鎖でき，腹壁の血管の出血も制御できる．■

III 開腹と開胸
GENERAL ABDOMEN AND THORAX

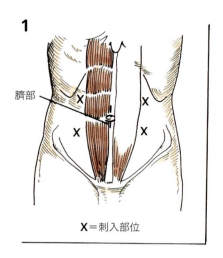

1
臍部
X＝刺入部位

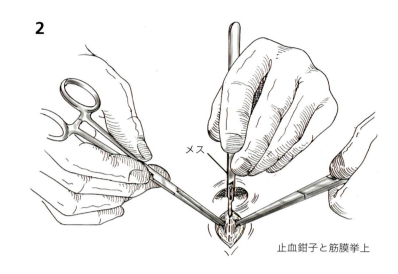

2
メス
止血鉗子と筋膜挙上

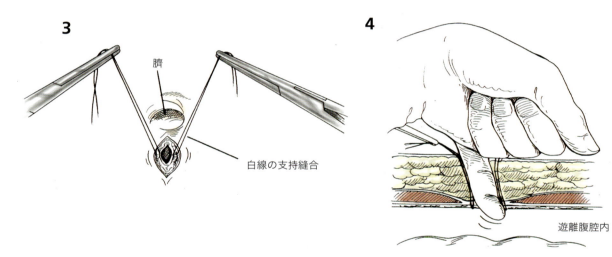

3
臍
白線の支持縫合

4
遊離腹腔内

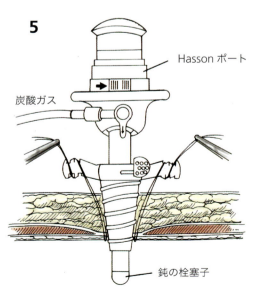

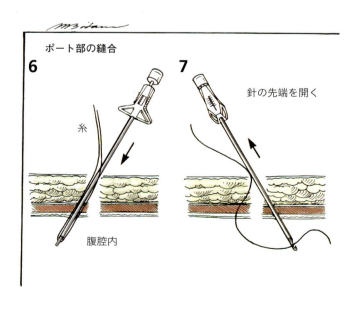

5
Hasson ポート
炭酸ガス
鈍の栓塞子

ポート部の縫合

6
糸
腹腔内

7
針の先端を開く

CHAPTER 12 気腹（Veress 針）

麻酔　気管挿管による全身麻酔がよい．抗菌薬の予防投与は胆道の病原菌を想定し〔訳注：頻度が高いのは大腸菌とクレブシエラ（*Klebsiella*），腸球菌やバクテロイデス（*Bacteroides*）〕，執刀前に投与して組織内濃度を高めておく．

体位　腹腔鏡下胆嚢摘出ではいろいろな装置を使うので，手術チーム全員が見やすいように装置を上手に配置することが重要である（図 1）．

手術準備　通常どおり腹部全体と下胸部の皮膚を消毒する．

切開と露出　腹部を触診して，予想外の肝腫大や腹部腫瘤がないことを確認する．患者を軽度の Trendelenburg 位（骨盤高位）にして，気腹部位を決める．最初のポートは小開腹法と Hasson 法の好きなほうで挿入する．また，Veress 針を使った方法もある．開腹歴がなければ臍の高さに刺入するが（図 2），開腹歴があって癒着の可能性があれば，外側に刺入して腹壁動静脈を避ける（図 2，X）．臍部に 1 cm の長さの縦切開か横切開をおき，術者と助手は臍の両側の腹壁を手指か布鉗子でつかんで腹壁を持ち上げる（図 3）．

Veress 針を鉛筆のように持ち，白線に刺入して腹膜を貫通すると，ポンと抜ける特徴的な感覚がある（図 4）．Veress 針が遊離腹腔内にあることは，生理食塩水で腹腔内を容易に洗浄できることや，腹壁を持ち上げたときに Veress 針の受け口にある生理食塩水が引き込まれる懸滴法（hanging drop）で確認できる（図 5）．注入に抵抗があり洗浄が閉鎖的なときは，Veress 針を抜去して再度挿入する．Veress 針の挿入・洗浄・気腹に少しでも問題があるときは，Hasson 法に切り替えたほうが安全である（▶ CHAPTER 11）．

炭酸ガス気腹装置・ファイバー光源・腹腔鏡スコープにつなぐチューブやケーブルとカバーを配置し，電気メス・レーザー・吸引・洗浄のコードやチューブも配置する．気腹は 1〜2 L/分の低流量と 5〜7 mmHg の低圧で始める．1〜2 L 入ると打診で鼓音になり，気腹の流入速度を上げてよいが，気腹圧は 15 mmHg 以下に設定する．

3〜4 L 入って気腹が完成したら，Veress 針を抜去する．臍の両側を布鉗子で把持し，10 mm ポートを骨盤に向けてねじ込む（図 6）．ディスポーザブルのポートは安全弁が閉じていることを確認する．トロッカーが腹腔内に入るとポンと抜ける特徴的な感覚がある．トロッカーを抜き取るときにポートから炭酸ガスが少し抜けるのを確認する．Veress 針を使った方法は長い歴史があり，この方法を好む外科医もいるが，ほとんどの外科医は Hasson 法を使う（▶ CHAPTER 11）．　■

Ⅲ 開腹と開胸
GENERAL ABDOMEN AND THORAX

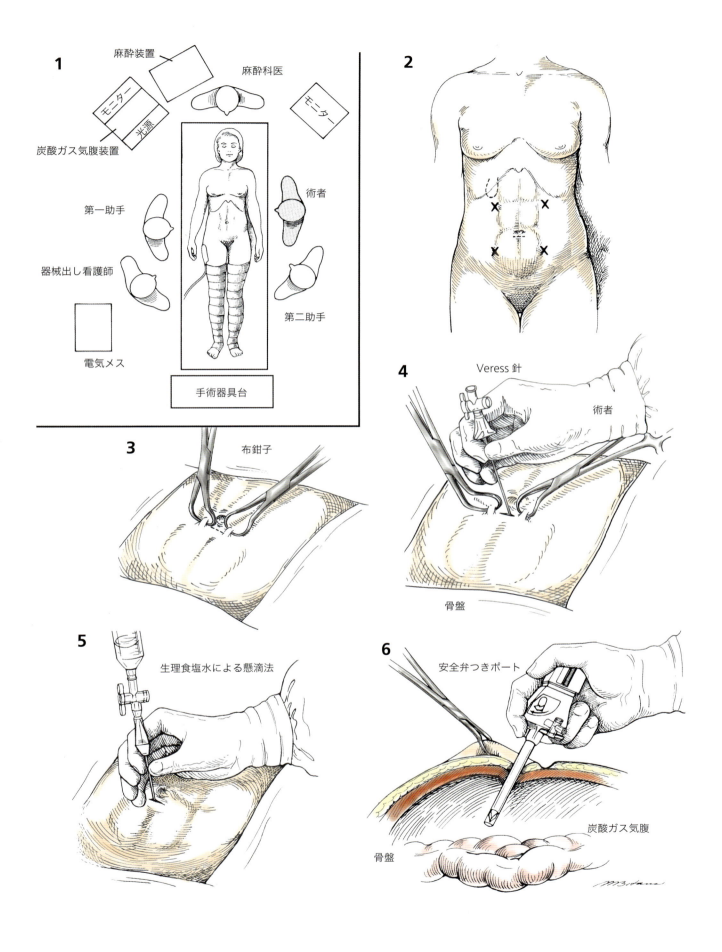

41

CHAPTER 13 腹腔鏡診断

適応　腹腔鏡診断の適応は大きく3つある.

婦人科疾患には,不妊症・子宮内膜症・原発性無月経・骨盤痛の鑑別疾患・虫垂炎の除外診断が含まれる(訳注1).

がんの確定診断や病期診断には,胃・食道・膵臓がん患者のステージ・切除可能性・局所療法の決定があり,リンパ節腫大でリンパ腫が疑われる患者のリンパ節生検と確定診断もある(訳注2).良性疾患では間欠的な腸閉塞による慢性腹痛の患者,とくに腹部手術の既往がある患者に,腹腔鏡診断と癒着剝離が役立つ(訳注3).

鼠径ヘルニアを疑う症状があるのに身体診察で鼠径ヘルニアの所見を認めない患者では,腹腔鏡診断が役立つことがあり,鼠径ヘルニアは腹腔鏡で修復できる.反対側の鼠径ヘルニアを腹腔鏡で評価して除外できる.治療手技を行わなかったときでも,腹腔鏡診断の皮膚切開は疼痛が軽く社会復帰が早い.

術前準備　術前には患者を適切な状態にしておく.喫煙者は禁煙させて肺機能を適切な状態にする.必要があれば肺機能検査を行って評価する(訳注4).腹腔鏡診断の所見によってはそのまま手術に移行することを事前に患者と話し合い,追加の処置を行う可能性について麻酔の前に患者の承諾を得ておく.腹部手術の既往があり癒着剝離のために腹腔鏡診断を行うときは,以前の手術記録を見ておく.

麻酔　気管挿管による全身麻酔を行う.麻酔薬や筋弛緩薬で患者を麻痺させて腹壁の緊張を弛緩させ,気腹で良好な視野が得られるようにする.

体位　患者を仰臥位にして膝枕を置き,股関節と膝関節が軽度の屈曲位にすると,腹壁の緊張をとるのに役立つ.胃・食道・膵臓がんで上腹部の視野を確保するには,上肢を外転して90°広げる.2台の画像モニターを手術台の頭側で患者の両肩の横に配置し,外科医は反対側の画面を見るようにする(**図1**).骨盤を操作する患者は上肢を体側に巻き込み,手術台の足側に配置したモニター画面を見る外科医に適切な場所を確保する.

手術準備　抗菌薬を投与し,経口胃管を挿入して胃を減圧する.骨盤の腹腔鏡ではFoleyカテーテルを挿入し,間欠的空気圧迫装置をつける.皮膚を通常どおり消毒する.

切開と露出　5mmか10mmのビデオスコープ用ポートと2本の5mmの操作用ポートを,検索する場所や外科医の好みで挿入するが(**図1,2**),一般的には三角法の原則がある(訳注5).各ポートは手の大きさより広く間隔をとり,操作用ポートはできるだけ離して留置する.5mmのビデオスコープが使えないときは,操作用ポートの1つを10mmにする.

最初にビデオスコープ用ポートを挿入する.ポート挿入にはHasson手技による小開腹法と光学スコープによる穿刺法があり(訳注6),側方からのアプローチでは,Veress針による事前気腹のあとに行ってもよい.上腹部を検索する患者は臍の下縁がよく(**図1**),下腹部や骨盤内を検索する患者は臍の上縁がよい(**図2**).

無事に腹腔内に到達したらポートを支持糸で固定する.炭酸ガスで気腹するときは,流入速度と最大気腹圧(≦15 mmHg)を設定し,腹部が膨隆したら腹腔内圧と注入ガス量を観察する.通常は30°の斜視型ビデオスコープを使い,ホワイトバランスを行って焦点を合わせる.先端に曇り止めを塗ったらポートに挿入して進め,直視下に腹腔内に入る.

腹腔内の4か所をすべて観察する(**図3-5**).検索する領域で大網や内臓が腹腔や腹壁に癒着しているときは,よく見て鈍的剝離か鋭的剝離を行う.操作用ポートは,長期作用型の局所麻酔薬を皮膚に浸潤させたあとに挿入する.注射針が腹壁全層を貫通するかもしれないので,ビデオスコープで刺入部を確認する.

皮膚を切開したあと細い止血鉗子で皮下組織を広げる.ビデオスコープで腹壁を透光して腹壁の筋肉内にある血管を調べる.上腹部や下腹部の剝離や露出に最適な場所に5mmの操作用鉗子を挿入し,腹腔内にうまく刺入されたことを直視下に確認する.

手技の詳細　腹部手術の既往がある患者や間欠的な部分腸閉塞による慢性腹痛の患者では,大網や腸管が腹壁に癒着しているので剝離する.患者が疼痛を訴える領域に注意を払い,そこに癒着があれば腹痛の原因であり,癒着を完全に剝離しなければならない.

患者を逆Trendelenburg位にすると,腹部臓器が横隔膜から引き離されて上腹部の視野が改善する.逆に,Trendelenburg位にすると,骨盤臓器の剝離や露出が改善する(訳注7).手術台を左右に傾けて患者の片側を挙上すると,側腹壁や側腹部の臓器の観察が改善する.傾斜が大きい逆Trendelenburg位にするときは,ベルトや足支持具で患者を手術台に固定しておく.

先端が鈍の無傷把持鉗子を使い,大網を腹壁の近くで把持してやさしく牽引する.腹腔鏡用ハサミを使い,大網と壁側腹膜の付着を鋭的に切開する.切開するたびに鈍的に払う操作を加え,次に鋭的切離を行う場所を展開する.

出血を最小限に抑える.電気メスや発熱凝固装置(超音波メス)は控えめに使用し,視野が完全に得られたときだけ使って腸管の熱損傷を避ける.広範囲に高度の癒着があるときや,容易に修復できない腸管損傷を生じたときは,開腹手術に移行し,必要があれば修復する.剝離を行っている間,癒着の陰に隠れている腸管ループが出現するのを用心深く観察する.小腸や大腸を腹壁から注意して剝離することがあるが,払う動作や牽引を軽度にしないと,腸管損傷を起こす.胆汁や腸液がみられたときは原因を探し,腹腔鏡下に修復するか,開腹手術に移行して修復する.

癒着剝離が終わって適切な露出が得られたら,問題になっている領域を検索する.肝臓の表面と横隔膜を調べるとき,胃がんや膵臓がんの患者は腹膜播種に注意して横隔膜を観察する(**図3**).

鈍的鉗子を使って肝臓を挙上し,肝臓の下面を露出する(**図4**).肝生検は腹腔鏡用の器具で行ってもよいが,腹腔鏡で直視下に生検針(Tru-Cut針)を腹壁から肝臓に穿刺してもよい.横隔膜の生検は生検鉗子を使うか腹腔鏡用ハサミで鋭的に切り取る.生検標本が得られたら,凍結標本か永久標本に提出する.

腸管の問題になっている領域を観察するときは,先端が鈍の無傷鉗子を使用する(**図5**).無傷鉗子で把持した腸管を片方から他方に渡しながら腸管を流していく.このときも飛行機のように手術台を傾けると("airplaning"),露出がうまくいく.腹腔鏡所見に従って処置を開始する.

骨盤を検索するときは,Trendelenburg位にすると,腸管が上腹部に移動して骨盤臓器の露出が改善する(**図6**).子宮を持ち上げると卵巣が露出する.がん患者のときは骨盤腹膜を注意深く観察する.疑問があるときは前述の方法で生検する(訳注8).

処置が終了したら,洗浄機を使って腹腔の洗浄と吸引を行う.出血・胆汁・腸液があれば,原因となっている場所を同定する.直視下にポートを1本ずつ抜去し,腹壁から出血がないことを確認する.

10mmのポート刺入部は2-0の遅延型吸収糸で筋膜を閉鎖し,5mmのポート刺入部は筋膜を閉鎖せずに皮膚だけ閉鎖する.皮膚は4-0の細い糸で真皮縫合する(訳注9).皮膚に粘着テープ(Steri-Strip)を貼り,滅菌ガーゼを当てる.

術後管理　麻酔から覚醒する前に経口胃管を抜去し,不要になったらFoleyカテーテルを抜去する.4〜5日間は中等度の疼痛がある.患者の許容度に応じて食事を進める.腹腔鏡検査の所見と処置に応じて,手術当日に退院するか入院が必要になる.■

III 開腹と開胸
GENERAL ABDOMEN AND THORAX

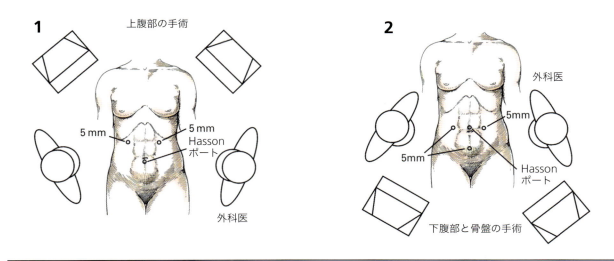

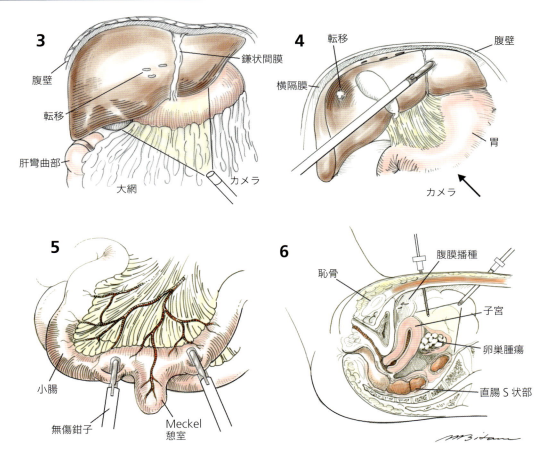

訳注1：急性腹症診療ガイドライン2015によると，急性骨盤痛の腹腔鏡診断で頻度が高いのは，骨盤内炎症性疾患（PID）・異所性妊娠・子宮内膜症・卵巣嚢腫である．
訳注2：腹膜播種の間接所見に腹水・大網塊・腸閉塞・水腎症があるが，播種結節は1〜2mmなので，手術直前の腹腔鏡が試験開腹の回避に有用である．
訳注3：欧米では癒着性腸閉塞を内科医が管理する部分腸閉塞と外科医が手術する完全腸閉塞に分類している．
訳注4：欧米では全身麻酔の手術でも肺機能検査は必須でない．
訳注5：左右の操作用鉗子の先端がスコープの視線の先に位置するようにするのが三角法（triangulation）．
訳注6：筒内に装着したビデオスコープで観察しながら刺入する．
訳注7：Trendelenburg位は骨盤高位，逆Trendelenburg位は骨盤低位（頭高位）．
訳注8：女性の子宮直腸窩（Douglas窩）と男性の膀胱直腸窩（Proust窩）は腹膜播種の好発部位である．
訳注9：真皮縫合は異物反応が軽く高張力が強いナイロン糸が使われる．

CHAPTER 14 腹膜透析カテーテル挿入

適応 腹膜透析（CAPD）カテーテル挿入は，慢性腎臓病（CKD）のステージ4/5で糸球体濾過率（GFR）が20～30 mL/分以下の患者に適用される．腹膜透析と血液透析のどちらがよいか，患者は腎臓内科医と話し合う．

一般に腹膜透析は，心機能低下の患者，人工心臓弁の患者，高度血管疾患の患者，血液透析の導入に失敗した患者，透析施設に通院できない患者，年少者や小柄な体形で血管アクセスが困難な患者に適している．

腹膜透析の候補になる患者は，カテーテル汚染によって生じる細菌性腹膜炎を避けるため，カテーテル操作で適切な清潔手技を継続できる能力が要求される．腹部手術や腹膜炎の既往がある患者は，カテーテル挿入が困難なことがある．

術前準備 手術当日は電解質を調べ，高カリウム血症がないことを確認する．糖尿病の患者は血糖を事前に測り，処置中にも測って高血糖があれば補正する．処置前1時間以内に皮膚の常在菌をカバーする抗菌薬を予防的に投与する．

カテーテル出口部の場所は，ベルトの位置を避けるとともに日常的にケアするときにやりやすいように，患者を立位にして決定する（とくに肥満がある患者は立位にして位置を決めることが重要である）．

麻酔 大部分の患者は，局所麻酔に鎮静処置を併用すれば十分である．局所麻酔を希望しない患者や局所麻酔に耐えられない患者は，全身麻酔を行ってもよい．

体位 患者を手術台で仰臥位にして上肢を外転して90°に広げ，上肢に静脈ラインがとれるようにし，体側に巻き込んだ上肢が外科医の邪魔をすることなく腹部にアクセスできるようにする．

手術準備 必要なカテーテルとスタイレットを最初に確認しておく（図1）．処置の直前にクリッパーで術野を除毛する．皮膚の消毒は，恥骨結合から少なくとも臍と剣状突起の中間の高さまで行い，外側は腋窩中線まで行う．

切開と露出 一般に，3～5 cmの皮膚切開を臍下の正中か傍正中に加え，筋膜まで剥離を進める．2～3 cmの切開を正中法では正中の筋膜に加え（図2A），傍正中法では腹直筋を分離して腹直筋鞘の前鞘と後鞘に加える（図2B）．筋膜下の腹膜をつまみ上げ，腹腔臓器を損傷しないように注意して小孔をあける．

手技の詳細 腹膜透析カテーテルの挿入に十分な小孔をあけたら，小孔の周囲の腹膜に4-0の吸収糸で巾着縫合をかける．スタイレットをカテーテルに挿入し，多数の側孔が腹腔内に収まるような状態にする．スタイレットと一緒にカテーテルを小孔から挿入し，骨盤内に進めて先端が直腸の右側に位置するようにする．

カテーテルを進めるときは，慎重に力を制限して臓器損傷を避ける．スタイレットの先端がカテーテルの先端から出ないようにして臓器損傷を最小限に抑える．スタイレットを挿入する前にカテーテルの内腔を生理食塩水で洗っておくと，スタイレットを抜去しやすくなり，骨盤内の適切な場所からカテーテルが動くのを避けるのに役立つ．

腹膜にかけた巾着縫合糸は，深部カフ（ダクロン製）の直下でカテーテルに巻きつけて腹腔に近接させる（図2B）．別の方法として，カテーテルにシリコーン製のカフやボールがついているときは，カフやボールの直上で巾着縫合糸を巻きつけ，腹腔内に残してもよい．

正中法では，1号の非吸収糸で筋膜に1層の結節縫合をかけ，深部カフの直上に巻きつけて筋膜を密着させる（図2A）．傍正中法では，1号の非吸収糸で腹直筋鞘の前鞘と後鞘に2層の結節縫合をかけ，それぞれ深部カフの直上と直下に巻きつけて筋鞘を密着させる（図2B）．カテーテルに生理食塩水を注入し，うまく機能して排液することを確認する．

細く長い止血鉗子を使ってカテーテルの挿入部から右下腹部の出口部まで皮下トンネルを作成する．出口部で太い絹糸を鉗子でつかみ（図3），挿入部に引き出してカテーテル先端に結びつけ（図4），皮下トンネルを通して出口部に引き出し，浅部カフ（ダクロン製）を皮下1～2 cmに配置する．

3-0モノフィラメントの非吸収糸を出口部の皮膚にかけ，内腔が狭窄しないように注意しながらカテーテルにしっかり巻きつけて固定し，カテーテルの体外に出た部分にキャップの接続部とクランプを装着する（図5）．

一重カフ（図2B）と二重カフ（図6）に分けて，カテーテルの最終的な位置関係と固定部位を断面で示す．最後にヘパリン加生理食塩水（500～1,000単位/mL）でカテーテルをフラッシュし，内腔にフィブリン血栓ができるのを防ぐ．

術後管理 手術当日に退院する．2週間後にカテーテル出口部の固定糸を抜糸する．2週間後に創部が治癒したら，腹膜透析カテーテルとして使用する．未熟な状態でカテーテルを使用すると，創ヘルニアを生じる危険性が高く，カテーテル周囲から透析液が漏れる原因になり，創感染の誘因にもなる．カテーテル出口部の日常的ケアとカテーテルの適切な使用と管理について患者に指導する．

III 開腹と開胸
GENERAL ABDOMEN AND THORAX

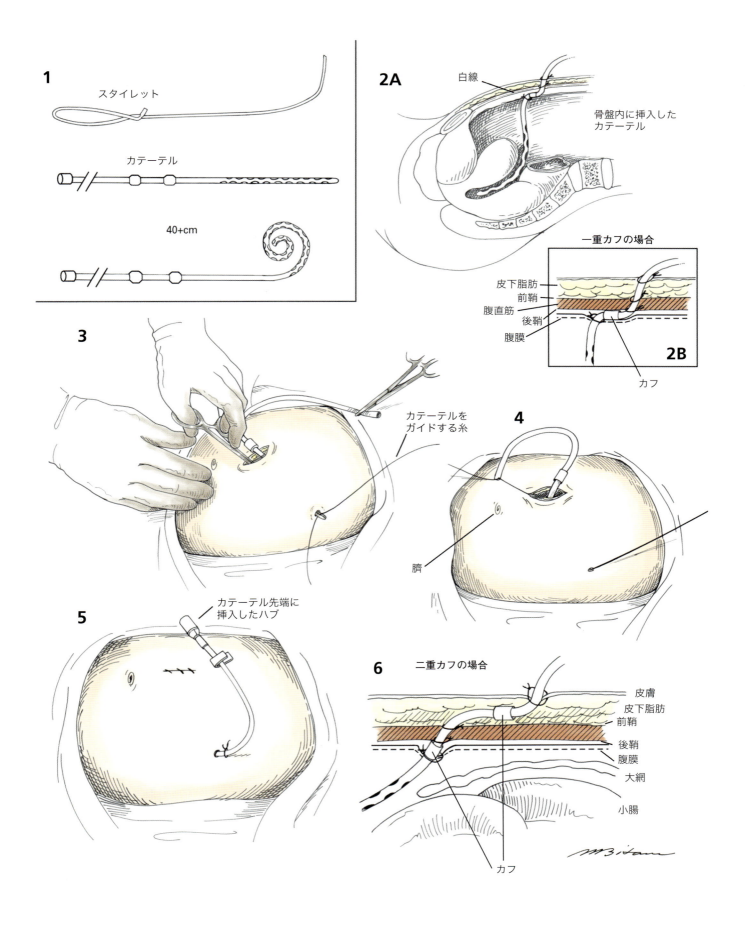

CHAPTER 15 開胸と閉胸

適応 後側方切開による開胸法はさまざまな待機手術と緊急手術に適用できる. 左開胸では, 左肺・心臓・下行大動脈・下部食道・迷走神経・横隔膜裂孔を露出でき, 右開胸では, 右肺・上大静脈・下大静脈・肝静脈上部・上〜中部食道に到達できる.

胸腔の先端・中央・底部のどこを露出するかによって, 開胸の高さは異なる. 背側で1〜2本の肋骨を切断するが, 疾患や露出の程度によっては肋骨を切除することもある. 動脈管遺残の閉鎖や大動脈縮窄の切除など胸腔上部を露出するには第5肋間から入り, 必要があれば第4肋骨や第5肋骨を切断する.

横隔膜や下部食道の手術は第6肋間か第7肋間から入り, もっと広い露出が必要なときは上位と下位の肋骨を1〜2本切断する.

術前準備 術後のコンプライアンスを高めるには, 予防的スパイロメトリーによる呼吸訓練を始め, 4〜5週間の禁煙を指導する.

開胸する患者には肺機能検査と動脈血液ガス分析を行う. 階段を上るのに耐えられるかどうかを見て評価してもよく, 実践的には3階分の階段を歩いて上れる患者は開胸に耐えられる. 肺機能検査が境界領域のときは, 術前の積極的な呼吸リハビリテーションが必要である. 技術的な困難を生じると予定より広い範囲の切除が必要になるので, 患者の呼吸予備能を完全に熟知しておく.

麻酔 開胸手術には胸部麻酔の専門的な技術と経験が必要であり, 胸部硬膜外チューブの挿入・動脈ラインの確保・片肺換気を行う能力が重要である. 片肺換気を行うには, ダブルルーメンの気管チューブを適切に挿入するか, 気管支鏡で位置を確認して気管支ブロッカーで固定する. 執刀前に気管チューブを通して気管支鏡を行い, 分泌物の除去・解剖の確認・腫瘍の有無を調べる.

体位 側臥位にして, 幅が広いテープで腰部を手術台に固定する (**図1**). 上側の下肢を伸ばしたまま下側の下肢を膝の部分で曲げ, 両下肢の間に枕を挟む. 腋窩枕と呼ばれる巻いた敷布かブランケットを腋窩の下に置いて肩と上胸部を保護する. 上側の上肢は前上方に伸ばし, 溝つき枕を乗せた腕支持台に置き, 静脈を利用できるようにする. 下側の上肢は前方に伸ばし, 手術台と垂直方向にした腕台に置く.

手術準備 皮膚を消毒し, 切開部にタオルをかけるかドレープを貼り, 大きい開胸用の敷布をかける.

切開と露出 後側方切開では, 術者は患者の背側に立ち, 助手は患者の腹側に立つ. 肩甲骨内側縁と脊柱の中央から切開を始め, 初め10 cmは脊柱と平行に下方に進め, 肩甲骨下端から1横指ほど離れたところでゆるいS状にカーブさせ, 必要に応じて乳輪下溝まで延ばす.

第4肋間か第5肋間で開胸するときは, 内側の切開を胸骨に向けて横に延ばす. 第7肋間か第8肋間で開胸するときや露出目的で肋軟骨を切断して開胸するときは, 内側の切開をゆるくカーブさせて心窩部に向けるか心窩部まで延ばす.

次に広背筋と前鋸筋を切離して切開を深部に進める (**図2**). 広背筋と前鋸筋を示指と中指で別々に持ち上げ, 広背筋上縁・僧帽筋下縁・肩甲骨内側縁で囲まれた聴診三角に入る. 前方と後方に切開を延ばして僧帽筋と菱形筋の境界部を越える. 後方の切開は脊柱と平行になるように注意し, 僧帽筋を支配する脊髄副神経を切離しないようにする. 出血があれば凝固して止血する.

第1肋骨に付着する後斜角筋と広い第1肋間を触れたら, 肋骨の本数を数えて適切な肋骨に到達する (**図3**). 肋骨下縁の神経血管束を損傷しないように, 肋骨直上部で胸腔に入るが, まず肋骨中央で骨膜を切開し (**図4**), エレバトリウム (骨膜剥離子) で仙棘筋と筋膜を挙上し, 開いた空間に牽引鉤を挿入する.

Coryllos骨膜剥離子で肋骨の上半分に沿って前方に剥がす (**図5, 8の矢印**). 露出した骨膜の下にHedblom骨膜剥離子を挿入し, 肋骨表面に沿って上に滑らせ, 肋骨の上半分に残っている骨膜を後方から前方の方向に剥がす (**図6**). 片肺換気を行い, 開胸側が換気されていないことを確認したら, 小切開を加えて胸腔内に入る (**図7, 8の点線矢印**). 開胸すると肺が落ち, 切開を希望の長さに延ばせる. **CONTINUES**

Ⅲ 開腹と開胸
GENERAL ABDOMEN AND THORAX

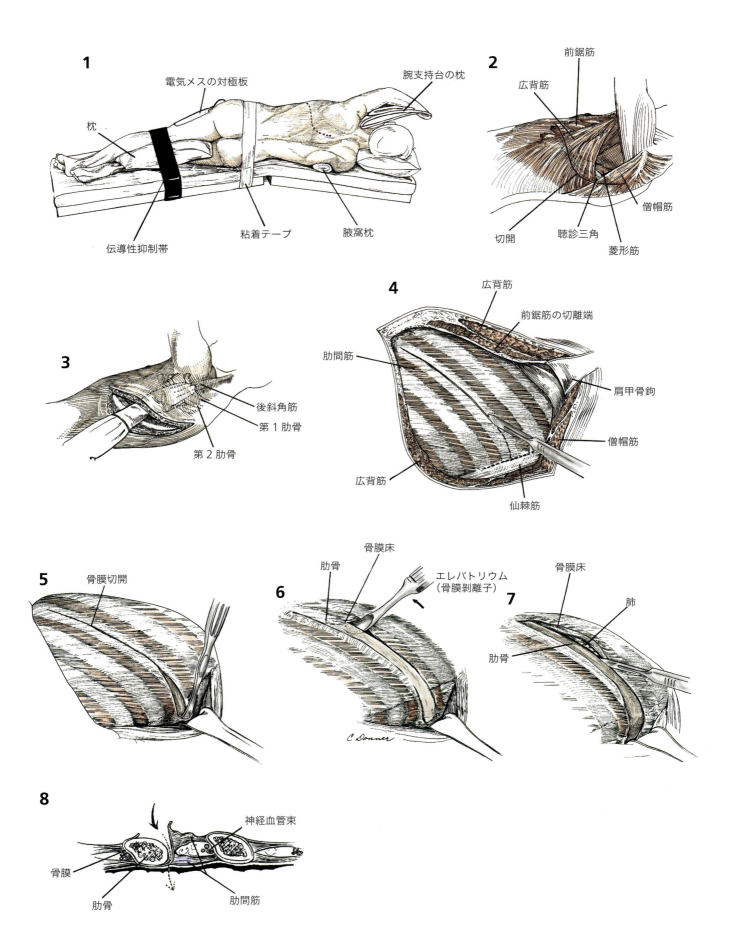

15 開胸と閉胸

切開と露出（続き）　肋間を直接切開する方法がある．肋骨上縁に沿って肋間筋を切開し，出血は単純な結紮で止血する．切開を深部に進めて胸膜を切開し，電気メスで前方と後方に延ばす．肋軟骨の内側の深部を内胸動脈が走行し，胸骨縁で肋間動脈を分枝するので，胸膜を切開するときに損傷してはいけない（**図9**）．

　露出を広げるときは肋を切断・切除し，肋骨下縁に沿った骨膜を剥ぎ，神経血管束を直角鉗子で把持して結紮・切離する．肋軟骨部の肋骨頸を肋骨剪刀で切断し（**図10**），開創器を挿入して徐々に広げる（**図11**）．

閉鎖　閉胸するときは，切開の全長にわたって胸郭を固定し，1号の吸収糸（**A**）をかけて結ぶ．閉胸操作を補助する閉胸器はかけてもかけなくてもよい（**図12**）．

　肋骨を切断したときや骨折させたときは，1号の吸収糸（**B**）を隣の肋骨にもかけて固定する（**図12**）．1号の吸収糸（**C**）を仙棘筋に通し，切断した肋骨頸と上位の肋骨頸に固定すると，肋骨の止血と固定がさらに確実になる（**図12**）．

　胸壁の筋肉は吸収糸の連続縫合か結節縫合で層別に縫着する（**図13**）．菱形筋と前鋸筋の上で僧帽筋と広背筋を縫着する．3-0の非吸収糸で皮下縫合をかけておくと，術後7〜8日目に皮膚のステイプラーを除去したときに創が離開するのを防げる．

　開胸した患者は胸腔ドレナージが必要であり，適切な太さの胸腔ドレーンを使用する．32 Fr より細いドレーンは凝血で内腔が閉塞する可能性がある〔訳注：Fr＝外径（mm）×3〕．

　開胸手術後は胸腔ドレーンを2本入れるとよいことが多く，1本は脊椎に沿って横隔膜上の後部溝に挿入し，もう1本は前方に向けて挿入する．後側方の胸腔ドレーンは後側方の皮膚に加えた小切開創のできるだけ低い位置から引き出す（**図13**）．患者の苦痛や排液の管理を考慮し，できれば腋窩中線より前方から出す．

　胸腔ドレーンを挿入する前に，皮膚の小切開創に非吸収糸をかけて結ばないでおくと，胸腔ドレーンを抜くときの皮膚の閉鎖に役立つ．胸腔ドレーンを留置するときは，術者が広背筋と前鋸筋の切離した下端をつかみ，助手が広背筋と前鋸筋を上方に牽引する．術者は Kelly 止血鉗子で胸壁にトンネルを作り，胸腔ドレーンを把持して胸壁から引き抜く．

　空気漏が大量にあるときは，前胸部の鎖骨中線上の第2肋間か第3肋間から別の胸腔ドレーンを挿入する（**図14**）．シリコーン製の細いカテーテルでも役立ち，抜くのは最後にする．胸腔ドレーンは肺を膨張させて臓側胸膜と壁側胸膜を密着させ，術後の無気肺と胸水貯留を防ぐ．

　胸腔ドレーンには2つの目的がある．1つは肺から漏れる空気を除去することであり，もう1つは胸腔内に貯留する胸水や血液を除去することである．空気漏や排液がある間はずっと水封瓶に接続するが，陰圧はかけてもかけなくてもよい（**図15**）．

術後管理　術前に挿入した硬膜外チューブは術後の疼痛管理に役立つ．抗凝固薬の服用や麻酔科医の考えで硬膜外チューブを挿入していないときは，手術が終わるときに長時間作用型の局所麻酔薬を使って切開部の上下で肋間神経ブロックを行い，自己調節鎮痛法（PCA）を併用すると，疼痛を十分に制御できる．

　患者を励まして強く咳をさせ，訓練用スパイロメトリーを吹かせる．咳をさせるときは，手術側に枕を当てて援助する．頻繁に体位変換させ，早期離床を勧めて積極的に運動させる．

　目的を果たした胸腔ドレーンは抜去する．手術側の呼吸音が正常であり，胸部X線写真で肺が完全に膨らんでおり，空気漏と胸水貯留がないことを確認したら抜去する．通常は術後2〜3日目に抜去する．空気漏が続くときの原因は，ドレーンの位置が不適切，ドレーン挿入部周囲からの漏れ，太い気管支の空気漏であり，早めに気管支鏡と単純撮影や断層撮影などのX線検査を行うのがよい．■

Ⅲ 開腹と開胸
GENERAL ABDOMEN AND THORAX

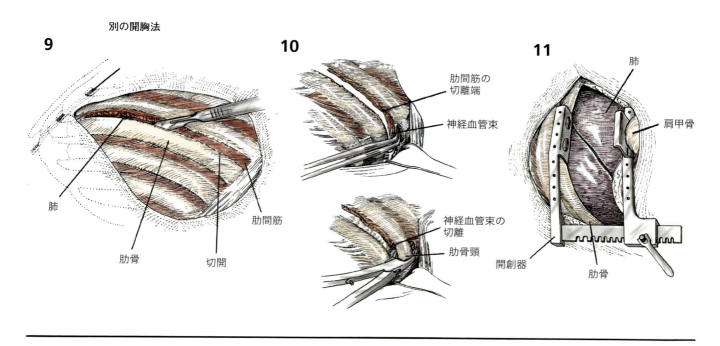
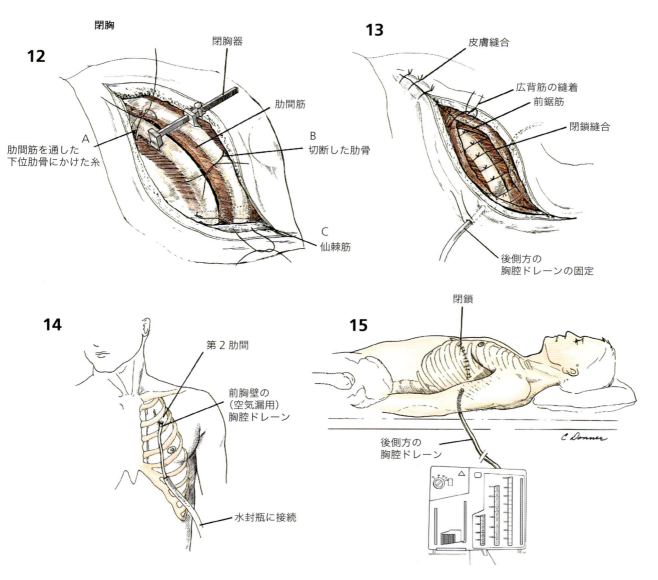

CHAPTER 16 胸腔鏡

適応 胸腔鏡は肺・縦隔・心外膜・横隔膜・食道・交感神経鎖・胸壁を観察でき、待機手技から緊急手技まで広く適用される。過去10年間に画像システムと器具や装置の技術が進歩し、低侵襲手術手技は広く普及した。

胸腔鏡が選択されるのは、早期肺がんの治療、縦隔腫瘍の生検や切除、特発性自然気胸の管理、線維素膿性膿胸の管理、血胸の治療、滲出性心外膜炎の治療、多汗症の胸部交感神経節焼灼、胸膜の生検、再発性胸水の治療であり、診断にも治療にも利用できる。視野の制限と触覚の欠如のため、胸腔鏡の成功には外科的解剖の正確な理解が必須である。

術前準備 大部分の胸腔鏡は緊急性がない状況で待機的に行われる。術前の禁煙と呼吸訓練によって肺機能を良好な状態に準備できる（訳注：呼吸訓練器具の incentive spirometry は直訳すると動機づけ肺活量測定法である）。

胸腔鏡を行うときは、反対側の片肺換気に耐えなければならず、体位をとる前に片肺換気を試行しておく。同様に、人工呼吸器を最大限に利用している患者は、片肺換気の胸腔鏡は耐えられない。胸部手術・胸膜癒着・膿胸の既往も確認しておく。

麻酔 胸腔鏡を行う前に単腔チューブを使って気管支鏡検査を行っておくと、分泌物を除去でき、正常の解剖を確認できるとともに、気管支病変を除外でき、最終的には麻酔科医が二重管腔チューブ（double-lumen tube）を挿入しやすくなる。

胸腔鏡は疼痛が軽いといわれているが、手術後の疼痛の軽減に硬膜外チューブを挿入し、血圧監視用の動脈ラインを留置する。麻酔を導入したら二重管腔チューブを気管挿入するのが理想的であるが、単腔チューブを通して気管支ブロッカーを挿入する方法もある。

胸腔鏡の体位をとる前に、麻酔科医は二重管腔チューブや気管支ブロッカーの位置を確認し、体位変換中に移動しないようにしっかり固定する。反対側の片肺換気も胸腔鏡の体位をとる前に試行しておく。

胸腔鏡の相対的禁忌には、高度の胸膜癒着や胸膜癒合と胸腔内巨大腫瘍があり、肺門部の血管が十分に見えない肺門部肉芽腫症も、腹腔鏡の相対的禁忌である。

体位 患者を側臥位にしてビーズクッションを置く。骨盤を手術台に固定したあと、手術台を屈曲させて肋間が開くようにする。下肢を股関節と膝関節で屈曲させ、上になる伸展させた下肢との間に枕を挟む。

脇の下に腋窩枕を置いて上胸部と腕神経叢を保護する。手術台を屈曲させたあとに頭部に毛布を追加して保護してもよい。手術側の上肢は体幹に90°の角度で前方に伸展させ、2個の枕の上に置くか溝つき腕台に乗せる（図1）。

手術準備 術前に胸腔鏡に使う装置が正しく作動することを確認する。装置には画像システムと手術器具が含まれ、画像システムにはビデオスコープ・画像処理装置・画像タワー・スクリーンなどがあり、光学スコープは0°（直視型）と30°（斜視型）のものが一般的で利用しやすい。

ビデオスコープは直径が5mmと10mmのものがあり、5mmの細径スコープは診断に使われ、10mmの通常スコープは処置に使われる。手術器具の基本セットには、胸腔鏡用の無傷把持鉗子・ハサミ・鈍的剥離器・鉗子が含まれる。

皮膚を消毒してプラスチックドレープを貼り、開胸手術に使う大きな滅菌敷布で覆う。手術台の頭側で患者の右側や左側にビデオモニターとスクリーンを配置する（図1）。

切開と露出 胸腔鏡の手技では、術者が患者の前側に立ち、助手は術者の横に並ぶ（図1）。助手は術者と同じ方向で観察や操作を行い、視野が鏡像（mirror image）になるのを回避する。ポートの挿入は非常に重要であるが、最初のカメラ用のポートの挿入が最も重要である。カメラ用のポートを安全に挿入できれば、180°の視野で操作領域を観察できる。

手技の詳細 最初の手技は胸腔鏡スコープの挿入であり、患者を片肺換気にしておく。通常は腋窩中線の第7肋骨の上に1cmの皮膚切開を加える。皮膚切開の前に局所麻酔薬を浸潤させ、とくに硬膜外チューブを挿入していない患者では、長時間作用型の局所麻酔薬を浸潤させておく。

皮下トンネルを作るのがよく、頭側に少しずらして胸腔に入る（図2）。切開部を電気メスで広げて肋間筋を貫き、直視下に胸膜を切開する。胸腔内に到達したら、やさしく指を入れ、ポートの安全な挿入を阻害する高度の癒着がないことを確認する。癒着がなければポートを留置してカメラを挿入する。胸郭全体を観察したあと、胸腔の全体的な評価を行う。

カメラを利用して鉗子用ポートを直視下に挿入する。追加するポートはカメラの180°の視野内で三角形を作るように配置する（図2）。ポートを挿入するときは肋骨上縁に沿わせるように注意し、肋骨下縁に沿って走行する肋間動静脈の損傷を避ける。

胸腔鏡操作の複雑度に応じて1〜3本のポートを追加するが、カメラ用ポートと異なった肋間レベルに挿入する。ポートの正確な位置は、疾患の性質・患者体型・病変部位によって異なるが、一般に、2番目のポートは第6肋間の前方、3番目のポートは第4肋間の前方か後方に挿入する（図2は2番目のポートが第7肋間に挿入されている）。

表面の病変は生検鉗子で採取するか、自動縫合器（linear stapler）で肺と一緒に切除する（図3）。手技が終わったら手術部位をすべて観察して止血を確認し、終了する前にポート部をすべて観察して止血を確認する。どれかのポート部から32Frの胸腔ドレーンを挿入し、カメラの直視下に肺尖部に留置する（図4）。

合併症を最小限に抑えるための注意事項は、悪性疾患の可能性がある病変は標本バッグに入れて摘出すること、梃子のような操作や太い鉗子を避けて肋間神経の圧迫を避けること、血管損傷や出血への対処を事前に想定して計画を立てることが挙げられる。

術後管理 胸腔鏡が終わった時点で大部分の患者は1本の胸腔ドレーンが挿入されており、排液量が300mL以下になれば、24時間以内に抜去できる（訳注：日本では通常排液量が100〜200mL/日以下になった時点で抜去する）。皮膚の切開部は小さく一次縫合しているので、創のケアは最小限でよい。疼痛のケアは鎮痛薬の経口投与で十分に管理できる。胸腔ドレーンを抜去して退院したら、2週間以内に通常の生活に復帰できる。■

III 開腹と開胸
GENERAL ABDOMEN AND THORAX

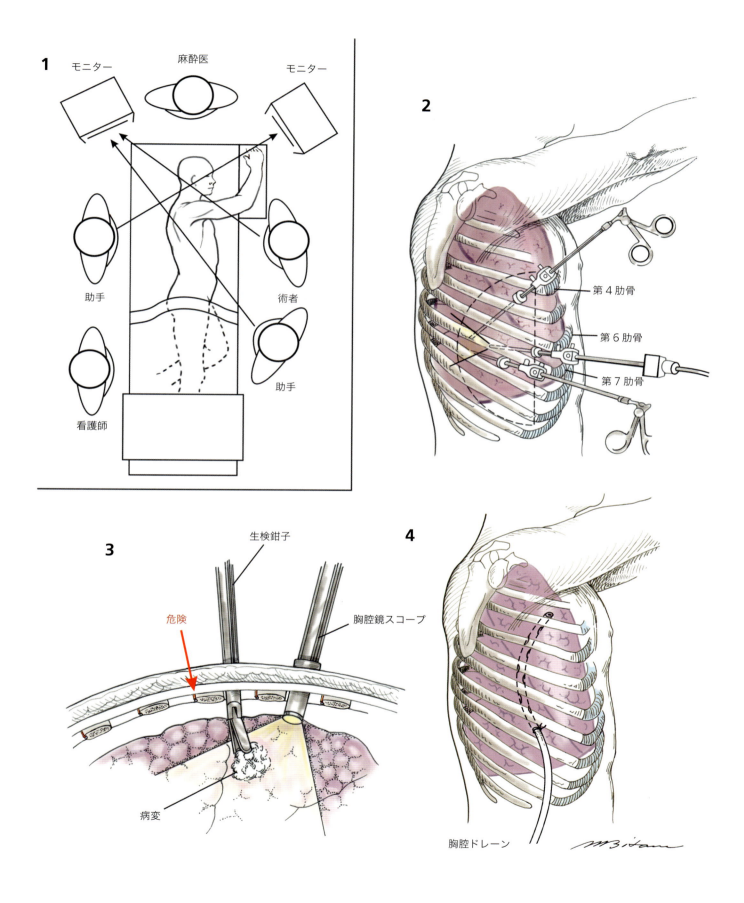

第Ⅳ部　胃と食道の手術
SECTION Ⅳ　ESOPHAGUS AND STOMACH

CHAPTER 17　胃瘻造設

適応　胃瘻は経鼻胃管の長期留置による不快を避ける一時的な手段として手術時に利用され，迷走神経切離を伴う広範囲胃切除や結腸全摘などの大きな腹部手術，肺合併症を起こしやすい高齢者の腹部手術，術後栄養障害が予想される腹部手術で考慮する．

胃瘻は食道に閉塞があるときも適用され，切除不能の食道がんの緩和処置か食道がん患者の初期治療として造設することが最も多く，切除不能の食道がんで完全閉塞があるときは，栄養補給のために永久的な胃瘻を考慮する．

胃瘻造設法は一時的な胃瘻と永久的な胃瘻で異なる．一時的な胃瘻には Witzel 法と Stamm 法があり，手技が容易である．永久的な胃瘻には Janeway 法と改良法があり，胃粘膜を皮膚に固定するので瘻孔が長期間開存し，胃の入口部で粘膜がチューブを被覆して弁のように働くため，刺激性がある胃内容の逆流を防ぐことができ，チューブの間欠的な挿入が可能なので，持続留置による不快感も避けられる．

術前準備　脱水があれば5%ブドウ糖と生理食塩水を投与し，体液バランスを適切な状態に回復させる．低栄養があれば静脈栄養がよい．生理学的に問題がある有症状の貧血（ヘモグロビン≦7 g/dL）には輸血を行う．手術後の一時的な胃瘻は大きな手術の一部の手技として行われるので，特別な準備は不要である．

麻酔　永久的な胃瘻が必要な患者は貧血と衰弱を伴うことがあり，局所浸潤麻酔や領域ブロック麻酔を使う．一時的な胃瘻は大きな手術で閉腹前に行う手技であり，特別な麻酔は不要である．

体位　苦痛がない仰臥位にして足側を頭側より低くし，胃が肋骨弓より低くなるようにする．

手術準備　通常どおり皮膚を消毒する．

切開と露出　胃瘻造設のための手術であれば，左腹直筋の中央上部に小切開をおき，神経を損傷しないように筋肉を分ける（**図1**）．長期の摂食低下で胃が収縮して高位にあるかもしれないので，皮膚切開は高い位置がよい．一時的なチューブ胃瘻は，開腹創や肋骨弓から離れたところに穴をあけて引き出す．穴をあける場所は胃が緊張せずに腹壁に密着する部位にする（**図1**）．

手技の詳細

1. Stamm 法

一時的な胃瘻として最もよく使われる．胃前壁の中央を Babcock 鉗子で把持し，胃壁が腹壁に容易に届くかどうかを調べる．胃前壁の中央に2-0の非吸収糸で巾着縫合をおき（**図2**），電気メスかハサミまたはメスで胃の長軸に直角に切開して，動脈出血を最小限にする．

18〜22 Fr のマッシュルームカテーテルかバルーンつき Foley カテーテルを10〜15 cm 挿入し，巾着縫合を締める（**図3**）．2-0の非吸収糸で2つ目の巾着縫合か Lembert 縫合をおき，チューブ外側の胃壁を内反させ，チューブを抜いたときに開口部がすぐ閉じるようにする（**図6**）．

開腹創と肋骨弓から離れたところで穴の位置を決め，チューブを前から腹壁に通す（**図4**）．チューブの先端を調べ，減圧に十分な長さが胃内腔に挿入されていることを確認する．4〜5本の2-0の非吸収糸で胃壁をチューブ周囲の壁側腹膜に縫着する（**図5**）．縫着を追加して胃壁に不適切な緊張がかからないようにする．

チューブ周囲の内反や胃壁と腹壁の密着を示す（**図6**）．胃瘻チューブは上に向けて適切な場所に置き，非吸収糸で皮膚に固定する．

2. Janeway 法

永久的な胃瘻としてよく使われ，チューブを粘膜で被覆して皮膚に固定するので，チューブの迷入や胃内容の逆流を防ぎ，粘膜の開口が閉じにくい．

胃と腹壁の関係が見えるようにしたあと，胃壁の長方形の弁の位置を Allis 鉗子で決め，血流が確保できるように基部を大彎の近くにする（**図7**）．弁は収縮するので大きめに切り取り，カテーテルに密着させても血流が阻害されないようにする．小彎側の2本の Allis 鉗子の間を切開したら，大彎側の Allis 鉗子に向かって両側を切開し，長方形の弁を作る．胃内容漏出や胃壁出血を制御するのに，切開の近位側と遠位側に長い直の腸鉗子をかけてもよい．

胃壁の弁を引き出し，カテーテルを内面に沿わせる（**図8**）．4-0の非吸収糸の連続縫合か結節縫合で胃の粘膜面を閉鎖し（**図9**），吸収糸の連続縫合か非吸収糸の結節縫合で胃の漿膜面を閉鎖する（**図10**）．カテーテル周囲に円錐形の入口部を作ったら，2-0の非吸収糸で胃前壁の縫合部を壁側腹膜に固定する（**図11**）．胃管を自動切離器で作る方法もある．

胃壁で作った筒を皮膚に持ち上げ，カテーテルの周囲で腹膜を閉じる．カテーテルは開腹創の左側に通した創から出してもよい．カテーテルの周囲で腹壁を閉じ，数針かけて粘膜を皮膚に固定する（**図12**）．カテーテルも皮膚に縫合し，テープでも固定する．

術後管理　経鼻胃管の長期留置の代わりに Stamm 法で一時的な胃瘻を造設したときは，胃の減圧や水分の補給は通常の方法に従い，腸管機能が回復したらチューブを使用する．静脈栄養は時間がかかり効果が乏しく，一時的な胃瘻は水分と栄養を補給するのに有用であり，とくに高齢者では選択すべき方法である．

一時的な胃瘻では，14〜28日経過して腹膜が癒着・閉鎖するまでチューブを抜去してはならない．術後に腸管機能が回復して胃液分泌検査が終了したら，チューブを抜去してよい．

食道狭窄で永久的な胃瘻を造設したときは，24時間以内に水分や牛乳を注入しても大丈夫である．静脈栄養を続けながら高カロリー・高ビタミンの溶液を少しずつ加え，少量から始めて浸透圧の変化や下痢を最小限にする．1週間後にはチューブを抜去してよいが，Janeway 法で内腔が閉じそうなときは，すぐにチューブを再挿入する．■

IV 胃と食道の手術
ESOPHAGUS AND STOMACH

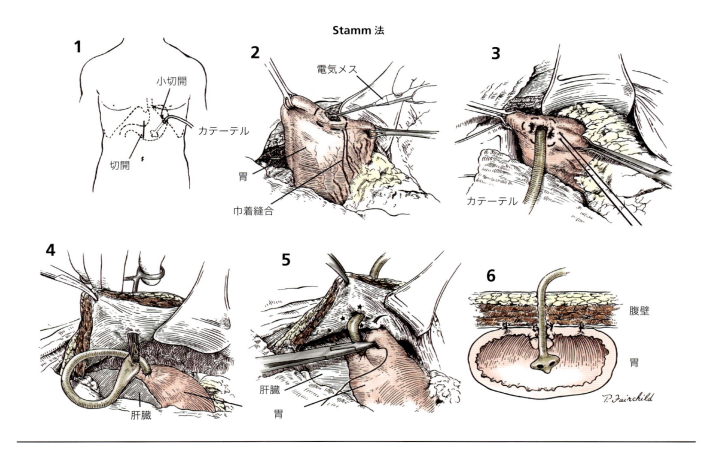

Stamm法

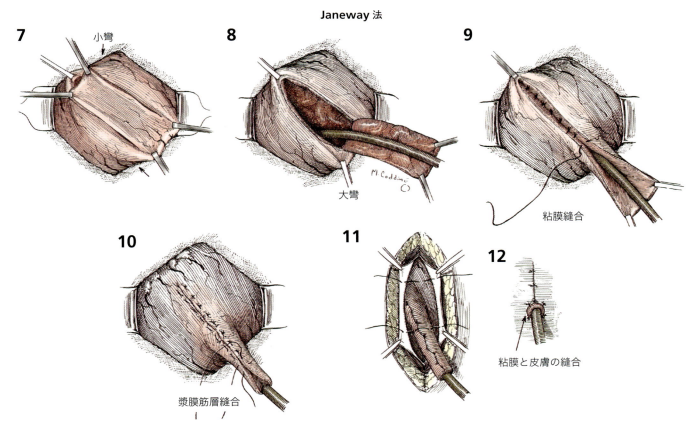

Janeway法

CHAPTER 18 胃瘻造設（内視鏡）

適応　胃瘻の一般的な適応には，栄養投与・腸管減圧・胃アクセスがある．栄養を投与するための胃瘻では胃腸が機能しており，長期の腸管栄養が必要でなければならない．開腹手術ではStamm法が最も多く，開腹手術以外では成人も小児も内視鏡的胃瘻造設（PEG）が多い．

　PEGは，胃に内視鏡を挿入して胃を膨らませる必要があり，内視鏡を胃に安全に挿入できないときや胃内で点灯しているスコープ先端が肥満で腹壁から確認できないときは禁忌である．腹水貯留・凝固異常・腹腔内感染も相対的禁忌である．

術前準備　術前準備の内容は胃瘻の適応によって異なる．数時間前から絶飲食であれば，経鼻胃管の挿入と胃の減圧は不要である．経口的に挿入するカテーテルが胃を通って腹壁を汚染するので，開始までの1時間に抗菌薬を1回だけ静注する．

麻酔　内視鏡を通す咽頭に表面麻酔を行い，カテーテルを通す腹壁に局所麻酔を行う．注射針かカテーテルを留置して鎮静薬を静注する．

体位　咽頭の表面麻酔は仰臥位で行い，含嗽・飲み込み・吐き出しを許可する．麻酔が十分に効いたら，仰臥位にして頭側を足側より少し高くする．

手術準備　小児でも成人でも，できるだけ細い内視鏡を使う．内視鏡を胃に安全に挿入したら，通常どおり腹部と下胸部の皮膚を消毒して敷布をかける．

手技の詳細　胃に内視鏡を挿入したら病変がないことを確認する．送気して胃を膨らませると横行結腸が下がり，胃の前壁が腹壁に広く密着する．胃前壁の適切な場所を選び，点灯しているスコープ先端を胃壁に押し当てる．通常は肋骨弓と臍の中央であり（**図1**），部屋を暗くして腹壁の光る場所を同定する．やせた患者はスコープの先端を触れることがある．皮膚に印をつけたらスコープを胃壁から離し，腹壁を指で押して胃壁の選んだ場所が凹むことを確認する．

　皮膚を局所麻酔して1 cmだけ切開する．16 Gの静脈カニューレを皮膚に刺入し，腹壁と胃壁を貫いて胃内腔に達するのを内視鏡で観察する．胃が動いて腹壁からずれないように操作は迅速に行う．

　硬い内筒を抜いたら，中空の外筒にガイドワイヤーを通す．スコープに通したポリペクトミー用スネアでガイドワイヤーを把持し，内視鏡と一緒に患者の口まで引っ張り出す（**図2**）．PEG用カテーテルをガイドワイヤーに固定する（**図3**）．

　カテーテルの先端は先細りであり，ガイドワイヤーとカテーテルに滅菌した水溶性潤滑剤を塗布する．腹壁側の糸を一定の力で静かに引っ張り，カテーテルの先端を食道内に通し，胃壁から腹壁に貫通させる（**図4**）．

　内視鏡を再度挿入し，カテーテルの内側のクロスピースの位置を確認する．外側のクロスピース（**図5**）を装着し，皮膚壊死を起こすような圧迫や緊張がない状態で，カテーテルとクロスピースを非吸収糸で皮膚に固定する．小切開した皮膚は縫合せず，消毒薬を塗ってもよい．

術後管理　手術翌日まで，胃瘻のカテーテルは減圧のために開放し，重力に任せて自然に流出させておく．その後，栄養投与を開始し，徐々に上げていく．カテーテルは定期的に交換するか，4週間後に創が治癒して胃が腹壁に固着したときに交換してもよい．カテーテルに栓塞子を挿入して薄く伸ばした状態で瘻孔に挿入し（**図6**），胃瘻ボタンを留める（**図7**）．　■

IV 胃と食道の手術
ESOPHAGUS AND STOMACH

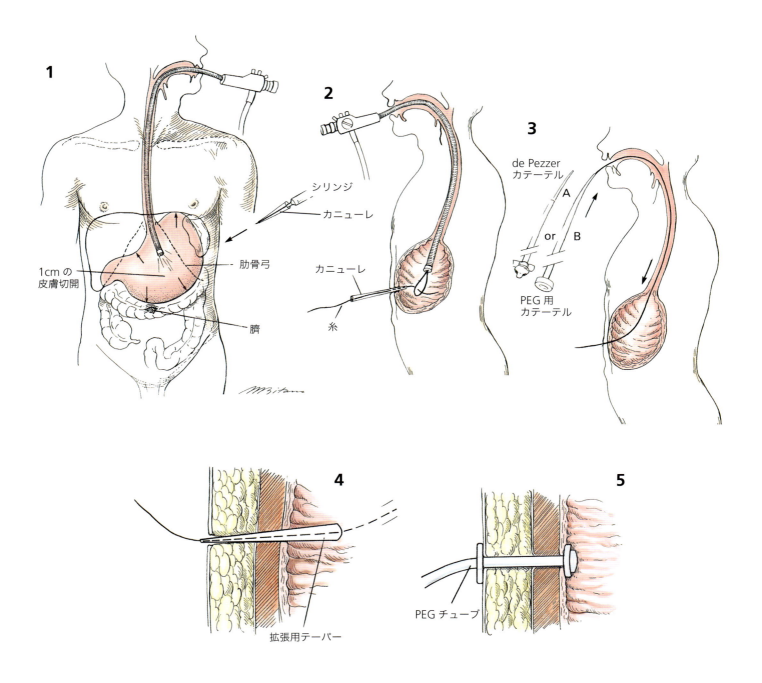
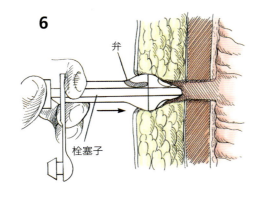
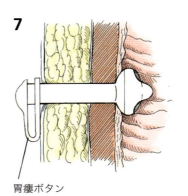

CHAPTER 19

潰瘍穿孔閉鎖，横隔膜下膿瘍

A 潰瘍穿孔閉鎖

適応 胃十二指腸潰瘍穿孔は外科的救急であり，手術前に初期のショックから回復させる．高度なショックや長期のショックはまれであり，体液バランスを正常に戻す時間がある．潰瘍穿孔閉鎖と定型的手術のどちらにするかは，外科医が危険因子を総合的に評価して決めるが，十二指腸球部前壁の穿孔で単純な閉鎖を予定するときは，きちんとした修復を行うかどうかにかかわらず，腹腔鏡手術を行うことが多い．

術前準備 診断が確定したら，麻薬による鎮痛を行う．患者の全身状態や穿孔からの時間に応じて，適切な種類の輸液を行う．通常どおり抗菌薬の静脈投与と胃内容の持続吸引を行う．

麻酔 気管挿管による全身麻酔で筋弛緩を併用するのがよい．

体位 苦痛がない仰臥位にして足側を頭側より少し低くし，術野を肋骨弓より下にくるようにして，漏出した胃内容が横隔膜下に貯留しないようにする．

手術準備 通常どおり皮膚を消毒する．

切開と露出 ほとんどの穿孔は十二指腸球部の前壁にあるので，上腹部正中の小切開で開腹する．腹水を細菌培養に提出したら，できるだけ吸引する．肝臓を牽引鉤で上方によけ，十二指腸球部にある穿孔部を露出する．穿孔から数時間経過すると大網が被覆していることがあり，穿孔部に接近するときは注意して不必要な漏出を避ける．

手技の詳細 最も簡単な閉鎖は3本の細い絹糸で縫合する方法であり，潰瘍部の一方の粘膜下層に通したあと，同じ距離だけ対側の粘膜下層に通す（**図1**）．潰瘍の中心の縫合から始め，もろい組織が裂けないように糸は慎重に結び，切らずに残しておく（**図2**）．

縫合線に大網を当てたら糸を軽く結んで固定し，縫合閉鎖部を補強する（**図3**）．組織が硬くて潰瘍を縫合閉鎖できないときは，潰瘍部に大網を縫着して穿孔を閉鎖する．

胃潰瘍が穿孔しているときは，潰瘍の周辺組織を含めて自動切離器で切除し，凍結標本に提出して胃がんを除外する．術中診断は潰瘍の穿孔部で行うが，胃がんを疑ったときは別の方法として，潰瘍の辺縁を生検する（**図4，5**）．縫合閉鎖部に大網を縫着してもよいが（**図6**），胃は狭窄しにくいので，結節縫合で漿膜縫合を追加して縫合閉鎖部を補強してもよい．

胃がんの穿孔が明らかなときは，胃切除を行ったほうがよいが，手術の危険性が高い患者や緩和ケアが必要な転移性がんの患者では，穿孔部を閉鎖して，全身状態が回復して胃切除を考慮してもよい．患者の全身状態が良好で穿孔から4〜5時間しか経過していないときは，胃切除を行ってよい．

十二指腸潰瘍穿孔は，時期が早く患者の全身状態がよければ，迷走神経切離＋幽門形成/幽門洞切除を行うことがある（訳注：空腹時穿孔・全身状態良好・腹痛軽度・圧痛限局であれば保存的治療も可能）．

閉鎖 腹水をすべて吸引する．食物残渣による肉眼的な汚染があるときは，生理食塩水で繰り返し洗浄する．ドレーンを入れずに閉腹する．幽門狭窄が遷延することがあるので，Stamm法による一時的な胃瘻造設を考慮する（▶ CHAPTER 17）．

術後管理 患者が覚醒したらFowler位（半座位）にする．術後24時間や必要な期間は経鼻胃管の吸引を行う．体液バランスを維持して輸液を続け，抗菌薬も続ける．経口摂取を開始するまで，プロトンポンプ阻害薬（PPI）を静脈投与する．

単純閉鎖だけでは潰瘍は治らず，別の潰瘍ができやすい体質も変わらないので，ピロリ菌が陽性であれば除菌を考慮する．術後合併症として横隔膜下膿瘍や骨盤内膿瘍を生じることを忘れてはいけない．

B 横隔膜下膿瘍

適応 横隔膜下膿瘍の主な原因は，潰瘍穿孔・虫垂炎穿孔・急性胆嚢炎であり，原疾患から回復していないことを示す．抗菌薬の大量投与が感染に対する炎症反応を隠すため，胸部X線で胸水貯留が発見され（訳注：肩の放散痛で気づくこともある），超音波検査やCT検査で診断が確定する．

単発の膿瘍で内容物がうすいときは，CTガイド下の針穿刺で細菌培養やドレナージを行う．外科的処置が必要になるのはまれであり，経皮的なドレナージを優先するが，ときに外科的ドレナージを施行することがある．

術前準備 臨床所見と画像検査で膿瘍の場所がわかる．CT検査で膿瘍の位置と広がりを確定するが，穿刺吸引やドレナージにも利用できる．敗血症が持続しており，通常は抗菌薬・輸血・輸液が必要である．

麻酔 リスクが高い患者は皮膚切開部の局所浸潤麻酔がよい．全身状態によっては脊髄麻酔や吸入麻酔が使える．

体位 前部膿瘍では，苦痛がない仰臥位にして頭側を足側より高くする．後部膿瘍では，患側を下にした側臥位にして上肢を前方に出す．

手術準備 通常どおり皮膚を消毒する．

手技の詳細

1. 前部膿瘍

肋骨弓の1横指下で腹直筋の中央から外側に切開する（**図7**）．腹膜腔をあけず，示指を腹膜と横隔膜の間から上方に挿入して膿瘍腔に到達し，腹膜外ドレナージにする（**図8**）．

2. 後部膿瘍

画像ガイド下の経皮的なドレナージを行うことが最も多い．横隔膜下膿瘍は腹膜外経路でドレナージして，できるだけ肋骨を切除しないが，ときに第12肋骨床から入り（**図9，A**），第12肋骨を切除して膿瘍に到達することがある．脊柱起立筋を正中に牽引し，第12肋骨の骨膜床から第1腰椎の横突起まで，深部で椎骨に直交する横切開を加える（**図9，B**）．

術中超音波検査を使うと膿瘍の位置を確認できる．示指で膿瘍の位置を探って腹膜と横隔膜の間を剝離し，腹腔を汚染しないドレナージ経路を確保する（**図10**）．排膿があったら膿瘍腔を吸引し，ドレーンやマッシュルーム・カテーテルを挿入する．膿の複数の検体をルーチンで細菌培養と感受性検査に提出し，耐性ブドウ球菌のような特殊な細菌が検出されたときは，患者を隔離して院内感染を防ぐ．

閉鎖 膿瘍の大きさに応じて複数のドレーンを挿入し，閉鎖しない．開胸になったときは開口部を閉鎖して胸腔ドレーンを留置する．

術後管理 膿瘍腔を生理食塩水で毎日洗浄し，ときどき膿瘍腔の容量を測定する．膿瘍腔が小さくなるにつれて，開口を保持しながらドレーンやチューブを少しずつ抜去する．呼吸や栄養を積極的に補助し，敗血症が治癒するまで抗菌薬を続ける．■

Ⅳ 胃と食道の手術
ESOPHAGUS AND STOMACH

A 潰瘍穿孔閉鎖

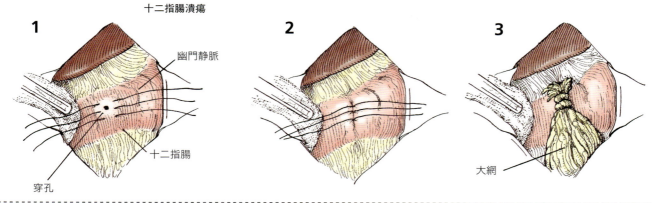

B 横隔膜下膿瘍

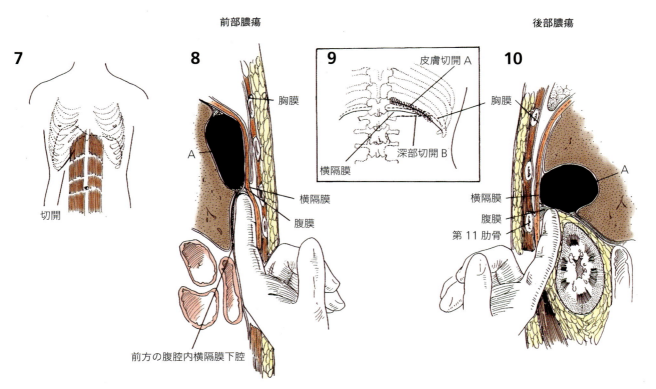

59

CHAPTER 20　胃空腸吻合

適応　胃空腸吻合は，幽門狭窄を合併した十二指腸潰瘍の患者に適用される．胃切除が手技的に困難か危険な患者，全身状態が不良で安全な手術を優先すべき患者，過去に迷走神経切離を受けている患者にも適用される．胃下部がん・十二指腸がん・膵頭部がんで切除不能のとき幽門狭窄の症状を緩和するために行うこともある．

術前準備　術前準備は幽門狭窄・貧血・低蛋白血症の程度や期間によって異なる．何よりも電解質の補充と循環血液量の回復が重要である．経鼻胃管を挿入して胃内容を吸引し，完全閉塞を起こした胃を空にして麻酔導入時の誤嚥を防ぐ．

術前に抗菌薬を投与する．手術リスクが高い患者は腹腔鏡手術を考慮し，少なくとも腹腔鏡補助下手術を行って上部空腸の検索や腹壁外での吻合に利用する．

麻酔　通常は気管挿管による全身麻酔がよい．

体位　仰臥位にして足側を頭側より 30 cm ほど低くする．胃が上にある患者は上半身をさらに起こす．開腹して胃の正確な位置がわかったら最適な体位にする．

手術準備　通常どおり下胸部と腹部の皮膚を消毒する．

切開と露出　上腹部正中切開で開腹し，上方は剣状突起か肋骨縁，下方は臍まで延ばす．開創器を使うが，胃や腸は授動できるので，過剰な腹壁の牽引は避ける．

手技の詳細　胃と十二指腸の視診と触診を行い，病変の性状と範囲を判断する．胃空腸吻合は空腸ループの近位側が胃の小彎側になるようにする．胃の後壁を切開し，小彎から大彎に向かって2横指分だけ開ける（**図 1A**）．

十二指腸潰瘍で迷走神経切離を伴う胃空腸吻合を行うときは，開口部の位置と大きさが重要であり，幽門の近くで大彎と平行に小さくすると，麻痺した前庭部から胃内容が排泄されやすく，後遺症が少ない（**図 1B**）．

吻合部両側の空腸壁を 4～5 cm の範囲で輪状筋を切開せずに胃壁に固定すると，良好な胃収縮と胃排泄が期待できる．幽門は十二指腸潰瘍による炎症や固着があるので，原則として吻合口は幽門から 3～5 cm 以内の場所に作り，幽門から大きく離れた大彎に作るのは実用的でない（**図 1B**）．

胃の吻合部の位置を決めて前壁に Babcock 鉗子をかける．大網を腹壁外に引き出して胃の変形を防ぎ，大彎の目印になる位置を正確に決める（**図 2**）．Babcock 鉗子をつけたまま大網を胃の前方に反転させ，結腸間膜の下面を露出する（**図 3**）．助手が横行結腸を持ち，術者が胃前壁の Babcock 鉗子を押し当てると，胃を引き出す部分の結腸間膜が盛り上がる（**図 3**）．

結腸間膜の血管を傷つけないように注意しながら，中結腸動脈の左側で Treitz 靱帯から近いところに穴をあける．結腸間膜の穴の辺縁に支持糸を 4～6 針かけ（**図 4, a-f**），あとで胃を適切な位置に固定するのに使う．

胃後壁の小彎と大彎の近くを露出し，鉗子をつけた前壁に対応する部分を Babcock 鉗子で把持し（**図 4**），結腸間膜の穴から胃後壁と一緒に引き出す．十二指腸潰瘍の炎症で胃前庭部の後壁は膵被膜に固着していることが多く，鋭的剝離や鈍的剝離を行って胃を授動しないと，幽門の近くに吻合口を確保できない．この時点で胃を結腸間膜に縫着することもある．

大彎の Babcock 鉗子を患者の右側に立つ術者のほうに回し，小彎の Babcock 鉗子を第一助手のほうに回す．Treitz 靱帯から 10～15 cm の部分の空腸ループを創内に引き出し，Babcock 鉗子で把持して支持糸をかける（**図 5**）．腸管の方向をまちがえないようにする（**図 6**）．吻合の手技は 62 ページに詳述する．

CONTINUES ▶

IV 胃と食道の手術
ESOPHAGUS AND STOMACH

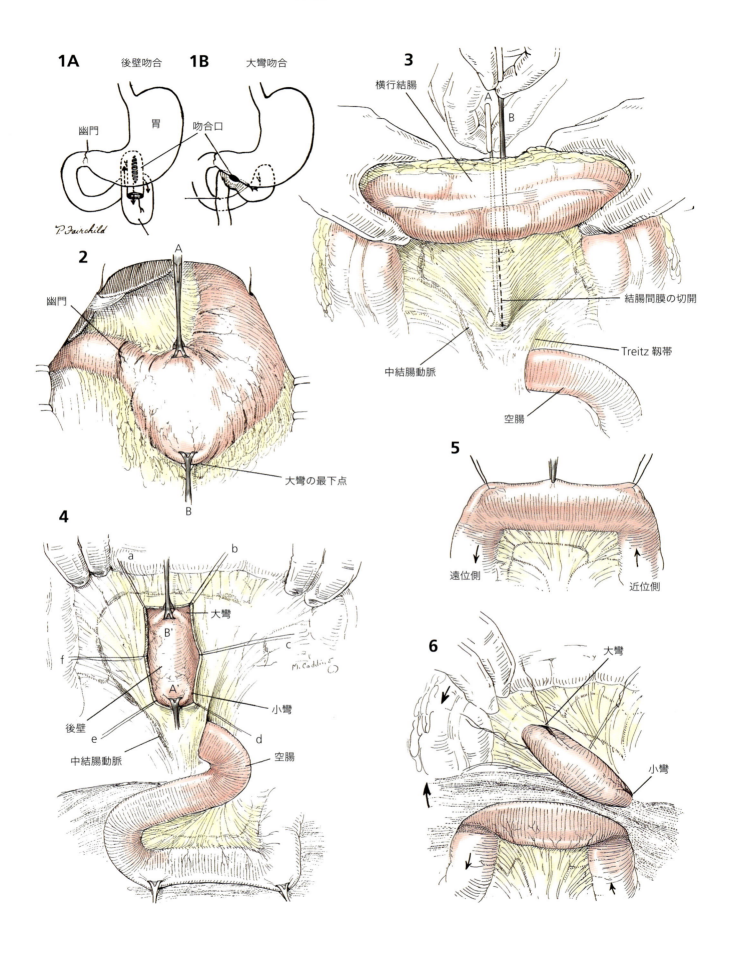

61

20 胃空腸吻合

手技の詳細（続き）　大腸と大網を腹腔内に戻して胃の上に置き，腸鉗子と吻合部を腹腔外に持ち上げ，全体をガーゼで保護する．吻合操作中は開創器をゆるめておく．

迷走神経切離を行った十二指腸潰瘍で幽門から3～5cm以内の場所に吻合しなければならないときは，腸鉗子と吻合部が腹腔外に持ち上がらない．そのような状況において，腹腔外で吻合しようとして幽門から大きく離れた左側の胃壁に吻合口を作ると，拡張した前庭部から分泌されるガストリンの刺激で胃液分泌が亢進して吻合部に潰瘍が再発して問題になる．

支持糸をかけて吻合部を見えやすくする．輸入脚の胃壁と輸出脚の空腸壁に無傷性腸鉗子（Scudder鉗子）をかけ，術野の汚染を最小限に抑える．

後壁の漿膜縫合は，3-0絹糸のマットレス縫合を両端から始める（**図7**）．水平マットレス縫合を後壁の漿膜にかけるときは，露出した胃と空腸を術者が示指と中指で押さえて広げるようにする（**図8**）．胃と空腸に交互に針を刺入し，糸が粘膜下層を通っても内腔には出ないようにする．縫い幅を短くして漿膜面を密着させ，運針がすべて終わってから糸を結ぶ．

胃壁に切開を加える．漿膜はメスで切開するが（**図9**），大部分の外科医は電気メスで切開する．切開が漿膜から離れすぎると，大きいカフになって吻合部が内反するので注意する．

空腸壁に表面から垂直方向に切開を加える（**図10**）．外科医は斜め方向に切開する傾向が常にあり，内層の縫合が不規則・不均等になるので注意する．空腸壁の切開は胃壁の切開に比べて少し短くする（**図11**）．

胃壁と空腸壁を切開してきれいにしたら，両端に曲針がついた吸収糸で後壁の粘膜の中央から連続縫合を始める（**図12**）．術者は自分から遠いほうの粘膜から針を通し，かがり縫い（over-and-over suture）や止め縫い（lock stitch）で粘膜を縫着する（**図13**）．

粘膜縫合は血流を制御する意味もあり，出血を防ぐのに必要な張力できちんと密着させ，しかも血流を遮断して治癒を阻害することがない程度の張力で運針する．この手技は吻合において非常に重要である．連続縫合で制御できない出血は，結節縫合を追加して止血する．

縫合が後壁の角に達したら，Connell縫合に変えて縫合部を内反させる（**図14**）．Connell縫合は，胃の内側にある針を2～3mm離して胃の外側に出し（**図15**），縫合部を横切って空腸に外側から通し（**図16**），胃壁に通す前に空腸に通した糸を引っ張って内反させる（**図17**）．

角を閉鎖したら，両端針の他方の針糸を使い（**図17，B**），同じように運針して連続縫合で反対側の後壁の粘膜縫合を行う（**図18**）．両方の角から前壁の連続縫合を行い，両端の糸（A，B）が前壁の中央まで来たら，それぞれ胃と空腸の内側に通し（**図19**），結び目が内側になるように結ぶ（訳注：連続縫合の最後の結紮は非常に重要なので術者が自分で行うのがよい）．

腸鉗子をゆるめて出血の有無を調べ，出血があれば結節縫合を追加して粘膜縫合を補強する．前壁の漿膜縫合は3-0絹糸の結節縫合で行う（**図20**）．縫い幅は6～8mmがよい．吻合部の角は細い絹糸の結節縫合を追加して補強し，吻合部に緊張がかかっても粘膜の連続縫合に影響が及ばないようにする（**図21**）．吻合口の開存度を触診で調べ，母指頭大か2横指幅がよい．

吻合部の近くに3針かけて胃を結腸間膜に縫着し（**図21，b-d**），結腸間膜のすき間に内ヘルニアを生じないようにするとともに，吻合部が結腸間膜の上に引っ張られたときに空腸がねじれないようにする（**図22**）．

高度肥満・高度炎症・進行胃がんがあるときは，胃の後壁を十分に授動できず，胃と空腸を吻合しても前庭部が十分にドレナージできないことがある．切除不能の胃がんの前庭部や近位側を十分にドレナージするには，迷走神経切離を併用した胃瘻造設や空腸瘻造設を考慮する（訳注：小彎側の一部だけ残し大彎側を広く切離して吻合する亜空置的胃空腸吻合 subdividing gastrojejunostomy が有用）．

結腸前経路の胃空腸吻合で胃排泄遅延を避けるには，厚い大網を左右に切り分け，空腸が横行結腸の前に容易に持ち上がるようにする．幽門近くの大彎を5～8cmの範囲で血管処理して吻合口にする方法もある．結腸前経路の輸出脚は，吻合口を越えて3cmほど胃前壁に固定すると，切開していない輪状筋の収縮が胃排泄を補助する．胃排泄が回復するまで患者が不快な思いをしないように，効果的かつ簡単に胃を減圧するにはStamm法の胃瘻がよい．

閉鎖　通常どおり閉腹し，ドレーンは不要である．

術後管理　毎日の臨床所見や検査所見によって，水分・糖分・ビタミン・静脈栄養を決める．24時間以内に水を少しずつ飲ませ，水分摂取と食事を徐々に増やす．患者の認容度に応じて1日6回の分割食を徐々に通常食に戻す．■

IV 胃と食道の手術
ESOPHAGUS AND STOMACH

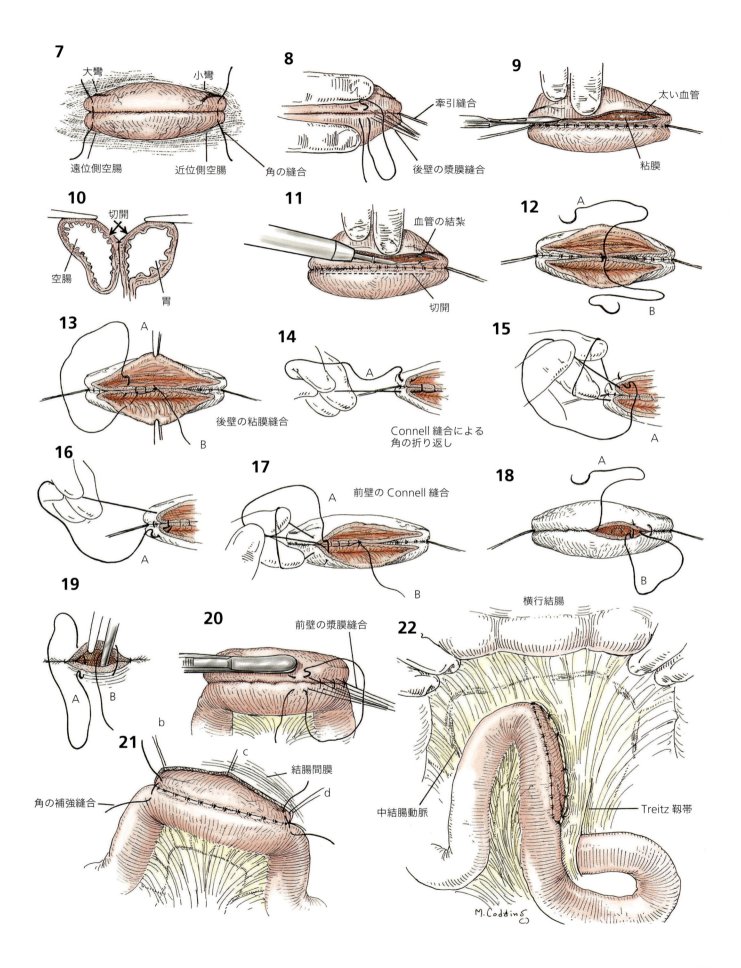

CHAPTER 21

幽門形成，胃十二指腸吻合

適応 幽門形成や胃十二指腸吻合は，全幹迷走神経切離や選択的迷走神経切離，食道切除や噴門側胃切除における迷走神経切離に伴い，胃の迷走神経支配が遮断されたときに行われる．幽門形成は迷走神経切離後の胃排泄を確保し，結果として胃液分泌の胃相が一部なくなる．幽門形成は胃腸の連続性を損なわず，胃空腸吻合後の吻合部潰瘍を生じにくい．手技は単純であり，術後合併症や手術死亡の頻度は低い．

幽門形成は2つの方法があり，1つはHeineke-Mikulicz法（**図A**），もう1つはFinney法（**図B**）である．幽門の十二指腸側に高度の炎症反応・瘢痕・変形があるときは幽門形成を避けたほうがよく，Jaboulay胃十二指腸吻合（**図C**）や幽門から3cm以内の大彎での胃空腸吻合を考慮する．血清ガストリン値を測定しておく．十二指腸前壁を長く切開して粘膜内の小さいガストリン産生腫瘍を探したときは，Jaboulay胃十二指腸吻合を行う．

1. Heineke-Mikulicz 幽門形成（図A）

幽門静脈を目印に幽門の位置を決めたら，Kocher授動（▶ CHAPTER 26）を行って十二指腸を露出し，あとで行う横方向の吻合部に緊張がかからないようにする．2-0絹糸で幽門輪の上端と下端に牽引縫合をおいて目印にするが，その後の出血を制御するため，幽門静脈を含めて縫合・結紮する．

幽門を中心に胃と十二指腸の前壁中央に2～3cmの長さの全層性の縦切開をおく（**図1**）．幽門に高度の変形があるときは，十二指腸の中央を切開したあと，収縮・狭窄した幽門管に止血鉗子を挿入し，鉗子をガイドに幽門の中央を切開し，十二指腸側の中央と胃側の中央を切開する．出血は電気メスで制御する．

角の牽引縫合を引っ張り，縦切開をダイヤモンド型から横長にする（**図1**）．動脈性出血は十二指腸と幽門括約筋の切開部に多い．細い絹糸の結節縫合を全層にかけて粘膜を縫着する（**図2**）．2層縫合で生じる内腔へのめくれ込みを防ぐのに，1層縫合を行うことがある（**図3**）．漿膜と漿膜がきちんと合わさると，結果的に完全に内反する．

閉鎖が終わったら，横方向に縫合した両側の胃壁と十二指腸壁を重ねるように母指と示指でつまみ，新しい内腔を確認する．一時的な胃瘻を造設してもよい（▶ CHAPTER 17）．

2. Finney 幽門形成（図B）

幽門静脈を目印に幽門の位置を同定したら，癒着を剝離してKocher授動を行い（▶ CHAPTER 26），胃前庭部・幽門部から十二指腸球部・下行部まで広く授動する．幽門輪の上端に牽引縫合をかけたら，幽門輪から5cm離れた胃大彎と十二指腸大彎にも牽引縫合をかけて結ぶ．

2-0絹糸か3-0絹糸の結節縫合で胃と十二指腸の漿膜を縫着し，通常の2層縫合を開始する．切開部の縫合閉鎖が余裕をもってできるように，胃壁はできるだけ大彎の近く，十二指腸壁はできるだけ内側縁の近くで漿膜を縫着する．

U型の切開は縫着部の近くで行い，まず胃大彎の牽引縫合の直上から胃壁を切開し，次に幽門を切開し，最後に十二指腸壁を遠位側に向かって胃壁と同じ長さで切開する．潰瘍が前壁にあれば切除し，出血は電気メスで制御する．幽門括約筋断端を楔状に切除して粘膜縫合をやりやすくしてもよい．

胃と十二指腸の後壁縫合は，通常の側側吻合のように，吸収糸の連続縫合で行う（**図4**）．運針は上端から開始し，針は全層に通す．前壁は3-0絹糸の結節縫合を全層にかけて粘膜を内反させる．前壁の外層縫合も上端から始め，胃と十二指腸の漿膜筋層を縫着する（**図5**）．吻合部に大網の一部を縫着してもよい．一時的に胃瘻を造設するか（▶ CHAPTER 17），胃が完全に空になるまで経鼻胃管の持続吸引を行う．

3. Jaboulay 胃十二指腸吻合（図C）

Kocher授動をかなり広い範囲で行い（▶ CHAPTER 26），十二指腸の下行部と水平部を完全に授動する．中結腸動静脈が十二指腸側に蛇行していて剝離の途中で損傷することがあるので，十二指腸を授動するときは血管の走行を見ておく．

十二指腸内側の授動は制限して血流障害を生じないようにするが，胃は幽門から6～8cmの範囲で血管を切離し，十二指腸壁に被覆できることを試しておく．胃と十二指腸のできるだけ幽門側に牽引縫合をかけ，胃と十二指腸下行部のできるだけ内側にも牽引縫合をかけ，6～8cmの範囲で胃壁と十二指腸壁が縫着できるようにする．

前述のFinney幽門形成における手技とほとんど同じである．2-0絹糸の結節縫合で漿膜を縫着したら，漿膜縫合の近傍で胃壁と十二指腸壁を切開し，幽門はそのまま残す（**図6**）．胃壁と十二指腸壁の動脈性出血を制御したあと，3-0絹糸の結節縫合か吸収糸の連続縫合で粘膜を縫着し，2-0絹糸か3-0絹糸の結節縫合で漿膜筋層を縫着する（**図7**）．胃大彎と十二指腸下行部を縫着した下端部は，2-0絹糸の結節縫合を4～5針かけて密着させ補強する． ■

Ⅳ 胃と食道の手術
ESOPHAGUS AND STOMACH

A Heineke-Mikulicz 幽門形成

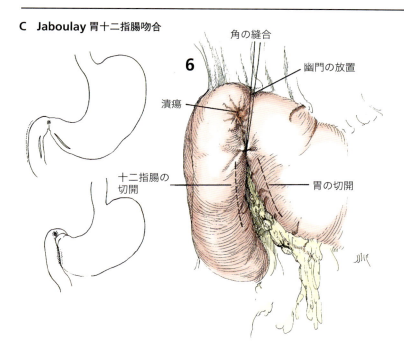

B Finney 幽門形成

C Jaboulay 胃十二指腸吻合

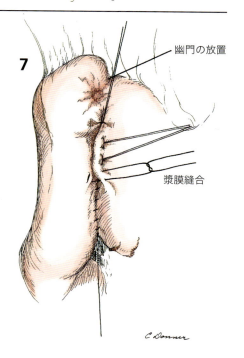

CHAPTER 22　迷走神経切離

適応　下部食道領域における両側迷走神経切離は，胃酸分泌抑制薬に抵抗する難治性の十二指腸潰瘍や術後合併症で生じた胃空腸吻合部潰瘍の治療に重要である．全幹迷走神経切離を行うと，胃の運動麻痺や排泄遅延を起こすことがあるので，胃切除か幽門形成や胃瘻造設などのドレナージ手術を併施する必要がある．胃切除や胃空腸吻合の術後合併症で生じた胃・空腸・吻合部の潰瘍は，迷走神経切離によく反応する．

　十二指腸潰瘍の患者で栄養状態不良のため，胃をできるだけ残したいときは，迷走神経切離で胃液分泌の脳相を制御するのがよい．体重減少がある患者は，迷走神経切離で胃酸分泌を制御したあと，幽門形成・後壁胃腸吻合・胃半切除の併施を真剣に考える．

　多くの患者において，腹腔鏡手術は迷走神経の露出と下部食道の授動を容易に行えるが，腹部手術の既往がある患者や瘢痕がある患者では，胸腔鏡手術で経胸的に左側胸壁から食道胃接合部に到達することができる．

　2本の迷走神経幹があり，前幹（左幹）は食道の前壁に沿って走行し，後幹（右幹）は食道の後壁から剝がれやすく見落とすことがある．迷走神経切離には，食道胃接合部の上方5～7cmの位置で切離する全幹迷走神経切離，腹腔枝と肝枝を温存する選択的迷走神経切離，胃上部2/3の分枝を切離して胃下部1/3のLatarjet神経枝・腹腔枝・肝枝を温存する近位胃迷走神経切離がある．

1. 全幹迷走神経切離 truncal vagotomy

　食道下部を十分に露出させることが必要であり，剣状突起切除や肝左葉授動が必要になることがある．迷走神経を確認し，食道胃接合部からできるだけ離れた場所で切離する（**図1**）．組織片を提出して2本の迷走神経が切離されたことを組織学的に確認する．迷走神経断端にクリップと糸のどちらをつけるかは外科医によって異なるが，後幹は縦隔内出血を起こさないように結紮したほうがよい．

　食道壁を入念に観察し，食道を持ち上げて後幹を見落としてないかどうかを調べ，とくに食道の裏側をよく調べる．迷走神経切離が完全でないと，胃液分泌の脳相を制御できない．胃液分泌の胃相も制御するには胃半切除を併施する．

　全幹迷走神経切離では，胃前庭部のドレナージが必要であり，幽門形成・胃腸吻合・胃十二指腸吻合を併施する（▶ CHAPTER 20，21）．胃半切除は手術死亡の頻度がやや高く，幽門形成や胃腸吻合は潰瘍再発の頻度が高い．

2. 選択的迷走神経切離 selective vagotomy

　選択的迷走神経切離は肝枝と小腸枝を温存するので，ダンピング症状を生じにくい術式とされているが，胃酸分泌抑制薬の進歩と手技の複雑さから，広く行われる術式ではない．

　迷走神経を食道から注意深く剝離したら，腹腔枝と肝枝を温存して切離する（**図2**）．食道下端を完全に視野に入れたら，迷走神経前幹を下方に追って食道胃接合部で肝枝を確認し，分枝の直下で切離し，迷走神経後幹も下方に追って食道胃接合部で腹腔枝を確認し，分枝の直下で切離する．腹腔神経叢への分枝を確認したら，ドレナージ手術か胃半切除を併施する．

3. 近位胃迷走神経切離 proximal gastric vagotomy

　近位迷走神経切離は，超選択的迷走神経切離・選択的近位迷走神経切離・壁細胞迷走神経切離として知られている．胃液分泌の脳相を制御し，腹腔枝・肝枝とともに胃前庭部に分布するLatarjet前神経枝・後神経枝を温存する（**図3**）．迷走神経切離は胃上部2/3に限定し，胃下部1/3・胆嚢・小腸の枝を温存する．幽門括約筋の機能が温存されるのでドレナージ手術は不要であり，結果的にダンピング症状のような不快な後遺症が少ない．

　Latarjet神経は，前庭部の終末6～7cmの部分でカラスの足のような分枝を出している．迷走神経の分枝は前庭部を除く小彎の前壁と後壁を噴門まですべて切離する（**図3**）．近位胃迷走神経切離は時間がかかってむずかしく，とくに患者が肥満で露出が不十分のときはむずかしい．食道下端で前幹と後幹を同定して縫合糸か神経鉤を丁寧にかけて牽引すると，迷走神経幹を損傷せずに胃の分枝を同定できる．

　迷走神経切離は幽門から6cm離れた小彎の前壁から始める（**図4**）．小さい止血鉗子をペアで使い，血管と神経を注意して把持しながら切離し，小彎沿いに上方に剝離を進める（**図4A**）．左胃動脈が小彎に入る部分に剝離が進んだときは特別な注意が必要であり，食道胃接合部に剝離が進んだときはLatarjet前神経枝を頻繁に確認する．

　食道胃接合部の前壁に剝離が進んだら，食道下部の腹膜を丁寧に剝離して迷走神経の分枝を同定する．指で剝離して前幹と後幹を食道から慎重に引き離してもよい．食道の全周に指が通るようになったら，ドレーンかカテーテルを食道に巻いて牽引する．

　Latarjet後神経枝は小彎を下行しながら胃の後壁に分枝を出すので（**図5**），食道を前方に引っ張ると最高位の後神経枝が容易に同定できる．食道下部5cmの領域を完全に剝離し，細い神経を見落とさないようにする．Latarjet後神経枝を注意して同定し，小さい止血鉗子をペアで使って切離する．Latarjet神経と一緒に小網にドレーンを巻き，剝離した小彎をもっと露出させてもよい．

　最後に，迷走神経の分枝の見落とし・不完全な止血・Latarjet神経損傷がないかどうかを調べる．胃の前壁と後壁を結節縫合で縫着して小彎を腹膜で被覆すると，小彎の出血を制御でき，露出した小彎に壊死や穿孔が生じるのを防げる．胃前庭部の迷走神経が温存されるので，潰瘍瘢痕や高度炎症で幽門狭窄を生じていないかぎり，幽門形成や胃腸吻合によるドレナージ手術は不要である．■

IV 胃と食道の手術
ESOPHAGUS AND STOMACH

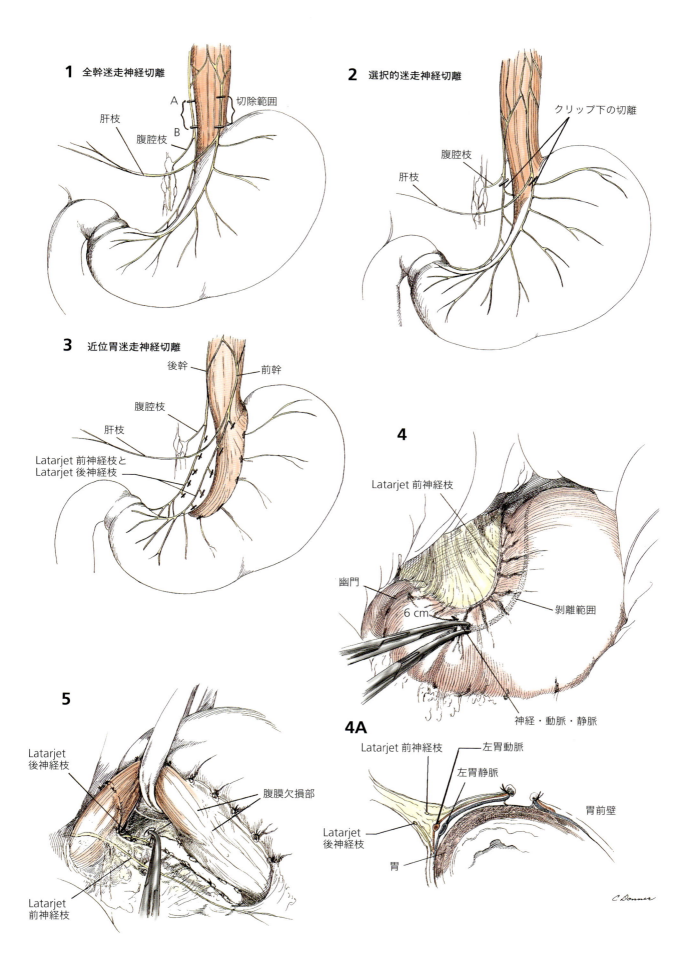

CHAPTER 23 迷走神経切離（横隔膜下法）

適応 迷走神経切離の長期成績には，迷走神経切離の程度と胃前庭部の切除やドレナージの効果が影響する．適応の詳細はCHAPTER 22 を参照．

術前準備 医学的管理が適切かどうかを注意して評価する．胃液検査と持続吸引を行って胃液の分泌状況を調べ，空腹時の血清ガストリン値を測定する．内視鏡・造影・胃液採取を行い，十二指腸潰瘍の存在と胃液の貯留量を確認する．経鼻胃管を挿入して持続吸引を行う．

麻酔 筋弛緩のクラーレを併用した全身麻酔がよい．気管挿管を行うと気道の管理が容易になり，手術が円滑になる．

体位 仰臥位にして足側を頭側より低くし，腹腔臓器が重力で骨盤に下がるようにする．

手術準備 通常どおり皮膚を消毒する．

切開と露出 上腹部正中切開を剣状突起から臍まで行う．剣状突起を切除すると術野が広がる．腹腔内を検索して潰瘍を観察する．潰瘍の位置や炎症反応の程度と患者の全身状態を考慮し，とくに潰瘍が総胆管に近いかどうかを見て，胃切除か胃を温存するドレナージ手術かを決める．迷走神経の解剖を理解しておく（**図1**）．

　肝左葉を授動するが，機械式牽引鉤にガーゼを当て，肝左葉を上方に牽引するのがよい．肥満の患者で十分に露出させて迷走神経切離を完全に行うには，肝左葉の授動が有用である．術者が患者の右側に立つときは右手で肝左葉をつかみ，薄く血管が少ない左三角間膜の境界を右示指で決める．

　肝左葉は先端がかなり左側まで広がっていることが多い（**図2**）．肝左葉を下方に牽引し，示指を三角間膜の下に挿入して後ろの組織を保護し，長い曲のハサミか電気メスで三角間膜を切離する．三角間膜の切離は患者の左側に立っている助手のほうが容易である（**図3**）．

　出血部位をすべて結紮する必要はないが，肝左葉の先端は出血があって結紮が4～5回必要なことがある．肝左葉を上か下に折り曲げて食道を露出する（**図4**）．肝臓の表面に温かい湿ったガーゼを当ててS状鉤で牽引し，均一な圧力を保つ（**図5**）．多くの患者は肝左葉を授動しなくても十分な露出が得られる．

手技の詳細 食道下部に触れながら食道前面の腹膜を有鉤鉗子でつまみ，食道に直角方向に腹膜を切開する（**図5**）．切開を外側に延ばして噴門を授動してもよい．曲のハサミを上に向けて食道の前壁を周囲組織から鋭的に剥離する．食道前壁の剥離は示指で鈍的に剥離してもよい（**図6**）．食道後面と横隔膜脚に沿って下部食道をできるだけ剥離し，食道後壁を遊離する．左横隔膜脚を切離したり胃上部の付着を切離したりすると，下部食道の剥離が容易になる．

　食道前壁を2.5 cm 以上露出したら，食道の左側から示指を入れて裏に回すが，鋭的に剥離して癒着を解除する必要があることが多い．通常は経鼻胃管が挿入されている食道の裏に示指を静かに通し，食道を周囲から完全に遊離するのは容易である．

　食道の右側で胃肝間膜の上縁から示指に抵抗を触れる．この場所を切開すると食道をさらに授動でき，迷走神経の後幹（右幹）が見やすくなる．胃肝間膜の上縁は薄く血管がないので，ハサミでも電気メスでも容易に開口できる（**図7**）．電気メスが使えないときは，胃肝間膜の最上部を2本の直角鉗子で把持し，長い曲のハサミで切離する（**図8**）．食道後部が露出して食道裂孔が十分に露出する．**CONTINUES ▶**

IV 胃と食道の手術
ESOPHAGUS AND STOMACH

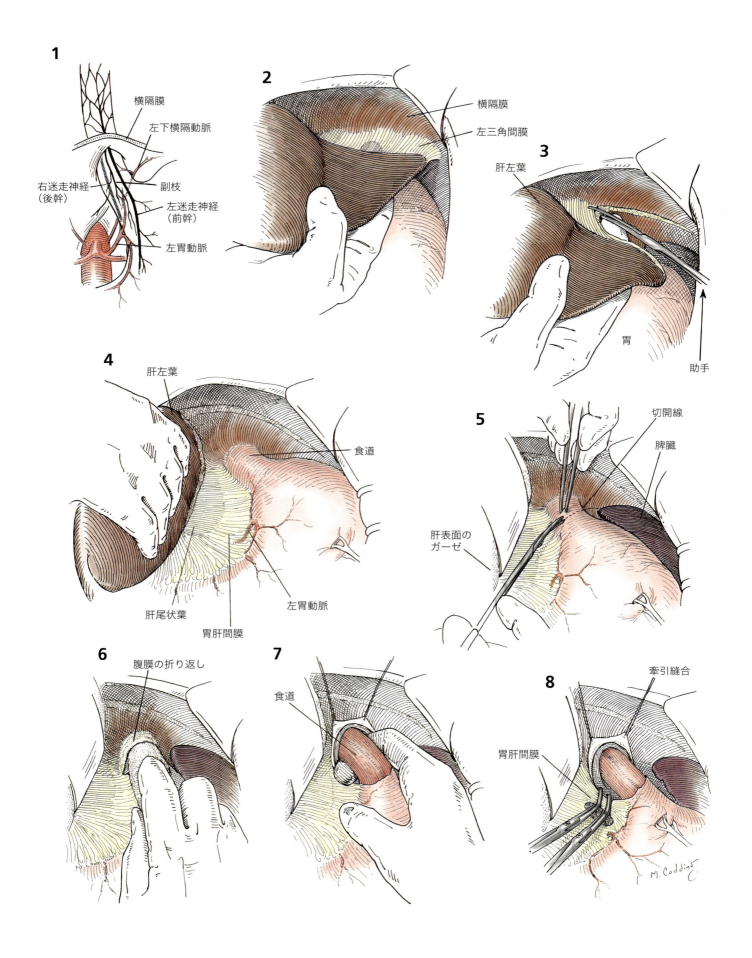

23 迷走神経切離（横隔膜下法）

手技の詳細（続き） 食道を下方に牽引しながら示指で鈍的剝離を行い，さらに食道を周囲組織から遊離する．迷走神経は容易に同定できるとは限らないが，触診すればすぐわかる（**図9**）．指先で食道の前面を横切ると，ピンと張った鋼線のような迷走神経を同定できる．食道の前壁と後壁には太い迷走神経のほかに細い神経が1〜2本見つかることがあり，食道の表面を横切って見える．一般に左迷走神経は食道前面の正中左側にあり，右迷走神経は食道後面の正中右側にある（**図10**）．

左迷走神経を細い鉗子で把持して周囲の組織から剝離する（**図11**）．左迷走神経は示指の鈍的剝離でも容易に食道から分離でき，通常は6cmの長さにわたって遊離できる（**図12**）．左迷走神経にクリップをつけ，長い曲のハサミを使ってできるだけ高位で切離する．胃側の断端もクリップをつけて結紮する（**図13**）．神経の断端にクリップをつけると出血が最小限に抑えられ，X線撮影したときに手術の内容を知るのに役立つ．

左迷走神経を切離したら，食道を少し回転させて左側に牽引する．示指や神経鉤で右迷走神経を食道から遊離するのは容易である（**図14**）．食道を周囲から剝離したときに神経も剝離していることがあり，神経が食道裂孔の後壁に付着しているのが見つかる．

右迷走神経は食道を盲目的に遊離したときに後方に残しやすく，食道周囲の細い神経を剝離しても太い右迷走神経を見落とすことがある．迷走神経切離が失敗して再手術になるとき，切離されずに残っている神経で最も多いのは右迷走神経である．

太い迷走神経が2本以上あることはまれでなく，迷走神経がほかにないかどうかを注意して調べる．右迷走神経は6cm以上の範囲にわたって切除する（**図15**）．右迷走神経を容易に同定・切除できても，別の神経がないかどうか食道の周囲を入念に調べる必要がある．

食道を牽引して触診し，索状物があれば剝離して切除しながら食道全周を入念に観察する．神経と思って剝離した細い索状物は小血管のことが多く，結紮が必要になる．右迷走神経を切離せずに後方に残していないことを絶対に確信できるように最終的な検索を行う．

切除片を病理医に提出し，左右の迷走神経が切離されたことを確認してもよい．食道の牽引をゆるめて正常の位置に戻し，出血がないことを確認する．食道と食道胃接合部の腹膜を縫着する必要はない．

細いS状鉤をかけて食道を左上方に牽引する．食道裂孔が広がっていたら，裂孔ヘルニア修復のときのように，非吸収糸を2〜3針かけて横隔膜脚を縫縮する（**図16，17**）．指1本か54Frの食道ブジーが通る余裕を残す．肝表面の当てガーゼを取り出し，肝左葉を正常の位置に戻す．三角間膜を縫着する必要はない．

迷走神経切離では，胃切除か後壁胃腸吻合や幽門形成によるドレナージを併施する．胃排泄がかなり遅延するので，一時的な胃瘻を造設して胃の減圧を図る．

術後管理 胃排泄が十分に回復するまで，胃の持続吸引を行う．経鼻胃管を抜去して胃拡張を生じたときは，胃の持続吸引を再開する．中等度の下痢を生じて一時的に悩むことがある．一般的なケアは通常の上腹部手術と同じである．

術後早期に一過性の噴門けいれんが4〜5日間続き，固形物を飲み込めないことがある．胃の弛緩や拡張を防ぐには，潰瘍食に準じた1日6回の分割食がよい．患者の状態に応じて制限のない自由な食事に戻す．

IV 胃と食道の手術
ESOPHAGUS AND STOMACH

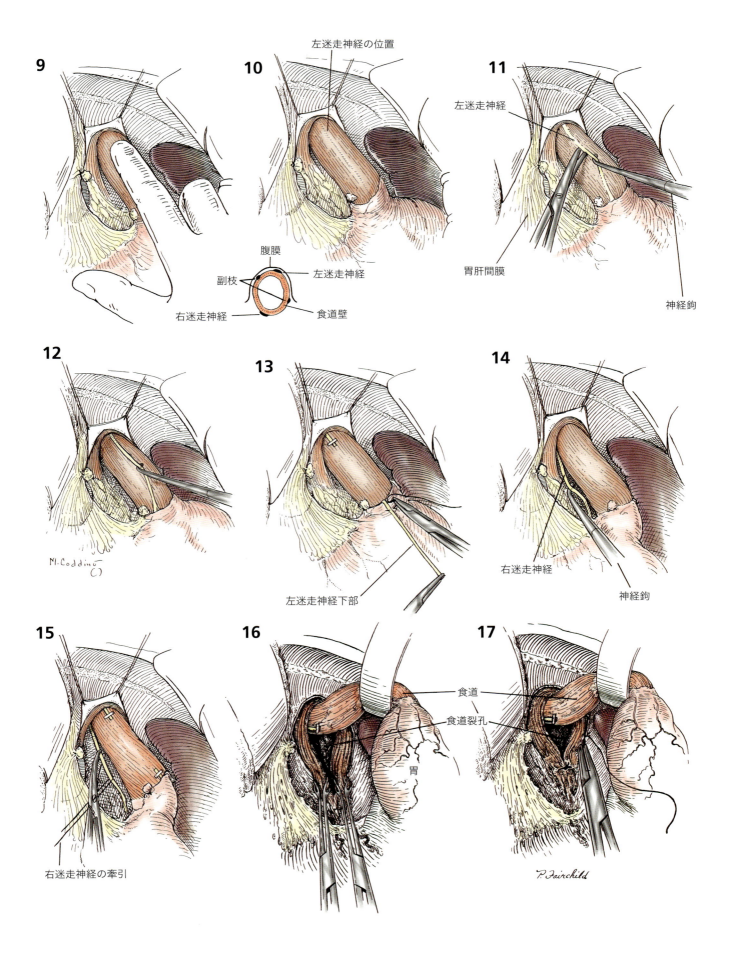

71

CHAPTER 24 胃半切除（Billroth I，手縫い）

適応　Billroth I 法の胃十二指腸吻合は正常の流れが保たれるので，最も生理的な再建法である．胃潰瘍や胃がんの手術で長く多く行われているが，十二指腸潰瘍の手術ではやや少ない．迷走神経切離と幽門洞切除を行って胃酸分泌を制御すれば，胃の半分を残せて潰瘍の再発率も非常に低い．

胃と十二指腸を十分に授動しておけば，容易に緊張なく吻合できる．栄養不良の患者でも，適切な栄養状態を保つのに必要な胃の容量を確保できる．意図的に胃の出口を縮小して幽門の大きさにすると，胃排泄が遅くなって胃切除後の愁訴が減る．

術前準備　患者の食生活を調べ，術前の体重を測り，理想体重を決める．

麻酔　気管挿管による全身麻酔を行う．

体位　仰臥位にして足側を頭側より少し低くする．胃が高位にあれば足側をさらに低くする．

手術準備　通常どおり皮膚を消毒する．

切開と露出　通常は正中切開で行う．剣状突起から臍までの距離が短いときや剣状突起が突出して長いときは，剣状突起を切除する．Billroth I 法の胃半切除は迷走神経切離をルーチンに行い，とくに十二指腸潰瘍があるときは迷走神経切離を必ず行うので，皮膚切開は肝表面の上まで延ばして余裕があるようにする．

手技の詳細　Billroth I 法は胃と十二指腸を十分に授動しておく必要がある．胃の授動は横行結腸や脾彎曲部から大網をはずし，胃底部と横隔膜の付着を剥がし，脾腎間膜を切離する．胃肝間膜の最上部で迷走神経を切離すると胃をさらに授動できる．胃は中央部で容易に切離でき，大彎は左胃大網動脈が胃に最も接近する部位で切離し，小彎は噴門から3番目の目立つ静脈の直下で切離する（**図1**）．

Billroth I 法は十二指腸の広範囲の授動が必要である．総胆管に高度の炎症があるときは，迷走神経切離に幽門形成や胃腸吻合を併施して胃を温存する方法を考慮するが，十二指腸球部が授動できそうなときは，十二指腸の外側の腹膜を切開して Kocher 授動を行う．腹膜反転部は結紮が必要な血管はなく，十二指腸を左手でつかんで内側に反転させ（**図2**），鈍的剥離で十二指腸表面の腹膜をはずす．

十二指腸下行部は中結腸動静脈が接近していることが多く，予想外の場所で遭遇することがあるので，肝彎曲部の結腸を内側下方に移動させ，中結腸動静脈を早めに同定しておくとよい（**図2**）．十二指腸と膵頭部後面を露出すると下大静脈が見えてくる．十二指腸の下行部や水平部の背側にある白く硬い付着を曲のハサミで切離し，下方に向かって Treitz 靱帯まで進める（**図2**）．

Kocher 授動を内側下方まで行い，十二指腸を完全に授動する．

Kocher 授動が終わったら，大網を横行結腸からはずす（▶ **CHAPTER 27**）．肥満の患者では，脾彎曲部と側壁の付着を切離したあと授動を始めたほうがやりやすい（**図3**）．血管がない場所を選んで脾彎曲部の上縁に沿って腹膜を切開する．左側から網嚢に入るときは，脾臓に続く組織を不用意に引っ張って脾臓被膜を破らないように気をつけ，脾摘が必要になるような厄介な出血を起こさないように注意する．

大網を横行結腸からはずしたら，迷走神経を切離する（▶ **CHAPTER 23**）．胃底部と横隔膜の付着を脾臓の上部まで広く切離すると，この領域に十分な距離が得られる．脾臓の上部の露出がむずかしいときは，右手で脾臓を下方に牽引し，左手に持った長い曲のハサミで血管がない脾腎間膜を切離するとよい（▶ **CHAPTER 90**，**図5**，**6**）．厄介な出血を生じて脾摘が必要になることがあるが，胃脾間膜を切離して初めて胃の授動が完結する．脾臓の出血は脾臓を温存する方法で止血し，できるだけ脾摘を避ける．

胃と十二指腸の授動が終わったら大網を上方に反転させ，胃後面と膵被膜に癒着があれば剥離する．胃潰瘍は膵被膜に穿通していることがあり，癒着部を母指と示指で挟むとはずすことができ，潰瘍底が膵被膜に残る．がんと鑑別するため，凍結切片用の組織を潰瘍辺縁から採取する．結腸を腹腔内に戻したら，右胃動脈と右胃大網動脈を二重結紮する（▶ **CHAPTER 26**，**図12-16**）．

ここで十二指腸を潰瘍の遠位側で切離するが，十二指腸を切離する部位の上縁と下縁で，1.0〜1.5 cm 以上の範囲で脂肪や血管をきれいにはずしておく．自動切離器か自動閉鎖器を使い，十二指腸を切離する（**図4**）．

肥満の患者では，左胃大網動脈を切離せずに分厚い胃脾間膜の最下部を切離して胃を授動するのがよい．胃脾間膜の分厚い脂肪を少しずつ丁寧に剥離すれば，脾臓を牽引せずに胃の大彎をかなり授動できる．大彎を剥離したら左胃大網動脈が胃壁に最も接近する場所を見つけ，大網を剥離して1横指の範囲だけ漿膜の脂肪と血管をきれいにする（**図4**）．牽引縫合を2本おいて切離と吻合の目印にする．

小彎の切離部は上から3番目の目立つ静脈の直下であり（**図1**），大彎と同じように1横指の範囲だけ漿膜をきれいにして牽引縫合を2本おく．大彎と小彎の1cmの剥離は，角の閉鎖に必要な漿膜面を確保するのに重要である．

どのように切離してもほとんど差がないが，自動切離器か自動閉鎖器を使うと便利である．胃を切離する前に小彎と大彎をBabcock 鉗子で把持して固定し，断端に圧挫型鉗子をかけるときに胃壁がずれないようにする．ステイプル線と切離予定線の間に 4-0 絹糸の全層縫合を全周にかけ，断端からの出血を制御し，粘膜を漿膜筋層に固定し，胃の断端をすぼめて縮める（**図5**）．

CONTINUES

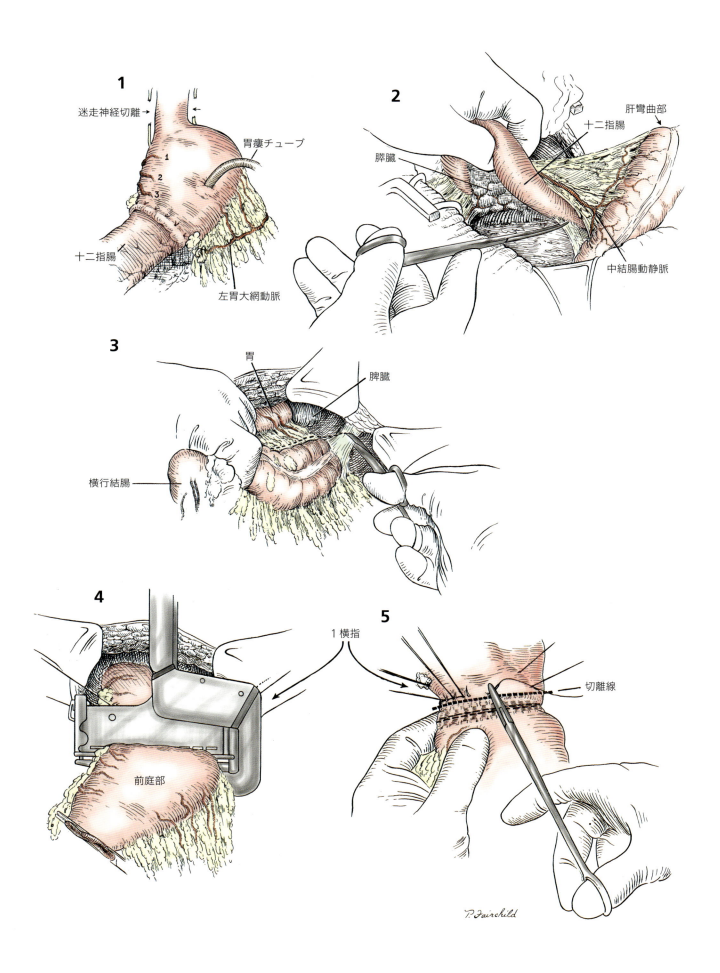

24　胃半切除（Billroth I，手縫い）

手技の詳細（続き）　吻合部を除いたステイプル線を小彎に沿って縫い込む．胃の開口を直径 2.5～3.0 cm にする（**図6**）．十二指腸との端端吻合を考えて粘膜縫合の糸を短く切る（**図7**）．胃の小彎と大彎，十二指腸の上縁と下縁をきれいにしておけば，2-0 絹糸を角に刺入するのは容易である．

角を上手に閉鎖するには，胃小彎と十二指腸上端の縫合を後壁側ではなく前壁側から始めるとよい．2-0 絹糸で結節縫合をかけて胃と十二指腸を縫着する（訳注：図では水平マットレス縫合）．胃と十二指腸は口径差があるので，胃の縫い幅は十二指腸よりも大きくとる（**図8**）．糸をかけ終わったら，小彎から大彎に向かって結ぶ．

角の縫合糸を保持したまま，3-0 絹糸か細い合成吸収糸で結節縫合を追加して粘膜を縫着する（**図9**，A-A'，B-B'）．粘膜の縫着は合成吸収糸の連続縫合でもよい．前壁の粘膜も 3-0 絹糸の結節縫合か細い合成吸収糸の連続縫合で閉鎖する．前壁の漿膜筋層は結節縫合で縫着する（**図10**）．

胃と十二指腸の吻合の運針では，胃側の縫い目を 2 つとり，十二指腸側の縫い目を 1 つにすると，糸を結んだときに胃壁が粘膜縫合部を引き込み，胃壁の袖部が十二指腸を被覆して「偽幽門（pseudo-pylorus）」になる（**図10**）．

胃側の血管茎は十二指腸の上縁では右胃動脈の結紮部に縫いつけ，下縁では右胃大網動脈の結紮部に縫いつける（**図10**，A，B）．下縁で両方の糸をそれぞれ結んで大彎の角を被覆し，上縁でも両方の糸を結んで小彎の角を被覆すると，吻合部の緊張が完全になくなる（**図11**）．

吻合口に指 1 本が容易に挿入でき，縫合線に緊張がかかっていないことを確認する．上腹部に出血がないことを確認したら，生理食塩水で十分に洗浄して閉腹する．

術後管理　腸管が回復して経口摂取が可能になるまで，バランスがとれた電解質液を静脈投与する．経鼻胃管を留置しておいてもよい．腸蠕動が戻ったら飲水を許可し，胃に貯留しないことを確認して食事を進める．

食事は軟らかい食物を 1 日 5～6 回に分けて少量ずつ摂取させ，ある程度まで全体の量を制限し，蛋白質は多く，炭水化物は少なめにする．最終的には，患者の認容度に応じて食事を制限すればよい．　　　　　　　　　　　　　　　　　　　　　■

IV 胃と食道の手術
ESOPHAGUS AND STOMACH

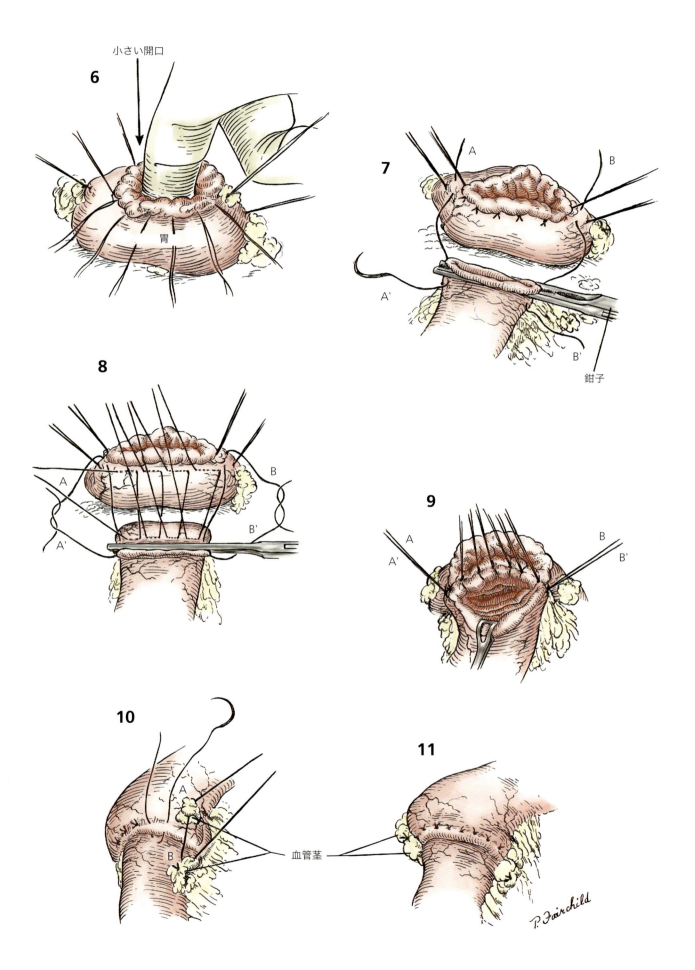

CHAPTER 25 胃半切除（Billroth I，器械）

適応 難治性の十二指腸潰瘍や胃潰瘍には，全幹迷走神経切離を伴う Billroth I 法の胃切除を行う．ほかのさまざまな理由で胃半切除したときも Billroth I 法で再建する．Billroth I 法は生理的な再建であり，術後の愁訴がほとんどなく，栄養状態も良好である．

術前準備 経鼻胃管の胃内容の持続吸引を行う．胃酸が少ない患者は胃や十二指腸に有害な細菌叢があるので，抗菌薬を投与しておく．

麻酔 通常どおり気管挿管による全身麻酔を行う．

体位 仰臥位にして軽度の逆 Trendelenburg 位（骨盤低位）にする．

手術準備 通常どおり下胸部と上腹部を除毛して消毒する．

手技の詳細 胃がんの胃半切除では，腫瘍の近位側から手の幅（7.5〜10 cm）の範囲まで切除する．病変が幽門に近いときは十二指腸を 2.5 cm 以上切除し，大網を切除して右胃大網静脈沿いのリンパ節を郭清する．

消化性潰瘍の胃半切除では，迷走神経切離（▶ CHAPTER 22，23）と胃半切除を行う．小彎の噴門から 3 本目の静脈と大彎の左胃大網動脈が最も接近する部分を結んだ線で胃を切離すると（▶ CHAPTER 26，**図 1**），幽門洞切除が完全に行え，胃液分泌の脳相と胃相を制御できる．

胃と十二指腸を広範囲に授動し（▶ CHAPTER 26），十二指腸の適切な場所に改良型 Furniss 鉗子をかけ，ポリプロピレン単糸がついた直針を挿入すると（**図 1**），自動的に十二指腸の断端に巾着縫合ができる．十二指腸を切離したら胃切離予定部の脂肪を取り除き，自動閉鎖器（TA 90）で挟んだときに前壁と後壁が密着するようにしておく．胃壁が分厚いときはステイプルの丈が高い自動閉鎖器を使い，出血があれば縫合して止血しておく．

胃の前壁を電気メスか自動切離器（GIA 60）で切開し（**図 1**），胃の切離端から 3〜5 cm ほど離れた場所で自動吻合器（EEA）が胃壁に垂直方向に挿入できるようにする（**図 2**）．胃の切離端を左側に反転し，胃切離端の中心から 3〜5 cm ほど離れた後壁を Babcock 鉗子で把持する．

適切なサイズの自動吻合器を胃に挿入し，取りはずし可能なトロッカーを胃の後壁に刺して後面に出す．トロッカーをはずしてセンターロッドにアンビルシャフトを装着し，アンビルヘッドを十二指腸に挿入し（**図 3**），十二指腸断端にかけておいた巾着縫合のポリプロピレン単糸をしっかり結ぶ（**図 4**）．

自動吻合器の手前にあるウイングナットを回し，胃と十二指腸をきちんと密着させる．安全表示窓を見て胃と十二指腸を合わせた厚さがステイプルの適正範囲にあることを確認する．安全装置をはずしてレバーを握り締めると，2 列に並んだステイプルが胃腸管壁を密着させながら，環状の刃がステイプル列の内側に入って管腔内の胃腸管壁を切除する．

吻合が終わったらウイングナットを回してアンビルをゆるめ，自動吻合器を静かに抜きとる（**図 5**）．打ち抜いた組織がドーナツ型になっているのを入念に調べ，吻合部に欠損や欠落がないことを確認する．結節縫合を追加して吻合を補強してもよい．胃壁の開口部は粘膜を合わせて自動閉鎖器（TA 60）で閉鎖する（**図 6**）．**CONTINUES**

IV 胃と食道の手術
ESOPHAGUS AND STOMACH

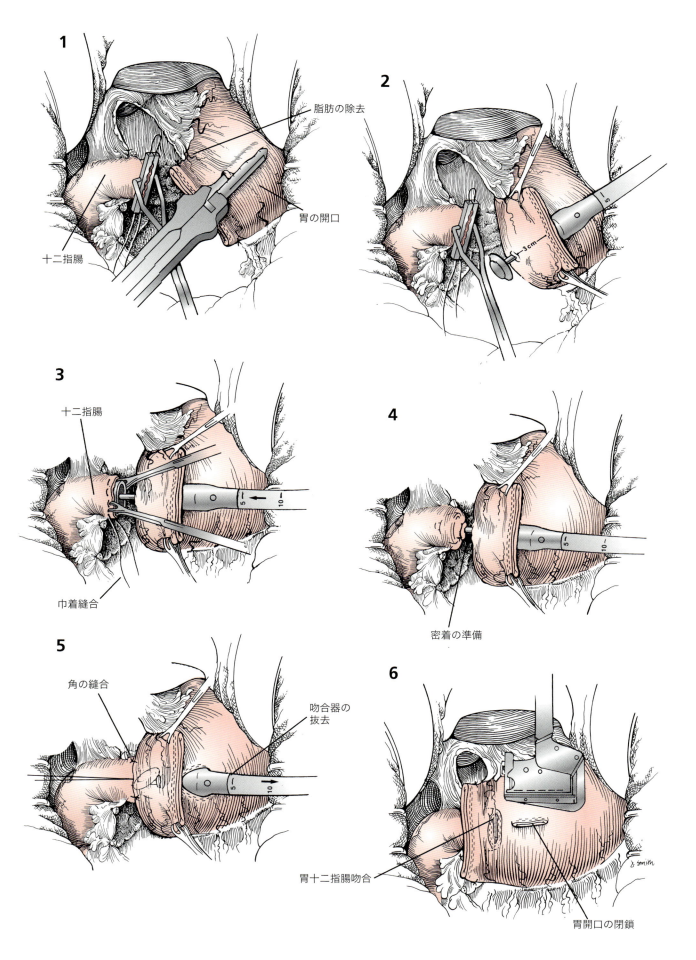

25 胃半切除(Billroth Ⅰ, 器械)

手技の詳細（続き）　別の吻合法として, 胃の近位側を切離する前に遠位側の切離端から自動吻合器（EEA）を挿入し（**図7**）, 切離予定線の近位側3cmの場所で後壁にトロッカーを刺して後面に出す. 口径器で十二指腸の口径を調べ, 28mmの自動吻合器（EEA 28）を使うことが多い.

　トロッカーをはずしてセンターロッドにアンビルシャフトを装着したら, アンビルヘッドを十二指腸に挿入し（**図8**）, 十二指腸断端にかけておいた巾着縫合のポリプロピレン単糸をしっかり結ぶ（**図9**）. アンビルと本体を密着させ, レバーを握り締めて吻合を行う.

　ウイングナットを回してアンビルをゆるめ, 片手で吻合部を固定しながら本体を前後にやさしく動かし, 自動吻合器をゆっくり抜きとる. 結節縫合を追加して吻合を補強してもよい（**図10**）. 後壁に短い縦切開をおいて吻合部を観察してもよい.

　大きい自動閉鎖器（TA 90）を装着し, 切除予定の前庭部を切離する（**図11**）. この方法では自動吻合器を挿入するための前壁の開口と閉鎖が不要である（**図12**）.

閉鎖　通常どおり閉腹する. 減圧と栄養のために細い経鼻胃管を挿入してもよい.

術後管理　水分と食事が十分に経口摂取できるまで, 体重・水分・電解質を毎日測定して記録する. 術後1日目に飲水を許可する. 腹部膨満や嘔吐を生じたときは経口摂取を制限する.　■

IV 胃と食道の手術
ESOPHAGUS AND STOMACH

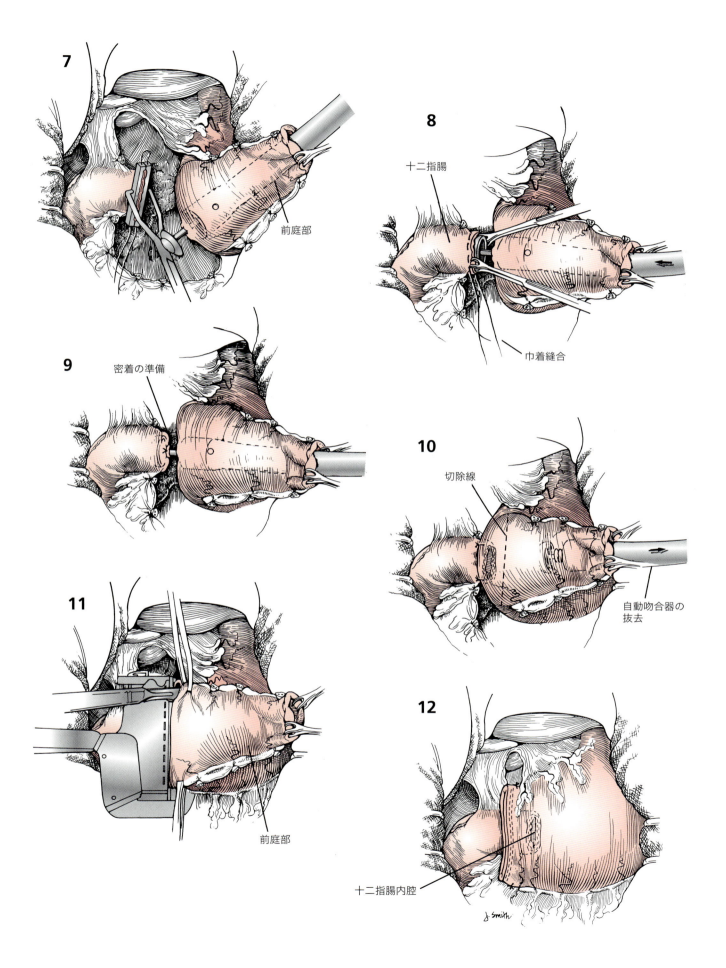

CHAPTER 26 胃切除（亜全摘）

適応　胃亜全摘が適用されるのは胃がん，集中的な薬物療法でも治癒しない胃潰瘍，悪性貧血，細胞診で悪性が疑われる病変，内視鏡と生検を繰り返しても悪性かどうかで意見が分かれる病変である．難治性の十二指腸潰瘍で胃酸の制御のために行うこともある．

　十二指腸潰瘍でやせた患者では，もっと保存的な術式を考慮する．悪性を疑って根治的な胃切除を行うときは，潰瘍部を塊状に切除して多数の凍結切片で悪性の証拠を得てから行う．

術前準備　術前準備は病変の状態と合併症によって決まる．栄養状態を改善するために十分な時間をかけ，とくに幽門狭窄があって体重減少が著しい患者は十分な時間をかける（訳注：胃がん患者は無理であろう）．

　必要に応じて輸液と電解質の補給を行い，水分と電解質のバランスを正常に戻す．上腹部の手術は術後肺合併症の頻度が高いので，待機的な胃切除は呼吸器感染症がないときに行う．すべての患者において，とくに慢性閉塞性肺疾患の患者では，積極的に肺理学療法を行い，必要に応じて気管支拡張薬・去痰薬・陽圧呼吸訓練を開始する．術前に抗菌薬を投与する．

麻酔　気管挿管による全身麻酔を行う．筋弛緩薬を利用すると深麻酔を行わずに十分な筋弛緩が得られる．硬膜外麻酔を考慮してもよく，術後の疼痛管理にも使える．

体位　原則として，平らな手術台で仰臥位にして足側を頭側より少し低くする．胃が高い位置にあれば足側をさらに低くする．

手術準備　通常どおり皮膚を消毒する．

切開と露出　剣状突起から臍まで上腹部正中切開を行う．電気メスで剣状突起を切除すれば良好な露出が得られる．自己保持型開創器か幅が広く長い牽引鉤を使い，胃肝間膜に深く入れて肝臓をよけると術野の改善に役立つ．

手技の詳細　術者は動脈の血流に注意する（図1）．胃は広範囲に血管を遮断してもとくに問題ないが，十二指腸は胃のような血管網がないことから，十二指腸断端の壊死を避けるために動脈の血流に注意する．

　胃亜全摘では小彎の血流が完全になくなり，残存する胃底部は胃脾間膜の小動脈から血流を受ける．食道切除の胃管再建で胃を胸腔内に授動するときは，右胃動脈を温存すれば幽門や胃下部小彎の血流が保たれ，右胃大網動脈の血流を温存すれば大彎の血流が保たれる．

　血流支配は胃の切除範囲を決める目印としても使われる．小彎で食道から3番目の太い静脈があるところと，大彎で左胃大網動脈が胃壁に最も接近するところを結ぶ線で切離すると約50％の胃切除になり，左胃動脈と左胃大網動脈を根部で結紮して小彎の最上部で切離すると約75％の胃切除になる（図1）．

　胃がんが疑われるときにリンパ節転移があるかどうかを決めるには，主な胃のリンパ流を熟知しておく必要がある．転移リンパ節をすべて摘出するには，小彎と大彎からできるだけ離れたところまでリンパ節を郭清する．

　胃がんのリンパ節転移には傾向があり，胃小彎リンパ節（**A**），幽門下リンパ節（**B**），大網付着部リンパ節（**C**）に転移しやすい（図1）．一般的には，食道まで小彎の大部分，幽門から2.5 cmまでの十二指腸，大彎と大網を切除する．

　胃がんが脾臓に直接浸潤していなければ，脾臓を摘出することはない．日本の熟練外科医は大動脈周囲のリンパ節郭清や門脈領域のリンパ節郭清が有効であることを示してきたが，拡大リンパ節郭清の有効性は賛否両論ある（訳注：傍大動脈リンパ節郭清の有効性は日本の臨床試験で否定された［N Engl J Med 2008；359：453-62］）．

　手術に先立ち，外部画像（CT，MRI，PET）と内部画像（EUS）を調べ，切除不能の浸潤や転移を探す．切除できそうな患者でも40％は隠れた播種や転移があるので，腹腔鏡（▶ CHAPTER 13）で観察や生検を行って評価する．播種や転移があれば治癒切除から除外するが，閉塞や出血に対する緩和手術は除外されない．

　腹腔鏡検査で禁忌の所見がなければ，開腹して病変部の視診と触診を入念に行う．肝臓・脾臓・膵臓などの周囲臓器に浸潤や固着がないかどうかを調べる．胃肝間膜を開いて網嚢内を調べ（図2），胃後壁が膵臓や結腸間膜に固着していないかどうかを調べ，中結腸動静脈に浸潤していないかどうかを探る．

　肝左葉・脾門部・膵体尾部に浸潤があっても，腹膜播種や遠隔転移がなければ胃と一塊に切除できる．広範囲に転移があって幽門狭窄を生じそうなときは，過激な拡大切除を避けて単純な胃空腸吻合を行うのがよい（訳注：腹膜播種が高度の場合は何もしないほうがよい）．

　胃亜全摘を行えると判断したら，予備的に十二指腸のKocher授動を行い（図3-5），あとで行う操作に役立てる．幽門領域では，十二指腸をBabcock鉗子で把持して下方に牽引し（図3），肝十二指腸間膜領域では，十二指腸周囲の索状物を切離して総胆管を露出しておくと，十二指腸断端を内反しやすく，総胆管をいつでも確認できる（図6）．

　十二指腸と幽門を周囲から授動したら，幽門上の胃肝間膜の血管がない部分に右手の示指を挿入し，Penroseドレーンかガーゼテープを誘導し，大彎沿いの血管がない部分に引き出し，胃の牽引に利用する（図7．訳注：図では左手の示指と中指でガーゼテープを誘導している）．**CONTINUES ▶**

Ⅳ 胃と食道の手術
ESOPHAGUS AND STOMACH

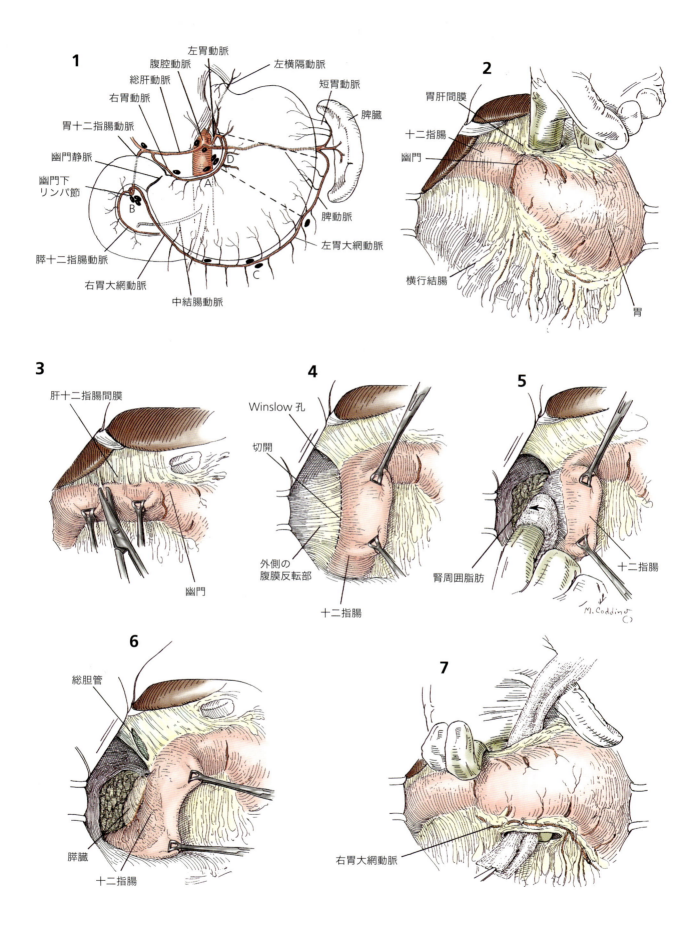

26 胃切除（亜全摘）

手技の詳細（続き）　胃がんでなければ，大彎に沿って右大網動静脈の近くで胃結腸間膜を切離する．胃結腸間膜の裏で大彎に沿って手指を広げると血管を同定しやすく，小さい曲の鉗子2本で把持して正確に切離できる（図8）．胃を上方に牽引して胃の裏側に左手を挿入するときは，すぐ近くに中結腸動静脈があるかもしれないので損傷しないように注意する（図9）．

胃結腸間膜の切離を胃脾間膜の近くまで進める．切除範囲によっては胃脾間膜も切離し，広範囲胃切除（75～80%）では，胃脾間膜の近くまで大彎を遊離する．左胃動脈は根部で結紮しており，左胃大網動脈と1～2本の短胃動脈を胃脾間膜内で切離すると，残胃は残った短胃動脈の血流で栄養される（図10）．胃半切除では，大彎は左胃大網動脈が胃壁に最も接近するところで切離し，小彎は前壁の上から3番目の太い静脈の直下で切離する．

肥満の患者は胃脾間膜が著しく肥厚しており，結紮する血管が非常にわかりにくいが，胃結腸間膜の血管を大彎の近くで何度も挟んで結紮するのではなく，CHAPTER 27のように，大彎から離れて大網を切除すれば，結紮が必要な血管はほとんどない．脾彎曲部の周辺の側腹壁から大網の付着を切離すると，大彎をさらに遊離できる．

胃や大網を引っ張って脾臓の前縁に続く索状物や被膜に緊張がかかると，厄介な脾臓の出血が起こる．持続性の出血を制御するには，止血ガーゼや縫合修復に固執するよりも脾摘を行ったほうが安全であるが，若い患者で脾臓を温存するときは，避けた被膜を修復する努力を惜しまず，凝固剤塗布・被膜縫合・大網縫着を行って全力で修復する．別の方法として，局所に止血シートを当ててしばらくガーゼで包んでおくと，うまく止血できる．

血管がない部分で脾結腸間膜の切離を延ばすと，胃の大彎をさらに授動できる（▶ CHAPTER 90，図5-7）．実際，脾腎間膜を外側で切離すると脾臓をかなり広く授動でき，胃底部と一緒に術野に引き出せ，高位胃切除で胃空腸吻合を行うときの露出が容易になる．授動後の脾床部に出血があれば電気メスで丁寧に止血する．

胃大彎の切離予定部で1横指分だけ漿膜の脂肪を除去し，絹糸で大彎に牽引縫合をおくと，胃の切離で最後に鉗子や自動切離器をかけるときの目印になる（図11，▶ 87ページ，図30）．大彎の牽引縫合は，あとで吻合の準備で胃を操作するときも，周囲の血管の損傷を避けるのに役立つ（図11）．

胃結腸間膜を幽門まで切離するときは，胃を上方に牽引しておく．胃下部のがんでは，幽門下リンパ節を摘出するのに幽門から3～5 cmの距離を保つ．十二指腸下部の周囲では止血鉗子で盲目的に挟んで上膵十二指腸動脈を損傷しないように注意する．十二指腸は豊富な血管網がなく終末動脈で栄養されているため，注意して血管を温存する．右胃大網動静脈は丁寧に脂肪を除去して確実に結紮する（図12）．

大彎の血管を結紮・切離したら，十二指腸球部の上部にある血管や付着を切離する．幽門と十二指腸上部の遊離はむずかしく，とくに後壁の大きい十二指腸潰瘍が穿通しているときは非常にむずかしい．十二指腸の上縁と下縁のどちらから剝離を始めたらよいかを事前に決めることはできない．

幽門に浸潤する胃がんは十二指腸にも浸潤している可能性があるので，十二指腸を少なくとも3 cm切除する．さらに拡大リンパ節郭清を行い，幽門下リンパ節や門脈周囲リンパ節を摘出して大網を切除する（▶ CHAPTER 27）．

肝十二指腸間膜の最内側部で右胃動脈を切離するが，集束結紮を避け，小さい曲の止血鉗子で小さく繰り返し挟むのがよい（図13）．鉗子をかけるときは，肝十二指腸間膜の総胆管や血管の位置を正確に同定しておく．鉗子で挟んだ組織を結紮・切離すると十二指腸をさらに授動でき，十二指腸側の吻合部の血管が同定できる．**CONTINUES ▶**

Ⅳ 胃と食道の手術
ESOPHAGUS AND STOMACH

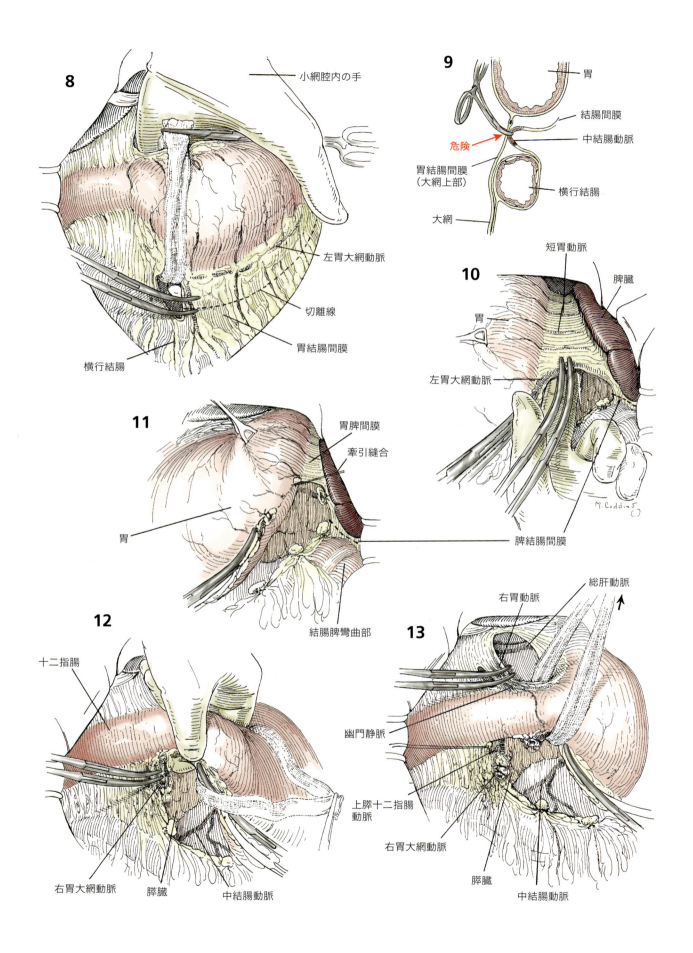

26 胃切除（亜全摘）

手技の詳細（続き）　十二指腸の上縁と下縁で温存した動脈の近くに絹糸の牽引縫合をかけておくと（**図14**），十二指腸に自動切離器や細長い血管鉗子をかけるときに役立つ．幽門の近くの血管を結紮・切離し，胃を持ち上げて十二指腸球部と膵臓の癒着を剝がす（**図14**）．横行結腸を腹腔内に戻して術野から引き下げる．

十二指腸の準備しておいた場所に細い非圧挫型の血管鉗子（Potts鉗子）をかけ，胃にはKocher鉗子をかける（**図15**）．自動切離器か自動切断器を使ってもよい．必要に応じて長い鉗子を胃にかけて胃内容の漏出を避ける．牽引縫合と血管鉗子の間は十二指腸の上縁と下縁で漿膜の露出が1cm以上になるようにする．十二指腸断端を安全に閉鎖するには漿膜の露出が重要であり，漿膜の露出が1cm以上とれないときは，邪魔になる血管の付着部に小さい曲の鉗子をかけて切離・結紮する．

十二指腸をメスで切離したら，胃を左側に牽引する．十二指腸断端を右側に牽引し，後壁の漿膜の露出が十分かどうかを調べる．血管鉗子から1cm以上の範囲で十二指腸を膵臓から剝離し，あとで行う漿膜縫合がよく見えるようにする．血管の付着部に鉗子をかけて結紮するときは胃十二指腸動脈に注意する（**図16**）．膵炎を起こすので，止血の縫合を深くかけてはいけない．

十二指腸断端の閉鎖法はいろいろあるが，しっかり閉鎖することが大切である．十二指腸断端の破裂は胃の手術の致命的な合併症としてまれではなく，原因は十二指腸の露出不足，とくに上縁の露出が不十分なときであるが，もっと多いのは慢性十二指腸潰瘍の炎症性変化に伴う技術的に困難な状態である．

十二指腸潰瘍によるクローバー（葉）変形は，十二指腸壁の上縁を越えて憩室のように突出している．断端を確実に閉鎖するには修復や切除が必要であり，十二指腸の修復や切除ができないときは，粘膜の内反は困難である．

Potts鉗子をはずす前に，鉗子の近くで十二指腸の上縁と下縁をBabcock鉗子で把持する（**図17**）．血管鉗子をはずしたら，出血している血管の先端を2～3本のBabcock鉗子かAllis鉗子で把持する（**図18**）．

十二指腸の断端を4-0絹糸の結節縫合か吸収糸の連続縫合で閉鎖する（**図19**）．2-0絹糸でマットレス縫合を加え，閉鎖した粘膜を内反させたら，十二指腸前壁を膵臓に向かって引き下げる（**図20**）．上縁と下縁の露出した漿膜を利用し，漿膜の結節縫合を内反させる．

十二指腸断端の閉鎖を補強する最後の手段として，十二指腸の前壁と膵被膜の表面を結節縫合で縫着してもよい（**図21，22**）．とくに十二指腸後壁の潰瘍で炎症があるときは，前壁と膵被膜に結節縫合をかけて断端を補強する．十二指腸の断端を閉鎖するときは，ときどき総胆管を視野に入れて位置を確認し，断端の埋没に伴う総胆管の屈曲・損傷・閉塞が誤って起こらないように注意する．**CONTINUES**

IV 胃と食道の手術
ESOPHAGUS AND STOMACH

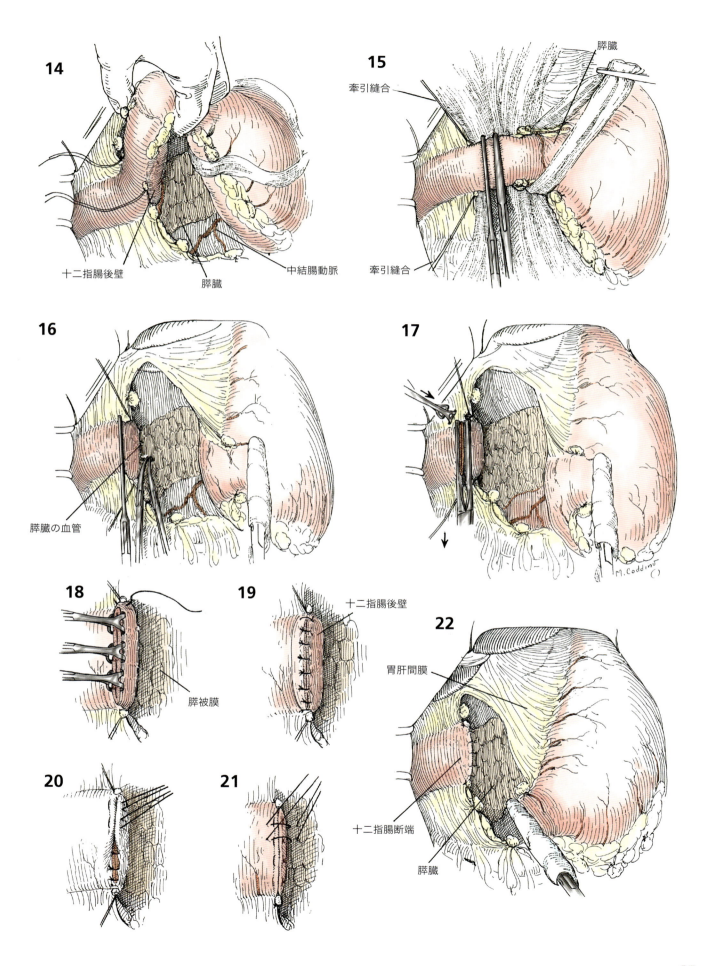

26 胃切除（亜全摘）

手技の詳細（続き） 胃切除の重要な局面に小彎の処置がある．胃肝間膜は非常に薄く，小彎から一定の距離は血管がない．胃肝間膜を2本の小さい曲の鉗子で挟んで切離する（図23）．胃がんのときは，できるだけ肝臓の近くで切離し，小彎の転移リンパ節をすべて摘出できるように食道の近くまで切り上げる．胃肝間膜の最上部には，結紮が必要な太い血管があるかもしれないので，鉗子で挟んで切離する．

左胃動脈は腹腔動脈から出て胃に直接に入るので，胃肝間膜を切離しても切離されない（図24，25）．左胃動脈を結紮するかどうかは胃の切除範囲によって決まり，胃がんの根治的胃切除では左胃動脈を結紮して胃を高位で切除する．脂肪や血管の集束結紮は小彎の閉鎖や吻合の準備として不適切であり，肥満の患者では危険である．

左胃動静脈は胃壁に達すると小彎の前後で1対の分枝に分かれて胃壁に入る（図24）．左胃動静脈の分枝は個々に結紮・切離する前に直角鉗子を通しておく（図25）．小彎の前後壁にある太い血管を結紮し，胃壁表面を下行する血管も結紮する（図26，27）．やせた患者は胃壁表面を下行する血管を避けながら，小さい曲の鉗子を前面から後面の指に向かって通すと，容易に集束結紮ができる．

貫通縫合で牽引縫合をおき（図27，A），前壁漿膜と後壁漿膜を縫着すると，小彎が腹膜で覆われた強固な表面になり，あとでこの部分に重要な縫合をおくときに役立つ．4～5cmの範囲で小彎の脂肪を除去し，太い血管を胃壁の表面で挟んで結紮する．安全に吻合するには，漿膜の表面が滑らかでないといけない（図27）．

腹腔動脈周囲のリンパ節郭清や大動脈周囲のリンパ節郭清は，この時点で行ってもよく，左胃動脈を根部で結紮・切離したあとで行ってもよい（図28）．近位側の血管の切離や処理には，自動切離器や自動切断器を使ってもよく，適切な長さのステイプルを選んで行う．

胃がんで高位胃切除（小彎側胃全切除）を行うときは，小彎からできるだけ離れたところで左胃動脈を切離するのがよい（図29）．左胃動脈を含む柱状の構造物を周囲組織から剥離するときは注意が必要である．左胃動静脈は太いので，中枢側に二重に鉗子をかけておき，貫通縫合で結紮する．左胃動脈の処理は小彎への分枝を別々に結紮するより根部で結紮したほうがずっと簡単である．

左胃動脈を結紮・切離したら，食道胃接合部に近い場所で小彎に吻合の準備を行う（図29）．残胃が小さくても，左右迷走神経を切離して胃底部と脾腎間膜に付着する腹膜を切開すると，術野に胃を授動できる．残胃への血流は短胃動脈から十分に供給され，ときには脾動脈から分枝した後胃動脈からも供給される．露出が不十分なときは，胃底部を授動しておくと吻合がやりやすい．

吻合法にかかわらず，小彎と大彎の牽引縫合の近くで漿膜を1横指分きれいにしておく（図30）．小彎の漿膜をきちんと縫着するには，通常1～2針の追加が必要である．これで自動切離器や自動切断器を装着して胃を切除する準備が完成する．胃の切離部に圧挫型鉗子や自動縫合器を装着するとき胃壁がねじれないように，前もってAllis鉗子かBabcock鉗子で小彎と大彎を把持して胃壁を固定しておく（図30）．

胃切除後の再建法は，Polya法（▶ CHAPTER 28），Hofmeister法（▶ CHAPTER 29），BillrothII器械法（▶ CHAPTER 30）などがあるが，Roux-en-Y法（▶ CHAPTER 33）がよい（訳注：外国の臨床試験やメタ分析ではRoux-en-Y法に利点があるが，日本の臨床試験ではRoux-en-Y法はBillrothI法と同等である〔Ann Surg 2009；249：189-94，Hepatogastroenterology 2011；58：1413-24，World J Surg 2012；36：632-7，Ann Surg Oncol 2013；20：1591-7，Surgery 2014；155：424-31〕）． ■

Ⅳ 胃と食道の手術
ESOPHAGUS AND STOMACH

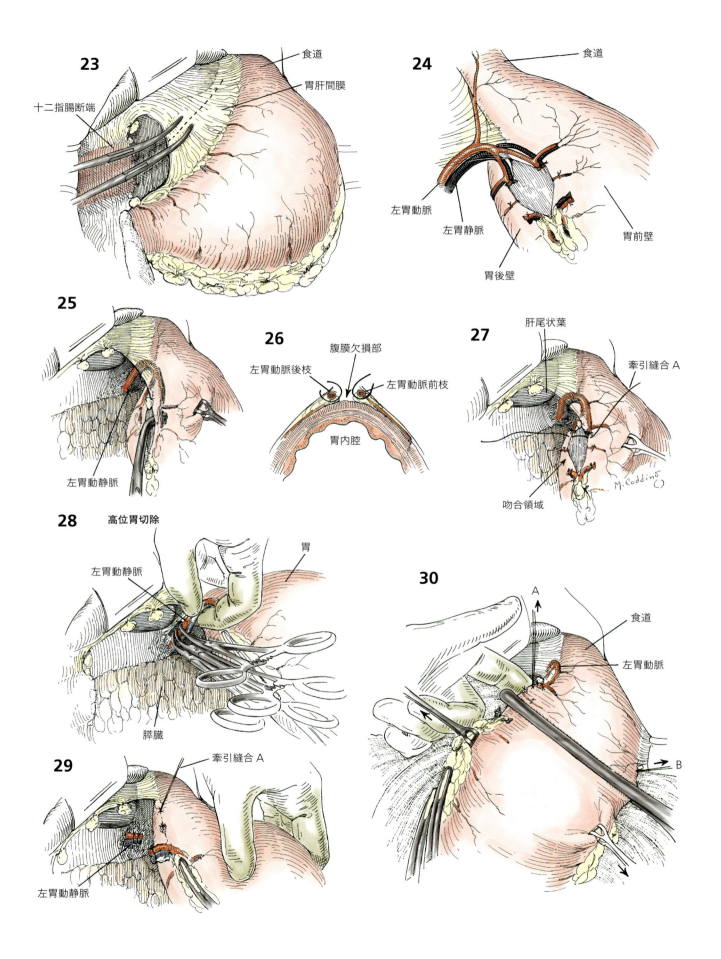

CHAPTER 27 胃切除（亜全摘），大網切除

適応 胃がんの手術では，大彎のリンパ節を完全に摘出するために大網を切除したほうがよく，大網に播種していることがあるので大網を切除したほうがよい．大網の切除は容易であり，胃結腸間膜を大彎近くで切離するより手技的に簡単である（▶ CHAPTER 26，図8-10）．胃切除を適用した疾患と関係なく，常に大網切除を行う外科医もいる．

手技の詳細 横行結腸を腹壁外に引き出し，術者と助手が大網をまっすぐに持ち上げる（図1）．大網の右側から切離を始め，Metzenbaum剪刀で後壁ヒモの近くを切離する．腹膜付着部の切離はメスや電気メスのほうがやりやすい．血管がない薄い腹膜の層が見えると手早く切離できる（図1-3）．大網を持ち上げたままガーゼで鈍的剥離を行い，横行結腸を下に払って大網からはずす（図2）．剥離を進めると前壁ヒモの領域に小血管が4〜5本あるので結紮・切離する．

血管がない薄い腹膜の層が結腸の上方に出現するので，切開して網囊に入る（図4，5）．肥満の患者では，脾臓の直下で大網と側腹壁の付着を前もって切離しておくと腹膜の切開が容易になる．脾彎曲部の上縁がはっきり見えるときは，脾結腸間膜を切開して結腸の横から網囊に入る（図6）．横行結腸間膜と胃結腸間膜は密着していることがあるので，脾臓被膜と中結腸動静脈を損傷しないように保護する．剥離を左側に進めて胃結腸間膜を切離すると，胃の大彎の血管を適切な高さで切離できる（図6）．

膵上縁で脾動静脈を結紮して脾臓を摘出したほうが容易なことがあり，とくに胃がんが脾臓に浸潤しているときは脾臓を摘出したほうが容易である．ただし，左胃動脈を根部で結紮したときは脾臓を摘出すると残胃への血流が危機的な状態になって胃全摘が必要になることを知っておく必要がある．

胃がんのときは，膵頭部を覆う大網を切除して幽門下リンパ節を摘出する（図7）．十二指腸壁に接近するときは小さい曲の鉗子を使い，中結腸動静脈が胃結腸間膜に密着している可能性があるので注意し，鉗子で挟まないようにする．注意を怠ると厄介な出血が起こり，結腸への血流が危機的な状態になる． ■

IV 胃と食道の手術
ESOPHAGUS AND STOMACH

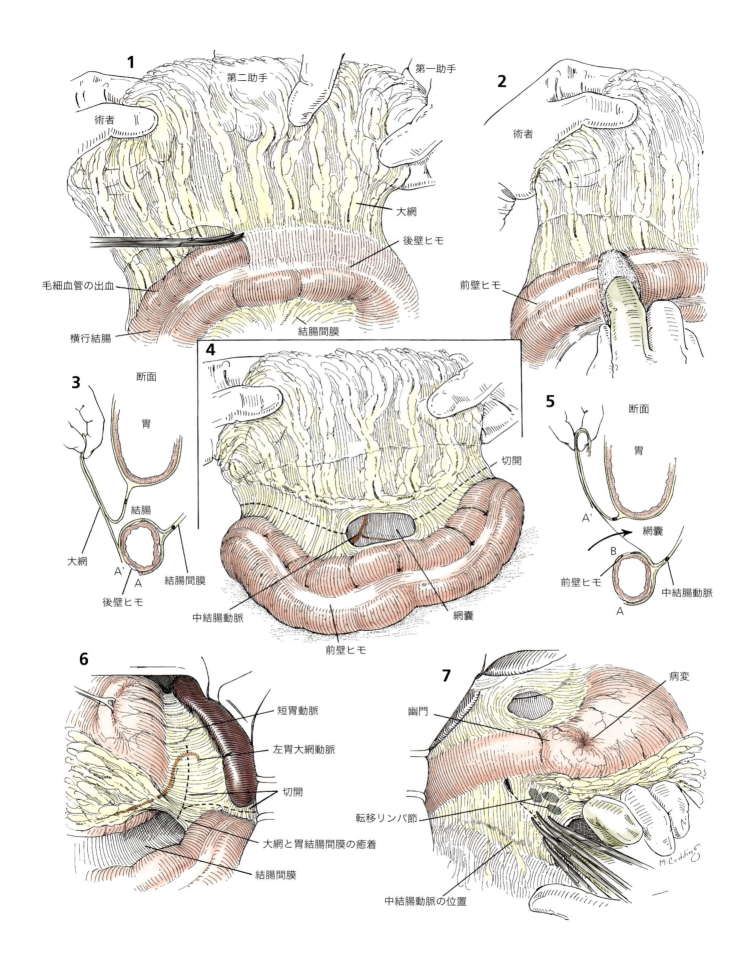

89

CHAPTER 28 胃切除（Polya）

適応　Polya 法は広範囲胃切除で最もよく行われている安全な再建法の 1 つであり，胃潰瘍にも胃がんにも適用される．

手技の詳細　Polya 法が終了したときの臓器の位置を示す（**図 1**，訳注：Polya 法を正式に表現すると，結腸後経路で順蠕動の全胃空腸端側吻合）．原則として空腸を胃の断端の全体に吻合するが，経路は結腸前でも結腸後でもよい．結腸後経路では，中結腸動静脈の左方で Treitz 靱帯の近くにあけた結腸間膜の穴を通して空腸ループを持ち上げる（**図 2**）．

結腸前経路では，横行結腸の前を通すのに脂肪に富む大網をはずして長い空腸ループを使う．潰瘍に対する胃酸の制御で胃切除を行ったときは，空腸ループが長いと吻合部潰瘍を生じやすいので，結腸後経路で輸入脚を短くする．

空腸を Babcock 鉗子で把持したら，結腸間膜にあけた穴を通して持ち上げ，近位側が胃の小彎になるように並べる（**図 2**）．Polya 法は胃の断端の全長を空腸に吻合するが，別の方法である Hofmeister 法は胃の断端の一部を空腸に吻合する（▶ CHAPTER 29）．

2-0 絹糸の結節マットレス縫合を密にかけ，胃断端のステイプル線に近い場所で胃後面に空腸ループを縫着する（**図 3**）．後壁の縫合には胃の大彎と小彎も含めておき，あとで大彎と小彎の角を閉鎖するときに縫合が不安定にならないようにする．

大彎の糸（**A**）と小彎の糸（**B**）を切らずに残して牽引に使う（**図 4**）．胃断端のステイプル線をハサミか電気メスで切り取ったら，空腸を指で押し広げて縫着線の近くを切開し，胃の開口の長さに合わせて縦長に開口する（**図 5**）．

両角に Allis 鉗子をかけて胃と空腸を密着させたあと，合成吸収糸の連続縫合で胃と空腸の粘膜を縫着する（**図 6**）．直針か曲針の両端針で後壁の中央から両角に向かって連続縫合を始め，かがり縫い（running suture）かロック式（interlocking）の連続縫合で閉鎖する．

角の部分を Connell 縫合で内反させて前壁に進み，最後に中央の内側で糸を結ぶ（**図 7**）．3-0 絹糸の結節縫合で粘膜を縫着する方法もあり，前壁は Connell 縫合で閉鎖して結び目が内側になるようにして閉鎖する．

前壁の漿膜を 2-0 絹糸の結節マットレス縫合で縫着する（**図 8**）．最後に吻合口の上端と下端にマットレス縫合を追加して補強し，吻合部に緊張がかからないようにする（**図 9**）．結腸後経路のときは，結腸間膜の血管に注意しながら，結節マットレス縫合で吻合部を結腸間膜に固定する（**図 10**）．

閉鎖　通常どおり閉腹し，ドレーンは留置しない．

術後管理　患者が覚醒したら半 Fowler 位（半座位）にする．術中の出血量で貧血があれば，輸血して補正する．肺合併症が多いので，患者を座らせて咳をさせる．状態がよければ手術翌日に離床させ，24 時間経過後に水分を少量ずつ与える．胃の持続吸引を 4〜5 日間行い，腸管が回復した臨床徴候がみられたら終了する．

経鼻胃管を抜去したら胃切除後食事療法を開始し，刺激のない流動食から 1 日 6 回の分割食まで少しずつ上げる．カフェイン・多量の砂糖・炭酸が入った清涼飲料水は避ける．理想体重より少ない患者は脂肪食を毎日とるように指導する．食事摂取と体重を最初の 1 年間は頻繁に評価し，その後は間隔をあけながら 5 年以上続ける．■

IV 胃と食道の手術
ESOPHAGUS AND STOMACH

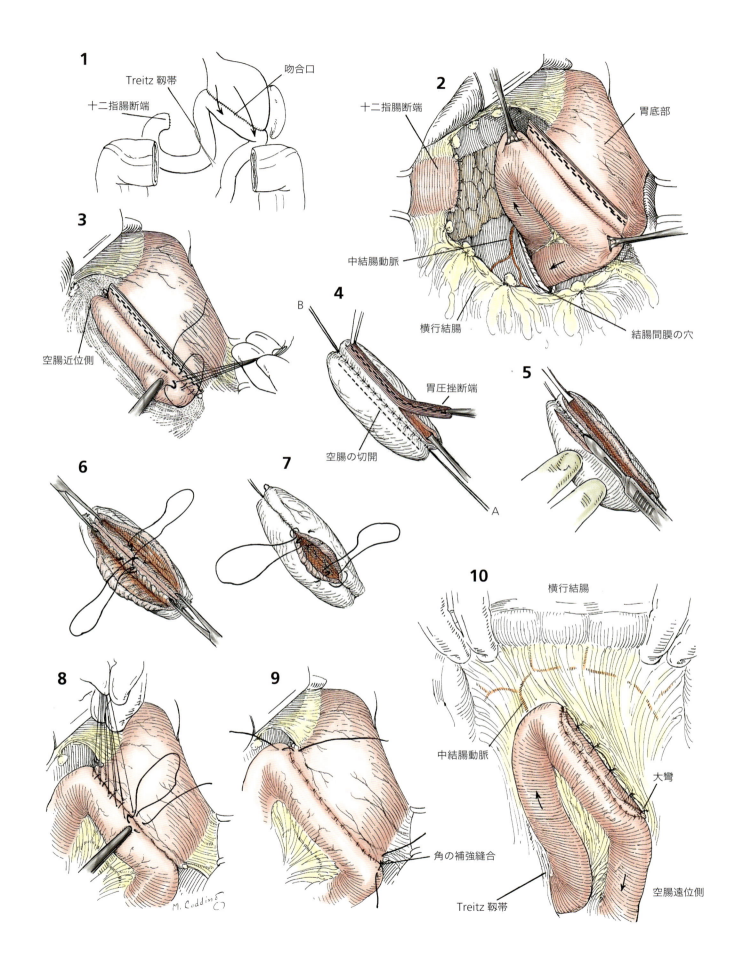

CHAPTER 29 胃切除（Hofmeister）

手技の詳細　Hofmeister 法が終了したときの臓器の位置を示す（図 1．訳注：Hofmeister 法を正式に表現すると，結腸後経路で順蠕動の半胃空腸端側吻合）．空腸ループを結腸前経路で持ち上げ，胃の小彎側半分を閉鎖して大彎側半分に胃空腸吻合を行い，小彎から大彎まで全長に空腸を縫着する（図 1）．

Hofmeister 法は小彎を安全に閉鎖できるので高位胃切除の再建によく，食事による空腸の急激な膨張を和らげることもできる．空腸は結腸後経路で中結腸動脈の左側にあけた結腸間膜の穴から上げてもよい（▶ CHAPTER 28，図 2）．残胃が小さいときに胆汁の逆流を避けるには，ときに Roux-en-Y 法を考慮する（▶ CHAPTER 33）．

胃小彎側の閉鎖はいろいろな方法がある．自動切離器や自動切断器を使うことが最も多く，吻合するときにステイプル線を切除する．自動切離器や自動切断器を使えないときは，古くて有用な道具に Payr 鉗子があり（図 2），胃壁が袖状に飛び出るのがよい．

大彎側のステイプル線を Babcock 鉗子で把持し，吻合口を 2 横指の大きさにする（訳注：図 3 では 3 横指）．曲針つきの合成吸収糸で連続縫合を行い，鉗子を越えて飛び出している粘膜を小彎から大彎に向かい，吻合口の上縁を決めている Babcock 鉗子がある場所まで閉鎖する（図 3）．3-0 絹糸の結節縫合で閉鎖してもよい．

圧挫型鉗子をはずして胃壁に腸鉗子をかける．2-0 絹糸の結節マットレス縫合を漿膜にかけ，胃の粘膜縫合部やステイプル部を内反させる（図 4）．小彎の端で漿膜にきちんと縫合糸がかかっていることを確認する．糸は切らずに残し，空腸を胃閉鎖部の前壁に縫着するのに利用する．

小彎側の閉鎖が終わったら，Treitz 靱帯に近い空腸を結腸前か結腸後で持ち上げ，胃に接近させる．空腸ループはできるだけ短くするが，吻合部に緊張がかからない程度にする．空腸に腸鉗子をかけたら，空腸の近位側を胃の小彎に縫着する．胃の吻合部にも腸鉗子をかけるが，残胃が小さく高位で吻合するときは腸鉗子をかけなくてもよい．

2-0 絹糸の結節マットレス縫合を後壁の漿膜にかけ，空腸を胃断端の全長に固定すると，空腸の屈曲や吻合部の緊張が避けられ，小彎側の閉鎖部を後方から補強できる（図 5）．後壁の漿膜縫合が終わったら，Babcock 鉗子で把持していた圧挫部やステイプル線をハサミで切り取り，出血部位を結紮する（図 6）．胃壁に腸鉗子をかけていなかったときは，経鼻胃管で胃内容を吸引しておく．

無傷針がついた吸収糸で空腸と胃に連続縫合をかけて粘膜を縫着する（図 7）．3-0 絹糸の結節縫合で粘膜を縫着してもよい．Connell 縫合を使って両角と前壁の粘膜を内反させる（図 8）．閉鎖部から大彎側の吻合部に向かって，前壁の漿膜に結節マットレス縫合をかけ，小彎と大彎の角に結節縫合を追加して補強する．

胃の小彎側の閉鎖部に残しておいた長い糸を利用するときは，バネ耳のフランス針をつけて縫合する．胃壁の糸を切って新しい非吸収糸で縫合してもよく（図 9），胃の小彎側の閉鎖部に空腸を縫着して前方から補強してもよい．

吻合口の開存度と空腸間膜にかかる緊張度を調べ，空腸ループの裏で横行結腸の位置を整える．結腸後経路のときは，吻合部付近の胃壁を結腸間膜縁に固定する．

閉鎖　通常どおり閉腹し，やせた患者や悪液質の患者は減張縫合を追加する．

術後管理　CHAPTER 28 を参照．　■

IV 胃と食道の手術
ESOPHAGUS AND STOMACH

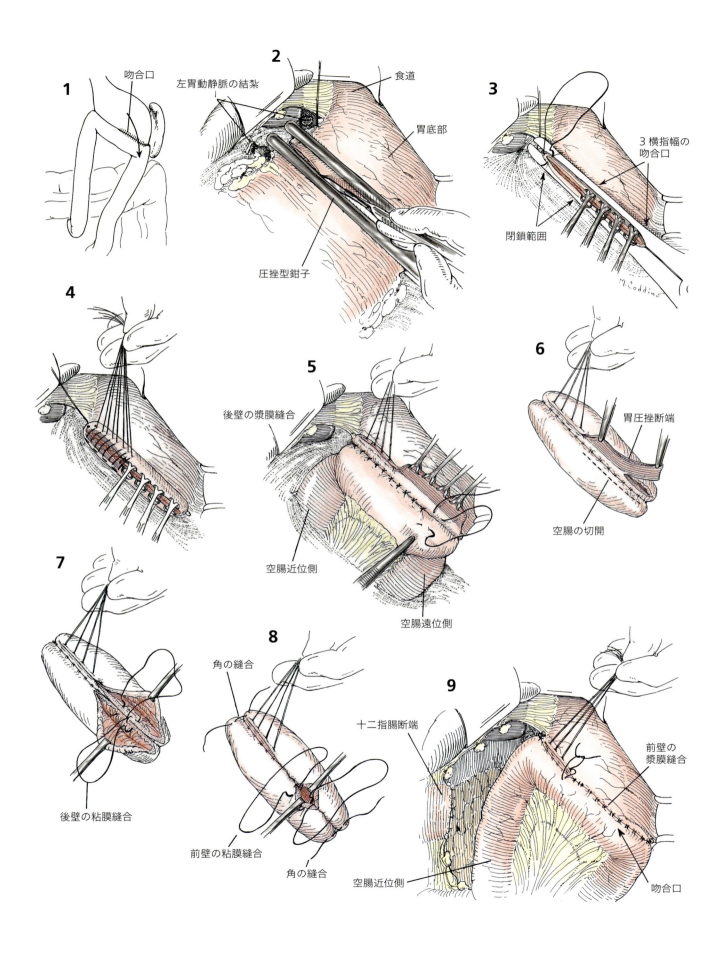

CHAPTER 30 胃半切除（BillrothⅡ，器械）

適応 BillrothⅡ法は，胃がんの胃切除で最もよく行われる再建法の１つであり，潰瘍治療で胃酸分泌を制御するときにも利用される．胃の切除範囲はいろいろで，2/3〜3/4 が多い．左右胃動静脈を結紮すると 75％以上の胃切除になり，残胃は胃脾間膜の短胃動脈から血流を受ける．

胃体部に浸潤する胃がんは小彎リンパ節を食道の高さまですべて摘出し，大網を切除して右胃大網動静脈の周囲にあるリンパ節も摘出する．幽門に近い胃がんは十二指腸を幽門から 2〜3 cmほど切除する（▶ CHAPTER 26）．残胃が小さく胃粘膜の断端に食道が近接しているときは，器械吻合ではなく手縫い吻合で再建する．

広範囲の腹部手術の既往や大きな塊状の腫瘍がなければ，腹腔鏡手術を考慮する．

麻酔 気管挿管による全身麻酔を行う．

体位 仰臥位にして中等度の逆 Trendelenburg 位（骨盤低位）にする．

手術準備 通常どおり下胸部と上腹部を除毛して消毒する．

切開と露出 上腹部正中切開を行う．胃を高位で切除するときは，剣状突起を切除して三角間膜を切離し，肝左葉を遊離して右側に折り曲げる．

手技の詳細 胃がんの場合は，肝彎曲部と脾彎曲部を含む横行結腸から大網全体を遊離する（▶ CHAPTER 27）．技術的には，前述の方法で大網を切除したほうが容易である．十二指腸の長さが十分なら，上縁と下縁を部分的に遊離しておくと，自動切離器（LDS）や自動閉鎖器（TA 30，TA 55）で切離した十二指腸断端の授動や縫合がしやすい．

自動閉鎖器を使って幽門や十二指腸を閉鎖したあとにメスで切離したときは，ステイプル線の直下に Kocher 鉗子をかけておく（図 1）．十二指腸の後壁に穿通性潰瘍があるときは，潰瘍底が穿孔すると漏れを起こすので，十二指腸にはできるだけ触れない．

胃の切離を行う部分で小彎と大彎の脂肪を取り除き，自動切離器や自動閉鎖器を装着する準備を行う．分厚い胃や浮腫状の胃に合わせて，適切な長さのステイプルを選択して使う．経鼻胃管を引き上げたら，自動閉鎖器（RLG 90）を装着する（図 1）．

切除胃側の小彎と大彎から直の Kocher 鉗子をかけ，自動閉鎖器の溝にメスを入れて胃を切離する．ステイプル線の出血は縫合止血で制御する．胃の切除範囲と迷走神経切離の有無は，胃切除を適用した疾患によって決まる．

Treitz 靱帯直下の空腸を使い，胃に持ち上げられる十分な長さが必要であるが，極端に長いループは避ける．結腸後経路のときは，中結腸動静脈の左で結腸間膜の血管がない部分にあけた穴を通して持ち上げるが，結腸前経路を選ぶ外科医が多く，空腸ループが短くてすむように，脂肪が多くて厚い大網は切除したり分離したりする．

残胃と空腸の吻合はいろいろな方法がある．胃断端の全長を使った吻合では，空腸ループをステイプル線の近くの前壁や後壁に器械で吻合するが，通常は空腸の近位側を胃の小彎に固定して胃の後壁に自動切離器で吻合する（図 2）．

胃を閉鎖したステイプル線から 3 cm ほど近位側の胃の後壁に空腸を縫着し，Babcock 鉗子か支持縫合で空腸と胃壁を並べて固定する．胃の大彎と空腸ループにメスか電気メスで小孔をあけ，自動切離器のブレードを挿入する（図 2）．吻合口の大きさは，ブレードを挿入する長さで決まる（図 3）．

自動切離器を作動させたあと，ブレードを開いて抜去する．ステイプル線の出血を調べ，出血があれば数針かけて制御する．開口創を支持縫合か Allis 鉗子で引き寄せておき（図 4），自動閉鎖器で閉鎖する（図 5）．

出血があれば結節縫合を追加して止血する．空腸の近位側を胃の小彎に縫着して吻合部に緊張がかからないようにする．吻合部の開存度を指診で調べ（図 6），経鼻胃管を空腸の遠位側まで引き込み，術後早期の減圧に使い，1〜2 日以内に腸管の蠕動が回復したら，流動食の投与に利用する．

閉鎖 通常どおり閉腹する．

術後管理 循環血液量を回復させ，水分と電解質のバランスを維持する．24 時間以内に少量の飲水を許可し，早期離床を促す．胃排泄の証拠があれば，すぐに経鼻胃管を抜去する．■

Ⅳ 胃と食道の手術
ESOPHAGUS AND STOMACH

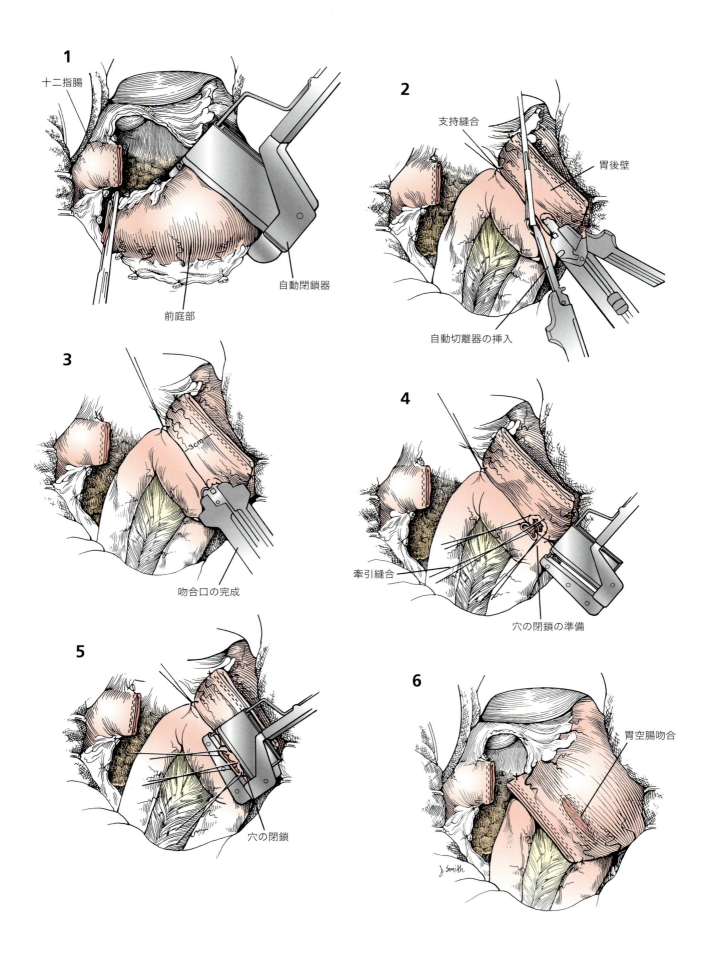

CHAPTER 31 胃全摘（手縫い）

適応　胃全摘は進行胃がんに適用する．肝転移・Douglas窩転移（Schnitzler転移）・腹膜播種があれば，根治的な手術は適用しない．脾臓・膵体尾部・横行結腸などの周囲臓器は合併切除することがある．

膵島非β細胞腫瘍に関連した難治性潰瘍で膵腫瘍や肝転移が切除できず，薬物療法で制御できないときに適用することもある（訳注：膵腫瘍に関連した空腸多発潰瘍の2症例を初めて連名で報告したのが本書の著者2人のそれぞれの父親であり，Zollinger-Ellison症候群＝ガストリン産生膵内分泌腫瘍である［Ann Surg 1955；142：709-23]）．

術前準備　電解質を補正し，循環血液量を回復させる．結腸浸潤が疑われるときは，機械的前処置で腸管をきれいにしておく．輸血ができるように準備しておく．

麻酔　気管挿管による全身麻酔を行う．

体位　苦痛がない仰臥位にして足側を頭側より少し低くする．

手術準備　乳頭から恥骨結合まで除毛し，胸骨部・胸部下部・腹部全体を消毒する．胸骨正中切開や左連続開胸が必要なときは，胸部を高位や左側まで広く消毒しておく．

切開と露出　初めに腹腔鏡診断を行い，切除不能の転移や播種を除外する（▶CHAPTER 13）．腹腔鏡検査で異常所見がなければ，剣状突起から臍まで正中切開を加える（図1，A-A'）．胃や肝臓の視診と腹腔全体の触診を行うために小開腹する．進行胃がんは転移や播種が多く，胃全摘の禁忌でないことを確認するまで，剣状突起上部から臍左下部までの長い切開は行わない（図1）．

剣状突起を切除して露出を広げてもよく，剣状肋骨角からの動脈出血は2-0絹糸の貫通縫合で止血し，胸骨断端に骨蝋を塗布する．胸骨下部正中を開き第4肋間に切開を延ばすこともある．食道と空腸を安全に吻合するには十分な露出が必要である．

手技の詳細　小彎の高位に浸潤する胃がんは，肝転移・腹膜播種・Douglas窩転移がなければ胃全摘を行うが（図2），胃の後面をよく見て，膵臓・結腸間膜・太い血管などの周囲組織に浸潤がないことを確認する（図3）．

大網を上方に反転させ，横行結腸を腹腔から引き出し，結腸間膜の浸潤の有無を調べる．がんが膵臓や太い血管に浸潤・固着しておらず自由に動くことを触診で確認し，左胃動静脈領域に浸潤がないことを確認する（図4）．

肝彎曲部と脾彎曲部を含む横行結腸から大網全体を遊離する．横行結腸を下方に引っ張り胃を上方に持ち上げると，右胃大網静脈と中結腸静脈の交通枝が見えるので結紮し，厄介な出血が起こるのを防ぐ．鋭的剝離と鈍的剝離を行って膵頭部や肝彎曲部の大網を遊離し，膵頭部や十二指腸から大網を授動する．

網嚢を探ったあと胃を授動して操作を進める．大きながんが膵体尾部・横行結腸・腎臓に浸潤していても，限局性の浸潤であれば拡大切除が可能なこともあり，場合によっては肝左葉切除が必要になる．

胃がんを完全に切除するには，幽門静脈から2.5～3cmまで十二指腸を切除する（図2，点線）．幽門下リンパ節は転移がまれでないので，右胃大網動静脈を十二指腸壁から離れたところで二重結紮して切除範囲に含める（図5）．**CONTINUES ▶**

Ⅳ 胃と食道の手術
ESOPHAGUS AND STOMACH

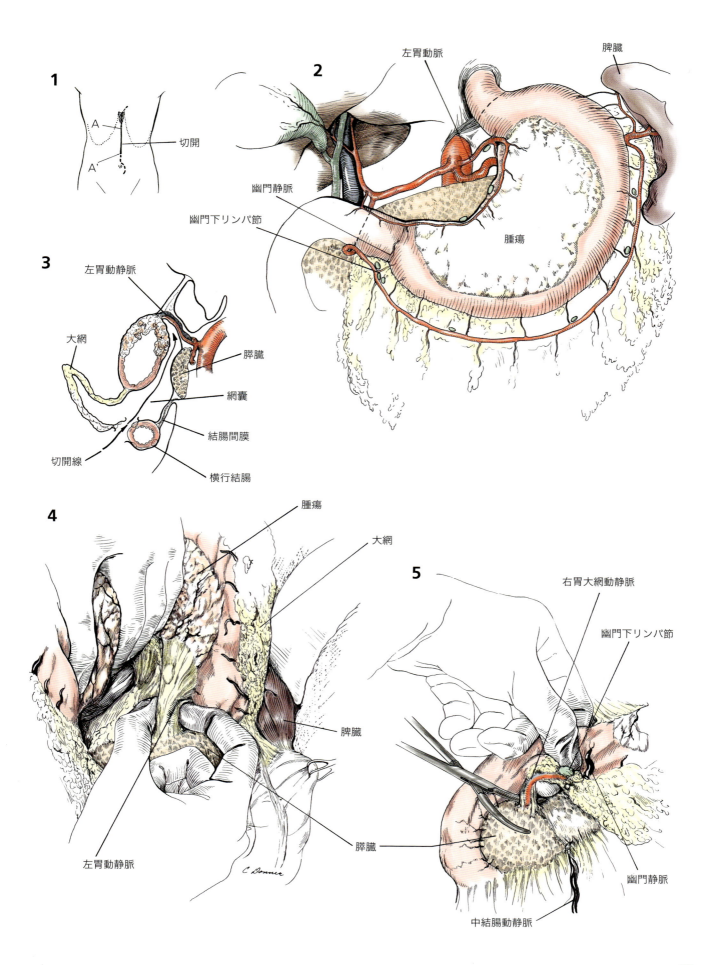

31 胃全摘（手縫い）

手技の詳細（続き）　十二指腸球部の上縁にある右胃動静脈を鈍的剥離で遊離し，十二指腸壁から離れたところで二重結紮する（**図6**）．門脈領域リンパ節を触診して転移を調べ，郭清するときは胃十二指腸動脈・固有肝動脈・門脈・総胆管を慎重に同定して温存する．薄い胃肝間膜をできるだけ肝臓の近くで切離し，下横隔動脈の分枝がある上方の肥厚部まで進める．

幽門の十二指腸側には非圧挫型鉗子をかけ，胃側にはKocher鉗子のような圧挫型鉗子をかける（**図7**）．自動切離器や自動閉鎖器で切離してもよい．鉗子をかけたときは十二指腸をメスで切離する．十二指腸の後面を膵周囲から十分に遊離し，下部は血管が4〜5本入っているので十分に遊離する（**図8**）．

十二指腸の断端が広い範囲で遊離できても，十二指腸液が逆流して食道炎を起こすので，十二指腸を食道に吻合しないように注意する．鉗子をかけてメスで切離したときは，十二指腸断端を1層縫合か2層縫合で閉鎖する．自動切離器や自動閉鎖器で切離したときは，ステイプル線を縫い込む．

食道と胃底部を露出させて正中に授動する．術者は右手で肝左葉をつかみ，三角間膜の下に入れた示指で上方に圧力をかけて肝臓と間膜の境界を同定しながら，左手に持った長い曲のハサミで肝左葉を支持する血管のない三角間膜を切離する（**図9**）．肝左葉の先端の出血を制御するのに縫合が必要になることがある．

肝左葉を入念に触診して転移がないことを確認したら，肝左葉を上方に折り曲げて湿ったガーゼで包み，大きいS状鉤をかける．この時点で，皮膚切開の上方への延長や剣状突起の切除が必要かどうかを考える．

下横隔動脈の分枝が走行する胃肝間膜の最上部を鈍的剥離で遊離する．胃肝間膜の肥厚した部分のできるだけ肝臓側に直角鉗子を2本かけて切離し，2-0絹糸の貫通縫合で結紮する（**図10**）．胃底部と横隔膜基部の間や食道前面の腹膜の切開線を示す（**図10**）．**CONTINUES** ▶

Ⅳ 胃と食道の手術
ESOPHAGUS AND STOMACH

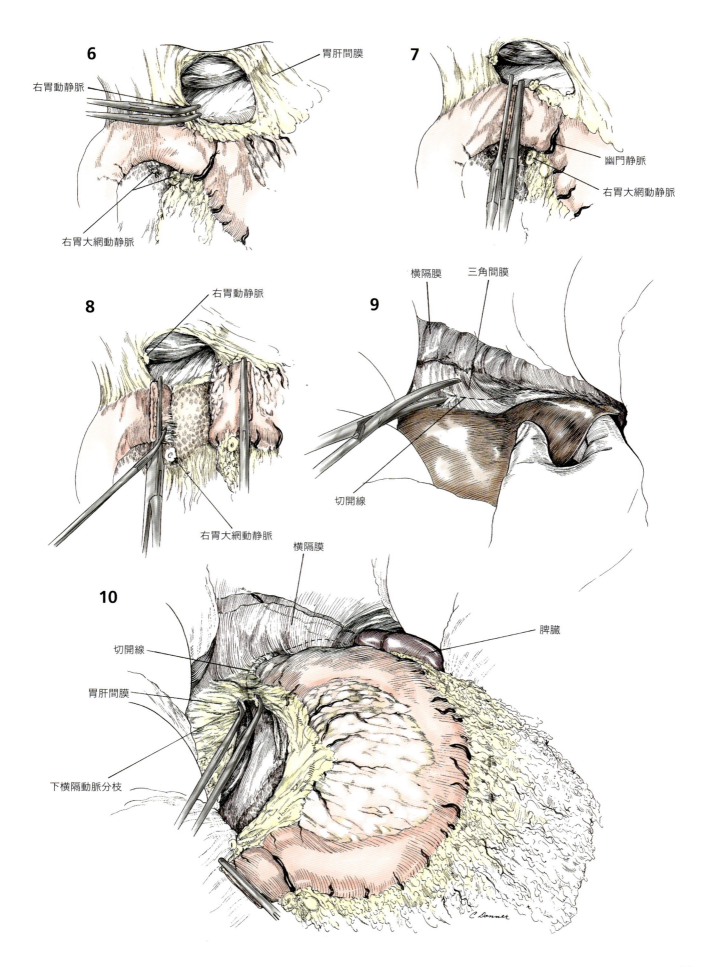

31 胃全摘（手縫い）

手技の詳細（続き）　食道前面の腹膜を切離して出血部位を入念に結紮する．胃底部と横隔膜基部の間の腹膜も切離して4～5本の小血管を結紮する．迷走神経切離のときのように（▶ CHAPTER 23），食道下部を指で剝離して周囲から遊離し，迷走神経を切離して食道を腹腔内に授動する．

鈍的剝離と鋭的剝離を行って左胃動静脈を周囲組織から露出したら（**図11**），左胃動静脈の全周を示指で触れてリンパ節転移があるかどうかを入念に調べる．左胃動脈の根部に短い曲の鉗子を2本かけ，3本目の鉗子を胃壁の近くにかけて切離する．

左胃動脈は根部を結紮したあと末梢側に貫通縫合をおいて切離するが，別の方法として，血管用の自動切離器を使って切離してもよい．胃小彎にある左胃動静脈の分枝も結紮すると，食道胃接合部が露出しやすくなる．腫瘍の位置や触診の所見によって，腹腔動脈リンパ節や傍大動脈リンパ節の郭清を行うかどうかを決める．

腫瘍が胃中部の大彎側にあるときは，近接する所属リンパ節を一塊に摘出するため，脾臓と膵体尾部を合併切除することがある．脾臓を摘出するかどうかは，腫瘍の位置や進展と脾臓被膜の浸潤や損傷によって決める．脾摘のときのように（▶ CHAPTER 90），脾臓を残すときでも胃脾間膜を切離し，左胃大網動静脈を二重結紮する．大彎を食道まで遊離するとき，大彎の近くには胃底部に入る血管が4～5本ある．

麻酔科医はときどき胃内容を吸引し，胃を上方に牽引したときに生じる食道への胃内容の逆流を防ぎ，食道を切離したときに起こる腹腔の汚染を防ぐ．十二指腸断端は2層に閉じる（▶ CHAPTER 26，**図19**）．内層は3-0絹糸のConnell型の結節縫合で閉鎖し，外層は3-0絹糸のマットレス縫合で内反する．十二指腸の閉鎖は自動切離器や自動閉鎖器で行ってもよい．

胃全摘後の再建法はたくさんあるが，食道は胃や腸と解剖学的に異なり，取り扱いがむずかしいことを知っておく．1つは食道に漿膜がないことであり，縫合するときに縦走筋や輪状筋が裂けやすい．もう1つは腹腔内に伸びるように見えても，胃を切離すると胸部内に引っ込んで適切な長さを保つのがむずかしいことである．

食道の露出が不十分なときは，剣状突起の追加切除や胸骨切開を行って，第4肋間に切開を延ばすことをためらってはいけない．食道のねじれや引っ込みを防ぐため，食道壁の前後と左右を横隔膜脚に軽く縫着してもよく（**図12**），内腔に貫通しないように運針し，1-0絹糸を2～3本かけて食道の後方にある横隔膜脚を合わせる（**図12**）．

食道空腸吻合をやりやすくする方法がいくつかある．1つは後壁の縫合が終わるまで胃を切離せず牽引に使う方法であり，胃を反転させて食道の後壁を切離したら，まず後壁の縫合を行い，そのあと前壁を切離して胃を摘出する．もう1つは食道に改良型のPace-Potts鉗子のような非圧挫型の血管鉗子をかけて縫合する方法である．

食道壁は裂けやすいので，縫合糸で固定しておくとよく，食道切離予定部の近位側で粘膜と筋層を縫着し，筋層がほつれないようにする．4-0絹糸のマットレス縫合を全周に全層性にかけて外科結びで結紮し（**図13**），角の縫合（A，B）は食道と空腸を吻合するときに食道のねじれを防ぐのに使う（**図14**）．

この縫合糸と胃の間で食道を切離する（**図15**）．まず経鼻胃管を吸引して切離時の汚染を防ぐ．そのあと食道下部に引き抜き，食道の胃側に鉗子をかける．食道胃接合部に浸潤するような近位側の胃がんのときは，腫瘍から4～5 cmほど離して食道を切除する必要がある．横隔膜脚から2.5 cm以上の食道を引き出せないときは，緊張がない安全な吻合を行うために縦隔下部を露出する．**CONTINUES ▶**

Ⅳ 胃と食道の手術
ESOPHAGUS AND STOMACH

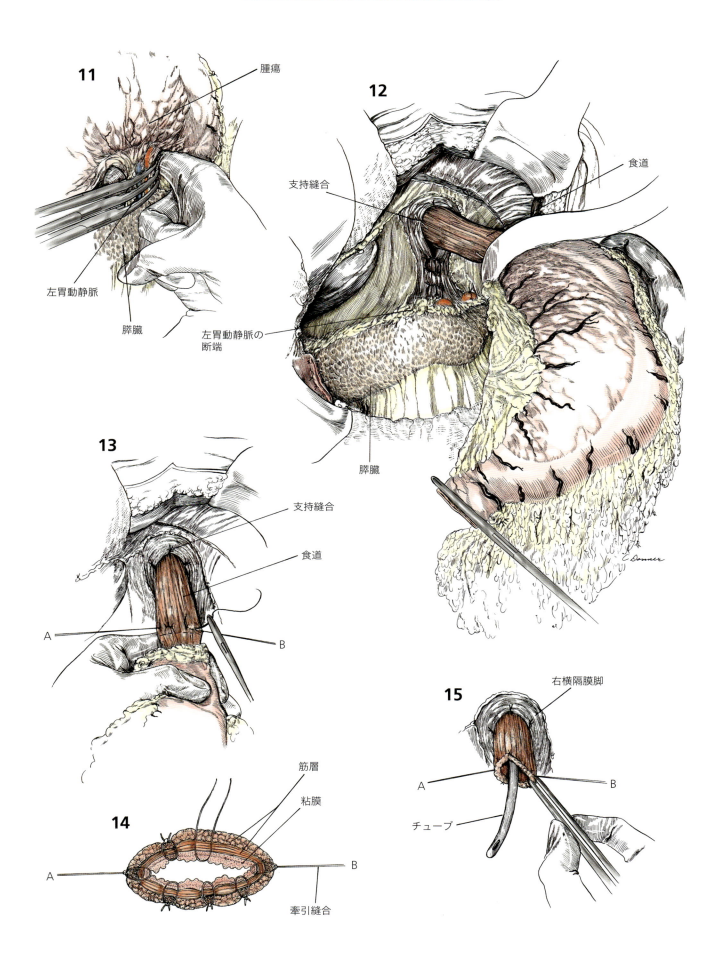

101

31 胃全摘（手縫い）

手技の詳細（続き） 空腸ループを授動し，余裕をもって食道断端に容易に届くようにする．空腸ループは中結腸動静脈の左にあけた結腸間膜の穴を通して持ち上げる．Treitz 靱帯周囲を授動し，空腸が横隔膜まで届いて食道に容易に吻合できるようにする．吻合が終わったときも，腸間膜が適切な状態かどうかを確認する．

胃全摘後の栄養状態がよく，愁訴が少ない再建法がいくつかある．よく使われるのは食道空腸吻合部に大きい空腸ループを設ける方法であるが，胆汁の逆流やアルカリ食道炎を防ぐのに使われるのは Roux-en-Y 法である．食道と十二指腸を空腸で間置する方法は，逆蠕動の短い空腸で間置する方法もあるが，満足する結果は得られず，通常は行われない．

Roux-en-Y 法では，初めに Treitz 靱帯から 30 cm ほど離れた部位で空腸を切離する．空腸を腹腔外に挙上し，ライトで透視して腸間膜の血管アーケードが透けて見えるようにする（**図 16**）．2〜3 本のアーケードを切離し，血流がなくなった領域を切除する（**図 17**）．

切離した遠位側の空腸（Y）を中結腸動静脈の左にあけた結腸間膜の穴を通して持ち上げてみる．空腸先端が食道後方の横隔膜脚まで容易に持ち上がらないときは，結腸間膜の切開を追加する．端端吻合と端側吻合のどちらが安全かつ容易であるかを決め，端側吻合のときは空腸の断端を 3-0 絹糸の 2 層縫合か自動切離器や自動閉鎖器で閉鎖する（**図 18**，**19**，訳注：器械吻合のときは閉鎖しない）．

空腸の先端を中結腸動静脈の左にあけた結腸間膜の穴を通して持ち上げる（**図 20**）．空腸間膜の屈曲やねじれが生じないように注意し，結腸間膜の開口縁に空腸を縫着してすき間を完全に閉じ，内ヘルニアが起こらないようにする．空腸間膜と後腹膜の間のすき間も，血管を損傷しないように表面に結節縫合を軽くかけて閉鎖する（訳注：結腸間膜の縫着や閉鎖は吻合後に行ってもよい）．

空腸の長さを再度調べ，4〜5 cm 以上の長さの空腸脚が食道後方の横隔膜基部に容易に持ち上がることを確認する（**図 21**）．腸間膜基部の腹膜後に減張切開を加えると，空腸の授動が 4〜5 cm ほど長くなる．血管アーケードの上下で腹膜を切開し，腸間膜縁に向かって放射状に短い切開を数本加えると，さらに距離が長くなる．図では空腸断端は右向きにしているが，実際は左向きにすることが多い．**CONTINUES ▶**

Ⅳ 胃と食道の手術
ESOPHAGUS AND STOMACH

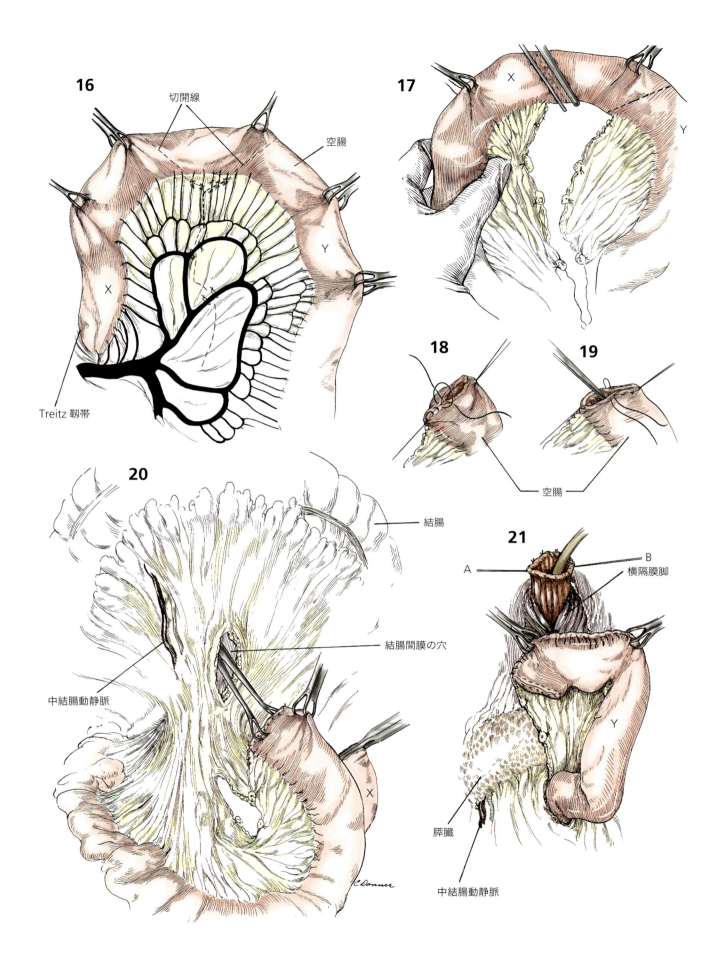

103

31 胃全摘（手縫い）

手技の詳細（続き）　食道の両側と後方で 2-0 絹糸の結節縫合をかけて空腸を横隔膜に縫着する（**図22**）．食道空腸吻合部に緊張がかからないようにするには，空腸脚を横隔膜に縫着することが重要である．

　縫着した糸をまとめて結んだら，食道と空腸の両側に角の縫合をおく（**図23，C，D**）．閉鎖するときは空腸の露出面をすべて使う傾向があるので，できるだけ空腸の腸間膜側に結節縫合をおき，食道壁を空腸の上部に縫着する．

　食道壁と空腸の漿膜に 2-0 絹糸のマットレス縫合を 3〜4 針かけ，両側の角の縫合（**図23，C，D**）の間を完全に埋める（**図24**）．空腸にあける穴が大きいと粘膜が脱出して食道粘膜との正確な吻合がむずかしくなるので，空腸に緊張をかけながら縫合糸の近くに小さい穴をあけ，切開が大きくなならいように注意する．

　粘膜の閉鎖は空腸切開部の角から内反縫合で開始し（**図25，E，F**），4-0 絹糸の結節縫合で後壁の粘膜を閉鎖する（**図26**，訳注：**図28** で示されるように，粘膜の閉鎖は全層縫合で行う）．経鼻胃管を空腸内に挿入して吻合部に通しておくと，前壁の粘膜を閉鎖するための Connell 型の内反縫合がかけやすい（**図27**）．残りの縫合を後壁と同様に行い，空腸を横隔膜・食道壁・食道粘膜に縫着すると，3 層縫合が完成する（**図28**）．**CONTINUES**

IV 胃と食道の手術
ESOPHAGUS AND STOMACH

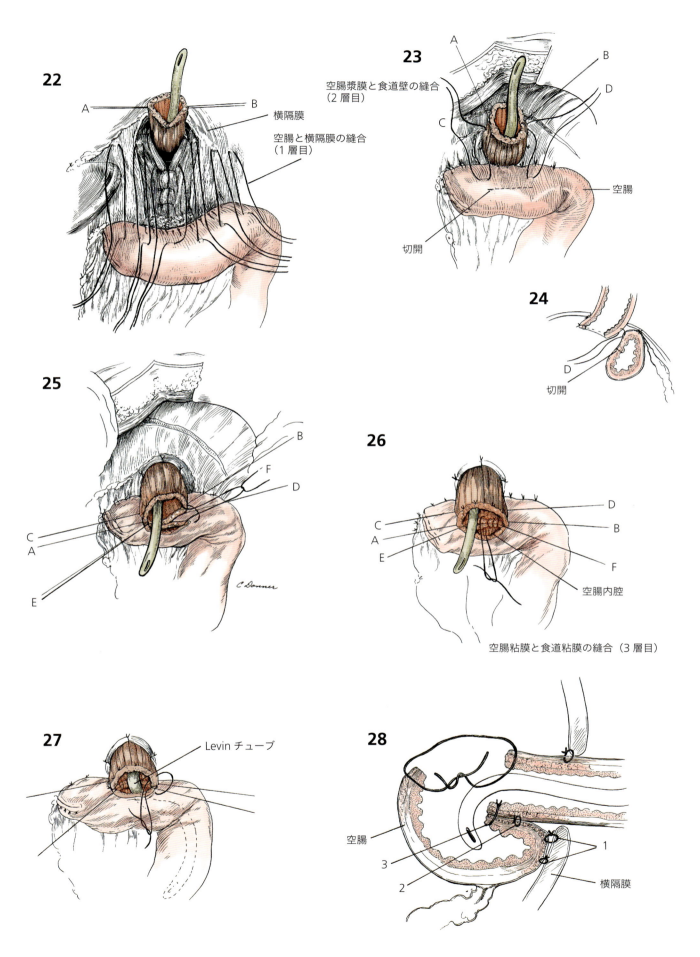

105

31 胃全摘（手縫い）

手技の詳細（続き）　3-0絹糸の結節縫合を食道と空腸にかけて前壁の2層目の縫合を行う（図29）．最後に迷走神経切離と食道授動のときに切開した腹膜を引き下ろして吻合部にかぶせ，3-0絹糸の結節縫合で空腸に縫着すると（図30），吻合部の前壁全体が保護され，弱い吻合部に緊張がかからないようになる（図31）．

経鼻胃管を結腸間膜通過部より深いところまで挿入し，空腸の屈曲を防ぐ．腸間膜縁と後腹膜に細い糸を多数かけてすき間を閉じ，腸間膜の屈曲による血流障害が生じないようにする（図31）．膵臓や腸間膜血管にかけないように注意し，ときどき空腸の色調を見て十分な血流があることを確認する．

近位側の空腸（▶ 103ページ，図16，17，21，Y）の断端を遠位側の空腸（▶ 103ページ，図16，17，20，X）の適切な場所に吻合する（図32）．4-0絹糸の2層縫合による端側吻合か，自動切離器による側側吻合である．

吻合部の裏の腸間膜のすき間を結節縫合で閉じ，内ヘルニアが起こるのを防ぐ．これでRoux-en-Y法による再建が完成する（図33）．外科医によっては自動吻合器で食道空腸吻合を行うが，どのような吻合であっても，結節縫合で角を補強して空腸を横隔膜に縫着することが大切である．

術後管理　吻合部を越えて深くまで挿入していた経鼻空腸チューブの吸引を続ける．手術翌日に離床させ，活動度を少しずつ上げる．術後24時間経過したら制限つきで飲水を許可する．水溶性造影剤で透視を行って吻合不全がないことを確認したら，経口摂取を開始する．

胃全摘後は少量の食事を頻繁にとる必要があり，十分なカロリー摂取が困難なときは，患者・外科医・栄養士の緊密な連携が重要である．毎月のビタミンB_{12}補給も必要であり，鉄とビタミンの経口投与をずっと続ける．

初めはカロリー摂取を評価するのに6〜12か月間隔で計画的に受診させる．吻合部狭窄を生じたときは拡張術が必要になる．

ガストリン産生腫瘍のホルモン効果を制御するために胃全摘を行うことはめったにない．胃酸の過剰分泌で薬物療法に抵抗性の胃潰瘍が，胃結腸瘻のような合併症を起こしたときに，胃全摘を行うことはある．

ガストリン産生腫瘍の患者では，血清ガストリン値を測定し，画像検査で膵腫瘍や肝転移の局在と進行状況を評価する．血清カルシウム値を測定し，家族性多発性内分泌腺腫症（MEN）I型に伴う副甲状腺機能亢進症の有無を評価し，高カルシウム血症があれば家族全員を検査する（訳注：MEN I型は常染色体優性遺伝の下垂体腫瘍・副甲状腺過形成・膵島腫瘍）．

長期的な追跡を行い，ガストリン・カルシウム・副甲状腺ホルモン（PTH）・プロラクチン・カテコラミンを測定する．副甲状腺機能亢進症の再燃はまれではなく，ガストリン産生腫瘍の遺残があれば，空腹時の血清ガストリン値が上昇する．内分泌腫瘍が1つでもあれば4〜5年間は追跡して別の内分泌腫瘍を探す必要がある．　■

IV 胃と食道の手術
ESOPHAGUS AND STOMACH

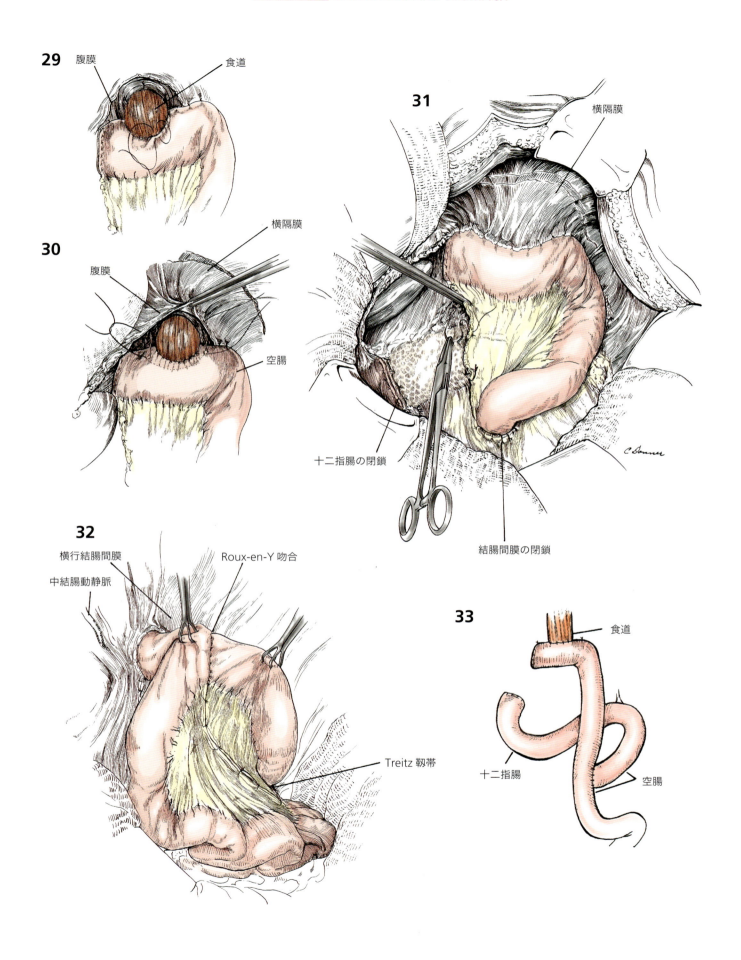

107

CHAPTER 32 胃全摘（器械）

適応　適応と術前準備は前章と同じである（▶ CHAPTER 31）．前章では手縫い吻合による再建を示したが，器械吻合は手術時間が短く簡単であり，多くの外科医は器械吻合を行っている．

麻酔　気管挿管による全身麻酔を行う．

体位　逆 Trendelenburg 位（骨盤低位）にすると露出しやすい．

手術準備　下胸部と腹部の皮膚を除毛し，適切な消毒液できれいにする．

切開と露出　初めに腹腔鏡診断を行い，切除不能の転移や播種を除外する（▶ CHAPTER 13）．腹腔鏡検査で異常所見がなければ，初めは剣状突起から臍まで正中切開を加え，腹腔内を調べて胃全摘を行うかどうかを探る．胃全摘を行うと決めたら，臍の左から下方に切開を延長する．

　肝臓・腹膜・大網・骨盤に転移がなければ横行結腸から大網を遊離し，胃の後壁を見て膵浸潤と左胃動静脈周囲のリンパ節転移を調べる．剣状突起を切除して三角間膜を切離し，肝左葉を内側に授動して食道胃接合部を露出する．

手技の詳細　器械吻合で再建したときの臓器の位置を示す（**図1**）．Kocher 授動から開始し，十二指腸を授動する（▶ CHAPTER 31）．幽門周囲の血管を結紮し，自動閉鎖器を装着する部分だけ十二指腸を処理しておく．胃がんのときは幽門静脈から 2.5～3 cm の範囲で十二指腸を切除するため，右胃大網動静脈を十二指腸壁から十分に離して二重結紮し，十二指腸上縁に入る右胃動静脈も十二指腸壁から離して結紮・切離する．

　十二指腸を自動閉鎖器で閉鎖したあと，幽門下端にかけた Kocher 鉗子とステイプル線の間で十二指腸を切離する．十二指腸は自動切離器で切離してもよい．大網や胃肝間膜と一緒に胃を授動する（▶ CHAPTER 31）．がんが胃底部にあるときは短胃動静脈を結紮・切離し，脾臓に浸潤があれば脾摘を行う．

　食道下部と食道裂孔をきれいに露出する．食道は切離すると上に引っ込むので，迷走神経を切離したら丁寧に引き下ろし，4～5 針の結節縫合を食道壁に浅くかけて裂孔縁に縫着する（**図2**）．裂孔の開口部から 5～8 cm の長さの食道が確保でき，食道後方で横隔膜脚が適度に開いた状態で縫着する．

　経鼻胃管を引き抜き，食道胃接合部より上で改良型 Furniss 鉗子をかける（**図2**）．巾着縫合鉗子にポリプロピレン単糸がついた直針を通し，鉗子の直下で食道を切離する．自動吻合器で安全かつ確実に吻合するには，鉗子ぎりぎりで切離する．食道を切離したあとに手縫いで巾着縫合をかけてもよい．

　Treitz 靱帯から 30 cm 下方の空腸を引き出して腸間膜の血管を調べ，長さ 50～60 cm の空腸ループの血行がよいことを確認する．空腸と腸間膜の血管を切離する場所は別図に示す（▶ CHAPTER 31，**図 16**，**17**）．

　切離した空腸を中結腸動静脈の左側の血管がない部分にあけた結腸間膜の穴を通して持ち上げる．空腸のねじれや血行障害を生じないように注意し，結腸間膜の開口縁に空腸を縫着してすき間を閉じ，内ヘルニアを生じないようにする．空腸断端から自動吻合器を挿入して食道空腸吻合を行うには，空腸脚が食道断端から 5～8 cm ほど容易に持ち上がるようにしておく必要がある（**図3**）．

　空腸断端の拍動が強く血流が十分であることを確認し，食道の太さを口径器で測る（**図4**）．食道に Foley カテーテル（16 Fr）を挿入し，生理食塩水を 7～10 mL ほど注入して断端を注意して広げ，自動吻合器のアンビルが容易に挿入できるようにすると，ひと回り大きい自動吻合器が入るかもしれない．

　適切なサイズの自動吻合器を空腸断端から挿入し，先端を腸間膜対側に向ける．自動吻合器先端の鋭利なトロッカーを空腸の腸間膜対側に貫通させたら，可倒式のアンビルと交換してセンターロッドに装着し，アンビルヘッドを食道内に注意して挿入する（**図5**）．**CONTINUES ▶**

IV 胃と食道の手術
ESOPHAGUS AND STOMACH

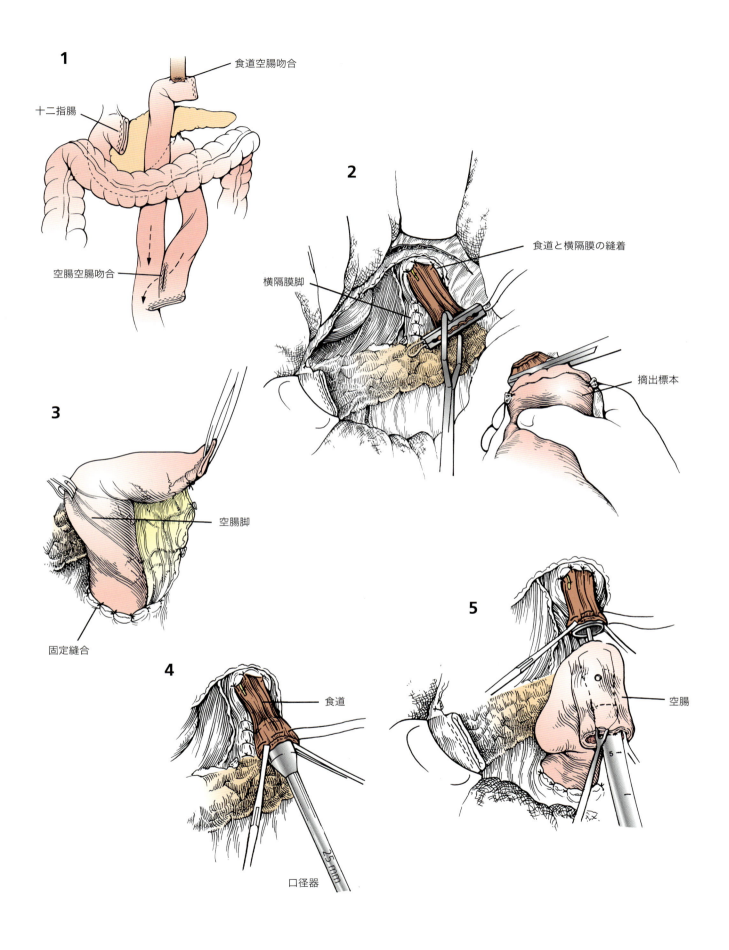

109

32 胃全摘（器械）

手技の詳細（続き）　自動吻合器の本体とアンビルを接近させる前に，食道の巾着縫合に問題がないことを確認する（**図6**）．食道と空腸を合わせた厚さがステイプルの安全域にあることを表示窓で確認したら，自動吻合器のレバーを握って作動させる．ウイングナットをゆるめてアンビルを開き，前後左右に振りながら本体を注意して抜き取る．吻合部の表面に結節縫合を追加してもよい．

経鼻胃管を吻合部の下まで挿入したら，空腸の断端を自動閉鎖器で閉鎖する準備を行う（**図7**）．自動閉鎖器は空腸の断端に斜めに当て，腸間膜対側に十分な血流を確保する．空腸脚に数針かけて後方に縫着し，吻合部の緊張を避け空腸脚のねじれを防ぐ．

Treitz 靱帯より下の再建もいくつかの方法があり，Treitz 靱帯から出た空腸と食道空腸吻合部に続く Roux-en-Y 脚を Treitz 靱帯から 25 cm，食道空腸吻合部から 40 cm のところで吻合する．自動切離器のブレードを空腸にあけた穴から挿入し，腸間膜対側同士を挟んで側側吻合する（**図8**）．空腸にあけた穴は自動閉鎖器で閉じる（**図9**）．

空腸パウチを作って食道に吻合する再建法があるが，長期の栄養状態に役立つほどの効果はない．2 本の空腸脚の腸間膜を縫着し，内ヘルニアが生じないようにする．空腸脚の血流が十分であることを確認し，とくに吻合部に近い腸間膜対側の危険部位の血流に注意する．

術後管理　手術当日は水分と電解質のバランスを維持する．早期離床を勧め，24 時間経過したら水分を少量ずつ与える．水溶性造影剤の透視で吻合不全がないことを確認したら，経口摂取を始める．初めは 1 日 6 回の分割食に制限し，徐々に 1 日 3 回の常食に戻す．

食事に関する長期的な問題がとくにないことを患者と家族に保証する．診断が進行がんでなければ，体重が徐々に増える．食事の調査と栄養の評価とともに，ビタミン B_{12} の注射を毎月行う．毎月の診察は患者が 1 年間でカロリー摂取を正常に戻すのに役立つ（▶ CHAPTER 31）．■

IV 胃と食道の手術
ESOPHAGUS AND STOMACH

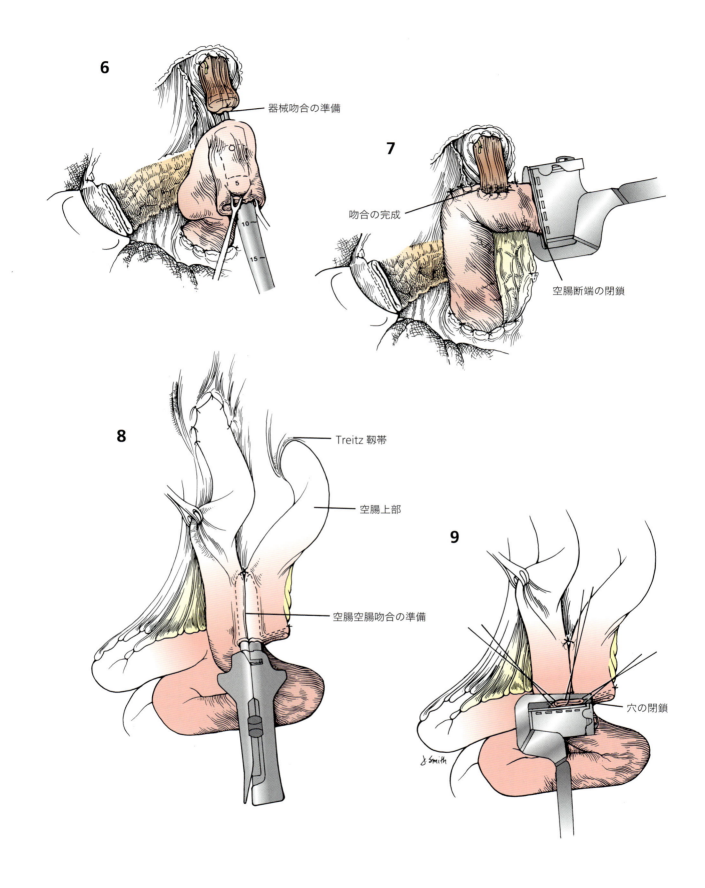

CHAPTER 33 胃空腸吻合（Roux-en-Y）

適応　幽門形成や胃切除のあとに生じた胆汁性胃炎の症状が高度で持続するときは，胃の出口と胆汁の流れを分離する手術が必要なことがある．

術前準備　胆汁の逆流による胃炎であることを確認する．内視鏡検査では，十二指腸内容が胃に逆流して生じた通常と異なる高度の胃炎であることを肉眼的・組織学的に確認する．胃液検査では，施行した迷走神経切離が完全だったかどうかを調べ，バリウム造影と血清ガストリン測定を行う．胆汁逆流性胃炎の臨床的な証拠とともに，長期間の強力な薬物療法にもかかわらず症状が持続していることを確認する．

　胃の出口から胆汁・膵液・十二指腸液を完全に分離する手術を計画する．完全迷走神経切離と幽門洞切除で胃酸を完全に制御しないと潰瘍を生じる．経鼻胃管で胃の持続吸引を行う．抗菌薬の全身投与を行ってもよい．長期間の症状や高度の体重減少がある患者は，循環血液量を回復させておく．

麻酔　気管挿管による全身麻酔がよい．

体位　仰臥位にして足側を頭側より30 cmほど低くする．

手術準備　通常どおり下胸部と腹部を消毒する．

切開と露出　胃手術の既往があるときは，手術痕に沿って切開する．前回の迷走神経切離が適切だったかどうかを決めるには食道胃接合部の検索が必要なので，切開を剣状突起まで延ばす．開腹するときは腹膜に癒着している腸管を損傷しないように注意する．

　たとえ以前に迷走神経切離を行っていても，肝下面と胃上部が強固に癒着していて調べるのが厄介でなければ，見落とした迷走神経を探したほうがよく，とくに右迷走神経（後幹）は探したほうがよい．

　吻合部を十分に遊離したら，潰瘍や狭窄などの病的変化，長い空腸ループ・屈曲・空腸出口の部分的閉塞などの非生理的所見がないかどうかを視診と触診で調べる．BillrothⅠ法再建で胃十二指腸吻合口が開大していることもある（**図1**）．

　前回の切除範囲を調べ，前庭部が切除されていることを確認する．潰瘍の再発を安心して避けるには，完全な迷走神経切離と幽門洞切除が必要である．

手技の詳細　BillrothⅠ法をBillrothⅡ法に変更する手術では，吻合部の前壁と後壁を注意して遊離することが重要であり，胃側と十二指腸側に直のKocher鉗子をかける（**図2**）．前回の手術で吻合部に緊張がかからないようにKocher授動で十二指腸を正中側に移動させているので，十二指腸の剝離は最小限にとどめる必要がある．十二指腸の球部を授動すると，思いがけず副膵管や総胆管を損傷することがある．

　十二指腸の断端を結節縫合で閉鎖する（**図3**）．ステイプルが2列になった自動閉鎖器で閉じてもよい．閉鎖部に絹糸で2層目の結節縫合をかけて補強し，十二指腸前壁を膵被膜に埋め込む．横行結腸を持ち上げ，Treitz靱帯から40〜50 cm以上の空腸を剝離して遊離する．胃全摘の再建のときのように（▶ CHAPTER 31，**図16–20**），空腸脚を授動する（**図4**）．

　空腸断端を2層縫合で閉じる．1層目は4-0の吸収糸の連続縫合であり（**図5**），2層目は2-0絹糸の結節マットレス縫合で縫合部を内反し（**図6**），両端の角を確実に埋め込む．別の方法として，自動切離器で空腸を切離してもよく，2層目に2-0絹糸の結節マットレス縫合で縫合部を内反してもよい．**CONTINUES ▶**

Ⅳ 胃と食道の手術
ESOPHAGUS AND STOMACH

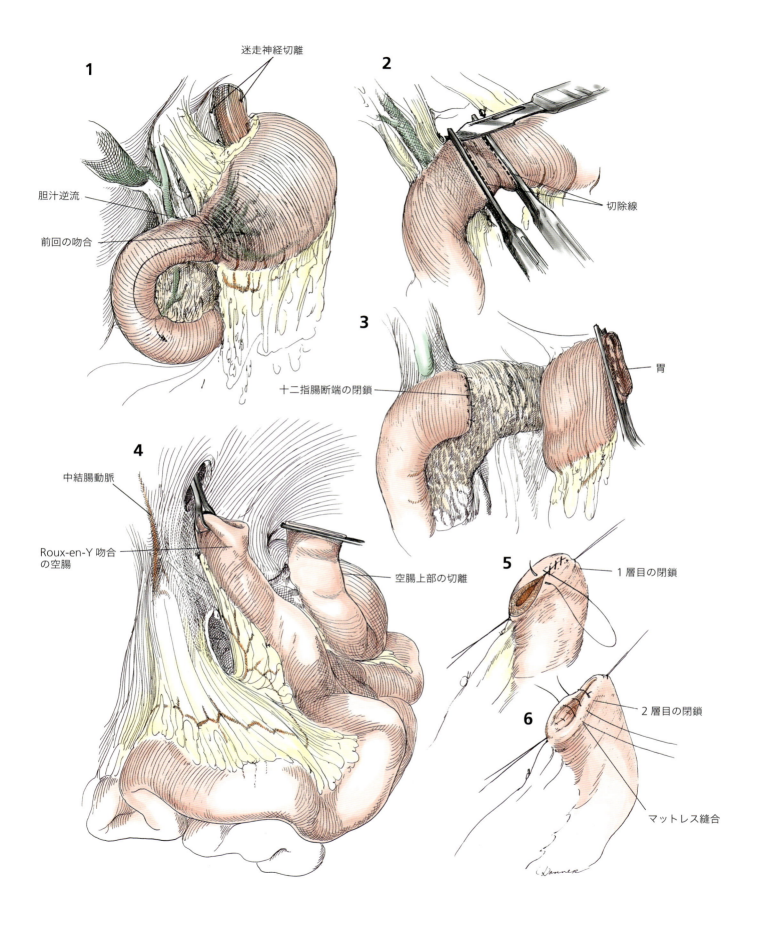

33 胃空腸吻合（Roux-en-Y）

手技の詳細（続き）　幽門洞を完全に切除するのに胃切除の追加が必要になることもある．残胃に非圧挫型鉗子をかけて出血や腹腔汚染を防ぎ，胃壁を固定して縫合しやすくする（**図7**）．胃切除した断端の全長を使い，2層縫合で残胃と空腸の端側吻合を行う（**図8**）．空腸の盲端が吻合部から2cm以上突出しないように吻合する（**図9**）．結腸間膜の開口部を結節縫合で閉じ，内ヘルニアと空腸脚のねじれや屈曲を防ぐ．

　空腸空腸吻合は，胃空腸吻合部から40cm以上離して行う（**図10**）．2層縫合で吻合したら，腸間膜を閉じて内ヘルニアや吻合部の狭窄を防ぐ（**図11**）．長いLevinチューブを吻合部の下まで深く挿入するが，十二指腸に誘導して十二指腸断端の減圧に使ってもよい（訳注：Levinチューブは単腔チューブ，Salem Sumpチューブは空気抜きのある2管腔チューブ）．針・器具・ガーゼの数が合っていることを確認する．

閉鎖　通常どおり閉腹する．

術後管理　水分と電解質のバランスを維持する．手術翌日に飲水を許可し，経口摂取を徐々に上げる．しばしば胃排泄遅延が問題になるので，最終的には1日6回の分割食を少しずつ許可する．よい結果を得るには注意して監視する必要がある．　■

Ⅳ 胃と食道の手術
ESOPHAGUS AND STOMACH

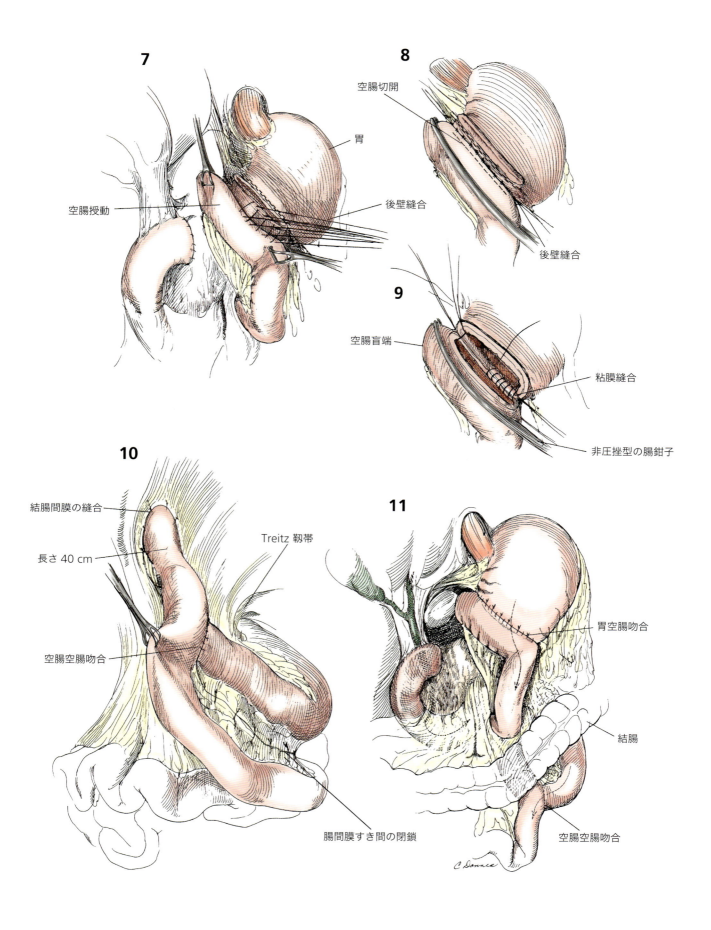

CHAPTER 34 噴門形成

適応　噴門形成は有症状の逆流性胃炎の患者のなかで，食道炎に合併した患者や薬物療法に抵抗性の患者に適用するほか，狭窄を生じた食道炎や食道裂孔ヘルニアにも適用する．下部食道に狭窄があるときは，噴門形成を行う前に予備的な拡張を何度か試みる．

　胸骨後部痛（とくに仰臥位）・嚥下困難・繰り返す誤嚥性肺炎は，胃食道逆流症（GERD）と関連がある．内視鏡検査で食道裂孔ヘルニア・食道炎・食道狭窄・食道がん・Barrett 食道の有無を調べ，食道内圧検査かバリウム透視で食道蠕動を評価し，異常がないことを確認する．びらん性食道炎がないときは，24 時間 pH モニターを行って胃酸逆流の客観的な証拠を得る．

　手術の目的は酸性の胃液の逆流を防ぎ，正常の括約筋機能を回復させることである．十二指腸潰瘍を伴った逆流性食道炎のときは，選択的近位迷走神経切離か全幹迷走神経切離と幽門形成を考慮する．

術前準備　誤嚥性肺炎の既往がある患者は肺機能検査を行い，制酸薬の投与を続ける．抗菌薬を全身投与してもよく，経鼻胃管を挿入する．

麻酔　気管挿管による全身麻酔を行う．

体位　苦痛がない仰臥位にして足側を頭側より少し低くする．

手術準備　乳頭から恥骨結合まで除毛し，胸骨部・下胸部・腹部の皮膚を適切な消毒薬できれいにする．

切開と露出　剣状突起から臍までの正中切開をおく（**図 1**）．剣状突起が長いときは切除して食道胃接合部が十分に見えるようにする．剣状肋骨角の動脈出血は 2-0 絹糸の貫通縫合で止血する．

手技の詳細　開腹したら腹腔内を検索し，胆嚢・十二指腸球部・食道裂孔の大きさに注意する．食道裂孔の開口が大きいために胃のかなりの部分が胸腔に上がっていることがある．食道裂孔の縁を十分に露出することが重要であり，三角間膜を血管が少ないところで切離し，肝左葉を正中側に移動する（**図 2**）．授動した肝左葉の表面に湿ったガーゼを置き，S 状鉤をかけて内側に牽引する（**図 3**）．

　食道前面の腹膜を切離し，食道を右の示指で授動する（▶**CHAPTER 23**，**図 7**）．手術・X 線・血液検査・臨床所見で十二指腸の変形や胃液の過剰分泌が認められず，幽門形成のようなドレナージを行う予定がなければ，迷走神経切離は行わない．

　胃底部を露出するには，胃肝間膜の最上部を結紮・切離することが重要であり，2 本の長い直角鉗子で把持する（**図 3**）．鉗子の間を切離して 2-0 絹糸で結紮し，左横隔動脈を確実に制御する（**図 3**）．この結紮・切離には，左迷走神経（前幹）の肝枝が含まれていることがある．

　食道裂孔が損傷していて食道胃接合部の腹膜反転に余分な組織が入り込んでいることがある．出血の制御に縫合を追加するが，十二指腸潰瘍や胃酸高値で迷走神経切離の適応がないかぎり，止血のための縫合で迷走神経を巻き込んではいけない．食道胃接合部の左側の腹膜は，脾臓被膜を損傷しないように細心の注意を払って切離する．

　食道に Penrose ドレーンをかけて下方に牽引し，胃底部を完全に腹腔内に引き下げる．食道の後壁に細い S 状鉤を挿入して食道裂孔を露出する（**図 4**）．裂孔縁を長い Babcock 鉗子で把持すると，食道後方の裂孔に 1-0 絹糸の結節縫合を 2～3 本かけやすくなる（**図 4**）．裂孔は食道沿いに示指が容易に入る程度に閉鎖する．56～60 Fr の食道ブジーを挿入して裂肛の閉鎖の程度を決める方法もある．**CONTINUES ▶**

Ⅳ 胃と食道の手術
ESOPHAGUS AND STOMACH

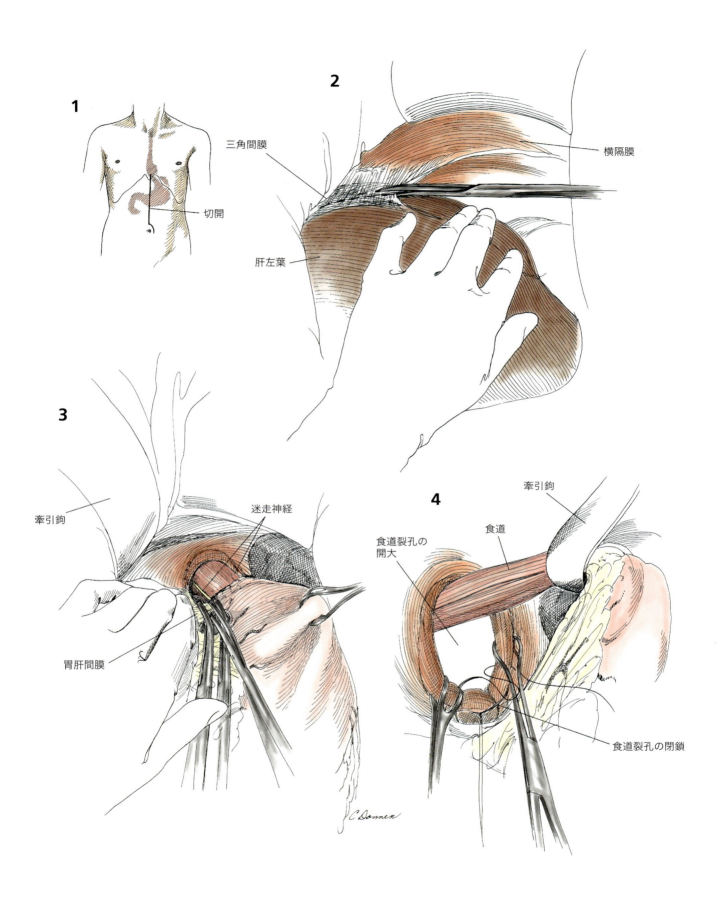

34 噴門形成

手技の詳細（続き） 噴門形成の成否は適切なラップにかかっており，胃脾間膜の短胃動脈を4～5本結紮して胃底部を完全に授動することが重要である（**図5**）．動脈の結紮や胃底部の授動は脾臓を損傷しないように注意する．血管の処理は胃壁の一部に貫通縫合をかけながら胃側で行う方法もあり，別の方法としては，超音波メスやバイポーラ凝固切離器を使ってもよい．

食道にPenroseドレーンをかけて食道を下方に牽引する（**図6**）．56～60 Frの太いMaloney食道ブジーを挿入し，食道内腔の不適切な圧迫を防ぎ，ゆるめの噴門形成になるのを補助する．胃の後方に右手を挿入し，胃底部の授動が十分かどうかを調べる（**図6**）．下部食道を容易にラップできるくらい胃底部を遊離しておくことが不可欠である．

Penroseドレーンで食道を下方に牽引しておき，右手で胃壁をつかんで食道を取り囲む．長いBabcock鉗子を食道両側の胃壁に数本かけて牽引すると，術野に手を入れておく必要がなくなる（**図7**）．2-0絹糸の結節縫合で胃の前壁と後壁を縫着する（**図7**）．

2～3 cmの距離に3本の結節縫合が適切である．先端部で食道と胃に浅い縫合をかけ，ラップが上に滑るのを防ぐこともある（**図8**）．

巻きつけた胃を横隔膜脚に縫着して固定し，ラップが上に動くのを防ぐことが多い．太いブジーを挿入しておくと食道の過度の狭窄が防げる．Penroseドレーンと食道ブジーを抜いたら，形成した胃壁の下に示指か母指を挿入して上に向けると，過度の狭窄がなく，胃底部の大彎が動かないことがわかる．

最後に食道を観察して迷走神経の損傷がないことを確認する．迷走神経を切離したときは幽門形成を追加する．

閉鎖 通常どおり閉腹する．

術後管理 手術翌日に制限つきで飲水を許可し，4～5日間は濃厚流動食を続ける．全量摂取できるまで回復するのに4～5週間以上かかる．　■

Ⅳ 胃と食道の手術
ESOPHAGUS AND STOMACH

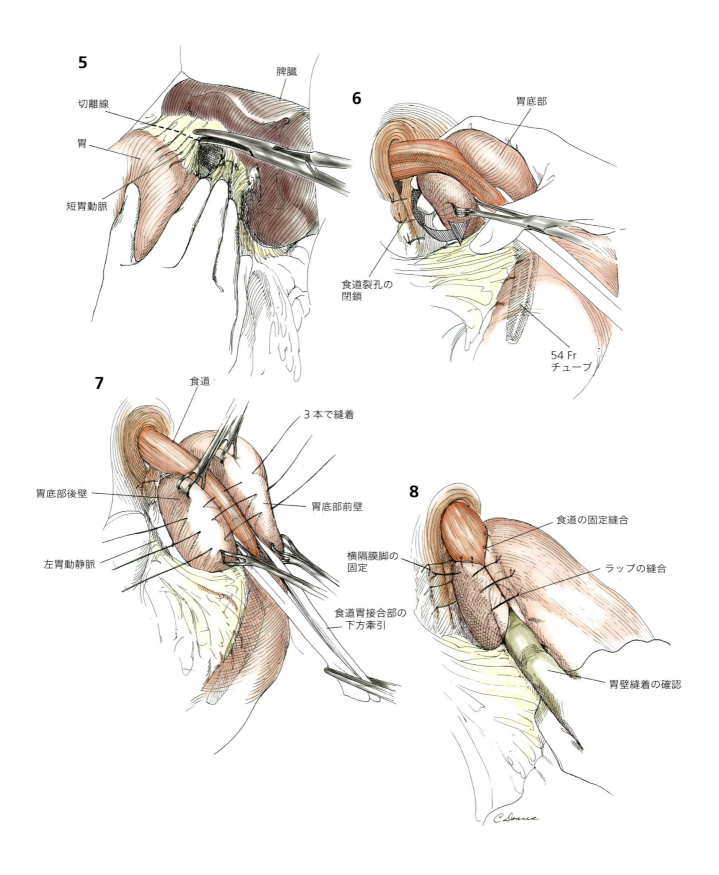

CHAPTER 35 噴門形成（腹腔鏡）

適応　360° Nissen 法による腹腔鏡下噴門形成の適応で最も多いのは，有症状の胃食道逆流症（GERD）の患者である．臨床所見と診断的検査法は前章に記載した（▶ CHAPTER 34）．誤嚥性肺炎や喘息を繰り返す患者も適応であり，プロトンポンプ阻害薬が無効の患者，制酸薬をきちんと服用しない患者，生涯の薬品代を払えない患者も適応になる．

術前準備　全身の医学的評価と通常の麻酔前検査を行う．360°ラップや 270° ラップによる噴門形成を計画し，胃食道逆流症に関与しない胃機能不全を同定するには，内圧測定やビデオ造影などの食道機能検査が必要である．誤嚥性肺炎や喘息を繰り返すリスクが高い患者は肺機能検査を行う．制酸薬・ヒスタミン受容体拮抗薬・プロトンポンプ阻害薬を継続する．周術期の抗菌薬投与は選択的に行う．

麻酔　気管挿管による全身麻酔を行う．経口胃管を挿入して胃を減圧する．

体位　仰臥位にして開脚位か低い砕石位にする（図1）．上肢は腕台に乗せるか，体側に巻き込む．下肢を十分に開いて術者が股間に立てるようにするが，大腿の挙上は少しだけにする．下腿に弾性ストッキングか間欠的空気圧迫装置をつけ，逆 Trendelenburg 位（骨盤低位）にして頭側を 30° ほど上げる．

手術準備　乳頭から恥骨結合まで除毛し，通常どおり消毒する．

切開と露出　5 mm ポートと 10 mm ポートを組み合わせて挿入する（図1）．Hasson 法（▶ CHAPTER 11）か Veress 針（▶ CHAPTER 12）で気腹したら，剣状突起の尾側 15 cm の正中やや左側に 5 mm か 10 mm のカメラ用ポートを挿入する．腹腔を 4 領域に分けて観察し，操作用ポートを挿入する．

ポートを挿入する皮膚に局所麻酔を浸潤し，注射針が腹壁に垂直に貫通するのをカメラで見て刺入部を確認する．10 mm ポートを左肋骨弓下の中央に挿入し，5 mm ポートを右肋骨弓下の外側，心窩部正中鎌状間膜の右側，左肋骨弓下の外側に挿入する（図2）．

手技の詳細　術者は左右肋骨弓下のポートで鉗子を操作する（図1）．助手はビデオスコープを操作し，左肋骨弓下外側の鉗子で臓器の牽引や術野の露出を行う．食道裂孔ヘルニアがあるときは，ヘルニア内容を腹腔内にやさしく戻したあと，食道胃接合部の脂肪塊を把持して牽引する．

超音波メスを使い，小網（胃肝間膜）の弛緩部を切開して剝離を始める（図3）．やせた患者では小網組織が貧弱で血管がなく容易に進入できるが，肥満患者は脂肪が多いので注意して剝離する．

胃肝間膜の肝側切離縁を慎重に把持して挙上すると，術者の視野が改善する．この領域には異所性の左肝動脈が走行していることがあるので，胃肝間膜の剝離は慎重に行う（図4）．左肝動脈が見えたときは，確認して温存する．

左横隔膜脚の筋線維が見えるまで，表面にある腹膜を注意深く剝離して切開する（図5）．横隔食道間膜を超音波メスで切開し，前面にある腹膜の剝離を完遂する．胃の小彎を牽引し，右横隔膜脚の表面にある腹膜を切開し，背側に向かって剝離すると，食道の後方に裂孔が出現し，左右の横隔膜脚が癒合して V 型や扇型になっているのが明らかになる．

術者は無傷鉗子で胃の大彎を把持し，胃を右前方に牽引して胃底部の剝離を始める（図6）．助手は胃脾間膜の外側を把持して胃脾間膜と脾臓を左側に牽引し，胃脾間膜部がよく見えるようにする（図6）．胃脾間膜の適切な場所を選んで鈍的剝離で穴をあけたら，超音波メスで短胃動静脈を連続的に切離するが，胃壁から 1 cm ほど離して熱損傷を最小限に抑える（図6）．

超音波メスで組織をつかむときは，とくに先端部が完全に見えるようにして，先にある短胃動静脈を傷つけないようにする．血管を部分的に切ると出血し，開腹に移行しないと分離や止血ができなくなる．切離した短胃動静脈の下で後壁に沿って連続的に胃を把持すると，網嚢腔と胃脾間膜がよく見える（図6）．

CONTINUES

IV 胃と食道の手術
ESOPHAGUS AND STOMACH

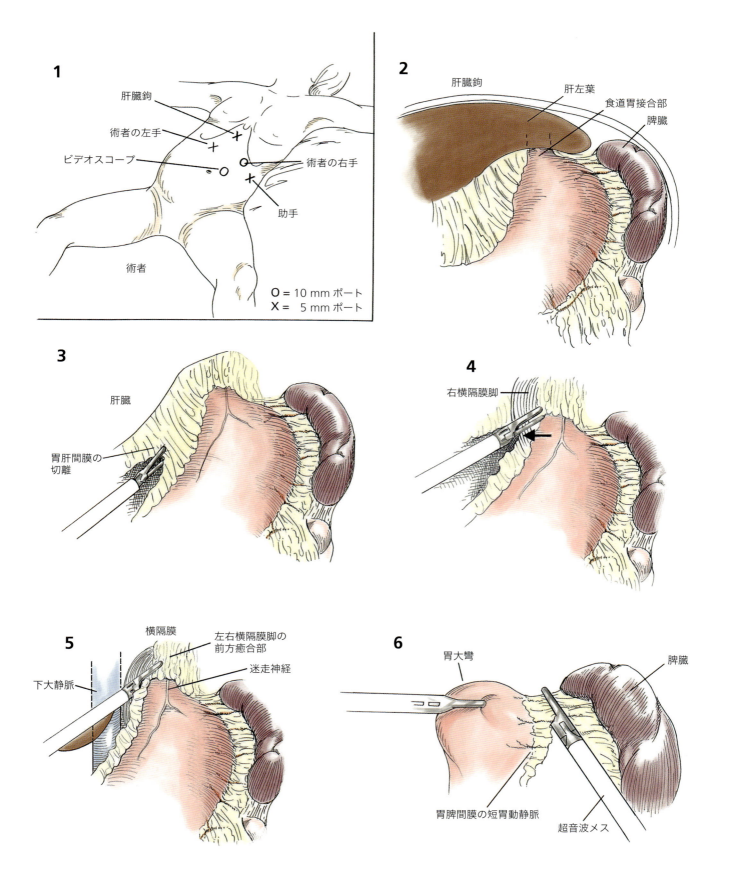

35 噴門形成（腹腔鏡）

手技の詳細（続き）　超音波メスを使って短胃動静脈の切離を上方に進め，脾臓が遊離して左横隔膜脚が見えるところまで続け（図7），食道の全周性の剥離が終了する．胃後面と後腹膜の癒着を切離し，胃後壁に流入する小静脈を超音波メスで処理し，胃底部が十分に授動できるようにする．この領域では左胃動脈に注意する．

食道を全周性に剥離したら（図8），下部食道にPenroseドレーンを巻きつけ，食道の牽引に利用するが（図9），食道胃接合部の脂肪塊を利用してもよい．鈍的剥離を行って下部食道を縦隔内で授動し，緊張がない状態で横隔膜下に3cm以上の食道を確保する．

左迷走神経（前幹）と右迷走神経（後幹）を注意して温存しながら食道をさらに授動し，2〜3cmの食道を腹腔内に引き出す．食道の剥離は，鉗子のシャフトで食道胃接合部を注意深く外側上方に牽引しながら行う．

胸膜に穴があくので，食道裂孔内や横隔膜脚上端・頭側端を越えて盲目的に剥離を進めてはいけない．炭酸ガス気腹よりも陽圧換気のほうが圧は高いので，胸膜に穴があいても問題ないが，穴の縫合閉鎖や胸腔ドレーンの挿入が必要になることがある．

食道裂孔をどれくらい閉鎖するかは，大部分の外科医が経験を重ねると評価できるようになるが，通常は2針で左右横隔膜脚筋を後方から縫着する．横隔膜脚筋の縫着は体腔内縫合で行う（図9）．運針は左横隔膜脚から始め，そのあと右横隔膜脚の左側から右側に向かって通す（図10）．横隔膜脚の縫着は2針で十分である．

別の方法として，1-0の非吸収性編み糸がついた10mmの内視鏡縫合器で縫着してもよい（訳注：原書前版の記載は次のとおり．針を保持したあご部を閉じてハンドル操作で往復させ，食道裂孔内にある内側のあご部に針を移動させる．ハンドルを開いて左横隔膜脚か

ら針と糸を引き抜き，腹腔内でハンドルを閉じて外側のあご部に針を戻す．同じ操作を繰り返し，食道裂孔内から外側へ右横隔膜脚に針を貫通させる．糸結びを4回行ってハサミで糸を切る）．

胃を十分に授動できることがわかったら，軽い360°ラップを行う．胃大彎の上部を食道の裏に通し，巻きつける部分を2本の鉗子で把持し，靴みがきの要領で左右に動かす（図11）．4〜5cmの範囲で食道に余裕をもってラップを行うには，胃が動きすぎるくらい動くことを確認する．靴みがきの操作を行うには，胃大彎の下部に沿った短胃動静脈の切離を追加する必要があるかもしれない．

麻酔科医は経口胃管を56〜60Frの太い食道ブジーに交換する（図12）．食道の太さを過小評価しないように，ブジーの先端の細い部分を完全に胃内に通す．ブジーを挿入した状態で左右横隔膜脚の後部の縫着を調べ，食道裂孔の大きさが適切であることを確認する．さらに2〜3cmの範囲で食道にラップを行うのに十分な長さがあるかどうかを調べる（図12）．

通常のラップは3針で行う．縫合は手前の遠位側から始め（図13），運針は3か所に針をかけ（図14），中央部で食道の漿膜筋層に通す．最後に1針追加して右側のラップを右横隔膜脚（図15）か食道側壁に固定し，ラップが胃上部の遠位側に移動するのを防ぐ．

閉鎖　10mmポート部の筋膜は2-0の遅延吸収糸を1〜2針かけて合わせる．皮膚は細い吸収糸の皮内縫合で閉じ，テープを貼ってガーゼを当てる．

術後管理　経鼻胃管による胃の減圧は不要である．認容度に応じて水分を与え，軟らかく噛みやすい食事に戻していく．嚥下障害を経験する患者もいるが，食事内容を変更すると対処できる．■

IV 胃と食道の手術
ESOPHAGUS AND STOMACH

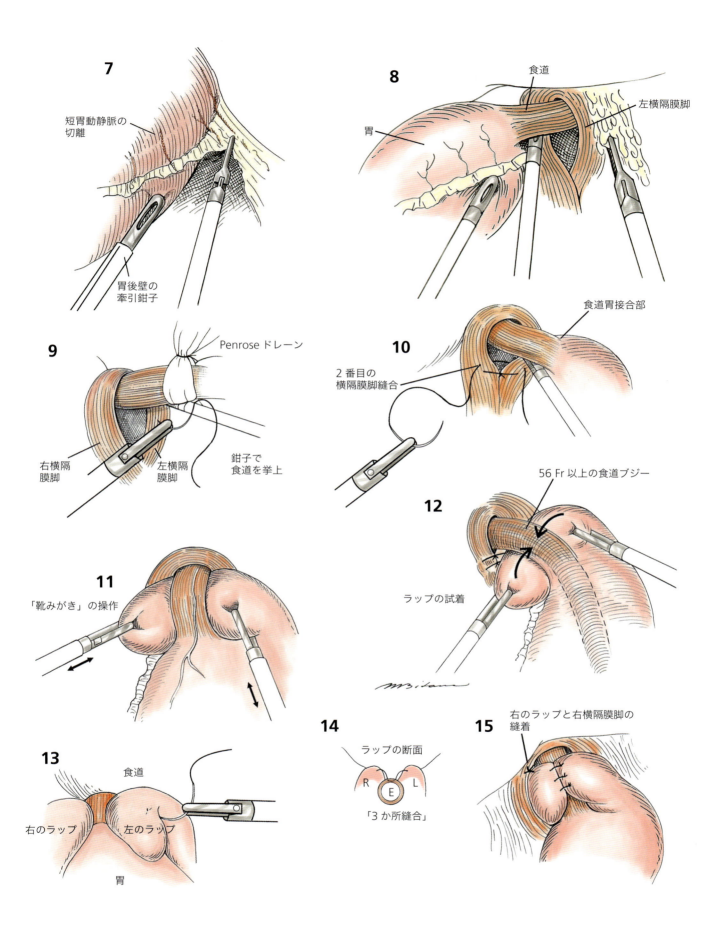

CHAPTER 36 食道筋層切開（腹腔鏡）

適応　アカラシアの症状は，胸痛・嚥下障害・低栄養である．大部分の患者はある程度の期間，胃食道逆流症の診断で治療されているが，客観的に評価すると，食道の蠕動欠如や下部食道括約筋（LES）の弛緩欠如などの古典的な所見に気づく．

放射線検査では，長期間にわたって存在した疾患であることがわかり，食道の拡張や蛇行がみられることがある〔訳注：achalasia の直訳は「無弛緩」であり，原因は Auerbach 筋間神経叢の変性や欠如，蛇行の角度で直線型（≧135°）・S状型（90～135°）・進行S状型（≦90°），拡張の程度でⅠ度（＜3.5 cm）・Ⅱ度（3.5～6.0 cm）・Ⅲ度（≧6.0 cm）に分類する〕．

アカラシアの治療法はいろいろあるが，初めに内視鏡で観察してがんや機械的閉塞を除外することが重要である．ボツリヌス毒素（Botox）を注入すると下部食道括約筋が弛緩するが，効果は一過性であり，あとできちんとした治療が必要になるので，患者を限定して一時的な症状緩和に適用されるだけである．

長さ3～4 cm のバルーンを空気で膨らませて下部食道括約筋を拡張する方法も考慮され，X線透視下に行う．相当の成功率が報告されており，とくにほかの治療法と併用するか拡張を繰り返すと相当の成功率が得られる（訳注：若年者や長期経過の患者は効果が乏しい）．

大部分の患者は手術療法が第一選択であり，治療成績も良好である．新しい治療法として経口的な内視鏡下筋層切開（POEM）があり，食道の内腔側から経粘膜的に輪状筋を切開する治療であり，治療成績は評価中である（訳注：昭和大学 井上晴洋氏が開発した治療手技であり，高度先進医療に指定されている）．

術前準備　併存疾患のスクリーニングを行う．慢性的な誤嚥があるかもしれないので，とくに肺疾患の危険性に注意する．食道が拡張している患者や病悩期間が長いと考えられる患者は，食道の前処置を注意深く行わなければならない．

大部分の患者は術前4～5日間，流動食に制限し，麻酔を導入して治療を開始するときに食道内に固形物がない状態にする．食道へのアプローチは，伝統的に左開胸と開腹の2つであったが，腹腔鏡による食道胃接合部（EGJ）の露出と操作の経験が増え，現在では腹腔鏡下筋層切開（Heller 法）のほうが好まれる．

麻酔　全身麻酔を行い，導入時に誤嚥させないように注意する．

体位　患者を仰臥位にして開脚位をとり，上肢を伸展する．術者は股間に立ち，助手は横につく．

手術準備　深夜から絶食を続け，執刀の1時間以内に抗菌薬を予防的に投与する．深部静脈血栓症の予防策も行う．

切開と露出　トロッカーの位置はいろいろあるが，標準的な方法では，正中臍部のカメラ用トロッカーと4本の操作用トロッカーであり，1本は肝臓の授動で右季肋部，2本は術野の操作，1本は胃の授動で左季肋部に留置する（図1）．

肝左葉を前方に牽引し，胃肝間膜を切開して食道に到達する（図2）．食道胃接合部を授動するときは，迷走神経の前枝（左枝）と後枝（右枝）を同定して温存するように注意する（図3A）．右横隔膜脚を剥離したあと（図3B），左横隔膜脚を剥離する．食道胃接合部を全周性に剥離したら，下部食道を腹腔内に授動する．

柔らかい Penrose ドレーンを食道胃接合部の周囲に巻き，やさしく下方に牽引して下部食道の授動を補助する（訳注：図には描かれていない）．現実にできるだけ縦隔内に剥離を進めるが，さらに食道裂孔を広げるのはまれである．胃の近位側を授動することもあるが，短胃動静脈を切離するのはまれである．

手技の詳細　完全に剥離したら，電気メスか超音波メスを使って，食道胃接合部の表面にある脂肪塊を注意して切開し，食道胃接合部が完全に見える状態にする．腹腔鏡手術では，食道の前面か右側前面で迷走神経前枝に沿い，迷走神経を損傷しないように注意しながら筋層を切開する（図4A）．

筋層切開は食道胃接合部の近位側2 cm から始める．電気メスや超音波メスを慎重に使い，鈍的剥離を併用して初めに縦走筋を切開し，次に輪状筋を切開する．粘膜下層に到達したら鈍的剥離で粘膜下層を輪状筋から分離する．初めに食道胃接合部から口側6～8 cm を剥離し，次に胃側2～3 cm を剥離する（図4B）．

食道胃接合部は粘膜が筋線維に癒着しており，胃側を剥離するときは注意する．筋層切開が終わったら，粘膜下層に損傷がないことを注意深く観察する．手術中に内視鏡を行うと，送気して漏れがないことを確認でき，食道胃粘膜移行帯（Z line）を同定して筋層切開が胃側まで完遂されていることも確認できる．

腹腔鏡下筋層切開では，部分的噴門形成をルーチンに追加する．後方噴門形成（Toupet 法）は，近位側胃の余裕がある部分を食道の後方に置き，後部で横隔膜脚に固定したあと，前部で左右の筋層切開縁に固定する〔図5，訳注：噴門形成は Nissen 法が360° ラップ（全周），Toupet 法が270° ラップ（3/4 周）である〕．

別の方法として，前方噴門形成（Dor 法）があり，近位側胃の余裕がある部分を食道の前方に置き，初めに左の筋層に縫合固定し（図6A），近位側胃を筋層切開部に置いて食道の右側面に縫合固定する（図6B）．

トロッカー部は，5 mm より大きいときは筋膜を縫合し，通常の方法で皮膚を閉鎖する．

術後管理　大部分の患者は手術当日の夕方に流動食を開始できる．早期離床を勧めるが，重いものを持つことやトイレで力むことは避ける．嚥下障害は浮腫がなくなるまで4～5週間かけて徐々に改善すると患者に助言する．内視鏡で生涯追跡することは重要であり，がんのスクリーニングとしても重要である（訳注：アカラシアは食道がん発生母地である）．■

Ⅳ 胃と食道の手術
ESOPHAGUS AND STOMACH

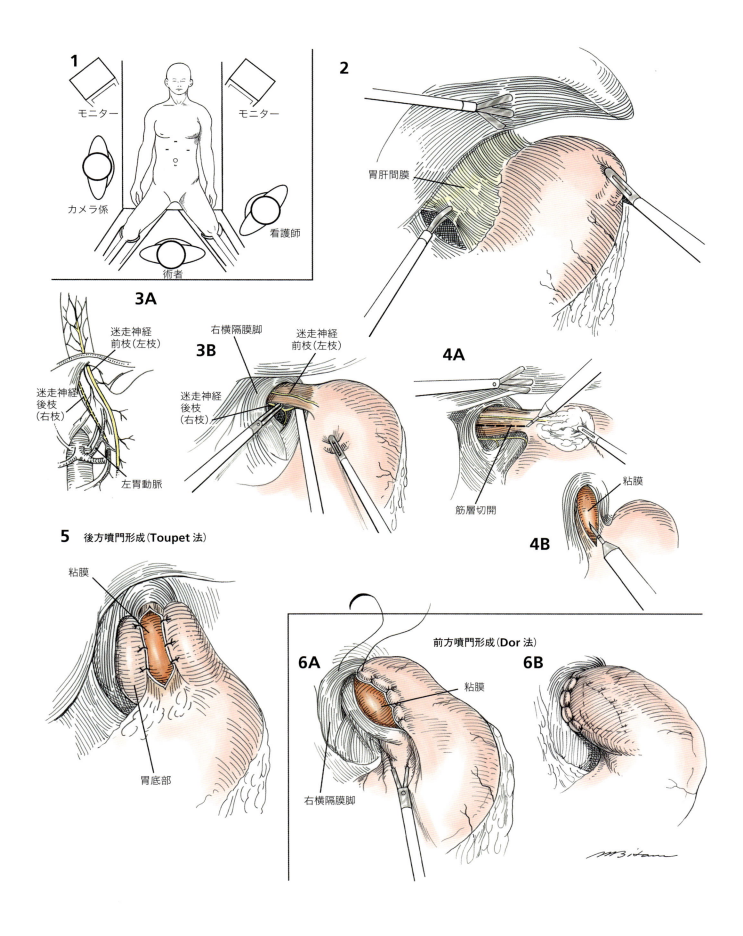

CHAPTER 37 Roux-en-Y 胃バイパス（腹腔鏡）

適応 減量手術の適用はエビデンスに基づいたガイドラインに従い，肥満指数（BMI）が≧40 もしくは≧35 で併存疾患がある患者である．食事療法に失敗した肥満の患者も対象になるが，実際に考慮するのは，やる気があって精神的に安定しており，手術の性質と摂食の変化を理解していることである．

術前準備 病的肥満（BMI≧40）の患者を管理するには，医療チームによるアプローチが必要である．受診前に医学管理ダイエットの証明書とプライマリケア医の紹介状を提出させ，減量手術の術式・期待される効果・起こりうる合併症などを全体的に概説した書類を読むか，同じ内容のセミナーに参加しなければならない．

初診時に減量手術に関するグループ会議に出席し，術前術後の食事問題について栄養士の説明を聞き，外科医や栄養士に個別評価と面接を受ける．精神状態の評価，内科専門医の評価，胆嚢の超音波検査，血液ガス分析を含む肺機能検査を受け，最後に麻酔科医の術前訪問を受ける．

麻酔 気管挿管による全身麻酔が必要である．挿管困難に備えて気管チューブの挿入を補助する気管支鏡が使えるようにしておく．

体位 患者をスライディング装置で手術台に移す．仰臥位にして Velcro バンドで下肢を固定し，硬い保持シートで骨盤を固定する．上肢を腕台に置くが，左上肢を体側に引き寄せてもよい．テープを追加して患者を手術台に安定させる．手術室の設定を示す（図 1A）．

手術準備 抗菌薬の予防投与と静脈血栓塞栓症の予防処置を行う．Foley カテーテルを留置し，経口胃管を挿入する．腹壁をクリッパーで除毛し，標準的な方法で腹部を消毒して敷布をかける．

切開と露出 左上腹部に小さい横切開をおき，Veress 針を刺入して 15 mmHg に気腹する．Veress 針を抜いて 12 mm ポートを刺入する．10 mm の 30° 斜視型スコープを腹腔内に挿入し，腹腔内を観察してポート刺入に伴う損傷がないことを確認する．10 mm ポート臍上に挿入し，5 mm ポートを右上腹部・臍右上腹部・左上腹部に刺入する（図 1B）．大網を持ち上げて横行結腸と Treitz 靱帯を露出する（図 2A）．

手技の詳細 Treitz 靱帯から 30 cm 離れたところで空腸を自動切離器で切離する（図 2B）．腸間膜も自動切離器で切離して Roux 輸出脚を長くする．Roux 輸出脚になる空腸の断端には青い Penrose ドレーンで印をつけ，切離した空腸の 2 つの断端をまちがえないようにする．

印をつけた断端から 150 cm の場所を決め（図 2B），胆汁膵液脚と Roux 輸出脚の側側吻合を行う（図 3）．2 本の空腸脚を腸間膜対側が密着するように並べ，2-0 の吸収糸（Polysorb）で縫着する．腸間膜対側に超音波メスで小さい切開をおき，自動切離器のブレードを挿入して側側吻合を行う．ポリグリコール酸系の合成吸収糸でステイプル線を補強してもよい．

切開部を自動切離器で横方向に閉鎖し，2-0 の非吸収糸で縫合して屈曲を防ぐ．2-0 の非吸収糸の連続縫合で腸間膜のすき間を

閉鎖する．Roux 輸出脚を近位側にたどり，適切な位置であることを確認する．横行結腸を損傷しないように注意して大網を超音波メスで切離すると（図 2A），結腸前で Roux 輸出脚を胃に持ち上げる場所ができる．

患者を逆 Trendelenburg 位（骨盤低位）にして経口胃管を抜去する．上腹部のポートから肝臓鉤を挿入し，肝左葉を前方に牽引して食道胃接合部を露出する．胃肝間膜の弛緩部を切離して網嚢を露出する．食道胃接合部から 4 cm の範囲の小網まで自動切離器で切離する．

小網の切離が終わったら，25 mm の自動吻合器で胃空腸吻合を行う．まず胃前壁の遠位側に超音波メスで穴をあける（図 4）．次に胃前壁の近位側で食道胃接合部から 4 cm のところに関節剝離器か超音波メスで穴をあける（図 5）．遠位側の穴からアンビルを胃内に入れ，近位側の穴からアンビルシャフトを胃外に出したら（図 6），遠位側の穴を自動切離器で閉じる．

容量 30 mL の胃パウチを作ることに注意を払う（図 6）．ステイプルの丈の高さが 3.8 mm の自動切離器を使い，最初はステイプル線が横方向になるようにアンビルに近づけて切離する．そのあとの 2～3 回はステイプル線が His 角に向かうように縦方向に切離する．胃が完全に切離されるのを画面で確認する．

印をつけた Roux 輸出脚の近位側を結腸前で胃パウチの高さに持ち上げる．Penrose ドレーンをはずし，断端から 3 cm の範囲の腸間膜を自動切離器（Endo GIA gray）で切離する．断端を超音波メスで開き，25 mm の自動吻合器を挿入する（図 7）．トロッカーを空腸の腸間膜対側に貫通させたら，胃パウチから出ているアンビルシャフトに自動吻合器を結合する（図 7）．レバーを握って作動させると胃空腸吻合が完成する（図 8）．

自動切離器で Roux 輸出脚の先端 3 cm を切除・閉鎖する．術中内視鏡を行い，胃空腸吻合部の開存度と胃空腸内腔の出血を観察する．出血があれば補強縫合で止血する．腹腔に生理食塩水を満たした状態で胃パウチに送気して気泡が漏れないことを確認する．気泡が漏れたら，ステイプル線に縫合をかける．2-0 の吸収糸で縫合をかけて胃空腸吻合部の緊張をとる．

閉鎖 15 mm ポート部の筋膜を 2 本の 1-0 の吸収糸で閉じる．筋膜の閉鎖には Carter-Thompson 装置を使うと便利である．残りのポートは画面を見ながら抜去し，出血がないことを確認する．ビデオスコープを抜去して気腹を解除する．皮下を生理食塩水で洗浄し，皮膚はすべて 4-0 の吸収糸の皮内縫合で閉鎖する．皮膚をきれいに乾かし，テープ（Steri-Strips）を貼る．

術後管理 経鼻胃管は不要である．最初の 24 時間は水分を十分に補給し，Foley カテーテルで尿量を測定する．術後 1 日目に造影検査を行い，胃空腸吻合部に漏れや狭窄がないことを確認する．頻脈や 38℃ 以上の発熱がなければ，造影検査を行わずに飲水を試して流動食を始める．

通常は 2～3 日で退院できる．30 日以内に診察して経口摂取や創傷治癒を調べる．糖尿病があった患者は体重が減る前にインスリンを減量し，低血糖発作を防ぐ．患者全員に長期間の追跡を行う．

Ⅳ 胃と食道の手術
ESOPHAGUS AND STOMACH

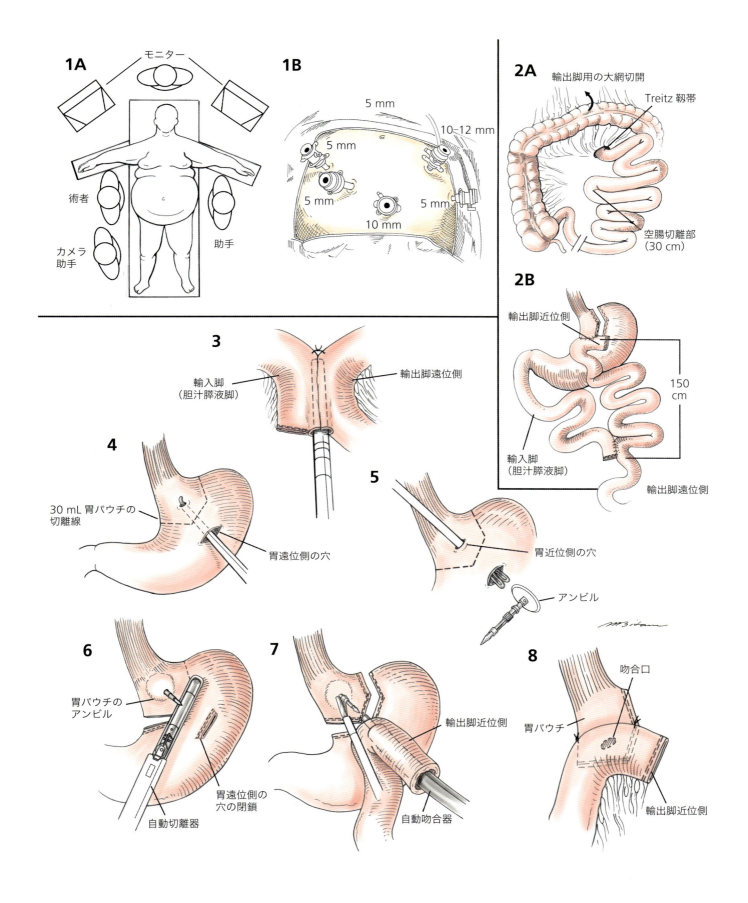

CHAPTER 38 スリーブ胃切除（腹腔鏡）

適応　スリーブ胃切除は，肥満患者に対する一期的・二期的な減量手術として容認されている．アメリカ国立衛生研究所（NIH）のガイドラインによると，適応は高度肥満（BMI≧40）の患者と中等度肥満（BMI 35〜40）で肥満関連疾患を合併している患者や薬物療法に失敗した患者である〔訳注：肥満関連疾患には高血圧・糖尿病・脂質異常症・高尿酸血症/痛風・狭心症・心筋梗塞・脳梗塞・脂肪性肝疾患（NAFLD）・肥満低換気症候群（OHS）/睡眠時無呼吸症候群（SAS）・肥満関連腎症（ORG）・変形性脊椎/膝関節症・月経異常/妊娠合併症がある〕．

スリーブ胃切除は，胃腸の流れに変化がなく食物が十二指腸を通過するので，吸収不良がまれであり，吻合部潰瘍の危険性が低く，患者が好むことが多く，ほかの減量手術に比べて選択される機会が多い．相対的な禁忌として高度の胃食道逆流症（GERD）がある．

術前準備　薬剤・食事・心理的状態とともに薬物による体重管理の既往歴を把握する．食事と行動を修正する教育プログラムを含むインフォームドコンセントを得る必要があり，手術が食事摂取能に及ぼす影響と生涯にわたって成功させるための方策が理解されていることを確認する．

病的肥満（BMI≧40）の患者では，合併する肥満関連疾患を評価し，術前に最適な状態にしておく．たとえば閉塞性睡眠時無呼吸（OSA）のスクリーニングと治療，血糖コントロール，心機能と呼吸機能の適切な評価，麻酔のための気道評価を行う．

内視鏡を行って胃の解剖を評価し，術前に機能的変化や胃病変を診断しておく．各病院のマニュアルに従って抗菌薬の予防的な投与と深部静脈血栓症（DVT）の予防策を行う．低脂肪・さらに低カロリーの「肝臓を絞るダイエット」を行い，肝臓のボリュームを減らし，腹壁のコンプライアンスを改善させると，手術手技が容易になるかもしれない．

麻酔　気管挿管による全身麻酔を行う．麻酔科医の困難は病的肥満に関連しており，気道確保・静脈ライン確保・モニター装着の困難と，大きな体型による移動や体位設定の困難がある．

無事に手術を行うには麻酔科医とのコミュニケーションも重要であり，とくに経口胃管の挿入と管理，ブジーの留置，体液管理，手術後の悪心や嘔吐を防ぐための投薬が重要である．

抜管後の閉塞性睡眠時無呼吸や覚醒後の疼痛管理に関するクリニカルパスを準備し，たとえば，経鼻的持続陽圧呼吸療法（CPAP）や人工呼吸器陽圧換気モード（BiPAP）を準備する．

体位　患者を開脚用手術台に乗せて仰臥位か改良型の砕石位にする（図1A）．病的肥満の患者は手術台にしっかり固定し，急勾配の逆 Trendelenburg 位（骨盤低位）にしたときに移動しないようにし，圧力がかかる場所にパッドを当て，皮膚損傷や横紋筋融解症を予防する．手術台の許容力・足支持台・延長装置を知っておくと役立ち，手術室で使用するとよい．

手術準備　各病院のマニュアルに従い，体重に応じて適切な量で抗菌薬の予防的な投与を行う．深部静脈血栓症の予防策をタイミングよく行い，適切なサイズの間欠的圧迫装置を下肢につける．膀胱カテーテルを留置し，麻酔科医が経口胃管を留置する．必要に応じて，種々のブジー・自動切離器・超ロング鉗子・エネルギー装置が使えるようにしておく．

切開と露出　腹腔内へのアクセスは術者が最もやりやすい方法でよいが，肥満で腹壁が非常に厚いので，Veress 針や光学トロッカーを使って左上腹部で行うのが安全である．トロッカーの位置は胃の下面と食道胃接合部の His 角の把持や操作ができるように選択する（図1B）．

最初の5 mm トロッカーは，左鎖骨中線上で季肋部から手の幅だけ離れた場所に留置する．30°の斜視型スコープを挿入して腹腔内を観察したら，胃からの距離も考慮しながら，臍部に5 mm トロッカー，左側腹部に5 mm トロッカーを留置する（図1B）．

臍上のトロッカーの右側に15 mm トロッカーを留置するが，この15 mm トロッカーから自動切離器を挿入するので，胃の小彎に沿って挿入できるような場所を選択する．剣状突起下のトロッカーは肝臓の授動に使い，屈曲肝臓鉤を患者の右側の手術台に固定する．手術は患者を軽度の逆 Trendelenburg 位にすると容易である．

手技の詳細　スリーブ胃切除は，胃の大彎側を縦に長い胃管のように切除して小彎側を限定的に袖状にする減量手術である．幽門の口側5 cm から His 角や左横隔膜脚にかけて，胃の大彎を周囲の付着物から完全に遊離させる〔訳注：His 角は左側（大彎側）の食道胃接合部〕．

手術を始めるときは，左鎖骨中線上にある左上腹部のポートからカメラを挿入し，助手は患者の左側に立ってカメラと左側腹部の操作用鉗子を持つ．術者は患者の右側に立ち，右側腹部の15 mm ポートと5 mm ポートから無傷把持鉗子と超音波メスを操作する．

一般に His 角に近い大彎沿いで網嚢に到達しやすい場所から剥離を始める．バイポーラ凝固切離器や超音波メスを使って胃大網動静脈を胃の近くで切離し，上方に進めて短胃動静脈も切離する（図2）．脾臓の上極に近い場所は胃と脾臓が接近しているので，胃の熱損傷や脾臓の出血を起こさないように細心の注意を払う（図3）．

この時点で切開装置を最も左側のポートに入れ替えると，胃の穹窿部を剥離しやすくなり，His 角を完全に授動して左横隔膜脚を同定する．胃の近位側や後方を剥離して短胃動静脈の大部分を切離する．

大彎側の剥離と切離が終わったら，食道裂孔を観察してヘルニアの有無を調べ，食道裂孔ヘルニアがあれば，胃とヘルニア嚢を腹腔内に戻して横隔膜脚を修復する．近位側の剥離が終わったら遠位側に移り，大彎の付着を切離し，幽門の口側5 cm の場所まで進める（図4）． **CONTINUES**

Ⅳ 胃と食道の手術
ESOPHAGUS AND STOMACH

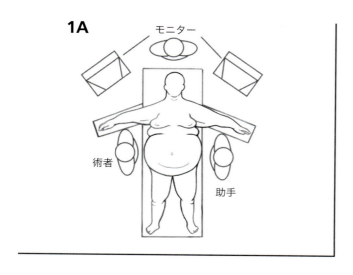
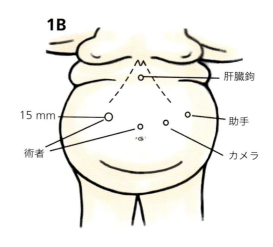
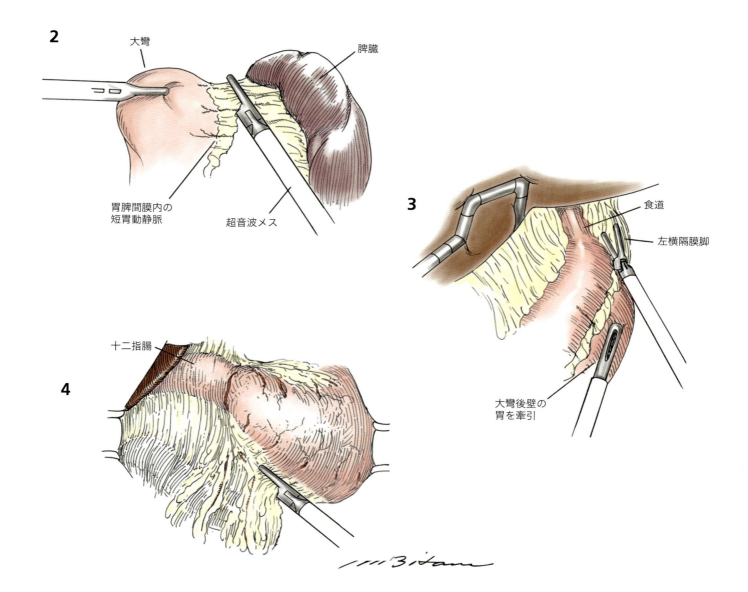

38　スリーブ胃切除（腹腔鏡）

手技の詳細（続き）　胃の大彎を付着物から完全に遊離して止血を確認したあと，胃の大彎後壁を注意して牽引する．自動切離器を安全に作動させて胃を完全に切離するには，小彎の後壁の最内側にある付着物だけ残した状態にする．

　経口胃管を抜去し，先太のブジーを胃内に挿入し，腹腔鏡で見ながら小彎に沿って幽門に向け，付着物の先まで誘導する（図5）．自動切離器を連続して作動させ，ブジーに沿って胃を切離するが，最初は幽門の口側 5 cm から切離を始め，口側の小彎に平行になるように角度をつけて作動させる（図5，訳注：自動切離器の作動は英語で「firing」「fire」と言う）．

　自動切離器を作動させるときは，自動切離器がブジーに近接していることと胃壁に過度の緊張がかかっていないことを注意して確認する．胃の前壁と後壁の長さが同じになるように切離することにも注意を払い，袖状の小彎側胃がねじれるのを防ぐ．

　胃の切離が His 角に到達したら，自動切離器に角度をつけて食道の周囲をよけて脂肪塊を温存することが多い．大彎側胃を完全に切離したあと（図6），15 mm ポートから摘出するが，標本バッグは使用してもしなくてもよい．

　ブジーを抜去し胃内視鏡を行い，袖状胃の長さ・幅・ステイプル線・止血を調べ，技術的なミスで狭窄していないことを確認する．15 mm ポート部と 10 mm ポート部は 1 号の吸収糸で筋膜を閉鎖し，ポート閉鎖器を利用してもよい．皮下組織を十分に洗浄して皮膚を閉鎖する．5 mm ポート部は皮膚だけ閉鎖する．

　手技の変法として，自動切離器のステイプル高を胃壁の厚さに合わせること，ステイプルを保護するバットレス材を使用すること，ステイプル線に埋没縫合を追加すること，ブジーのサイズを変えることなどがある．

　ブジーのサイズは減量の程度によって異なり，ステイプル線からの漏れのような合併症の予防策によっても異なる．32～36 Fr のブジーは最適な減量効果が得られるが，40 Fr 以下のブジーは漏れを起こす頻度が高い〔訳注：Fr＝外径（mm）×3〕．

術後管理　スリーブ胃切除の典型的な入院期間は 1～2 日であり，補液のための水分摂取の許容度，合併疾患を管理する服薬の許容度，自力での歩行能力，術後合併症の症候がないことなど，患者によって異なり，経口胃管の挿入が必要になることがある．

　手術の翌日に流動食を始め，1 か月間は全粥を続ける（訳注：欧米の clear liquid diet→full liquid diet→soft diet→regular diet は，日本の流動食→全粥→軟飯→常食に相当する）．服薬は最小限に抑え，大きい錠剤は粉砕するか水薬に変える．

　ほかの減量手術と比べてスリーブ胃切除は，食事中に悪心・逆流・気分不良を生じやすく，患者の指導や治療を適切に行う必要がある．手術室から始める予防策が有効かもしれない（訳注：モチリン・グレリン・エリスロマイシン・メトクロプラミドなどの薬物療法か）．

　減量手術を行う施設では，睡眠時無呼吸症候群管理・深部静脈血栓症予防・術後疼痛管理・早期離床・合併症発見に関するクリニカルパスを導入する．頻脈は合併症を示唆する徴候であり，出血・漏れ・心肺合併症に注意する．減量手術を行った患者は生涯追跡する．■

Ⅳ 胃と食道の手術
ESOPHAGUS AND STOMACH

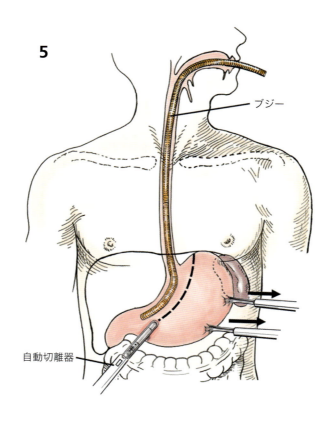

5

ブジー

自動切離器

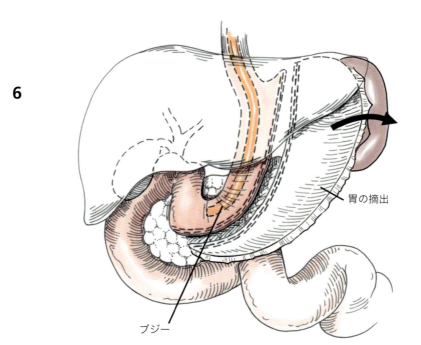

6

胃の摘出

ブジー

CHAPTER 39 調節性胃バンディング（腹腔鏡）

適応　減量手術で胃の容量を小さくするのに胃バンディング法を行ってもよい．選択基準は Roux-en-Y 胃バイパス法と同じである（▶ CHAPTER 37）．

術前準備　Roux-en-Y 胃バイパス法と同じである（▶ CHAPTER 37）．

麻酔　Roux-en-Y 胃バイパス法と同じである（▶ CHAPTER 37）．

体位　改良型の砕石位（開脚位）にする．術者は患者の下肢の間に立ち，助手は患者の左側に立つ．手術室の設定を示す（図 1）．

手術準備　抗菌薬の予防投与と静脈血栓塞栓症の予防処置を行う．手術時間が短いので，Foley カテーテルの留置は不要である．

切開と露出　ポートの位置は Roux-en-Y 胃バイパス法と同じである（▶ CHAPTER 37）．左上腹部に 15 mm ポートを刺入して胃バンドの挿入に使い，心窩部に 5 mm ポートを挿入するが（図 2），患者によってはポートを減らしてよい．患者を逆 Trendelenburg 位（骨盤低位）にして，肝臓を頭側に牽引し，食道胃接合部を露出する（図 3）．

手技の詳細　鈍的に剥離して胃上部の後面にトンネルを作る（図 4）．胃を下方に牽引すると食道胃接合部の大彎側が十分に露出する．胃後面の剥離は最小限でよく，バンドの滑脱を防ぐ狭いトンネルができればよい．トンネルは左胃動脈より上部で作る．

麻酔科医は留置していた経口胃管を抜去し，口径を測定するバルーンを挿入し，生理食塩水 15 mL で膨らませる．バンド挿入装置を使って腹腔内にバンドを置く（図 5，6）．バンドは 15 mm ポートを通して挿入してもよいが，ポートを抜いて腹壁から直接挿入してもよい（図 6）．

無傷把持鉗子でバンドを持ち，His 角に近い大彎の開口部から小彎の軟部組織にあけた穴に通す（図 7）．バルーン直下で胃にバンドを巻きつけたら（図 8），バルーンを収縮させてバンドの留め金を締め（図 9），口径測定用の経口バルーンを抜去する．バンドの最終的な位置を示す（図 9）．

2-0 の非吸収糸を 4～5 本かけ胃でバンドを被覆すると，バンドの滑脱を防げる（図 10）．左肋骨弓下の 15 mm ポートの切開部から付属チューブを回収する．バンド調節に使うポートを埋めるための皮下ポケットを作り，1-0 の非吸収糸でポートを腹直筋鞘に固定する（図 11）．

閉鎖　Roux-en-Y 胃バイパス法と同じである（▶ CHAPTER 37）．

術後管理　夜に水分摂取を許可し，手術翌日に元の食事に戻し，問題がなければ，術後 23 時間以内に退院する．退院前に造影検査でバンドの位置を確認する必要はなく，退院後 6 週間はバンドの調節を行わない．バンドを調節するときは透視下に行う．■

IV 胃と食道の手術
ESOPHAGUS AND STOMACH

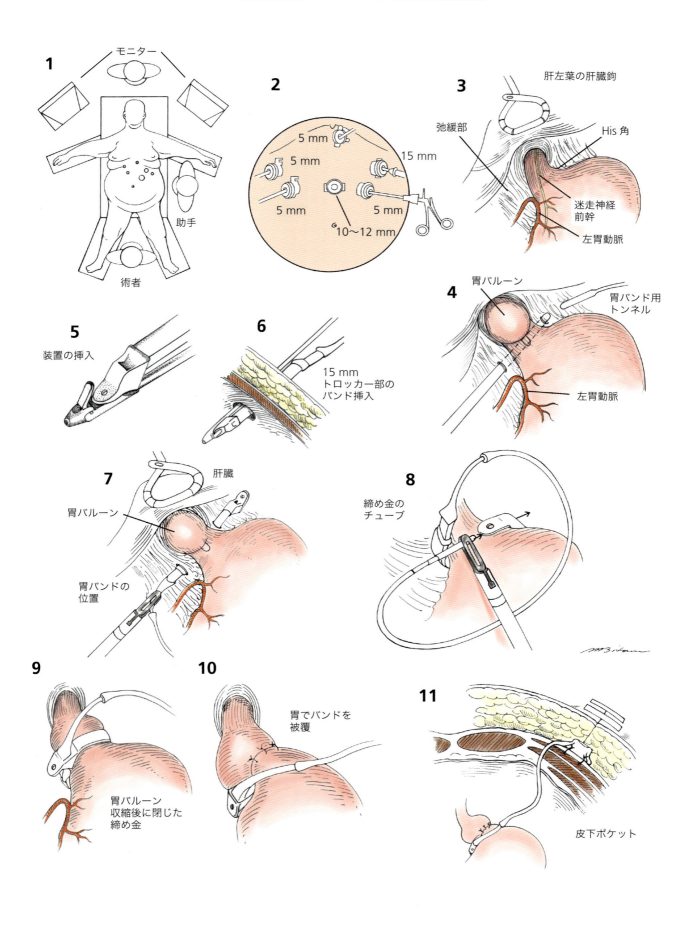

133

CHAPTER 40 食道切除（経腹）

適応　経腹的食道切除（非開胸経裂孔食道亜全摘）は，食道の切除と再建が必要な大部分の疾患に適用される．多くは食道がん，食道胃接合部がん，末期状態のアカラシア，内視鏡的拡張が無効の高度食道狭窄に行い，早期食道がんや Barrett 食道がんで多数の高度異型病巣を伴うときや，局所進行食道がんで化学放射線療法のあとに行うこともある〔訳注：食道胃接合部がんは食道胃接合部（EGJ）の上下 2 cm 以内に腫瘍の中心がある〕．

　経腹的食道切除が禁忌になるのは，上部食道がんや中部食道がんの患者のうち気管支鏡や画像検査で気管や気管支に浸潤がある患者である．噴門形成・食道筋層切開・食道破裂修復などの食道手術の既往がある患者は，食道の経腹的授動が困難または不可能と手術中に判明することがあり，開胸手術に移行する準備が必要である．

　食道がんが噴門に浸潤していて広範囲の胃切除を行う必要があるときは，術前に大腸検査を行って結腸再建の準備をしておく（訳注：回結腸動脈±右結腸動脈を使う右側結腸再建，中結腸動脈を使う横行結腸再建，左結腸動脈と横行結腸動脈を使う左側結腸再建がある）．

術前準備　食道がんや食道胃接合部がんの患者では，問診と診察を徹底的に行い，上部消化管内視鏡を行って生検で診断する．食道の結節は内視鏡的粘膜切除（EMR）を行って病期診断を行い，大きい腫瘍は超音波内視鏡（EUS）や PET-CT を行って臨床病期を決める．扁平上皮がん患者，近位側 1/3 の胸部食道がん患者，咳嗽や血痰などの呼吸症状がある患者は気管支鏡を行う．

　低栄養の患者や併存疾患が複数ある患者は術後合併症の頻度が高いので，手術を行う前に患者の栄養状態と併存疾患を注意深く調べる．とくに循環器と呼吸器の評価は重要であり，状況に応じて，心臓負荷試験・心エコー・肺機能検査などの客観的な検査を臨機応変に行う．

　生活習慣を改善すると肺合併症が有意に減少するので，毎日の歩行訓練と禁煙を強く勧め，体重減少が顕著な患者や高度の栄養不良がある患者では，経鼻胃チューブや空腸チューブを使った経腸栄養を考慮する．結腸再建が必要な患者では，手術前日の夕方に機械的前処置を行って大腸をきれいにする．

麻酔　気管挿管による全身麻酔を行う．末梢静脈ラインと橈骨動脈カテーテルを留置し，手術中の十分な輸液と血圧の監視を行う．

体位　患者を仰臥位にして上肢を体側に巻き込む．経鼻胃管を挿入して胃を減圧するとともに，縦隔内で食道を授動するときのガイドに役立てる．肩枕を挿入して頸部を伸展させ，頭部を軟らかい頭部リングで支えて右側に傾ける．下顎から恥骨まで，頸部・前胸部・腹部を消毒する．

手術準備　執刀前に適切な抗菌薬を予防的に投与する．間欠的空気圧迫装置とヘパリンの皮下注射で深部静脈血栓症を予防する．

切開と露出　上腹部正中切開と左頸部斜切開で手術する（**図 1**）．外科的解剖と胃の動脈支配を理解し，食道の腫瘍の位置と近位側胃の切離線を事前に想定しておく（**図 2**）．

　剣状突起から臍までの上腹部正中切開で手術を開始する．腹腔内を検索して転移巣や異常がないことを確認する．切除範囲外に疑わしい病変があれば，生検して凍結標本に提出する．

　自己保持型開創器を使うと，上腹部や縦隔の露出に役立つ．肝円索と鎌状間膜を切離し，肝左葉を横隔膜の付着から剥離して右側に牽引し，食道裂孔を露出する．

手技の詳細　胃が再建に適していることを確認したら，脾臓下極の高さで胃結腸間膜を切開して網嚢に入る．胃結腸間膜の切離は，電気メスや超音波メスを使うか，鉗子で挟んで結紮・切離する（**図 3**）．右胃大網動脈を注意深く温存して起始部まで追跡し，膵臓と胃の付着を電気メスで切離する．

　胃脾間膜の切離も，電気メスや超音波メスを使うか，鉗子で挟んで結紮・切離する（**図 4**）．胃の後壁の付着を電気メスで切離して胃上部を完全に授動する．**CONTINUES ▶**

IV 胃と食道の手術
ESOPHAGUS AND STOMACH

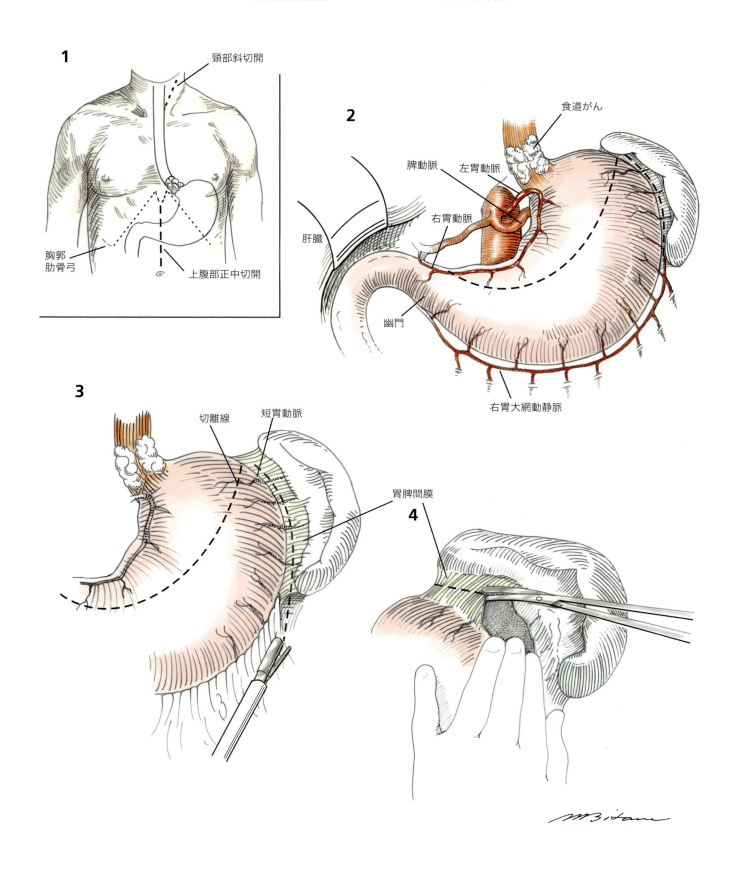

40 食道切除（経腹）

手技の詳細（続き）　小網（胃肝間膜）の胃側部を切離して右横隔膜脚を露出し，食道や食道胃接合部を損傷しないように注意しながら横隔食道間膜を切離する（**図5**）．左右横隔膜脚を剝離して食道遠位側を授動したら，食道にPenroseドレーンを巻きつけておく（**図6**）．

幽門を食道裂孔の高さまで自由に授動できて緊張がかからない状態にするには，肝彎曲部の結腸を授動して下方に牽引し，

Kocher授動を行って十二指腸を後腹膜の付着から十分に遊離しておく（**図7**）．

胃肝間膜と胃結腸間膜を切離する（**図7**）．左胃動脈と冠静脈（左胃静脈）を同定したら，リンパ節を含む軟部組織をできるだけ切除標本に含むように，自動切離器を使って切離する（**図8**，訳注：日本の外科医は自動縫合器を使わず，きちんと根部で結紮・切離するだろう）．**CONTINUES ▶**

Ⅳ 胃と食道の手術
ESOPHAGUS AND STOMACH

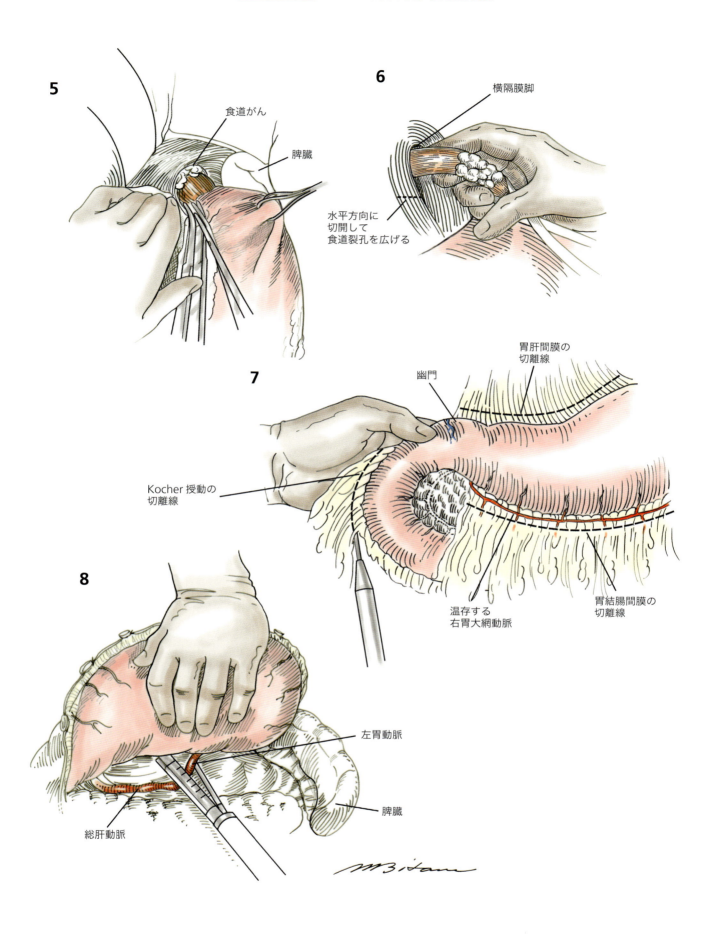

40　食道切除（経腹）

手技の詳細（続き）　胃の授動・Kocher 授動・食道遠位側の剥離が終わったら，頸部操作に移る．皮膚切開は，左胸鎖乳突筋の前縁に沿って胸骨切痕から輪状軟骨の直上まで広げる（**図 9**）．広頸筋と胸鎖乳突筋の前縁に沿った筋膜を切開したら，肩甲舌骨筋を同定して切離する．

　肩甲舌骨筋の筋膜を切開して頸動脈鞘外側に牽引すると，気管食道溝に到達する．中甲状腺静脈を切離すると露出が改善する〔訳注：甲状腺の血管は，上甲状腺動脈が外頸動脈から分枝，下甲状腺動脈が鎖骨下動脈から分枝，上甲状腺静脈が内頸静脈に流入，中甲状腺静脈が内頸静脈に流入，（最）下甲状腺静脈が腕頭静脈に流入する〕．

　指で鈍的剥離を行って椎骨前腔に入る（**図 10**）．帯状筋（舌骨下筋）を切離して気管食道溝を剥離し，食道の前面を剥離する．反回神経を損傷しないように注意するが，反回神経を目で確認する必要はない（訳注：左反回神経は気管食道溝に接して気管の左側縁を上行する）．

　指で鈍的剥離を慎重に行い，食道を全周性に授動したら，食道に Penrose ドレーンを巻きつける（**図 11**）．Penrose ドレーンを頭側に牽引すると，食道を上縦隔から剥離しやすい．

　頸部食道の剥離が終わったら，腹部操作で食道胃接合部に巻きつけた Penrose ドレーンを尾側に牽引する．術者は後縦隔に手を入れ，椎骨前腔に沿って食道の後面を剥離する（**図 12**）.

CONTINUES ▶

Ⅳ　胃と食道の手術
ESOPHAGUS AND STOMACH

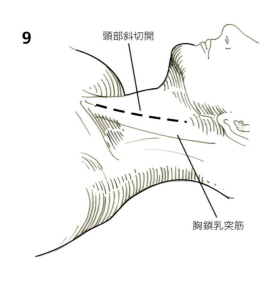

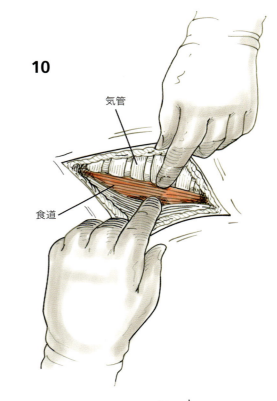

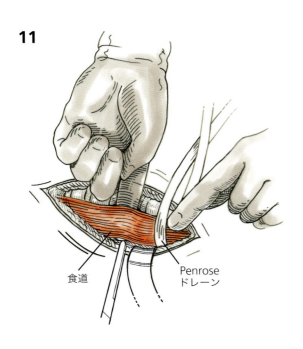

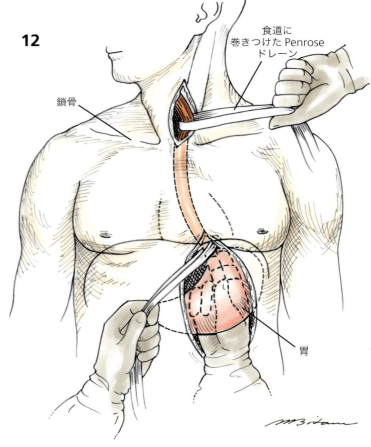

139

40 食道切除（経腹）

手技の詳細（続き）　右手で後縦隔の鈍的剥離を頭側に進めると，頸部切開創から挿入した左手の示指を触れることができるようになり，後縦隔の剥離が完成する（**図13**）．後縦隔を剥離している最中は，麻酔科医が注意して血圧を頻繁に監視する（訳注：血圧が下がったら剥離をやめて手を抜く）．

　手掌を背側に向けて右手を後縦隔に挿入し，食道の前面に沿って同じようにして剥離する心外膜や気管膜様部を損傷しないように注意しながら，示指と中指でやさしく頭側に向かって剥離を進め，上縦隔の剥離を完遂する（**図14**）．

　食道の前面と後面の剥離が終わり，頸部切開創から食道を頭側に牽引すると，食道上部の側壁に沿った付着を鈍的に剥がせる．

　再び食道裂孔から後縦隔に手を入れ，食道を脊椎骨に押さえつけながら熊手でかくように指を動かし，食道側壁の剥離を完遂する．

　最後に鈍的剥離で食道の付着を剥がし，厚い組織と左右の迷走神経幹を食道裂孔の方向に牽引し，クリップの間で鋭的に切離する．経鼻胃管を咽頭の近くまで引き抜き，頸部食道を自動切断器（TA）で切離する．

　頸部食道の切離は，緊張がかからない状態で食道と胃を吻合できるように，十分な長さの食道が残るように配慮する．切離した遠位側の食道にPenroseドレーンを縫着し（**図15**），後縦隔のトンネルを確保しながら食道を腹腔側に引き抜く（**図16**）．

CONTINUES

Ⅳ 胃と食道の手術
ESOPHAGUS AND STOMACH

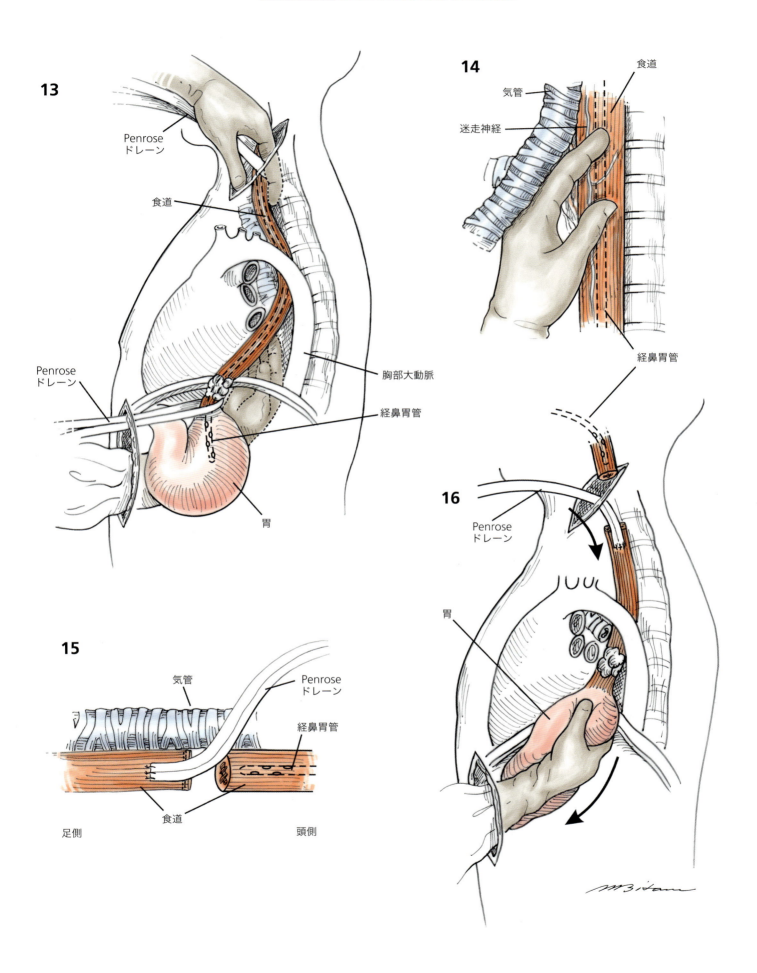

40 食道切除（経腹）

手技の詳細（続き）　幽門の口側 6 cm から胃の小彎に沿った血管を自動切離器で処理し，胃管を作成するための切離線をマークする（訳注：血管処理は結紮・切離か電気メス・超音波メスで十分であろう）．右胃動脈の分枝は遠位側の胃の小彎を栄養するので温存する．胃底部から遠位側に向かって自動切離器（GIA 80-4.5）を連続的に作動させ，幅 5 cm の細い胃管を作成する（**図 17**）．

食道と近位側胃の切除断端が十分に確保されていることを確認する．Penrose ドレーンを胃の断端近くに縫着し，胃のステイプル線を患者の右側に向けた状態で後縦隔に押し込み，頸部切開創から術者の左手か Babcock 鉗子で引き上げる（**図 18**）．胃管の先端 4〜5 cm を頸部切開創内に配置して吻合を準備する（**図 19**）．

頸部食道と胃管の吻合は，2 層の手縫い吻合か自動切離器の器械吻合で行う．器械吻合は食道の後壁と胃管を並べた状態で行い（**図 20**），胃管の前壁に縦切開を加え，2 本の 3-0 絹糸をかけて支持し，自動切離器（GIA 60-3.5）で側側吻合を行う（**図 21**）．

自動切離器を解除する前に，2 本の 3-0 絹糸を食道と胃管に通して吻合部を補強しておく．器械吻合で生じた共通口は 2 層縫合で閉鎖し，内層は 3-0 吸収糸の連続縫合を行い，外層は 3-0 絹糸の結節縫合を行う．別の方法として，自動切断器（TA）で閉鎖してもよい（**図 22**）．

経鼻胃管を吻合部に通し，先端を横隔膜下にある遠位側胃に留置する．空腸の近位側に 14 Fr の栄養チューブを留置し，腹壁の切開創から離れた場所に誘導する．胃管再建は胃排泄遅延の頻度が低いので，幽門形成をルーチンに行う必要はない．吻合部の近傍に Penrose ドレーンを留置して頸部の切開創の下側に誘導し，最後に頸部と腹部の切開創を閉鎖する．

術後管理　手術後は集中治療室に搬送する．気管チューブは早期抜管がよく，積極的な気道浄化をすぐに始める（訳注：気道浄化は無気肺や肺炎の予防に重要であり，体位ドレナージ・胸壁叩打・深呼吸・スパイロメトリー法のほか，気管支鏡による喀痰吸引や気道洗浄がある）．胸部 X 線写真をポータブル装置で撮影し，生命維持装置の位置を確認し，気胸や血胸を除外する（訳注：無気肺の除外も重要である）．

オピオイドを間欠的に投与して疼痛管理を十分に行えば，硬膜外麻酔は不要である（訳注：手術後の疼痛管理はモルヒネを控えて硬膜外麻酔を優先する方法もある）．通常 4〜5 日間は経口摂取や経腸栄養が不十分であり，輸液で体液を維持する．β 遮断薬を投与して上室性不整脈を予防する（訳注：後縦隔胃管再建で最も頻度が高い術後合併症は不整脈である）．

術後 3 日目に経鼻胃管を抜去したあと，術後 4 日目に濃厚流動食，術後 5 日目に軟飯食を開始する．臨床的に吻合不全の徴候があれば，食道造影を行って調べる．経口摂取が不十分な患者は空腸チューブを使って経腸栄養を施行するが，循環動態が不安定で異化ストレスがある患者は，経腸栄養に起因する小腸壊死の心配があるので使用を控える．

術後合併症がなく経口摂取が十分であれば，通常手術後 7〜10 日以内に退院する．　■

Ⅳ 胃と食道の手術
ESOPHAGUS AND STOMACH

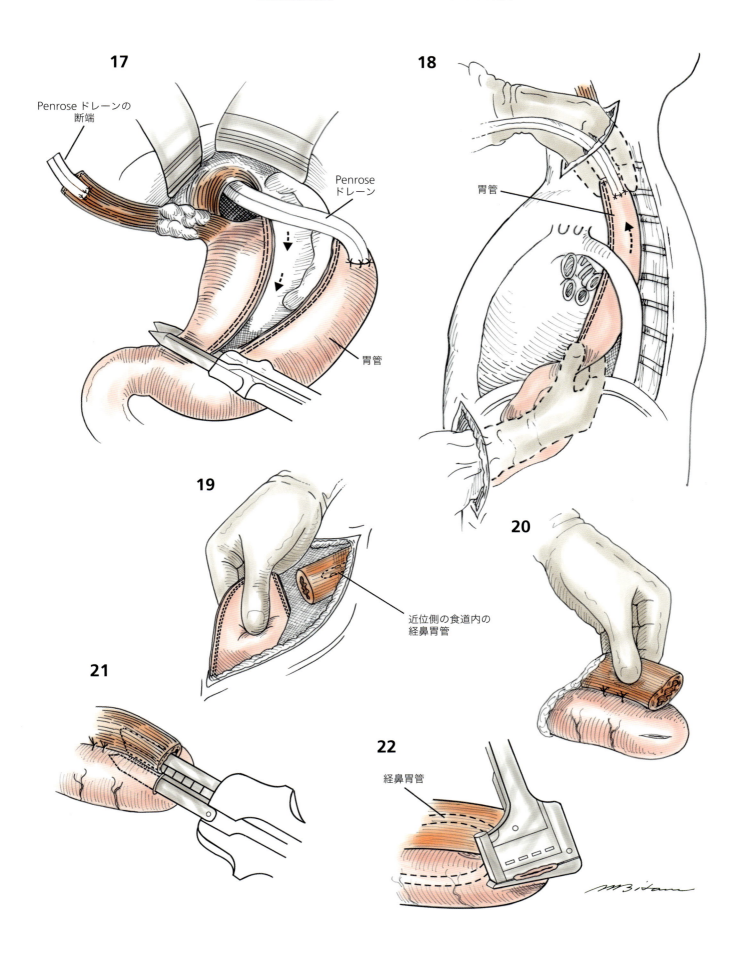

143

CHAPTER 41 食道切除（経胸）

適応　経胸的食道切除（右開胸開腹食道亜全摘）は，切除可能な食道や食道胃接合部のがんに適用される．腹部操作では，遠位側の食道や食道胃接合部を授動し，腫瘍や所属リンパ節を摘出する．右胃大網動脈を利用した大彎側胃管を作成して再建に使用する．開胸操作は右後側方切開で行い，食道の切除と再建を行う．

外科的切除は，転移がない早期がんで，内視鏡的切除の基準から外れるもの（T1）に行う．遠隔転移がない中期のがん（T2-T4/N1）にも外科的切除を行うが，通常は化学放射線療法を先に行ってステージを再評価する．

経胸的食道切除は良性疾患にも適用され，難治性食道狭窄，腐食性食道炎，アカラシアの治療後に拡張して嚥下障害がある「焼けた食道」の患者に行うことがある．

食道を切除するときの適切な到達法には議論があり，経腹的食道切除や低侵襲食道切除は術後合併症が少なく，長期成績が経胸的食道切除と同等であることが明らかになっている．経胸的食道切除の利点は，郭清リンパ節個数が多いことと吻合不全の頻度が低いことである（訳注：この再建法は上縦隔の胸腔内吻合であり，頸部吻合に比べて吻合不全が少ない）．

経胸的食道切除を行うときは，患者因子と外科医の好みや経験に基づいて決める（訳注：臨床現場の意思決定は，疾患因子・患者因子・医師因子の3つであり，疾患因子は重症度や進行度，患者因子は全身状態や併存疾患，医師因子は担当医の好みや経験である）．

術前準備　食道がんや食道胃接合部がんの患者では，徹底的な問診と診察，上部消化管内視鏡による確定診断，PET-CTや超音波内視鏡による進行度診断を行って準備する．扁平上皮がん，胸部食道の近位側1/3に広がるがん，咳嗽や血痰などの呼吸器症状がある患者では，気管支鏡検査を行って調べる．

経胸的食道切除は手術侵襲が大きく，併存疾患によっては患者が手術に耐えられないので，患者の併存疾患を慎重に検討する．とくに循環機能と呼吸機能の徹底的な評価は重要であり，状況に応じて心負荷試験・心エコー・肺機能検査を臨機応変に行う．結腸再建が必要な患者では，手術前日の夕方に機械的前処置を行って大腸をきれいにする．

麻酔　気管挿管による全身麻酔を行う．二重管腔チューブを利用し，胸部操作のときに片肺換気ができるようにしておく．初めの腹部操作中だけ単腔気管チューブを使い，体位を変換して開胸するときに二重管腔チューブに入れ替えてもよい．

経鼻胃管を早めに挿入し，胃の減圧と食道のガイドに使う．胃管の位置は手術中に何度も変更するので，再建が終わるまで経鼻胃管はきちんと固定しなくてよい．胸部硬膜外麻酔は手術後の疼痛管理に役立ち，循環器や呼吸器の術後合併症の減少にも役立つ．

体位　初めは患者を仰臥位にして上肢を両側に広げる．ビーズクッションの上に患者を寝かせ，腹部操作が終わって体位を変換するまで空気を抜かないでおく．腹部操作が終わったら体位を変換し，患者を左側臥位にして右上肢を上げておく．腋窩枕を入れて左前腕にパッドを当て，パッドを敷いた腕支持台に右前腕を乗せて固定する．

手術準備　執刀前に適切な抗菌薬を予防的に投与する．間欠的空気圧迫装置とヘパリンの皮下注射で深部静脈血栓症を予防する．

手技の詳細　腹部操作は通常どおり皮膚を消毒して敷布をかける．剣状突起から臍下までの上腹部正中切開で開腹する．手技の詳細は経腹的食道切除に準じる（▶ CHAPTER 40）．空腸チューブの留置はWitzel法で行い（▶ CHAPTER 47），腸管の内腔が狭窄しないように注意する．

胃管再建は胃排泄遅延の頻度が10%以下なので，幽門形成をルーチンに行う必要はない．閉腹するときは筋膜を縫合する．皮膚をテープで閉鎖して滅菌ガーゼを当てる〔訳注：本書では胸腔内で胃の切離と吻合を行うので，腹部操作は胃の授動まで（▶ CHAPTER 40，図 2-8）である〕．

胸部操作は体位を変換し，近位側の食道を十分に露出するのに右開胸で行う．通常どおり皮膚を消毒して敷布をかける．閉鎖式ドレープを利用すると，敷布が滑り落ちるのを防げる．

通常どおり第6肋間の後側方切開で開胸する（図 1）．開胸器を装着し，電気メスで下肺間膜を切離する（図 2）．食道を周囲の付着物から完全に剥離し，近傍のリンパ節と一緒に授動する．近位側の食道を横切っている奇静脈を授動したら，自動切離器で切離して大きな血管クリップで閉鎖を補強する（図 3）．

食道を切離する前に経鼻胃管を頸部食道内に引き抜いておく．食道の近位側を自動切断器（TA）で切離し，近位側の食道断端は開放しておく（図 4，訳注：切離する前に食道内の洗浄や吸引を行って胸腔内の汚染に注意する）．

胃管を胸腔内に引き上げたら，胃底部から遠位側に向かって自動切離器で切離する（図 4）．切除標本を病理診断に提出し，胃管のステイプル線を3-0絹糸の結節縫合で縫い閉じる．

食道と胃管の吻合は，3-0絹糸の結節縫合を使った2層の手縫い吻合で行う（図 5，訳注：内層は吸収糸の結節縫合がよい）．前壁の吻合が終わる前に経鼻胃管を吻合部に通しておき，胃管内に留置した状態で鼻翼にしっかり固定する．3-0絹糸で胃管を胸壁の側方に固定して捻転を防ぐ．

32 Frの胸腔ドレーンを留置したあと，1-0モノフィラメントの非吸収糸で皮膚に固定し，20 cm水柱の低圧持続吸引器（Pleurovac）に接続する．1-0モノフィラメントのループ吸収糸で閉胸する．1-0か2-0の吸収糸で連続縫合を行って軟部組織を層別に閉鎖する．最後に，皮膚をテープで閉鎖して滅菌ガーゼを当てる．

術後管理　手術後は患者を集中治療室に搬送し，気管チューブをできるだけ早く抜管する．呼吸不全や臨床的な問題があって気管挿管を続けるときは，二重管腔チューブを太い単腔チューブに入れ替えておく．

胸部X線写真をポータブル装置で撮影し，生命維持装置の位置を確認し，気胸や血胸を除外する（訳注：無気肺の除外も重要である）．通常7日間は経口摂取や経腸栄養が不十分であり，輸液で体液を維持する．β遮断薬を投与して上室性不整脈を予防する（訳注：後縦隔胃管再建は不整脈の合併症が多い）．

術後3日目に経鼻胃管を抜去したあと，術後4日目に飲水を許可し，術後5日目に軟飯食を開始する．循環動態が不安定で異化ストレスがある患者は，経腸栄養に起因する小腸壊死の心配があるので，空腸チューブによる早期経腸栄養は通常行わない．経口摂取が不十分な患者は理由によらず，空腸チューブを使って経腸栄養を行う．

胸腔ドレーンは空気漏がなくなるまで水封しておき，経口摂取が始まったあと退院する前に抜去する．術後合併症がなく経口摂取が十分であれば自宅に退院でき，入院期間は通常7〜10日である．

Ⅳ 胃と食道の手術
ESOPHAGUS AND STOMACH

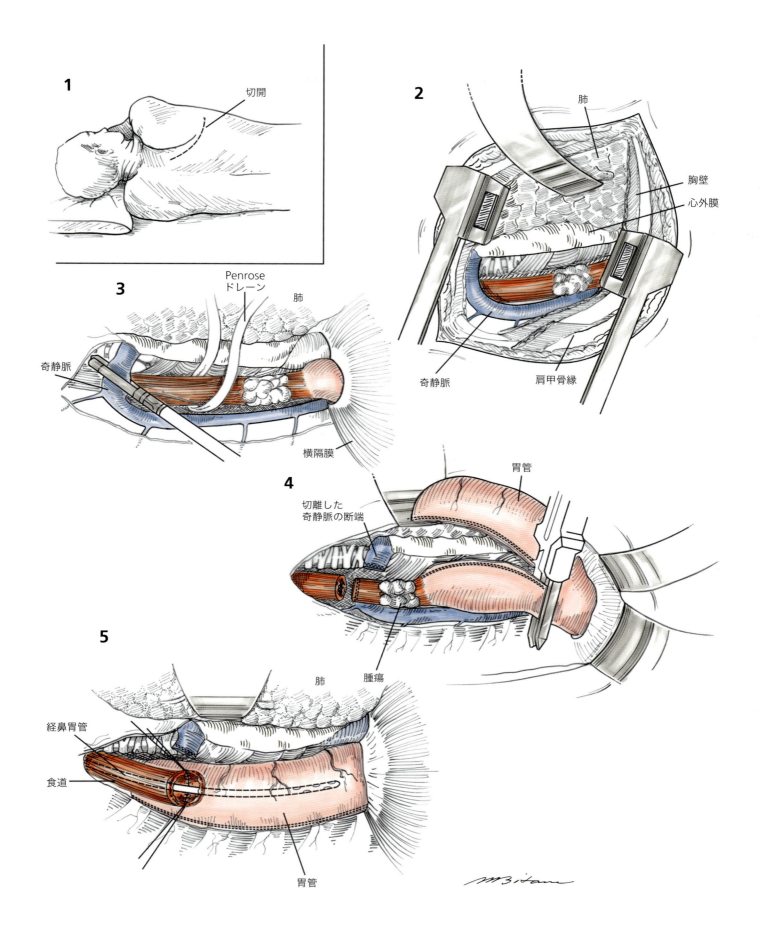

CHAPTER 42 幽門筋切開

適応 幽門筋切開（Fredet-Ramstedt 手術）は，乳児の肥厚性幽門狭窄症に行われる．

術前準備 肥厚性幽門狭窄症は，特徴的な症状である噴水状嘔吐と腹部診察の幽門腫瘤（オリーブ）で診断が確定する．消化管造影を行ってもよいが，最も頻繁に行われるのは超音波検査である（訳注：診断基準は幽門筋の肥厚≧4 mm，幽門管の延長≧14 mm）．

手術死亡率を低下させるには，適切な輸液療法を行い，脱水と酸塩基平衡の不均衡を修正することが重要である．生理的に良好な状態に回復させるには，術前6〜12時間の輸液と胃の吸引が必要であり，長時間の経鼻胃管は不要である．

診断がついたら絶飲食にして頭皮静脈から点滴する．5％ブドウ糖液と生理食塩水を混合した溶液を10 mL/kgで急速投与したら，5％ブドウ糖液と1/2濃度の生理食塩水を半分ずつ混合した溶液を150 mL/kg/日で持続投与する（訳注：6 mL/kg/時や0.1 mL/kg/分の速度）．

輸液開始から8〜16時間経過して十分な尿量が確保されたらカリウムを添加する．中等度から高度の脱水があれば，輸液を始める前に血清電解質を測定し，8〜12時間後にチェックする．8時間ごとに体重・脱水・浮腫を評価する．

麻酔 意識下の気管挿管が最も安全な方法であり，続けて全身麻酔を行う．

体位 術野がよく見えるように腹部を少し張らせた体位にする．体熱の喪失を防ぐため，温度調節ができるブランケットを背部に敷き，綿入り敷布で上肢と下肢を包んで点滴ライン部を保護する．

手術準備 通常どおり皮膚を消毒する．

切開と露出 開腹手術を示すが，腹腔鏡で行うこともできる．一般外科医は開腹手術に精通しておく．開腹手術では，右肋骨弓下で肝下縁より上に交互切開をおく．長さは3 cmで腹直筋外縁から外側に延ばす．

開腹するとまず大網が現れ，大網を丁寧に牽引すると横行結腸が現れ，横行結腸を丁寧に牽引すると胃の大彎が現れる．湿ったガーゼで胃の前壁をつかみ，前庭部を挙上して幽門を露出する．

手技の詳細 幽門前壁上部には血管が少なく，幽門筋切開を行うのに適している（図1，2）．幽門を左手の母指と示指でつまんで1〜2 cmの縦切開を加える（図3）．

漿膜から筋層を越えて粘膜が露出するまで切開するが，粘膜に触れてはいけない（図4）．十二指腸側を切開するときは幽門筋が突然に終わるので細心の注意を払い，粘膜に穴があかないようにする（図1）．

切開した幽門筋を短い直の止血鉗子で広げ，粘膜が漿膜の高さまで膨らむようにする（図4，5）．出血は生理食塩水で湿らせたガーゼを当てると止血できることが多く，血管の結紮や縫合が必要になることは少ない．粘膜に穴があいていないことを確認する．

閉鎖 4-0のクロミック糸の連続縫合で腹膜と横筋筋膜を閉じる．残りの筋膜は細い糸の結節縫合で閉じる．皮膚は6-0のナイロン糸で縫合するか，吸収糸で皮内縫合してテープを貼る．

術後管理 術後6時間で経鼻胃管の吸引を終了して抜去し，15 mLの砂糖水を飲ませる．手術翌朝まで2時間ごとに乳児用ミルクを30 mLずつ飲ませ，あとは3時間ごとに乳児用ミルクを飲ませて徐々に増量する． ■

IV 胃と食道の手術
ESOPHAGUS AND STOMACH

1

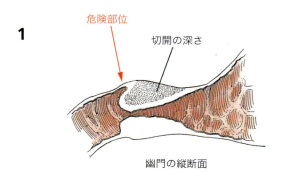

危険部位
切開の深さ
幽門の縦断面

2

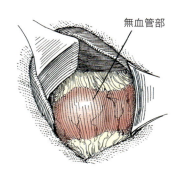

無血管部

3

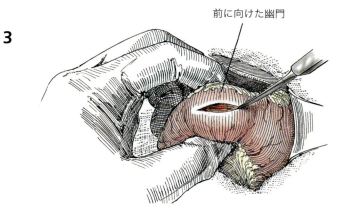

前に向けた幽門

無血管部の切開は十二指腸の手前で止める

4

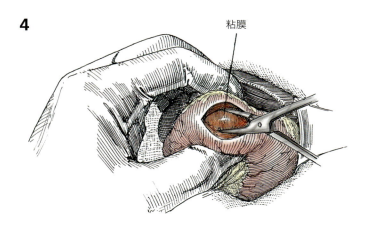

粘膜

筋層を広げると粘膜が漿膜の高さまで膨らむ

5

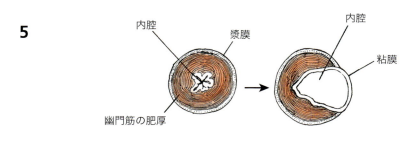

内腔　漿膜　内腔　粘膜
幽門筋の肥厚

幽門の断面

147

第Ⅴ部　小腸と大腸の手術
SECTION Ⅴ　SMALL INTESTINE, COLON, AND RECTUM

CHAPTER 43 腸重積修復, Meckel 憩室切除

A 腸重積修復

適応　腸重積は生後4～5か月から2歳までの乳児に好発する（訳注：細い回腸でPeyer板が肥厚する時期）．脱水や衰弱は時間をかけて輸液して修正する．経鼻胃管を挿入して胃を虚脱させ，吐物を吸入する危険を最小限に抑える．発症から時間が経過して赤褐色のマホガニー便を排泄したときは，手術室に注意を喚起して輸血を行い，手術に備えて十分に輸液を行う．

患児をX線撮影室に搬送したら，高さ90cmを超えない範囲でバリウムの高圧注腸を行って整復を試みる（図1，訳注：硫酸バリウムの比重は4.5なので，高さ90cmでは405cm水柱，300mmHgの圧力になる）．手術を避けようとして整復に1時間以上かかることがあるが，放射線被曝もできるだけ避けるべきである．整復できそうなときは徐々に還納していくが，整復できなかったときは緊急手術を行う．年長児で腫瘤性病変やがんが疑われるときは，整復せずに切除する．

麻酔　年長児はペチジンやモルヒネを追加する．意識下の気管挿管が最も安全な方法であり，続けて全身麻酔を行う．

体位　背臀位（訳注：仰臥位で軽く開脚して膝を立てる）にして，帯や包布で手足を手術台に固定する．

手術準備　通常どおり皮膚を消毒する．

切開と露出　右下腹部の横切開で十分に露出できる．腹直筋前鞘の外側1/3と外腹斜筋腱膜を横方向に開く．腹直筋外側縁を内側に牽引し，内腹斜筋と腹横筋を筋線維の方向に開く．露出を広げるには腹直筋前鞘の切開を延ばして腹直筋を切開する．

手技の詳細　整復の大部分は腹腔内で行い，下行結腸・横行結腸・上行結腸に沿って逆行性にミルキングし，腫瘤を押し戻す（訳注：Hutchinson手技）．還納が上行結腸まで進めば，残りの腸管を腹腔外に出してもよい．重積部より遠位側の結腸を押しつぶしながら上行結腸に沿って腫瘤を押し戻す（図2）．腸管を引っ張るときは，腸管が裂けないようにかなり慎重に行う．

最初は腸管が変色と浮腫で壊死しているように見えても，温かい生理食塩水をかけると，色調や外観が改善する．腸管の壊死がなければ，不必要な腸管切除に頼るよりも還納を続けたほうがよく，腸管切除が必要になるのは5%以下である．内反したMeckel憩室や若年性ポリープなどの原因が見つかる頻度は，小児では3～4%にすぎない．再発はまれであり，回腸終末部や腸間膜を固定する必要はなく，再発予防処置は手術が長くなるだけである．

成人の腸重積はまれであり，小腸と大腸のどこにでも起こる．開腹して還納したときは腫瘍（訳注：過誤腫や脂肪腫）・転移性腫瘍（訳注：肺がんや黒色腫）・癒着性索状物・Meckel憩室などの原因疾患を調べ，壊死があれば腸管を切除する．

閉鎖　通常どおり閉腹する．皮膚はナイロン糸で縫合するか，吸収糸で皮内縫合してテープを貼る．

術後管理　腸蠕動音が聞こえるか排便があるまで，経鼻胃管の吸引を続ける．単純な腸重積では不要だが，腸切除が必要になった腸重積では，抗菌薬や膠質液の投与が有用である．壊疽性の腸重積で腸管切除を行った重症の小児では，5mL/kgの膠質液か5%アルブミン液が術後管理に重要である．成人になって腸重積が再発したときは，初回手術で見落とした原因疾患があり，ポリープ切除や索状物切離などの外科的治療が必要になる．

B Meckel 憩室切除

適応　Meckel憩室は臍腸管（卵黄腸管）の遺残による先天奇形であり，頻度は1～3%で男性に多く，回盲弁から20～35cmの腸間膜対側にある．腹腔内を検索するときは常に回腸終末部のMeckel憩室を探す．

急性腹症の原因であることが判明したMeckel憩室は切除するが，別の疾患で開腹したときにたまたま見つかったMeckel憩室も切除することが多い．Meckel憩室の大部分は無症状であるが，症状を生じると別の消化器疾患に似た症状であり，手術が必要になることがある．

憩室内に異所性胃粘膜があると憩室近傍に潰瘍を生じ，小児はレンガ色の大量下血・炎症・腹膜炎を伴った穿孔を生じやすい．成人は憩室先端の固着や臍につながる索状物の癒着で腸閉塞を起こすことが多く，腸管腔に内反して腸重積の先進部にもなる．禁忌でないかぎり，腹腔内に複雑な疾患があっても，偶然に見つかった無症状の憩室は切除したほうがよい．

術前準備　術前準備は血液・水分・電解質の回復に力を注ぐ．腸閉塞や腹膜炎があれば経鼻胃管で胃内容を吸引し，輸血・血漿製剤・抗菌薬が必要である．

麻酔　全身麻酔がよいが，特別なときは脊髄麻酔や局所麻酔でもよい．

体位　苦痛がない仰臥位にする．

手術準備　通常どおり皮膚を消毒する．

切開と露出　急性腹症では柔軟に対応できる正中切開がよい．偶然に見つかった憩室はそのまま切除できる．

手技の詳細　Meckel憩室を含む回腸終末部を術野に引き出し，Babcock鉗子で把持する．憩室間膜があれば，虫垂間膜のように遊離して止血鉗子で挟んで結紮する（図3）．憩室が広基性のときは，基部に横方向や斜め方向の鉗子をかけて切除するか，基部まで楔状切除やV字状切除を加えるか（図4，A），憩室を含む回腸を区域切除して端端吻合する（図4，B）．

憩室の基部に腸管と横方向か斜め方向に非圧挫型のPotts鉗子を二重にかけ，憩室をメスで切除する．2-0絹糸で牽引縫合をおき（図5，A，B），切除部両端の外側の漿膜面を合わせる．牽引縫合を結ぶと，あとで縫合するときに腸管の固定に役立つ．

切開の両端に2-0絹糸の縫合をおき，鉗子の下に4-0絹糸で水平マットレスの結節縫合をおく（図6）．鉗子をはずしてマットレス縫合を結び，余分な腸管組織を切除する．漿膜にも4-0絹糸で水平マットレスの結節縫合をおき，閉鎖した断端を内反させる（図6，7）．母指と示指で挟んで内腔の開存度を調べる．

別の方法として，憩室を自動切離器で切除する方法がある．憩室間膜を切離して血管を結紮したら（図3），憩室基部の両端にかけた2本の固定縫合を使って憩室を腸管に対して横方向に広げる．術者が好む自動切離器を使って憩室を切除する．3-0絹糸でマットレス縫合をかけてステイプル線を内反させる．最後に縫合線の状態と開存度を調べる．

閉鎖　通常どおり閉腹する．

術後管理　術後管理は虫垂切除や小腸切除と同じである．腸管の蠕動が回復するまで輸液を行って水分と電解質のバランスを維持する．経鼻胃管を抜去し，経口摂取を徐々に上げる．軽快しつつある腹膜炎や腹腔内膿瘍は，抗菌薬投与と輸血や血漿製剤で治療する．主な術後合併症は腸閉塞・腹膜炎・創感染であり，適切な外科的治療が必要なことがある．

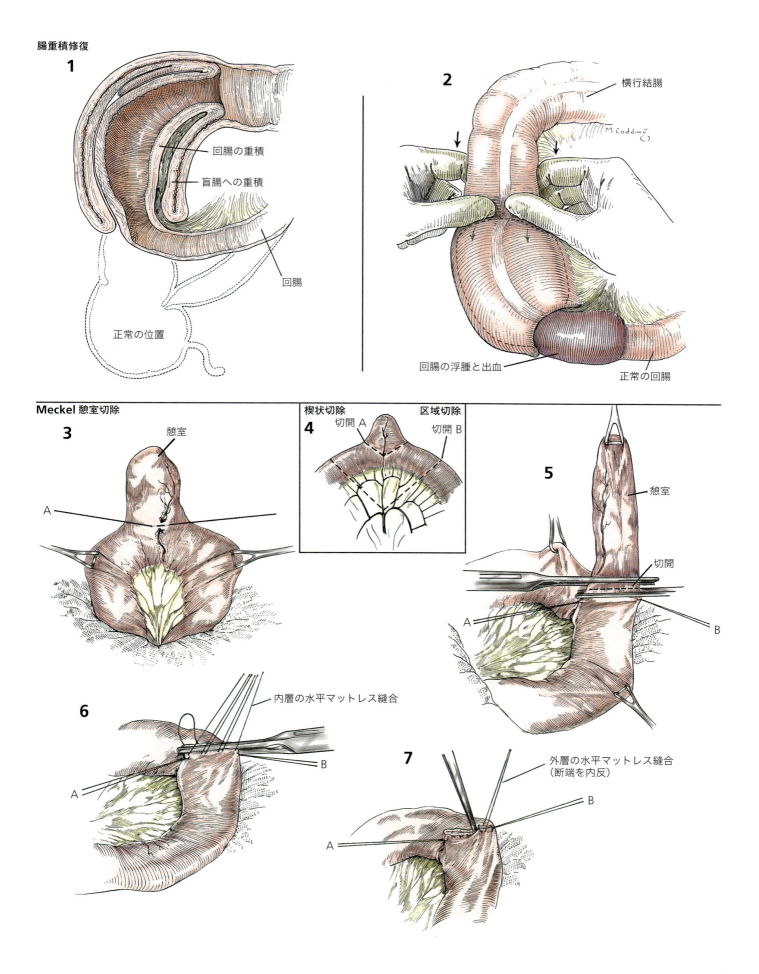

CHAPTER 44 小腸切除

適応　小腸切除は突然の閉塞に対する緊急の手術であり，絞扼性ヘルニアや腸重積で小腸壊死があるときに行われる．まれに上腸間膜動脈血栓症や腫瘍閉塞のときも行われる．消化管の自然な流れに正確に戻るので端端吻合がよいが，吻合する腸管の口径が著しく異なることがあるので側側吻合も知っておく．

術前準備　小腸切除は緊急の手術なので，術前検査は限られるが，術前に胃内容を吸引して持続吸引を行う．年齢・脱水・電解質異常・心機能の状態に応じて，水分とナトリウム・カリウム・クロールなどの電解質バランスを調節する．腸管壊死の疑いがあれば抗菌薬を投与したほうがよい．循環血液量が十分に回復すると，脈拍が減少して尿量が増加する．高齢者や重症患者は膀胱カテーテルを留置する必要があり，尿量を正確に測定する．

麻酔　気管挿管による全身麻酔を行う．誤嚥性肺炎を予防する手段として，経鼻胃管で胃内容を吸引するとともに，カフつきの気管チューブで気管を完全に密閉する．脊髄麻酔を単回法や持続法で行ってもよいが，腸閉塞で貯留した大量の消化液が逆流する危険性があるので，吸引装置がいつでも使えるようにしておく．気管挿管をしていても誤嚥の危険は常にある．

体位　苦痛がない仰臥位にする．

手術準備　通常どおり皮膚を消毒する．

切開と露出　病変部で皮膚を切開する．腸閉塞は回腸下部に多く，場所がわからないときは下腹部正中切開を行う．腹部手術後の癒着性腸閉塞は手術創の近くに多く，手術創に圧痛があったときは，手術創のすぐ頭側か尾側に切開をおくのがよい．

開腹したら腹水を細菌培養に採取し，量・色調・性状を記録する．血性腹水は血管閉塞や腸管虚血の所見である．拡張した腸管ループを慎重に腹腔から引き出し，温かく湿った場所に置いて温かい生理食塩水に浸したガーゼで包む．

血栓や絞扼で循環障害がある腸管の生存度（viability）は，①死臭，②血性腹水，③腸管蠕動の消失，④腸管色調の消失，⑤動脈拍動の消失の5項目で評価するが，動脈拍動の消失が最も重要である．壊死しているように見えた腸管が，閉塞を解除して温かく湿ったガーゼに包んでおくと，拍動が回復して生き生きとした状態に戻ることがある．100％酸素を吸入させると生きている腸管は色調が急に改善する．

生存度が疑わしいときは，1％塩酸プロカイン溶液を腸間膜に注入すると，血管のれん縮がとれて動脈拍動が回復することがある．血液灌流の範囲を調べるには，動脈内か静脈内に蛍光色素を注入し，紫外線ランプで発光させる方法があり，滅菌カバーをかけた簡易型ドプラー装置も血流を確認するのに役立つ．

腫瘍があれば腸間膜を調べてリンパ節転移を探す．閉塞部位に少しでも疑問があれば，病変が完全に露出するまで大きく開けて検索することをためらってはならない．Treitz靱帯から盲腸まで少しずつ区切りながら指で挟んで腸管の開存を確認し，二次的な病変や遠位側の閉塞がないことも確認する．腹腔内に顕著な異常があるときは，回盲弁から検索を始め，虚脱した腸管を近位側に追い求めて閉塞部位に到達するのがよい（訳注：腸閉塞では拡張した腸管に目を奪われて操作が粗雑になってはいけない）．

手技の詳細　たとえ1m以上の長い腸管を切除することになっても，肉眼的に異常な部分から5〜10cm離して切除する（**図1**）．腸管よりも腸間膜を先に切離したほうがよい（**図2**）．術者として重要なのは，①腸管にかける鉗子を腸間膜の基部にかけて腸管の血流を広範囲に途絶させないこと，②悪性疾患でなければ切除範囲を腸間膜の基部まで広げないこと，③拍動している太い血管を残して切除断端に近い腸管の血流を確保することであ

る．切離部から1cmの範囲で腸間膜をきれいにして（**図2**），腸間膜側の漿膜縫合を確実に行えるようにする．生きている腸管に鉗子を斜めにかけると，腸間膜対側への血流を確保でき，吻合口が大きくなる（**図3**）．病変部の両側で腸管を切離し，残す腸管を温かい湿ったガーゼで覆う．

腸管の色調を改めて観察し，鉗子に接する部分の血流が適切で，腸間膜縁で縫合をおくのに十分な漿膜が露出していることを確認する．腸管の色調が不良で腸間膜の血管に拍動がなければ，血流が良行なところまで腸管の切除を追加する．

腸管の断端で吻合の準備ができたら，吻合部に緊張がかからないように近位側と遠位側を十分に授動し，鉗子を回転させて腸管を接近させた後壁の漿膜を露出する．圧挫型鉗子から5〜8cmほど離れたところに腸鉗子をかけ，圧挫型鉗子をはずしても腸内容が漏れないようにしておく．

腸間膜縁と腸間膜対側の角に絹糸でマットレス縫合をかける．縫合が漿膜だけにかかって腸間膜の脂肪にかからないようにするため，腸間膜縁をきれいに処理しておく．後壁の漿膜に3-0絹糸のHalsted結節縫合をかける（**図4**）．

後壁の粘膜を吸収糸のロック式連続縫合か4-0絹糸の結節縫合で合わせる（**図5**）．腸間膜対側の角から前壁にかけて粘膜をConnell型の内反縫合で閉じる（**図5，6**）．前壁の漿膜に3-0絹糸のHalsted結節縫合をかける（**図7**）．

血管を傷つけないように注意しながら，腸間膜を4-0絹糸の結節縫合で縫着する．吻合部の腸管を指でつまんで開存度を確認する（**図8**）．あとで行うX線検査で吻合部がわかるように，クリップで印をつけてもよい．

・側側吻合　側側吻合で再建してもよい．腸管を切除したら，断端の鉗子の上から吸収糸で連続縫合をかける（**図9**）．腸管壁を内反させて漿膜面を合わせながら鉗子を少しずつ引き抜く（**図10**）．鉗子をはずしたら，出血を制御するのに十分な強さで縫合糸を引っ張って内腔を閉鎖し，腸間膜縁で糸を結ぶ．腸管の切除断端は3-0絹糸の結節縫合で閉鎖してもよい．

漿膜に3-0絹糸の結節マットレス縫合をかけて断端を内反させる．縫合が腸間膜や脂肪にかからないようにする（**図11**）．血行障害を避けるには，最後の縫合で腸間膜縁を閉鎖部に寄せてもよいが，腸間膜を内反させたり巻き込んだりしてはいけない．

閉鎖した断端の近くで腸間膜縁に接した腸管に非圧挫型の直の腸鉗子をかけ，吻合部の先端に盲端ができないようにする．腸鉗子をかけるときは，Allis鉗子・Babcock鉗子・ピンセットで腸管を保持する（**図12**）．腸鉗子を並べたら術野を新しいタオルで覆う．吻合予定部の両端に牽引縫合をおき，漿膜に3-0絹糸の結節縫合をかける．縫合線の近くで両側の腸管壁をメスで切開し（**図13**），口径が2〜3横指になるように電気メスで広げる．

後壁の粘膜を吸収糸のロック式連続縫合か4-0絹糸の結節縫合で合わせ（**図14**），前壁の粘膜をConnell型の内反縫合で閉じる．前壁の漿膜に3-0絹糸の結節マットレス縫合をかけ（**図15**）．両端の角に3-0絹糸の結節縫合を4〜5針かけて補強する．断端を隣接する腸管にしっかり固定し（**図16**），腸間膜は血管を避けながら3-0絹糸の結節縫合で縫着する（**図16**）．

閉鎖　通常どおり閉腹する．

術後管理　乳酸Ringer液を点滴し，水分のバランスを回復させて維持する．貧血で脈拍が正常に戻らないときは輸血を行うことがあり，とくにヘマトクリット値が低いとき（≦30％）は輸血を行う．腸管運動が正常に戻るまで，持続吸引か一時的な胃瘻造設で胃の減圧を行う．

V 小腸と大腸の手術
SMALL INTESTINE, COLON, AND RECTUM

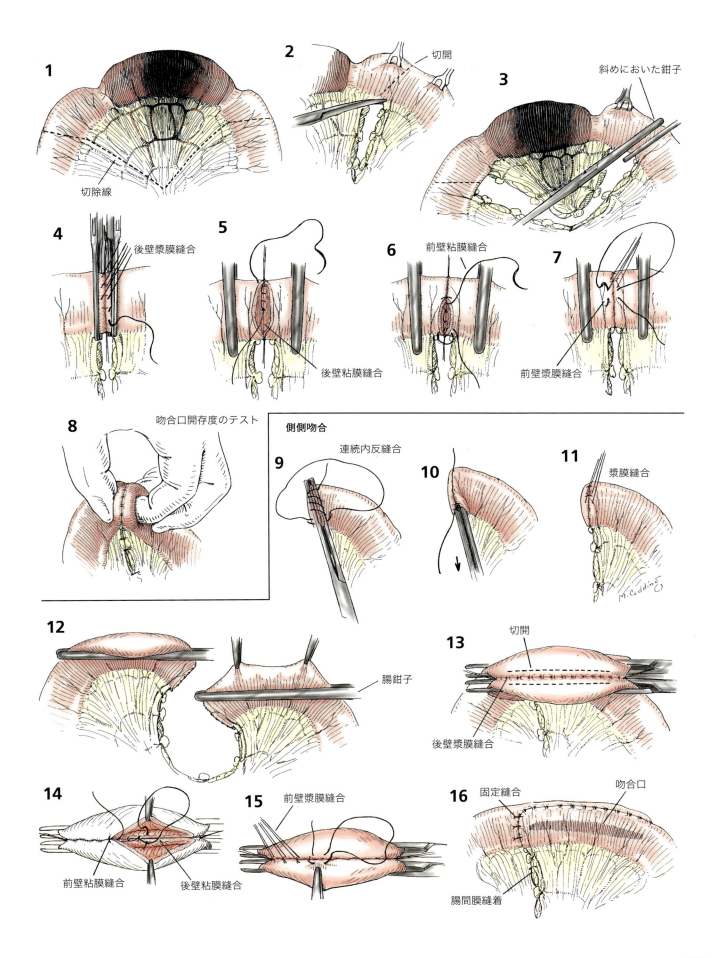

CHAPTER 45 小腸切除（器械）

適応 小腸切除はいろいろな部分にさまざまな理由で行われる．小腸切除の適応は血行障害を含む緊急の疾患であり，絞扼性ヘルニア・癒着による腸重積・腸間膜動脈血栓症・外傷性損傷・限局性腫瘍・Crohn 病などがある．多数の癒着や複数の病変があるときは，以前の広範囲切除で短くなっている小腸をさらに切除するのを避け，側側吻合を行うほうが賢明である（訳注：Crohn 病では狭窄形成を考慮）．

術前準備 水分・電解質・血液の回復に費やす時間は，手術を適用した疾患によって異なる（▶ CHAPTER 44）．胃の持続吸引を行う．膀胱カテーテルは，治療に反応して尿量が十分かどうかを監視するのに役立つ．頻脈があって腸管壊死が疑われるときは，血漿増量剤や濃厚赤血球を投与する．抗菌薬を静注し，中心静脈圧と尿量を指標に大量の水分を補給する．

麻酔 胃の持続吸引を行って胃内容の吸入を防ぐ．カフつきの気管チューブで気管を密閉して誤嚥性肺炎を防ぐ．

体位 苦痛がない仰臥位にして術者が作業する高さまで手術台を上げる．拡張した小腸を広く露出して牽引するには，中程度の逆 Trendelenburg 位（骨盤低位）が役立つ．

手術準備 通常どおり皮膚を消毒する．

切開と露出 病変が疑われる場所で開腹する．外傷の患者は長い正中切開をおくと，広く検索するのに十分な露出が得られる．嵌頓ヘルニアの絞扼で腸管壊死がありそうなときは，鼠径部に斜切開をおいて開腹すると，嵌頓部から離れたところで正常の腸管を切離できるので，ヘルニア嚢を開けたときに腹腔が汚染される危険性は減少する．

　以前の手術創とくに正中切開創があるときは，創に強く癒着している小腸を損傷する機会が減るように，手術創を上下に越えた部位か左右に離れた部位に新しい切開をおいたほうが賢明である．

　腹水を細菌培養に採取し，腸管壊死の指標である臭いと色調を調べる．癒着やヘルニアによる絞扼の解除を何よりも優先し，十分な血流が戻ることを期待する．腸管の生存度に疑問があるときは，温かい湿った場所に置いて腸間膜にプロカインを注入し，動脈拍動を刺激してもよい．明らかに壊死した腸管は速やかにタオルで隔絶し，感染の機会を最小限に抑える．

　外傷の患者では，飛び出した粘膜が腹腔汚染を一時的に阻止しているので，小腸と大腸を入念に観察して損傷を見逃さないようにする．腸間膜損傷で血腫を形成した部位は注意して評価する．広範囲の腸間膜損傷を伴う多発腸管穿孔は，複数の損傷部位を別々に修復するより小腸を区域性に切除したほうが安全である．閉塞の別の原因が管腔内にありそうなときは，重積部位や閉塞部位より遠位側の小腸も調べる．

手技の詳細 切除する小腸の近位側と遠位側に非圧挫型の Scudder 鉗子をかけると，血流を維持しながら腸閉塞に伴う腹腔汚染を防止できる．細い直の鉗子を腸管壁に斜めにかけて罹患部を切除する（**図1**）．腸間膜縁を 1 cm ほど露出させておくと，自動閉鎖器（TL 60，4.8 mm）を装着するのに適した漿膜面が残る．

1．小腸の器械吻合

　切離した小腸の断端に自動切離器を挿入して側側吻合する（訳注：解剖学的な側側吻合が機能的には端端吻合になる）．まず腸間膜縁を 1 cm ほど露出させて小腸を少し斜めに切離し，180° 回転させて断端を並べ，腸間膜側と腸間膜対側に牽引縫合をおく（**図2**）．

　腸間膜対側を合わせて自動切離器のブレードを挿入する．ブレードに腸管を均等に密着させて自動切離器を組み合わせて作動すると（**図3A**），腸管壁をステイプルが縫着すると同時にメスで切開し，吻合口ができあがる（**図3B**）．ステイプル線を観察して出血を調べ，出血があれば結節縫合で止血する．

　腸間膜側に 2 本の牽引縫合（A，A'）をおき，ステイプル線の端になる腸間膜対側にも 2 本の牽引縫合（B，B'）をおく（**図4**）．自動閉鎖器を使って共通口を閉鎖し，自動閉鎖器からはみ出た余分な腸管壁をハサミで切り取る（**図5**）．自動閉鎖器をはずしたあとの出血は結節縫合で止血する．

　年月や経験とともに，共通口の閉鎖は水平方向（A–A'）より垂直方向（B–B'）のほうがよいことがわかった（訳注：水平方向では自動切離器のステイプル同士が密着する）．ステイプルが重なるのは両端（B，B'）であり，縫合による補強が必要かどうかを入念に観察する．

　もう一度，出血を調べ，出血があれば結節縫合で止血する．閉鎖部の安全性を調べ，必要があれば吻合部から距離をおいた結節縫合で腸間膜対側を縫着する．

　腸間膜を結節縫合で完全に縫着する（**図6**）．腸間膜の縫着は吻合する前に行ってもよい．あとで腸管ループの内ヘルニアが起こらないように，腸間膜は完全に閉鎖する．母指と示指で触れて吻合部の開存度を調べる．**CONTINUES ▶**

V 小腸と大腸の手術
SMALL INTESTINE, COLON, AND RECTUM

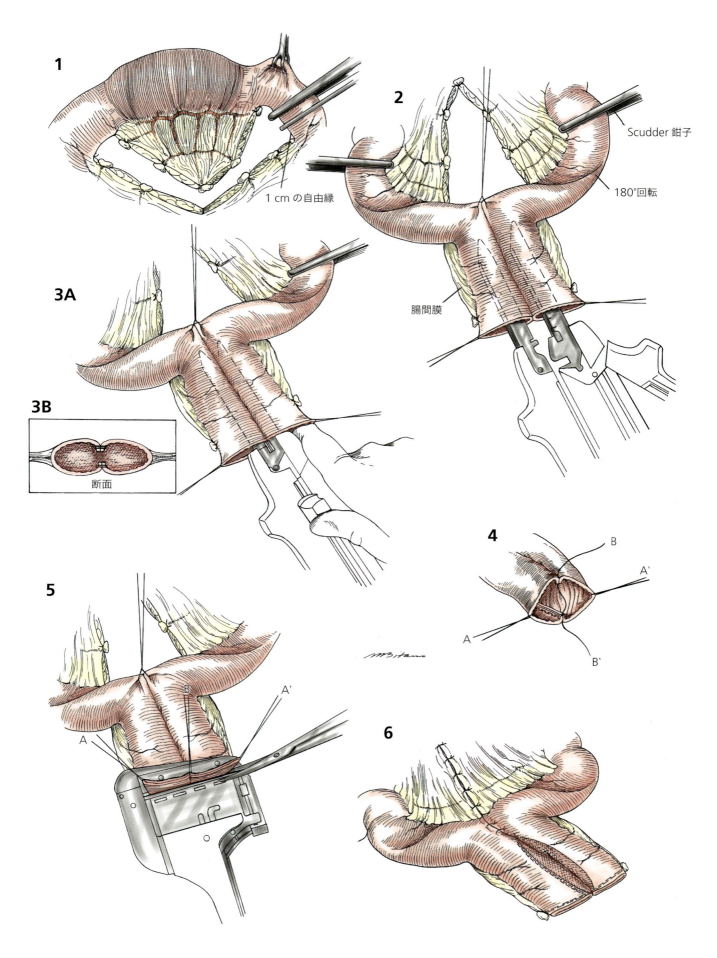

45

小腸切除（器械）

手技の詳細（続き）

2. 別の器械吻合

病変部を自動切離器で切除したあと，自動切離器で小腸の側側吻合を行ってもよい（**図7**）．断端がステイプルで閉鎖されているので，ひどい腹腔汚染が避けられる．

まず腸間膜の授動・結紮・切離を行い，そのあと自動切離器を使って病変部を切除する．残す腸管の近位部と遠位部を180°回転させ，腸間膜対側を並べる（**図8**）．ステイプル予定線の近くと吻合口の頂点の先になる6～8 cm離れた場所に牽引縫合をおく（**図9**）．

断端のステイプル線の腸間膜対側部を斜めに切り取り，自動切離器のブレードを挿入するための穴をあける（**図8**）．自動切離器のブレードを深く挿入して吻合口が最大になるようにする．断端の牽引縫合を使って腸間膜対側の腸管壁を合わせ，自動切離器を合体させて作動する（**図9**）．吻合部を観察して出血の有無を調べ，出血があれば結節縫合で止血する．

牽引に使った縫合糸をすべて切ったら，自動切離器を挿入するのにあけた共通口の両端に牽引縫合をおき，中央に牽引縫合をもう1本おき，腸間膜対側縁のステイプル線上にまとめる．3本の牽引縫合を引っ張って自動閉鎖器のあご部に引き込み，共通口を閉鎖する〔**図10**，訳注：この方法は機能的端端吻合（FEEA）と呼ばれ，腹腔鏡手術で頻繁に使われているが，論文発表は50年前である[Surgery 1968；64：948-953]〕．

自動閉鎖器からはみ出た余分な腸管壁をハサミで切り取り，ステイプル線の止血を確認する．結節縫合で腸間膜を縫着し，触診で吻合部の開存度を調べる（**図11**）．

術後管理　CHAPTER 44 を参照． ■

Ⅴ 小腸と大腸の手術
SMALL INTESTINE, COLON, AND RECTUM

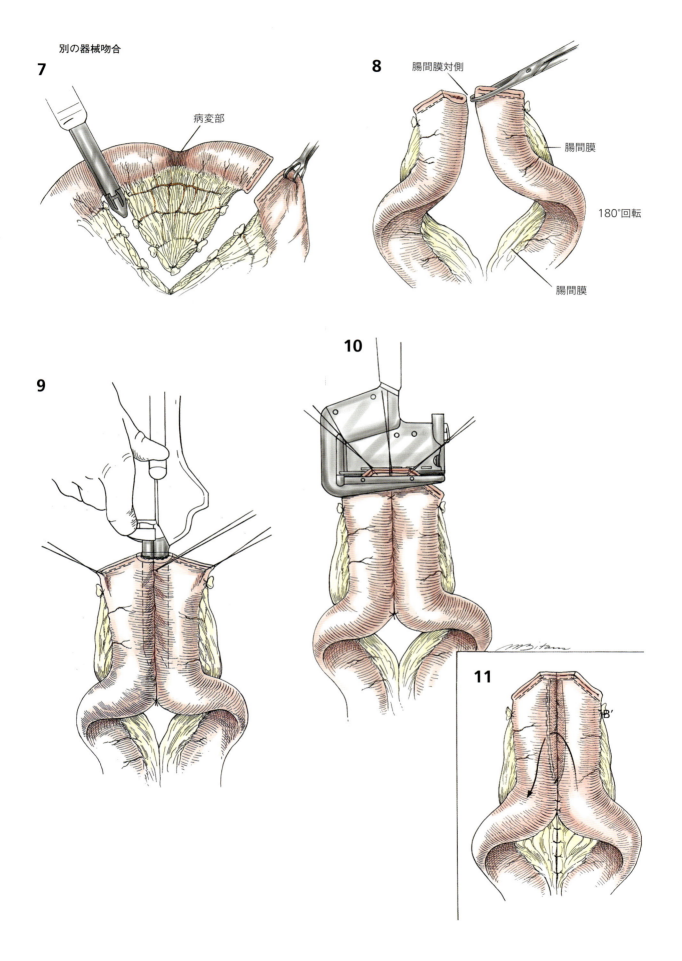

CHAPTER 46 小腸吻合（器械）

適応　小腸の側側吻合は，Crohn 病・腫瘍・高度癒着による閉塞部をバイパスするために使われることがある．端端吻合は口径差が大きいときはむずかしく，側側吻合は長い小腸を切除して犠牲にすることなく，最小限の危険性で閉塞症状を解除できる．

Crohn 病は病変部にがんが発生する危険があるが，小腸切除の既往がある患者は栄養障害を起こす広範囲切除よりも側側吻合のほうがよい（訳注：狭窄形成でもよい）．小腸の側側吻合は Roux-en-Y 法の再建にも使われる（▶ CHAPTER 33）．

手技の詳細　側側吻合に選んだ 2 つの小腸ループを Babcock 鉗子か非圧挫型の Scudder 鉗子で把持し，血流を制御し腹腔汚染を最小限にする（▶ CHAPTER 44, 図 12）．腸間膜対側の吻合予定部の先端に牽引縫合をおく．追加縫合を 4〜5 針かけて腸管を安定させ，自動切離器を挿入する準備を行う（図 1）．

滅菌タオルで術野を周囲から隔離したら，11 番のメス刃で小腸の腸間膜対側に小切開をおく．切開の大きさは自動切離器のブレードが挿入できる程度でよい．ブレードを挿入して腸管壁を密着させ，自動切離器を作動する．

隔壁でステイプルによる縫着とメスによる切離が同時に行われて吻合口ができる（図 2）．自動切離器を抜去したら，ステイプル線を観察して出血を調べる．出血を制御するのに縫合が必要なことがある．

両方のステイプル線の端に牽引縫合をおき，吻合口を開放した状態で，創縁を外反させて合わせる（図 3）．断端の粘膜は Babcock 鉗子で合わせてもよく，角の牽引縫合と一緒にして腸管壁を自動閉鎖器のあご部に完全に引き込み，自動閉鎖器を作動する．自動閉鎖器の表面に出ている余分な腸管壁をハサミで切り取る（図 4）．

閉鎖部のステイプル線を観察して出血を調べる．追加縫合を 4〜5 針かけて吻合部の角を補強する（図 5）．追加縫合をかけて閉鎖部のステイプル線を内反させてもよい．母指と示指で腸管壁を両側から挟み，吻合口の開存度が適切かどうかを調べる．

術後管理　胃の持続吸引を行う．輸血は疾患と術中出血量で決まり，抗菌薬の種類と期間は疾患と腹腔汚染の有無で決まる．水分・電解質・体重を毎日測定し，インとアウトを毎日評価する．飲水で問題なくても，食事は腸管運動が回復するまで制限する．早期離床を勧め，腹痛・悪心・嘔吐があれば報告させる．　■

V 小腸と大腸の手術
SMALL INTESTINE, COLON, AND RECTUM

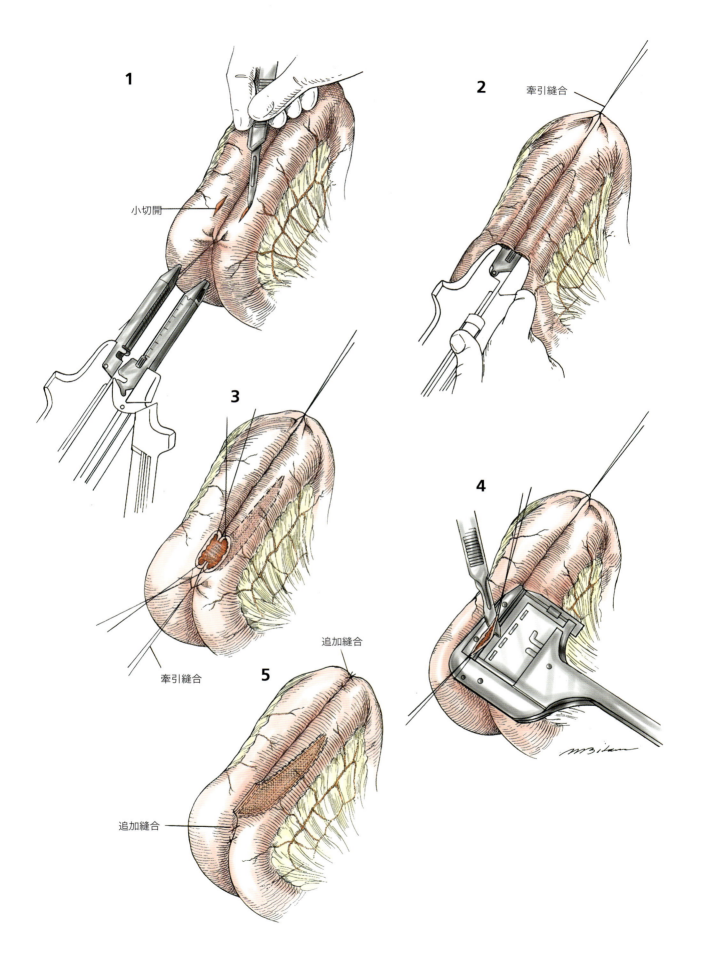

159

CHAPTER 47 腸瘻造設

適応 空腸上部の腸瘻は，低栄養患者の大きな手術で術前術後の栄養補給に利用することがある．回腸下部の腸瘻は，イレウス(訳注：腸閉塞ではなく腸管麻痺)が経鼻胃管や減圧チューブで改善しないときや，患者の状態が不良で手術できないときに利用することがある．

さらに，腸瘻は大きな手術で近位側の腸管を減圧するのにも使い，胃切除で長いチューブを逆行性に挿入して残胃の減圧に使うこともある．なお，チューブや腸瘻から失われる胃液・胆汁・膵液は，チューブを通して体内に戻すことができる．

術前準備 腸瘻造設は大きな開腹手術の一環として行われることが多く，術前準備は疾患や手術によって異なる．チューブや腸瘻から失われた胃液・胆汁・膵液は，チューブから再注入してもよい．腸閉塞や高度で持続性の麻痺性イレウスがなければ，まず高カロリー輸液を行う．

体位 苦痛がない仰臥位にする．

手術準備 通常どおり皮膚を消毒する．

切開と露出 臍の近くに正中切開をおく．腹膜炎による腸管麻痺で腸瘻を造設するときは，皮膚切開を小さくすると縫合閉鎖が不要である．大きな腸切除で腸瘻を造設するときは，開腹創から離れた別の場所に切開をおき，胃の減圧や栄養補給で腸瘻を造設するときは，左上腹部の Treitz 靱帯の近くに切開をおく．

1. Stamm 法

大きな手術で予備的・補完的・追加的な栄養療法を行うときは，Treitz 靱帯に近い場所に Stamm 腸瘻を造設する．イレウスの減圧で腸瘻を造設するときは，最初に出てきた拡張腸管を利用してよい．

Treitz 靱帯に近い空腸を引き出し，近位側と遠位側を確認する．腸内容を移動させて腸管を虚脱させ，腸鉗子をかける．2-0 の吸収糸で腸間膜対側に巾着縫合を二重におき（**図 1**），巾着縫合の中心に腸管壁を貫く小切開をおく（**図 2**）．

カテーテルを遠位側の内腔に滑り込ませ，鉗子をはずして内側の巾着縫合をカテーテルに結びつける．外側の巾着縫合を適度に引っ張り，カテーテルを腸管壁に固定しながら，カテーテル周囲に腸管壁を内反させる（**図 3**）．

カテーテルの近位側端を腹壁の小切開創から引き出す．4〜5 針の非吸収糸でカテーテル挿入部の腸管を腹壁に縫着し（**図 4**），非吸収糸でカテーテルを皮膚に固定する（**図 5**）．

2. Witzel 法

Witzel 腸瘻は長期間の腸瘻が必要なときに適しており，空腸

の開口部を弁状に保護する方法である．

腸内容を移動させて腸管を虚脱させ，非圧挫型鉗子をかける．2-0 の非吸収糸で腸間膜対側に巾着縫合をおく（**図 6**）．適度な太さの柔らかい小孔つきカテーテルを腹壁に通して腸管壁上に置く．カテーテル両側の腸管壁を軽く合せるようにして 1 cm 間隔で結節縫合をかけていく（**図 7**）．糸を結ぶとカテーテルが小腸壁に 6〜8 cm の範囲で埋め込まれる．

巾着縫合の中心を切開してカテーテル先端を腸管内に挿入し（**図 8**），適切な距離だけ進めて巾着縫合を結ぶ．2-0 の非吸収糸で結節縫合を追加して 3〜4 針かけ，カテーテル露出部と巾着縫合部を埋め込む（**図 9**）．

腹壁に小切開をおき，鉗子を挿入してガイドに利用し，カテーテル部の小腸と腹壁の腹膜を縫着する（**図 10**）．小腸のねじれや屈曲を防ぐには，広い範囲で縫着したほうがよい．

縫合が終わったらカテーテルを小切開創から引き出し，小腸と腹膜に別の縫合をかけると，カテーテル挿入部を完全に密閉できる．狭い固定部での小腸の捻転を防ぐには，小腸と腹壁を 5〜8 cm の範囲で腸管の蠕動方向に合わせて縫着したほうがよい．

3. 別の方法

栄養チューブを使った単純な腸瘻がある．開腹創から少し離れた場所に針を刺入し，8 Fr か 10 Fr のプラスチック製やシリコーン製のチューブを通したあと，腸管壁に針を刺入し，チューブを腸管内に誘導する．

腸管の刺入部に一重か二重の巾着縫合をかけてチューブを固定し，腹壁の刺入部に腸管壁を縫着して固定する．近傍の腸管も 10 cm 以上の範囲に 3〜4 針かけて腹壁に縫着し，腸管の回転や捻転を防ぐ．

閉鎖 通常どおり閉腹し，カテーテルを皮膚に縫合して粘着テープを貼る．

術後管理 イレウスで腸瘻を造設したときは，カテーテルを排液ボトルに接続し，2〜4 時間おきに 30 mL の滅菌水か生理食塩水を注入し，確実に排液と減圧ができるようにする．

栄養目的で腸瘻を造設したときは，水道水か生理食塩水に牛乳と砂糖を混ぜた溶液や市販の経腸栄養剤を使えば，水分とカロリーを補給できる．最初は 50 mL/時の速度で滴下する．下痢や腹部不快感などの合併症を生じることが多いので，少しずつカロリーを上げ，夜間は患者の負担になるので中断する．

カテーテルはふつう 10〜14 日以内に抜去できるが，栄養目的の患者やクランプしたあと症状が再燃したイレウスの患者は，カテーテルをしばらく留置する．■

V 小腸と大腸の手術
SMALL INTESTINE, COLON, AND RECTUM

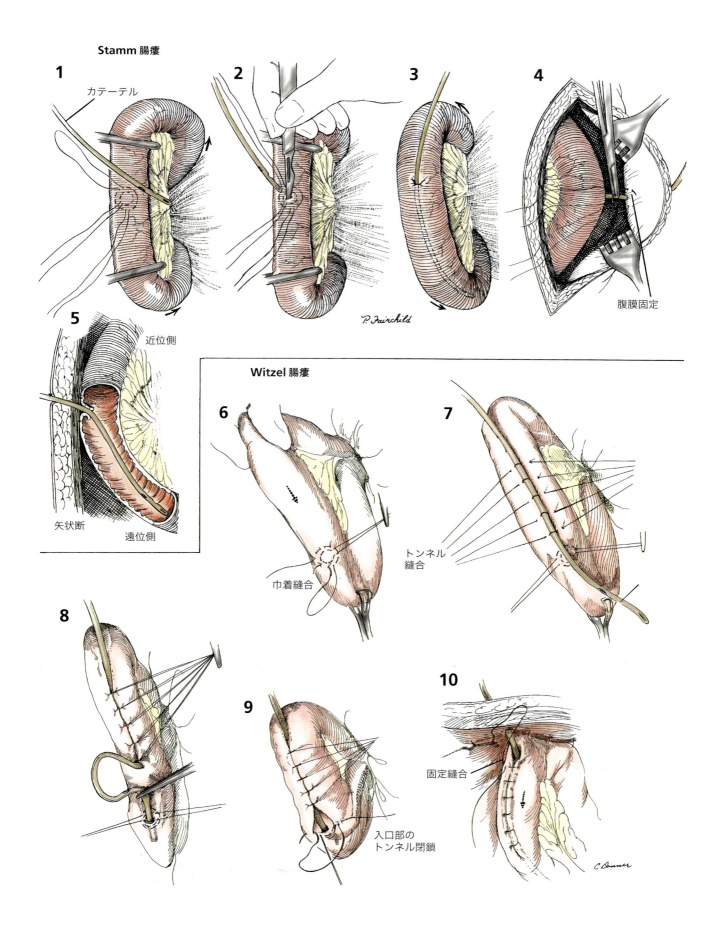

CHAPTER 48 虫垂切除

適応 急性虫垂炎は細菌性の炎症で進行性である．虫垂の位置はさまざまで，回盲部・骨盤内・腹腔内の疾患と症状が似ている．急性虫垂炎の診断がついたら，通常は緊急手術が必要であるが，敗血症の患者と小児や高齢者は輸液や抗菌薬投与のために手術が遅れてもよい．

初診時に右下腹部の腫瘤を触れる患者は準備に数時間かかることがある．多くは蜂窩織炎であって虫垂切除が可能であるが，膿瘍があったときはドレナージを行い，虫垂切除は容易であれば同時に行い，容易でなければ待機的に行う（訳注：手術せずに抗菌薬で治して虫垂切除も行わないことがある）．

慢性虫垂炎と診断するときは，腹痛の理由や異常の原因としてほかの疾患を除外しなければならない．

術前準備 術前準備は主に体液バランスの回復に努めることであり，とくに小児と高齢者は重要であり，輸液を十分に行って尿量の改善を確認する．胃の減圧に経鼻胃管を挿入し，麻酔導入時の嘔吐を最小限にする．高熱があると麻酔が面倒になるので，解熱薬とクーリングが必要である．腹膜炎や膿瘍が疑われるときは抗菌薬を投与する．

麻酔 吸入麻酔が好ましいが，脊髄麻酔でも十分である．重篤な患者は局所麻酔のこともある．

体位 苦痛がない仰臥位にする．

手術準備 通常どおり皮膚を消毒する．

切開と露出 手術の皮膚切開は標準化することが大切であるが，虫垂切除の皮膚切開はすべての患者に利用できるものがない．虫垂は先端が移動するため，右下腹部・骨盤内・上行結腸後面，ときには左側の腹腔内に見つかることがある（図2，3）．

圧痛が最も強い場所から虫垂の位置を推測して適切な皮膚切開を行う．大部分の虫垂は McBurney 法の変法である右下腹部交差切開で到達できる（図1，A）．女性で腹腔鏡検査を行わないときは，骨盤を検索できるように正中切開を行うことも多い（図1，B）．膿瘍を形成しているときは膿瘍直上に切開をおく．

切開法によらず筋肉表面の腱膜まで切開する．交差切開では，外腹斜筋腱膜を筋線維の方向に沿って腹直筋鞘の外縁まで切開する（図4）．外腹斜筋を牽引鉤で開いたまま内腹斜筋を筋線維の方向に沿って，内側は腹直筋鞘まで裂き（図5），外側は腸骨稜まで裂く（図6）．

横筋筋膜と腹横筋も内腹斜筋と一緒に裂くことがあるが，横筋筋膜と腹膜を一緒に切開すると，閉腹するときにしっかりした組織となる．十分な視野を得るためには，腹直筋鞘を1～2cm切開してもよい（図7）．

開腹するとき，ピンセットで腹膜をつまみ上げるのは，初めが術者，次が助手であり，術者は一度離して助手の近くの腹膜を持ちなおす．術者と助手の鉗子の間の腹膜をメスの柄で圧迫して背後にある腸管を遊離する操作は腸管を保護するのに重要であり，腹膜を切開する前に必ず行う（図8）．

開腹したらすぐに湿ったガーゼで腹壁の組織を保護して汚染を防ぐ．腹膜縁を鉗子で留め，開創部に当てていた湿ったガーゼに固定する（図9）．細菌培養のために腹水を採取する．

手技の詳細 盲腸が見えたら創部に引き上げ，湿ったガーゼでつかんで虫垂を引き出すのがよく（図10），腹腔内に指を入れて盲目的に探らない．虫垂を引き出したら，先端部の虫垂間膜を鉗子で把持して盲腸を腹腔内に戻し，湿ったガーゼで腹腔を隔離する（図11）．虫垂をうまく引き出すのに盲腸の腹膜付着を切離することがある．

虫垂間膜を鉗子で挟んで切離し，注意して血管を結紮する（図12）．虫垂間膜に緊張がかかっているときは，鉗子から血管がすり抜けて虫垂間膜内に出血することがあるので，単純な結紮よりも貫通縫合のほうがよい．虫垂間膜の血管の結紮が終わったら，虫垂の基部を直角鉗子で圧挫する（図13）．**CONTINUES** ▶

Ⅴ 小腸と大腸の手術
SMALL INTESTINE, COLON, AND RECTUM

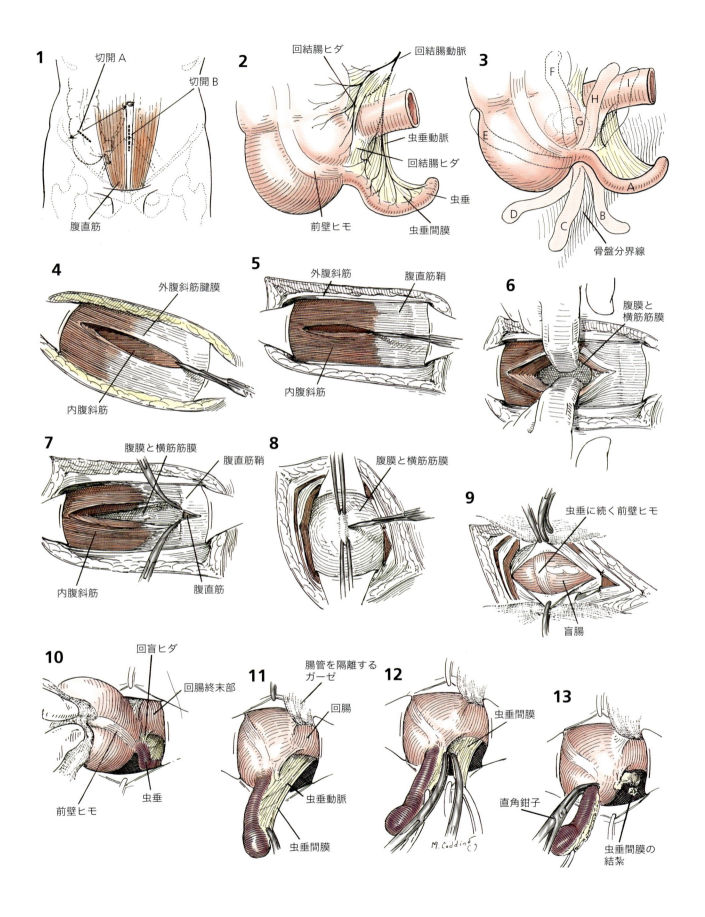

48 虫垂切除

手技の詳細（続き）　直角鉗子を先端側に1cmずらし，圧挫部の近位側で虫垂を結紮する（**図14**）．結紮した糸を直の鉗子で持ち，虫垂根部の盲腸壁に巾着縫合をおく．虫垂間膜の付着部では，血管を刺さないように注意する（**図15**）．虫垂を持ち上げ，湿ったガーゼで盲腸を隔離して汚染を防ぎ，結紮糸と鉗子の間で虫垂根部を切離する（**図16**）．

虫垂根部の結紮糸を切り，切った糸の断端を直の鉗子で持って内側に押し込み，虫垂断端が盲腸壁に内反させる．巾着縫合を結びながら鉗子をゆるめて抜く．虫垂の断端が埋没しやすいようにピンセットで盲腸壁を把持してもよい（**図17**）．盲腸がきれいに見えるので（**図18**），温かい生理食塩水で術野を洗浄して大網で覆う（**図19**）．

虫垂根部に膿瘍や穿孔があって盲腸壁を確実に閉鎖できないときや止血が不確実なときは，ドレーンを入れたほうがよい．ドレーンは表面が滑らかで柔らかいシリコーン製のものを使う．ガーゼやゴム管は腸管を傷つけるので使わない（訳注：Penroseドレーンがなかった時代のことであろう）．

汎発性腹膜炎があっても，腹腔洗浄や抗菌薬投与に依存して腹腔内にドレーンを入れない外科医もいる（訳注：汎発性腹膜炎にドレーンは無効であり，過剰な腹腔洗浄は益よりも害のほうが大きい［J Am Coll Surg 2000；191：672-80］）．

虫垂に明らかな炎症がないときは，腹腔内の広範囲を検索しなければならない．虫垂に異常がないのに腹膜炎があるときは，消化性潰瘍の穿孔とS状結腸憩室炎の可能性があり，急性胆嚢炎・Crohn病・盲腸がんの可能性もある．

女性は成熟卵胞破裂に伴う出血・子宮外（異所性）妊娠・骨盤感染症が常にありうるので，虫垂に異常がないときは骨盤臓器の観察を怠らないようにする．Meckel憩室が見つかることがあり，閉腹したあと検査と腸管処置を行って腸切除することもある．

1．盲腸に癒着した虫垂

拡張した虫垂が破れるのを避けるため，虫垂を引き出す前に根部を結紮・切離しておいたほうが安全なことがある．虫垂が盲腸側壁に癒着しているときは（**図22**），虫垂の根部で曲の鉗子を通すのは容易であり，二重に鉗子をかけて結紮する（**図23**）．

虫垂の根部は硬化していることが多く，結紮したらメスで切離し（**図24**），巾着縫合をかけて内反する（**図25，26**）．虫垂の癒着部は血管が現れるまで長い曲のハサミで剥離し（**図27**），虫垂間膜に曲の鉗子をかけて2-0絹糸で結紮する（**図28**）．

2．盲腸後面の虫垂

虫垂が容易に見つからないときは，盲腸の前壁ヒモを探すと，虫垂の位置とは無関係に虫垂の根部に直接つながる．虫垂が盲腸の後面にあるときは，腹膜を通して見える虫垂の外側縁と平行に壁側腹膜を切開する必要があり（**図29**），虫垂を盲腸後面の腸腰筋被膜から剥離して遊離する（**図30**）．

3．異なった位置の虫垂

ときには盲腸が上腹部にあり，腸回転異常があると左側の腹腔にある．皮膚切開を延ばすのも新たな皮膚切開をおくのも妥当な判断である．

閉鎖　筋層を開けたまま吸収糸の連続縫合か結節縫合で腹膜を閉じる（**図19**）．横筋筋膜と一緒に閉鎖すると，しっかりした縫合になる．内腹斜筋と腹直筋鞘外縁を結節縫合で閉じ（**図20**），外腹斜筋腱膜も結節縫合で締めつけない程度に閉じる（**図21**）．皮下脂肪と皮膚は別々に閉じ，虫垂周囲に膿瘍があったときは，皮膚を開けたまま縫合せずに遅延二次閉鎖を行う．

術後管理　乳酸Ringer液を投与して体液バランスを維持する．手術当日から座位にして食事をさせ，手術翌日は離床させてよい．悪心が消失すれば水分を摂取させ，食事を少しずつ増やす．

腹膜炎による敗血症の所見があれば，抗菌薬を頻繁に投与し，腹部膨満が消失するまで胃の持続吸引を行ったほうがよく，インとアウトを正確に評価する．半座位にすると膿を骨盤に限局化できる．

全身状態が改善したらできるだけ早く離床させ，深部静脈血栓症を予防する．敗血症の徴候が続くときは，創感染・骨盤内膿瘍・横隔膜下膿瘍を考える．術後1週間経過してからCT検査を行うと原因病巣が明らかになることがある．■

V 小腸と大腸の手術
SMALL INTESTINE, COLON, AND RECTUM

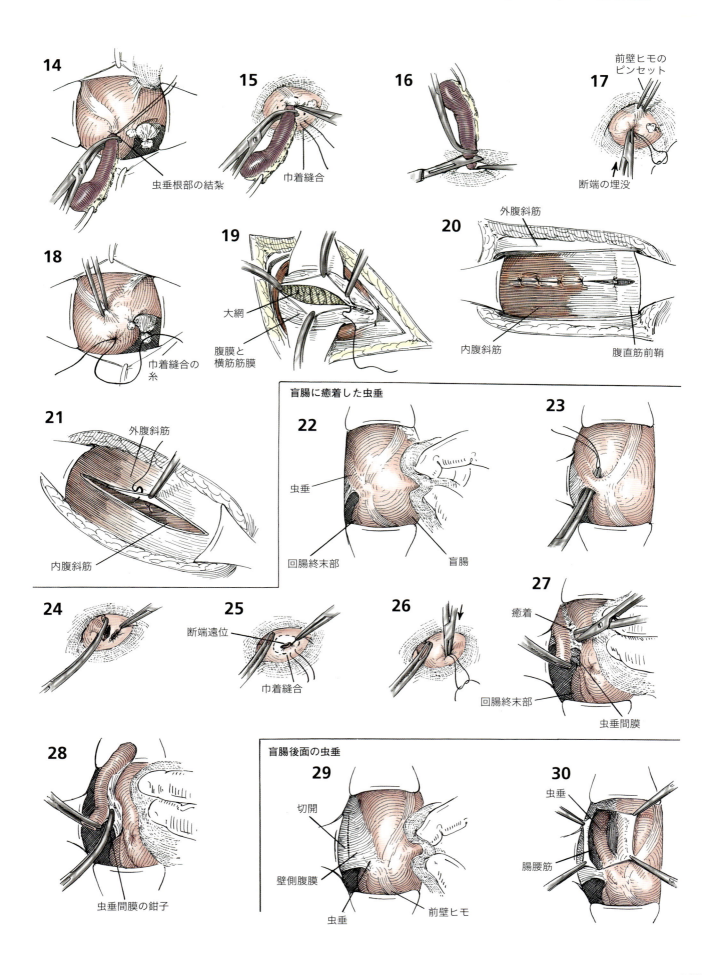

165

CHAPTER 49 虫垂切除（腹腔鏡）

適応　急性虫垂炎は臨床的な診断であり，CT のような画像検査を行うと正診率が 90％以上になる．症状・腹部所見・血液検査・体温・白血球数で総合的に診断し，画像検査が陽性のときは診断の確定に役立つ．診断が不明確なときは，観察や検査を続けると診断の精度が向上するが，穿孔の頻度が高くなる．

腹腔鏡下虫垂切除はすべての患者に適用できるが，肥満で皮膚切開と手術時間が長いために手術部位感染が多い患者に適している．腹腔鏡手術は女性にも適しており，閉経前の女性は卵巣や卵管の異常が虫垂炎に似た症状を呈し，腹腔鏡は虫垂だけでなく腹腔臓器とくに女性生殖器を観察できる．

腹腔鏡手術は開腹手術と同じように，妊娠初期でも安全に行えるが，麻酔や手術は常に胎児の危険を伴う．妊娠後期の女性や腸管拡張がある患者は，腹腔内が狭く鉗子を安全に操作する余地がない．腹腔鏡手術は疼痛が軽く腸管回復が早く，入院が短く社会復帰が早く，整容的にもよい．

術前準備　虫垂炎は健康な小児や若い成人が多く，麻酔や手術は通常の術前評価でよい．水分補給の輸液と感染予防の抗菌薬投与を行う．乳幼児と高齢者は水分と電解質のバランスを修正するのに時間がかかる．高熱の患者は解熱薬やクーリングを行い，全身麻酔の危険性を低くしておく．そのほかの準備は **CHAPTER 48** を参照．

麻酔　気管挿管による全身麻酔がよい．挿管後に経口胃管を挿入して手術終了前に抜去するが，しばらく減圧するときは経鼻胃管に入れ替える．

体位　仰臥位にして，右上肢は麻酔科医の静脈アクセスや血圧測定のために外転させるが，左上肢はパルスオキシメーターをつけて体側に巻き込むと，術者やビデオスコープを操作する助手が動きやすい．光ファイバーケーブルと送気チューブを手術台の頭側に置き，ビデオモニターを手術チームの反対側，電気メスや吸引装置を手術台の足側に設置し，器械出し看護師と Mayo 器械台を手術台の足側に配置する．

手術準備　Foley カテーテルを留置し，通常どおり腹部を消毒する．

手技の詳細　ポートの挿入は臍部・左下腹部・下腹部正中であり（図 1），左下腹部の代わりに右上腹部でもよい．ポートや鉗子が自由に使えるように三角形法を用いる．最初にビデオスコープ用のポートを挿入する．一部の外科医は Veress 針で気腹するが（▶ **CHAPTER 12**），大部分の外科医は小開腹による Hasson 法を利用する（▶ **CHAPTER 11**）．

臍の上縁か下縁に縦切開か弧状切開を加える．Hasson ポートを挿入して支持糸で固定したら，炭酸ガスで気腹する．最大気腹圧を 15 mmHg に設定して流量を決め，実際の腹腔内圧と注入ガス総量を監視する．気腹すると腹部は膨隆して打診で鼓音になる．

ビデオスコープに直視型か斜視型の拡大鏡をとりつけ，ホワイトバランスを行って焦点を合わせる．先端を拭いて曇り止めを塗り，Hasson ポートから挿入する．腹腔の上下左右を観察し，正常所見と異常所見を録画する．

ビデオスコープの直視下に 2 本の 5 mm ポートを腹壁に刺入する．1 本は左下腹部で腹直筋と下腹壁動静脈の外側に刺入する．ビデオスコープのライトでポート刺入部の腹壁を透見し，腹斜筋の血管損傷を避ける．刺入部に局所麻酔薬を注入したあと深部に進めると，針がポート刺入部の腹壁を貫通するのが見える．

5 mm の皮膚切開をおき，皮下組織を止血鉗子で筋膜まで剝離する．腹腔内にトロッカーが安全に刺入されるのを見て，5 mm ポートを腹壁に固定する．もう 1 本は恥骨上の正中白線に刺入するが，膀胱損傷を避けるのに Foley カテーテルで膀胱を虚脱させておく．ポートの位置が手の幅の広い三角形になり，3 本の器具を操作する空間を確保できる．

患者を Trendelenburg 位（骨盤高位）にして手術台を左に倒すと，小腸が重みで右下腹部から離れる．正常の虫垂が現れたら別の原因を探すが，頻度が高いのは卵巣卵管疾患・Crohn 病・Meckel 憩室である．虫垂炎の診断がつけば，虫垂を授動して虫垂間膜が見えるようにする．

虫垂の位置はさまざまであり，腹膜や盲腸の裏に隠れていることがある（図 2）．腹膜や盲腸に沿った Toldt 線を安全に切開するには，操作用鉗子の追加が必要かもしれない．虫垂・虫垂間膜・盲腸基部が完全に見えないときは，開腹手術に切り替える．

腹腔内操作は虫垂間膜を把持鉗子で持って展開することから始まる（図 3）．炎症がある虫垂の先端は穿孔するのでつかまない．虫垂根部の虫垂間膜を剝離鉗子で開く．虫垂や虫垂間膜を把持鉗子で安全につかめないときは，虫垂の先端にループ糸をかけ，糸の端を把持鉗子でつかむのが安全である（図 4）．

臍部の太い Hasson トロッカーから血管用自動切離器を挿入し，虫垂間膜を 1～2 回で切離する．5 mm のビデオスコープを左下腹部のポートから挿入するか，左下腹部のポートを 10 mm 用のポートにするかして，ビデオスコープと自動切離器が挿入できるようにしておく．虫垂根部は血管用自動切離器（Endo GIA）で切離する（図 5）．このときに重要なのは，あご部と挟んだ組織が見えるように 180° 回転させることである（図 5A）．

炎症が軽く細い虫垂は 10 mm ポートから取り出せるが，化膿して腫大した虫垂はプラスチックバッグに入れて取り出すと（図 6），手術部位感染を起こす頻度が減る．虫垂断端と切離した虫垂間膜を観察して出血がないことを確認し，吸引洗浄器で洗って盲腸や小腸に異常がないことを確認する．

・別の方法　ポートの位置と虫垂や虫垂間膜の切離法はさまざまであるが，常に臍部のポートにビデオスコープを挿入する．一部の外科医は Veress 針を使った気腹法を好むが，大部分の外科医は安全で確実な小開腹による Hasson 法を利用する．追加するポートの位置は術者の好みで決まるが，鉗子や器具がぶつからないように広い空間を確保する．

2 本目のポートは 5 mm ビデオスコープがあれば 5 mm ポートでよく，血管用自動切離器・超音波メス・焼灼器・レーザー装置を使うときは 10 mm ポートが必要である．虫垂間膜を切離するのにクリップを使う方法があり，虫垂の断端を閉鎖するのに吸収性ループ糸を使う方法もあるが，大部分の外科医は安全で熱損傷がない血管用自動切離器を使う．

閉鎖　気腹を解除して Hasson ポートを抜去する．通常は 10 mm ポート部だけ腹膜を閉じる．視診と指診で確認できれば，2 本のポート固定糸を結んで閉じてよく，2-0 の遅延性吸収糸をかけて閉じてもよい．Scarpa 筋膜と皮下脂肪は閉じず，皮膚を 4-0 の吸収糸で縫合する．ガーゼつきテープ（Band-Aid）を貼る．

術後管理　覚醒する前に経口胃管を抜去する．覚醒して排尿できたら Foley カテーテルを抜去する．ポート部に長時間作用型の局所麻酔薬を注射しておけば，術後の創痛は経口薬で制御できる．一部の患者は一過性に悪心を生じるが，大部分の患者は 1 日以内に輸液を通常の経口摂取に切り替えられる．抗菌薬は周術期だけで十分であるが，手術所見に応じて 4～5 日間続ける．ほとんどが 1 日か 2 日で帰宅できる．

V 小腸と大腸の手術
SMALL INTESTINE, COLON, AND RECTUM

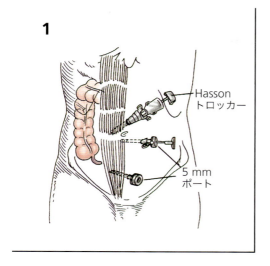
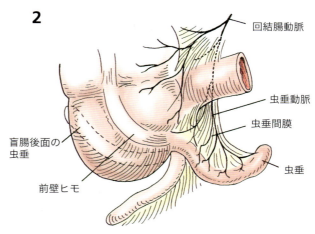
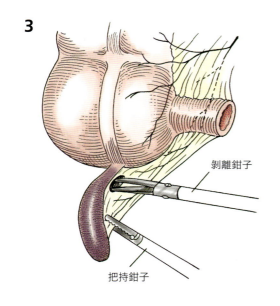
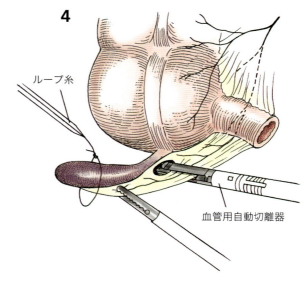
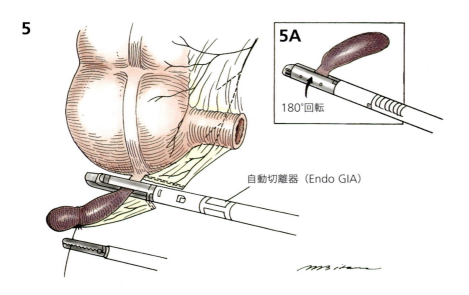
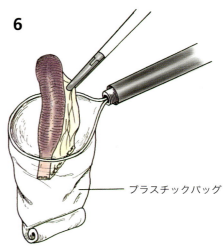

CHAPTER 50 大腸の外科解剖

大腸の手術手技に関連した重要な解剖学的事項がいくつかある．発生学的に大腸は2本の主要な血管に支配されており，盲腸・上行結腸・横行結腸近位側は上腸間膜動脈から血流を受け，横行結腸遠位側・下行結腸・S状結腸・直腸上部は下腸間膜動脈から血流を受ける（図）．

下腸間膜動脈と中結腸動脈の一方を切離しても，Drummond辺縁動脈を介した側副血行があるため，腸管の内側に沿って吻合する血管で広範囲の腸管を生かすことができる．肝脾彎曲部・潰瘍性大腸炎・門脈圧亢進症を除くと，結腸外側の腹膜反転部は血管がなく，切開しても出血や腸管壊死を生じない．

上行結腸や下行結腸の外側の腹膜を切離し，横行結腸から大網を遊離すると，広範囲の結腸授動が可能になり，盲腸を右上腹部や左上腹部に脱転できる．脾彎曲部に過度の緊張がかからないように注意し，脾臓の被膜が裂けて厄介な出血が起こらないようにする．横行結腸がんは胃大彎の血管の近くで大網を切除する．

腹壁・肝臓・脾臓・大網に付着する腹膜を切開して遊離すると，腸間膜の長さに応じて結腸を手術創で正中に引き寄せることができるので，結腸の血流支配を把握しやすく，手術操作を腹腔外で行うことも可能である．上行結腸と下行結腸は固定されているが，S状結腸は腸間膜が長く，可動域が最も広い．

大腸のリンパ管は血管と同じように分布する．大腸がんの手術ではリンパ管の分布を知っていることが大切である．転移の可能性があるリンパ節を十分に郭清するには，最初に考えた範囲よりかなり広い範囲の血流を犠牲にしなければならない．

大腸がんのリンパ節転移は太い血管に沿っていることがわかり，標準手術が開発されてきた．転移がある患者や全身状態が不良な患者には袖状の局所切除（区域切除）を適用するが，根治手術では腫瘍がある腸管を十分に授動して所属リンパ節を郭清しなければならない．

大腸切除では，上腸間膜動脈領域リンパ節か下腸間膜動脈領域リンパ節を摘出するのが理想であるが，経験的には4つの術式，すなわち右側結腸切除・左側結腸切除・直腸前方切除・腹会陰式直腸切除である（図）．

盲腸・上行結腸・肝彎曲部のがんは，回結腸動静脈・右結腸動静脈・中結腸動静脈の全部か一部を結紮する右側結腸切除で摘出する（A）．盲腸領域のがんは回結腸動静脈に沿ったリンパ節に転移するので，回腸終末部も右側結腸と一緒に切除する．

脾彎曲部のがんは，区域切除による左側結腸切除で摘出する．拡大切除を行っても血流を確保できるのは，辺縁動静脈を起始部の近くで切離するからである．がん細胞が静脈から広がるのを最小限にするには，腫瘍に触れる前に辺縁動静脈とともに左結腸動脈の起始部と下腸間膜静脈を結紮する．

上行結腸の腹膜付着をはずし，盲腸を発生学的位置の左側に脱転すると，緊張がかからずに端端吻合を行える．残った腸管の血流は中結腸動静脈とS状結腸動静脈によって維持される．静脈は動脈と並走しているが，下腸間膜静脈は左側に離れて膵体部の裏で脾静脈に流入する（B）．

下行結腸遠位側・S状結腸・直腸S状部のがんは，前方切除で摘出する．下腸間膜動脈を起始部（C）か左結腸動脈が分枝した直下で結紮する．吻合部の近位側はDrummond辺縁動脈を介して中結腸動脈から血流を受けることになる．

下腸間膜動脈を結紮すると，直腸S状部は血流がさらに低下するので，直腸を十分に低い位置で切離し，中直腸動脈と下直腸動脈の良好な血流を吻合部に確保する．切除する位置が低いので，吻合は骨盤深部の仙骨前面で行い，緊張がない吻合にするには，脾彎曲部の授動が必要である．

直腸と肛門のがんは最も広範囲の切除になる．下腸間膜動脈の高位結紮，中直腸動脈と下直腸動脈の結紮，直腸と肛門の広範囲切除が必要である．直腸下部と肛門のリンパ流は側方向に広がり，鼠径部にも広がるため，下部直腸がんや肛門がんは側方郭清が必要である．がんの進展を最小限に抑えるには，開腹後できるだけ早く腫瘍をガーゼで包み，ガーゼや綿テープを使って腫瘍の近位側と遠位側で腸管をしばり，腫瘍に触れる前に血管を結紮して腫瘍を完全に隔離する（訳注：no-touch isolation technique）．

腸管の吻合は緊張がない状態で行う必要がある．左側結腸を広範囲に切除して吻合するときは，脾彎曲部をかなり授動する必要があり，吻合のために露出させた腸間膜縁の動脈に拍動があることを確認する．プロカインを腸間膜に注入すると，動脈の拍動が強くなることがある．

小腸をプラスチックバッグに詰め込んで腹腔右側や腹壁外に移動させているときは，中結腸動脈が圧迫されて吻合部の動脈の拍動が弱いことがある．血流が十分かどうかを確認するには，ドプラー装置を使ってもよい．

大腸は重要臓器と密接な関係がある．右側結腸切除では，右尿管と尿管に分布する血管が結腸間膜の裏に現れる．十二指腸は肝彎曲部の結腸間膜の背後にあり，肝彎曲部を授動するときに常に露出する．脾臓は脾彎曲部を授動するときに損傷しやすい．

左尿管・精巣動静脈・卵巣動静脈は，下行結腸やS状結腸の手術のときに常に現れる．腹会陰式直腸切除では，左右の尿管を損傷する危険がある．外科医はこれらの臓器を知っているだけでなく，結腸間膜や腹膜を切離する前に積極的に確認する必要がある．

背後にある組織を授動できるのに，リンパ節を十分に摘出せずに大腸を切除・再建する外科医がいる．リンパ領域を広範囲に一括切除するとともに，がんの両側の正常腸管を惜しみなく切除しなければならない．大腸の一期的吻合には，血流がよく，緊張がなく，とくに術後に拡張しても緊張がかからず，腸管壁に通常の弾力性があることが重要である．

最近は敗血症の危険性がかなり減ったが，大腸に関する外科的な問題は複雑であり，一般外科のほかの領域よりも健全な決断と豊富な経験が必要である．

V 小腸と大腸の手術
SMALL INTESTINE, COLON, AND RECTUM

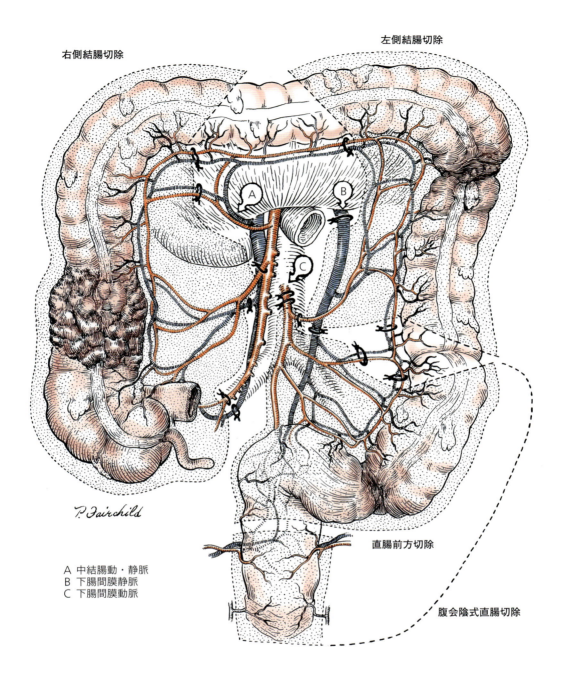

右側結腸切除
左側結腸切除
直腸前方切除
腹会陰式直腸切除

A 中結腸動・静脈
B 下腸間膜静脈
C 下腸間膜動脈

CHAPTER 51 回腸ストーマ

適応　回腸ストーマは，ほとんどが消化管内容を一時的に分離して大腸吻合部を保護するために造設される．回腸ループの近位側を長くすると，消化管内容をほぼ完全に分離できる〔訳注：保護ストーマ（protective stoma），分流ストーマ（diverting stoma）〕.

　回腸ストーマは造設と閉鎖が容易であり，伝統的な横行結腸ストーマの代わりに多くの状況で使われており，患者の管理も決してむずかしくない．回腸ストーマは結腸を減圧できないので，大腸がんによる腸閉塞で結腸の減圧が必要なときは，ループ状の結腸ストーマを造設して結腸の減圧と洗浄を行う．

術前準備　大腸の緊急手術や複雑な手術を受ける患者には，ストーマ造設の可能性を説明する．できれば術前に腸管ストーマ療法士〔訳注：日本では WOC ナース（Wound, Ostomy and Continence Nurse 皮膚・排泄ケア看護師）〕が患者を訪問する．ストーマの位置を決めてインクでマーキングする（図1）．ストーマ造設は腹直筋外縁の近くがよく，臍の上でも下でもよい．

　ストーマの位置を決めるには，袋の大きさを考え，面板を貼るのに平らで広い皮膚面が必要である．肋骨の突出・臍のくぼみ・瘢痕の凹凸・皮膚のしわがあると，装具をきちんとつけられない．通常はベルトの高さを避け，マーキングのときは装具をつけたまま立ったり座ったりさせる．ストーマ療法士は継続的なケアを保証し，パンフレットやサンプルを渡す．ストーマ療法士がいないときは，外科医が文書やイラストを使って丁寧に説明する．

手技の詳細　麻酔と体位および切開と露出は施行する大腸の手術によって決まる．術前にストーマのマーキングを行っているときは，長時間の手術でインクが消えることがあるので，皮膚を消毒する前に慎重に皮膚を引っ掻いて×印をつけておく．

　大腸の手術が終わったら，閉腹する前にストーマの位置を見る．腹壁の切開縁すなわち正中切開した白線を Kocher 鉗子で把持し，閉腹した状態を想定して中央に引っ張る．腹壁が厚い患者は真皮に追加の鉗子をかけ，腹壁を通常の状態にする．

　直径3cmの円を切開し，皮下脂肪を腹直筋前鞘まで剥離する．縦切開か十字切開で前鞘筋膜に2横指の穴をあける．腹直筋中央の深部にある腹壁動静脈を損傷しないように注意しながら，腹直筋を押し広げるか内側に引き裂き，腹直筋後鞘と腹膜に2横指の穴をあける．

　回腸終末部で回盲弁から30cmの位置を決める．ストーマに使う回腸は可動性が十分にあり，緊張がない状態で腹壁を貫通し，ストーマを閉鎖するときに側側吻合ができるくらい回盲弁から十分に離れていなければならない．

　鈍の Kelly 止血鉗子で腸壁直下の腸間膜に穴をあけ，綿テープか Penrose ドレーンを通す（図2）．回腸近位側に吸収糸で漿膜縫合をかけて目印にする．腹壁にあけた穴をもう一度見て，回腸の太さと腸間膜の厚さに比べて穴の大きさが十分かどうかを調べる．

　通常は2横指が通る穴でよく，綿テープと回腸ループを前後左右にゆすりながら，丁寧に引っ張って腹壁外に出す（図3）．回腸を垂直方向に配置し，吸収糸で目印をつけた近位側が頭側12時の位置になるようにする．

　ストーマの高さは皮膚から5cmほど飛び出るようにする．綿テープや Penrose ドレーンをプラスチック製のストーマ棒に付け替え，閉腹したときに回腸が腹腔内に引き込まれないようにする．ストーマを開放する前に閉腹し，回腸の内容による腹壁の不要な汚染を避ける．

　ストーマの切開は，遠位側のループの半分の高さから腸間膜の穴に向かって横方向に2/3周ほど行う．粘膜下層の出血は4-0絹糸の縫合か電気メスで止血する．4-0の吸収糸を回腸壁の全層に通し（図4A），皮膚縁の直下に水平皮内縫合をかけて固定する．3〜4針かけると回腸壁が外反する（図4B）.

　標準的なストーマ（Brooke 回腸瘻）を作成するには，開放した腸管断端の粘膜と漿膜筋層に針糸をかけるとともに，さらに近位側の漿膜にも針糸をかけ，回腸壁がしっかり外反するようにする．

　目印に使った吸収糸をはずし，近位側も外反させる．メスの柄の丸く鈍な部分を使うと外反させやすく，メスの柄の先端で反対側に牽引しながら，ピンセットや把持道具を使って粘膜縁を皮膚まで引き下げる（図5）．細い吸収糸の結節縫合で回腸壁を全周性に皮膚に固定する．

　T型のストーマ棒は固定しなくてよいが，ほかのストーマ棒は両端にモノフィラメントの非吸収糸をかけて固定する（図6）．装具がつけにくくなるのを避けるため，外科医によってはストーマ棒を皮膚に固定せず，棒の両端に糸を結びつけて腹腔内への迷入を防ぐ．

　ストーマの血行がよいことを確認し，腹腔内の回腸ループも調べる．術後の麻痺性イレウスで腹部が膨隆することがあるので，回腸ループは屈曲や緊張がない状態で持ち上がっていなければならない．回腸ループを通した腹壁の穴も調べ，適切な状態であることを確認する．ストーマの狭窄や脱出を最小限にするには，回腸ループと指1本が通る程度の穴がよい．

閉鎖　閉腹したら滅菌したストーマ装具をつける（訳注：閉腹後は滅菌装具でなくてよい）．

術後管理　ストーマの生存度を観察し，排液量を測定する．経口摂取を始めると排液量が増えるが，排液が大量（2L/日以上）のときは，水分と電解質のバランスをチェックする．食事の調節に抗蠕動薬の補助が必要な場合もある．

　ストーマ療法士は患者にストーマケアを指導する．看護師やストーマ療法士の自宅訪問は，患者や介護者の装具交換の上達に有用である．術後3〜5日目になって回腸漿膜が皮下脂肪や皮膚と癒着するのに十分な時間が経過したらストーマ棒を抜去する．一時的な保護のための回腸ストーマを閉鎖する時期は，大腸吻合部の治癒によって決まる．

V 小腸と大腸の手術
SMALL INTESTINE, COLON, AND RECTUM

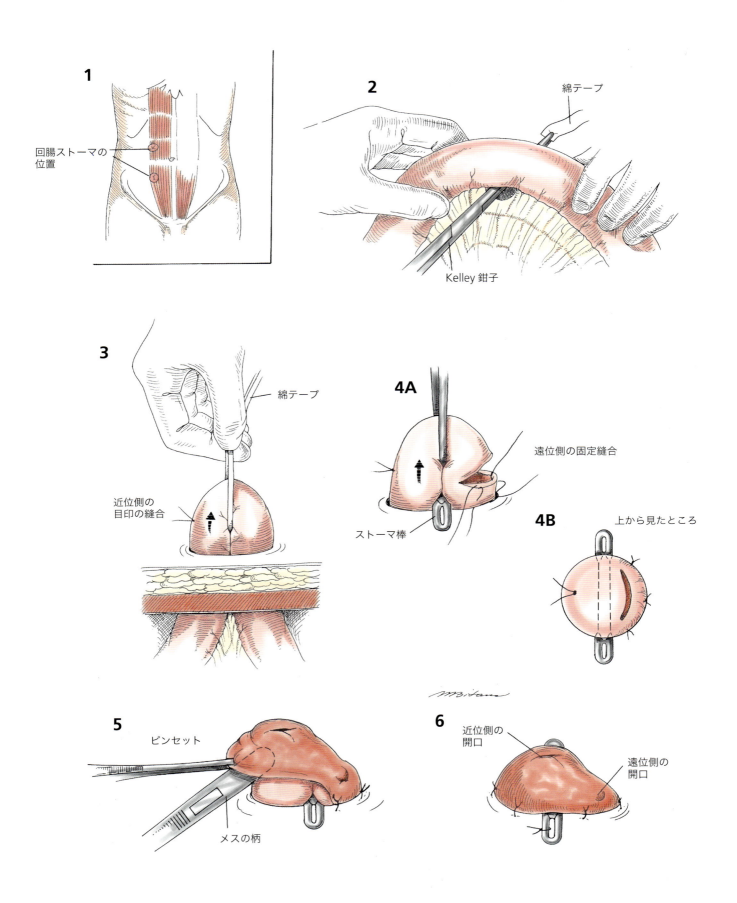

171

CHAPTER 52 結腸ストーマ

適応　左側結腸がんで腸閉塞を起こした大腸を減圧するときは，チューブ盲腸瘻よりも横行結腸ストーマのほうがよい．横行結腸ストーマは便の流れを完全に隔離でき，閉塞部より近位側の結腸を洗浄できる．待機手術で直腸吻合部を保護する目的で便の流れを分離するのであれば回腸ストーマがよい（▶ CHAPTER 51）．

術前準備　横行結腸ストーマは，左側結腸閉塞を解除するために利用することが多く，術前準備は水分や電解質の不均衡や循環血液量の不足を修正することに絞られる．臍に X 線不透過マーカーをつけ，臥位と立位の腹部 X 線撮影を行う．

左側結腸の閉塞部位を決めるには，水溶性造影剤で注腸造影を行うが，S 状ファイバーや大腸ファイバーを行ってもよい（訳注：アメリカでは長さ 60 cm の S 状ファイバーを日常的に使用している）．執刀までの 1 時間に抗菌薬を予防投与する．

麻酔　通常は気管挿管による全身麻酔を行い，カフで気管を密閉して消化管内容物の吸入を防ぐ．

体位　苦痛がない仰臥位にして切開予定部が見えるようにする．

切開と露出　右上腹部に皮膚切開をおく．腹部 X 線で見える拡張した結腸の位置に縦切開や横切開をおいてもよい．ストーマ装具を貼る場所に配慮し，腹直筋を貫いて造設するのがよく，皮膚のしわ・骨の出っぱり・臍のくぼみから離れた位置にする．マーキングについては CHAPTER 51 に記載したが，患者を立たせたり座らせたりして仮の位置を決め，とくにベルトにかからないように注意する．

開腹は長さに制限があるが，拡張して緊満した横行結腸を容易に授動できなければならない．拡張した腸管を太い針か外筒つきの針で穿刺吸引すると，腸管が虚脱して容易かつ安全に操作できる．

手技の詳細　横行結腸を創に引き出し，大網を上に引っ張る（図1）．横行結腸が異常に拡張しているときは腸管を虚脱させないと，横行結腸を狭い開腹創から十分かつ安全には引き出せない．注射器をつけた太い針を腸管に斜めに刺してガスを抜く．吸引器につないだ外筒針を刺してガスと液体を吸引してもよい．汚染を避けるには刺入した穴を巾着縫合で閉じる．

腸閉塞のときは大網に血管が多いので，横行結腸から部分的に切離したら（図1），腹腔内に戻す前に大網の出血部位をすべて結紮する．大網の処理は胃切除のときと同じ手法である（▶ CHAPTER 27, 図1, 2）．大網と結腸間膜の血管がない部分に曲の鉗子を通してもよい（図2）．

横行結腸を被覆している大網を左右に切離する（図3）．前壁ヒモより上で大網が付着している部分は，数本の血管を切離する必要があるかもしれない．横行結腸の直下にあけた穴に指を入れガイドにして，32 Fr のゴムチューブを通したら（図4），先端を切り落として反対の端に差し込み，非吸収糸をかけて抜けないようにする（図5）．

ストーマ棒の代わりにゴムチューブを使うと，ストーマ装具の中に曲げて収納できる．便の流れを完全に隔離するには，横行結腸を十分に引き出しておく．

閉鎖　腸管に刺入しないように細心の注意を払い，細い糸で結腸脂肪垂を近くの壁側腹膜に縫着する（図6）．腸管と腹壁の固定は縫合がよく，あとでストーマを閉鎖するときに各層を知るのにも役立つ．腸管が拡張して腸管壁が薄いときは，腸管壁を腹壁に固定するのに縫合糸をかけると，腸管に穴があいて内容が漏れて腹膜炎を起こすことがあるので，ゴムチューブを通して炎症によって癒着するのに任せたほうが賢明である．

拡張した腸管を引き出すのに創を延ばしたときは，切開した腹膜に細い糸で結節縫合をかけて閉じる（図7）．腹膜の閉鎖は腸管を締めつけず，腸管周囲に指 1 本が入る程度にする．筋膜も 2-0 絹糸の結節縫合で閉じ（図8），腸管周囲に指 1 本が入る程度にする．皮下組織と皮膚を結節縫合で閉じるが（図9），吸収糸の結節縫合による皮内縫合で閉じてもよく，皮膚が密着するので，便が出ても創の汚染が少ない．

大部分の患者は腸管を開けてストーマを完成させる．横切開をおいてストーマを開放するのは，創の閉鎖が完全に行われたときだけである（図8）．患者によっては減圧が必要であり，チューブを挿入して巾着縫合で固定する（図9）．

横切開をおいたら遠位側の機能しない開口は，4-0 の吸収糸を結腸壁の全層に通し，皮膚縁の直下に水平皮内縫合をかけて固定する．近位側の機能する開口も，4-0 の吸収糸で縫合して固定する（図10）．

腸管が健常な患者では，回腸ストーマのときのように（▶ CHAPTER 51），露出した結腸ループの遠位側に切開をおき，近位側の開口を大きくすることができる．一部の患者は開口を 2〜3 日遅らせたほうがよく，近位側にチューブを入れて排液することもある．

術後管理　創感染よりも腸閉塞による合併症のほうが危険であり，創感染を避けるためにストーマの開放を 2〜3 日遅らせるよりも，最初にガーゼ交換するときにストーマを開放して腸閉塞を解除したほうが賢明である．

早期離床を図り，腸閉塞のときは胃の持続吸引を 4〜5 日間行ったほうがよい．そのあと水分を飲ませ，翌日から 4〜5 日間は軟らかい食事を与え，少しずつ増やして高カロリー・高蛋白・高ビタミン・低残渣の食事にする．近位側の結腸を洗浄して二期的手術に備えるが，便の流れを分離すると大腸がんの閉塞が解除されることがあり，腸管を徹底的に洗浄してきれいにできる．患者の衰弱程度に応じて，輸血・高カロリー輸液・乳酸 Ringer 液を投与する．感染が持続しなければ 4〜5 日で抗菌薬を終了する．■

V 小腸と大腸の手術
SMALL INTESTINE, COLON, AND RECTUM

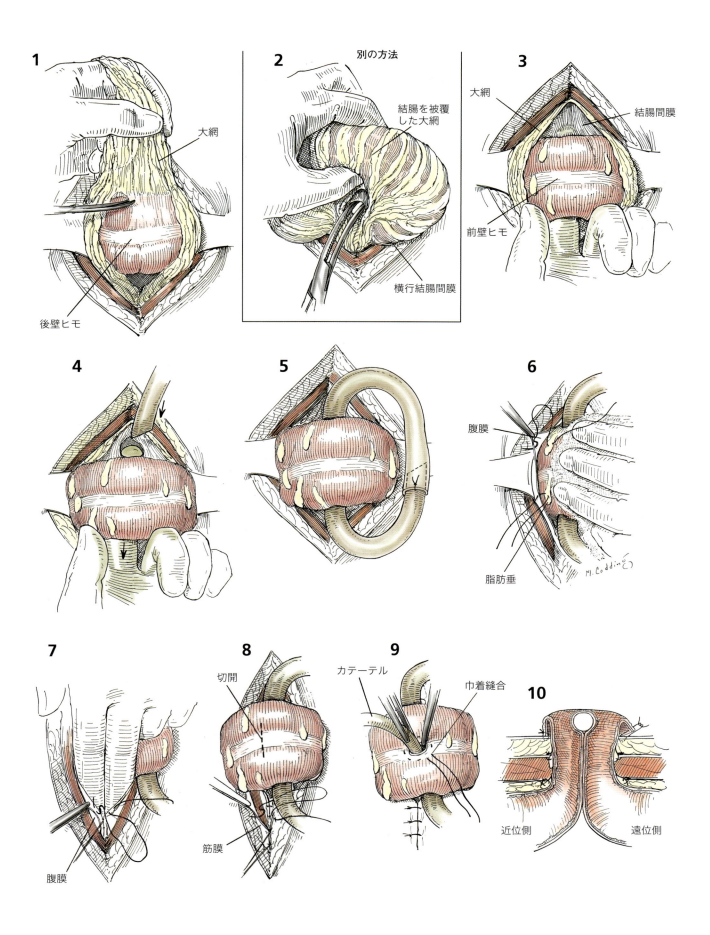

CHAPTER 53 ストーマ閉鎖

適応　ストーマ造設とストーマ閉鎖は 10 週間以上の間隔をおく。それによって，患者の全身状態が改善し，腸管の感染防御機能が回復し，ストーマが周囲から隔離され，創感染が消退し，遠位側大腸の手術侵襲から回復する。腹部外傷で正常の大腸の減圧や隔離のためにストーマを造設したときは，閉鎖までの期間をかなり短くしてよい。

大腸の閉塞部を切除すると，ストーマが自然に閉じて便の流れが正常に戻り，大腸の吻合部を通ることがある。ストーマの閉鎖は，ストーマ周囲の腸管の腫脹や硬結が消失して正常の外観に回復するまで待つ。ストーマの遠位側にある大腸吻合部の開存度を造影検査で確認しておく（訳注：長期間経過した場合，狭窄や再発を起こしていることがある）。

術前準備　術前は低残渣食にして抗菌薬を経口投与し，大腸をできるだけ空にする。術前 24 時間はストーマの近位側と遠位側の洗浄を繰り返して腸管を空にしておく。そのほかの術前準備は CHAPTER 57 に準じる。

麻酔　脊髄麻酔か全身麻酔を行う。

体位　苦痛がない仰臥位にする。

手術準備　通常の皮膚消毒に加え，ストーマの開口にガーゼを詰めておく。

切開と露出　ガーゼを腸管内に詰めたまま，ストーマ周囲の皮膚と皮下組織を円形に切開する（図 1）。手術痕を含めて切開してよいが，手術痕全長を含めた楕円形の切開にしてもよい。結腸ストーマの横断面を示す（図 2）。

手技の詳細　鈍的剥離と鋭的剥離を行って皮膚と皮下組織を切離する。ストーマに示指を挿入してガイドに使い，腸管壁の損傷や腹腔内への侵入を防ぐ（図 3，4）。機能していたストーマでは，腸管を閉鎖する前に粘膜と皮膚の接合部にある輪状の瘢痕組織を切除しておく（図 5）。

示指をストーマから腸管内に入れたまま，粘膜反転部の縁に沿ってハサミで切開し（図 6），漿膜筋層から粘膜下層に切開を進め，あとで閉鎖するときに別々の層になるようにする。

閉鎖　粘膜縁を鉗子で把持して牽引し，細い吸収糸の連続縫合をかけて腸管の長軸と横方向に閉鎖する（図 7）。粘膜を閉じたら，切開してできた漿膜筋層の脂肪組織を除去し，細い絹糸の Halsted 結節縫合で閉じる（図 8）。

創を何度も洗浄して周囲に布を敷き，器具をすべて除いて手袋を交換し，きれいな器具だけで創を閉じる。閉鎖した腸管を片方に寄せ，近くの筋膜を曲のハサミで切離する。ストーマ造設のときに使った腸管固定の絹糸を露出させると，腸管と腹膜を切離するのに役立つ（図 9）。腹腔には進入しない。

母指と示指でつまんで閉鎖した腸管の開存度を調べる。誤って腹膜に穴をあけたときは，注意して結節縫合をかけて閉じる。創部を温かい生理食塩水で何度も洗浄する。縫合部を鉗子で押し込み，2-0 の長期保持型吸収糸による結節縫合で筋膜縁を被覆して閉じる（図 10）。皮下組織と皮膚を別々に閉じるが（図 11），創感染を起こす可能性があるので，皮膚は閉じずに開放し，遅延二次縫合を行うことがある。

・**別の方法**

腸管の粘膜と漿膜筋層の間で瘢痕組織を輪状に切開する方法と異なり，ストーマ開口部の近くの腸管を全層性に切離する方法である。

切開と露出　ストーマを周囲から遊離したあと，ストーマに示指を入れてガイドに使い，露出している粘膜の近くで腸管を曲のハサミで切離する（図 12）。腸管を十分に授動してきちんと閉鎖するには，腹腔に進入して腸管を腹膜から遊離する。

手技の詳細　ストーマ開口部の周囲にある腸管の瘢痕組織を切り取るように腸管壁を切除すると，閉鎖する正常の腸管壁が残る。腸管の長軸に垂直方向に閉鎖して狭窄を防ぐ。新しくできた開口部の角の上下に Allis 鉗子か Babcock 鉗子をかけて牽引する。

細い吸収糸で Connell 型の結節縫合をかけて腸管の内側で粘膜を閉じるが，4-0 絹糸を French 針か裁縫針につけて結節縫合で閉じることが多い（図 13）。2-0 絹糸か 2-0 の合成吸収糸の結節マットレス縫合をおき，粘膜縫合部を内反させ漿膜筋層を被覆して閉じる（図 14）。

閉鎖　創部を生理食塩水で洗浄する。汚染された器具・手袋・布をすべて取り除いてきれいな器具に交換し，閉鎖した腸管を腹腔内に戻すために腸管周囲の腹膜を開ける（図 15）。母指と示指でつまんで腸管の開存度を確認し，腸管の閉鎖部に大網を押し込んで被覆する。

2-0 の合成吸収糸で結節縫合をかけて腹膜を閉じ，通常どおりに腹壁の各層を閉じる（図 16，17）。創が汚染したときは皮下組織を部分的に縫合し，皮膚の縫合を行わないことがある。創にガーゼを当てる。

術後管理　術後 4〜5 日間は点滴を行い，その後の 4〜5 日間は水分を与え，その後は低残渣食にして，腸管運動が回復したら常食にする。閉鎖部に縫合不全を起こすことがあるが，多くは自然に閉鎖するので，全身状態の悪化や腹膜炎を生じない限り，急いで修復する必要はない。早期離床を勧める。

V 小腸と大腸の手術
SMALL INTESTINE, COLON, AND RECTUM

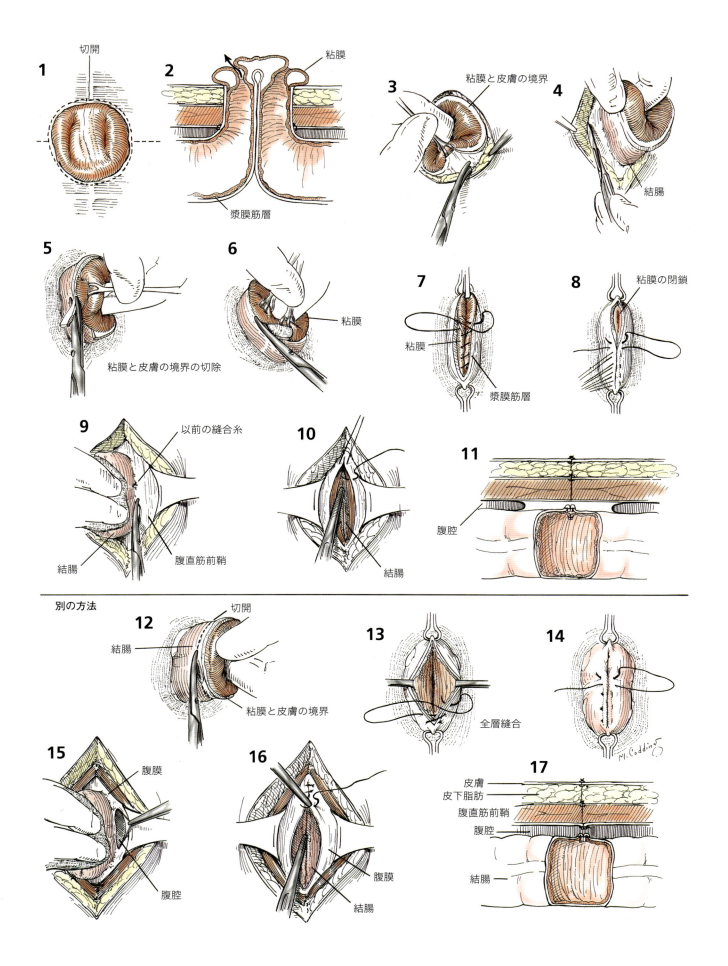

CHAPTER 54 結腸吻合（器械）

手技の詳細　結腸の器械吻合には，3本のステイプル線で吻合する三角法がある．左側結腸切除の結腸結腸吻合は腸間膜を回転させる必要がないので，三角法がとくに便利である（訳注：自動切離器を使った機能的端端吻合と異なり，端端吻合である）．

　腸管の切除部を Kocher 鉗子でつまんだあと，吻合部に Glassman 鉗子のような細い直線鉗子を横方向にかける（**図1**）．10 cm ほど離れたところに非圧挫型の Scudder 鉗子かゴムつき鉗子をかけ，腸内容による腹腔汚染を防ぐ．Kocher 鉗子と直線鉗子の間で切離して病変部を切除する．開腹パッドで術野を隔離したら鉗子をはずし，出血を細い糸で結紮して止血する．

　腸間膜同士が合うように両側の腸管を近づけて並べる（**図2**）．腸間膜を細い絹糸の結節縫合で閉じる（**図3**）．腸間膜側と腸間膜対側の中央の前壁と後壁に牽引縫合（**A**，**B**）をおく．牽引縫合を4～5本おくか Allis 鉗子を4～5本かけ，腸間膜側の腸管を密着させる（**図4**）．

　牽引縫合や Allis 鉗子の下に自動閉鎖器（TL 60）を横方向に装着し（**図5**），ステイプル線の深部に腸管壁を確実に含める．自動閉鎖器を作動し，両端の牽引縫合（**A**，**B**）を残したまま，余分な組織を自動閉鎖器の直上で切り取る（**図6**）．

　残りの腸管壁の中央で腸間膜対側の頂部になる部分に3番目の牽引縫合（**C**）をおく（**図7**）．牽引縫合（**B**）で後壁のステイプル線の端をあご部内に持ち上げ，三角形の2番目の辺になるように自動閉鎖器を装着する（**図8**）．自動閉鎖器を作動し，頂部の牽引縫合（**C**）を残したまま，余分な組織を自動閉鎖器の直上で切り取る．

　残った2本の牽引縫合（**A**，**C**）を使って同じ操作を繰り返す．最後の閉鎖は初めの2本のステイプル線を含めて切断する（**図9**）．閉鎖が終わったら余分な組織を切り取る．吻合部を見て止血を確認し，出血を細い絹糸で結紮して止血する．腸間膜の欠損部を結節縫合で閉じる．触診して吻合部の開存度を調べ（**図10**），吻合部の両端を圧迫して漏れがないことを確かめる．　■

V 小腸と大腸の手術
SMALL INTESTINE, COLON, AND RECTUM

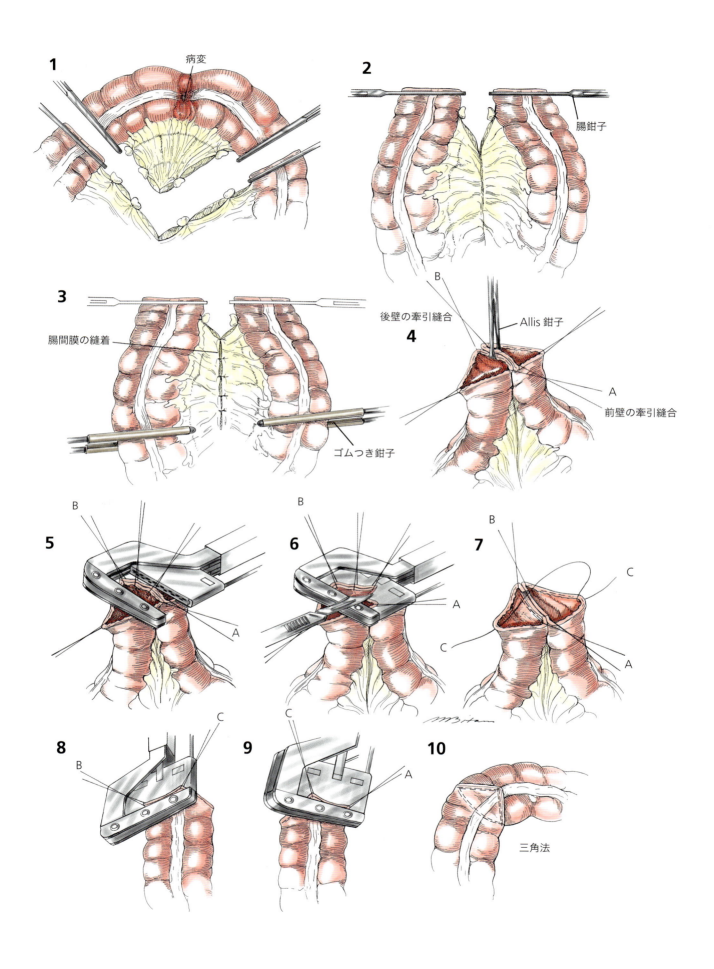

CHAPTER 55 右側結腸切除

適応 右側結腸切除は，盲腸・上行結腸・肝彎曲部のがんや炎症性腸疾患に適用され，潰瘍や腸結核に適用されることもある．

術前準備 右側結腸がんは腸閉塞で発症することがあり（訳注：日本では血液検査の貧血で見つかることが多く，次いで腫瘍触知・腹痛・腸閉塞である），回盲弁が正常のときは盲腸が異常に拡張する（≧15 cm，訳注：盲腸切迫破裂）．

緊急手術のときは，水分と電解質の不均衡を修正して回復させ，経鼻胃管を挿入して近位側の腸管を減圧する．患者が生理学的に適切な状態になれば緊急手術を行い，前処置を行わずに右側結腸切除ができる．用心深い外科医はほかに大腸がんがないことを確認する．

待機手術のときは，大腸内視鏡か注腸造影で大腸全体を評価しておく．右側結腸がんは症状がなくても鉄欠乏性貧血を生じていることがあり，心疾患がある高齢者は輸血したほうがよい．以前から服用しているステロイドは，術前も静注で投与を続ける．周術期の抗菌薬を投与する．

麻酔 全身麻酔か脊髄麻酔を行う．

体位 苦痛がない仰臥位にして術者は患者の右側に立つ．

手術準備 通常どおり皮膚を消毒して敷布をかける．

切開と露出 臍を中心に大きい正中切開をおく．臍上の高さに横切開をおいても良好な視野が得られる．病変が切除できるかどうかを視診と触診で決め，がんのときは肝転移の有無を触診で調べる．

病変を切除できないときは，回腸終末部と横行結腸の側側吻合を行う（▶ CHAPTER 46）．病変の切除が決まったら，小腸を包んでよけて盲腸を露出する．

手技の詳細 右側結腸外側の腹膜反転部を盲腸の先端から肝彎曲部まで切開する（**図1**）．がんがある領域では断端を十分に確保しなければならず，がんの局所浸潤を含めるのに近傍の腹壁を合併切除することもある．右傍結腸溝沿いの腹膜にはとくに血管がないが，通常は肝彎曲部も切除するので，肝結腸間膜にある小血管を結紮・切離する．

結腸外側の腹膜付着を切離したら，左手で結腸を内側に持ち上げ，湿ったガーゼを巻きつけた右示指で裏側にある疎性結合組織を剥離する（**図2**）．右側結腸を内側に持ち上げるときは，右尿管を見つけて損傷がないことを確認する．上行結腸先端や肝彎曲部でも注意を払い，背後にある十二指腸水平部を傷つけないようにする（**図3**）．

遊離した結腸を腹腔外に引き出し，後腹膜の表面を温かい湿ったガーゼを詰めて覆う．中結腸動静脈を同定し，肝彎曲部に向かう右枝を確認する．肝彎曲部遠位側の切離予定部の腸間膜を鉗子で把持して切離する．中結腸動静脈の右枝や分枝を二重結紮して切離する．切離予定部の腸間膜・大網・脂肪垂をきれいにして，血管を丁寧に結紮する．大網の右半分を胃の近くで切離し，結腸と一緒に切除する．

右側結腸のリンパ節を摘出するために切離する血管の分布に応じて，回盲弁からやや離れた回腸終末部で切離の準備をする．回腸切離予定部の腸間膜を処理したら，右側結腸の腸間膜を扇状に切除するが，通常は中結腸動脈の右枝が支配する領域まで含める．中結腸動脈と回結腸動脈に沿ってできるだけ遠くまでリンパ節を摘出するが，中結腸動脈や上腸間膜動脈の回腸枝は温存する（**図4**）．腸間膜の血管は二重結紮する．

直の血管鉗子や別の直線鉗子を腸間膜縁から1 cmほど離れた回腸に斜めにかけ，吻合のときに縫合する漿膜面を確保する．Kocher鉗子やPace-Potts鉗子を横行結腸にかけ，鉗子の間で切離する．鉗子に挟まれた腸管とともに，扇状の腸間膜とリンパ節を切除する．回腸断端を生理食塩水で湿らせたガーゼで包み，端端吻合や側端吻合でなければ結腸断端を閉じる．

吻合に自動切離器を使うときは，回腸終末部を含む右側結腸を自動切離器で切離し，回腸と結腸の腸間膜対側を合わせた側側吻合を，小腸切除後の器械吻合と同じように行う（▶ CHAPTER 45）．本章では手縫い吻合の手技を示す．**CONTINUES**

V 小腸と大腸の手術
SMALL INTESTINE, COLON, AND RECTUM

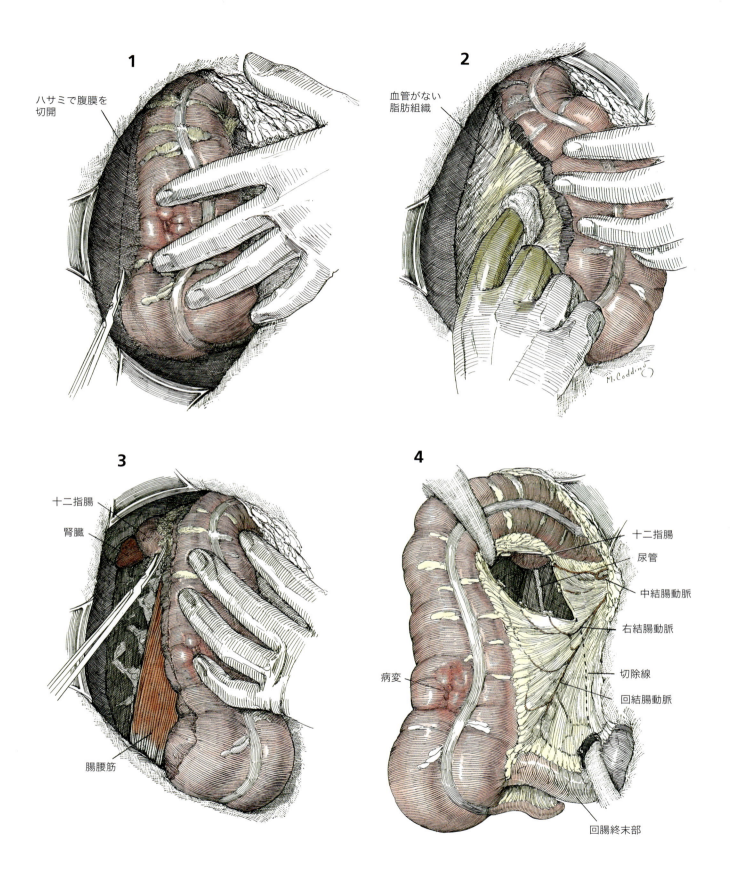

55　右側結腸切除

手技の詳細（続き）

結腸の断端は，Pace-Potts 鉗子や非圧挫型鉗子の上から無傷針つきの吸収糸でゆるく連続縫合をかけて閉鎖する（図 5）．鉗子の直下に 3-0 絹糸で結節縫合をかけてもよい．連続縫合のときは，鉗子をはずして糸を適度に引っ張って結ぶ．

縫合線から 2～3 cm ほど離れたところで脂肪を挟まないように，3-0 絹糸で Halsted マットレス縫合をかけると，縫合線が内反して漿膜が合う（図 6）．結腸の断端を閉鎖する前に，端端吻合・端側吻合・側端吻合・側側吻合のどれにするか決めておく．

1．端側吻合

端側吻合は生理的で単純かつ安全である．回腸を鉗子で把持して横行結腸の前壁ヒモに近づける（図 7）．回腸の色が不良で血流が不十分のときは，血流がよいところまで切除するのをためらわない．大網が残っていれば引き上げ，横行結腸の前壁ヒモを Babcock 鉗子で把持する（図 7）．

回腸の腸間膜と横行結腸の腸間膜を縫着し，回腸が右傍結腸溝に内ヘルニアを起こさないようにする（図 14）．腸間膜の血管を損傷して吻合部の血流が不十分になることがあるので，小腸吻合の前に腸間膜の閉鎖を行う．

前壁ヒモに小さい直の圧挫型鉗子をかけ，結腸壁を少し挟む（図 8）．回腸断端の鉗子と横行結腸前壁ヒモの鉗子を並べ，3-0 の非吸収糸でマットレス縫合を漿膜にかけ，回腸と横行結腸を縫着する（図 9）．両端の縫合は切らずに牽引糸として使う．

前壁ヒモにかけた圧挫型鉗子の余分な組織を切り取ると結腸が開く（図 10）．圧挫型鉗子の奥に腸鉗子をかけて圧挫型鉗子をはずすと回腸も開く．結腸の切り取りが吻合に適した大きさの開口でないときは，粘膜の開口を広げる必要がある．

無傷針つきの非吸収糸（訳注：図 11 では両端針）でロック式連続縫合をかけて粘膜を縫合する．後壁の中央から始めて連続縫合（A，B）を続け，両端では Connell 型の内反縫合を行って前壁の粘膜も内反させる（図 11，12）．粘膜は 3-0 絹糸の結節縫合で閉鎖してもよい．

前壁の漿膜にマットレス縫合をかけると吻合が完成し，角にマットレス縫合をかけて補強してもよい（図 13）．吻合部の開存度を調べ，示指が入れば十分である．緊張がかからなければ，腹壁外側の腹膜に腸間膜を縫着して腸腰筋露出部を被覆してもよい（図 14）．

2．端端吻合

次は直接的な端端吻合であり（図 15，16），回腸と結腸の口径差は技術的な工夫で安全に克服できる．回腸を斜めに切離すると吻合口が大きくなる．吻合するときは結腸の運針を回腸に比べて少し大きくとると口径差を修正できる．腸管を吻合したら腸間膜を縫着し，内腔の開存度を触診で確認する．

3．側端吻合

3 番目は側端吻合であり，端側吻合のときの結腸断端のように回腸断端を閉鎖する．回腸を結腸の開口部に持ち上げ（図 17），後壁の漿膜を縫合したら，回腸を開いて粘膜に連続縫合や内反縫合をかけ，前壁の漿膜を 3-0 絹糸か合成非吸収糸で結節縫合する．回腸の盲端が蠕動の影響で盲嚢になると，腸内容が停滞して破裂する頻度が高くなるので，回腸が吻合線からほとんど飛び出さないように注意する．

4．側側吻合

4 番目は側側吻合であり，回腸と結腸の断端を閉鎖したあと，絹糸か合成非吸収糸で結節縫合をかけて回腸と結腸を縫着し，回腸が吻合線から少ししか飛び出さないようにする．両端を補強して回腸の盲端を結腸壁に固定する（図 18）．

なお，自動切離器や自動閉鎖器による器械吻合は小腸の吻合を参照（▶ CHAPTER 45，46）．

閉鎖　汚染がなければドレーンは不要である．吻合部に大網を被覆し，通常どおり閉腹してガーゼを当てる．

術後管理　苦痛がない体位にする．下痢や頻回の排便は内服や食事療法で制御できる．Crohn 病の患者は手術直後もステロイド療法を継続しなければならない．　　　　　　　　　　　■

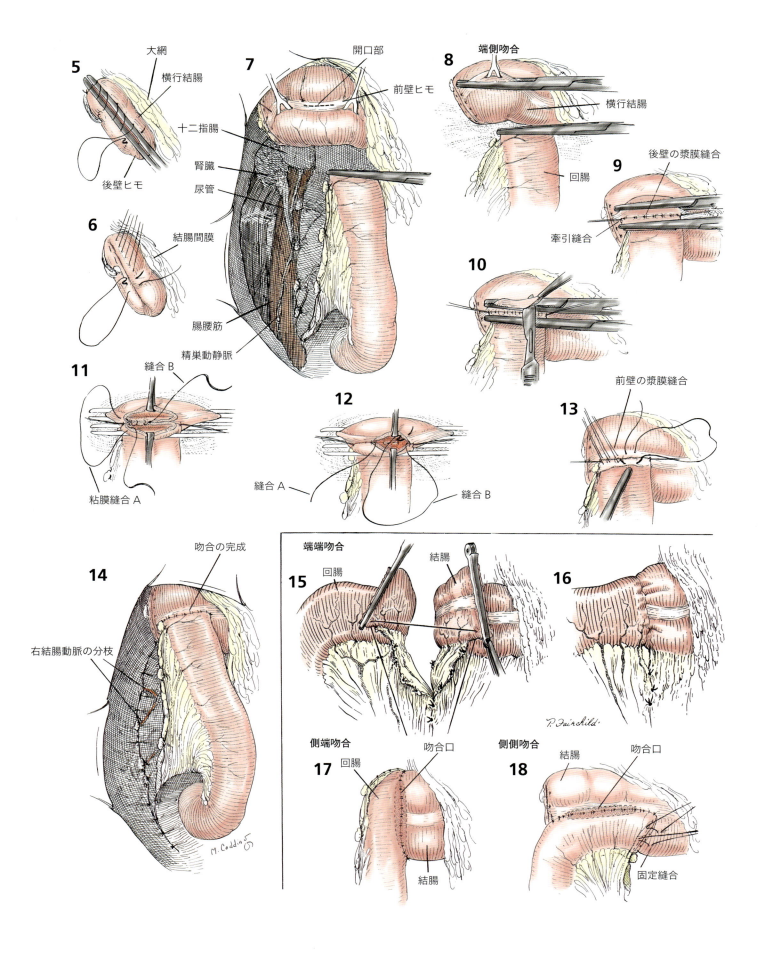

V 小腸と大腸の手術
SMALL INTESTINE, COLON, AND RECTUM

CHAPTER 56 右側結腸切除（腹腔鏡）

適応 腹腔鏡下結腸切除は，熟練の外科医が適切な設備や器具で行う限り，良性疾患と悪性疾患の両方に適用される．通常は閉塞・穿孔・出血などの緊急手術には勧められない．

術前準備 ポリープや早期がんでは，術前の大腸内視鏡で点墨するか注腸造影で位置決めをしておく．腹腔鏡手術は病変の同定がむずかしく，術中内視鏡もむずかしいため，術前に正確な位置を把握しておく必要がある．腹腔鏡手術では拡張した結腸が邪魔になるので，術中内視鏡を行うときは送気に炭酸ガスを使うと，空気のときよりも結腸が元に戻るのが早い．

標準的な機械的腸管処置を行い，予防的な抗菌薬投与を執刀までの1時間に行い，術後24時間以内に終了する．血栓塞栓症を予防するにはヘパリンを皮下注して間欠的空気圧迫装置を装着する．

麻酔 全身麻酔が必要である．経口胃管か経鼻胃管を挿入する．

体位 改良型の砕石位（開脚位）にして下肢を支持台に固定する．圧がかかる部分をパッドで保護し，左上肢を体側に敷き込む．視野の展開で手術台を傾けることがあるので，患者を手術台にテープで固定する．手術室の配置を示す（**図1A**）．ビデオモニターを2台使い，術者とカメラ助手は患者の左側に立ち，第一助手は患者の右側に立つ．

手術準備 通常どおり皮膚を消毒してドレープを貼る．

切開と露出 小開腹によるHasson法で腹腔に到達する．臍下切開をおき，10〜12 mmのHassonポートを挿入する．15 mmHgの気腹圧にして30°の斜視型スコープを使う．

Hasson法で気腹したあとの操作用ポートの配置には3つある．1つ目の配置は（**図1B**），左下腹部の正中左側に10〜12 mmポート，左上腹部に5 mmポートを挿入し，必要があれば右上腹部に5 mmポートを追加し，臍部か恥骨上部の正中切開から標本を摘出する．

2つ目の配置は，左下腹部に10〜12 mmポート，恥骨上部の正中に5 mmポート，右上腹部の肋骨弓下鎖骨中線上に5 mmポートを挿入し，右上腹部の5 mmポートで肝彎曲部を授動し，臍部か恥骨上部の正中切開や右下腹部か右上腹部のポートを横に広げて標本を摘出する．

3つ目の配置は，正中にハンドポート，左下腹部に10〜12 mmポート，剣状突起下正中に5 mmポート，右肋骨弓下に5 mmポートを挿入し，ハンドポートから標本を摘出する．

手技の詳細 右側結腸の授動を外側内側法で行う．まず盲腸の剝離から始める（訳注：外側操作）．Trendelenburg位（骨盤高位）にして手術台を左に30°傾け，盲腸を無傷鉗子で把持して内側前方に牽引する（**図2**）．電気メスや超音波メスを使い，結腸外側の腹膜反転部を盲腸先端から切開する（**図2**）．

助手が上行結腸を内側上方に牽引したら，肝彎曲部に向かって切開を進める（**図3**）．腹膜を剝離するときは，尿管を損傷しないように注意し，肝彎曲部に近づくときは，十二指腸を確認して保護する（**図3**）．

肝彎曲部を授動するときは，逆Trendelenburg位（骨盤低位）にする．右上腹部のトロッカーが10〜12 mmのときは，そこからビデオスコープを入れると視野がよい．肝彎曲部を内側下方に牽引し，超音波メスで腹膜付着を切離する（**図3**）．肝彎曲部を授動するときは十二指腸を損傷しないように注意する．

結腸外側の切離線（**図2**）に沿って大網の付着を切離し，横行結腸の近位側を授動する．助手が大網を挙上したら，横行結腸の腸間膜側をつかんで大網付着部に緊張を加える．結腸を損傷しないように注意し，超音波メスか電気メスで大網の付着を切離する．肝彎曲部を完全に授動するには，胃結腸間膜の切離が必要になることが多い．大網を剝離する範囲は，病変の位置や手術の程度によって決まる．

次は腸間膜の切離である（訳注：内側操作）．回結腸動静脈部を把持し前方の腹壁に向かって牽引し，回結腸動静脈の裏の腹膜を電気メスで切開して腸間膜に穴をあける．がんのときは腸間膜の根部付近で穴をあける．

盲腸を外側に牽引して回結腸動静脈を挙上したら，回結腸動静脈を遊離してステイプルの高さが2.5 mmの自動切離器かクリップで切離する（**図4A**，**4B**）．腸間膜の剝離を肝彎挙部に向かって中結腸動脈の右枝まで続け，自動切離器を繰り返し使って腸間膜を切離する．

右結腸動脈の切離（**図4A**），回結腸動脈・右結腸動脈・中結腸動脈右枝の切離（**図4B**），腸管と腸間膜の切離（**図5**）を示す．右側結腸を完全に授動したら，右下腹部か臍部の皮膚切開を6〜10 cmに延ばし，腹壁にプロテクターを装着して右側結腸を腹壁外に引き出す．ステイプルの高さが3.5 mmの自動切離器を使って回腸終末部と横行結腸近位側を切離する．腸管の厚さに応じて丈が高い自動切離器を使う．

再建は手縫いか器械で側側吻合を行う．器械で行うときは（訳注：解剖学的側側で機能的端端の腸管吻合 anatomical side-to-side and functional end-to-end enteroanastomosis [Surgery 1968；64：948-53]），固定縫合をかけて回腸と結腸の腸間膜対側を縫着する．回腸と結腸のステイプル線の一部をMayoハサミで切除し，自動切離器のブレードを挿入する穴をあける（**図6A**）．

自動切離器を挿入して腸管壁を挟んだら，後面を見て腸間膜が挟まれていないことを確認する．自動切離器を作動すると吻合口ができあがる．ステイプル線を観察して出血があれば3-0絹糸の8字縫合で止血する．開口部を自動閉鎖器で閉鎖したら〔**図6B**，訳注：この方法は機能的端端吻合（FEEA）と呼ばれ，腹腔鏡手術で頻繁に使われているが，論文発表は50年前である〔Surgery 1968；64：948-953〕〕，腸間膜の欠損部を閉鎖して腸管を腹腔内に戻す．

閉鎖 腸管を引き出して体外で吻合した切開創は，結節縫合か連続縫合で閉鎖する．5 mmを超えるポート部も縫合閉鎖する．

術後管理 観察室で経口胃管や経鼻胃管を抜去する．輸液して4時間ごとにバイタルサインと尿量を測定する．術後24時間以内に予防的な抗菌薬投与を終了する．術後1日目か2日目に膀胱カテーテルを抜去する．腹部膨満や術後合併症がなければ，術後2日目に水分摂取を開始し，問題がなければ通常の食事に戻していく．

V 小腸と大腸の手術
SMALL INTESTINE, COLON, AND RECTUM

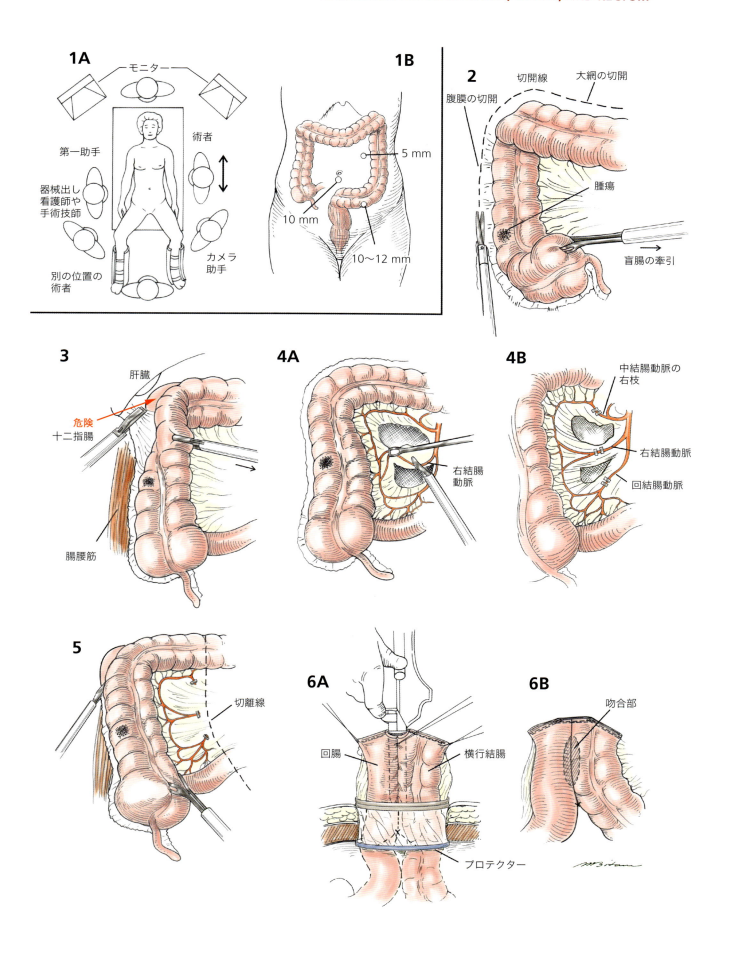

183

CHAPTER 57 左側結腸切除

適応　左側結腸切除は左側結腸のがんや憩室炎の合併症に適用される.

術前準備　左側結腸がんは閉塞しやすく, 患者は腸閉塞を起こしそうな状態で受診する. 腸閉塞を起こしていなければ4〜5日かけて前処置を行い, 適切な下剤を経口投与して術前48時間は水分のみとする. 下剤の頻度は狭窄の程度で決まる.

注腸造影で病変の部位と性状を確認するが, 大腸内視鏡は生検して病理診断ができ, ポリープを切除でき, 近位側の大腸病変も評価できる. がんで完全閉塞を起こしているときは, 経鼻胃管を挿入して腸管を減圧し, 浣腸して遠位側の大腸を減圧する.

大腸の遠位側を大腸内視鏡で観察するのは有意義であり, 大腸の近位側は特殊CT画像によるバーチャル大腸内視鏡で評価する. 検査には腸管前処置と炭酸ガス注入が必要だが, 閉塞を起こしそうな患者や閉塞を起こした患者には不要である.

術前にCEAや肝酵素を測定し, 高値のときは腹部CTや肝シンチを行って肝転移を評価する（訳注：日本では腹部CT・胸部CT・骨盤MRI・FDG-PETで評価）. 周術期の抗菌薬を投与し, 麻酔をかけたら膀胱カテーテルを留置する.

麻酔　全身麻酔がよい.

体位　苦痛がない仰臥位にして術者のほうに少し傾ける. 軽度のTrendelenburg位（骨盤高位）にする. 下肢のコンパートメント症候群を起こすのはまれである. 病変が下行結腸下部やS状結腸にあるときは, 膝と足首を保護するのにAllen支持台を使う改良型の砕石位（開脚位）にすることが多い. 自動吻合器を挿入するので会陰部を消毒して敷布をかけ, 下肢を十分に開いて膝を高くするが, 腹部の手術操作の邪魔にならない程度にする.

手術準備　通常どおり皮膚を消毒する.

切開と露出　術者は患者の左側に立つ. 臍下を中心に大きい正中切開をおく. 肝臓や転移しそうな場所を調べたら, 温かい湿ったガーゼで小腸を包んで内側による. 骨盤内と脾臓の高さまでの側壁にガーゼを置く.

手技の詳細　がん細胞が広がらないように腫瘍の操作を最小限に抑え, できるだけ早くガーゼで覆い, 主な血管に鉗子をかける. 病変部の腸管を左手でつかみ, 結腸間膜外側の腹膜反転部を病変部以外は腸管の近くで切開し, 授動に必要な広い範囲にわたって切開する（図1）.

腸管を正中に牽引し, ガーゼで鈍的剥離を行って腸間膜を後腹膜から遊離する. 精巣静脈や卵巣静脈を裂いて結紮しないと厄介な出血が起こる. 左尿管を確認し, 結腸間膜と一緒に挙上したり, 誤って切離したりしない.

腸間膜に広い扇状切開を加え, 左結腸動静脈を根部で切離して

リンパ節を最大限に摘出できるようにする（図2）. 病変の操作や牽引によってがん細胞が血管やリンパ管に広がらないように, 腸間膜の切離をできるだけ早く行うことがある.「no touch」と呼ばれる手技であり, 下腸間膜静脈・S状結腸動静脈・左尿管を前もって確認しておく必要がある（▶CHAPTER 7）.

がんの辺縁から近位側と遠位側の両側に10 cm以上の距離をとり, 腸間膜を鉗子で挟んで切離・結紮する. 切離予定部の腸間膜の脂肪を処理して吻合の準備をする（図3）.

大部分の患者では, 脾彎曲部を授動して吻合部に緊張がかからないようにする. 正中切開を剣状突起まで延ばすと, 脾彎曲部の授動が容易かつ安全に行うことができる. 血管が少ないところで大網を左側結腸に沿って脾結腸間膜まで切除する方法もある.

Toldt癒合筋膜（訳注：結腸間膜とGerota腎前筋膜の癒合面）を外側に延長した線（訳注：Monk白線＝臓側腹膜と壁側腹膜の境界）に沿って切開し, 下行結腸を授動する. 結腸の近位側と遠位側から脾彎曲部に近づくと, 通常は見えにくい脾結腸間膜と大網の付着がよく見え, 脾臓を傷つけずに安全に切離できる.

最近は左側結腸切除やS状結腸切除のときに器械吻合を行うことが多い（▶CHAPTER 62）. 遠位側の切離は直腸S状部より下で行うと, S状結腸憩室を放置することがなく, 直腸の可動性がよくなって自動吻合器の挿入が容易になる. 器械を使えないときは手縫いで吻合する.

病変の近位側で腸間膜を処理した部分から1 cm以内に2本のStone鉗子か圧挫型鉗子をかけ（図4）, ガーゼで術野を隔離して腸管を切離する. 病変の遠位側も腸間膜を処理した部分に2本の圧挫型鉗子をかけて切離する. 腸管の断端同士を合わせて吻合しても緊張がかからないことを確認する.

鉗子を回して後壁の漿膜を露出し, 3-0絹糸の結節マットレス縫合をおく（図5）. 漿膜を正確に縫着するには, 腸間膜の脂肪を処理しておく必要がある. 角の縫合糸は切らずに牽引糸として利用する.

圧挫型鉗子から4〜5 cm離れたところに腸鉗子をかけたら, 圧挫型鉗子をはずす（図6）. 鉗子から出た余分な腸管は切り取ってもよい. 湿ったガーゼで術野を隔離したら腸管の断端を開いて吻合する.

無傷針つきの糸でロック式連続縫合をかけて粘膜を合わせるが, 運針は後壁の中央から始める（図7）. 角の部分はロック縫合をConnell縫合に変え, 角や前壁の粘膜を内反させる（図8, 9）. 最初の縫合に近い後壁の中央から他方の連続縫合を始め, 同じように運針する（図10）.

粘膜を正しく合わせたら, 2本の連続縫合（A, B）を結び目が内側になるように結ぶ（図11）. 3-0絹糸か非吸収糸の結節縫合で前壁の漿膜を縫着し, 両端の角の部分が確実に縫着されるように注意する. 別の吻合法として, 遅延性吸収糸の結節縫合で結び目が内側になる1層縫合（訳注：Gambee縫合）や自動閉鎖器を使った器械吻合がある（▶CHAPTER 54）. **CONTINUES ▶**

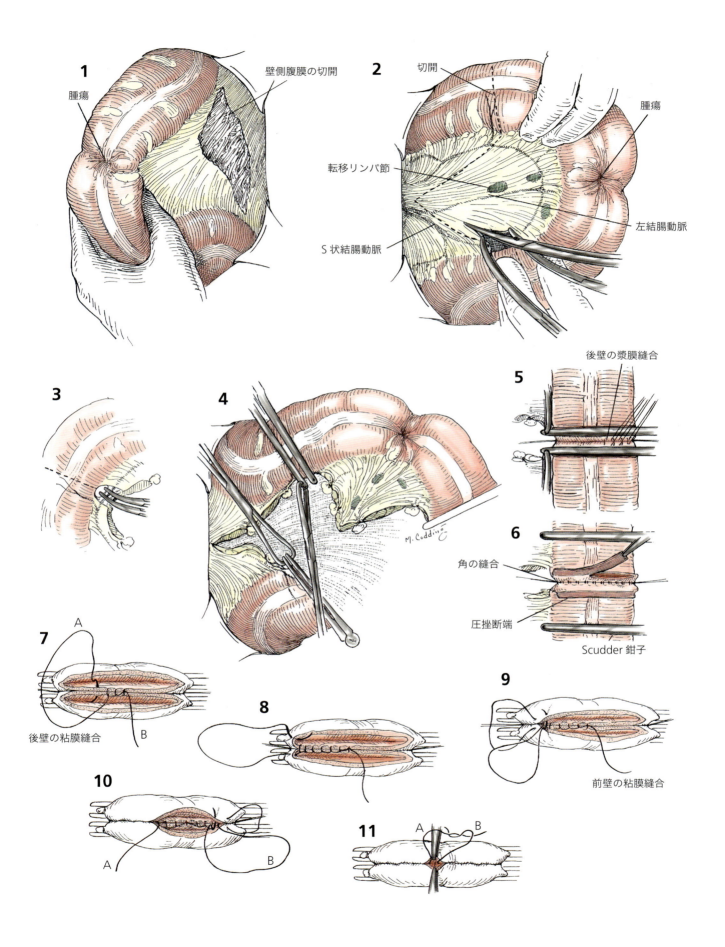

V 小腸と大腸の手術
SMALL INTESTINE, COLON, AND RECTUM

185

57　左側結腸切除

手技の詳細（続き）　粘膜の縫合が終わったら汚れた器具をすべて取り除き，新しい湿ったガーゼやタオルで術野を覆い，手袋も交換したほうがよい．3-0絹糸の結節縫合で前壁の漿膜を縫着する（**図12**）．腸間膜側の角にマットレス縫合を1〜2針追加して補強する．細い絹糸の結節縫合で腸間膜のすき間を閉じる．

腸間膜に脂肪が多いときは血管の走行が見えないので，腸間膜に盲目的に針を通すと葉間に血腫を形成してしまう．先が細い小さい鉗子で腸間膜の腹膜縁をつかみ，単純に腹膜だけ縫合するほうが安全である．

最後に吻合部の血流が十分にあることを見て，吻合部の両側に拍動が強い血管があることを確認する（**図13**）．血流が不十分で腸管の色がよくないときは，そのままにして吻合不全や腹膜炎の危険を冒すよりも，吻合部を切除してやりなおす労苦をいとわないことが大切である．母指と示指で吻合部を圧迫して開存度を入念に調べ（**図14**），口径が2横指あれば大丈夫である．

・脾彎曲部病変の切除

腸管の断端を容易に近づけるには，腸管を周囲から十分に遊離しなければならず，とくに脾彎曲部の近くに病変があるときは十分な遊離が必要である．脾彎曲部の上端が見えにくいときは，開腹創を肋骨下縁まで延ばす必要があるかもしれない．下行結腸の腹膜付着を血管が少ない部分で切開し，脾彎曲部を横隔膜・脾臓・胃から遊離する．

脾結腸間膜を曲の鉗子で挟んで切離・結紮すると，脾臓損傷による厄介な出血を避けられる（**図15**）．2本の曲の鉗子を胃結腸間膜にかけ，腸管授動や腫瘍切除に必要な距離を確保する．胃結腸間膜にがんの浸潤があるときは，胃の大彎の近くで切離しなけ

ればならない．胃は側副血行が発達しており，左胃大網動脈の部分的な切除をためらってはならない．横隔結腸間膜が発達しているときは，脾彎曲部を授動するのに切離する必要がある（**図16**）．

横行結腸を部分的に遊離する必要があるときは，大網が結腸に付着する血管が少ない部分を切開し，大網を腸管から遊離してもよい（**図15-17**，▶ **CHAPTER 27**）．大網に浸潤があるときは，大網の一部または全部を切除したほうがよい．脾彎曲部を内側に反転するときは，腎臓や尿管を反転させないように気をつける．横行結腸間膜も一部を切離する必要があるが（**図18**），Treitz靱帯周辺に隠れている空腸を傷つけないように注意する．

下腸間膜静脈は太く，膵体部下縁で脾静脈に合流するところで切離して二重結紮する．吻合予定部の腸管に付着する脂肪をすべて処理し，非圧挫型鉗子をかけて切離する（**図19**）．断端の腸間膜の動脈拍動がよいことを確認したら，前述の方法で吻合する．

中結腸動脈を結紮する必要があるときは，吻合部に十分な血流を確保するために，肝彎曲部と脾彎曲部を含む横行結腸全長を切除して，吻合部の近位側は右結腸動脈，遠位側は左結腸動脈の血流に頼らなければならない．

閉鎖　通常どおり閉腹する．

術後管理　患者に咳をさせて座らせ，できるだけ早く離床させる．通常は術後1日目か2日目に腸管の蠕動が回復するまで経鼻胃管で減圧する．経口摂取は水分から始め，問題がなければ通常の食事に戻していき，水分と電解質の静注を終了する．　■

V 小腸と大腸の手術
SMALL INTESTINE, COLON, AND RECTUM

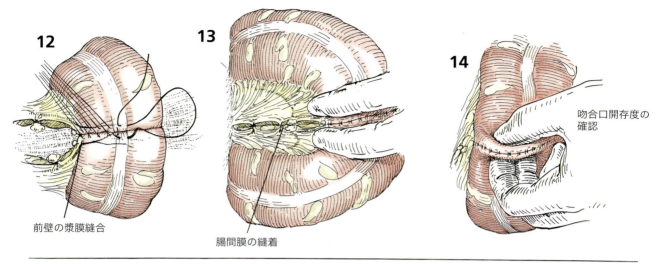

脾彎曲部病変の切除

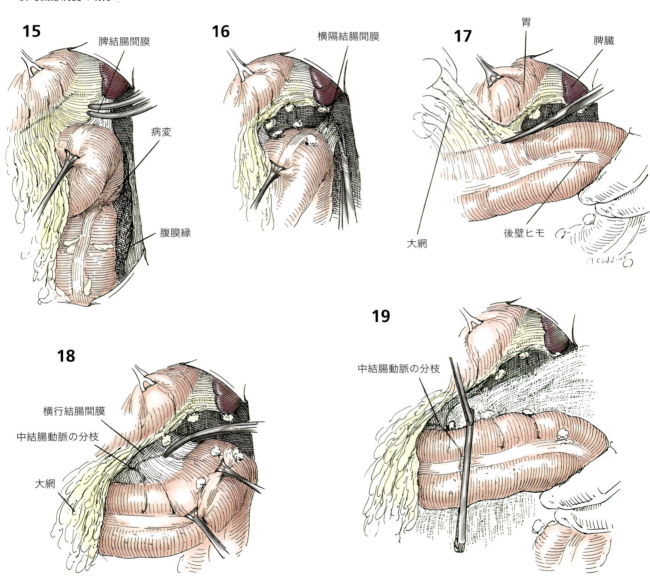

187

CHAPTER 58 左側結腸切除（腹腔鏡）

適応　腹腔鏡下結腸切除は，熟練の外科医が適切な設備や器具で行う限り，良性疾患と悪性疾患の両方に適用される．通常は閉塞・穿孔・出血などの緊急手術には勧められない．

術前準備　ポリープや早期がんのときは，術前の大腸内視鏡で点墨するか注腸造影で位置決めをしておく．腹腔鏡手術は病変の同定や術中内視鏡がむずかしく，術前に正確な位置を把握しておく必要がある．

　標準的な機械的腸管処置を行い，予防的な抗菌薬投与を執刀までの1時間に行い，術後24時間以内に終了する．血栓塞栓症を予防するにはヘパリンを皮下注して間欠的空気圧迫装置を装着する．

麻酔　全身麻酔が必要である．経口胃管か経鼻胃管を挿入する．

体位　改良型の砕石位（開脚位）にして下肢を支持台に固定する．圧がかかる部分をパッドで保護し，左上肢を体側に敷き込む．視野の展開で手術台を傾けることがあるので，患者を手術台にテープで固定する．手術室の配置を示す（**図1**）．ビデオモニターを2台使い，術者とカメラ助手は患者の右側に立ち，第一助手は患者の左側に立つ．

手術準備　通常どおり皮膚を消毒してドレープを貼る．

切開と露出　外科医の位置や設備の配置は腹腔鏡下右側結腸切除に似ているが，術者とカメラ助手は患者の右側に立ち，第一助手は患者の左側に立つ（**図1**）．操作や視野を改善するため，術者とカメラ助手は場所を入れ替わることがある．場面によって術者が患者の股間に移動し，とくに結腸直腸吻合のときは術者が患者の股間に立つ．

　ポートの挿入部位も腹腔鏡下右側結腸切除に似ているが，上腹部の5mmポートは右上腹部の鎖骨中線上におき（**図2A**），脾彎曲部の牽引に利用する（**図3**）．ポートの挿入には別の配置もある（**図2B**）．

手技の詳細　S状結腸を授動するときは手術台を右側に傾け，S状結腸を無傷鉗子で把持して内側に牽引し，超音波メスで腹膜付着を切離して鈍的剥離を行う（**図3**）．尿管損傷に注意して腹膜付着の切離を脾彎曲部まで進める．助手が結腸を反対側に牽引した状態にしておくと，切離や剥離を進めやすい．

　脾彎曲部付近を剥離するときは，大網の裏に入って大網と脾彎曲部の間に向かって進めるのがよい（**図4**）．大網と脾臓の間を剥離するときは脾臓損傷に注意する．緊張がない状態で吻合を行うのに必要な授動の程度や切除する腸管の長さに応じて，大網を横行結腸に沿って切離する．

　脾彎曲部や横行結腸を授動するときは，逆Trendelenburg位（骨盤低位）にすると操作しやすい．直腸近位側を授動するときは，前もって尿管の位置を確認しておかなければならない（**図5**）．図中の点線は腸間膜の切除線を示す．**CONTINUES ▶**

V 小腸と大腸の手術
SMALL INTESTINE, COLON, AND RECTUM

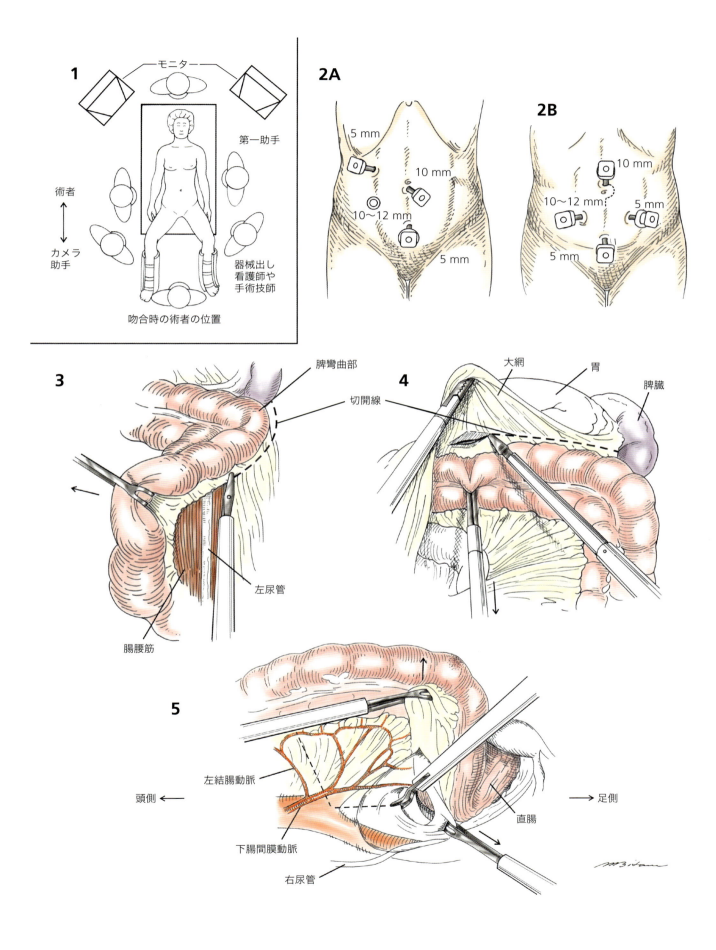

左側結腸切除（腹腔鏡）

手技の詳細（続き）　腸間膜の血管を処理して腸間膜を切離する．結腸間膜を切開するときも改めて尿管の位置を確認する．下腸間膜静脈の近くで腹膜を切開し，血管用自動切離器・二重クリップ・超音波メスを使って下腸間膜動脈を切離する（**図6**）．血管用自動切離器が最も有用であるが，最も高価である．内側外側法で剝離を行うときは，結腸間膜を切離するまで外側腹膜の切離や脾彎曲部の授動を行わない．

結腸間膜を切離したら横行結腸を骨盤内に移動させ，緊張がかからない状態で吻合できるかどうかを確認したら，直腸遠位側を血管用自動切離器で切離する（**図7**）．結腸側は血管用自動切離器を使って切離するか，正中か左下腹部のポート切開を広げて腸管を引き出し，体外で自動切離器を使って切離する．

臍部のポート切開を下に広げ，切除標本の摘出・腸管の体外切離・近位側結腸の吻合準備を行う．左下腹部に横切開を加えて行ってもよい．腹壁を通して結腸を引き出す前にプロテクターを装着し，皮膚や皮下組織の汚染を防ぐ．

結腸断端と直腸断端の器械吻合は，二重ステイプル法（DST）で行う．体外に引き出した結腸の腸間膜を処理し，ステイプル線を切り取る．拡張器を使って広げたら結腸断端に巾着縫合をおき（**図8**），アンビルヘッドを挿入する（**図9**）．巾着縫合糸を結び，近位側結腸を腹腔内に戻す．

自動吻合器の本体を肛門から挿入し，直視下にステイプル線かステイプル線の後壁側にトロッカーを貫通させる（**図10**）．ト

ロッカーを鉗子ではずしたら，アンビルシャフトをセンターロッドに装着する．ウイングナットを回して結腸と直腸を合わせ，ハンドルを握って吻合装置を作動する．

ウイングナットをゆるめて自動吻合器を抜きとり，打ち抜いた腸管壁がドーナツ型になっていることを確認する．ドーナツ型になっていなければ吻合が不完全であり，縫合を追加する必要がある．

骨盤内を生理食塩水で満たしたら硬性肛門鏡を入れて直腸に送気し，吻合部に漏れがあるかどうかを調べる．気泡が認められたときは，3-0の非吸収糸で吻合部に縫合を追加し，再び送気して漏れがないことを確かめる．腸間膜欠損部を単純結節縫合で閉鎖し，腹腔内に出血がないことを確認する．

閉鎖　開腹創は吸収糸の連続縫合か結節縫合で閉鎖する．5 mmを超えるポート部の筋膜も縫合して閉鎖する．皮膚はステイプラーで閉じる．ドレーンは留置しない．

術後管理　観察室で経口胃管や経鼻胃管を抜去する．輸液して4時間ごとにバイタルサインと尿量を測定する．術後24時間以内に予防的な抗菌薬投与を終了する．術後1日目か2日目に膀胱カテーテルを抜去する．腹部膨満や術後合併症がなければ，術後2日目に水分を始め，問題がなければ通常の食事に戻していく．■

V 小腸と大腸の手術
SMALL INTESTINE, COLON, AND RECTUM

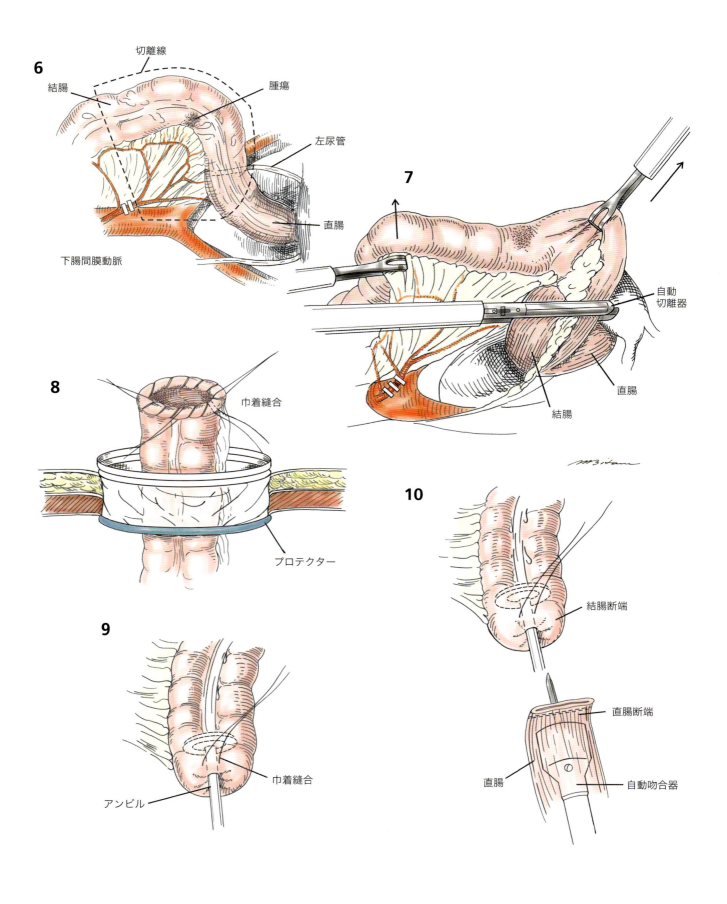

CHAPTER 59 腹会陰式直腸切除

適応 肛門括約筋に浸潤する下部直腸がんや遠位側断端を2cm以上確保できない下部直腸がんには，腹会陰式直腸切除を適用する．特別な場合として，若い患者には結腸肛門吻合を適用し，低異型度の表層拡大型腫瘍には局所切除と補助療法を適用する（訳注：経肛門切除や傍仙骨切除と放射線療法や化学療法）．骨盤腔内で腫瘍を切除して腸管を吻合する低位前方切除を含め，直腸のすべての術式に精通していなければならない．

術前準備 腹会陰式直腸切除は大がかりな手術であり，患者の全身状態を調べてできるだけ改善させる．腸閉塞がなければ手術前日に経口摂取を水分に制限し，午後か夕方に腸管処置を行い，下剤で大腸をきれいにしたあと，非吸収性の抗菌薬を経口投与する．手術直前に抗菌薬を静注する．

膀胱鏡を行って膀胱浸潤の有無を調べたほうがよく，腫瘍切除の前後でCEAを測定する．壁外浸潤の程度や周囲臓器への固着を超音波内視鏡とCT検査で評価する．男性は手術開始時に膀胱カテーテルを留置し，術中に排尿を維持して尿道膜様部の確認に利用する．女性も膀胱カテーテルを留置したほうがよい．

最近はDouglas窩の腹膜反転部より低い位置にある直腸がんは，術前化学放射線療法を行うことが多い（訳注：女性の直腸子宮窩はDouglas窩，男性の直腸膀胱窩はProust窩）．

麻酔 気管挿管と筋弛緩薬による全身麻酔がよい．

体位 術者は患者の左側に立つ．2チームに分かれて手術することが多く，Allen支持台を使って半砕石位にすると，腹腔操作と会陰操作を同時に行うことができ，腹腔操作後に敷布をかけなおさずに続行できる．畳んだ布を腰部に置くと臀部が持ち上がって会陰背側の操作がしやすい．ポビドンヨード液で浣腸し，1-0絹糸のロック式連続縫合を肛門縁にかけて肛門を閉じる．中等度のTrendelenburg位（骨盤高位）にして内臓が頭側に下がるようにする．

手術準備 通常どおり腹部・会陰部・直腸を消毒する．

切開と露出 正中切開を加え，臍の左側から上に延ばす（訳注：ストーマをよけるには右側がよい）．開創器を装着して術野を露出する．

手技の詳細 左手で腹腔全体を上から下まで探り，まず肝転移を調べ，次に腹部大動脈・総腸骨動脈・直腸動脈のリンパ節転移を調べ，最後に原発巣の広がりを視診と触診で調べ，切除可能かどうかを決める（図1）．下腸間膜動静脈の結紮は左結腸動脈分枝の直下か根部で行い，尿管を確認して腫瘍を授動する前に行う．

小腸をプラスチックバッグに収めて隔離したら，S状結腸を左腸骨窩から授動する．S状結腸を持って内側に牽引し，S状結腸を骨盤壁の腹膜反転部に固定している線維性の帯が見えるようにする（図2）．近くの帯状の癒着を長い曲のハサミか電気メスで切離し，腹膜反転部をピンセットで外側に牽引すると，S状結腸を正中に向かって容易に授動できる．

結腸左側の腹膜をピンセットでつまみ，先が丸く細長いMetzenbaum剪刀で切離したら，腹膜の裏で下に向けて慎重に挿入し，尿管と精巣動静脈や卵巣動静脈などの後腹膜組織を分離して損傷しないようにする．直腸左側の腹膜を骨盤底まで切開する（図3）．

ここで重要なのは，左尿管の全長が骨盤分界線を越えて膀胱まで見えるようにすることである．尿管は左側でS状結腸間膜の根部に密着しており，注意して骨盤の左側によけておかないと，腸間膜を切離するときに一緒に切離してしまう（図4）．尿管はピンセットでつまむと反応し，蠕動波が上下に伝わる．

次は直腸S状部の右側の腹膜の切離である．直腸S状部の右側の腹膜の切離を左側と同じように行うが，左側から骨盤分界線を越えるまで手指の鈍的剥離を行い，直腸間膜の脂肪に入らないように注意して直腸S状部を授動してもよい．左手指を腸管の裏から右側に完全に通し，右側の腹膜を前方にピンと張って右尿管を含む後腹膜から分離すると，右側の腹膜をハサミや電気メスで安全に切離できる（図5）．**CONTINUES** ▶

192

V 小腸と大腸の手術
SMALL INTESTINE, COLON, AND RECTUM

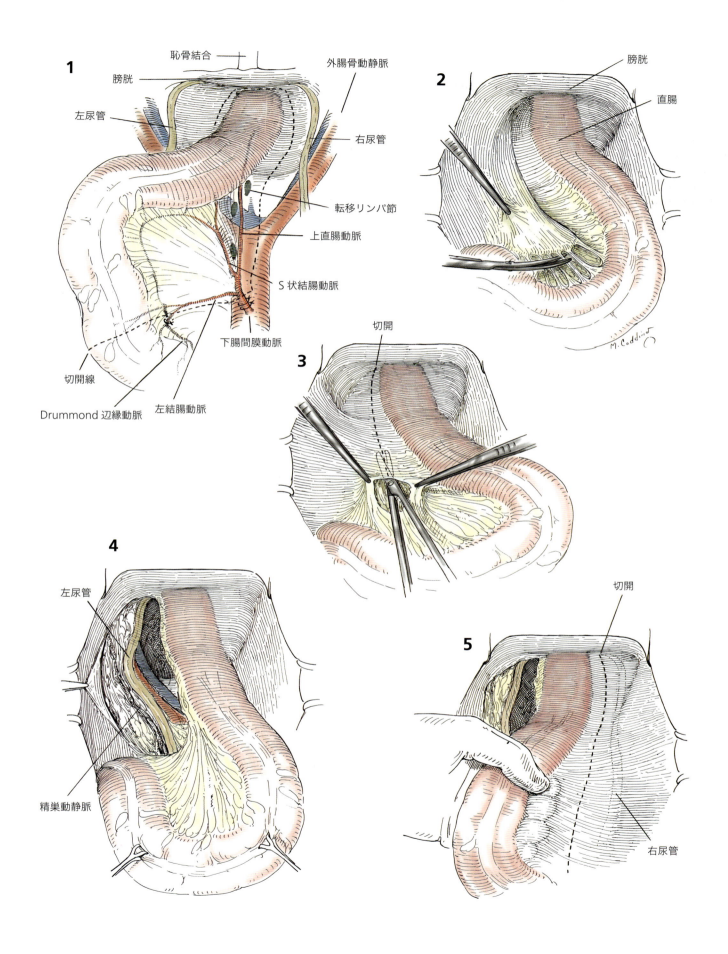

59 腹会陰式直腸切除

A 全直腸間膜切除

適応 約100年の間，低位前方切除や腹会陰式直腸切除が必要な直腸がんの骨盤剥離は，鈍的剥離で行ってきた．イギリスの外科医Milesが記載したように，骨盤内の直腸は手指で授動でき，側方提靱帯の切離を除くと，鋭的剥離はほとんど不要である．

鈍的剥離には仙骨前静脈裂傷出血・直腸穿孔・骨盤自律神経損傷などの合併症があるが，全直腸間膜切除（TME）は改良された剥離法であり，術中合併症が減るだけでなく，腫瘍の剥離断端を十分に確保できる．TMEには直視下の細かい鋭的剥離や電気メスによる剥離が欠かせず，手術時間が長くなるが，局所再発率が低下するため，超低位前方切除と腹会陰式直腸切除で広く行われている．

手技の詳細 直腸S状部の右側の腹膜を下腸間膜動脈や上直腸動脈の外側で切開し（**図6**），Douglas窩まで延ばす．残した腹膜の裏に右尿管を確認し，右腸骨動脈をまたぐ部分はガーゼによる鈍的剥離で露出し，近位側の腸管を左側前方に牽引する．近位側で腸管や血管を切離すると，断端が自由に動いて術野を出しやすくなるが，腫瘍が大きいときは完全に切除できることを確認するまで切離を避ける．

上下腹神経は総腸骨動脈と尿管のすぐ下に見える．上直腸動脈の裏で剥離を進め，仙骨岬角の部分で仙骨前腔の入口に至る．第2仙椎の高さに相当する仙椎彎曲部の直下の正中で，絶縁カバーがついた長い電気メスかハサミを使って直腸仙骨筋膜を切離する（**図7**）．

光ファイバーのライトがついた骨盤深部鉤で直腸を前方に牽引し，直腸後面の剥離を直視下に尾骨の高さまで進める．壁側筋膜の裏に仙骨静脈が透けて見えるので，壁側筋膜を温存して出血を最小限に抑える．

Douglas窩の前にある腹膜反転部の1cmほど上を，男性は膀胱の上，女性は子宮の裏で切開する．ライトつき骨盤深部鉤で膀胱や子宮を前方に牽引し，前立腺と精囊や直腸腟中隔が見えるまで，鋭的剥離をDenonvilliers筋膜の前方に進める（**図8**）．前方の剥離は前立腺や精囊に近接し，後方の剥離は仙骨前筋膜に近接している（**図9**）．**CONTINUES**

V 小腸と大腸の手術
SMALL INTESTINE, COLON, AND RECTUM

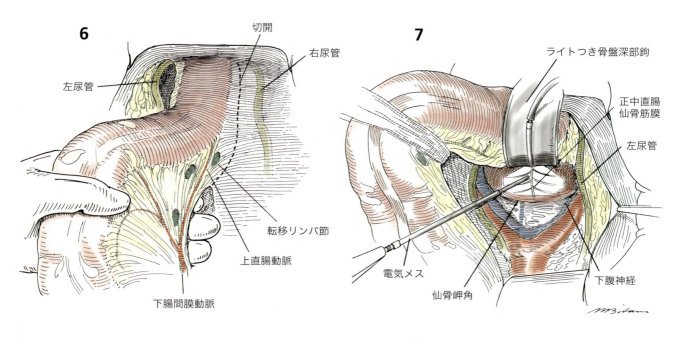
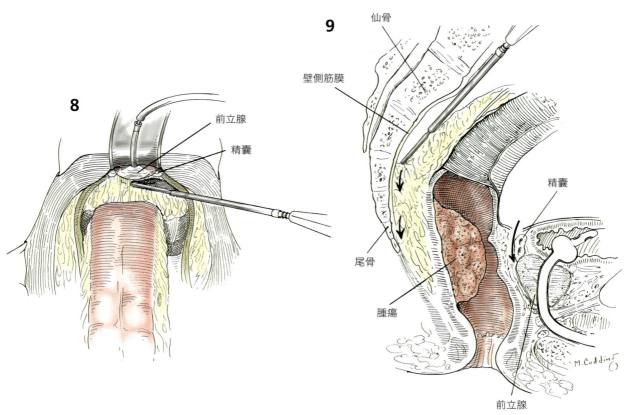

195

59　腹会陰式直腸切除

手技の詳細（続き）　骨盤側壁の構造物を覆う壁側腹膜を慎重に露出するので，TME における左右の側方の剥離には時間がかかる．直腸を左右に牽引して膀胱や子宮と腟を前方に挙上するのに，ライトつき骨盤深部鉤が明るく役立ち，ヘッドランプはもっと明るい．

排尿・排便・性機能を維持するには，骨盤自律神経叢と仙骨神経前根（S2-S4）の温存が必要である．骨盤神経叢は自律神経組織の分厚い板状の構造物であり，前立腺や腟上部の高さで直腸壁に接している．

TME では側方提靱帯に遭遇することはないが，骨盤神経叢に向かって剥離するときに，直腸間膜の側面が中直腸動脈を含む組織と癒合するところに到達するので，電気メスで切離して中直腸動脈を結紮する．

肛門挙筋まで深く剥離を進めるときは，尿管と自律神経の走行に注意する（**図 10**）．やせた患者では壁側筋膜の裏に骨盤神経や自律神経叢が見えることがあり，前立腺や精嚢を露出させてしまうこともある．

直腸がんを周囲組織から完全に遊離できると判断したら，直腸と S 状結腸に流入する動脈を切離する．静脈はできるだけ早く結紮し，がん細胞が血管から広がるのを最小限に抑える．大動脈分岐部の腸間膜に明らかなリンパ節転移がなくても，下腸間膜動脈は左結腸動脈分枝の直下で切離するのがよい（**図 11**）．鉗子で挟んだ血管を結紮して貫通縫合で補強する．

大動脈から分岐する下腸間膜動脈をできるだけ根部で切離することもあるが，下腸間膜動脈の根部は Treitz 靱帯に近く，S 状結腸ストーマの血流は Drummond 辺縁動脈を介して中結腸動脈から供給されることになる．

腹腔と骨盤をガーゼで隔離したら，自動切離器や自動閉鎖器を使ってステイプル線の間で直腸 S 状部を切離する準備に入る（**図 12**）．長さに余裕がある S 状結腸を牽引して腹壁から持ち上げ，ストーマにするのに最適な位置を決める（**図 11**，点線 **A-A'**）．十分な血流があり過度の緊張がなく，皮膚面から 5〜8 cm 出せる場所で切離する．

残る腸管は短すぎるより長く余るほうがよい．皮下脂肪の厚さや術後の腹部膨満の程度も考慮して切離する位置を決める．自動切離器で近位側結腸を切離したら（**図 13**），断端近くの過剰な脂肪垂や厚い腸間膜を取り除き，粘膜を外反して皮膚に固定する準備をする．

直腸間膜を広範囲に切除しながら，直腸の剥離を骨盤のできるだけ深部まで進めていく（**図 14**）．直腸下部や肛門付近のがんではもっと広範囲に切除し，肛門がんでは断端陰性の腫瘍切除を行うのに十分に広く切除する．皮膚を広く切除するときは閉鎖するのに筋皮弁再建が必要になるので，術前に形成外科に相談しておく．

この段階で会陰部の切除に移る準備ができる．可能であれば，直腸の授動を完遂する間に別の手術チームが会陰操作を開始する．腹腔操作で骨盤の低位まで十分に剥離していれば，会陰操作で余分な出血を生じることなく直腸と肛門を切除できる（**図 14**）．**CONTINUES▶**

V 小腸と大腸の手術
SMALL INTESTINE, COLON, AND RECTUM

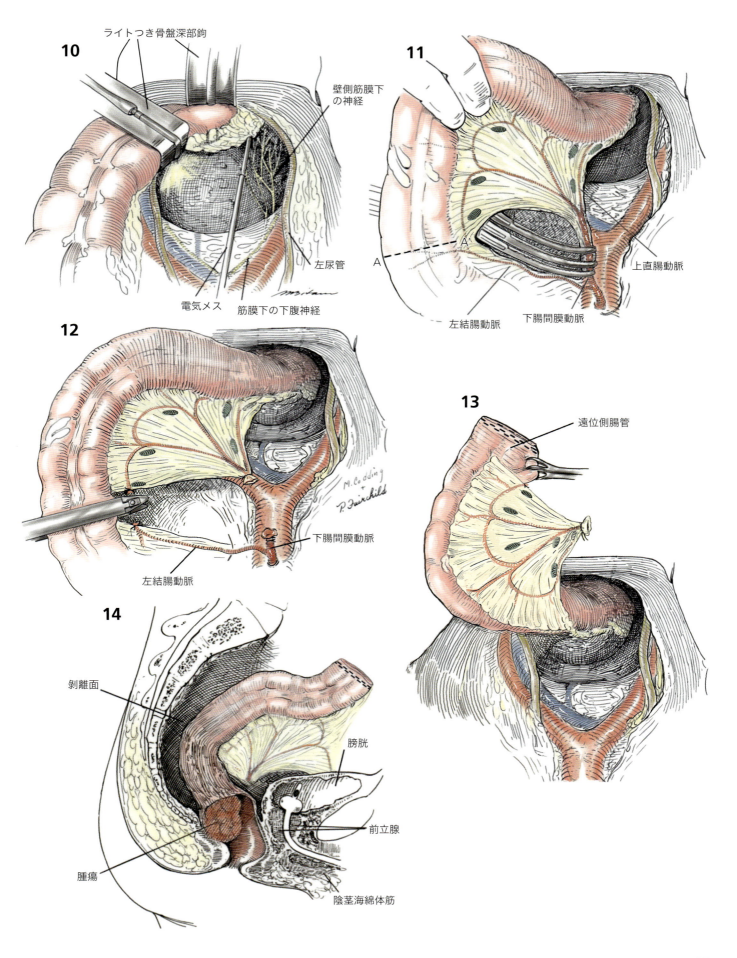

59 腹会陰式直腸切除

B　会陰操作

体位　腹腔操作が終わったら患者の状態がよいことを確認する．外回り看護師が出血量を正確に計測していないときは，出血量が想像以上に多いことがあり，輸血して脈拍と血圧を回復させる必要がある．

歴史的に Miles は患者を左側に向ける改良型の Sims 位にしたが，今では足を支持台に固定する砕石位や腹臥位のジャックナイフ位にして会陰操作を行う．体位変換は急に行うと突然の低血圧やショックを起こすので注意して丁寧に行う．体位変換を行ったあとも脈拍と血圧が安定していなければならない．

術前準備　通常どおり肛門と周囲の皮膚を消毒し，足から臀部まで敷布で覆う．

切開と露出　術野の汚染を防ぐため，太い絹糸の結節縫合か巾着縫合で肛門をしっかりと閉鎖し，皮膚を消毒しなおす（**図 15**）．肛門周囲に前後に長いレンズ状の切開を描く（**図 16**）．

肛門の皮膚を数本の Allis 鉗子で把持し，肛門縁から 2 cm 以上離れたところで皮膚と皮下組織を切開する（**図 17**）．血管を鉗子でつまんで結紮して出血を制御する（**図 18**）．電気メスを使って全体の剝離を進め，太い血管は鉗子で挟んで結紮・切離する．助手は肛門の創縁に鉤をかけて外側に牽引し，術野の露出を介助する．

手技の詳細　後方の切開を尾骨の前面に進めたら，肛門を上方に引っ張り，尾骨付着部が切離できるようにする（**図 19**）．肛門尾骨縫線を切離して仙骨前腔に達したら，貯留していた血液を吸引する．尾骨前面から仙骨前腔に示指を挿入し，側方に回して左右の肛門挙筋を確認する．

片側で肛門挙筋の裏面を指で支えて露出させ，直腸からできるだけ離れたところに 2 本の鉗子をかけて切離する（**図 20**）．肛門挙筋を切離しても血管が引っ込まないように切離には曲の鉗子を使う．すべて止血したら対側の肛門挙筋も同じように切離する．

肛門挙筋を電気メスで切開する方法もあり，筋肉の出血も電気メスで止血できるが，電気メスで容易に制御できない出血は，吸収糸のマットレス縫合や 8 字縫合をかけてきちんと止血する．

CONTINUES ▶

V 小腸と大腸の手術
SMALL INTESTINE, COLON, AND RECTUM

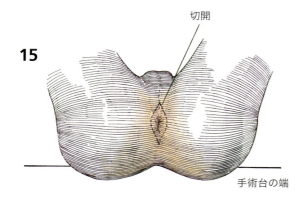

15 切開／手術台の端

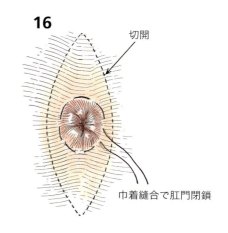

16 切開／巾着縫合で肛門閉鎖

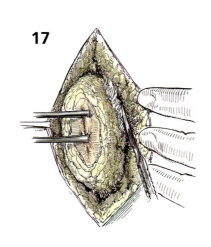

17

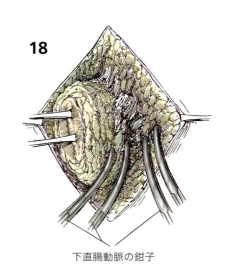

18 下直腸動脈の鉗子

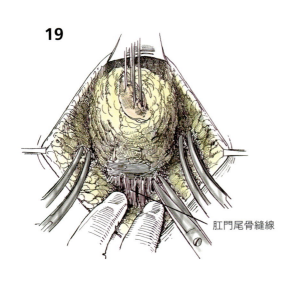

19 肛門尾骨縫線

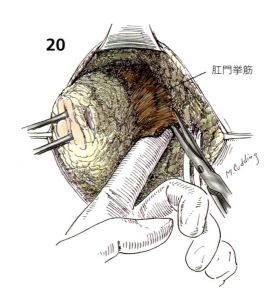

20 肛門挙筋

199

腹会陰式直腸切除

手技の詳細（続き）　会陰操作は女性よりも男性のほうがむずかしいので，図では男性の手技を示す．尿道にある膀胱カテーテルを触れると，尿道の位置を確認でき，誤った損傷を防げる（**図21**）．助手は会陰の皮膚と皮下組織を引き上げながら，肛門を引き下げて露出を介助する．

　直腸を引き下げて肛門挙筋と会陰横筋の残りの付着を切離し，出血部位をすべて結紮する．女性は腟に指を入れて後壁を圧迫すると，直腸と腟の剝離が容易に行える．がん浸潤が広いときは，腟後壁とともに会陰体（会陰中心腱）を切除しなければならない．

　S状結腸の断端をつかんで後方から尾骨の前を通して引き出す（**図22**）．助手は前方の深部に牽引鉤を挿入して露出を介助し，直腸と前壁の残りの付着を切離する（**図23**）．広い骨盤にライトを直接に当てて入念に観察し，出血部位を把持して結紮する．乾いたガーゼを骨盤に詰めて出血がないことを確認する（**図24**）．2チームに分かれていたら腹腔側から洗浄してもよい．

閉鎖　切離した肛門挙筋は正中で縫着できることが多い（**図25**）．持続吸引に使う2本のシリコーンドレーンを仙骨前面に置き，会陰創外側の皮膚切開創から出して固定する．皮膚と皮下組織は1号絹糸かナイロンで結節マットレス縫合を大きく広くかけ，ゆるく結んで閉鎖する（**図26**）．**CONTINUES ▶**

V 小腸と大腸の手術
SMALL INTESTINE, COLON, AND RECTUM

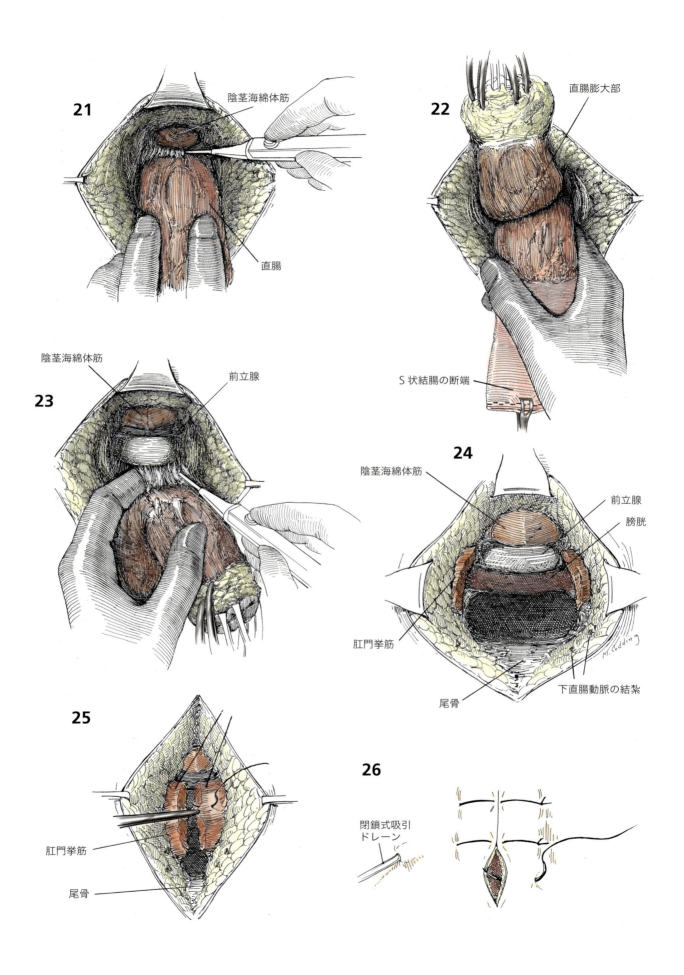

59　腹会陰式直腸切除

閉鎖（続き）

1．骨盤底閉鎖

会陰操作が終了したら，骨盤腔内を観察して出血があればきちんと止血する．閉鎖式吸引ドレーンを留置し，会陰か腹壁から体外に出す．骨盤腔は開放した状態でよいが，閉鎖する外科医もいる（訳注：中途半端に閉鎖すると内ヘルニアを起こす危険性がある）．

骨盤底を安全に閉鎖するには，腹膜縁を有鉤鉗子で把持し，手指かガーゼで腹膜を鈍的に剥離して授動する（**図27**）．Douglas窩の腹膜をきるだけ広い範囲で授動すると骨盤底が閉鎖しやすくなる．ときどき尿管の位置を確認し，誤って結紮・損傷するのを防ぐ．

腹膜は直線状に閉鎖できることもあるが，縫合線に過度の緊張がかからないようにするのに放射状に閉鎖することもある（**図28**）．女性では子宮・卵管・卵巣を利用してもよい．外科医によっては無理に腹膜を閉鎖しようとせず，筋性組織で閉じることを期待する．

露出面はすべて腹膜で被覆し，腹膜閉鎖部に大網を置く（**図29**）．外科医によっては腹膜を閉鎖せず，骨盤底が筋肉で閉鎖されることを期待する．

解剖学的に可能なら，右胃大網動脈か左胃大網動脈による有茎大網片を作成し，骨盤底の欠損部に置いてもよい．十分なボリュームの大網を利用できるときは，剥離によって生じた露出面を覆って骨盤腔内に充填する．

外科医によっては，S状結腸を壁側腹膜に縫着して左腰部溝を閉鎖し，内ヘルニアが起こらないようにするが，脂肪垂や腸間膜を縫着してS状結腸の損傷を避ける（訳注：脂肪垂や腸間膜の血管損傷にも注意する）．

2．ストーマ造設

新しい骨盤底に大網を置いて手術台を水平にする．術前にマーキングした直径3cmの穴にストーマを造設する（訳注：500円硬貨は直径2.7cm）．通常は臍と上前腸骨棘の間であるが（**図30**），永久的ストーマになるので，術前にストーマ療法士（訳注：日本ではWOCナース）と相談し，位置を決めてマークしておく．ストーマバッグを貼るパッドは腹壁に適合し，立位・座位・前屈できちんと密着していないといけない．

皮膚を円形に切り取り，腹壁に2横指分の穴をあけたら，Babcock鉗子でS状結腸を把持し，腸間膜がねじれないように腹壁から引き出す．腸管と指1本が通る大きさに腹壁の穴を仕上げ，晩期の傍ストーマヘルニアを最小限に抑える．

通常どおり閉腹し，2-0絹糸か2-0の合成吸収糸の結節縫合で皮膚を閉じる．皮内縫合で閉鎖すれば，創が密閉されてストーマによる頻繁の汚染を防げる．肥満や消耗がある患者は減張縫合をおいてもよい．腹壁外に出した腸管を観察し，動脈に強い拍動があることを確認する．皮膚面から出ている生きた腸管が4〜5cm以上あるように十分に準備しておく（**図31**）．

閉塞した腸管に鉗子をかけて4〜5日間も放置するよりも，閉腹後すぐにストーマをあけたほうがよい．ステイプル線を切り取り，粘膜をBabcock鉗子1〜2本で把持して外反させる（**図31**）．肥満の患者では，粘膜を外反させるのに，大きい脂肪垂や厚い腸間膜を切除する必要がある．

強彎の角針がついた3-0の合成吸収糸で結節縫合を行い，粘膜を皮膚縁に縫着する（**図32**，訳注：丸針で真皮層に通すとよい）．縫合を密に行って出血を制御し，ストーマ周囲の皮下組織を密閉する（**図33**，訳注：時計を意識して12針で固定）．粘膜がピンク色で血行がよいことを確認する．

手袋をつけた指を挿入して腹壁で狭窄がなく，内腔が適度に開存していることを確認する．手術が終わったらストーマ装具を装着する．

術後管理　出血は術中や術後の輸血で補充する．乳酸Ringer液を点滴し，1時間ごとに尿量を測定する．骨盤のシリコーンドレーンは術後4〜5日以内に排液量が減ったら抜去する．患者は退院前にストーマケアの指導を受ける．期間を早める術後管理のクリニカルパスでは，しばしば手術翌日に膀胱カテーテルを抜去するが，次のような伝統的手法で排尿機能を注意して観察する．

膀胱カテーテルは伝統的に5〜7日間ほど留置している．男性は膀胱の緊張度が低下すると悲惨な術後合併症を起こすことがあり，排尿機能が回復するまで頻繁かつ詳細に評価する．ときどきカテーテルを4〜6時間クランプし，膀胱に尿が充満した感覚がわかるかどうかを調べる．とくに男性ではカテーテルを抜去する前に膀胱内圧測定を行うことが多い．

膀胱カテーテルの抜去は早朝に行い，当日の排尿を朝から夜まで観察する．水分の摂取量に応じて4〜6時間ごとに排尿させ，カテーテルを挿入して残尿を排泄させ，過膨張がないように厳格に管理する．

夕食はコーヒーや紅茶など排尿を促す飲み物を避け，夜間の過膨張を避ける．頻尿で1回の尿量が少ないときは尿が充満している証拠であり，4〜5日間の膀胱カテーテルの再留置を考慮する．排尿ケアに関して泌尿器科医の厳格な指導を受けると得られる恩恵は大きい．

閉鎖式吸引ドレーンは，術後4〜5日以内に排液量が明らかに減少したときに抜去する．退院する前にストーマケアを指導する．■

V 小腸と大腸の手術
SMALL INTESTINE, COLON, AND RECTUM

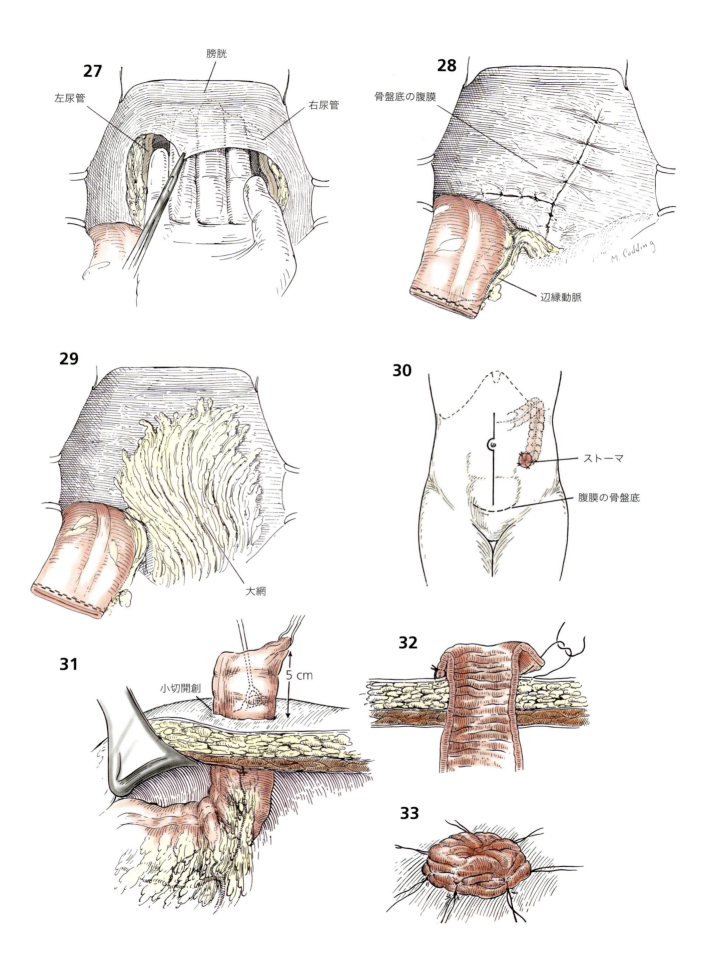

CHAPTER 60 結腸全摘，大腸全摘

適応　待機的大腸全摘の適応で最も多いのは，潰瘍性大腸炎と家族性大腸腺腫症である．状態がよい患者は回腸肛門吻合のような括約筋温存手術を考慮するが，穿孔性潰瘍性大腸炎のように状態がよくない患者は二期的手術が賢明であり，直腸切除は状態が回復したあとに行う．

長期経過の潰瘍性大腸炎は大腸がんの合併を考慮する．家族性大腸腺腫症で直腸下部のポリープを頻繁な高周波療法で焼灼できるときは，直腸下部と肛門を温存する回腸直腸吻合を考慮する．

術前準備　緊急大腸全摘でなければ，高蛋白・高カロリーの食事で栄養状態の改善を図り，完全静脈栄養を行うこともある．循環血液量を回復させ，ビタミン不足を補充し，ステロイド療法の状態を詳細に評価する．

回腸ストーマに対する心理的な準備も必要であり，術後のリハビリテーションを上手に指導できるストーマ療法士（訳注：日本ではET ナースや WOC ナース）が訪問する．回腸ストーマ装具を見せ，回腸ストーマ患者会の冊子を読ませ，術後管理の準備を行う．

回腸ストーマの位置は，骨の突出や手術瘢痕から離れたところにする（▶ CHAPTER 51）．装具を1〜2日ほど皮膚に貼り，日常的に活動して最終的な位置を調節する．消えないインクでマーキングを行い，正確な位置を保証する．術前1〜2日間は流動食を与え，手術前日の昼と夕方に下剤を投与して腸管を洗浄する．

男性の患者には，術後の勃起不全・逆行性射精・排尿障害の可能性について説明し，女性の患者には，側方郭清に伴って妊孕性が低下する危険性について説明しておく．

麻酔　気管挿管による全身麻酔を行う．

体位　中等度の Trendelenburg 位（骨盤高位）にする．大腸全摘の会陰操作では，体位変換して下肢を広げた砕石位にするが，Allen 支持台を使って足と膝を保護する改良型の砕石位にしてもよく，消毒や敷布の体位変換が不要であるが，会陰の露出は不十分である．

太いチューブを直腸に挿入してS状結腸までポビドンヨード液で洗浄する．直腸チューブは会陰操作を始めるまで残し自然排液させてもよく，洗浄後に抜去して消毒前に肛門を縫い閉じてもよい．

手術準備　通常どおり皮膚を消毒する前に，臍と上前腸骨棘の中央の下側にある回腸ストーマの位置を注射針で引っ掻いて，再度マーキングを行う．

切開と露出　術者は患者の左側に立つ．皮膚切開は心窩部まで十分に延ばし，肝脾彎曲部を露出できるようにしておかないと（図 1），脆弱な腸管を過度に牽引したときに腸管が穿孔し，腹腔汚染を起こすことがある．

手技の詳細　腹部全体を検索したあと，小腸をプラスチックバッグに入れてもよい．盲腸の先端から切離を始める．上行結腸を内側に牽引し，右腰部溝の腹膜を曲のハサミで切開する（図 2）．通常より血流が多い傾向があり，右腰部溝に沿った腹膜断端の多数の血管を結紮しなければならないことがある．

回腸終末部に付着する腹膜を切離し，回盲部を創外に引き出す（図 3）．腹膜を切開する前にテント状に持ち上げ，背後にある精巣動静脈や尿管の損傷を避ける．ガーゼで鈍的剥離を行い，後腹膜の構造物を腸間膜から分離する．右尿管の走行は上方の腎臓から下方の骨盤分界線まで全長を確認する．

胆囊・肝臓・肝彎曲部に癒着があれば切離する．上行結腸と肝彎曲部を授動するときは，十二指腸が不意に現れることが多いので，前もって確認するように注意する．ガーゼで鈍的剥離を行い，十二指腸を結腸間膜から払う．大網は肥厚・短縮して血管が多く，曲の鉗子で挟んで切離して結紮する（図 4）．大網を持ち上げて右側から網囊内に入る．**CONTINUES ▶**

V 小腸と大腸の手術
SMALL INTESTINE, COLON, AND RECTUM

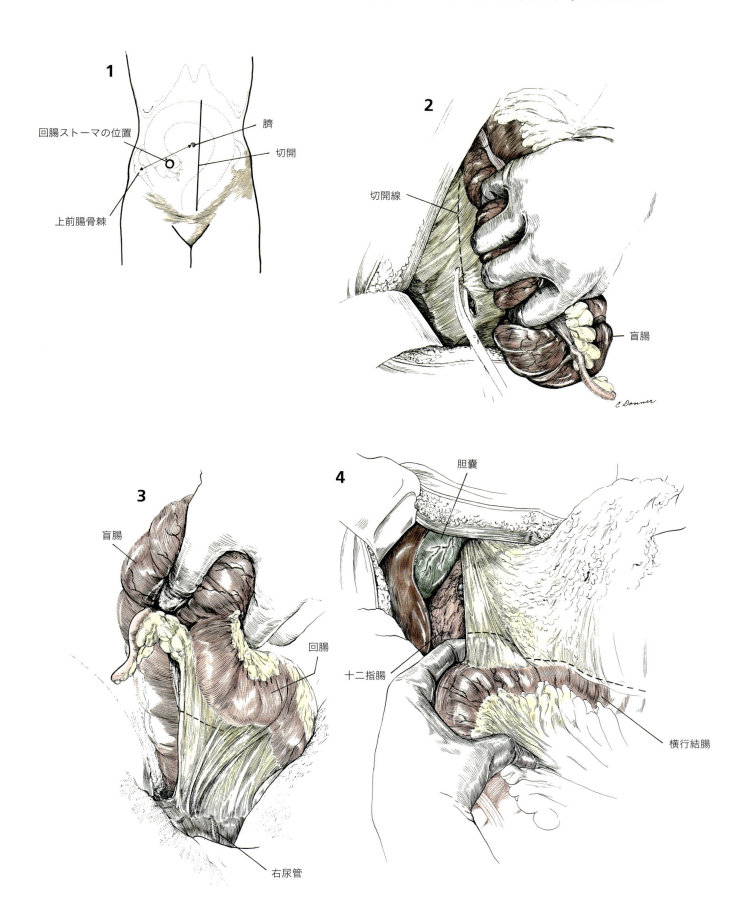

205

60 結腸全摘，大腸全摘

手技の詳細（続き）　肥厚して血管が多い大網を持ち上げ，大網と横行結腸の切離に備える．横行結腸の上面に沿って大網の折り返し部を切開する（**図5**）．大網が横行結腸に強く癒着していることがあるので，胃結腸部の大網は横行結腸よりも胃に近いところで切離したほうが容易である．

左手を網嚢内に挿入して手掌を上方に向けると，胃結腸間膜を同定でき，大網の切離がやりやすくなる．大部分は電気メスで切離できるが，とくに大網の結腸付着部に血管のない面があれば電気メスだけで切離できる．太い血管が見えたときは，2本の曲の鉗子で挟んで切離して結紮する．

肥厚した脾結腸間膜を切離するときは，過剰な緊張をかけて脾臓の被膜を裂かないように特別に注意を払う必要がある（**図6**）．脾結腸間膜の切離は，できれば脾臓下極から少し離れたところで行う（**図7**）．脾彎曲部と下行結腸の切離をS状結腸まで進めたら，右側結腸に戻って血管を処理したほうが，骨盤の露出と直腸の剥離がやりやすい．

右側結腸を腹腔から引き出すと腸間膜の血管を容易に確認できる（**図8**）．腫大したリンパ節が腸間膜境界部のアーケードに充満していることが多いが，がんがなければ腸管壁の近くで血管を処理してリンパ節を残してよい．温かい湿ったガーゼを背後に詰めて尿管を保護しておく．**CONTINUES ▶**

V 小腸と大腸の手術
SMALL INTESTINE, COLON, AND RECTUM

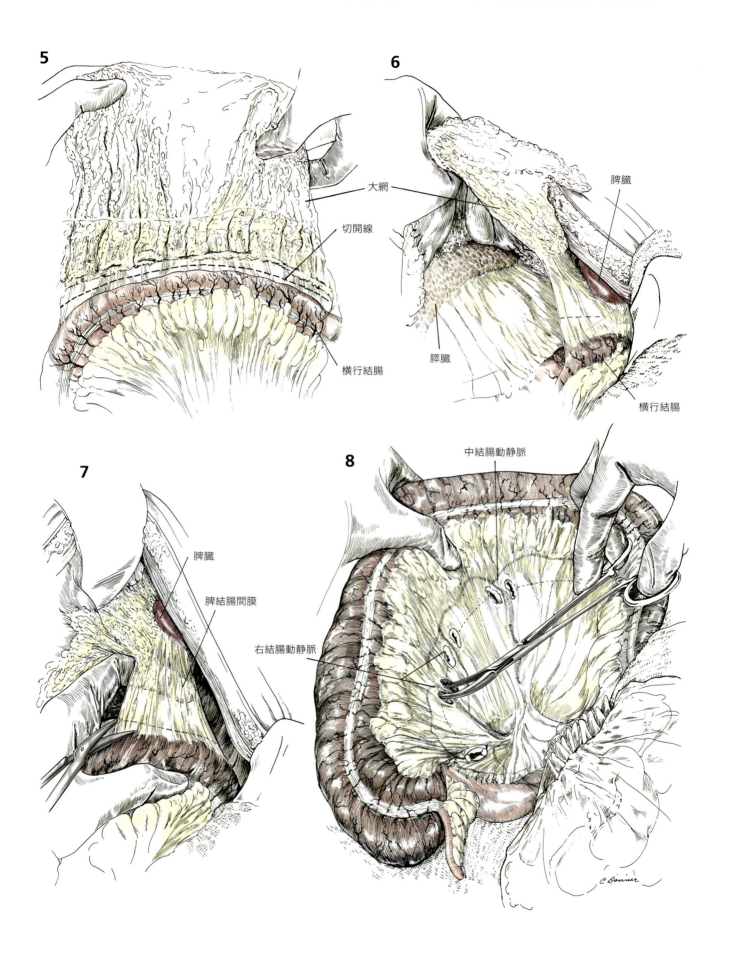

207

60 結腸全摘，大腸全摘

手技の詳細（続き）　虫垂・盲腸・上行結腸の血管を結紮したら，回腸終末部を授動して腸間膜を切離する．いつも尿管を視野において損傷を避ける．回腸終末部は炎症が波及していて切除しなければならないことがある（**図9**）．

回腸切離部の血管処理にはかなり時間がかかる．回腸終末部を4～5cmの範囲で血管をきれいにし，回腸ストーマの造設に備える（**図9**）．回腸終末部の血管はとくに注意して処理し，腸間膜縁から少し離れたところにある太い血管アーケードを残しながら1本ずつ切離する．

近位側に非圧挫型の血管鉗子をかけ，遠位側に直のKocher鉗子をかけて切離すればよいが（**図10**），通常は自動切離器で切離する．Kocher鉗子をかけた部分を太い絹糸か吸収糸で結ぶと，結腸が扱いやすくなる（**図11**）．

右側結腸を正中側に牽引し，中結腸動静脈の部分まで腸間膜を切離する（**図12**）．潰瘍性大腸炎は血管が豊富で太いので，中結腸動静脈の近位側には2本の短い鉗子をかける．横行結腸間膜は2本の鉗子で挟んで丁寧に結紮すると容易に切離できる．腸間膜の結紮や切離は膵臓の下縁から少し離れたところで行う．残りの結腸を遊離したら，腸管壁を損傷して腹腔を汚染しないようにタオルで包む．**CONTINUES**

V 小腸と大腸の手術
SMALL INTESTINE, COLON, AND RECTUM

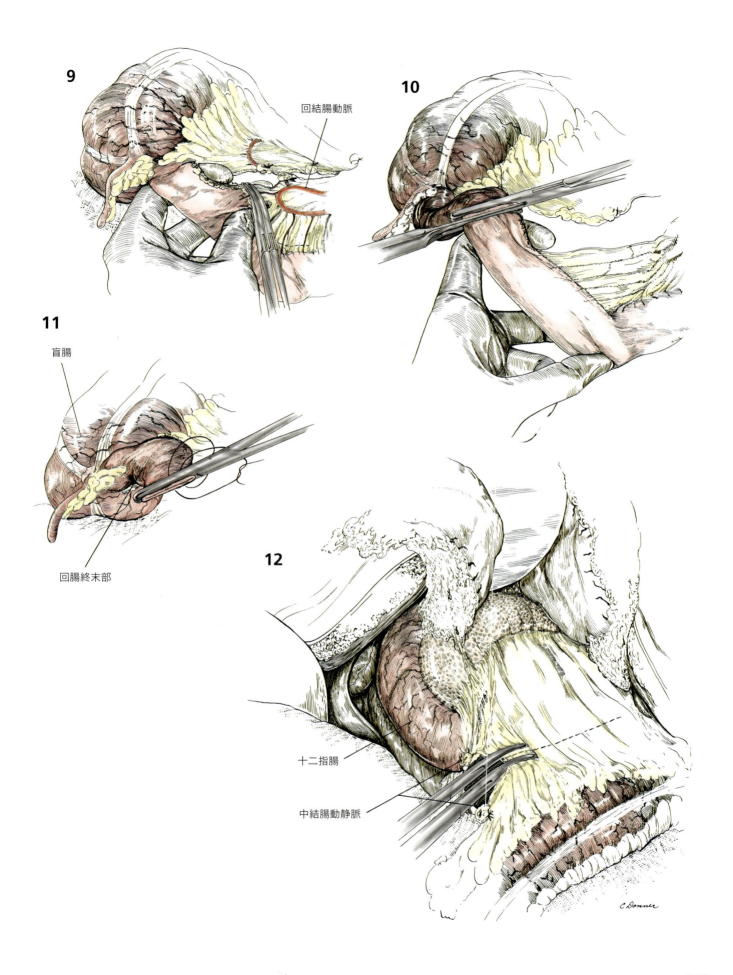

60　結腸全摘，大腸全摘

手技の詳細（続き）　左腰部溝に切開を進める．血管が多く分厚い腹膜は収縮しやすいので，出血部位はすべて入念に結紮する（**図13**）．腹膜を持ち上げて左性腺動静脈と左尿管を確認し，骨盤分界線を越えるところまで全長の走行を確認する（**図14**）．

　結腸全摘では直腸とS状結腸の移行部を切離し，結腸の残りの血管を腸管の近くで切離し，上直腸動脈や仙骨前腔を剝離せずに直腸を残す．回腸直腸吻合の再建や回腸ストーマの造設を行う大腸全摘では，直腸とS状結腸の移行部に手をつけないほうが，その後の操作はやりやすい．

1. 大腸全摘（直腸切除，肛門切除）

　一期的大腸全摘の最後の手技を示す．大腸がんのときは大動脈分岐部を越える高さで腸間膜を切離したが（▶ CHAPTER 59，**図1**），大腸全摘では直腸S状部の近くで切離する（**図15**）．左右の尿管を確認したら腸管の近くで腹膜を切開し，直腸と膀胱や子宮の間でDouglas窩の腹膜を切開し，腹膜片を注意して挙上する．Douglas窩や仙骨前腔の切開は，ライトつき骨盤深部鉤・焦点調節式ヘッドライト・絶縁カバーつき特大電気メスを使うとやりやすい．

　直腸間膜切除と同じようにして仙骨前腔に切離を進めるが，がんのときのように切除断端を広くとる必要はなく，側方と前方は直腸に接して切離する．自動切離器や自動閉鎖器を使って直腸を切離するか，大きい直角鉗子をかけて直腸を切離し（**図16**），断端を縫合する（**図17**）．鋭的剝離を行ってできるだけ低い位置まで直腸を遊離しておくと，会陰操作での出血が少ない．

　骨盤底の腹膜を吸収糸で閉鎖する．骨盤底を閉鎖するときは，ときどき尿管の位置を確認して尿管を損傷しないように注意する．腹会陰式直腸切除のときのように，骨盤腔に有茎大網片を充塡してもよい．ポリポーシスのときは，S状ファイバーが容易に届いてポリープの照射や摘出ができる腸管を残せるので，Douglas窩から5〜8 cmの部位で直腸を切離し，回腸終末部を直腸に側端吻合する．**CONTINUES▶**

V 小腸と大腸の手術
SMALL INTESTINE, COLON, AND RECTUM

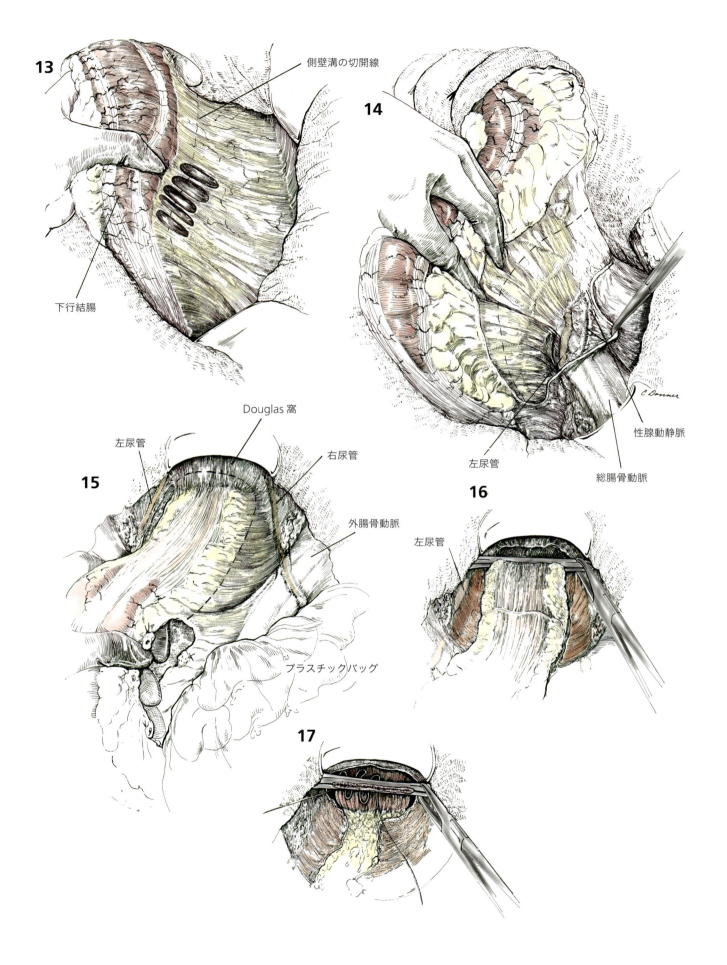

60 結腸全摘，大腸全摘

手技の詳細（続き）　骨盤底を腹膜で閉鎖したら，左腰部溝の露出面も余裕があれば腹膜で被覆する（**図18**）．腹膜の縫合は背後にある尿管と性腺動静脈を損傷しないように注意する．腹会陰式直腸切除の会陰操作のときのように（▶ **CHAPTER 59**），肛門を切除して大腸全摘を完成する．

大腸がんのときと異なり，肛門挙筋を広く切除する必要はなく，肛門括約筋と腸管壁を単純に摘出すればよい．肛門を切除したら吸引カテーテルを挿入して会陰創を一次閉鎖する．肛門を切除するための切開線を示す（**図22**）．

2.　回腸ストーマ

回腸ストーマの造設は重要である．プラスチックバッグから小腸を引き出し，ストーマにする回腸を露出する．術前にマーキングしておいた位置を調べ，滅菌した物差しで臍と上前腸骨棘の中央を定め，少し下方に位置を確認する（▶ 205ページ，**図1**）．

腹壁から開創器をはずしてKocher鉗子で筋膜縁を把持し，腹壁に直径3cmの円形の皮膚切開をおく．ボタン状の皮膚と皮下脂肪を切除したら，出血部位をすべて止血する．左手で腹壁の裏から緊張を加えながら，腹壁全層に放射状の切開を加える．出血部位とくに腹直筋の出血部位を鉗子でつまんで結紮する．指2本が容易に入る穴であれば十分である．

非圧挫型の血管鉗子を皮膚口から挿入し，回腸断端にかけた鉗子の近位側を把持する（**図19**）．断端の鉗子をはずし，腸間膜を先頭にして回腸を腹壁から引き出す．皮膚から4〜5cm以上の長さで腸間膜がない状態にして，回腸ストーマが十分な高さになるようにする．肥満の患者では十分な高さにするのに腸間膜の血管を追加切除する必要があるかもしれない．

回腸を腹壁から引き出したら，血行がよいことを確認し，腸間膜を腹壁に縫着するか，皮下組織内に挙上する（**図20**）．腸間膜と側腹壁の縫着は，回腸への血液供給を途絶させることがあるので，回腸ストーマを造設する前に行ったほうがよい．

右腰部溝を閉鎖して内ヘルニアを防ぐ．右側結腸や回腸の腸間膜を右腰部溝に縫着して閉鎖するのがむずかしいこともある（**図20，21**）．右腰部溝を何度も触診して完全に閉鎖するまで縫合

を追加するか，全く縫合せずに開放しておく．

完成したときの回腸ストーマは皮膚から2.5〜3cm以上の高さにする．細い合成吸収糸で結節縫合をかけ，粘膜を皮膚の高さの漿膜と皮膚縁に縫着する（**図21**）．回腸終末部の腸間膜と腹膜を縫着するが，漿膜筋層と腹膜は縫着しない．回腸終末部を自動切離器で切離したときは，閉腹後にステイプル線を切り取ってストーマを開け，粘膜を漿膜と皮膚縁に縫着する．

閉鎖　1-0か1号の2本の遅延性吸収糸がついたループ針を使い，白線の正中切開創を連続縫合で閉鎖する．体が大きい患者は切開創の両端から2本のループ糸で連続縫合を始める．Scarpa筋膜は細い吸収糸の結節縫合で合わせてもよい．

皮膚はステイプラーで閉鎖するが，吸収糸で皮内縫合を行ってテープを貼ってもよい．創にガーゼを当てて回腸ストーマに装具をつける．栄養不良の患者やステロイド療法の患者では，減張縫合を考慮する．

術後管理　術中の出血を補充するため，手術当日や術後4〜5日間は輸血や膠質液が必要かもしれない．膀胱カテーテルは伝統的に4〜5日以上続けるが，手術翌日に抜去することもある．ステロイド療法を受けていたら術後も続ける．観察室に搬送する前に一時的な回腸ストーマに用いる透明なストーマ袋を装着すると，回腸ストーマを頻繁に観察でき，ピンク色で血行がよいことを確認できる．

回腸ストーマを造設したときは，インとアウトを毎日記録し，電解質を頻繁に測定する．電解質を多く含む大量の腸液を失うので，水分と電解質のバランスを維持するのに大量の輸液・電解質・膠質液が必要になる．経鼻胃管は早期に抜去し，経口摂取は水分から始め，問題がなければ通常の食事に戻していく．

腹会陰式直腸切除のときのように（▶ **CHAPTER 59**），ドレーンは経時的に観察して術後4〜5日以内に抜去する．腹腔内膿瘍や腸閉塞などさまざまな術後合併症を起こしやすいので，頻繁に長期の経過観察が必要である．外科を受診したときはストーマ療法士（訳注：日本ではWOCナース）に連絡をとる．　■

V 小腸と大腸の手術
SMALL INTESTINE, COLON, AND RECTUM

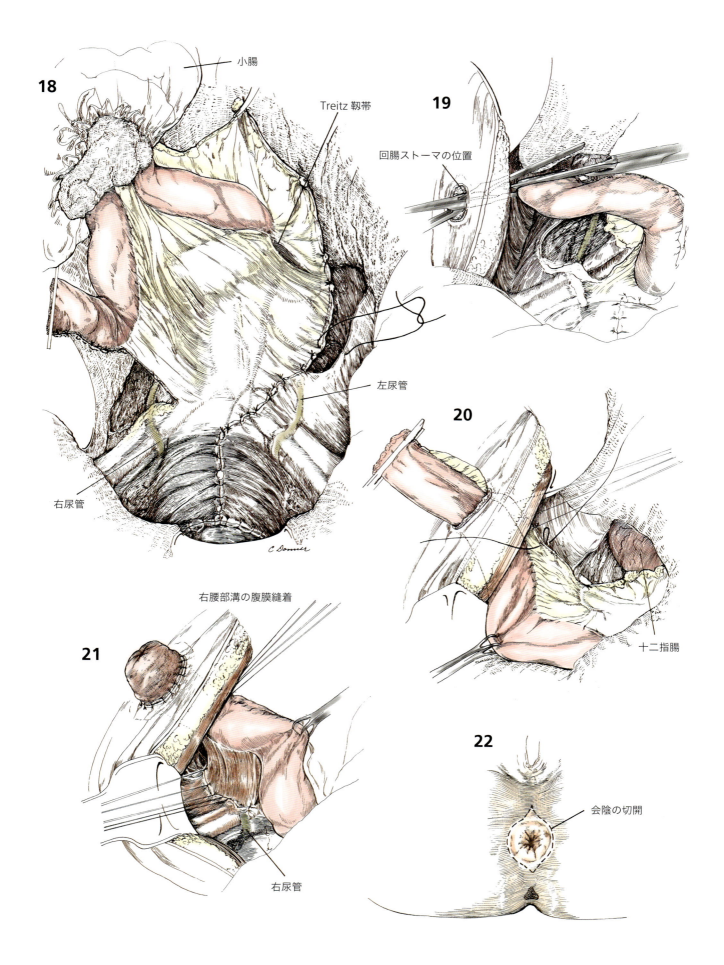

CHAPTER 61 直腸前方切除（端端吻合）

適応 低位前方切除は下腸間膜動脈を切離して直腸やS状結腸下部のがんを切除して再建する手術である．下部直腸には中直腸動脈と下直腸動脈の血流があり，直腸がんが遠位側に3〜4cm進展するのはまれであるため，下部直腸を残して吻合できる．

直腸とS状結腸の移行部にあるがんが最もよい適応であり，歯状線から8cm以内にある下部直腸がんに適した手術かどうかは疑問であるが，直腸を肛門挙筋まで遊離すると予想以上に腫瘍を授動できる（**図1，2**）．

大部分の患者は永久的ストーマの手術よりも肛門温存手術を希望するが，術後排便障害（低位前方切除後症候群）の危険性があり，とくに失禁のような障害があった患者は術後排便障害の危険性がかなり高い〔訳注：低位前方切除後症候群（LARS）は直腸手術の後遺症であり，排便切迫性の増加，短時間に集中する頻回便，失禁や漏便（とくに排ガス時），便秘と頻回便の繰り返し，排ガス増加，排便困難などである〕．

腹会陰式直腸切除（Miles手術）の絶対的適応はCHAPTER 59に記載しているが，低位前方切除の理想的な適応は，直腸とS状結腸の境界にある小型の腫瘍である．

低位前方切除の適用には術野も影響し，女性は男性に比べて低い位置の吻合が容易かつ安全に行え，とくに子宮摘出の既往がある女性は吻合が容易である．一時的な回腸ストーマを造設し（▶CHAPTER 51），直腸吻合部に便が流れ込まないようにしたり腸管を減圧したりすることもある．

通常は器械で端端吻合するが（▶CHAPTER 62），結腸と直腸の口径差が大きいとき，腸管壁の過剰の脂肪が邪魔なとき，腸間膜が短くて端端吻合が困難なときは，側端吻合考慮する（訳注：口径差があってもダブルステイプリング法は可能）．

術前準備 CHAPTER 62を参照．

麻酔 CHAPTER 62を参照．

体位 Trendelenburg位（骨盤高位）にする．脾彎曲部を授動するときは逆Trendelenburg位（骨盤低位）にする．

手術準備 通常どおり皮膚を消毒し，膀胱にFoleyカテーテルを挿入する．

切開と露出 恥骨結合から臍の左上方の高さまでの正中切開をおく．肝臓と上腹部を入念に探って転移を調べる．原発巣がある部位を調べ，とくに腫瘍の大きさや位置，近位側の腸管が拡張していないか，術野の露出が容易かどうかを調べる．直腸下部を授動するまで切除法を決められないことが多い．

手技の詳細 小腸を隔離して腹壁に開創器をかける．直腸S状部から下方に向かって両側の腹膜を切離する（**図3**）．左右の尿管と，精巣動静脈や卵巣動静脈を確認して隔離することが重要である．直腸の前方は膀胱基部や子宮頸部の高さで腹膜を切離し，直腸の後方は直腸間膜切除を行って腫瘍を授動する（▶CHAPTER 59，**図8**）．

腹膜の付着を切離して直腸の前方と後方を遊離すると，腫瘍が持ち上がり直腸が直線化してかなりの距離がとれる（**図1，2**）．直腸を授動するために中直腸動脈を切離したときは，直腸下部は下直腸動脈の血流を受ける．

下腸間膜動脈は上直腸動脈の根部か腹部大動脈から分枝したところで結紮し，下腸間膜静脈も結紮すると，リンパ節を最大限に摘出でき下行結腸も授動できる．下腸間膜動脈を根部で結紮したときは，左側結腸への血流はDrummond辺縁動脈を介して中結腸動脈から供給される（**図3**）．

腫瘍の下縁から5cm以上の部位で切離して腸管近傍のリンパ節をすべて摘出する．腸管を切離する部位にStone鉗子かPace-Potts鉗子をかけ，近位側に長い直角鉗子をかけ（**図4**），鉗子の間で腸管を切離する．

腫瘍がある近位側の腸管を創外に引き出し，腫瘍から十分に離れた切離予定部に鉗子をかける（**図5**）．この時点で近位側の腸管を吻合部に緊張なく引き下ろせることを確認しなければならず，左側結腸外側の腹膜付着を脾彎曲部まで切離する必要があるかもしれない．

S状結腸が非常に長く余裕があるのでなければ，横行結腸遠位側と脾彎曲部を授動しなければならない．結腸に過剰な緊張があると脾臓の被膜が裂けるので，正中切開を延ばして広い術野を確保し，脾彎曲部を授動する（▶CHAPTER 57）．

脾結腸間膜を切離して網嚢内に入り，大網を横行結腸から遊離する（▶CHAPTER 27）．繰り返し試行して近位側の腸管が吻合部に容易に届くことを確認するまで，腸管をさらに授動する．腸管を骨盤内に引き下ろしても血流が十分にあることを吻合の前に確認しておく．

結腸間膜縁の漿膜は，Pace-Potts鉗子から1cm以上の範囲で脂肪を取ってきれいにしておく（**図5**）．直腸の周囲もPace-Potts鉗子の近くの脂肪を取ってきれいにしておく（**図5**）．鉗子から1cmの範囲にきれいな漿膜を確保するには，小さい鉗子を何度もかけて入念に剥離しなければならない．

結腸と直腸の断端鉗子を近づけると，後壁の漿膜を3-0絹糸で容易に縫着できる（**図6**）．縫合糸を切るが，両端の糸は残して牽引に使う．術野をガーゼで隔離したら，結腸近位側に腸鉗子をかけて腸内容による汚染を防ぐ（**図6**）．結腸の断端鉗子をはずし，鉗子で挫滅した部分を切り取ってもよい．直腸の断端鉗子もはずし，鉗子で挫滅した部分を切り取って開放する（**図7**）．吸引器を構えて術野が汚染しないようにする．

後壁の中央と両端に細い絹糸をかけて牽引に使うと吻合しやすい（▶CHAPTER 63，**図16，17**）．後壁の粘膜は数本のBabcock鉗子で合わせ，3-0絹糸の結節縫合で閉鎖する．前壁の粘膜は3-0絹糸でConnell型の結節縫合で閉鎖する．粘膜の閉鎖は3-0の合成吸収糸の連続縫合で行ってもよい（**図8，9**，訳注：図では両端針を使用）．前壁の漿膜は3-0絹糸のHalsted結節縫合で閉鎖する．

吻合線の近くに腹膜を縫着したら，吻合口の開存度を調べ，吻合部に緊張がかかっていないことを確認する．骨盤底腹膜を吸収糸の結節縫合で閉鎖する（**図10**）．右側の腹膜縁にはS状結腸の腸間膜の断端を縫着して露出面を被覆する．左側の骨盤壁にはS状結腸を軽く近づけ，腸管壁ではなく脂肪垂を縫着し，露出面を被覆するとともに吻合部に緊張がかからないようにする．

吻合の技術的完成度に少しでも不安があるときは，一時的な横行結腸ストーマ（▶CHAPTER 52）か回腸ストーマ（▶CHAPTER 51）を考慮する．ドレーンを骨盤の左側に挿入して創の下端から出してもよい（訳注：閉鎖式ドレーンは創でもよいが，開放式ドレーンは別の小切開創から出す）．吻合部の奥まで直腸チューブを留置して絹糸で肛門縁に固定し，術後早期の腸管減圧を図ることもある．吻合は器械で行うこともある（▶CHAPTER 62）．

閉鎖 通常どおり閉腹する．

術後管理 4〜5日間は直腸チューブを留置して浣腸を避ける．食事は少しずつ通常の食事に戻していく．鉱物油を投与してもよい．一時的な回腸ストーマを造設して4〜5か月後にストーマを閉鎖するときは，造影剤を使った透視検査を行って吻合部の開存度を調べておく．一般的な術後管理はCHAPTER 62を参照．■

V 小腸と大腸の手術
SMALL INTESTINE, COLON, AND RECTUM

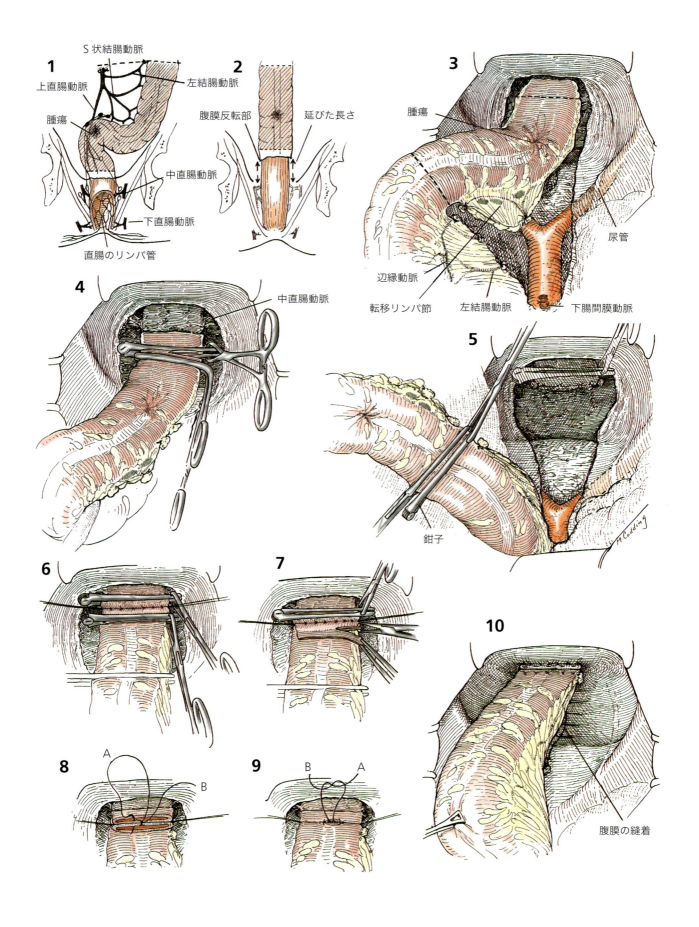

215

CHAPTER 62 直腸前方切除（器械）

適応　手技に習熟した外科医であれば，低位前方切除の器械吻合は確実に利点がある．S状結腸と短い直腸の骨盤深部での吻合は，自動吻合器を使うと操作しやすく，とくに骨盤が狭い男性では有用である．

　肛門から8cm以内の腫瘍には腹会陰式直腸切除を適用するという原則は，自動吻合器があっても変わらない．吻合部の局所再発を最小限に抑えるには，腫瘍の下縁から遠位側の断端まで2〜3cmあるのが望ましく，肛門から3cm以内の直腸に吻合すると失禁が多いからである（訳注：アメリカでは低位前方切除の適応がきびしい）．

　直腸断端に十分な血流があり，緊張なく容易に縫着できないと，器械吻合はうまくいかない．腹膜反転部より低い下部直腸がんでは，超音波内視鏡で進行度や広がりを調べ，進行がんは術前の放射線療法や化学療法を考慮する．

術前準備　1日だけ流動食にして大腸を空にする．手術前日に腸管処置を行い，執刀直前に抗菌薬の全身投与を行う．自動吻合器を挿入するのでS状結腸と直腸を入念に洗っておく必要があり，手術直前にバルーンつきの太いカテーテルを直腸に挿入し，きれいになるまで生理食塩水で洗う．

　手術開始時に10％ポビドンヨード液のような刺激が少ない消毒液を100mLほど注入してもよい．骨盤内で術野を十分に確保するには膀胱カテーテルの留置が必要である．

麻酔　気管挿管による全身麻酔がよい．

体位　Allen支持台を使った半砕石位にする．骨盤深部の視野を露出するときや肛門から自動吻合器を挿入するときは，中等度のTrendelenburg位（骨盤高位）にする．

手術準備　剣状突起から恥骨までの腹壁と会陰や鼠径の皮膚を消毒し，とくに自動吻合器を挿入する肛門周囲の皮膚を消毒する．

切開と露出　恥骨結合の直上から臍の左上までの大きい正中切開をおくと，脾彎曲部に接近しやすくなる（図1）．肝臓に触れて転移を探り，直腸に触れて腫瘍の位置や可動性を確かめ，所属リンパ節の転移も調べる．Laheyプラスチックバッグに小腸を入れて生理食塩水を加える．

　横行結腸や下行結腸を授動できる術野かどうかを調べ，とくに脾彎曲部を十分に露出できることを確認する．脾彎曲部や大網を引っ張ると脾臓の被膜が裂けて厄介な出血が起こるので，脾彎曲部の授動をルーチンに行っておくことが多い．

手技の詳細　低位前方切除の適応を確認したあと，S状結腸から横行結腸まで授動する（図2，3）．左の性腺動静脈と尿管を露出して確認したあと，下腸間膜動脈を高位で結紮する．S状結腸動脈は下腸間膜動脈の近くで結紮し，左結腸動脈の上枝と下枝のアーケードを温存する．左側結腸の腸間膜はS状結腸と下行結腸の移行部で切離する（図2）．直腸を切離するのに2つの方法がある．

1. 器械による直腸切離

　S状結腸の切離部を決め，2cmの範囲で腸間膜縁をきれいに処理する（図3）．腸間膜内の動脈に強い拍動があり，処理した結腸壁に憩室がないことを確認する．腫瘍の下縁から2cm以上，できれば5cmまで全直腸間膜切除を行ったら（▶ CHAPTER 59），直腸に自動閉鎖器をかけて切離する（図4）．ステイプル線が1列で近位側に鉗子をかけて切離しないといけないこともある．直腸は自動切離器で切離してもよい．切除する直腸S状部を骨盤から持ち上げる．**CONTINUES ▶**

V 小腸と大腸の手術
SMALL INTESTINE, COLON, AND RECTUM

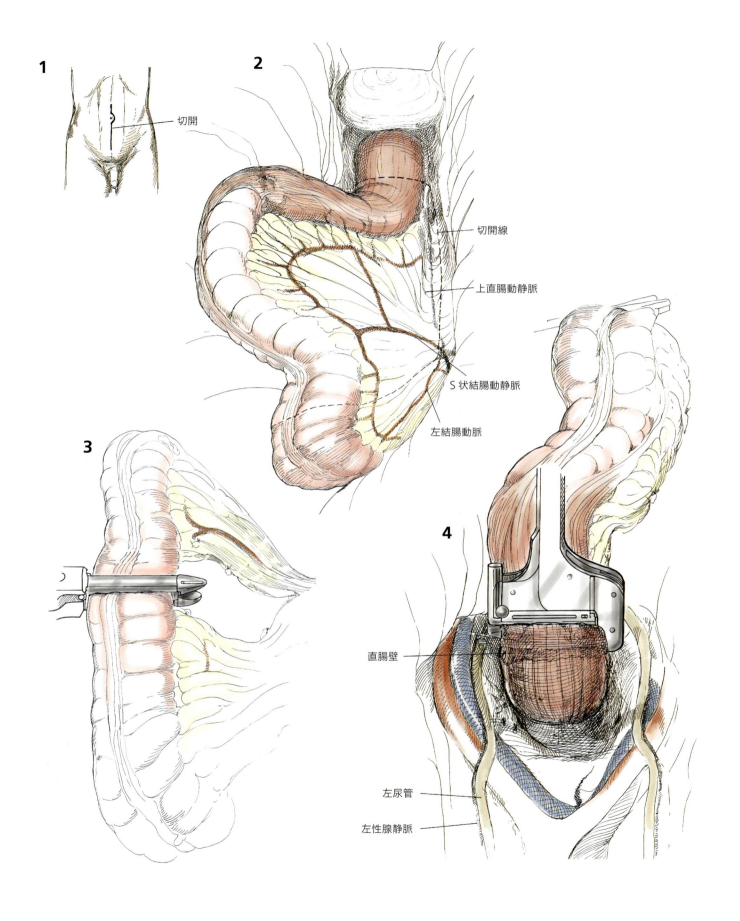

217

手技の詳細（続き）　S状結腸の断端を開ける．準備する自動吻合器のサイズがわからないときは，S腸断端に牽引縫合をかけてサイズ測定器を挿入し，余裕で挿入できるサイズを選ぶ（**図5**）．2-0のポリプロピレン糸で巾着縫合をおき（**図6**），アンビルヘッドに結腸断端を丁寧にかぶせ，巾着縫合をしっかり結ぶ（**図7**）．

助手はやさしく肛門を広げて適切なサイズの自動吻合器を挿入する（**図8**）．術者は吻合器が直腸を通過するのを援助し，ステイプル線の後方にトロッカーの先端が貫通するように誘導してステイプル線が重なるのを防ぐ（**図9**）．トロッカーの貫通はステイプル線のすぐ前方やすぐ後方でもよく，その場合は吻合器が打ち抜いたドーナツはステイプル線を含む．

結腸断端の巾着縫合が適切であることを入念に調べる．粘膜が完全に閉鎖していて，アンビルシャフトの周囲にすき間がないことを確認する．組織を適度に圧迫していないと吻合不全を起こすので，余分な組織が塊状のしわにならないようにする．

助手は会陰側から自動吻合器のウイングナットを回して腸管断端を接近させ（**図8**），術者は腹腔側から腸管断端の間に脂肪組織が挟まれるのを防ぐ（**図9**）．自動吻合器のハンドル部にある表示窓の安全域を見て，ステイプルの高さと同じ厚さまで締めたことを確認したら，安全装置をはずしてハンドルを強く握り，吻合が完成する〔訳注：自動吻合器のステイプラーが自動閉鎖器や自動切離器のステイプル線を打ち抜くので二重ステイプル法（double stapling technique；DST）という〕．

自動吻合器を作動したら，製造業者の指示書を順守して正しく操作し，自動吻合器を引き抜くときにステイプル線が破綻しないように注意する（**図10**）．自動吻合器が打ち抜いた腸管壁のドーナツを詳細に観察し，全周性に連続していることを確認する（**図11**）．すき間があれば漏れる可能性があり，外側から結節縫合を追加する（訳注：ドーナツのすき間が吻合部のどこに相当するか位置を確認する）．

骨盤内を生理食塩水で満たし，肛門鏡とカテーテルを使って直腸内に空気を注入し，吻合部に問題がないことを確認する．気泡がみられたら，漏れたところに結節縫合をかけて修復する．最終的な吻合部の安全性に少しでも不安があれば，一時的な回腸ストーマを造設して腸内容を完全に分離する（▶ CHAPTER 51）．

ほとんどの外科医はシリコーン製の閉鎖式吸引ドレーンを留置し，仙骨前腔を一時的にドレナージする．ドレーンは排液が漿液性で少量になるまで4～5日間留置する．透明な排液で量が多いときは尿量を調べ，膀胱損傷と尿管損傷をチェックする．

2．鉗子による直腸切離

S状結腸の切離部を決め，2cmの範囲で腸間膜縁をきれいに処理する．腸間膜内の動脈に強い拍動があり，処理した結腸壁に憩室がないことを確認する．断端に巾着縫合鉗子をかけ，近位側に処理した2cmの腸管を残す．この部分はアンビルに挟み込ま

れて自動吻合器に打ち抜かれるドーナツの近位側になる．

腸管壁の脂肪をきれいに処理しなかったときや，手縫いの巾着縫合で折れ込みが分厚くなったときは，自動吻合器に腸管全周が入らないことがあり，不十分な吻合になって内容が漏れる．器械吻合を行ったら，上下のドーナツをよく調べ，巾着縫合に締め込んだ腸管壁の全層を全周で確認することが重要である．

2-0のポリプロピレン糸がついた長いKeith直針を巾着縫合鉗子の穴に通す．巾着縫合の遠位側に直のKocher鉗子をかけて腸管を切離する．直腸S状部を恥骨結合に向かって前方に牽引しながら腹膜を切開し，直腸間膜切除のときのように直腸を仙骨前腔から授動する（▶ CHAPTER 59）．腫瘍から5cm以上離れたところで直腸後壁の脂肪をきれいに処理し，直腸壁を2cm以上の範囲で露出する．

男性や高度肥満の患者では，巾着縫合鉗子を正しくかけにくく，Keith直針を挿入するのがむずかしいので，吻合に備えて腸管の表面を処理した部分に非圧挫型の血管鉗子をかけたあと（▶ CHAPTER 61，**図4**，**5**），近位側にKocher鉗子をかけて標本を切除する．S状結腸の断端を直腸の断端に近づけ，吻合部に緊張がかからないように授動できていることを確認する．下腸間膜静脈を膵下縁の直下で結紮・切離すると，さらにS状結腸を授動できることがある．

腸管を開いて手縫いで吻合するか（▶ CHAPTER 61，**図6-9**），自動吻合器で吻合するかを決め，器械吻合のときは非常に低い位置にある直腸断端に手縫いで巾着縫合をかける（訳注：自動切離器で切離すれば巾着縫合は不要）．巾着縫合は肛門鏡を使って短い直腸の断端に下からかける方法もあるが，血管用の直角鉗子で直腸壁を把持し，鉗子から出た粘膜に縫合をかけるほうが技術的には容易である．

2-0のポリプロピレン糸は粘膜と筋層にかけるので，牽引用にかけた吸収糸を直腸壁の固定に利用する．巾着縫合の糸を結んだときに腸管壁が全周性にきちんとセンターロッドに密着している必要があるため，ポリプロピレン糸は結腸断端の縁にかける．結腸断端と直腸断端にサイズ測定器を挿入し，自動吻合器に使う最大のサイズを決める．助手は肛門を丁寧に広げて自動吻合器を挿入する．あとは**方法1**（器械による直腸切離）と同じ手技である．

閉鎖　通常どおり閉腹する．

術後管理　術後に吻合部出血を起こすことがあるが，通常は自然に止血する．排ガスがあれば経口摂取を始め，少しずつ通常の食事に戻していく．腸管ガスを排気するのに肛門から吻合部を越えてチューブを挿入し，肛門周囲の皮膚に絹糸で固定することもある．尿量と排尿パターンを詳しく観察し，術後5日目にはFoleyカテーテルを抜去する．頻回便やしぶり便が4～5か月続くことがある．吻合部狭窄を生じたら注意して拡張する．　　　■

V 小腸と大腸の手術
SMALL INTESTINE, COLON, AND RECTUM

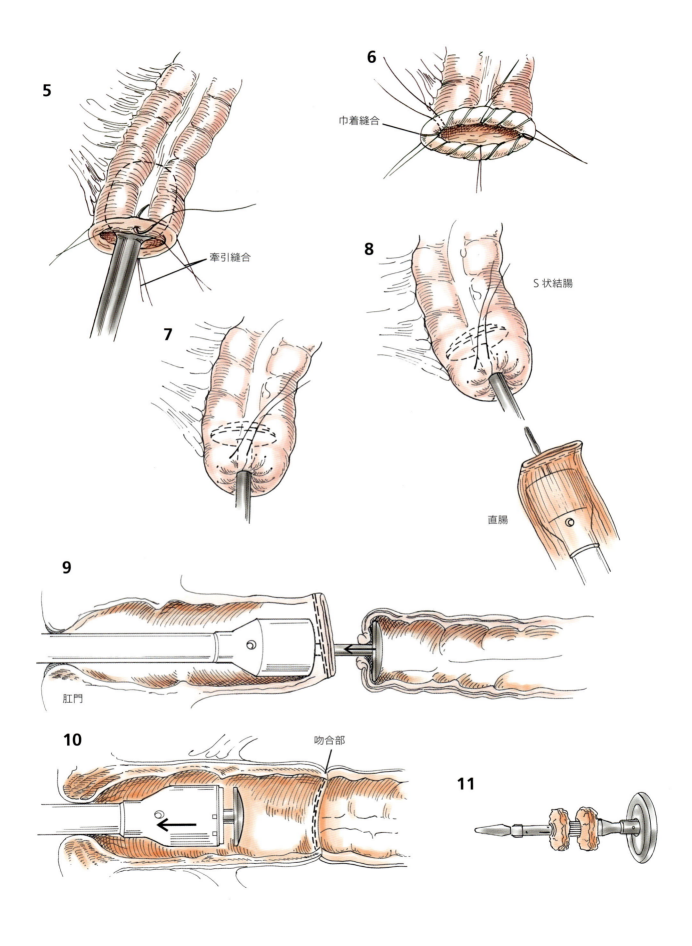

CHAPTER 63 直腸前方切除（Baker）

適応　直腸がんや直腸 S 状部がんはいろいろな方法で切除・再建できる．通常は端端吻合を行うが（▶ CHAPTER 61），結腸と直腸の口径差が大きいときは側端吻合がよく，とくに肥満の患者では側端吻合がよい（訳注：Baker 法は側端吻合で再建する低位前方切除）．

腫瘍が非常に低い位置にあって通常は腹会陰式直腸切除を適用するのに，遠隔転移や患者のストーマ拒否があるときは，超低位の側端吻合で再建できる．側端吻合は Hartmann 手術後のストーマ閉鎖にも利用でき，偽膜性腸炎の大腸全摘後に回腸ストーマを閉鎖するときの回腸直腸吻合にも利用できる．

腫瘍外科の原則を守り，所属リンパ節を一括切除し，下腸間膜静脈を早めに結紮し，下腸間膜動脈を根部で結紮する（図 1，2）．S 状結腸への血流は，Drummond 辺縁動脈を介して上腸間膜動脈の分枝である中結腸動脈から供給される．所属リンパ節をすべて摘出するには，腫瘍から少なくとも 2 cm 以上，できれば 5 cm 以上離して腸管を切除する．

再建は下行結腸・脾彎曲部・横行結腸遠位側を授動したあとに行う（図 3）．さらに授動が必要なときは，右側結腸を外側の腹膜付着で切離して授動すると，胎生期の位置である腹部左側に移動できる．側端吻合の利点は端端吻合より大きい吻合を安全に施行できることである．

術前準備　組織検査で直腸がんと診断し，大腸内視鏡や注腸造影でポリープや二次的病変を鑑別できたら，手術前日に食事を透明な水分に変更する．造影 CT 検査を行うと，直腸周囲の進展や尿管の走行がわかる．腹膜反転部より下の下部直腸がんは，超音波内視鏡が進行度の評価に役立ち，進行度によっては術前の放射線療法や化学療法を考慮する．

直腸を生理食塩水かポビドンヨード液で洗浄し，チューブを留置して直腸を減圧する．カテーテルを留置して膀胱を虚脱させると，骨盤深部の構造物が露出しやすくなる．抗菌薬の全身投与を行う．

麻酔　気管挿管による全身麻酔がよいが，脊髄麻酔を行うこともある．

体位　患者を術者が立つ手術台の左側に寄せて固定する．吻合のときに容易に Trendelenburg 位（骨盤高位）がとれるようにする．

手術準備　恥骨結合から心窩部まで皮膚を消毒する．器械吻合のときは，Allen 支持台を使って改良型の砕石位にして，会陰操作に備えるため消毒を行って敷布をかけておく．

切開と露出　正中切開を恥骨結合直上から臍まで延ばして左側に回す．上腹部のどの高さまで切開を延ばすかは，脾彎曲部の位置によって決まる．直腸切除で側端吻合するようなときは，脾彎曲部を剝離することが多く，脾彎曲部が容易に露出できるようにしておく．左側結腸や脾彎曲部を引っ張りすぎると，脾臓の被膜が裂けて出血を起こし，脾摘が必要になることがある．

開腹したら開創器を装着し，肝臓を触れて転移を調べる．肝臓は両葉の頂部から下面までよく触れる．下腸間膜動脈に沿ったリンパ節と大動脈分岐部にあるリンパ節の転移を調べる．直腸がんの位置と固着の有無を触診で確認する．肝転移や腹膜播種があるときは区域切除でよい．緩和切除を行うときは，Treitz 靱帯に近い領域で下腸間膜動脈の根部まで広く処理する必要はない．

手技の詳細　腫瘍が切除でき，前方切除がよく，腫瘍の遠位側が十分に確保できると判断したら，小腸を隔離して横行結腸と脾彎曲部を授動する．大網を持ち上げながら，大網と横行結腸の付着部分を鋭的に切離する（図 4）．横行結腸の上で網囊に入ると，大網と脾彎曲部の切離が容易に行え，とくに肥満の患者は容易である．細心の注意を払って脾結腸間膜を切離し，脾臓の被膜を損傷しないようにする．脾結腸間膜に鉗子をかけて慎重に切離・結紮を行う（図 5）．**CONTINUES▶**

V 小腸と大腸の手術
SMALL INTESTINE, COLON, AND RECTUM

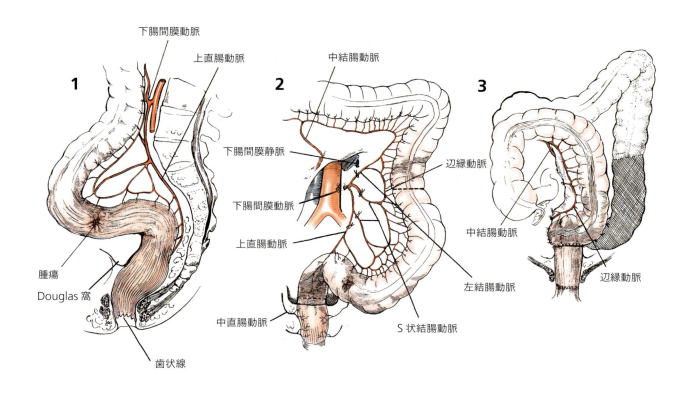

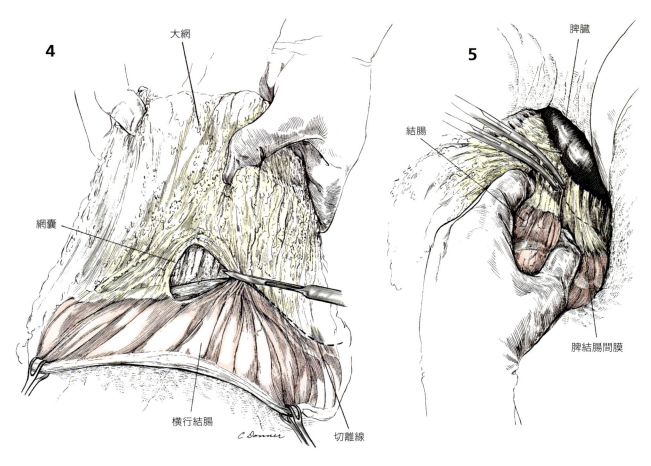

221

63 直腸前方切除（Baker）

手技の詳細（続き） 脾彎曲部と結腸を内側下方に丁寧に牽引しながら，左腎周囲表面の腹膜を切離する．結腸をつかんで指で全周を露出しがちであるが，薄くなった腸間膜を破りやすい．畳んだガーゼで脾彎曲部を内側下方に丁寧に撫で下ろすと，腸間膜を破らずにすみ（**図6**），血管の切離や結紮も不要である．左腰部溝の腹膜を切離し，下行結腸全体を内側に引き下ろす．

直腸間膜切除のときのように，直腸S状部を仙骨窩から遊離する（▶ **CHAPTER 59**）．S状結腸を左腸骨窩の付着から遊離し，左性腺動静脈と左尿管の走行を確認する（**図7**）．女性は非常に低い位置にある腫瘍が授動でき，創内に持ち上げられることが多い．

直腸を仙骨窩から遊離したら，左手の指で鈍的剥離を行い，右尿管を表面の腹膜から分離する（**図8**）．腫瘍から少し離れたところで腹膜を切離し，直腸間膜切除のときのように直腸を肛門挙筋まで遊離する（▶ **CHAPTER 59**）．

腫瘍の遠位側に十分な距離を確保するには，中直腸動脈を提靱帯とともに切離しないといけないことがある．男性では前立腺，女性では腟後壁から直腸を遊離するのに，Douglas窩の腹膜付着を切離することをためらってはならない．

下腸間膜動脈を根部で結紮して腹部大動脈から切離するが（**図9**），下腸間膜動脈には曲の鉗子を3本かけ，2-0絹糸で二重結紮する．授動の操作で腫瘍を扱う前に下腸間膜静脈を結紮しておく．**CONTINUES**▶

V 小腸と大腸の手術
SMALL INTESTINE, COLON, AND RECTUM

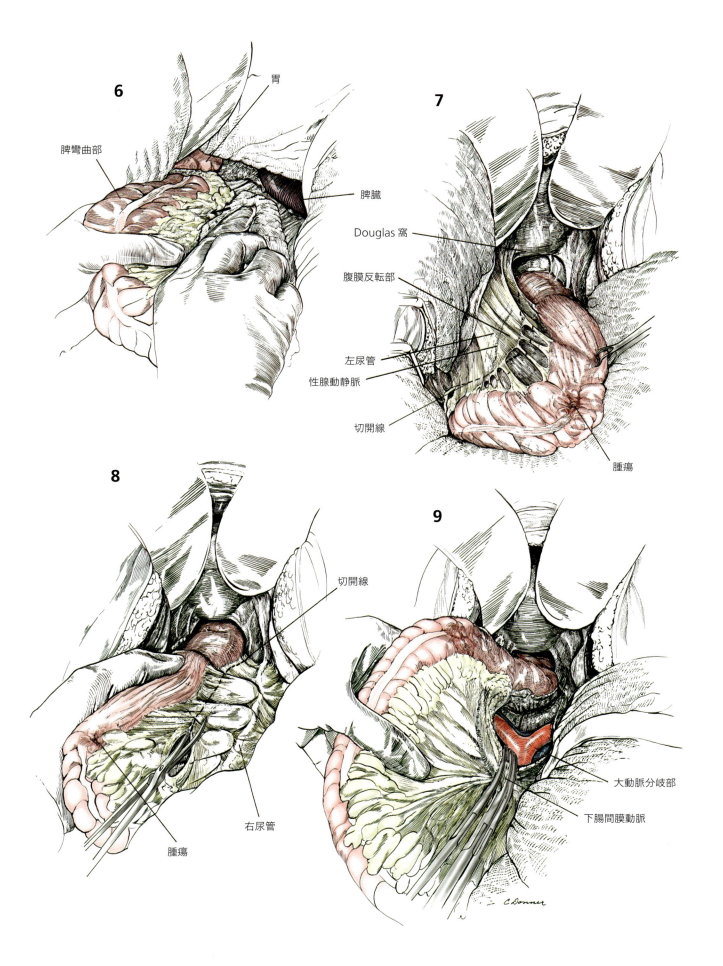

63　直腸前方切除（Baker）

手技の詳細（続き）　腸間膜の血管を処理して直腸を十分に授動したら，左右の尿管の走行を再度確認し，腫瘍から5〜10 cm下方の直腸に非圧挫型のPace-Potts鉗子をかける（**図10A**）．この鉗子の近位側に直の鉗子をかけて腸管を切離したら（**図10B**），すぐに切除側の直腸を大きいガーゼ布で包み，糸を巻いて固定する（**図11**）．

　吻合予定の結腸断端に動脈の拍動があると安心であり，とくに肥満の患者では動脈の拍動がないと不安である．授動した結腸を慎重に移動して中結腸動静脈の緊張をゆるめる．高齢者や腸間膜の脂肪が多い患者は，1%プロカインを腸間膜に注入すると，動脈の拍動が強くなるので（**図11**），ドプラー装置で血流を確認してもよい．小腸間膜の基部が中結腸動静脈を圧迫していることがあるので，小腸を腹壁の上や右側に置いているときは，小腸をプラスチックバッグから腹腔内に戻す（**図12**）．

　左側結腸はDrummond辺縁動脈を介して中結腸動脈から血流を受けており，近位側で切離するほど血流はよい．血流が不十分なときや吻合に緊張がかかるときは，横行結腸や右側結腸を大網や腹膜付着からはずして授動してもよい（**図12**，点線）．動脈の拍動を確認できる腸管壁まで腸間膜を切離する（**図13**）．病変の近位側に十分な長さの腸管を確保できるところまで，S状結腸間膜をさらに授動して切離する．

　残りの結腸も十分に授動し，緊張がない状態で結腸断端が容易に直腸断端に届くようにする．術後は腸管が拡張して吻合部に緊張がかかるので，さらに授動が必要である．自動吻合器の利用や端端吻合と側端吻合の選択などの最終的な吻合法は，術野の露出の程度，大網の脂肪の量，結腸と直腸の口径差で決まる．

CONTINUES ▶

Ⅴ 小腸と大腸の手術
SMALL INTESTINE, COLON, AND RECTUM

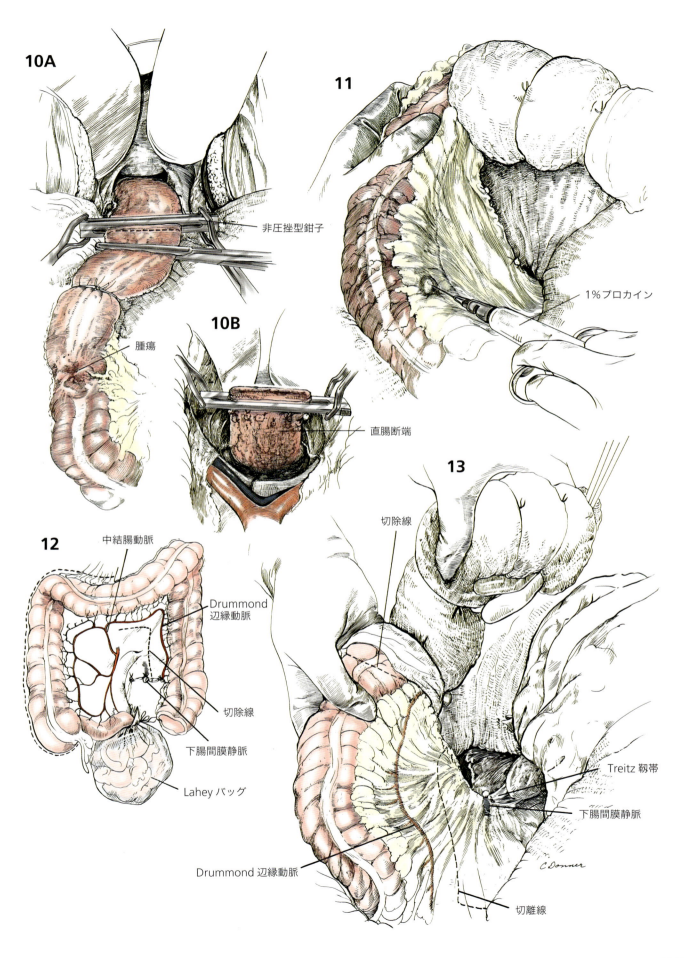

63 直腸前方切除（Baker）

手技の詳細（続き）　鉗子から1 cmの範囲で腸間膜をきれいに処理したら，結腸を斜めに切離する（**図14**）．結腸の断端を引き下げて直腸の断端に届くことを試し，緊張がない状態で側端吻合が行えることを確かめる．吻合部に緊張がかかるときは横行結腸をさらに授動し，肝彎曲部も遊離して右側結腸を授動する．

下行結腸の腸間膜に引っかかりがあれば切離する．結腸の断端を骨盤の深部に引き下げても強い動脈の拍動があることを確認したら，結腸の断端を吸収糸の連続縫合で閉鎖し，3-0絹糸のHalsted結節マットレス縫合で補強する．自動切離器で閉鎖してもよく，3-0絹糸の結節縫合でステイプル線を内反・補強する．

授動した結腸下面の結腸ヒモをBabcock鉗子で把持し，開口予定部の両端に牽引縫合をおく（**図15**，訳注：図でAは切開線を示し，Bは牽引糸である）．牽引縫合で後壁ヒモをピンと張った状態に保ち，後壁の漿膜や外膜に2-0絹糸の結節縫合をかける．吻合部から長い盲端が飛び出すのはよくないので，牽引縫合は結腸の閉鎖端から2 cm以内におく（**図16**）．

直腸のPace-Potts鉗子をはずし，ガーゼを詰めて直腸の断端を保護し，腸内容が漏れて骨盤内を汚染するのを防ぐ．断端が鉗子で挫滅していたら切り取ったほうがよく，断端の血流と粘膜の色を確認する．断端の出血は4-0の吸収糸で結紮する．

直腸前壁の中央に牽引縫合をおくと（**図17**，**C**），術野の露出に役立ち，腸管壁に適度な緊張が加わり，粘膜縫合をかけやすくなる．結腸に非圧挫型鉗子をかけて腸内容の汚染を防ぎ，牽引縫合の間（**図15**，**A**，**B**）で結腸ヒモに沿って切開する（**図15**，点線）．

近位側と遠位側の開口部の腸内容を除去したら，S状結腸前壁の中央にも牽引縫合をおく（**図16**，**C**）．結腸と直腸の後壁に3-0絹糸の結節縫合をかけ（**図16**），内腔で結紮すると後壁全層を完全に制御できる．両端針がついた2-0の吸収糸を後壁の中央にかけて結び，ロック式の連続縫合を後壁の両端まで進める（訳注：後壁は全層結節縫合に粘膜連続縫合を追加している）．

縫合閉鎖の運針を両側の角から前壁の中央に進めるときは，Connell型の内反縫合を使う（**図17**）．前壁の漿膜や外膜に2-0の非吸収糸で結節マットレス縫合をおき，前壁の縫合線を内反・補強する（**図18**）．

端側吻合で大きい吻合口が完成する．触診で吻合口の開存度を調べ，生理食塩水で骨盤内を満たし，スポイトつきAsepto注射器で直腸に空気を注入して漏れを調べる．気泡が見えたときは，縫合線や吻合部全体を再評価する．吻合部の血流を再度調べ，近位側の結腸に緊張がかかっていないことを確認する．仙骨窩を生理食塩水で洗浄し，シリコーン製の閉鎖式吸引ドレーンを留置する．

腸骨窩の腹膜反転部に腸間膜の脂肪塊を縫着すると，術後早期に腸管が拡張しても，縫合線や吻合部に緊張がかかるのを防ぎ，腸骨窩の腸管を固定して骨盤の入り口を閉鎖する．右側の腹膜断端に腸間膜の内側縁を縫着し，骨盤内の露出部をすべて被覆する．腹膜を閉鎖するときは，左右の尿管の走行と位置を何度も確認して一緒に縫い込まないように注意する．

・器械吻合

低位前方切除を手縫いで行うときは，Baker法による側端吻合が安全であるが，大部分の外科医は器械吻合に習熟している．器械吻合を行うときは，近位側の下行結腸を自動切離器で切離し，遠位側の直腸を自動閉鎖器（TA）で閉鎖してステイプル線の間を切離する（**図19**）．

標本を摘出したら，近位側結腸の腸間膜対側縁でステイプル線の一部を切り取り，自動吻合器のアンビルを結腸内に挿入する．この穴から5 cmほど近位側の結腸ヒモにアンビルシャフトを貫通させ，周囲に巾着縫合をかけて適度な強さで結ぶ（**図20**，訳注：すき間がなければ巾着縫合は不要）．結腸の断端にあけた穴は自動閉鎖器で閉鎖する．

助手は肛門から自動吻合器を挿入し，先端が直腸の断端に達するまでトロッカーを引っ込めておく．術者は自動吻合器の先端を誘導し，ステイプル線から0.5 cmほど離れた直腸後壁にトロッカーを貫通させる．トロッカーの周囲に注意して巾着縫合をかける（訳注：直腸壁も巾着縫合は不要）．トロッカーをはずし，アンビルシャフトを自動吻合器に差し込む．

直腸の巾着縫合を結んで2つの巾着縫合を確認し，ウイングナットを回して結腸と直腸を接合させ，自動吻合器を作動する．自動吻合器の作動と解除は製造業者の指示書を順守して行わなければならない．自動吻合器の作動前には，腸管壁が正しく接合・圧迫していることを確認し，自動吻合器の抜去前には，正しい回転数だけウイングナットをゆるめ，アンビルヘッドが倒れていることを確認する．

自動吻合器が打ち抜いた腸管壁が2個の完全なドーナツになっていることを観察する．吻合部の観察も重要であるが，骨盤深部では必ずしも全周を観察できないので，気泡テストが役立つ．自動吻合器のトロッカーを直腸断端のステイプル線の後壁側に貫通させる利点は，2つのステイプル線が重なる部分が少し前方になることであり，3-0の非吸収糸で結節マットレス縫合をかけて補強するときに操作しやすい．

閉鎖　通常どおり閉腹する．

術後管理　膀胱後面や仙骨前面をどれくらい剝離したかに応じて，術後1〜5日目にFoleyカテーテルを抜去する．排尿の回数・1回量・残尿を注意して観察すると，順調な回復かどうかがわかる．食事は水分から始め，問題がなければ通常の食事に戻していく．仙骨前のドレーンは量と性状を観察し，通常は4〜5日で抜去するが，大量の透明な排液があって尿素窒素が高いときは，膀胱や尿管の損傷による尿漏を疑う．　■

V 小腸と大腸の手術
SMALL INTESTINE, COLON, AND RECTUM

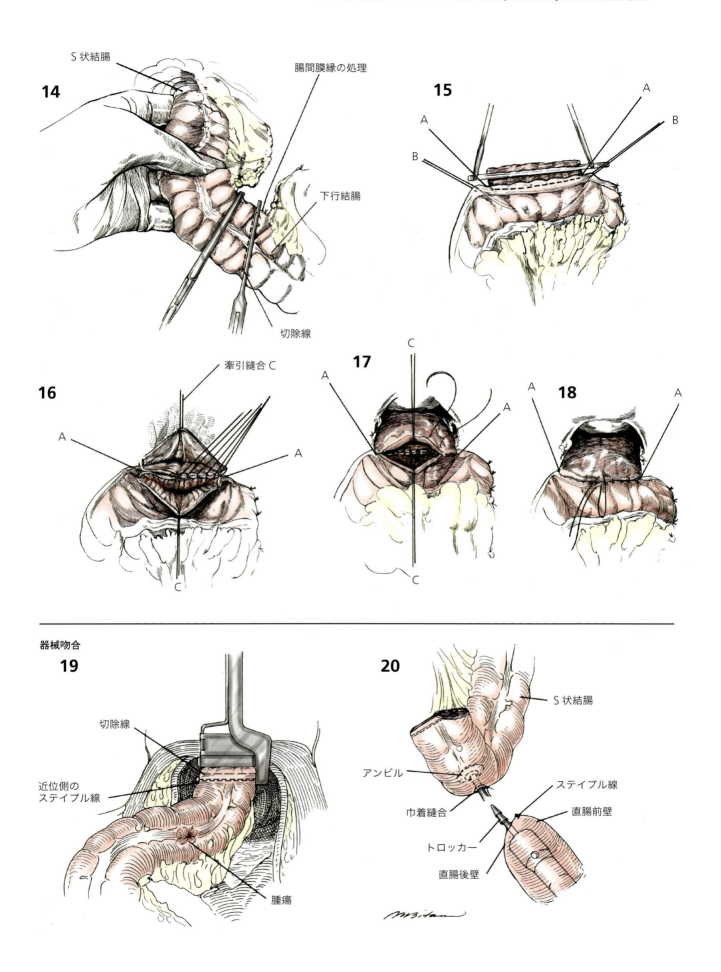

CHAPTER 64 回腸肛門吻合

適応 患者によっては，Morgagni柱（肛門柱）の先端や櫛状線（歯状線）まで大腸を完全切除したあと，回腸パウチを作って肛門管に吻合すると，大腸全摘後の永久的な回腸ストーマを回避できる（図1）.

回腸肛門吻合は潰瘍性大腸炎や家族性大腸腺腫症の患者に適用するが，Crohn病は潜在的に回腸病変が存在するので，Crohn病の患者には通常適用しない．直腸指診で肛門括約筋が十分に機能している必要があり，できれば内圧検査で肛門機能が良好なことを確認する.

直腸に潰瘍・膿瘍・狭窄・裂溝・瘻孔などの病変がないことが重要であり，とくに潰瘍性大腸炎の患者では直腸肛門病変がないことが重要である．長期間の追跡が頻繁に行えるなら，回腸ストーマを拒否する患者にも適用できる.

患者の理解は重要であり，術後の肛門機能が不完全であること，術後の早い時期は忍耐が必要であることを，患者はきちんと理解していなければならず，虚弱な患者，高齢の患者，便失禁がある患者には適用しないほうがよい.

肥満の患者は回腸パウチを肛門に吻合できないかもしれず，家族性大腸腺腫症で小腸間膜にデスモイド腫瘍がある患者は，回腸パウチが肛門に届くための十分な長さを確保するのがむずかしい．手術してみないとわからない要因もあり，永久的な回腸ストーマになる可能性があることを，患者はよく理解しておく必要がある.

長期的な排便機能を改善するさまざまな術式が試みられてきたが，現在の方法がいつも完璧でうまくいくかどうかは不明であり，患者は手術の不確実性についても知っておかなければならない．経験を積むと，回腸ストーマや回腸パウチ吻合よりも肛門貫通吻合のほうが，良好な排便機能が得られる可能性は高い.

長期間の絶食や高カロリー輸液で異化状態になるのを防ぐには，分割手術を行い，とくに中毒性巨大結腸症・全身状態不良・直腸病変がある患者には分割手術を行う．上直腸動脈を切離せずに直腸を残し，結腸亜全摘を行って回腸ストーマを造設すると，結腸を評価する機会が得られCrohn病を除外できる.

4〜5か月後に回腸肛門吻合をパウチ再建で行うときは一時的な保護ストーマが必要であり，十分に回復したあと回腸ストーマを閉鎖するので，3段階の分割手術になる．いろいろな回腸パウチが考案されており，Jパウチ（図2A，2ループ）・Sパウチ（図2B，3ループ）・Wパウチ（図2C，4ループ）・並列順蠕動パウチ（図2D）などがある.

術前準備 肛門機能が良好であることを直腸指診で確認し，できれば肛門内圧検査で確認する．肛門管・直腸・結腸を生検して病変の広がりを確認し，胃と十二指腸を内視鏡で観察しておく．ポリポーシスや潰瘍性大腸炎で高度の異型上皮があれば，がんの可能性があることを患者に伝えておく.

大腸全摘が長期的には患者にとってベストであることを内科と外科で合意していることも大切である．医師の勧めを患者が受け入れるには十分な時間が必要であり，同じ手術を受けた患者と話す機会を設けてもよい.

潰瘍性大腸炎ではステロイド療法のような薬物療法を確認し，ステロイド療法は継続する．術前に抗菌薬の全身投与を行い，循環血液量が不足していれば補正する．1〜2日間は水分だけにして，手術前日は経口腸管処置を行う.

重症患者には6週間の集中薬物療法を行い，大腸の安静と炎症反応の消退を図る．潰瘍性大腸炎の重症患者では，完全静脈栄養，ステロイドの静注や注腸，抗菌薬の全身投与を行い，大腸の安静と炎症反応の消退を図る．手術直前にS状結腸鏡を行って直腸粘膜を評価する．太い直腸チューブを挿入して生理食塩水とポビドンヨード液で洗浄する.

術前にストーマ療法士（訳注：日本ではETナースやWOCナース）に相談すると，ストーマの位置を決めるのに役立つだけでなく，一時的な回腸ストーマや，場合によっては永久的な回腸ストーマになることを患者が理解するのに役立つ.

専門家や患者支援グループが作成した患者向けの素晴らしい冊子を利用することもでき，手術の内容と起こりうるさまざまな合併症や後遺症を患者が理解するのに役立つ.

男性の患者には骨盤郭清に伴う勃起不全と逆行性射精の危険性について，女性の患者には骨盤の瘢痕化に伴う妊孕性の低下について説明しておく.

麻酔 気管挿管による全身麻酔がよい.

体位 Allen支持台を使った改良型の砕石位（開脚位）にすると，体位変換せずに腹部操作と会陰操作を行える.

手術準備 直腸を超低圧で洗浄し，通常どおり会陰と臀部の皮膚を消毒する．膀胱カテーテルを留置し経鼻胃管を挿入する．恥骨と腹部の皮膚も消毒してドレープを貼る.

切開と露出 下腹部正中切開をおいて臍の左側に延ばす．腹腔内を検索し，とくに小腸の全長を入念に調べ，手術が禁忌になるCrohn病の所見がないことを確認する．大腸の炎症やポリポーシスの範囲を評価するが，ポリポーシスでは予想外の場所に腫瘍や肝転移が見つかることがある．Crohn病による大腸炎が疑われるときは，病変を切除して病理医に提出し，肉眼所見と組織所見を確認してもらう.

手技の詳細 結腸はもろく短く，血管が豊富で大網に強く癒着している．もろい結腸を引き裂いて腹腔内を汚染しないように丁寧に扱う．結腸壁の近くで血管を結紮して腸間膜を切離するが，ポリポーシスのときは所属リンパ節に転移している可能性があり，切除標本はできるだけ早く病理医に評価してもらうのがよい.

直腸下部の粘膜切除や回腸パウチの作成を行う前に，十分な長さの回腸が授動できることを確認することが重要であり，回腸パウチの作成には約50cmの回腸終末部が必要である．回結腸動静脈を根部で切離し，回腸末端の血管アーケードの近くまで腸間膜を切離するが，回腸壁に沿いの血管アーケードは結紮しない（図3）.

小腸の授動をTreitz靱帯まで全長にわたって調べ，移動を制限する索状物をすべて切離する（図4）．後腹膜に切り込むとさらに授動でき，回腸の最終血管アーケードを切離することもある（図4）．適切な血流があることを頻繁に調べ，授動した回腸の断端に十分な血流があることを確認する．回腸パウチの先端が恥骨に届き，できれば腹壁の牽引に使うリング状のBookwalter開創器の縁まで届くようにする.

直腸S状部より遠位側の剥離は腸管壁に接して行い，仙骨前神経（上下腹神経叢）や仙骨副交感神経（骨盤内臓神経）の損傷を避ける．直腸の断端をポビドンヨード液で洗浄したあと，直腸肛門境界部で腸管を切離し，長さ3〜4cmの断端を残す（図5）．直腸の断端を長めに残すときは，肛門からではなく腹腔から直腸を切離する．直腸の切離や閉鎖に自動閉鎖器を使うこともある.

CONTINUES

V 小腸と大腸の手術
SMALL INTESTINE, COLON, AND RECTUM

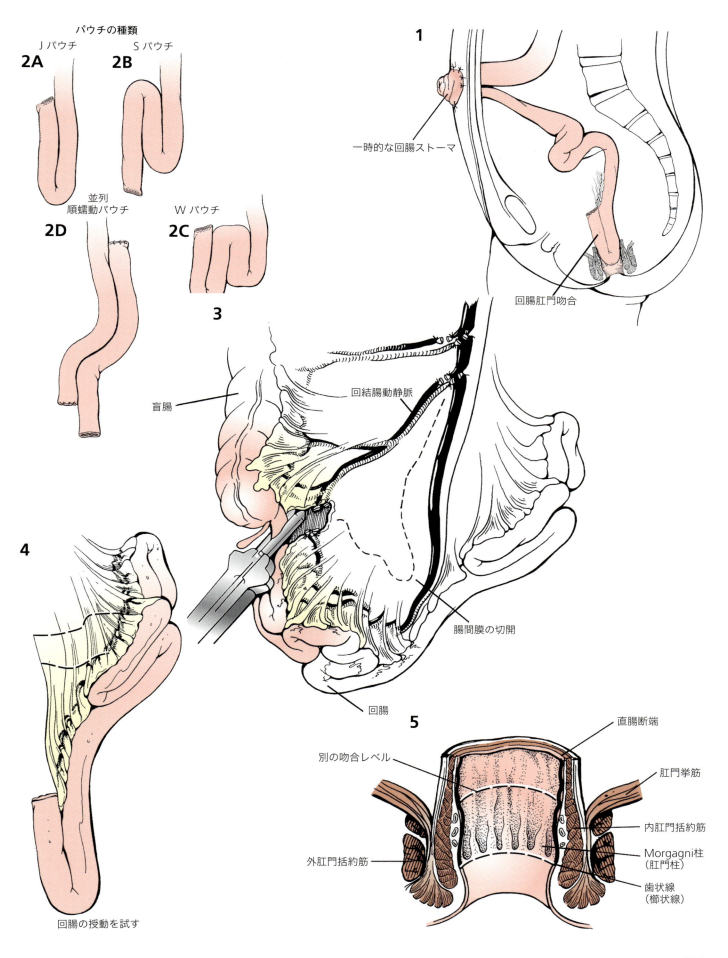

229

64 回腸肛門吻合

手技の詳細（続き）　直腸粘膜は肛門柱から2cm上方まで残すことが多い．炎症性腸疾患の再燃や悪性化の可能性があり，注意して経過観察する．直腸の拡張や断端の外反を避けて高い位置で吻合すると排便機能が低下しにくい．直腸に高度異型上皮があるときは，定型的な直腸粘膜切除を行って病変を完全に切除する．粘膜切除を行ったときは，回腸肛門吻合を手縫いで行う．

Jパウチの作成には，回腸終末部を時計回りに授動して長さ15cmのJ型にする．先端部の前壁半周に3-0絹糸をかけて支持し（**図6**），回腸が骨盤まで届くことを確認する．パウチの先端に電気メスで穴をあけ，自動切離器のブレードを挿入して作動し，2本の回腸ループからなるパウチを作る（**図7**）．腸管を自動切離器にかぶせて折り畳みながら自動切離器を何回も作動すると，パウチの全長が完成する．

2-0のProlene糸を使ってかがり縫いを行い，パウチの先端の開口部に巾着縫合をかける．自動吻合器のアンビルを挿入したら，アンビルシャフトの周囲で巾着縫合糸を締める（**図8**）．アンビルをうまく調節して回腸の腸間膜対側面がアンビルヘッドに密着するようにする．

助手が自動吻合器を肛門から丁寧に挿入し，ステイプルで閉鎖した直腸の断端まで進める．ステイプル線にトロッカーを刺入して貫通させ（**図9**），アンビルシャフトに結合する．腟のような周囲組織を巻き込まないように注意して本体とアンビルを接近させる．自動吻合器の挿入は，弱すぎても強すぎても短い直腸断端を裂いてしまい，吻合が非常にむずかしくなる．自動吻合器を作動させてJパウチによる回腸直腸吻合が完成した状態を示す（**図10**）．

直腸粘膜に高度の病変があるときは，直腸粘膜完全切除の適応であり，歯状線から3〜4cm上方までの粘膜を切除する．歯状線に電気メスで輪郭を描き，30万倍希釈のアドレナリンを粘膜下層に注入すると（**図11**），粘膜が盛り上がって出血が少ない術野で剥離しやすい．直腸粘膜は完全に切除しなければならず，時間をかけて細心の注意を払って行う（**図12**）．後方にある筋肉や神経を傷つけないように，出血がない術野で行うことが重要である．

肛門内で直腸の断端をBabcock鉗子で把持して肛門外に反転させる方法もあり（**図13**），直腸粘膜切除を会陰側から直視下に行えるが，排便機能が低下する可能性がある（**図14**）．肛門柱の先端で粘膜を切離する方法もあり（▶ 229ページ，**図5**），直腸の断端が折り重なるのを防ぐことができ，術後に便とガスを識別できなくなるような神経損傷が最小限に抑えられる．直腸粘膜切除を行ったときは，手縫いで回腸肛門吻合を行う（▶ 233ページ，**図15-17**）．

CONTINUES ▶

V 小腸と大腸の手術
SMALL INTESTINE, COLON, AND RECTUM

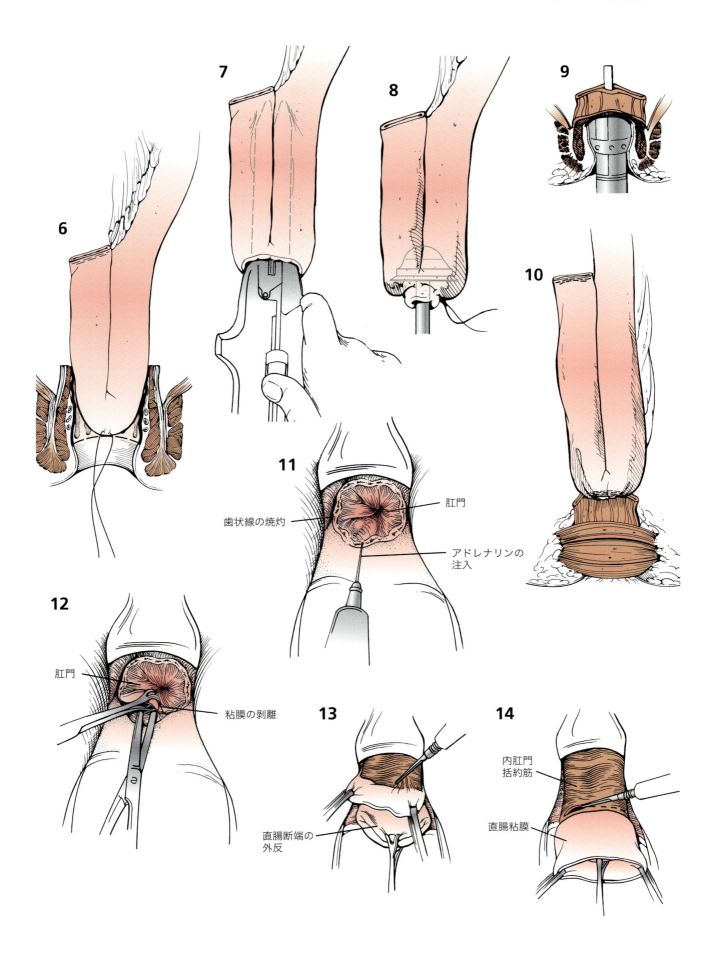

64 回腸肛門吻合

手技の詳細（続き）　パウチに血流が十分にあることを術者と助手が2人で再度チェックする．パウチにあけた2横指幅の穴の両端に針つきの結節縫合を2本ずつかける（**図15**）．この4本の牽引縫合を肛門に通し，腹腔側からパウチを適切な位置におさめる．

両端にかけた2本ずつの牽引縫合を歯状線の高さで肛門の両端に縫着し（**図16**），前壁の中央と後壁の中央にも牽引縫合をかける．正しい吻合をきちんと行うには，8〜10本の追加縫合をかける必要があり，回腸壁の全層と内肛門括約筋にかける（**図17**）．

腸間膜のすき間を結節縫合で閉鎖し，内ヘルニアを起こさないようにする．パウチ周囲の骨盤腹膜を閉鎖し，パウチがねじれたりずれたりしないようにする．筋層だけになった直腸断端の両側にパウチを縫着すると，パウチが固定されて吻合部に緊張がかかるのを最小限に抑えられる．肛門からパウチ壁と直腸断端の間にゴムドレーンを挿入して前方から引き出してもよい．

一時的な回腸ストーマを省略したくなるが，回腸ストーマを造設して便の流れを完全に隔離すれば，術後合併症はほとんど起こらない．パウチから近位側に40 cmほど離れた部分を左下腹部の小さい穴に通し，保護ストーマを造設する（**図18**）．便の流れを完全に隔離するには（**図19**），近位側の回腸脚やストーマをロッドの上で重積させるとよい（▶ CHAPTER 51）．

術後管理　ステロイド療法は少しずつ減らして終了する．4〜5日後に尿意を調べて膀胱カテーテルを抜去する．食事は少しずつ通常の食事に戻していくが，下痢の程度によっては調節するか中止する．

術後合併症には，吻合部狭窄・骨盤内膿瘍・回腸ストーマトラブルがある．閉腹前に水溶性造影剤で透視や撮影を行い，パウチと肛門吻合の状態を評価する．吻合部の開存度を直接評価する必要があり，吻合部に狭窄や膜様閉鎖を起こしたときは，検査室で鎮静をかけて調べ，内視鏡でパウチ内を観察する．問題がなければ，4か月以内に回腸ストーマを閉鎖する．

最も重要なのは排便機能である．術後1年間は忍耐が必要であり，パウチの容量が徐々に増加し，括約筋の機能も徐々に改善する．日中の下痢と夜間の失禁は大問題であり，食事の量や内容と特別な薬剤で調節しないといけないことがある．排便回数は患者によって異なり，平均して日中6回，夜間1〜2回であり，ポリポーシスの患者よりも潰瘍性大腸炎の患者のほうが多い．

パウチ炎は厄介な合併症であり，定義しにくい症候群である．排便回数が増え，倦怠感・発熱・血便・けいれん性腹痛を伴い，特別な薬剤と食事の調節が必要であり，ポリポーシス患者よりも潰瘍性大腸炎患者のほうが多い．慢性的な便の停滞や遺残も起こり，腸閉塞は10％以上の患者に起こる．回腸肛門吻合のあとは頻繁に長期的な追跡が必要である．　■

V 小腸と大腸の手術
SMALL INTESTINE, COLON, AND RECTUM

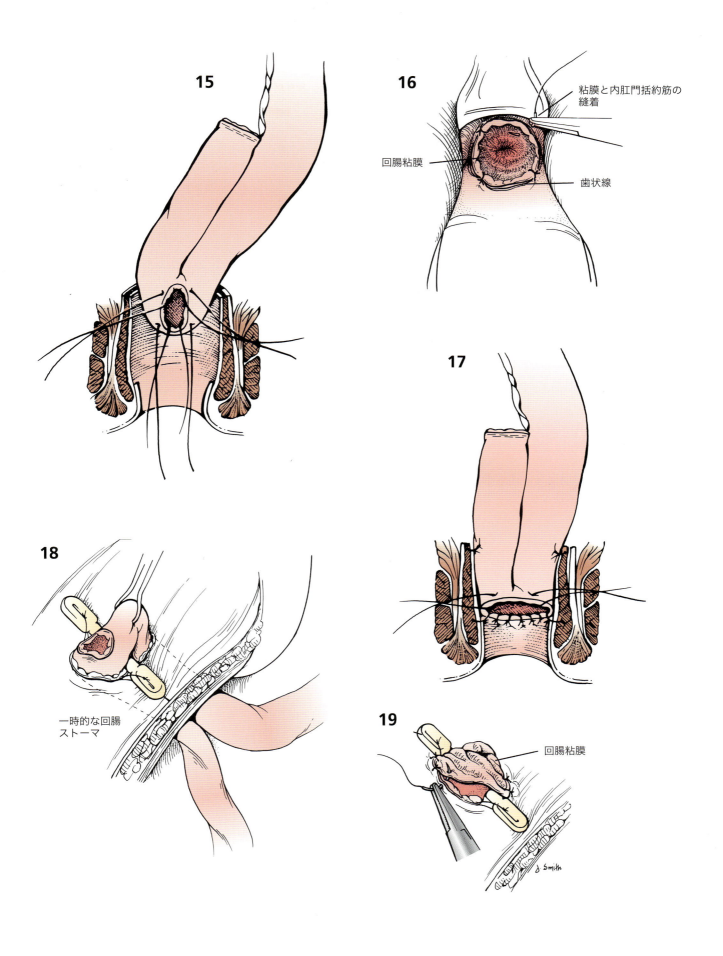

CHAPTER 65 直腸脱修復（会陰法）

適応　完全直腸脱の外科的修復は，小児ではほとんど不要であるが，成人とくに高齢者では価値がある．直腸脱は変性性疾患・動脈硬化性疾患・神経疾患・精神疾患と関連がある．真性直腸脱は肛門括約筋の拡張や機能不全による Douglas 窩ヘルニアであり，修復するにはヘルニア嚢を縮小して骨盤底を強化する必要がある．Douglas 窩の閉鎖と直腸固定による修復手術の到達法には，会陰法・経腹法・併用法がある．

　真性直腸脱は肛門挙筋の前方で内部の腸重積として発症し，肛門挙筋の弱い場所から肛門管を通って直腸が脱出する．直腸の全層が脱出しており，同心円状の直腸粘膜が同定できる．Ⅰ度の直腸脱は粘膜だけが肛門から脱出しており，3 本の放射状の襞（ひだ）が同定できる．そのままにしておくと，肛門括約筋の拡張や機能不全を生じる．

　直腸脱は会陰下降や骨盤底筋群虚弱がある女性の高齢者に生じやすい．会陰下降は直腸瘤や膀胱瘤と関連があることが多く，頻繁な妊娠や子宮摘出のような骨盤手術の既往があることも多い．S 状結腸切除と直腸固定は理想的な修復法であり，それに耐えられない高齢者には会陰法による修復手術を適用する．

術前準備　注腸造影と S 状結腸鏡か大腸内視鏡が必要である．低残渣食・下剤・浣腸で大腸をきれいにして便がないようにする．直腸脱を還納したら T 字帯を装着して還納を維持し，浮腫を最小限に抑えて潰瘍の治癒を促す．機械的洗浄と抗菌薬の経口・静注投与による完全腸管処置が必要である．

麻酔　全身麻酔か脊髄麻酔で行えるが，通常は全身麻酔がよい．

体位　砕石位にして下肢を大きく開く．手術台を傾けて軽度の Trendelenburg 位（骨盤高位）にすると静脈のうっ滞が減って手術が容易になる．

手術準備　脱出を還納して生理食塩水で洗浄する．通常どおり会陰の皮膚を消毒する．術野を乾かしてドレープを貼ってもよい．膀胱カテーテルを留置する．

切開と露出　直腸がすぐ脱出するので（**図 1**），Babcock 鉗子か Allis 鉗子で把持して牽引し，脱出の程度を調べる．直腸脱と Douglas 窩や肛門括約筋の関係を示す（**図 2**）．

　脱出した腫瘤に触れ，ヘルニア嚢の前方に小腸が挟まれていないことを確認する．3-0 の吸収糸を肛門縁に近い前方と後方の正中にかけ（**図 3**，A，**図 5**，D），両側の中央にもかけ（**図 3**，B，C），牽引に使うだけでなく，あとで目印としても使う．

　直腸粘膜と肛門上皮の移行部である歯状線（櫛状線）は解剖学的に重要であり，歯状線の 3 mm ほど近位側で粘膜を切開する．粘膜は短くても吻合するのに十分であり，短くしたほうが術後の脱出が少ない．粘膜の切開はメスか電気メスで行うが（**図 3**），血管が豊富なので，電気メスか結紮で丁寧に止血する（**図 4**）．

　外側部では粘膜と筋層を含む腸管壁の全層を切離するが，Douglas 窩には入らない．脱出した腸管壁の新しくできた剥離面に示指を挿入すると剥離しやすい（**図 5**）．**CONTINUES**

V 小腸と大腸の手術
SMALL INTESTINE, COLON, AND RECTUM

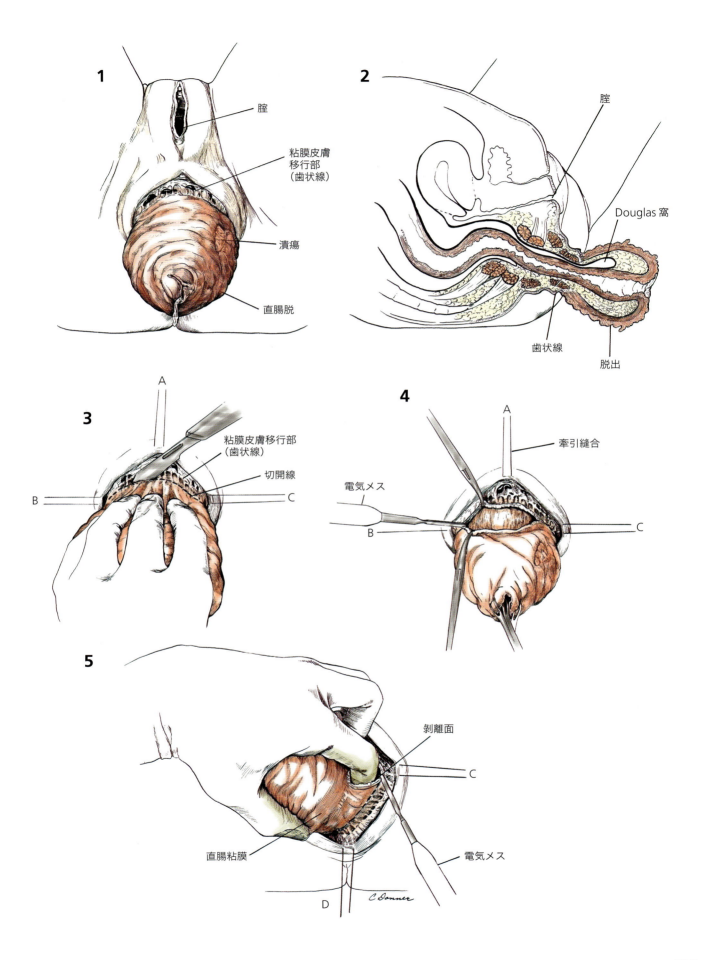

65 直腸脱修復（会陰法）

手技の詳細　脱出した直腸の粘膜と筋層を完全に剥離したあと，切開した粘膜と筋層の断端を下方に牽引し続ける（**図6**）．腸管壁と下部組織の間にある付着をメスか電気メスで切離し，出血部位をすべて止血する．袖状の部分は容易に引き出せ，長さは最初の脱出の2倍になる（**図7**）．ここで腸管壁を切断せず，下方への牽引を続けて脱出している Douglas 窩を探す（**図7**）．

正中の前壁から切開を始め，脂肪内を上方に進め，光沢がある腹膜に到達するまで続ける．注意して腹膜を切開し（**図8**），Douglas 窩を示指で探り，小腸や付属器が付着していたら分離する．Douglas 窩をできるだけ広く遊離し，余分な直腸S状部を創内に授動する．

腹膜を切開したら，滑脱ヘルニアの後方にある直腸S状部を鉗子で把持し，脱出が再発しないように修復するために，可動性がある腸管をどれくらいの長さ切断する必要があるかを決める．腹膜の切開を両側に延ばすと，厚い脂肪に囲まれた血管を腸管の後壁と右側に認めることが多い（**図9**）．短い鉗子と示指で鈍的剥離を行い，腸管壁を損傷しないように腸間膜を腸管から切離する．

1-0 の吸収糸の二重結紮を安全に行うため，短い鉗子を3本以上かける（**図10**）．腸間膜の血管には緊張がかかっており，把持した組織を確実に結紮しないと出血するので，中枢側の結紮は貫通縫合にする．腸管を腸間膜から剥がそうとしてはいけない．余分な腸管が創内に自由に引き下ろせるまで，腸管の両側も後方の正中と同じように鉗子をかけて切離する．

血管を結紮して腸管をできるだけ創内に授動したら，Douglas 窩を閉鎖する．腹膜の開口が大きく，Douglas 窩より上部の腸管が長く脱出しているときは，逆T型の腹膜閉鎖を行う（**図11**）．2-0 の吸収糸の結節縫合か連続縫合で，前方の正中を閉鎖する．

腹膜を腸管周囲に縫着して連続縫合の糸を結ぶ．ここから連続縫合を始め，右側に向かって腹膜と腸管周囲にかけ，腸間膜の血管を結紮したところまで進める（**図11**）．左側も同じように腹膜を腸管周囲に縫着すると，いわゆる「逆T型の腹膜閉鎖」になる．

CONTINUES ▶

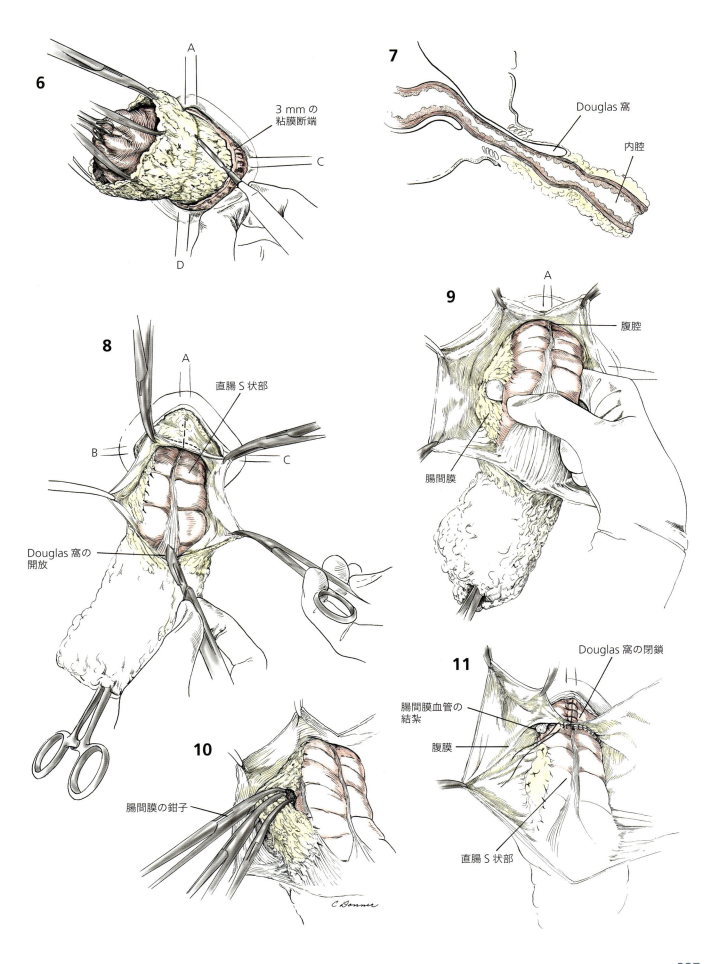

V 小腸と大腸の手術
SMALL INTESTINE, COLON, AND RECTUM

65 直腸脱修復（会陰法）

手技の詳細（続き）　腸管の脱出が目立たず，直腸の前壁部から Douglas 窩が脱出していることがある（**図 12**）．そのようなときは，注意して腹膜を切開し，2～3 本の鉗子で腹膜縁を把持して牽引する（**図 13**）．示指を挿入して Douglas 窩に小腸や付属器が付着していないことを確認する．切開を広げて細い牽引鉤を挿入し，良好な視野で確認することもある．

2-0 の吸収糸で腹膜に巾着縫合をかけ，できるだけ高位で Douglas 窩を閉鎖する（**図 14**）．Douglas 窩の高位閉鎖は，確認するのにかなり時間がかかるかもしれない．満足に閉鎖できなかったときは，二期的に経腹法で Douglas 窩を閉鎖したほうがよい．Douglas 窩を閉鎖したら余分な腹膜を切除し，縫合を追加して止血や閉鎖の補強を行う（**図 15**）．

次は肛門挙筋の同定であり，骨盤底の強化は再発防止に欠かせない．この手技は直腸切断のときに後方会陰縫合で行う肛門挙筋の縫着に似ている．左の示指と中指を入れて細い牽引鉤を前方から挿入すると，左側の肛門挙筋を同定しやすい．

Allis 鉗子か Babcock 鉗子で肛門挙筋を把持して境界を明示し，2-0 の吸収糸を深くかける（**図 16**）．最初の縫合は閉鎖予定部の手前でも奥でもよく，簡単なほうから始める．図では手前から縫合しており（**図 17**），直角鉗子で腸管を圧排して肛門挙筋を適度に縫着する．肛門挙筋を上方まで縫着するには，さらに 3～4 本の縫合が必要である（**図 18**）．

肛門挙筋を縫着したところで，初めて脱出腸管の切断を準備する．腸管を解剖学的に正常の位置に戻す必要があり，腸管を切断する高さまで前壁と後壁を慎重に切開する．歯状線と縫合するのに十分な長さの腸管を使え，しかも再発防止に十分な長さの腸管

を切除しないといけない（**図 18**）．

腸管の前壁と後壁を切開したら，内腔に指を入れて肛門挙筋が適度に縫着されているかどうかを調べ，示指と中指が容易に入る程度であること確認する．肛門挙筋の縫着がきつく腸管の血行がよくないときは糸を 1 本抜去し，肛門挙筋の縫着がゆるいときは縫合を追加する．

できるだけ高位で切断する前に，前方の正中で腸管の長さを調べる．腸管の粘膜を歯状線に緊張なく縫着できる高さで正中に牽引縫合をかけ，その部位まで腸管を切離する（**図 19**）．粘膜全周の 1/4 を切離し，2-0 の吸収糸の連続ロック縫合か結節縫合で粘膜と歯状線を縫着する（**図 19**）．4 等分した縫合を計画的・解剖学的に行えば，粘膜と歯状線を正確に縫着できる（**図 19，20**）．

前方と後方の正中の牽引縫合と左右の中央の牽引縫合は重要であり，粘膜と歯状線の縫着が完成したときに 4 本の牽引縫合（**A，B，C，D**）の重要性がわかる（**図 20**）．粘膜と歯状線は軽く縫着し，粘膜がピンク色を保つようにする．粘膜が白くなるほどきつく結んではいけない．粘膜と歯状線の縫着が終わったら，潤滑油を塗った指を吻合部に注意深く挿入して開存度を調べる（**図 21**）．ドレーンは不要である．

術後管理　抗菌薬を 3 日間以上投与する．水分・糖・電解質を点滴静注して水分のバランスを維持する．水分を徐々に上げて低残渣食にして，鉱物油 30～60 g を 1 日 2 回投与する．手術部位に異常がなければ直腸指診は行わない．直腸周囲膿瘍はいつでも起こりうる合併症であり，切開とドレナージが必要である．　■

V 小腸と大腸の手術
SMALL INTESTINE, COLON, AND RECTUM

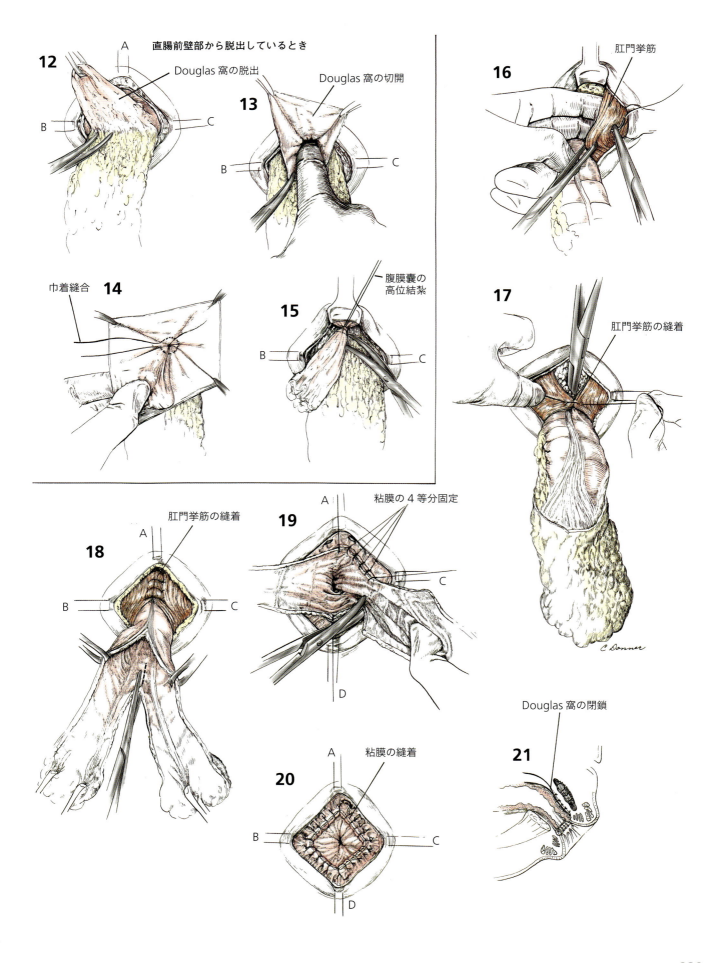

CHAPTER 66 ゴム輪結紮と痔核切除

A ゴム輪結紮

適応 ゴム輪結紮は診察室の処置であり，Ⅰ期かⅡ期の痔核に適用する．内痔核と外痔核の解剖を示す（**図1**）．

術前準備 浣腸するが，麻酔は不要である．

体位 Ritter 診察台で膝を曲げた体位にする．左側臥位でもよい．

手技の詳細 ゴム輪結紮器を準備し，ゴム輪を2本装着する．直腸指診のあと Hirschman 肛門鏡を挿入し，内筒を抜いて内痔核を評価する．内痔核を生じる主要な部位である右前方・右後方・左側を見て（訳注：3時・7時・11時の位置），結紮に最も適した痔核を決める．通常は最も大きい痔核であり，目標の痔核を脱出させられるように肛門鏡を動かす．

ゴム輪結紮に捕捉される組織がすべて歯状線より上にあることを確認する．初めに Allis 鉗子を肛門鏡に挿入して痔核をつかむ（**図2A**）．患者が不快を訴えたときは，鉗子を口側に移す．結紮の正確な位置が決まったら結紮器を肛門鏡に挿入し，Allis 鉗子で痔核を結紮器内に脱出させる（**図2B**）．患者に不快がなければ結紮器を作動し，痔核にゴム輪をかけ，結紮器を抜去する（**図2C**）．

ゴム輪をかけた直後に患者が鋭い痛みを感じたときは，ゴム輪をはずす．ゴム輪の除去は11番のメス刃か抜糸用ハサミの先端を使って行う．

どのような場所でもゴム輪を3本以上かけるのは危険である．3個以上の痔核を結紮するときは，2か月以上かけて3回以上に分ける．1か所の結紮で症状が改善することはまれであり，最も大きい痔核を結紮すると，しばらく症状が消失することがある．

術後管理 4～7日後に痔核が脱落するときに，患者が出血を報告しても全く問題ないが，排尿障害や発熱があれば，骨盤内膿瘍の早期症状かもしれないので，すぐに連絡するように指示する．症状が消失しないときは，6週間後に再処置を行う．

B 痔核切除

適応 痔核切除は待機手術のことが多く，状態がよく持続性の症状がある患者にも適用するが，出血・脱出・疼痛・搔痒・感染に対する緩和薬物療法が無効のときに適用することが多い．大きいスキンタグは搔痒のため摘除が必要かもしれない．

女性は骨盤の検査で腫瘍と妊娠を除外し，男性は前立腺を調べておく．高齢者は注腸造影とS状結腸鏡か大腸内視鏡が必要である．肝硬変のような重症疾患と高齢やさまざまな原因による短い余命は，痔核の症状がひどくないかぎり禁忌である．

単純な内痔核が脱出するときは，ゴム輪結紮で治療できるが，大きい内痔核の患者やゴム輪結紮が失敗した患者は，痔核切除が第一選択である．

術前準備 少量の乾いた便塊よりも浣腸液の遺残のほうが厄介なので，手術前日の夜か手術当日の朝，できれば4～5時間前までには浣腸をすませる．

麻酔 局所麻酔・脊髄麻酔・硬膜外麻酔がよい．吸入麻酔を行うときは，肛門の拡張が呼吸中枢を刺激することを知っておく．脊髄麻酔では肛門括約筋が完全に弛緩するので，注意しないと触診で肛門括約筋を同定できないことがある．

体位 体位は麻酔法によって決まる．脊髄麻酔ではジャックナイフ位が最もよい．全身麻酔では極端な背部砕石位がよく，手術台の端から臀部をはみ出させて下肢を支持棒に固定する．

手術準備 肛門を強く広げると解剖がゆがみ，肛門の狭窄を恐れずに痔核を一度ですべて切除することが不可能になるので，肛門を強く広げてはいけない．痔核切除が3個以下のときは，肛門を

丁寧に広げてよい．

手技の詳細 肛門鏡を挿入し，肛門突起や肛門陰窩があれば切除する．肛門管を2横指分だけ丁寧に広げて良好な視野が得られたら，牽引鈎を挿入し観察する．直腸にガーゼを入れて牽引鈎をはずしたら（**図3**），ガーゼを丁寧に引き抜き，便塊が肛門管を通る状態にする．ガーゼを引き抜くと痔核が脱出し，痔核鉗子でつかめる（**図4**）．脱出する痔核に鉗子をかけて術中の目印にする．

痔核の位置に対応して，肛門管の境界である肛門縁に直の止血鉗子をかける．痔核鉗子と止血鉗子を同時に牽引して痔核を緊張させ（**図5**），肛門縁から歯状線（櫛状線）に向かって三角形の切開を加える（**図6**）．

2本の鉗子を牽引しながら，鈍的剝離と鋭的剝離を注意して行うと，皮膚と痔核の三角形の領域を外括約筋の外縁から剝離できる．痔核に入る細い線維組織が多数見つかるが（**図7**），縦走筋の延長なので切離しても問題ない．

外括約筋の外縁まで切離し，歯状線の少し先まで切開を進めると，粘膜と痔核に入る深部静脈だけが残るので，直の鉗子で把持して先端に貫通縫合をかける（**図8**）．痔核をメスで切除し，鉗子ごと粘膜に連続縫合をかける（**図9**）．鉗子をはずして糸を引っ張り，歯状線の2つの角を含めて粘膜を合わせる．

肛門側の連続縫合は外括約筋にも軽くかけ（**図10**），下方では皮下組織を縫着して閉鎖する（**図11**）．皮膚縁は縫合せずに開放し，術後の浮腫を防ぐドレナージにする（**図12**）．残りの痔核も同じようにして切除する．肛門狭窄を防ぐのに粘膜はできるだけ残すが，皮膚は三角形に広く切除しても問題ない．

広範囲に痔核があるときは，半周分の粘膜を切除することがある．三角形の切除は前方と後方で肛門縁から歯状線まで延ばし，複数の止血鉗子を小さくかけながら粘膜を水平方向に切離したあと（**図13**），粘膜弁を外括約筋に縫着して肛門の狭窄を防ぐ（**図14**）．余分な皮膚を切除し，肛門周囲に厄介なスキンタグを生じる可能性を最小限にする．

術後管理 肛門にガーゼを当て，局部にワセリンを塗ってもよい．2～3日間は食事を制限するが，術後3日目からは常食を許可する．鉱物油30 mL を投与して排便を促すと，術後3日目に排便がある．局所を温めると肛門の不快が軽くなる，希望すれば座浴を行ってもよい．完全に治癒するまで肛門の拡張を毎週行う．

C 血栓性外痔核

適応 血栓性外痔核はトイレでの力みや強い腹圧で生じることが多く，重いものを持ち上げる人や妊娠後期の女性に生じやすい．通常は疼痛があり，視診で診断でき，右側か左側にある．痔核の大きさに応じて診察室で摘除してもよい．2週間以上経過していたときは，自然に消失するので，何もする必要はない．凝血を排出して感染を伴ったときは摘除する．

手技の詳細 血栓性外痔核を診察室で摘除すると決めたら，Ritter 診察台で膝を曲げた体位にする．助手が臀部を開いて肛門と外痔核を露出する．術野を消毒してアドレナリン添加1%キシロカインを2～3 mL 注入すると，良好な鎮痛が得られて帰途の苦痛がない．

小さい止血鉗子で痔核を把持し，楕円形の切開を加えてハサミで切除する（**図15**）．凝血が貯留しないようにするには，単に切開するのではなく，痔核をできるだけ切除することが重要であり，鋭匙を使うとやりやすい（**図16**）．創は閉じないが，硝酸銀で処置して圧迫ガーゼを当ててもよい．翌朝か排便があるまでガーゼを交換せず，翌日から温浴を始める． ■

V 小腸と大腸の手術
SMALL INTESTINE, COLON, AND RECTUM

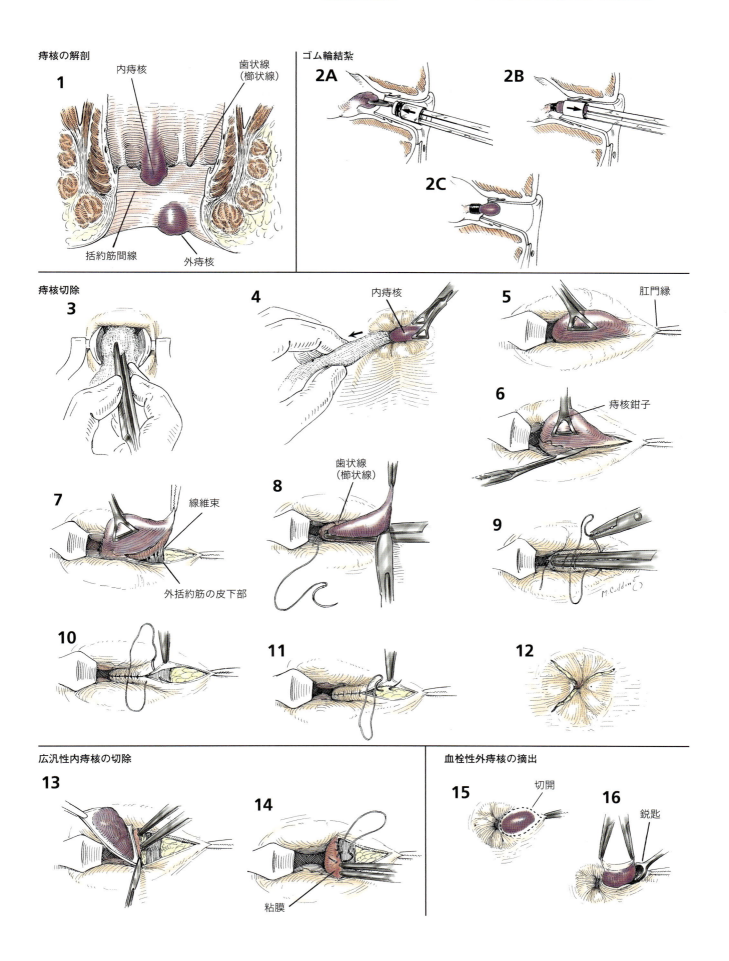

CHAPTER 67 膿瘍・痔瘻・裂肛の治療

A 肛門周囲腫瘍ドレナージ

適応 肛門領域の解剖を示す（**図1**）．肛門管周囲の膿瘍はMorgagni窩（肛門陰窩）の感染から生じ（**図2**），表在性の肛門周囲膿瘍（80％）か深在性の坐骨直腸窩膿瘍（20％）になる（**図3**）．

肛門周囲膿瘍は肛門管の近くにあり，右側か左側，前方か後方である．通常は疼痛があり，ときに発熱を伴う．診断は肛門部の視触診で，発赤・熱感・波動のある膿瘍がわかる．疼痛があるので直腸指診を行ってはいけない．

解剖 肛門周囲膿瘍や直腸周囲膿瘍の位置を示す（**図3**）．膿瘍は進展する場所によって分類され，表在性の膿瘍は診療所で安全にドレナージできるので，手術的ドレナージは不要である．最も治療がむずかしいのは，括約筋間を近位側や全周性に広がる膿瘍と坐骨直腸窩や肛門後腔にある膿瘍である．

膿瘍の位置と範囲を決めるには麻酔下の検査が必要である．坐骨直腸窩膿瘍は大きく，右か左の坐骨直腸窩や深部肛門後腔にあり，手術的ドレナージが必要である．

麻酔 全身麻酔か脊髄麻酔がよい．

体位 診療所で行うドレナージでは，Ritter診察台で膝を曲げた体位にする．手術室で行うドレナージでは，腹臥位のジャックナイフ位が最もよい．

手技の詳細 肛門周囲膿瘍は，表面の皮膚をエチレンクロライドで麻痺させる．キシロカインの注射は非常に痛みが強いので避ける．皮膚が麻痺したら，膿瘍の表面に小切開を加えて排膿する．十分に大きく切開して適切なドレナージを行うが，膿瘍を積極的に探る必要はない．切開はできるだけ肛門管の近くで行い，たとえ瘻孔を生じてもできるだけ短くなるようにする．

B 坐骨直腸窩膿瘍ドレナージ

適応 坐骨直腸窩膿瘍は迅速にドレナージする．注意して触診すると，肛門周囲には認められない波動を触れることが多い．直腸周囲膿瘍は肛門挙筋を通って後腹膜腔に穿破するので，波動が明瞭になるまで手術を遅らせてはいけない．

術前準備 特別に必要な準備はなく，抗菌薬を予防投与する．

麻酔 気管挿管による全身麻酔を行うが，脊髄麻酔や硬膜外麻酔などの局所麻酔でもよい．

体位 腹臥位かジャックナイフ位がよい．

切開と露出 坐骨直腸窩膿瘍の好発部位を示す（**図3**）．膿瘍は肛門挙筋より上の腹膜外に生じることもある．麻酔したら直腸鏡やS状結腸鏡で関連病変を見つける．圧痛が最も強い部位を切開し（**図3**），肛門に平行か放射状に延ばす．

膿瘍が肛門挙筋より上にあるときは，ドレナージを行うときに細心の注意が必要である．挙筋上膿瘍は原因が腹腔内にあることが多く（たとえば大腸憩室炎），腹腔からドレナージを行ったほうがよく，会陰からドレナージを行うと括約筋外膿瘍になる．

手技の詳細 切開してドレナージしたら膿瘍腔を示指で探り，ドレナージが完全で坐骨直腸窩に異物がないことを確認する．排膿を細菌学的検査に提出する．通常は直腸と交通していないが，膿瘍が小さく明らかに直腸と交通しているときは瘻孔を切除する．大きい膿瘍を小さい切開でドレナージするのはまちがいであり，

慢性的な膿瘍を生じる原因になるので大きく切開する．

閉鎖 膿瘍腔にガーゼテープを軽く詰める．

術後管理 湿布や座浴を行うと，炎症が軽減して治癒が進む．底部から治癒するようにガーゼを交換することは手術と同じくらい重要である．坐骨直腸窩膿瘍は痔瘻になりやすいが，適切な術後管理で患者の半数は一次治癒する．

患者はドレナージ手術の失敗で瘻孔を生じたと思うので，術後に瘻孔を形成する可能性があることを術前に患者と話し合っておくとよい．

C 瘻孔切除

適応 ほとんどの痔瘻は肛門陰窩の感染から生じ，肛門周囲の筋肉組織に広がり，坐骨直腸窩や直腸周囲の表層に穿破する．患者の状態がよければ，手術による瘻孔除去の適応になる．

解剖 痔瘻の治療には肛門の解剖，とくに括約筋や肛門陰窩との関係に関する知識が前提となる．いくつかの重要事項を示すと，外括約筋は皮下外括約筋・浅外括約筋・深外括約筋の3つに分けられる．皮下外括約筋は皮膚の直下で内括約筋の下縁より下にある．浅外括約筋と深外括約筋は内括約筋深部の周囲にあり，上方では肛門挙筋に連続する（**図1**）．

肛門挙筋は肛門管を左右と後方から取り囲むが，前方には存在しない．肛門の縦走筋は直腸の縦走筋と連続しており，内括約筋は直腸の内輪筋が球状に肥厚したものである．浅外括約筋は皮膚の直下で肛門管を取り囲む索状物として触れる．すぐ上に触れる浅い陥凹が括約筋間線であり，その上にある軽度の肥厚が内括約筋の下縁である．

肛門管に指を挿入して肛門輪に沿って前方に引っかけると，肛門挙筋がないので深外括約筋の深部を触れる．指を後方に回していくと，肛門管の外側中央に肛門挙筋の肛門管付着部があり，限局性の肥厚として触れる．肛門管の後方は前方より肥厚して感じる．外括約筋と肛門挙筋を損傷しなければ，失禁は起こらない．

ほとんどの痔瘻はMorgagni窩（肛門陰窩）の底部にある肛門腺から生じ，膿瘍は内括約筋の実質内に存在することが多い（**図2**）．膿瘍が括約筋外に溢出すると，縦走筋の線維筋性隔壁で形成された組織面に沿って広がりやすい．

瘻孔の原因が結核や潰瘍性大腸炎などの膿瘍や異物に関連した肛門管の穿孔であることはまれである．内部の開口（一次口/原発口）は歯状線より上にあり，括約筋全体や肛門挙筋の一部を横切る（**図4**）．失禁を避けるには段階的な手術かシートン法を行う（▶246ページ）．

通常の痔瘻はSalmon-Goodsall法則に従う．外部の開口（二次口/続発口）が前方にあれば，瘻孔は直線的で放射状であり（**図5，a**），後方にあれば瘻孔は曲線的である（**図5，b．c．d**）．単純痔瘻は最短経路で肛門に直結しており（**図5，a**），複雑痔瘻は遠回りしてしばしば馬蹄形で複数の開口がある（**図5，b．c**）．

複雑痔瘻の大部分は肛門の後ろ半分に開口している．複数の空洞がある瘻孔では，たとえ前方に開口があっても，主要な開口は後方にあることが多く，前方に開口が1個ある瘻孔は肛門の前半分に直結している［Goodsall法則］（**図5，a**）．**CONTINUES**

Ⅴ 小腸と大腸の手術
SMALL INTESTINE, COLON, AND RECTUM

1 肛門領域の解剖

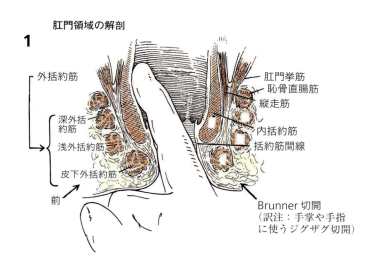

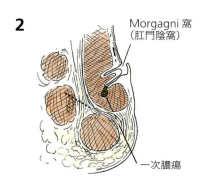

3 肛門領域の膿瘍

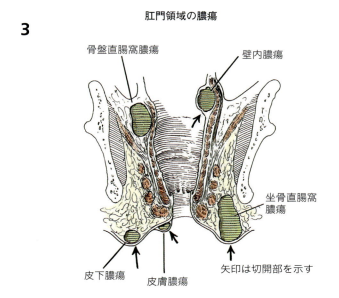

4 痔瘻の解剖

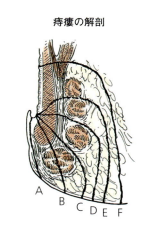

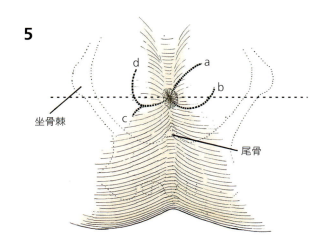

243

67 膿瘍・痔瘻・裂肛の治療

術前準備　ポケットや蜂窩織炎があれば膿瘍を切開する．局所に高度の炎症がなければ，手術前日の夜に浣腸を行う．下剤は不要である．

麻酔　複雑痔瘻の手術は全身麻酔で行う．単純痔瘻は脊髄麻酔がよく，やや複雑な痔瘻も脊髄麻酔でよいが，脊髄麻酔は完全に筋弛緩を起こすので，外括約筋と肛門挙筋の触知や識別が困難になることがある．

体位　CHAPTER 66 を参照．

手技の詳細

1. 単純痔瘻

開創鉤を挿入できる程度に肛門管を広げたら，歯状線を直視下におき，肛門陰窩を見て一次口を探す．疑わしい陰窩にゾンデを丁寧に挿入すると，異常に深い陰窩が見つかり，二次口の位置から瘻孔の原因陰窩と同定できる（図6）．

歯状線が正常で陰窩が浅かったり全くなかったりしたときは，肛門管と交通がない局所的な肛門周囲膿瘍である．二次口から過酸化水素水を注入して瘻孔を一次口までたどる方法もある．

一次口を同定したら，二次口からゾンデを挿入し，瘻孔を一次口まで丁寧に通す（図7）．まちがった通路を作らないように注意する．ゾンデの表面を切開すると瘻孔が開放される（図8）．瘻孔を切除する必要はなく，開放すればよい（図9）．表在性の単純痔瘻は，瘻孔全体をゾンデで固定しておき，ハサミや電気メスで切除してもよい．

2. 複雑痔瘻

馬蹄形の複雑痔瘻で二次口が正中前方にあるときや一次口が正中後方にあるときは，広範囲の切開を避ける．主要な後方の瘻孔をゾンデで同定したら（図10），瘻孔の短い後部を切開して病巣がある陰窩を切除する（図11）．

前方の瘻孔を掻爬したあと，瘻孔に沿った二次的切開からPenrose ドレーンを通してドレナージする（図12）．後方の瘻孔は袋状に形成する（図13）．**CONTINUES**

V 小腸と大腸の手術
SMALL INTESTINE, COLON, AND RECTUM

単純痔瘻の治療

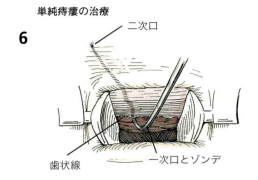
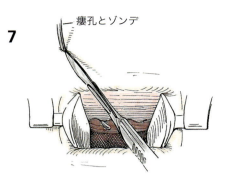
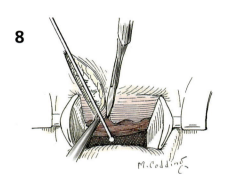
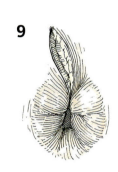

複雑痔瘻の治療

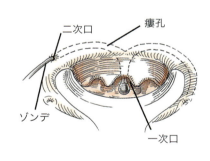
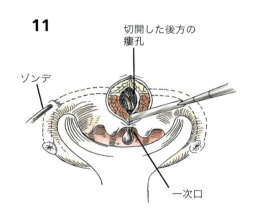
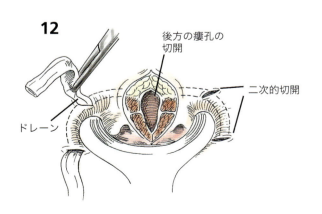
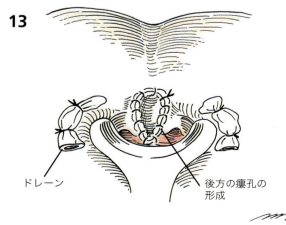

67 膿瘍・痔瘻・裂肛の治療

手技の詳細（続き）

・シートン法

太い瘻孔が括約筋を貫通して外括約筋の広い範囲に及ぶときは，シートンが必要である（訳注：seton は皮膚に通した絹糸・馬毛・ゴムなどの串線）．二次口から一次口にゾンデを通したら，1-0 絹糸をゾンデの溝に巻きつける（**図 14**）．ゾンデを瘻孔から引き抜き，絹糸を括約筋の周囲でしっかり結ぶ．

皮膚と皮下脂肪を除去し，括約筋を締めつけるシートンだけ残す．絹糸は刺激物であり，時間とともに括約筋を切開していく．瘻孔の切開が次々と進むが，括約筋が治癒する時間が十分あるので，瘻孔は徐々に引き出される．瘻孔切開で起こるような括約筋の分離がなく，失禁を生じない．血管テープを使った非切開シートン法は，慢性の肛門周囲疾患に適用する．

・直腸粘膜伸展法

複雑痔瘻に対する別の手術法である（**図 15**）．粘膜と粘膜下層からなる弁を直腸内で作って一次口に被覆する（**図 16**）．近位側を広く剝離し，粘膜弁が遠位側に緊張なく伸ばせるようになったら，一次口を切除して粘膜弁を括約筋間溝に縫着する（**図 17**）．

外括約筋を重ねて一次口を閉鎖し，吸収糸の結節縫合で粘膜弁を括約筋間溝に縫着してもよい（**図 17**）．複雑痔瘻を効果的に治療でき，括約筋を損傷する危険が少ない．

術後管理　覚醒したら早期に離床させ，軽い食事を許可する．排便をがまんさせず，緩下剤を投与し，術後 2 日目に座浴を始める．手術当日に退院してもよく，1 週間は通院で観察する．

D　裂肛の治療

適応　裂肛は小児や成人にみられる有痛性の肛門疾患である．小児は自然に治癒することが多いが，成人は外科的修復が必要なことがある．通常は便秘や大きな便塊による無理な排便が原因であり，ほとんどが後方に生じる．裂肛は歯状線（櫛状線）と肛門縁の間を縦走しているが，深いときは内括約筋が露出してれん縮や疼痛の原因になる．

慢性裂肛は肛門突起やスキンタグと関連があるかもしれない．長い間に内括約筋が肥厚すると，創を開いておく作用が強くなり，裂肛の閉鎖が阻害される．初期には局所軟膏や線維食品が有効であるが，創が慢性化すると外科的修復が必要になる．

術前準備　術前管理は不要である．患者にとって耐えがたい浣腸は省略する．

麻酔　脊髄麻酔・硬膜外麻酔・局所麻酔のどれでもよい．

体位　腹臥位にするが，ジャックナイフ位にしてもよい．

手術準備　清潔操作で術野を消毒して敷布をかける．肛門の拡張や直腸の洗浄は行わない．

手技の詳細　Hill-Ferguson 牽引鉤を肛門管に挿入し，肛門管を観察する．裂肛は後方（6 時）にあることが多く，右側後方（7 時）の痔核と関連している（**図 18**）．裂肛と痔核を切除し（**図 19**），2-0 のクロミック糸の連続縫合で肛門粘膜と肛門管上皮を閉鎖する（**図 20**）．

内括約筋切開を行い，括約筋のれん縮を軽減する．左側（3 時）に別の切開をおき，痔核があれば切除し，肥厚した内括約筋を露出する．内括約筋部分切開を行い，2-0 のクロミック糸の連続縫合で閉鎖する．

裂肛修復は閉鎖法で行ってもよく，指を肛門管に挿入した状態で 11 番メス刃を括約筋間層に挿入し，歯状線の下におく（**図 21**）．メス刃を内側に動かし，内括約筋の下部 1/3 か半分を切離する（**図 22**）．

裂肛修復は開放法で行ってもよく，皮膚を切開し（**図 23**），内括約筋の帯状の肥厚を遊離して挙上したら（**図 24**），部分的に切離し（**図 25**），創は開放しておく．括約筋切開は外側で行い，鍵穴変形を生じないようにする．慢性の裂肛を切除でき，肛門管にかかる緊張を十分に解除して裂肛の治癒を促す．

術後管理　早期に離床させて排便を促す．疼痛制御には座浴が有効である．完全に治癒するまで退院後は毎週，通院で観察する．∎

V 小腸と大腸の手術
SMALL INTESTINE, COLON, AND RECTUM

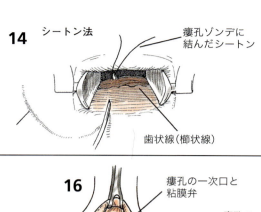

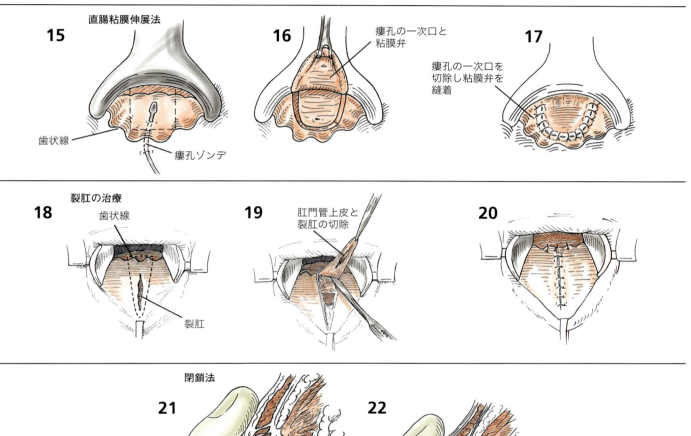

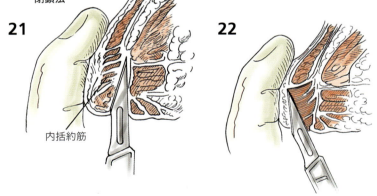

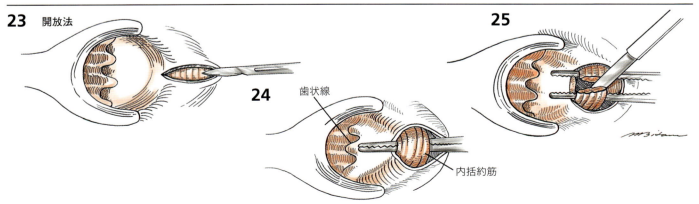

CHAPTER 68 毛巣洞切除

適応　毛巣洞（訳注：毛を含んだ仙尾部の皮膚嚢胞）は，完全に切除するか外面化する必要がある．急性炎症を起こした毛巣洞は切開ドレナージし，急性炎症が消退したあとで完全に切除する．縮小手術の「外面化（exteriorization）」や「袋状化（marsupialization）」は，限局した毛巣洞に有効である．さまざまな術式があるにもかかわらず再発する．

術前準備　複数の導管がある複雑な毛巣洞は，メチレンブルーのような色素を注入すると同定しやすいが，出血がない術野で注意して剥離すると導管は同定できる．色素の注入は手術の4〜5日前に行うことが重要であり，術中に注入すると術野が過剰に染まる．

麻酔　軽い全身麻酔でよく，体位によっては気道確保に注意する．腰椎穿刺部に感染が広がっているときは，脊髄麻酔を行わない．

体位　腹臥位にして，手術台を中央で折り曲げて臀部を挙上する（図1）．

手術準備　毛巣洞の高さで正中から10cm離れた臀部に2本のテープを対称的に貼り，適度な強さで引っ張って手術台に固定すると，臀間溝が広がって良好な術野が得られる（図2）．注意して除毛したあと，通常どおり皮膚を消毒する．

切開と露出　毛巣洞の開口部の両側から1cm離してレンズ状の切開を加える（図3）．皮膚に圧迫と緊張がかかっているので出血しない．

手技の詳細　切除する皮膚の上端にAllis鉗子をかけ，毛巣洞を一塊に切除する（図4）．皮下組織を深部に切開し，外側に向かって筋膜まで進める．筋膜は感染が深部に広がるときの唯一の防御機構なので，細心の注意を払って切開しないようにする（図5）．

　出血している血管を把持するときは，先がとがった小さい止血鉗子を使い，組織反応を最小限にする．遺残する縫合糸を最小限に抑えるのに，電気メスで止血してもよい．外科医によっては，出血はすべて圧迫か電気凝固で止血し，縫合糸が少しでも遺残するのを避ける．

　切離すると縮む多数の厄介な小血管が頻繁に現れることが多いので，切開部の下端を剥離するときは細心の注意を払う．創部を入念に観察し，すべての導管を摘出したことを確認したら，皮下組織の下部を筋膜の付着部で切開する（図6）．皮膚縁が緊張なく縫着できる範囲だけ切開すればよい（図7）．

閉鎖　出血部位を止血したら，創を生理食塩水で十分に洗浄する．完全に止血していれば，一次治癒する頻度が非常に高く，予想外の感染を生じたときは，創を開いてガーゼを詰めればよい．単純な毛巣洞では，出血をすべて制御したあと，創を正中から離れた場所で閉鎖する．創の閉鎖は埋没縫合よりも垂直マットレス縫合のほうが死腔は少ない（図8）．

　針は創縁から1cm以上離して刺入し，授動した皮膚と皮下組織の全層に通す．次の運針は創の底部で筋膜にかけ（図8），深部を通して反対側の皮弁に刺入する．折り返して皮膚縁に針を通し，最後に糸を結ぶと（図9），死腔が閉鎖して皮膚縁が正確に縫着する（図10）．

　縫合は1cm以下の短い間隔で行う．少しでも合わなかったところは治癒が遅いので，皮膚縫合は注意して正確に行う．圧迫ガーゼを丁寧に当て，10〜14日間は抜糸しない．

・外面化

　再発した毛巣洞が小さいときは，毛巣洞にゾンデを挿入し，皮膚と皮下組織を切開する（図11）．分枝導管を含む毛巣洞全体を広く開放し，ガーゼや鋭匙で肉芽組織を繰り返し拭きとる．

　毛巣洞の肥厚した被覆が創底部を形成しており，皮下組織を楔状に切除すると，授動した皮膚を残った厚い毛巣洞壁に縫着しやすくなる．毛巣洞の排液は少なく，ガーゼ交換が容易で患者の不快も少ない．

　創が完全に治癒するまで，創の露出部にガーゼを詰めて分離する（図12）．外面化は完全切除に比べて侵襲が小さいという利点があり，入院や回復の期間が短く再発も少ない．

術後管理　完全な安静と汚染からの保護が欠かせない．早期離床を勧めるが，切開部が当たるような硬い椅子に座らせてはいけない．座るときはいつもクッションの上か，左右の臀部で別々に座るように指導する．4〜5日間は食事を透明な水分に制限し，その後は低残渣食にして排便による汚染の機会を少なくする．

　毛巣洞を開放してガーゼを詰めたときや外面化した場合，安静は不要である．頻繁にガーゼを交換し，皮膚が早期に架橋を生じて再発や長期の不快と障害が起こるのを防ぐ．完全に治癒するまで臀間溝の体毛を除去し続けることは重要である．感受性検査が陰性であれば，脱毛剤を月に4〜5回使ってもよい．

V 小腸と大腸の手術
SMALL INTESTINE, COLON, AND RECTUM

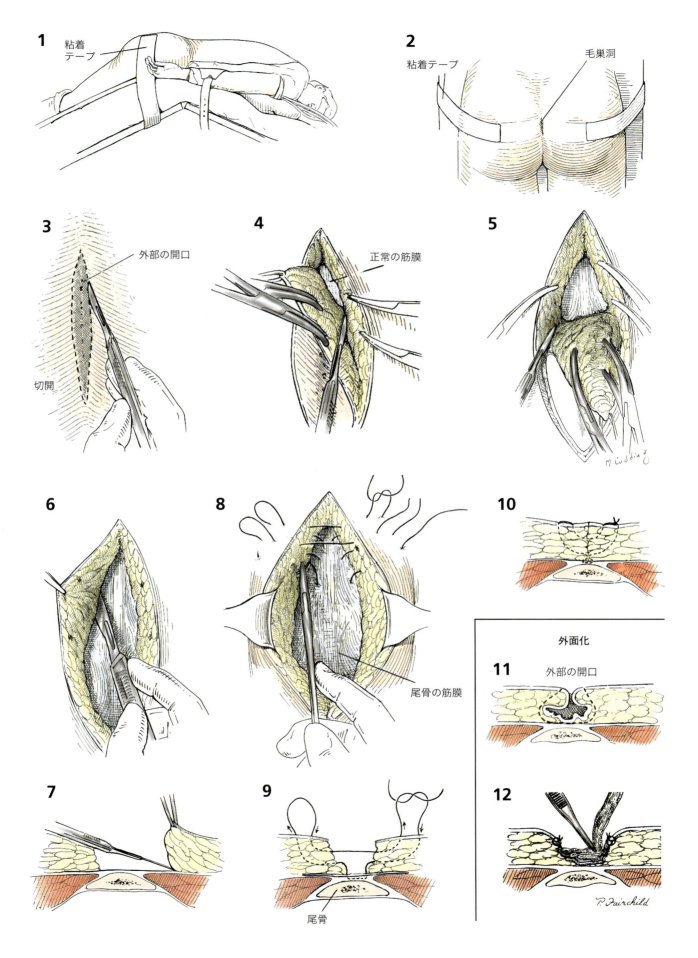

249

第Ⅵ部　胆嚢と肝臓の手術
SECTION Ⅵ　GALLBLADDER, BILE DUCTS, AND LIVER

CHAPTER 69 胆嚢摘出（腹腔鏡）

適応　胆嚢摘出は症状がある胆嚢疾患に適用される．腹腔鏡下胆嚢摘出の適応と開腹下胆嚢摘出の適応は基本的に同じであり，有症状胆石（胆石症）・急性胆嚢炎（有石／無石）・胆石膵炎・胆道ジスキネジア・胆嚢ポリープ/腫瘍（悪性の疑い）などがある．胆石膵炎の軽症患者では，初回の入院時に胆嚢摘出を行う．

　腹腔鏡下胆嚢摘出の絶対的禁忌には，胆石性腸閉塞・凝固異常症・重症併存疾患がある．外科医の腹腔鏡手術の経験が増えると相対的禁忌はほとんどなくなるが，リスクが高いのは，肝硬変による門脈圧亢進症・開腹手術の既往による癒着・急性壊疽性胆嚢炎である．

術前準備　問診と診察のあと腹部超音波検査で診断を確定する．胃や十二指腸の診断には追加の検査が必要である．肝機能を含んだルーチンの血液検査を行い，肝機能障害や抗血栓薬の服用があれば凝固系を調べる．胸部 X 線と心電図は必要があれば行う．

　腹腔鏡手術による胆嚢摘出の危険性には，出血や感染，トロッカーによる臓器損傷や血管損傷，操作中の胆管損傷があり，開腹手術になる可能性とともに患者に説明しておく．

　胆管結石を疑う胆石の患者は，手術リスクに応じて治療方針を決めておく．黄疸の患者，血液検査で肝機能障害がある患者，画像検査で胆管拡張がある患者は，内視鏡的逆行性胆管膵管造影（ERCP）を行い，必要があれば乳頭括約筋切開（EST）を行って結石を摘出し，あとで腹腔鏡下胆嚢摘出を行う．

麻酔　気管挿管による全身麻酔がよい．

体位　腹腔鏡下胆嚢摘出はいろいろな装置を使うので，手術チーム全員が見やすいように装置を上手に配置することが重要である（図 1）．

　ビデオモニターと高流量炭酸ガス気腹装置を同じ視線でとらえ，操作中に腹腔内圧と炭酸ガス流量を監視できるようにする．手術台の向こう側のビデオモニターを見ることになるので，全員が最終的な位置についたら，ビデオモニターの位置を調節する．

　患者を仰臥位にして上肢を体側につけるか直角に広げ，麻酔科医が頭側からモニターを最大限に利用できるようにする．麻酔がかかったら経口胃管を挿入する．間欠的空気圧迫装置を装着して深部静脈血栓症（DVT）を予防する．

　電気メスの対極板を臀部に貼る．整形外科の金属器具や心臓の電気装置を埋め込んだ可能性があるところは避ける．術中胆管造影を行うときの X 線装置の必要性を考慮して手術台と患者の位置を決める．上胸部・上肢・下肢をブランケットで覆い，熱喪失を最小限に抑える．

手術準備　通常どおり腹部全体と下胸部の皮膚を消毒する．抗菌薬の予防投与は胆道の病原菌を想定し（訳注：頻度が高いのは大腸菌とクレブシエラ，腸球菌やバクテロイデス），執刀前に投与して組織内濃度を高めておくが，低リスク患者は抗菌薬の利点が限られている．

切開と露出　腹部を触診して，予想外の肝腫大や腹部腫瘤がない

ことを確認する．患者を軽度の Trendelenburg 位（骨盤高位）にして，気腹する場所を決める．最初のポートは小開腹下の Hasson 法がよいが（▶ CHAPTER 11），Veress 針を使った方法もある（▶ CHAPTER 12）．

手技の詳細　30° の斜視型スコープか直視型スコープを使い，レンズに曇り止めを塗る．炭酸ガス装置をポートに接続し，ホワイトバランスと焦点調節を行ったスコープを光源装置に接続する（図 2）．

　腹腔臓器を全体的に観察し，とくに病変や癒着に注意する．トロッカーによる臓器損傷や血管損傷があれば早急に修復する必要があり，腹腔鏡手技を応用して修復してもよいが，通常は開腹して修復する．

　トロッカー刺入部をビデオスコープの直視下におき，3 本のポートを刺入する．1 本は 10 mm ポートで剣状突起から 5 cm 離れた心窩部に刺入し，鎌状間膜のすぐ右側から出し（図 3），5 mm ポートでもよい．残りの 2 本は操作用鉗子に使う 5 mm ポートであり，1 本は右上腹部の鎖骨中線上で肋骨弓から 4〜5 cm 下方，もう 1 本は側腹部の前腋窩線上で臍の高さに刺入する．

　ポートの位置は患者の体型や術者の経験や好みによって異なる．患者を 10〜15° の逆 Trendelenburg 位（骨盤低位）にして，手術台を軽く左側に傾ける（患者の右側を上げる）と，胆嚢領域が見えやすくなる．

　側腹部のポートから挿入した爪つき鉗子（図 4，A）を使い，胆嚢の底部の先端を把持して胆嚢を肝臓と一緒に上方に持ち上げると，胆嚢と肝下面がよく見える（図 4）．胆嚢の表面にある大網や膜状の癒着を丁寧に剝がす（図 4）．

　右上腹部のポートから挿入した鉗子（図 5，B）を使い，胆嚢の漏斗部（訳注：頸部と体部の間で Hartmann 嚢）を把持して外側に牽引すると，胆嚢管や胆嚢動脈の領域が見える．

　心窩部のポートから挿入した剝離用鉗子（図 5，C）を使い，胆嚢と胆嚢管の合流部にある腹膜を切開し（図 6），丁寧に剝離して胆嚢管と胆嚢動脈を露出する（図 6）．胆嚢管と胆嚢動脈を全周性に完全に剝離し，クリッピングや切離の前にできるだけ遊離して同定する．

　胆管損傷を最小限に抑えるには，「安全のための決定的視野（critical view of safety, CVS）」の概念が重要である（訳注：critical view には「批判的にとらえる→疑って見る」の意味もある）．

　すなわち，胆嚢頸部を肝床から剝離して Calot 三角を展開し，切離予定の 2 つの構造物である胆嚢管と胆嚢動脈を確実に同定する手法である（訳注：詳細は論文を参照［J Am Coll Surg 1995；180：101-25］）．典型的な視野では，胆嚢動脈は Calot 三角の後方に見える（訳注：Calot 三角は肝下面・総肝管・胆嚢管で囲まれた領域）．

　胆嚢漏斗部と胆嚢管の右側で腹膜を切開すると，最初の剝離操作に役立ち，総胆管領域を盲目的に剝離する操作を最小限に抑えることができる．

　胆嚢管を前後に払うと何もない空間ができて広がる（図 7）．炎症性浮腫や瘢痕があって剝離がむずかしいときは，開腹手術への移行を考慮する．解剖に疑問があるときはいつでも術中胆管造影を行うか開腹手術に移行する．**CONTINUES ▶**

Ⅵ 胆嚢と肝臓の手術
GALLBLADDER, BILE DUCTS, AND LIVER

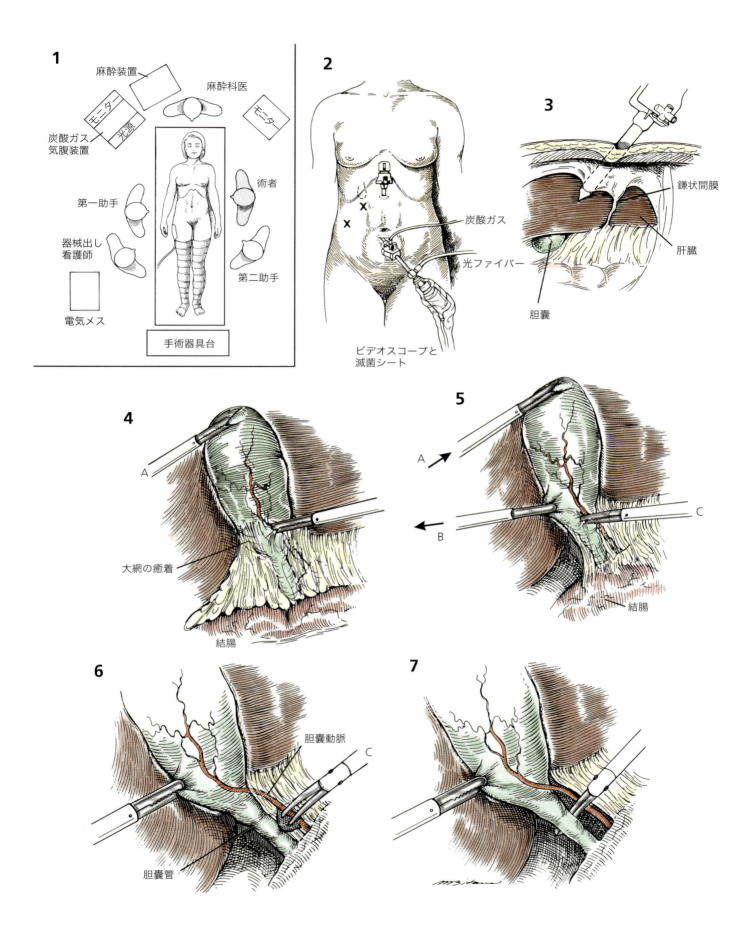

69 胆嚢摘出（腹腔鏡）

手技の詳細（続き） 胆嚢動脈を1cmの範囲できれいに露出し，胆嚢の表面まで走行を追跡する．露出した部分の近位側と遠位側に二重クリップをかける（**図8**）．胆嚢動脈は腹腔鏡用のハサミで切離し，胆嚢管を2cmの範囲できれいに露出し，胆嚢に連続していることを確認し，「安全のための決定的視野（CVS）」を確保する．

胆管造影を行うときは，胆嚢管が太まって胆嚢に連続する位置にクリップをかける（**図9**）．胆管造影を行わないときは，胆嚢管の胆管側に2個のクリップをかけてハサミで切離する．

胆管造影を行うときは，道具がすべて準備されていることを確認し，好みのカテーテル，生理食塩水の注射器，造影剤の注射器，三方活栓，延長チューブを用意する．チューブ内を生理食塩水で満たし，気泡をすべて追い出しておく．

胆管造影用カテーテルを挿入する準備として，胆嚢管を切開して胆汁を確認する．必要があればハサミの刃先で切開を広げておく．好みの造影用カテーテルを正中のポートから挿入するか，鎖骨中線のポートと前腋窩線のポートの間で腹壁に刺入した14Gの静脈留置カテーテル（Angiocath）を通して挿入する．

胆嚢管にカテーテルを挿入して固定する．翼状クランプで固定するカテーテルもあれば（**図10**），Fogartyのようなバルーンカテーテルもある．4Frの尿管カテーテルのようなプラスチック製の単純なカテーテルは，カテーテルが入った胆嚢管の下部にクリップをかけて固定するが，きちんとかけて造影剤が漏れないようにするとともに，少しゆるくかけてカテーテルが閉塞しないよ

うにする．胆管造影を行う前にビデオスコープや金属鉗子を抜去する．

X線透過性ポートを垂直方向に並べ，X線画像に入る範囲を最小限にする．術野を敷布で覆ってX線装置を引き入れたら，透視下に造影剤を注入する．胆管の主な部分が造影され，解剖学的に正常であり，胆管に結石がなく，造影剤が十二指腸に流出することを確認する．

満足できる胆管造影が終わったら，胆嚢管の下部（総胆管側）にクリップを二重にかけて，胆嚢管をハサミで切離する（**図11**）．胆管造影に異常や疑問があるときは，開腹に切り替えて入念に解剖を確認する．胆管結石が見つかったときは，腹腔鏡手術で胆管切開を行うか，胆嚢摘出を完遂したあと内視鏡治療で乳頭切開を行う．

正中のポートから挿入した鉗子で胆嚢管と胆嚢の移行部を把持したあと，頸部から胆嚢窩に向かって胆嚢を肝床から剥離する．大部分の外科医は胆嚢外側の腹膜をハサミか電気メスで数cmほど切開し（**図12**），胆嚢を肝床から挙上する．

胆嚢と肝床の電気メスで剥離する領域を露出するには，側方への適度な牽引が必要である（**図13**）．牽引が強いときや剥離が胆嚢内に向かったときは，胆嚢に穴があいて胆汁や結石がこぼれる．あいた穴は鉗子・クリップ・ループ糸でふさぐ．ループ糸は初めに鉗子にかけ，次に穴と近傍の胆嚢壁を鉗子でテント状につまみ，まとめて投げ縄のようにしばる．**CONTINUES**

Ⅵ 胆嚢と肝臓の手術
GALLBLADDER, BILE DUCTS, AND LIVER

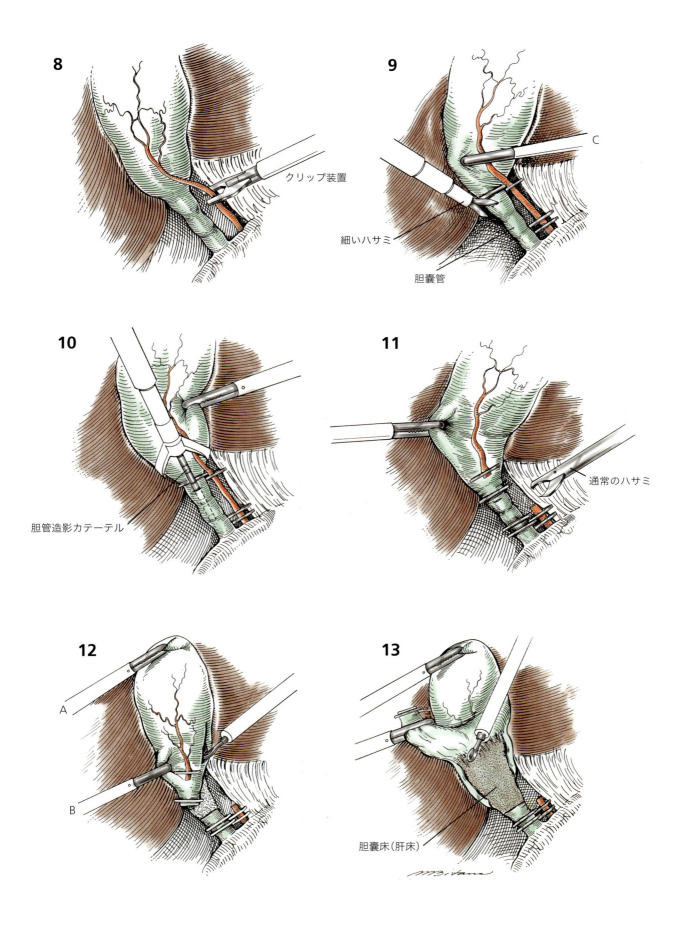

胆嚢摘出（腹腔鏡）

手技の詳細（続き）　肝床の上部に剥離を進めるとき，助手は胆嚢を把持した2本の鉗子を積極的に持ちかえ，術者が見やすいようにする．剥離がほぼ終わって肝床や剥離部がきれいに見えたところで，肝床に出血がなく胆嚢管と胆嚢動脈のクリップが確実にかかっていることを確認する．

肝床を生理食塩水で洗い（**図14**），肝臓の外側溝にたまった胆汁や血液を吸引する．胆嚢と肝臓の最後の付着を切離すると，肝臓が正常の位置に戻るので，胆嚢を肝臓の表面に置く．

臍部のポートからビデオスコープを抜き，心窩部のポートに入れる．創ヘルニアの頻度を減らすために心窩部のポートが5mmのときは，10mmのスコープの代わりに5mmのスコープを使う．ビデオスコープの位置が変わると，モニター画面で左右が逆になり，術者と助手は方向がわからなくなって戸惑うことがある．

臍部のポートから把持鉗子を挿入したら，胆嚢管の部分で標本の断端をつまみ上げるか（**図15, 16**），標本回収バッグに収めて胆嚢を取り出す．がんの疑い・感染・穿孔があるときは，胆嚢を標本回収バッグに入れて取り出すことを考慮する．

結石が小さいときは，胆嚢・把持鉗子・臍部のポートを一緒に引き抜くことができるので，Kelly鉗子を使って胆嚢を皮膚の高さで把持すればよい（**図17**）．胆汁と小結石は胆嚢内を容易に移動するので，胆嚢はスコープの直視下に心窩部のポートから容易に摘出できる．

結石が大きいときは，前もって胆嚢を破砕するか（**図18**），白線の開口を広げる必要がある．胆嚢を取り出したら，助手は臍部の穴を指でふさいで気腹を維持する．別の方法として，剣状突起下のポートから胆嚢を取り出してもよい．

胆嚢を取り出して腹腔内を観察したら，すべてのポートを抜去し，出血がないことを確認して創を閉鎖する．最後にビデオスコープを引き抜き，気腹を解除して術後に残る違和感を軽くする．高度の炎症や出血があったとき，胆嚢管が太かったとき，胆管造影で胆管結石があったときは，ドレーンの留置を考慮してもよい．

閉鎖　切開部に長時間作用型の局所麻酔薬ブピバカインを注入し（**図19**），10mmポート部の筋膜を1～2本の吸収糸で縫合する（**図20**）．皮膚は吸収糸の皮内縫合で閉鎖し，テープを貼ってガーゼを当てる．

術後管理　手術室で全身麻酔から覚醒する前に経口胃管を抜去する．創痛は通常経口鎮痛薬で制御できる（訳注：急速に気腹すると横隔膜が伸展して両肩痛を生じる）．一時的な悪心があるが（訳注：麻酔薬や鎮痛薬の副作用），術後すぐに飲水でき，手術当日に退院できる．

胆管損傷は症状が出ないことが多く，発症が遅くなることが多いため，外科医の経過観察が重要である．持続する腹痛や新たに生じた予想外の腹痛があれば，身体診察・血液検査・肝胆道シンチを行って評価する．　■

VI 胆嚢と肝臓の手術
GALLBLADDER, BILE DUCTS, AND LIVER

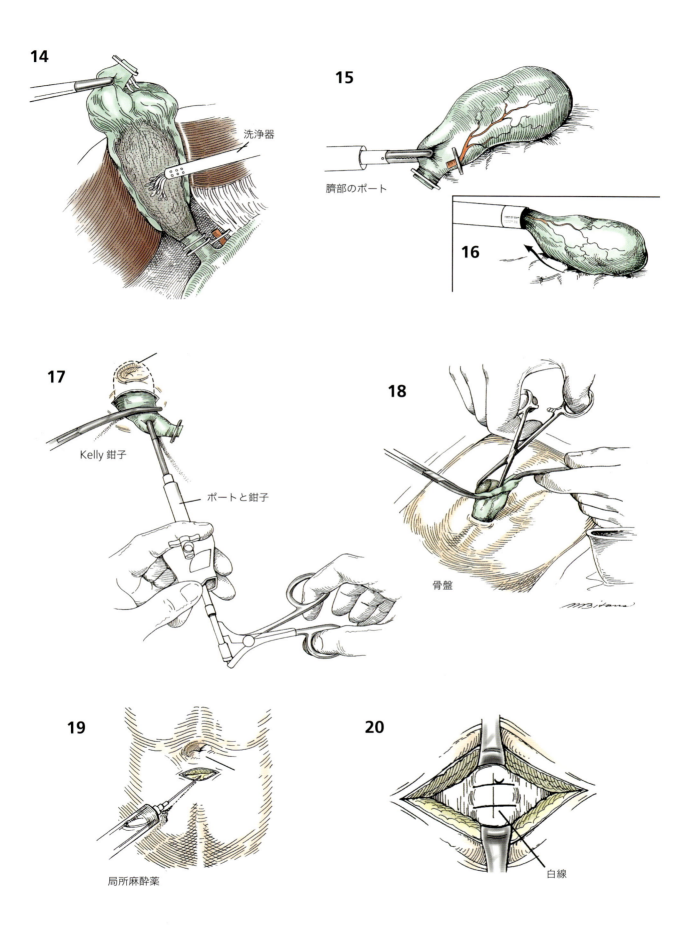

CHAPTER 70 胆囊摘出（開腹）

適応 胆囊摘出は症状がある胆囊疾患に適用される．検査で偶然に発見された胆石やあいまいな症状の胆石は手術適応でなく，高齢者では手術に伴う危険性を正当化する根拠にならない．

　現在は大部分の患者が胆囊摘出を腹腔鏡手術で受けている．開腹手術は腹腔鏡手術が開腹に移行したときが最も多い．手技が複雑な状況（浮腫性胆囊・壊疽性胆囊・解剖不明・胆管造影異常）や重大な合併症（胆管損傷・血管損傷・腸管損傷）に遭遇し，開腹手術に変更したほうが上手に治療できるときである．

　もはや開腹手術による胆囊摘出は第一選択でないが，外科医は腹腔鏡下胆囊摘出とともに開腹下胆囊摘出を習得しておく必要がある．安全を重視する外科医は，いつ開腹手術に移行するのがよいかを知っており，どんな犠牲を払ってでも腹腔鏡手術を完遂しようとして患者を危険にさらすようなことはしない．

術前準備 問診と診察のあと腹部超音波検査で診断を確定する．胃や十二指腸の診断には追加の検査が必要である．肝機能を含んだルーチンの血液検査を行い，肝機能障害や抗血栓薬の服用があれば凝固系を調べる．胸部Ｘ線と心電図は必要があれば行う．開腹手術による胆囊摘出の危険性には，出血や感染，臓器損傷や血管損傷がある．

麻酔 気管挿管による全身麻酔がよく，筋弛緩薬を使って深麻酔を避ける．高度肝障害の患者は，バルビタール系薬剤のような肝毒性がある麻酔薬を避ける．高齢者や衰弱した患者は局所浸潤麻酔がよいが，場面によっては麻酔薬で補助する必要がある．

体位 視野を確保するには，手術台で患者を適切な体位にすることが必要である（**図1**）．必要になったときのために，術中胆管造影の準備を整える．患者の下に透視用Ｃアームを誘導する十分な空間を確保し，肝臓・十二指腸・膵頭部を広くカバーできるようにする．

　半座位になるまで手術台を傾けると，肝臓の重みで胆囊が肋骨弓より押し出され，腸管も重みで手術部位から離れやすくなって牽引が容易になり，術野の露出が改善する．

手術準備 通常どおり皮膚を消毒する．執刀前に適切な抗菌薬を予防的に投与する．とくに低リスク患者では，抗菌薬の予防的な投与の有効性が腹腔鏡手術のときに比べて高い．

切開と露出 2つの開腹法があり，上腹部正中切開と肋骨弓下斜切開である（**図2**）．食道裂孔ヘルニアや十二指腸潰瘍など，外科的処置が必要な別の病変があるときは上腹部正中切開を用いる．

　肋骨弓下斜切開には，正中切開に比べて視野がよく，術後早期の創痛が軽く，術後晩期の創ヘルニアが少ないという利点がある．開腹法の選択は外科医の好みや経験による．皮膚を切開すれば，手技の詳細は同じであり，開腹法とは関係ない．

手技の詳細 開腹したときに急性化膿性胆囊炎がなければ，温かい生理食塩水で濡らした手で腹腔内を探る．胃と十二指腸を視診と触診で調べたあと，腹腔全体を検索する．右手を肝臓ドーム部に挿入して横隔膜との間に空気を入れると，肝臓が下方に移動しやすくなる（**図3**）．

　調節可能な牽引鉤がついているリング状の自己保持型開創器（Bookwalter開創器）を使うと便利である．初めに胆囊底部と鎌状間膜に短い鉗子をかける（**図4**）．ほとんどの外科医は短い鉗子を2本かけて鎌状間膜を切離するが，両端を結紮しないと活動性出血を生じる．

　胆囊底部と肝円索にかけた短い鉗子を下方に牽引して吸気のたびに強く引っ張ると，肝臓が下方に飛び出してくる（**図4**）．肝臓が引き出せたら，鉗子を肋骨弓に向かって引き上げ，肝臓の下面と胆囊が見えるようにする（**図5**）．

　助手が鉗子をすべて持ち，術者が術野を隔離する．胆囊が急性炎症で拡張しているときは，胆囊底部に鉗子をかける前に胆囊の内容を外筒針で穿刺・吸引したほうがよく，小さい結石が胆囊管から総胆管に押し出されるのを防ぐ．

　胆囊と周囲組織が癒着していることが多く，十二指腸や横行結腸が胆囊膨大部に引っ張られている．助手は温かい湿ったガーゼで下方に牽引して十分な視野を確保する．曲のハサミか電気メスで癒着を切開し，胆囊壁の近くにすき間をあける（**図6**）．すき間があいたら把持用ピンセットで挟んだガーゼで剥離する（**図7**）．胆囊の癒着を剥がしたら，胆囊がよく見えるように持ち上げる．

　術者は左手を入れて指を広げ，畳んだ湿ったガーゼで押し下げて周囲を圧排する．畳んだガーゼを先が鈍の長いピンセットで挿入して胃と横行結腸を包んで圧排し，畳んだガーゼをWinslow孔にも挿入する（**図8**）．第一助手の少し曲げた左手指を広げて下方やや外側に牽引するか牽引鉤で保持すると，肝十二指腸間膜を同定しやすくなる． **CONTINUES ▶**

Ⅵ 胆嚢と肝臓の手術
GALLBLADDER, BILE DUCTS, AND LIVER

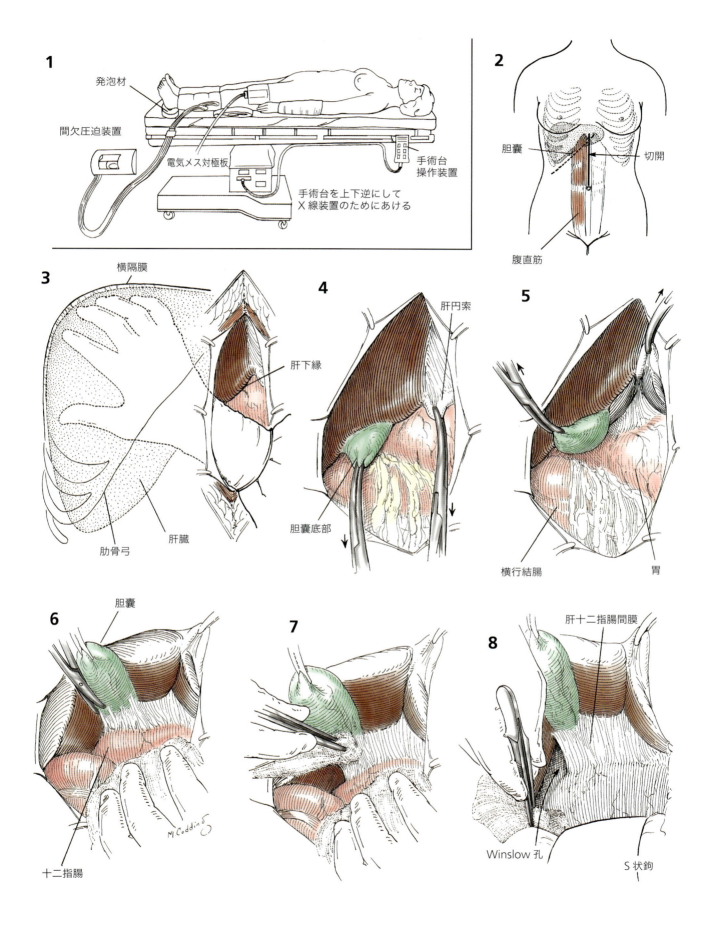

259

70 胆囊摘出（開腹）

手技の詳細（続き）　術野を確保したら Winslow 孔に左示指を入れ，母指と示指で触れて総胆管結石や膵頭部の肥厚を探る．短い鉗子で凹面を上に向けて胆囊の下面を把持し，鉗子を術者に寄せる（**図 9**）．

初めに胆囊の膨大部に鉗子をかけると総胆管を損傷することがあり，とくに胆囊が炎症で腫大しているときは膨大部と総胆管が広い範囲で並走していて，胆囊頸部と胆囊管の移行部に盲目的にかけた鉗子が総胆管を挟み込む危険があるので（**図 10**），膨大部を把持する前に凹面を上に向けた短い鉗子で胆囊下面を把持するのがよい．

まず胆囊下面の腹膜を切離し，膨大部に向かって下方に延ばす（**図 11**）．電気メスか長い Metzenbaum 剪刀で腹膜を切離し，肝十二指腸間膜の外側に沿って下方に延ばす（**図 12**）．ガーゼで鈍的剥離を行い，膨大部から胆囊管の領域まで遊離する（**図 13**）．膨大部を確実に同定したら胆囊の下面にかけていた鉗子を膨大部にかけなおす．

膨大部を鉗子で牽引し，鈍的剥離を行って胆囊管を同定する（**図 13**）．長い直角鉗子を胆囊管の背側に通したら，示指で胆囊下端の上部を圧迫して胆囊管に緊張をかけ，鉗子のあご部を注意して開く（**図 14**）．同じようにして胆囊動脈も長い直角鉗子で遊離する．

胆囊の上方への牽引が強すぎると，曲がりやすい総胆管が直角に引っ張られて長い胆囊管のように見えることがあり，胆囊管と思って直角鉗子をかけると損傷や離断を起こす（**図 15**）．総胆管の損傷や離断はやせた患者で露出が容易なときに起こりやすく，原因は総胆管の極端な授動である．

胆囊管を遊離したら，入念に触診して胆囊管に押し出された結石を見逃さないようにする．胆囊管に圧挫型の直角鉗子をかける前に太さを調べ，胆囊管が拡張していて胆囊内に小さい結石があるときは，結石が胆囊管を容易に通過するので胆管切開を行ったほうがよく，少なくとも胆囊管を切離したあとに術中胆管造影を行う．

胆囊管に 2 本の直角鉗子をかけてその間を切離するのはむずかしい．そこで最初にかけた直角鉗子のすぐ近くに短い曲の鉗子をかけると，ハサミを進める方向が鉗子のカーブにきちんと一致して胆囊管を切離しやすい（**図 16**）．

高度の炎症で閉塞していないかぎり，胆囊管と胆囊動脈はできるだけ別々に遊離してから結紮する．胆囊管と思う場所に直角鉗子をかけて胆囊管と胆囊動脈を 1 本の糸で集束結紮しようとしてはいけない．

ガーゼで鈍的剥離を行って胆囊管を牽引すると，胆囊管がかなり長く残っているのがわかって驚く．胆管造影が終わったら，単純結紮か貫通結紮で胆囊管を閉じる（**図 17**）．胆囊管の結紮が総胆管にかからないように注意し，通常は結び目に残す糸の長さを胆囊管や胆囊動脈の太さと同じにする．**CONTINUES ▶**

Ⅵ 胆嚢と肝臓の手術
GALLBLADDER, BILE DUCTS, AND LIVER

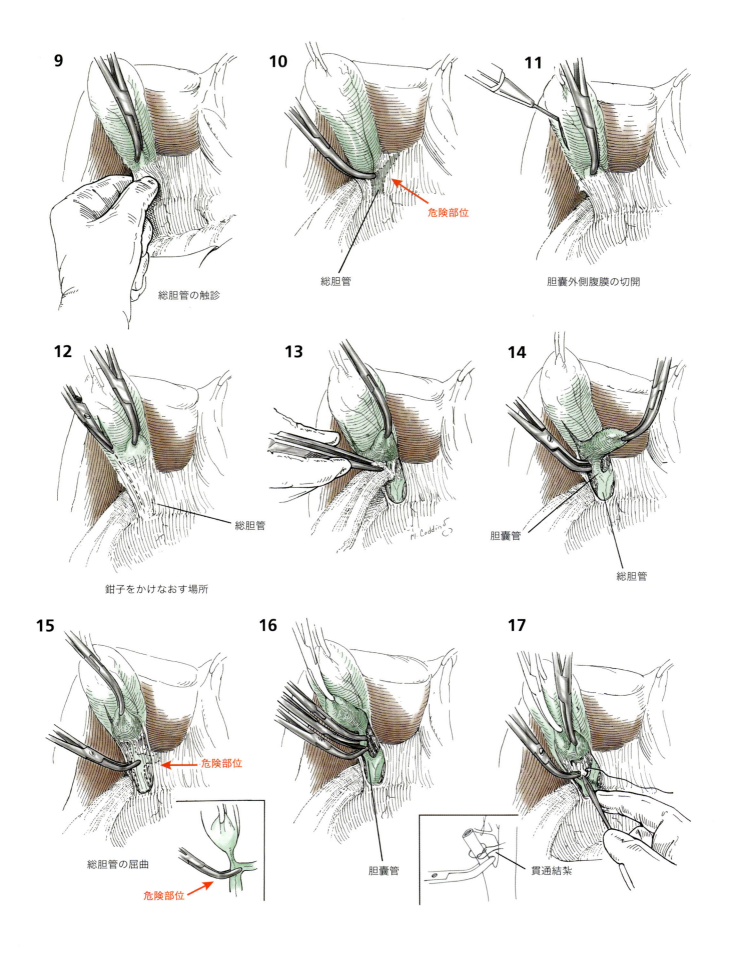

70 胆嚢摘出（開腹）

手技の詳細（続き）　胆嚢動脈を切離していないときは，胆嚢管のときと同じように胆嚢動脈を直角鉗子で慎重に遊離する（**図18**）．胆嚢動脈は肝管からできるだけ離れたところで遊離する．走行異常がある肝動脈を結紮・切離することがあるので，胆嚢動脈がある領域に鉗子を盲目的にかけてはいけない（**図19**）．胆嚢動脈がある領域は走行異常が頻繁にみられるので，走行異常がある可能性をいつも考えておく．

胆嚢管のときと同じように胆嚢動脈を鉗子の間で切離する（**図20**）．胆嚢動脈は切離したらできるだけ早く結紮し，胆嚢を取り出すときにむずかしくならないようにする（**図21**）．血管クリップで結紮をさらに補強してもよい．

必要に応じて，胆嚢動脈を結紮したあとに胆嚢管を結紮する．外科医によってはルーチンに胆嚢動脈を先に結紮し，胆嚢を肝床から完全に剥離するまで胆嚢管をそのままにしておくと，胆嚢管を切離するときには完全に露出していて，胆管損傷の危険を最小限に抑えられる．

胆嚢動脈にかけた鉗子や結紮がはずれて大量に出血したときは，まず左手の母指と示指で肝十二指腸間膜を挟んで肝動脈を圧迫し（Pringle 法），出血を一時的に制御する（**図22**）．助手が術野を吸引して術者が肝動脈の圧迫を解除すると，出血部位がわかって鉗子を正確にかけられる．

胆嚢動脈と胆嚢管の断端を入念に観察したら，総胆管を再度観察して屈曲や損傷がないことを確認する．出血部位に盲目的に鉗子をかけると総胆管を巻き込んで胆管狭窄を生じる．この危険部位はどの場所よりも頻繁に変異がみられるので，解剖学的に古典的な位置にあると決めつけるべきではない．

胆嚢管と胆嚢動脈を結紮したら胆嚢の摘出を開始する．最初に胆嚢の下面で肝臓から1 cm 離して加えた切開を上方に向かって胆嚢底部まで延ばす（**図23**）．胆嚢にかけた鉗子を左手に持ち，右手に持った電気メスで胆嚢と肝臓の間の疎性結合組織を切離すると，血管を切離せずに胆嚢を肝床から剥離できる．

術中胆管造影を行い，胆管結石がないことを確認する（**図24**）．生理食塩水が入った注射器と希釈造影剤が入った注射器を閉鎖システムで三方活栓に接続し，胆管に空気が入らないようにする．胆管造影用カテーテルを生理食塩水で満たしたら，胆嚢管に少しだけ挿入して結紮かクリップで胆嚢管に固定する．ガーゼ・鉗子・牽引鉤をすべて取り除き，麻酔科医は手術台を水平に戻す．

希釈した造影剤を透視下に5 mL 注入する．造影剤の注入を少量にすると，胆管内に小結石があっても閉塞が起こらない．2回目は造影剤を15〜20 mL 注入して胆管を完全に描出し，Vater乳頭の開存を確認する．チューブを外側によけて十二指腸を右側に押さえておくと，骨やチューブの影響がないきれいな写真を撮影できる．造影が終わったらチューブを抜き，胆嚢管を結紮する．

胆管造影に胆嚢管を使えないときは，翼状針のような細い針を総胆管に刺してもよい（**図25**）．翼状針は前方に折り曲げると固定しやすい．4-0 の吸収糸で総胆管の穿刺部を閉鎖し，Morrison窩にシリコーン製の閉鎖式吸引ドレーン（Jackson-Pratt）を留置する．

開腹手術の胆嚢摘出では，術中胆管造影で胆管結石が見つかった患者はすべて総胆管切開を行う．肝十二指腸間膜と肝床部を観察して止血を確認し，感染の問題がありそうな患者は胆汁の細菌培養を行う．

閉鎖　右肋骨弓下切開のときは，モノフィラメントの遅延吸収糸の連続縫合で筋膜を2層に閉鎖する．皮膚は縫合かステイプラーで閉鎖する．出血や副肝管の胆汁漏がなければドレーンは不要である．

術後管理　問題になりそうな感染症・腸管麻痺・全身衰弱があれば，経鼻胃管を術後1〜2日間留置したほうがよい．治療が必要な感染症を起こさなければ，抗菌薬は術後24時間以内に終了する．手術直後から咳嗽と離床を勧め，患者の認容度に応じて食事を進め，水分摂取が十分になった時点で輸液を終了する．■

Ⅵ 胆嚢と肝臓の手術
GALLBLADDER, BILE DUCTS, AND LIVER

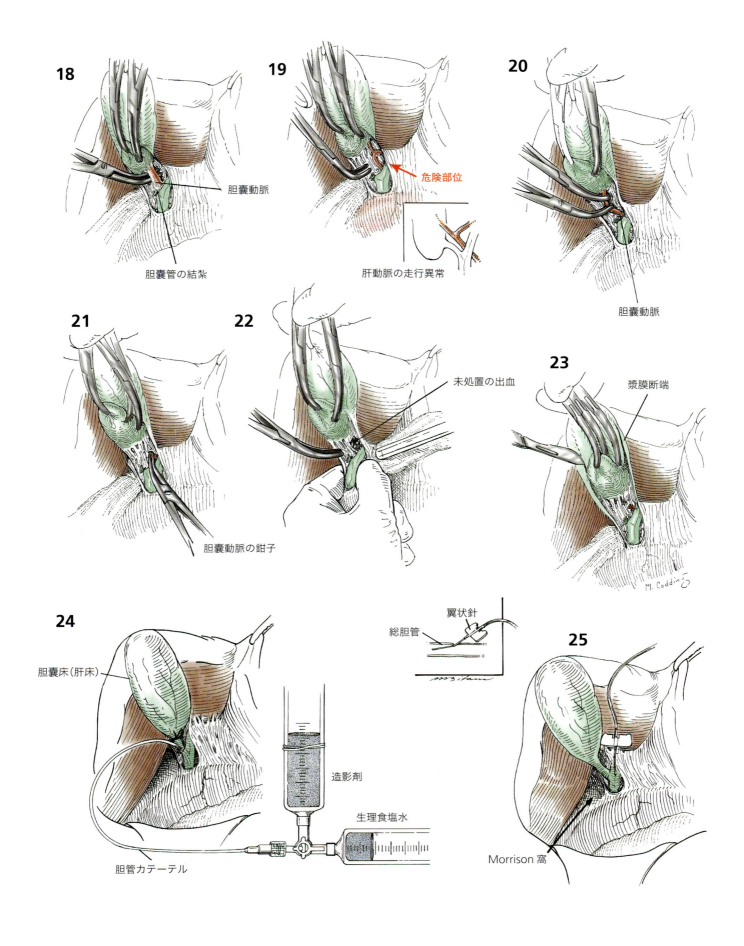

CHAPTER 71 総胆管切開（開腹）

適応　総胆管切開の適応は，胆管結石で内視鏡治療の適応外か失敗例であり，外科治療が禁忌になるような併存疾患がないすべての患者である．代替療法としての胆石溶解薬や体外衝撃波結石破砕（ESWL）は，効果が限られていて普及していない．

内視鏡治療や外科治療が適用できない少数の患者では，経皮経肝的胆管結石除去（PTCL）・電気水圧結石破砕（EHL）・レーザー結石破砕（LL）が有効かもしれない．

術中胆管造影で胆管結石が見つかった患者では，腹腔鏡下総胆管切開・開腹下総胆管切開・術後内視鏡的胆管結石除去の選択肢があり，患者の意向，外科医の技量と経験，利用できる内視鏡装置に基づいた意思決定を行う．

総胆管切開は今でも重要な手技であり，すべての消化管外科医が身につけておくべき肝胆疾患の治療手段である．開腹下総胆管切開が行われるのは，開腹下胆嚢摘出が必要な患者，腹腔鏡下総胆管切開で失敗した患者や合併症を起こした患者，腹腔鏡手術や内視鏡治療に必要な器具や技術が限られている状況の患者である．胆管結石が存在する部位を示す（**図1**）．

術前準備　黄疸があると麻酔や手術が危険なため，以前は肝機能の改善に十分な時間が必要であった．凝固障害があればビタミンKや新鮮凍結血漿が必要であり，急性胆管炎や敗血症があれば抗菌薬が必要である．

胆管減圧は，大部分が経皮経肝的胆管ドレナージ（PTCD）から内視鏡的経鼻胆管ドレナージ（ENBD）±内視鏡的乳頭切開/バルーン拡張（EST/EPBD）になり，結石の摘出やステント留置によって胆管の閉塞を解除できる．

血液検査・胸部X線・心電図などの術前検査を適切に行う．輸液を十分に行って電解質バランスを修正する．

麻酔　気管挿管による全身麻酔がよい．肝毒性がある麻酔薬を避ける．出血があれば輸血して低血圧を避ける．

手術準備　通常どおり皮膚を消毒する．執刀前に抗菌薬を予防的に投与する．

切開と露出　右肋骨弓下切開で開腹することが多いが，上腹部正中切開で開腹してもよい．自己保持型開創器を使うと術野の確保が改善する．

最初に胆嚢管の近位側（胆嚢側）を結紮し，胆嚢内の結石が胆嚢管や総胆管に移動するのを防ぐ．肝臓を上方に牽引し，十二指腸を下方に牽引し，胃を左側に牽引する．

手技の詳細　総胆管の前方側面から剥離を始める．総胆管は肝十二指腸間膜の中にあり，被覆している腹膜を胆嚢管の遠位側で切開する（**図2**）．解剖を確認し不注意な血管損傷を避けるためには，総胆管を穿刺して胆汁を確認してもよい（**図3**）．

十二指腸の高さの直上で総胆管壁に4-0のモノフィラメントの吸収糸で支持縫合をかけ（**図4**），側面の血管を損傷しないように注意して総胆管にメス刃で縦切開を加える．支持糸を牽引すると総胆管の内腔の観察と操作が容易になる．

総胆管の縦切開を血管用ハサミ（Potts剪刀）で約1.5 cmに延長する．結石匙か結石鉗子を総胆管にやさしく挿入して結石を摘出する（**図5**）．匙や鉗子で結石を摘出できないときは，バルーンカテーテル（Fogarty）による摘出を行うが，初めに近位側を探り，次に遠位側をきれいにする．

カテーテルは損傷が少なく，金属製の鉗子より好ましい．生理食塩水を使って洗浄すると，結石の破片を流し出せる（**図6，7**）．まれにバルーンカテーテルでも結石を摘出できないことがあり，胆道内視鏡を行ってバスケットカテーテルで結石を摘出する．

14 Fr以上の太いTチューブを総胆管内に挿入し，4-0のモノフィラメントの吸収糸で固定する（**図8-10**）．閉腹する前にTチューブ造影を必ず行い，結石の遺残と造影剤の漏れがないことを確認する．

総胆管の遠位部に嵌頓して総胆管切開で治療できない結石には，経十二指腸的乳頭形成や胆管十二指腸吻合を行うことがある．遺残結石は，Tチューブによる瘻孔が完成したときに経皮的に摘出できるかもしれない．

閉鎖　胆嚢床は閉鎖してもよいが（**図11**），開放したままでよい．シリコーン製の閉鎖式吸引ドレーンをWinslow孔に通してMorison窩に留置する（**図11**）．Tチューブと吸引ドレーンは，屈曲しそうな場所を避けて腹壁の小切開創から別々に誘導し，皮膚に縫合固定してテープを貼る（▶ CHAPTER 72，**図9**）．通常どおり閉腹する．

術後管理　Tチューブの胆汁流出が多いときは，ナトリウムや重炭酸塩を追加して喪失を補充する．2,000～3,000 mL/日の輸液を行って体液バランスを維持する．Tチューブをドレーンバッグにつなぎ，24時間ごとに排液量を記録する．黄疸で出血傾向があるときは新鮮凍結血漿やビタミンKを投与する．できるだけ歩かせ，認容度に応じて経口摂取を進める．

胆管炎がなければ，術後24時間以内に抗菌薬を終了する．胆管炎や胆汁漏がなければ，退院前にTチューブをクランプし，滅菌生理食塩水10 mLで1日1～2回はフラッシュするように指導する．胆汁の排液が多くなければ，術後2～5日目に吸引ドレーンを抜去する．造影で胆管系の異常や遺残結石がなければ，Tチューブは術後28日目に抜去できる．　■

VI 胆囊と肝臓の手術
GALLBLADDER, BILE DUCTS, AND LIVER

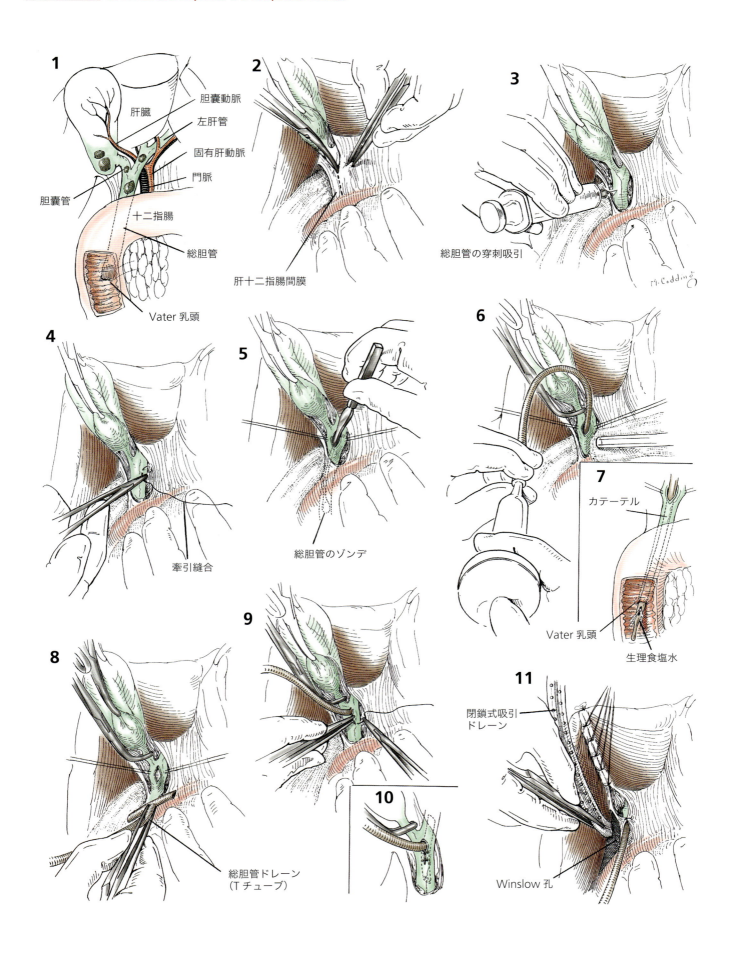

CHAPTER 72 総胆管切開（経十二指腸）

切開と露出　Vater 乳頭部に嵌頓した胆管結石は，入念に繰り返し操作しても摘出できないことがあり，そのようなときは積極的な対処が必要になる．まず十二指腸の Kocher 授動を行い，総胆管を十二指腸壁まで全長にわたって露出する．

十二指腸外側の腹膜付着を切開し，十二指腸下行部を授動する（図1）．腹膜の付着を切開したら，ガーゼで鈍的剝離を行って十二指腸を内側に反転すると，総胆管の十二指腸背側部が露出され，総胆管に直接触れることができる（図2）．

手技の詳細　先が丸い金属ゾンデを総胆管の閉塞部まで挿入し，結石の位置を触診で正確に同定する．ゾンデを Vater 膨大部まで進めたら，左手の母指と示指で注意しながら方向を定める（図3）．指で組織を把持しておけば，嵌頓した結石をゾンデで粉砕できる．

総胆管を切開しても結石を摘出できないときは，十二指腸の前壁を切開して Vater 乳頭を露出しないといけない（図4）．十二指腸を切開すると術後合併症が増えるので，ほかの方法をすべて試行しておく（▶ CHAPTER 73）．とくに総胆管が拡張している患者は，総胆管からの操作をすべて試行するまで十二指腸切開を考慮してはいけない．

まず総胆管に挿入した子宮ゾンデや Fogarty バルーンカテーテルに丁寧に圧迫を加え，Vater 乳頭の位置を触診で正確に同定したら，十二指腸前壁に Babcock 鉗子か絹糸をかけて把持し，縦方向に 3〜4 cm の切開を加える．Vater 膨大部の位置を確実に同定できるなら，十二指腸は横切開してもよく，閉鎖後の狭窄や変形も少ない．

胆汁や膵液で腹腔が汚染しないように，ガーゼで術野を完全に隔離して持続吸引を行い，十二指腸内腔の近位側と遠位側に小ガーゼを挿入する．小ガーゼには長い絹糸をつけ，あとで容易に引き抜けるようにしておく（図4）．

この時点で結石を触れて除去できることがあるが，十二指腸を切開しても結石を摘出できないときは，ゾンデを再度挿入して乳頭に向け，胆管の走行をはっきりさせ，ゾンデに沿って小切開を加える（図5）．小切開によって乳頭が開大すると，結石を押し出したり有窓結石鉗子で摘出したりできる（図6）．

柔らかい 8 Fr のゴムカテーテルを総胆管から挿入して十二指腸に通過させ，乳頭が開存していることを確認する（図7）．乳頭切開部の出血は 4-0 の吸収糸の結節縫合で止血するが（図7），縫合を膵管にかけて閉塞させてはいけない．乳頭を通常の大きさに修復する必要はなく，口を大きく開けたままにしておく．乳頭切開や乳頭形成を行うことができるが，胆管とともに膵管にも影響を及ぼす．

十二指腸内腔に挿入していた小ガーゼを取り出し，十二指腸壁を閉鎖する．縦方向の切開を横方向に閉鎖すると，内腔が狭窄するのを避けられる（図8）．十二指腸壁には 3-0 絹糸の結節縫合をかけるが，運針は Babcock 鉗子の近くから始め，漿膜には 2-0 絹糸の Halsted 結節マットレス縫合をかけて補強する（図8）．十二指腸壁の閉鎖は水分が漏れないように確実に行い，縫合不全が起こらないようにする．

14 Fr の T チューブを総胆管に挿入し，生理食塩水で十二指腸を膨らませて縫合部の漏れがないことを確認する．T チューブを 4-0 のモノフィラメントの吸収糸で総胆管に固定する（▶ CHAPTER 71，図8-10）．シリコーン製の閉鎖式吸引ドレーンを Winslow 孔に通して Morrison 窩に挿入し，十二指腸の縫合不全の危険がなくなるまで留置する．

T チューブと吸引ドレーンは開腹創の外側の小切開創から別々に引き出す（図9）．総胆管の T チューブはクランプしないほうがよく，ドレーンバッグに接続するまでガーゼに流出させておく．胆汁を細菌培養に提出して抗菌薬の感受性検査を行う．

閉鎖　通常どおり閉腹する（▶ CHAPTER 10）．

術後管理　T チューブの胆汁流出が多いときは，ナトリウムや重炭酸塩を追加して喪失を補充する．2,000〜3,000 mL/日の輸液を行って体液バランスを維持する．T チューブをドレーンバッグにつなぎ，24 時間ごとに排液量を記録する．黄疸で出血傾向があるときは新鮮凍結血漿やビタミン K を投与する．できるだけ歩かせ，認容度に応じて経口摂取を進める．

術後 24 時間以内に抗菌薬を終了する．胆管炎や胆汁漏がなければ，退院前に T チューブをクランプし，滅菌生理食塩水 10 mL で 1 日 1〜2 回はフラッシュするように指導する．胆汁の排液が多くなければ，術後 2〜5 日目に吸引ドレーンを抜去する．造影で胆管系の異常や遺残結石がなければ，術後 10〜14 日目に T チューブを抜去する．

VI 胆嚢と肝臓の手術
GALLBLADDER, BILE DUCTS, AND LIVER

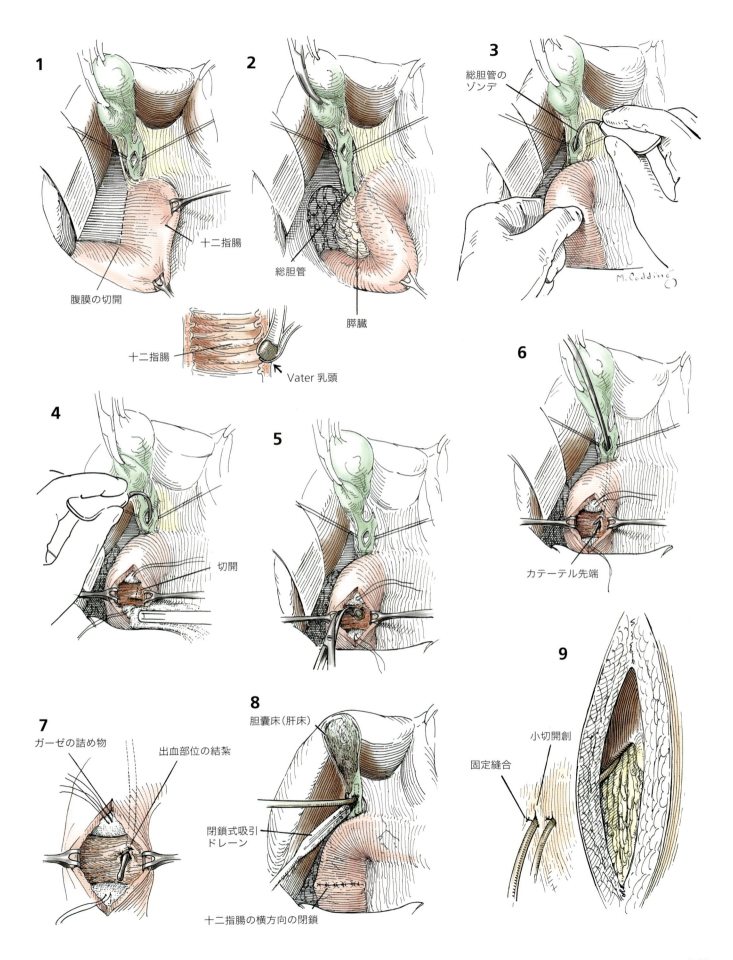

267

CHAPTER 73 胆管十二指腸吻合

適応 胆管十二指腸吻合は，Vater 膨大部に嵌頓した結石で経十二指腸法の代わりに行うことが多く，胆管結石で総胆管が拡張している患者や下部胆管の良性狭窄の患者に適用される．

総胆管に拡張がないとき，胆管結石が内視鏡で摘出できるとき，再発性膵炎があるとき，硬化性胆管炎があるときは，胆管十二指腸吻合を行わない．適切な患者に行えば，複雑な手技の憩室切除よりも胆管十二指腸吻合のほうが安全であり，長期成績も満足できる．

術前準備 肝機能検査を評価し，内視鏡医への相談を考慮する．術前に抗菌薬を投与する．

麻酔 全身麻酔がよい．麻酔科医は患者の年齢・全身状態・肝機能を評価して使用する麻酔薬を決める．

体位 仰臥位にして足側を頭側より低くする．手術台を術者のほうに傾けると露出がよい．

手術準備 皮膚を上胸部から下腹部まで消毒する．

切開と露出 右肋骨弓下切開か上腹部正中切開で行う．総胆管を露出するのに必要な肝臓の授動を妨げている癒着があれば，注意して剝離する．

手技の詳細 腹腔内を検索したら総胆管の大きさに注意し，十二指腸球部の潰瘍による変形や急性炎症の波及にも注意する．肝生検を考慮してもよく，総胆管を穿刺・吸引して胆汁を細菌培養に提出し，適切な抗菌薬療法の参考にする．

総胆管径を計測して 2.0〜2.5 cm 以上であることを確認する．胆囊を摘出していなければ摘出し，とくに結石があるときは摘出する．胆囊管と総胆管の結石を入念に探り，結石があれば総胆管を切開したときに摘出し，とくに総胆管の下端にある結石は必ず摘出する．予定していた手術の禁忌になりうるので，十二指腸の炎症には注意を払う．

Winslow 孔の周囲から十二指腸水平部まで腹膜を切開し，十二指腸と膵頭部を授動する（**図1**）．Kocher 授動を行い，膵頭部の裏にも手を入れて授動し十二指腸を自由にする．総胆管の前面をできるだけ下のほうまできれいにする．

吻合口が狭いと結果がよくないので，拡張した総胆管と十二指腸の側側吻合を手軽にすませようとしてはいけない．成功の秘訣は，十二指腸の適度な授動・十分な大きさの吻合口・Gliedman 手技による三角吻合であり，総胆管下部の盲端の食物貯留や結石形成による盲端症候群が減る．

十二指腸を切開する前に，十二指腸を総胆管に並べて持ち上げ，吻合しても緊張がかからないことを確認する（**図2**）．胆囊管入口部の下方で総胆管の中央に約 2.5 cm の切開を加える．吻合する場所は解剖学的な位置によって異なり，十二指腸の切開は総胆管より少し短くする．手術が成功するかどうかは，総胆管の縦方向の切開と十二指腸の長軸方向の切開をきちんと直交させて縫着させるかどうかにかかっている．

通常は 3 本の牽引縫合（**図3**，**A**，**B**，**C**）をおき，総胆管の縦切開の長さと十二指腸の横切開の長さが同じになるようにする．最初の牽引縫合（**A**）をおくときはとくに注意し，十二指腸切開の中央と総胆管切開の下端におき，十二指腸は内側から外側に通し，総胆管は外側から内側に通す．

同様の牽引縫合（**B**，**C**）を十二指腸切開の両端と総胆管切開の中央におき（**図3**），十二指腸では外側から内側に通し，総胆管では内側から外側に通す（訳注：牽引縫合の結び目は A が粘膜側，B と C が漿膜側になる）．

両端の牽引縫合（**図4**，**B**，**C**）を使って三角吻合を行う．遅延性吸収糸かポリプロピレンのような非吸収糸で行い，感染や結石の原因になる絹糸は使わない．的確な牽引縫合によって正確な吻合操作が行える．

後壁は 2〜3 mm の間隔で結節縫合を行い，結び目は吻合口の内側（粘膜側）になる．術者は助手側の端から手前に向かって縫合するのがよく（訳注：術者は縫合しやすく，助手は糸を把持しやすい），縫合が終わるまで助手は無傷鉗子で縫合糸を把持する．縫合が終わったら縫合糸をすべて結び，牽引縫合（**B**，**C**）を残して短く切る（**図4**）．

前壁の縫合を行う前に，目印になる牽引縫合（**図5**，**D**）を開口の中央におき，十二指腸切開の中央は外側から内側に通し，胆管切開の上端は内側から外側に通す．この糸を牽引すると，前壁を閉鎖する結節縫合が正確に行える（**図5**，訳注：先天性十二指腸閉鎖症で 4 本の牽引縫合をおく「ダイヤモンド型吻合」は木村 健氏がアメリカで考案した［Arch Surg 1977；112：1262-3］）．

後壁と同じように，2〜3 mm の間隔で結節縫合を行い，術者は手前に向かって縫合を続け，助手は無傷鉗子で縫合糸を把持する．縫合が終了したら縫合糸をすべて結んで切る．結び目は前壁の外側（漿膜側）になる（**図6**）．

吻合部の両端に追加縫合をかけ，十二指腸壁を肝臓の被膜や肝十二指腸間膜に縫着する（**図7**，**X**，**X'**）．十二指腸壁から指で圧迫して吻合口の開存度を調べる（**図8**）．吻合部は緊張がなく両端がしっかりしている必要がある．シリコーン製の閉鎖式吸引ドレーンを吻合部の横から Morrison 窩に挿入する．

閉鎖 通常どおり閉腹する．

術後管理 抗菌薬を投与する．吸引ドレーンは排液が少なければ術後 4〜5 日目に抜去し，経鼻胃管は 1〜2 日留置する．認容度に応じて食事を進める．必要に応じて術後回復期に肝機能検査を行う． ■

Ⅵ 胆嚢と肝臓の手術
GALLBLADDER, BILE DUCTS, AND LIVER

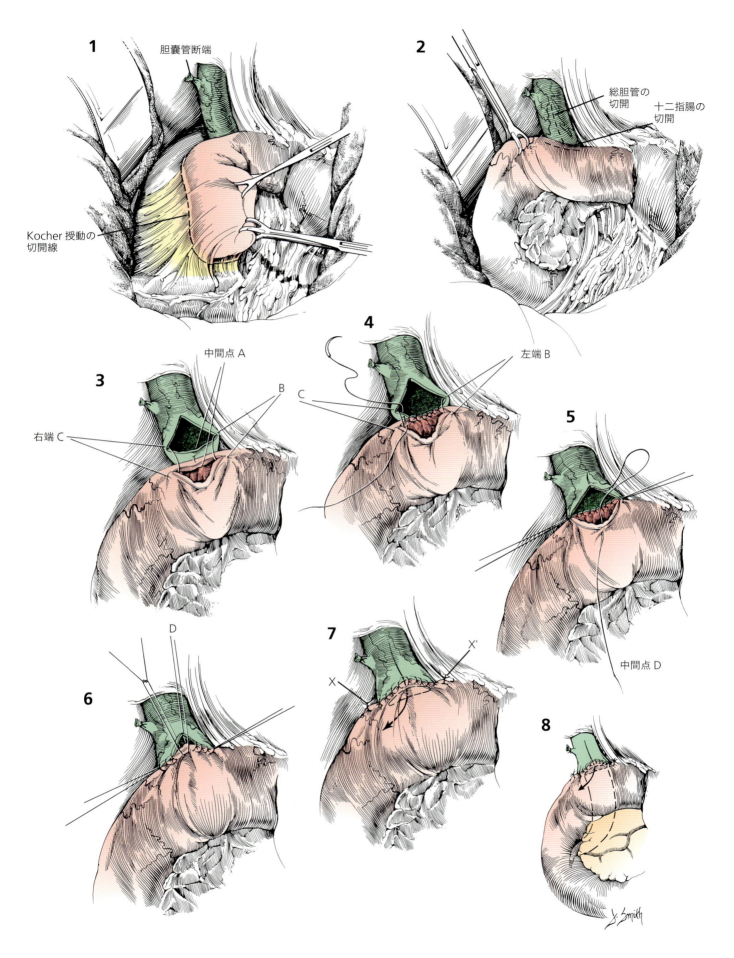

CHAPTER 74 胆嚢摘出（下行性），胆嚢部分切除

A　胆嚢摘出（下行性）

適応　急性胆嚢炎や壊疽性胆嚢炎では，胆嚢管の露出が困難かつ危険であり，多くの患者は胆嚢を底部から下行性に摘出する方法がよい（dome-down approach 底部先行型）．高度の癒着，急性炎症による胆嚢の腫大と壁肥厚，膨大部の嵌頓結石があるときは，下行性の胆嚢摘出が安全で賢明である．胆嚢管と胆嚢動脈を同定しやすく，総胆管を損傷する危険性が低く，胆嚢摘出のルーチンにしている外科医もいる．

術前準備　急性胆嚢炎は症状の程度と持続期間によって治療方針が異なる．発症から48時間以内に受診した患者は体液バランスを回復させて抗菌薬を投与し，できるだけ早く手術する．最初の24時間は頻繁に診察と血液検査を行い，抗菌薬を投与する．

症状の持続期間と関係なく，疼痛の再燃・白血球数の増加・症状の増強・身体所見の増悪で穿孔を疑うときは手術が必要である．体温・身体所見・白血球数に異常がなくても，胆嚢に高度の急性炎症がみられることがある．

通常は発症から72時間以内に手術を行うことが勧められ，72時間以降になると術中胆管損傷の危険性が高くなる．発症から時間が経過して受診した患者や手術に耐えられない患者は，経皮的胆嚢穿刺を考慮し，6週間後に胆嚢摘出を計画する（遅延胆嚢摘出）．

麻酔　CHAPTER 70 を参照．

体位　通常の胆嚢摘出の体位にする（▶ CHAPTER 70）．局所麻酔で行うときは，患者が苦痛を感じないように体位を工夫する．

手術準備　通常どおり皮膚を消毒する．

切開と露出　CHAPTER 70 を参照．鈍的剥離を行って大網を胆嚢底部から注意してはずす．出血はすべて結紮する．肋骨弓下斜切開がよく，とくに腫大した胆嚢が外側寄りにあるときは肋骨弓下斜切開がよい．

手技の詳細　鈍的剥離を行って胆嚢壁の大網や癒着をはずしたら，胆嚢を縮小させて見やすくするため，すぐに胆嚢の内容を吸引してからにするのが安全策である．胆嚢底部の漿膜に小切開を加えて外筒針を挿入し，内容液を吸引して細菌培養に採取する．有窓鉗子を胆嚢内に深く挿入し，胆嚢膨大部の結石をすべて摘出する．切開部を巾着縫合で閉鎖し，腹腔の汚染を防ぐとともに牽引に利用する．

胆嚢の両側の漿膜を肝臓から1cm離れた場所でメスか電気メスで切開する（図1）．胆嚢の漿膜を切開しておかないと，胆嚢を強く牽引したときに剥がされて肝床が露出してしまう．急性胆嚢炎で漿膜下が浮腫状のときは，鈍的剥離かハサミによる剥離を行う（図2）．

胆嚢底部の漿膜断端を鉗子で把持しながらハサミで剥離し，胆嚢をさらに遊離する（図3）．胆嚢の内容液は完全に吸引できほとんど感染性がないので，胆嚢底部の小切開口を広げて指やガーゼを挿入し，反対側に抵抗をかけて胆嚢を剥離しやすくしてもよい．

胆嚢の両側の漿膜を膨大部まで切開する．胆嚢動脈を処理していないので，出血で操作が困難にならないように，出血部位はすべて鉗子か電気メスで丁寧に制御する．肝臓の辺縁で漿膜の断端を短い曲の鉗子で把持しておき，膨大部のほうに剥離を進めながら，肝床の漿膜の断端を結節縫合で閉鎖すると，術野の出血が少

ない（図4）．残念ながら，多くの外科医は漿膜の断端を閉鎖しない．

胆嚢の膨大部と頸部は細心の注意を払って授動する．付着部の大部分を分離するまで鋭的剥離とガーゼによる剥離を交互に行うのがよい．胆嚢を内側や外側に牽引すると，胆嚢管や胆嚢動脈を同定しやすくする．

胆嚢管の外側から直角鉗子を注意して挿入し，総胆管や右肝動脈の損傷を避ける（図4）．胆嚢動脈の周囲にある硬い組織をすべてきれいにする．胆嚢動脈は通常よりかなり太いが，右肝動脈が走行異常を示すことがあるので，胆嚢動脈は胆嚢壁にできるだけ近い場所で分離するのが安全である．短い鉗子と直角鉗子で胆嚢動脈を周囲組織とともに把持して切離し，最後に結紮する（図5）．

胆嚢管を入念に触診し，とくに急性胆嚢炎のときは胆嚢管の結石を見逃さないようにする．総胆管も入念に触診し，胆管造影で結石の確実な所見がなければ胆管切開を行わずにすむ．総胆管切開の適応がなければ，直角鉗子と短い鉗子で挟んで胆嚢管を切離し（図6），胆嚢管から胆管造影を行うのでなければ結紮する．

出血がないことを視診で確認し，肝臓の辺縁から鉗子をはずす．急性炎症や技術的に困難なために下行性胆嚢摘出が必要になったのであり，ドレーンの留置を考慮したほうがよく，とくに肝床が露出したときは胆汁漏に備えて必ずドレーンを留置する．

閉鎖　通常どおり閉腹する．

B　胆嚢部分切除

適応　高度炎症で通常の胆嚢摘出が危険なとき，胆嚢の一部が肝臓に埋没しているとき，胆嚢管領域を安全に同定できないときは，胆嚢壁全層を肝床部に残して胆嚢を切除する．肝硬変や門脈圧亢進症の患者も，胆嚢後壁を摘除しようとすると大出血を生じて止血がむずかしいので，胆嚢部分切除を適用する．

手技の詳細　胆嚢の内容を吸引して胆嚢の底部を牽引する．胆嚢の下面を注意して切開し，周囲に強く癒着している胆嚢の膨大部まで切開を延ばす（図7）．膨大部や胆嚢管に嵌頓している結石を有窓鉗子で摘出する（図8）．肝臓から遊離している胆嚢壁を切除したあと，電気メスや結節縫合で出血を制御し，肝床部の胆嚢粘膜を電気メスで焼灼破壊する．

胆嚢管に細いカテーテルが入るときは，胆管造影を行って留置する（図9）．胆嚢管が壊疽を起こして見つからないときは，閉鎖式吸引ドレーンを胆嚢管がある領域に留置する．幸いなことに，胆嚢管はらせんヒダ（Heister 弁）が瘢痕化して閉鎖している．胆嚢管と胆嚢動脈が同定できたときは結紮する．

閉鎖　通常どおり閉腹する．ドレーンは開腹創から離れた小切開創から別々に出す．

術後管理　経鼻胃管は不要であり，必要なときだけ利用する．広域スペクトラムの抗菌薬を5〜7日間投与し，術中細菌検査を利用して選択する．肝機能検査を行って監視する．認容度に応じて食事を進め，経口摂取が十分になるまで輸液を続ける．

ドレーンは排液量が少なくなるまで留置する．ドレーンの排液が胆汁のときや，血液検査で肝機能障害がみられたときはMRCPかERCPで胆管撮影を行うが，大部分の胆汁漏は自然に治癒して処置は不要である．■

Ⅵ 胆嚢と肝臓の手術
GALLBLADDER, BILE DUCTS, AND LIVER

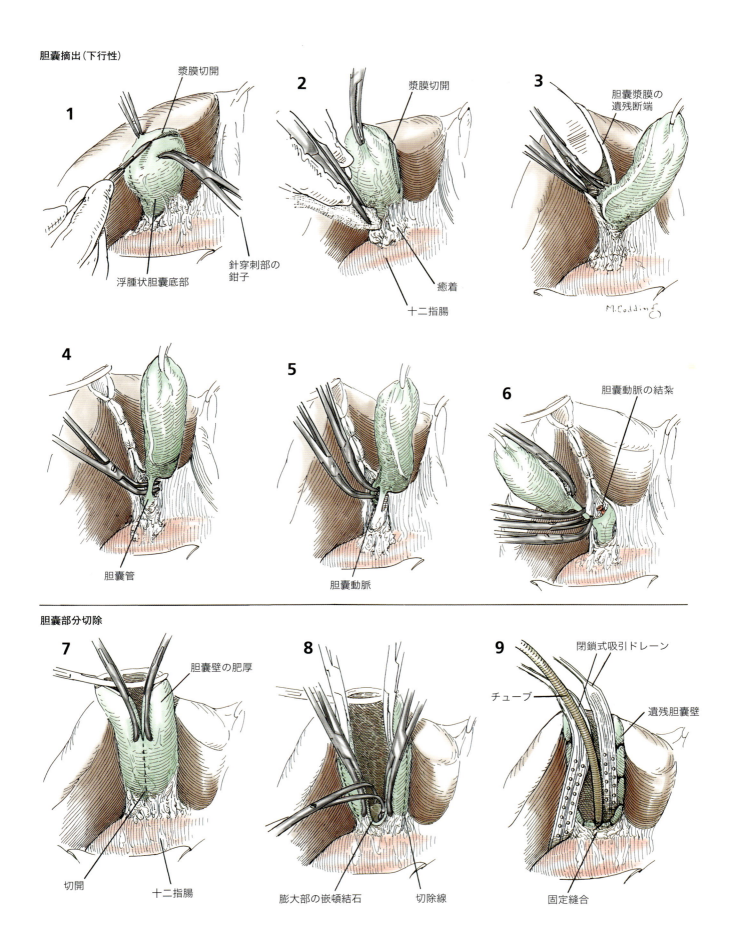

CHAPTER 75 胆囊外瘻

適応 胆嚢外瘻は胆石の通常の治療法ではないが，救命のために行う手術である．現在では通常は画像ガイド下に経皮的胆嚢外瘻を行うが，外科的胆嚢外瘻が必要なことがあり，急性胆嚢炎の高齢者，限局性腫瘍で全身状態不良の患者，最小限の手術しかできない重症患者，胆嚢摘出が手技的に危険な患者に適用する．

総胆管閉塞で長期間の黄疸と出血傾向があるが，ビタミンKや新鮮凍結血漿の投与と経皮経肝的胆管ドレナージ（PTCD）で制御できない患者は，初期治療として胆嚢外瘻を選択する．

術前準備 CHAPTER 70 を参照．

麻酔 CHAPTER 70 を参照．

体位 CHAPTER 70 を参照．局所麻酔で行うときは患者が苦痛を感じないように体位を工夫する．

手術準備 通常どおり皮膚を消毒する．

切開と露出 右上腹部で圧痛が最も強い場所に小切開をおく．想定外の技術的な困難や予想外の高度な炎症に遭遇したときは，通常の上腹部正中切開や右肋骨弓下切開を行う．胆嚢摘出ができないと考えたら胆嚢下面の癒着を剝離しない（図1）．

手技の詳細 胆嚢の底部をガーゼで隔離したら，隆起した胆嚢底部の漿膜を切開する（図2）．外筒針を挿入して内容を吸引し，細菌培養に提出する（図3）．外筒針を抜いたあとも切開口の近くで吸引を続ける．浮腫状の胆嚢壁をBabcock鉗子で把持して切開口を広げる（図4）．切開口の周囲に細い吸収糸で巾着縫合をおき，あとで外瘻チューブ挿入部の止血と閉鎖に使う．

胆嚢内の液体と泥状物をすべて吸引して除去する．通常は膨大部に嵌頓した結石があるので，できれば摘出して胆嚢管から胆汁が流出するようにする．Cushing下垂体鋭匙のような細くて曲げやすい鋭匙を頸部に挿入する（図5）．結石を鋭匙で摘出できなければ有窓鉗子で摘出する．

細いゴムカテーテルかマッシュルームカテーテルを胆嚢内腔に挿入し（図6），絹糸の結節縫合で固定する（図7）．Foley カテーテルを使ってもよい．前もってかけておいた巾着縫合でカテーテルを固定する．高度の炎症や膿瘍があったときや壁周囲に汚染があったときは，胆嚢壁に沿ってドレーンを挿入する．化膿性胆管炎が疑われるときは胆管を減圧する．

閉鎖 胆嚢底部を腹膜に縫合固定し，底部と腹膜が癒着する前に腹腔が汚染しないようにする（図8）．通常どおり閉腹してガーゼを当てたら，外瘻チューブを縫合かテープで皮膚に固定し排液ボトルに接続する．

術後管理 CHAPTER 74 を参照．抗菌薬を5〜7日間投与し，外瘻チューブから造影剤を注入して胆管造影を行い，見落とした結石がないかどうかを調べる．患者の状態が良好で術後の回復に問題がなければ，6週間後に同じ開腹創から胆嚢摘出を行う．

全身状態が高度に不良の患者では，二期的手術は行わない．高リスクの患者が急性胆嚢炎の発作を克服したときは，外瘻チューブから造影剤を注入し，胆嚢管の開存と十二指腸への流出を確認したら，外瘻チューブを抜去する．

VI 胆嚢と肝臓の手術
GALLBLADDER, BILE DUCTS, AND LIVER

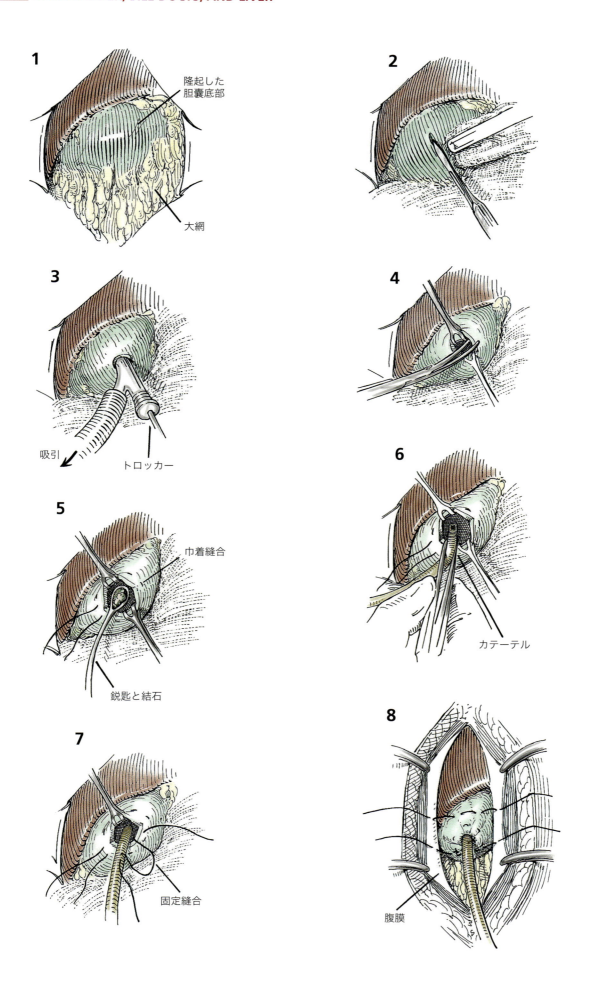

CHAPTER 76 胆管空腸吻合

適応 Roux-en-Y胆管空腸吻合は粘膜と粘膜を直接吻合する方法（好ましい手技）である．別の手技はRodney Smithが考案した粘膜グラフトを利用する方法であり，超高位の胆管を処理するときや胆管損傷で近位側の胆管を視認できないときに適用する．

手技の詳細 胆管が高度の狭窄や盲端になった深刻な場面に遭遇することがある．鋭的剥離や鈍的剥離を行って，十二指腸と肝門部の癒着を注意して切離する（**図1**）．細心の注意を払い，不必要な出血や背後にある構造物の損傷を避ける．肝臓の外側の離れたところから剥離して肝右葉表面を開放するのが容易であり，肝臓と十二指腸・肝彎曲部・大網の癒着を剥離する．

肝被膜が裂けて厄介な出血が起こらないように肝辺縁に沿って鋭的剥離を行う．癒着の端を切開したあとの肝下面の開放は，鈍的剥離のほうが有効かつ安全である．剥離を進めてWinslow孔を露出するが，胃は肝臓から剥離してもしなくてもよい．十二指腸は肝床部に引き上げられて固着していることが多い．十二指腸外側の腹膜を切開してKocher授動を行い，十二指腸下行部を内側に授動する（**図2**）．

十二指腸を下方に反転し，肝下面を上方に牽引する．肝門部の周囲に瘢痕があって胆管系が不明瞭のことがある．胆管に側面から到達するのが最もよく，胆嚢管の断端を同定すると胆管の位置を把握して剥離するのに役立つ．

25 Gの皮内針を穿刺して胆汁を吸引すると，拡張した近位側の胆管を同定できる（**図3**）．胆管造影を行ってもよく，鋭的に剥離して胆管を同定する．胆管系の全周を遊離するように努力し，胆管と空腸を端側吻合できるようにする．

自動切離器を使って空腸を切離し，結腸後経路でRoux-en-Y脚を作成する．鉗子を使って切離したときは，授動した空腸脚の断端を絹糸の結節縫合で2層に閉鎖する．断端から5～10 cmほど離れた空腸脚の腸間膜対側に，電気メスで胆管の開口より少し小さい穴をあけると，肝管に緊張がかかることなく縫着できる．

1. 粘膜粘膜直接吻合

肝管と空腸を直接吻合するために，肝管を同定して全周性に露出する．肝管の内腔が狭いときは，左肝管を剥離して左肝管分岐部まで縦切開を加えると，開口を広げることができる．空腸は弾力性があってあけた穴が大きくなるので，肝管の口径より少し小さい穴にする．

両端針がついた細い吸収糸を使って，肝管と空腸の端側吻合を1層縫合で作成する．肝管の口径や組織の厚さに応じて，4-0～6-0の吸収糸を選択する．両側端に支持縫合をかけてやさしく牽引し，肝管と空腸の後壁が見えるようにする．

肝管と空腸の後壁を結節縫合で吻合する．肝管と空腸の全層に通した糸を細い止血鉗子で把持し，まとめて順番に結紮するが，1針ずつ結んでもよい．結び目は内腔側になる（**図4**）．後壁の吻合が終わったら，胆管を減圧するのにピッグテールカテーテルを留置する．肝表面から挿入したカテーテルは，胆管から吻合部を通して空腸脚に進める．

肝管と空腸の前壁を結節縫合で吻合する（**図5**）．空腸の漿膜筋層に吸収糸を4～5針かけ，Roux-en-Y脚を肝下面に固定する．

肝管が後方に偏位して後壁の吻合が困難なときは，初めに肝管の前壁に縫合糸をかけると容易になる．肝管の前壁にかけた縫合糸を別々に細い止血鉗子で把持し，軽く牽引して腹壁に置くと前壁が持ち上がって後壁がよく見えるので，前壁の縫合糸をすべてかけ終わったら，やさしく牽引して後壁を露出し，後壁の吻合を行う．最後に肝管の前壁にかけていた縫合糸を空腸の前壁に通して前壁の吻合を行う．

2. 粘膜グラフト（Rodney Smith）

肝門部の胆管を同定できないことがあり，そのようなときに選択されるのがRodney Smithの粘膜グラフト法である．

穿刺した皮内針を留置した状態で利用し，胆汁が十分に流出するまで針に沿って切開する．先が鈍の曲の鉗子を上に向けて胆管内に挿入し，鉗子を広げたり切開を延ばしたりすると，開口が少しずつ大きくなり，切開を追加して開口を広げられるようになる．

粘膜グラフト法では，胆管と空腸は端端吻合するのではなく，胆管内に空腸粘膜グラフトを持ち上げて嵌入させる（**図6-8**）．高位胆管狭窄や高位胆管損傷の患者は大部分が経皮経肝胆管ドレナージで肝内にチューブが留置されているので，近位側の胆管系の位置を同定してシリコーン製のステントを挿入するのに利用する．

肝管を同定して拡張できたら，長い曲の鉗子を胆管内に挿入する．通常は左側に挿入して肝臓の実質を貫通させる．14～16 Frのゴムチューブか，できればシリコーン製のチューブを肝臓の表面から引き込み，肝管の開口部から引き出す（**図6**）．術前に挿入していた経皮経肝胆管ドレナージのチューブがシリコーン製のステントチューブの留置に役立つ．

吻合部の上下になる部分のチューブに穴をあけたら，自動切離器で空腸上部を切離し，Roux-en-Y脚を準備する．断端から5 cmほど離れた空腸脚の腸間膜対側で漿膜筋層を5 cmの範囲で切開する（**図6**）．飛び出した粘膜ポケットの先端に小孔をあけ，それ以外の場所には穴をあけないように注意する．

肝臓を貫通させたチューブを粘膜ポケットの先端にあけた小孔に挿入し，空腸内に10 cm以上進めたら，小孔の粘膜に吸収糸の巾着縫合をかけてチューブの周囲で結ぶ．Roux-en-Y脚にきちんとチューブが誘導されていることを確認したら，粘膜ポケット遠位側の空腸壁に2号の吸収糸を刺入してチューブに回し，粘膜ポケットの直下で結紮する．

その1～2 cmほど遠位側にも同じ吸収糸をかけ，チューブの固定を補強する．チューブを空腸壁に固定するのは2本の吸収糸だけであり（**図7**），チューブを引っ張ると縫合糸によるチューブと空腸壁の固定が確実になる．

粘膜グラフト直上のチューブに4～5個の穴をあけ，左肝管と右肝管のドレナージを確実にする．肝表面から出たチューブを注意して引っ張り，粘膜グラフトを総肝管内にしっかり引き上げると，空腸粘膜が総肝管内に嵌入し，胆管粘膜と空腸粘膜が直接に密着する（**図7**）．

超高位の胆管狭窄では，チューブを左肝管と右肝管の両方に挿入する必要がある．空腸の漿膜筋層と肝管周囲の瘢痕組織に吸収糸を4～5本かけ，Roux-en-Y脚を肝下面に固定する（**図8**）．チューブを開腹創から離れた別の小切開創から引き出し，非吸収糸でしっかり固定する．閉鎖式吸引ドレーンを肝下面に留置して閉腹する．

閉鎖 プラスチック製の多孔式吸引ドレーンを肝下面に留置したら，腹壁を層別に閉鎖する．

術後管理 吻合部が治癒するまで重力に任せて胆汁をチューブから誘導する．胆汁漏がなければ吸引ドレーンは抜去する．胆汁の細菌培養と感受性検査に従い，適切な抗菌薬療法に変更する．チューブを生理食塩水で洗浄し，チューブ内の胆泥や小結石を洗い流す．チューブを使って胆管造影をときどき行い，吻合不全がないことや胆管が元の太さに戻るのを確認する．チューブは通常4か月以上留置し，肝機能検査・胆汁細菌培養・胆管造影を評価したあと抜去する．

VI 胆嚢と肝臓の手術
GALLBLADDER, BILE DUCTS, AND LIVER

粘膜粘膜直接吻合

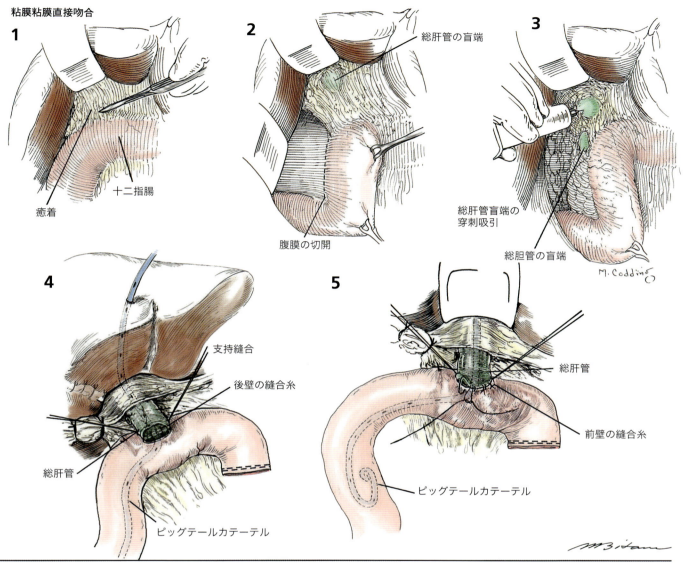

粘膜グラフト(Rodney Smith)

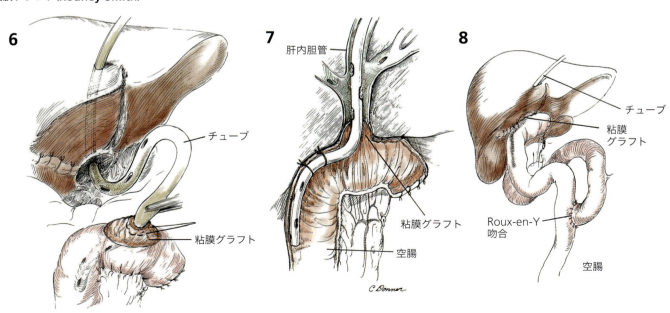

CHAPTER 77

肝門部腫瘍切除（Klatskin）

適応　左肝管と右肝管の合流部に生じた胆管がんは Klatskin 腫瘍と呼ばれ，早い時期に発見されて治療されることがあり，根治手術や緩和手術が行われる（訳注：肝門部胆管がんは症状が出にくく切除不能で予後不良のことが多い）.

　大部分の患者は高度の黄疸で発症して胆管の処置や検査を受けており，胆管造影で診断できる．患者の年齢はさまざまであり，ときどき潰瘍性大腸炎や硬化性胆管炎の既往がある．手術で治せる患者は少ないが，緩和手術の恩恵を受ける患者は多い.

術前準備　病変が深刻であり，浸潤の範囲を決めるのがむずかしく，閉塞性黄疸があれば術前検査による感染の危険を回避するため，詳細な術前評価が必要である．胆管の処置が必要なときは，早めに胆道鏡や画像下治療（IVR）の専門家に相談する．治療の目標が決まるまで胆管の処置を行うべきではない.

　閉塞性黄疸の患者に胆管の減圧処置を行うときは，適切な抗菌薬を予防的に投与したあと，手技に精通した放射線科医が経皮経肝的胆管造影（PTCD）を行う．胆管造影による診断のあと，ピッグテールカテーテルを左右の肝内胆管に挿入し（通常は片側で十分），できれば閉塞部を通過して十二指腸内に到達させ，黄疸を解除する（図 1）.

　胆管造影で腫瘍が右肝管や左肝管に浸潤している所見があれば，浸潤側の胆管閉塞を解除する処置が最終的に必要になるかもしれないが，通常はピッグテールカテーテルで十二指腸にドレナージする緩和処置が可能である．減黄のためのカテーテルは開腹手術のときに術者の手技を助ける手段にもなる.

　高解像度の断層撮影は，肝門部の血管系を描出するのに役立つ．造影剤を使った MRI/MRCP と遅延撮影（たとえば胆管細胞がんのプロトコール）は，肝動脈閉塞や門脈浸潤の同定に必須であり，どちらかでもあれば腫瘍切除の禁忌になる．大部分の患者は外科的切除が不可能な状態である（訳注：肝門部胆管がんは切除率が低く 20% 以下）.適切な抗菌薬・経静脈栄養・ビタミン K 投与を行い，循環血液量の減少を修正する.

麻酔　高度の黄疸がある患者は手術の危険性が高いため，手術を計画する場合は麻酔科医に相談する.

体位　軽度の逆 Trendelenburg 位（骨盤低位）にして，両上肢に静脈ラインを留置する．膀胱カテーテルと経鼻胃管も留置したほうがよい.

手術準備　下胸部・上腹部・右側腹部の皮膚を消毒する.

切開と露出　両側肋骨弓下切開か剣状突起から臍下部までの正中切開で行う.

手技の詳細　肝臓の双手診と腹膜表面の触診で転移巣を探る．腸間膜根部のリンパ節転移は再建を阻害するので早めに評価する．高度の黄疸があっても，減黄処置で胆嚢と総胆管は正常に見える．肝門部外に腫大したリンパ節があれば摘出し，凍結切片による迅速診断に提出する.

　腫瘍はかなり見えにくいことが多く，術前に挿入したピッグテールカテーテルを肝門部に触れ，腫瘤の位置がわかるまで上方に追って調べる．カテーテルのねじれは腫瘍の浸潤範囲を同定するのに役立つ.

　腫瘍切除を始める前に，鎌状間膜を切離し，両端に貫通結紮をかけて結ぶと，腫瘍を露出しやすくなる（図 2）.肝門橋や肝門板があれば切離し，胆嚢管を結紮して胆嚢を肝床から遊離すると，肝門部の腫瘍がさらに露出する．胆嚢底部を Kelly 止血鉗子で把持して総胆管の牽引に使う．Kocher 授動を行って十二指腸を完全に授動し，総胆管をできるだけ下方まで遊離する．総胆管下端で前壁を切開し，カテーテル先端を引き出す（図 3）.

　総胆管を切離したら遠位側の断端を縫合して閉鎖する．胆嚢と総胆管を上方に反転し，腫瘍部の後面が見えるようにする（図 4）.細心の注意が必要なところであり，肝動脈の分枝を含む周囲組織を入念に同定しながら腫瘍後面との癒着を慎重に切離する.

　門脈や尾状葉も非常に接近しており，尾状葉に腫瘍が浸潤しているのを見逃すとすぐに再発するので，腫瘍の浸潤が疑われるときは尾状葉切除を考慮する．出血はすべてクリップか結紮で止血する．尾状葉に連続する下部の細い肝静脈は結紮する.

　左肝管の周囲組織を慎重に切離して左肝管を十分に露出し，左肝管の裏に直角鉗子を慎重に挿入すると，牽引用の血管テープを通すことができる（図 5）.左肝管に触れて浸潤の有無を調べる.

CONTINUES ▶

VI 胆嚢と肝臓の手術
GALLBLADDER, BILE DUCTS, AND LIVER

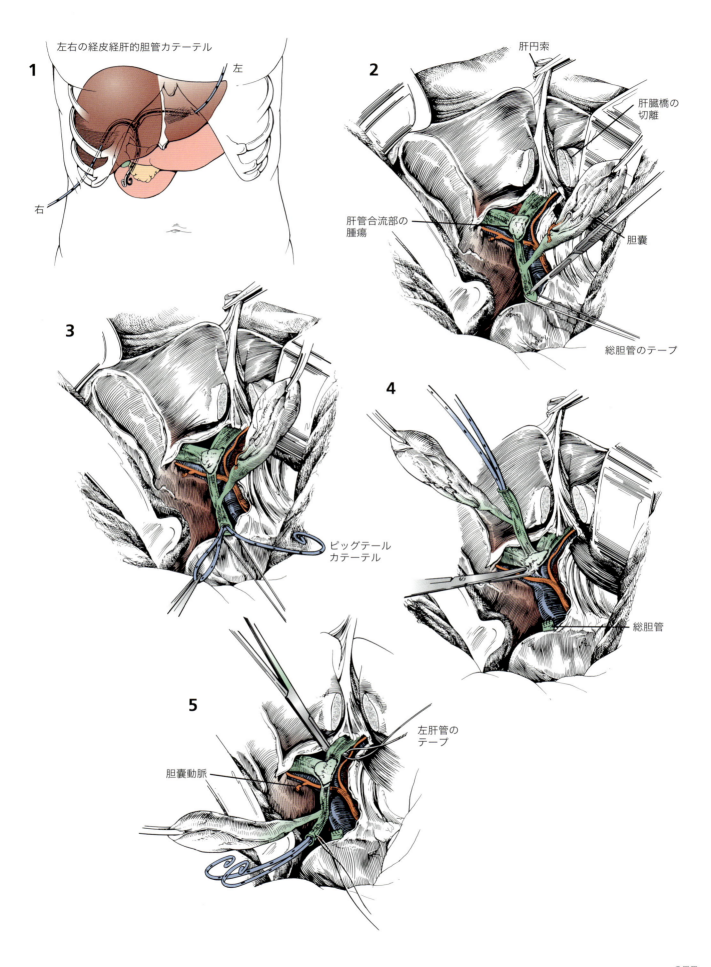

77 肝門部腫瘍切除（Klatskin）

手技の詳細（続き）　右肝管を少しだけ遊離し，牽引用の血管テープを通す（**図6**）．腫瘍が左右どちらかの肝管に浸潤して肝内に進展している可能性があれば，肝切除の追加が必要かどうかを真剣に考慮する．ときに3本目や4本目の太い胆管が右側に見つかり，吻合するためには温存しないといけない．

左右の肝管の切離部にそれぞれ牽引縫合をおく（**図7**）．左右の肝管に色のちがう糸で印をつけ，断端の浸潤の有無を病理医が判定できるようにする．凍結標本で断端に浸潤があれば，胆管を追加切除する．

Coudé カテーテル（訳注：先端が曲がったバルーンつきの膀胱カテーテル）をピッグテールカテーテルにつなぎ，胆管から引き上げ肝内を通して十分に拡張させたところで，経肝的に胆管ステントを留置する．

まずガイドワイヤーを通したピッグテールカテーテルを左右の肝管から引き出す．先端の曲がった部分を切り落とし，先端を切った16 Fr の Coudé カテーテルに残りのまっすぐな部分を差し込む．

それぞれのピッグテールカテーテルと Coudé カテーテルにマットレス縫合をかけて固定したら，肝表面のピッグテールカテーテルを引っ張り，Coudé カテーテルを胆管内に引き込む（**図8**）．肝内胆管を広げるには，Coudé カテーテルを入れたり出したりする必要がある．

Coudé カテーテルの端に14 Fr の胆管ステントをつなぎ，Coudé カテーテルにかけたマットレス縫合の絹糸で固定する．Coudé カテーテルを引っ張って胆管ステントを肝内に引き込み，穴のある部分が肝外に出ないようにすると，肝内にある部分と Roux-en-Y 空腸脚内にある部分に穴があることになる（**図9**）．

胆管ステント周囲の肝表面に吸収糸の水平マットレス縫合をかけ，肝臓が裂けないように注意しながらステント周囲に結びつける．**CONTINUES ▶**

Ⅵ 胆嚢と肝臓の手術
GALLBLADDER, BILE DUCTS, AND LIVER

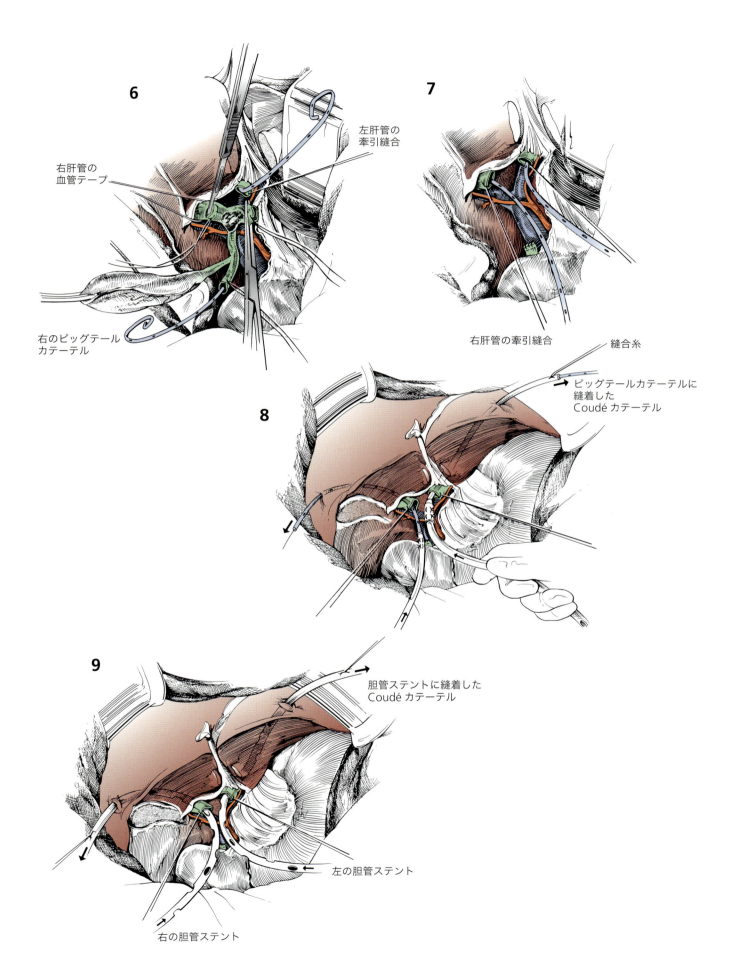

77 肝門部腫瘍切除（Klatskin）

手技の詳細（続き） 空腸上部の Roux-en-Y ループを，十二指腸の下行部と水平部の前で結腸間膜の血管がない部分に通し，右上腹部に挙上する．Roux-en-Y ループの先端が肝管の開口部を少し越える程度に挙上できることを確認したあと，空腸と腸間膜の周囲で結腸間膜の開口部を閉鎖する．

空腸の断端は自動閉鎖器で閉鎖するか，連続縫合や結節縫合をかけて層別に閉鎖する．吻合部になる空腸の後壁を肝被膜や周囲組織に縫着する．

胆管開口部の両端から空腸に結節縫合をかけると，吻合部の正確な位置や大きさを決めるのに役立つ（**図 10**）．左右の胆管の後壁の全層と空腸の漿膜に結節縫合をかけ，縫合がすべて終わったら糸を結ぶ．中央の糸はステントが逸脱しないように結びつけてもよい．

後壁の縫合は結び目が内側になっており，両端の縫合糸を残して結び目の近くで短く切る．後壁の縫合線と平行に空腸に小さい穴をあける（**図 11**）.

ステントの先端を空腸の内腔に丁寧に挿入する（**図 12**）．前壁に全層の結節縫合をかけて胆管と空腸を吻合する（**図 13, 14**）．空腸の前壁を近くの肝臓に縫着したら，吻合部の近くにシリコーン製の閉鎖式吸引ドレーンをおき，5-0 のナイロン糸で二重に縫合してステントを皮膚に固定する（**図 15**）．

通常どおり閉腹し，ステントを滅菌プラスチックバッグにつなぎ，胆汁が自然に排泄されるようにする．

術後管理 胆汁の排液が少なく，胆管造影で漏出がなければ，術後 4〜5 日目にシリコーン製の閉鎖式吸引ドレーンを抜去する．肝表面や吻合部に胆汁漏がなければ，ドレーンの端に三方活栓をつけ，1 日 3 回の生理食塩水による自己洗浄を指導する．術後 4〜6 週目に外来でステントを抜去する．次の治療について放射線科医や腫瘍内科医に相談するように勧める． ■

Ⅵ 胆嚢と肝臓の手術
GALLBLADDER, BILE DUCTS, AND LIVER

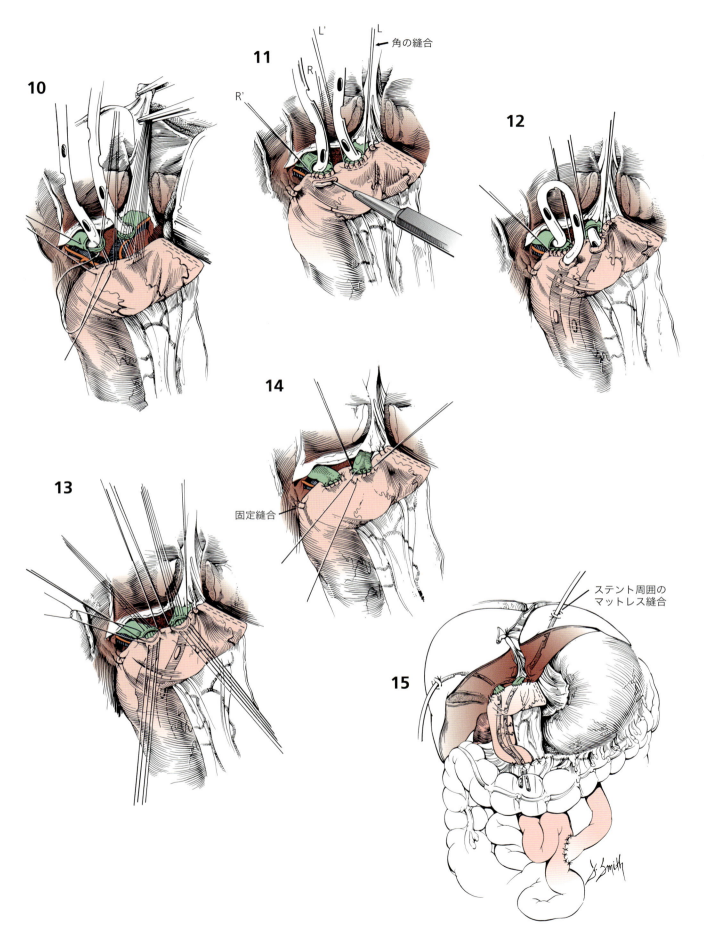

CHAPTER 78 肝生検

適応　試験開腹を行ったときに，肝臓の小片を切除して病理診断に提出することはまれではない．肝生検は肝疾患や脾疾患がある多くの患者に行われ，転移性腫瘍がある患者にも行われる．

　肝臓と胆嚢は血管やリンパ管がつながっており，肝臓に胆嚢の病変が広がっていて肝生検が正しい全体像を示さないことがあるので，胆嚢の近くで肝組織を採取してはいけない．

手技の詳細　無傷針つきの 2-0 の縫合糸（**A，B**）を 2 本使い，肝臓の辺縁に 2 cm ほど離して深く刺入する（**図 1**）．肝臓の辺縁を貫通させたあと，2 回目の縫い代を最初の半分にすると（**図 1A**），生検部位の断端から糸が滑り落ちず出血を制御できる．

　糸は外科結紮で結び，1 回目の結びと 2 回目の結びの間でゆるまないようにする（**図 1A**）．結ぶときに糸にかける緊張度が重要であり，肝実質に食い込まない程度にしっかり結ぶと，肝組織を切除する部分の出血を制御できる．

　2 本の糸は 2 cm 以上離れないようにして肝実質に深くかけるが，大きい生検にするために三角形に切除するので，糸を結んだ自由縁からは 2 cm 以上の肝組織が得られる．三角形の頂点になる深部に追加のマットレス縫合（**C**）をかけてもよい（**図 2**）．

　メスで生検組織を採取したら（**図 3**），2 本の糸（**A，B**）を結び合わせて切除部を閉鎖するか，最初の縫合の外側に追加のマットレス縫合（**D**）をかけて閉鎖する（**図 4, 5**）．生検した部分を凝固剤（フィブリン糊）や大網で被覆する．　■

VI 胆嚢と肝臓の手術
GALLBLADDER, BILE DUCTS, AND LIVER

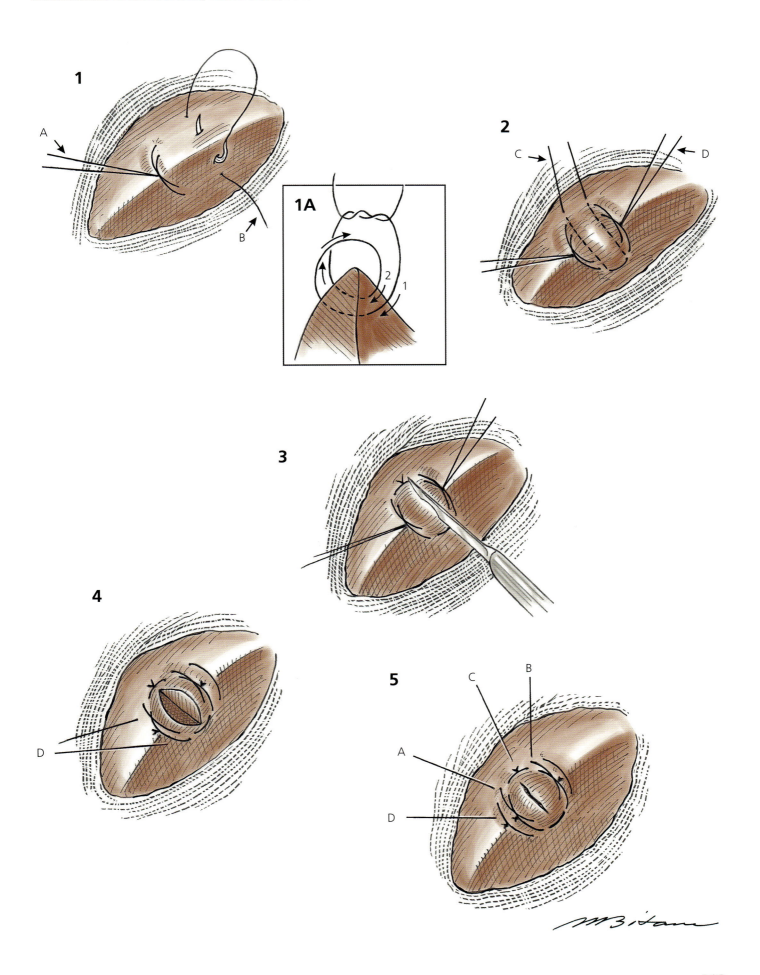

CHAPTER 79 肝臓の解剖と切除

肝臓の外科解剖　肝臓は尾状葉を含む8つの主な区域に分けられる．基準となるCantlie線があり，胆嚢窩の中心から斜め頭側に向かって左右肝静脈間の下大静脈の中心に至り（**図1**，A-A'），肝臓を右葉と左葉に分ける．

左葉は鎌状間膜や肝円索によって外側区域（区域II・III）と内側区域（区域IV）に分けられ，それぞれ上部（頭側，区域II）と下部（尾側，区域III）に分けられる（**図2**）．

これに対して，右葉は肝臓の前下縁から後上方に向かう面によって前区域（区域V・VIII）と後区域（区域VI・VII）に分けられ，この境界面は右肺下葉の斜裂（訳注：上葉・中葉と下葉の境界面）に似ていて，2つの面はほぼ平行である．左葉と同じように右葉も上部（区域VII・VIII）と下部（区域V・VI）分けられる．

肝区域の境界は直線的にみえるが，門脈・胆管・肝動脈の走行のちがいを肝静脈の走行と対比させて理解することが，区域切除や葉切除を成功させるポイントである．一般に「門脈三つ組」（portal triad）は段階的に分枝しており，最終的には8つの領域に分布する（訳注：門脈三つ組は門脈・胆管・肝動脈のセットで通称「グリソン」）．

この原則の特別な例外が門脈左枝の傍臍部であり，左葉下部の外側区域（区域III）と内側区域（区域IV）の間にまたがって走行し，おおよそ肝円索の下に位置する（**図1**，7）．

左葉の外側区域の上部と下部は傍臍部の終末枝から門脈血を受けるが（**図1**，9，10），内側区域の上部と下部に分布する2本の内側枝には注意が必要である（**図1**，8，12）．同様に，この部分は胆管と肝動脈の走行に注意する（**図6**）．

左肝管と左肝動脈は期待どおりに分岐して外側区域の上部と下部に分枝するが，内側区域の胆管と肝動脈（**図6**，13）は上部と下部に太い分枝を出さず，上部と下部の境界から上部と下部に向かってペアになった長い分枝を出す（**図6**，12，13）．

右葉に分布する門脈三つ組は単純な樹枝状であり，初めに前区域と後区域に大きく分かれ，次に上部と下部に2次分枝を出す（**図1**，2-5）．

おもしろいのは尾状葉であり，右葉と左葉の境界面にまたがり，左右の門脈・胆管・肝動脈の主枝から直接支配を受けているが，還流静脈は1本の尾状葉枝であり，左右の肝静脈の直下で下大静脈の左側に流入する（**図1**，11）．

肝静脈は区域の境界を走行しており，肺静脈に似ている．右肝静脈は右葉の前区域と後区域の境界面を走行し（**図1**，14），左肝静脈は主に左葉の外側区域を還流し（**図1**，15），中肝静脈は左葉の内側区域と右葉の間を横走する（**図1**，16）．

中肝静脈には変異があることを知っておく必要があり，左肝静脈が下大静脈に流入する4〜5 cmの範囲に流入するが，2本の主な枝は右葉の前区域の下部と左葉の内側区域の下部を還流する（**図1**，17）．

区域切除では肝静脈が閉塞すると還流領域の壊死を起こすので，肝静脈を適切に温存する必要がある．中肝静脈の流入には2つの主な形式があり，左肝静脈に流入することもあれば（**図1**），左肝静脈とは別に下大静脈に流入することもある（▶ CHAPTER 83，**図8**）．

3つの主な肝切除法を図に示し（**図3-5**），手技の詳細を別章に示す（▶ CHAPTER 80-83）．門脈左枝の傍臍部に沿った「危険な場所」はとくに注意が必要であり（**図3-5**），太い静脈枝を切離するときは，残存肝に静脈還流が温存されていることを確認する．左葉外側区域切除では，手指破砕法で止血に使うロック式全層マットレス縫合が図に描かれている（**図3**）．■

Ⅵ 胆嚢と肝臓の手術
GALLBLADDER, BILE DUCTS, AND LIVER

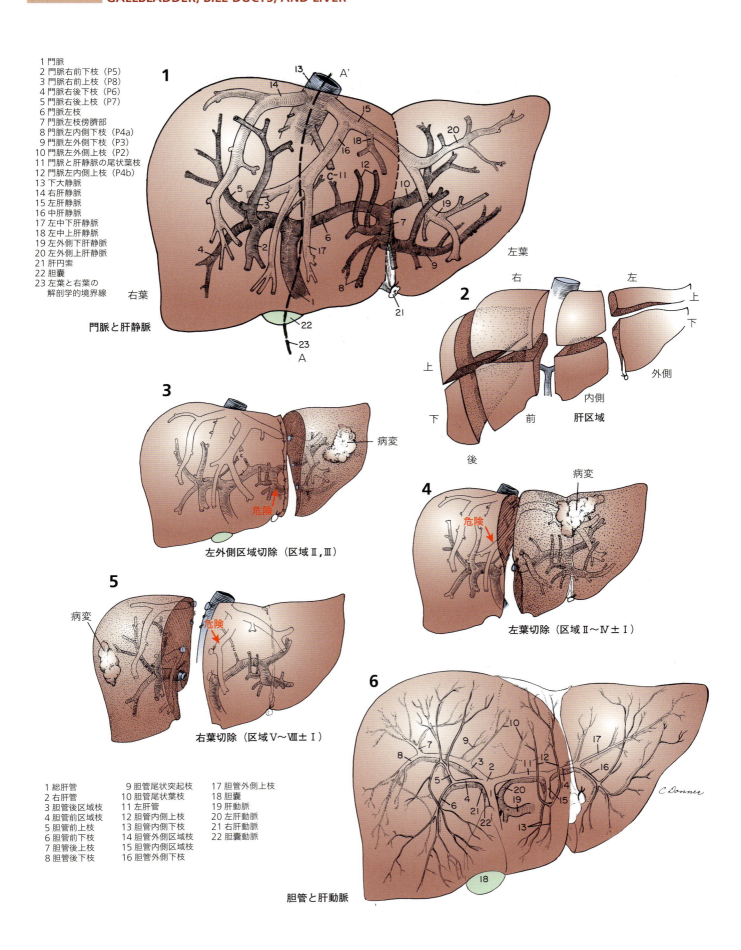

CHAPTER 80 肝部分切除（非解剖学的）

適応　大腸がんの術後2～3か月ごとに測定したCEA値が連続して上昇するときは，再発を検索する必要がある．手術記録と病理レポートを調べると，再発部位を知る手がかりになるかもしれない．

　大腸がんは肝臓に転移することが多いので，大腸と肝臓の検査を行い，肝臓は肝機能検査と画像検査（CT，MRI，PET-CT）を行う．腹膜播種・肺転移・骨転移があれば外科切除の禁忌であるが（訳注：肺転移は必ずしも禁忌ではない），CEA値が上昇している患者で全身状態がよければ部分切除を考慮し，部分切除で摘出できないほど大きいときは葉切除を考慮する．

　大腸がんの肝転移は肝切除後の5年生存率が向上しているが（訳注：日本では約40%），大腸がんの再発が治癒するかどうかは不確実であることを十分に説明する必要がある．

術前準備　術前検査の期間に総合ビタミン剤と十分なカロリー摂取を勧める．抗菌薬を投与する．

麻酔　気管挿管による全身麻酔を行う．両腕に静脈ラインを確保し，水分補給と血液製剤の投与に使う．

体位　仰臥位にして軽度の逆Trendelenburg位（骨盤低位）にする．

手術準備　胸部と腹部の皮膚を恥骨まで消毒する．

切開と露出　長い両側肋骨弓下切開で良好な視野が得られる．剣状突起の上から長い正中切開を行ってもよい．

手技の詳細　開腹したら，腹膜・小腸・大腸・網嚢腔・腸間膜・大網を見て転移を調べる．肝臓を重要であり，とくに術前検査で肝転移を診断したときは肝臓をよく調べる．処置しやすい場所に小さい転移巣が1個か2個であれば，切除か焼灼を行う．びまん性に多数の転移巣があれば，標準的な肝葉切除を考慮することはあるが，転移巣の積極的な拡大切除は禁忌である．

　視診と双手診で肝臓を入念に調べる．術中超音波検査は深部の転移巣を同定し，肝臓内部の解剖を把握するのに役立つ．肝臓を十分に授動してドーム部と後面を見る．鎌状間膜と三角間膜を切離して肝表面全体が見えるようにする．肝臓の後面が腫瘍の浸潤で横隔膜に固着していれば，肝切除は困難を伴い，熟練外科医の手で細心の注意を払いながら行うしかない．

　肝部分切除と肝葉切除のどちらにするかは，転移巣の大きさ・個数・場所とともに患者の年齢や全身状態を考慮して決める．転移巣は丸い形のことが多いが，深部に広がるより横に大きくなり

やすい．肝生検の手技は別に示す（▶ CHAPTER 78）．

　通常肝部分切除を行うのは，主要な血管や胆管を損傷せずに転移巣を完全に切除でき，断端陰性になることが期待できるときである．

　転移巣が肝左葉の辺縁にあるときは部分切除が容易である（**図1**）．転移巣は正常肝を1cm以上つけて切除しなければならず，転移巣の周囲に安全域を最低1～2cm確保して電気メスで印をつける．

　細長い弱彎針のカットガット（訳注：ヒツジの腸腺で吸収糸）を使って止血用のマットレス縫合を深くかけたあと（**図2**），縫合糸を注意して結び，肝表面が裂けない程度に締めて肝組織を圧迫する（圧迫縫合）．

　転移巣と圧迫縫合の間の安全域に牽引縫合を1本か2本おく（A）．腫瘍が播種する危険性があるので，牽引縫合を腫瘍に通してはいけない．牽引縫合は肝切離を進めるときに病巣を持ち上げるのに便利であり（**図3**），引っ張って病巣を持ち上げると，距離を安全に保てる．腫瘍の周囲に正常肝の安全域を確保するように常に注意し，とくに最深部で切離するときに注意する．

　肝臓の切離と出血の制御には電気メスが役立つ．外科医によっては，肝切離に超音波メス（CUSA）を好んで使い，止血にはアルゴンビーム凝固装置が非常に有用である．そのほかにも利用できるエネルギー装置がいくつかあり，外科医の裁量で使用する．

　目に見える血管や胆管はクリップをかけてもよいが（**図4**），大部分の肝臓外科医は血管や胆管を1本ずつ結紮する．大きさが異なる4～5個の転移巣を同じように切除することがあり，切除後の空洞に止血剤を4～5分間詰めておいてもよい．

　太い血管の近くにある深部の転移巣でなければ，出血量は問題にならない．深部の転移巣を部分切除するときの危険性は，切除で得られる効果と比べて慎重に検討する必要があり，肝門部を制御して行う解剖学的切除を行ったほうが安全かもしれない．

　閉腹前に転移巣を完全に切除できたかどうかを病理医が評価する．切除断端に疑問があるときは，追加切除して病理医に提出する．

閉鎖　出血がなければドレーンは不要である（**図5**）．ドレーンを留置するときは，シリコーン製の閉鎖式吸引ドレーンを挿入する．肝組織に胆汁漏を見つけたときは，結紮して漏出部を制御するように努力し，閉鎖式吸引ドレーンを考慮する．

術後管理　肝転移が明らかな患者は化学療法を考慮する．2～3か月ごとにCEA値を測定して再発がないかどうかを追跡する．CEA値の測定は4～5年経過してCEA値やCT検査に異常がなければ間隔をあけてよい．■

Ⅵ 胆嚢と肝臓の手術
GALLBLADDER, BILE DUCTS, AND LIVER

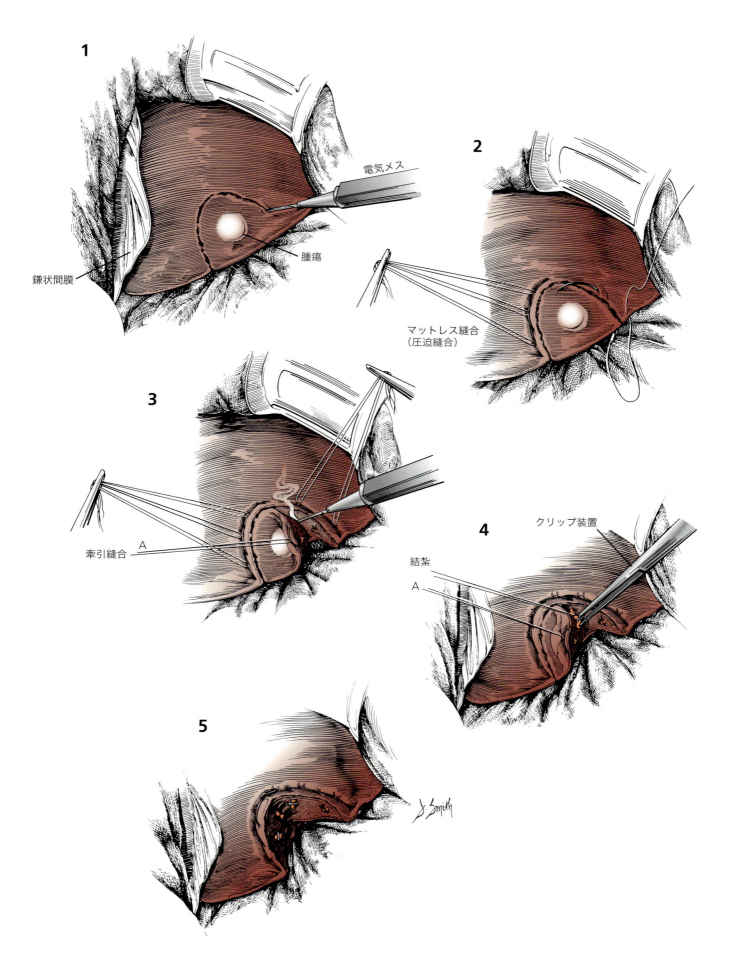

CHAPTER 81 肝右葉切除（区域Ⅴ～Ⅷ±Ⅰ）

適応　大腸がん切除後の2年間は3か月ごとにCEA値を測定し，上昇し始めたら再発を考える必要がある．局所再発・腹膜播種・肺転移の所見がなければ，画像検査（CT，MRI，PET）を行って肝転移を検索する．肝転移が明らかになったら，転移巣の個数・大きさ・場所を評価する．血管造影は不要であり，CTやMRIなどの断層撮影を行えば局所解剖がわかる．

転移巣が1個か2個のときは，場所を同定して切除するのが容易である．根治切除を決めるときは，腫瘍の個数・大きさ・場所とともに，患者の年齢と全身状態を考慮する．画像検査の感度を考慮すると，CEA値の上昇だけで盲目的に開腹手術を行っても落胆するだけである．

良性腫瘍の局所切除が成功すると，転移性腫瘍の拡大切除が開発された（訳注：世界初の系統的肝右葉切除は1949年の本庄一夫氏）．患者は十分な病状説明を受け，手術するかどうかの意思決定に参加し，肝臓を広範囲に切除する可能性があることを理解しておく必要がある．

肝右葉切除で手術死亡を避けるには，左葉に正常の肝組織を20％以上残す必要があり，術前化学療法を行った患者は30％以上残さないといけない（訳注：通常は肝右葉切除で40％が残る）．

術前処置　周術期の抗菌薬投与を行い，循環血液量の喪失を補正する．

麻酔　肝障害の少ない全身麻酔が必要である．

体位　仰臥位にして中等度の逆Trendelenburg位（骨盤低位）にする．

手術準備　胸骨下部から臍の下方まで切開を延ばすことがあるので，胸部と腹部の皮膚を消毒する．大量出血を想定して左右に太い静脈ラインが必要であり，持続動脈圧モニターも必要である．

大がかりな肝切除では，中心静脈ラインを留置し，中心静脈圧をモニターするのがよい．中心静脈圧を6cm H_2O以下に維持して大量輸液に耐性をつけておくと出血量が減る．肝切離が終わって出血点を処理したあとは，積極的に輸液療法を行う．

切開と露出　右肋骨弓下切開を延ばして正中を越え，両側肋骨弓下切開にすると良好な術野が得られる．別の方法として，剣状突起の上方から臍の下方まで長い正中切開をおいてもよいが，大きい肝臓を授動するのはむずかしく，とくに体の大きい患者では肝臓の授動がむずかしい．

手技の詳細　右葉にある転移巣の広がりを視診と双手診で調べ（図1），術前の画像と比べて病巣の位置を確認する．大腸がんの肝転移のときは，視診と触診で大腸・小腸・腸間膜・大網・腹膜を調べ，Douglas窩を探って転移を調べる．

腹膜播種の疑いがあるときは初めに腹腔鏡診断を行い（▶CHAPTER 13），腹膜播種があれば手術を断念するが，偶然の小さい転移巣であれば，切除・焼灼して手術を続ける．術中超音波検査で転移巣の分布と位置を調べる．出血を最小限に抑えるには，転移巣と太い血管の関係を把握する必要がある．

鎌状間膜と右三角間膜を切離したら，肝臓を横隔膜から遊離して授動する（図2）．左葉を固定・支持している左三角間膜は切離しないこともある．胆嚢動脈と胆嚢管を結紮して胆嚢を摘出すると，胆嚢窩は左葉と右葉の境界線の起始部であり，右肝管が見えやすくなる．左肝管や総肝管の損傷を避けるには，右肝管をきれいに露出する必要がある．

良好な視野で右肝管を切離し，貫通縫合を1針か2針かけて二重結紮する（図3）．右肝管の背側に鉗子を通すときは細心の注意を払い，軽率に左肝管を損傷しないように気をつける．右肝管を切離すると右肝動脈が現れるが，変異の可能性があるので上腸間膜動脈から分枝している可能性を考えて術前の画像を確認する．

右肝動脈を結紮・切離したら（図4），左肝動脈をよく見て，閉塞や巻き込みがないことを確認する．肝門部を剥離するときは，肝右葉と肝左葉の間を走行する肝動脈の変異について知っておく必要がある．

門脈右枝に直のCooley血管鉗子を二重にかけたら鉗子の間で切離する．4-0の非吸収糸で連続縫合をかけて断端を閉鎖する．近位側の断端には，安全のために水平マットレス縫合をかけて二重に閉鎖してもよい（図5）．血管縫合器を使って門脈右枝を切離する方法もある（図5A）．

細心の注意を払って肝門板に入り，左肝管・左肝動脈・門脈左枝を周囲の肝実質から慎重に遊離する．胆管や血管は鎌状間膜の近くで肝臓に入るので，胆管や血管と別の組織を肝臓から丁寧に剥離すると，右葉と左葉の内側区域を分ける理論的な領域が露出する．**CONTINUES ▶**

VI 胆嚢と肝臓の手術
GALLBLADDER, BILE DUCTS, AND LIVER

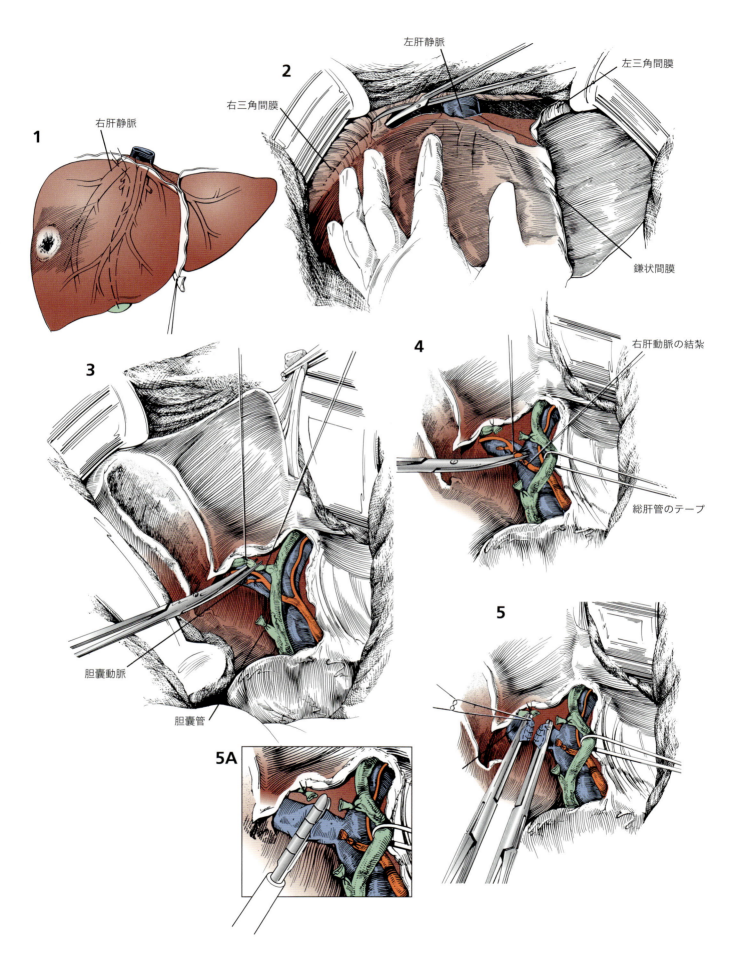

81 肝右葉切除（区域Ⅴ〜Ⅷ±Ⅰ）

手技の詳細（続き）　右葉を横隔膜から遊離して持ち上げながら内側に脱転し，下大静脈に流入する短肝静脈を露出する．短肝静脈は注意して確実に結紮する（**図6**）．右肝静脈の下面を露出するには，右肝静脈の主幹部を被覆している下大静脈間膜を切離する必要がある．下大静脈間膜は右副肝静脈が横切って下大静脈に流入していることがあるので注意する（**図6A**）．

右肝静脈にテープをかけて肝組織を丁寧に押しのけ，右肝静脈に曲のCooley血管鉗子を2本かける．血管鉗子の間隔を十分にとり，切離したあとの開放端を確保しておく．右肝静脈を切離して非吸収性の血管縫合を2列にかけ，右肝静脈の断端を確実に閉鎖する（**図7**）．右肝静脈は血管縫合器で切離してもよい（**図7A**）．

右肝動脈の結紮・切離によって生じた色調変化の境界線に沿って，電気メスで表面にマーキングする．肝切離は肝下面から始め，マットレス縫合を深くかけて出血を制御する．糸は肝実質を圧迫するように結ぶのがよく，肝実質を挫滅して出血させるほど強く結んではいけない．

境界線下端の両側にマットレス縫合を3〜4本ずつかけたら，超音波メス・レーザー・電気メスを使って肝実質を少しずつ切離していく（**図8**）．太い血管や中肝静脈の分枝は二重結紮する．肝表面はアルゴンビームで凝固してもよい．

腹腔鏡手術で血管処理に使う自動切離器（Endo GIA）を何度も作動させて肝実質を切離してもよいが，超音波検査で血管の走行を確実に同定したあとでなければ，自動切離器で肝臓を切離してはいけない．

出血と胆汁漏をすべて制御したあと（**図9**），肝左葉の露出面を大網で被覆してもよく，十分な縫合をかけて大網を固定する．肝切離の操作中に中心静脈圧を低く維持していたときは，最大で2Lの循環血液量を回復させる時間が必要であり，新たな出血点が明らかになることがあるので，閉腹前に肝臓が自然な緊満感に回復したことを確認する．

病理医は切除標本を調べて切除断端が十分であることを確認する．左葉に入る血管や胆管を見て屈曲や閉塞がないことを確認する．鎌状間膜を縫い合わせて左葉を安定させる．胆汁漏の懸念があるときは，シリコーン製の閉鎖式吸引ドレーンを留置する．

閉鎖　通常どおり閉腹する．

術後管理　血球検査と肝機能検査を毎日行う．ドレーンの出血量が多いときは，輸血が必要である．感染の危険性を最小限に抑えるように細心の注意を払う．創部から腹水が流出するのを我慢する必要はなく，積極的に体液を補正する．

胆汁漏が100 mL/日以上であれば内視鏡的経鼻胆管ドレナージ（ENBD）を考慮し，腹水の漏出があれば創部を縫合する．長期間追跡して肝機能検査や画像検査を頻繁に行い，定期的にCEA値を測定して上昇すれば検査する．　　　　　　■

Ⅵ 胆囊と肝臓の手術
GALLBLADDER, BILE DUCTS, AND LIVER

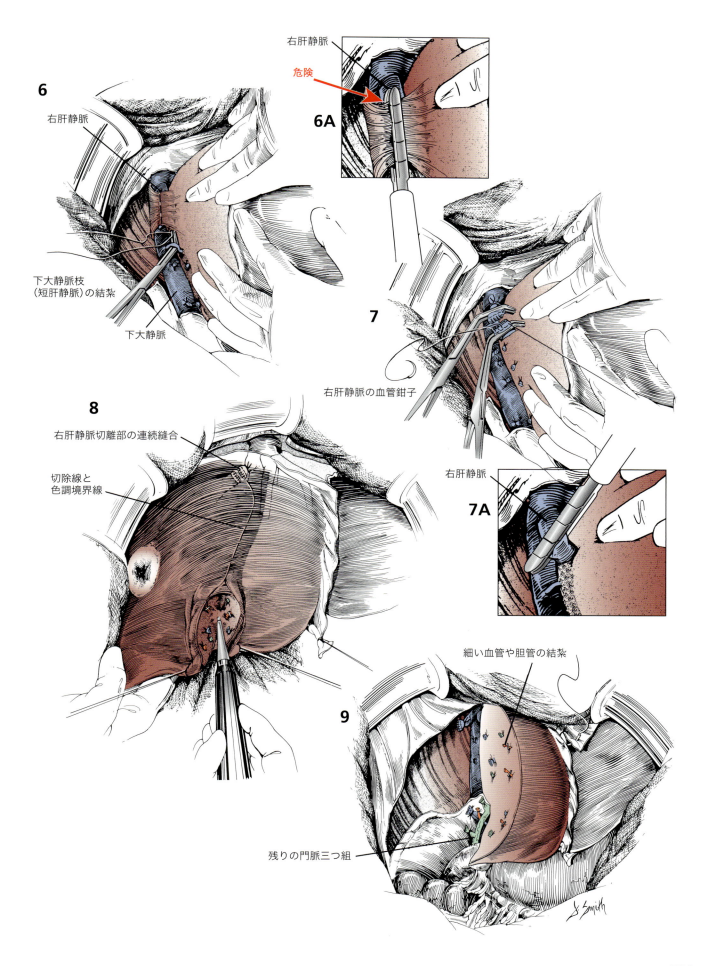

CHAPTER 82 肝左葉切除（区域Ⅱ～Ⅳ±Ⅰ）

適応 肝左葉切除の適応はいろいろあるが，最も多いのは大腸がんの肝転移であり，大腸切除後の定期検査で CEA 値が上昇して診断される．肝機能検査を行い，画像検査で転移巣の大きさ・個数・場所を把握する．PET も行って全身の隠れた転移を調べる．

前回の大腸がん切除の手術記録と病理レポートを注意して読み，最初の手術のときに転移がなかったかどうかを調べる．局所再発・腹膜播種・肺転移があってはならず（訳注：肺転移は必ずしも禁忌ではない），手術を遅らせて CEA 値や CT 所見の変化を再評価してもよく，高齢者では試験的な開腹手術の危険性も考慮する．

術前準備 患者や家族に情報を提供して議論する．抗菌薬を予防投与する．交差試験を行って輸血が使えるようにする．

麻酔 肝障害の危険性が少ない全身麻酔を行う．

手術準備 胸部と腹部全体の皮膚を消毒する．大量出血を想定して左右に太い静脈ラインが必要であり，持続動脈圧モニターも必要である．

大がかりな肝切除では，中心静脈ラインを留置し，中心静脈圧をモニターするのがよい．中心静脈圧を 6 cm H_2O 以下に維持して大量輸液に耐性をつけておくと出血量が減る．肝切離が終わって出血点を処理したあとは，積極的に輸液療法を行う．

切開と露出 いろいろな開腹法があるが，両側肋骨弓下切開で良好な術野が得られる．開創器を使わないときは，左肋骨弓を牽引する役目の助手が必要である．別の方法として，長い正中切開を広げて開腹してもよい．

手技の詳細 腹腔内を入念に検索し，大腸・小腸・腸間膜・大網・腹膜・Douglas 窩に転移がないかどうかを調べる．疑わしいところは凍結切片を採取して病理診断に提出する．

肝表面を視診で調べ，双手診を行って左葉の転移巣を画像と比べて確認する．転移巣が深部にあるときは超音波検査で評価するのがよい．転移巣が表面にあれば 1 cm の断端で局所切除でき，下縁に近ければ楔状切除できる．

切離線は胆嚢床まで延ばすように想定する．左葉のドーム部にある太い血管は左肝静脈である（**図 1**）．腫瘍が深部にあるときは鎌状間膜と三角間膜を切離して左葉を授動する（**図 2**）．

左葉の内側縁は胆嚢床の中に含まれるので，胆嚢動脈と胆嚢管を結紮・切離したら胆嚢を摘出する．胆嚢摘出によって露出が広がり，あとで結紮・切離する胆管や血管を同定しやすくなる（**図 3**）．

肝門板を切開して臍裂の表面に肝門橋があれば切離し，左葉に入る胆管や血管を露出する．直角鉗子を通すのに十分な距離だけ左肝管を遊離する．このとき，肝右葉から異常な肝管が分枝しているかもしれないので，損傷しないように注意する．

左肝管を二重結紮して切離する（**図 4**）．左肝管を切離すると左肝動脈が現れるが，通常は固有肝動脈の分枝である．左肝動脈の解剖学的変異を探さなければならず，最も多いのは左肝動脈が左胃動脈から分枝する変異であり，左肝動脈は小網の圧縮部を貫通する．

左肝動脈を起始部から少しだけ丁寧に遊離したら，2-0 の非吸収糸で二重結紮する．固有肝動脈の分岐部をよく見て右肝動脈が温存されていることを確認したら，結紮した糸の間で左肝動脈を切離する（**図 5**）．**CONTINUES ▶**

VI 胆嚢と肝臓の手術
GALLBLADDER, BILE DUCTS, AND LIVER

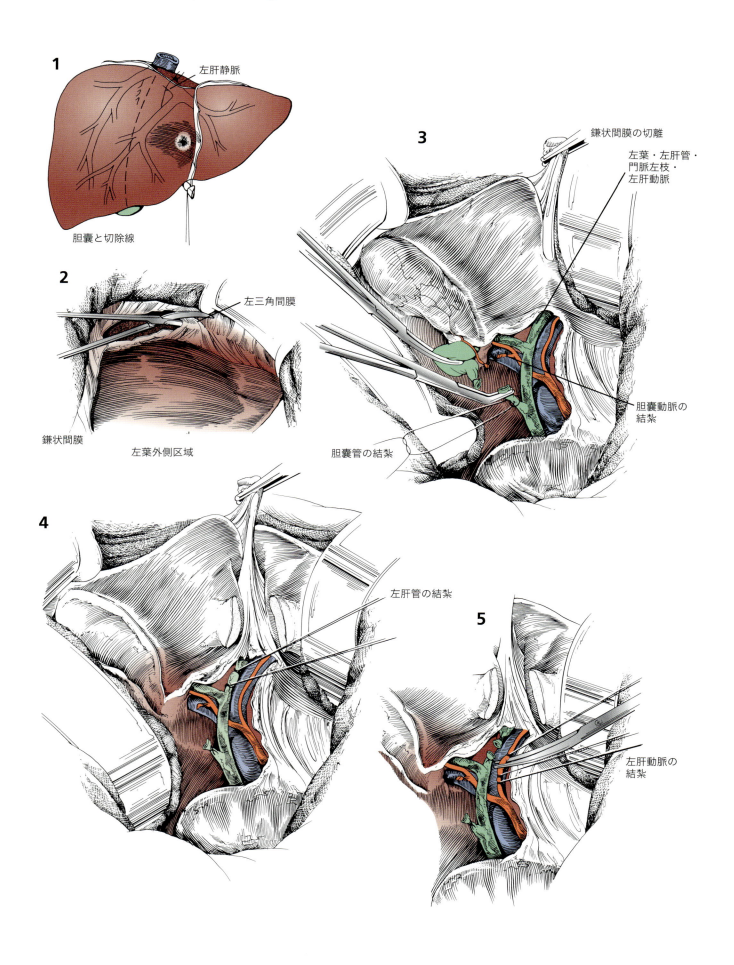

82 肝左葉切除（区域Ⅱ〜Ⅳ±Ⅰ）

手技の詳細（続き）　門脈左枝が見えたら門脈分岐部を注意して遊離し，曲の Cooley 血管鉗子を 2 本かけても門脈分岐部に影響しないように，門脈左枝を十分な距離にわたって授動する．

門脈左枝を遠位側の鉗子の直前で切離したら，近位側の断端に 4-0 の合成非吸収糸で水平マットレスの連続縫合をかけたあと，かがり縫いの連続縫合で折り返し（Cameron 法），門脈左枝の断端を閉鎖する（**図 6**）．

尾状葉（区域Ⅰ）を温存するときは，臍裂の基部で尾状葉枝が出た遠位側で門脈左枝を切離する．右葉の血流が正常であることを確認する．門脈左枝は血管縫合器で切離してもよい．

肝切離を行う前に左肝静脈を結紮しておくと出血量が少ない．左肝静脈を肝実質から遊離して十分な距離が得られたら，長い曲の Cooley 血管鉗子を 2 本かける．

外側区域（区域Ⅱ・Ⅲ）を挙上して静脈管索を露出するが，静脈管索を頭側辺縁で切離すると左肝静脈の下縁を開放でき，合流する位置によっては中肝静脈の下縁も開放できる．中肝静脈が左肝静脈から離れて走行していることをよく見て確認する．

左肝静脈を 2 本の血管鉗子の間で切離したら，近位側の断端に細い非吸収糸で水平マットレスの連続縫合をかけたあと，かがり縫いの連続縫合で折り返し，左肝静脈の断端を閉鎖する（**図 7**）．左肝静脈を切離した下大静脈の断端に問題がないことを確認する．左肝静脈は血管縫合器で切離してもよい．

門脈左枝を結紮・切離すると，右葉と左葉の境界線が明確になり，境界線はドームに至るまで左葉に対して凹面状に彎曲している．肝実質の切離では，超音波メスを使うと（**図 8**），肝組織が吸引されて胆管と血管が露出するので結紮しやすく，とくに中肝静脈の分枝を結紮しやすい．電気メスやレーザー装置を使ってもよく，超音波検査で血管の走行を確実に同定できたら，自動切離器（GIA）を使ってもよい．

吸収糸のマットレス縫合を深くかけておき，肝臓の前下縁から切離を始めて上方に進めていく方法があり，挫滅したり裂けたりしないように肝実質を肝被膜と一緒に圧迫する．残る右葉の太い胆管と血管は結紮かクリップで確実に閉鎖するが，切除する左葉はクリップでよい．ドームから離れたところでは深いマットレス縫合をかけられるが，ドーム部では肝実質を完全に貫通する縫合がかけられない．

右葉の露出面を入念に調べ，出血や胆汁漏があれば貫通結紮する（**図 9**）．アルゴンビーム凝固装置で露出面を凝固してもよく，切離面に組織糊や止血シートを使う必要性が減る．大網を授動して右葉の切離面に縫着してもよい．シリコーン製の閉鎖式吸引ドレーンを留置する．

新たな出血点が明らかになることがあるので，開腹した状態で肝臓が自然な緊満感に戻るまで，麻酔科医は循環血液量を回復させる．

閉鎖　通常どおり閉腹する．

術後管理　抗菌薬を投与し，血液や胆汁の排液量を毎日記録する．　■

Ⅵ 胆嚢と肝臓の手術
GALLBLADDER, BILE DUCTS, AND LIVER

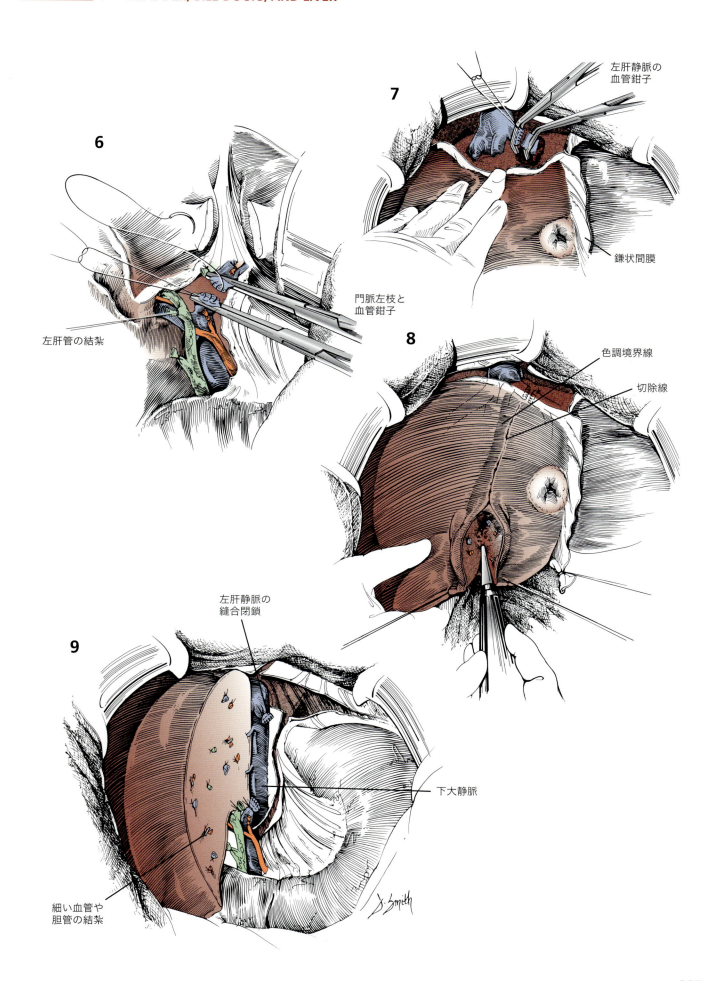

CHAPTER 83 拡大肝右葉切除（区域Ⅳ～Ⅷ±Ⅰ）

適応　右葉の大部分を占める悪性腫瘍が左葉の内側区域に広がっているときは，拡大肝右葉切除（Ⅲ区域切除）の適応である．右葉と左葉の間にまたがって存在する病変も拡大肝右葉切除が必要である．拡大肝右葉切除は大手術であり，肝臓の手術に熟練した専門医チームが必要である．

術前準備　抗菌薬を投与し，貧血があれば補正する．画像検査（CT，MRI，PET）を行って肝内転移を同定する．肝動脈造影を行う必要はない．局所再発・腹膜播種・肺転移があってはいけない．患者は肝臓の大部分を切除することを理解している必要がある．

　正常肝が20％以上残れば死亡しないので，3D画像で残肝容量を評価し，20％以下のときは，右門脈塞栓を行って左葉を肥大させ残肝容量を増やしてもよい．6サイクル以上の術前化学療法を行った患者では，正常肝を30％以上残す．

麻酔　全身麻酔が必要である．

体位　手術台で仰臥位にして両上肢を広げ，麻酔科医が必要なときにアクセスできるようにする．

手術準備　胸骨下部から臍の下方まで切開を延ばすことがあるので，胸部と腹部の皮膚を消毒する．大量出血を想定して左右に太い静脈ラインが必要であり，持続動脈圧モニターも必要である．

　大がかりな肝切除では，中心静脈ラインを留置し，中心静脈圧をモニターするのがよい．中心静脈圧を6cm H_2O 以下に維持して大量輸液に耐性をつけておくと出血量が減る．肝切離が終わって出血点を処理したあとは，積極的に輸液療法を行う．

切開と露出　右肋骨弓下切開を延ばして正中を越え，両側肋骨弓下切開にすると良好な術野が得られる．剣状突起の上から臍の下まで長い正中切開をおいてもよいが，大きく開ける必要がある．

手技の詳細　右葉と左葉内側区域での腫瘍の広がりを視診・双手診・超音波検査で確認する（**図1**）．病変の位置と血管の走行を確認するのに画像検査を参照する．

　大腸がんの肝転移のときは，大腸・小腸・腸間膜・大網・腹膜・Douglas窩の視診と触診を行う．腹膜播種があれば手術を断念するが，小さい転移巣が偶然見つかったときは，切除・焼灼して手術を続ける．

　鎌状間膜と左右の三角間膜を切離して肝臓を授動し，横隔膜から肝臓の後部を遊離する（**図2**）．右冠状間膜を切離して肝臓の授動が終わったら，肝右葉切除のときの操作を続ける（▶ CHAPTER 81）．

　胆嚢動脈と胆嚢管を結紮して胆嚢を摘出すると，あとで切離する胆管や血管がよく見えるようになる．左肝管が出る分岐部に邪魔なものがないことを確認するのに，右肝管をきれいに露出することが必要である（**図3**）．

　右肝管を切離したら，変異の可能性がある右肝動脈が現れるので，上腸間膜動脈から直接分枝していないかどうか気をつける．左肝動脈も閉塞や異常がないことをよく見て確認する．肝門部を剝離するときは，右葉と左葉の血流支配に変異があることを常に気をつけておく．良好な視野で右肝動脈を切離したら，貫通縫合を含めて二重結紮する（**図4**）．

　門脈の右枝と左枝を露出したら，右枝に直のCooley血管鉗子を2本かけて切離する．切離した両端は4-0の非吸収糸で連続縫合をかけて閉鎖するが，近位側の断端は水平マットレス縫合もかけ，右葉に入る遠位側の断端は二重結紮か縫合閉鎖を行う（**図5**）．門脈右枝は血管縫合器で切離してもよい．**CONTINUES ▶**

VI 胆嚢と肝臓の手術
GALLBLADDER, BILE DUCTS, AND LIVER

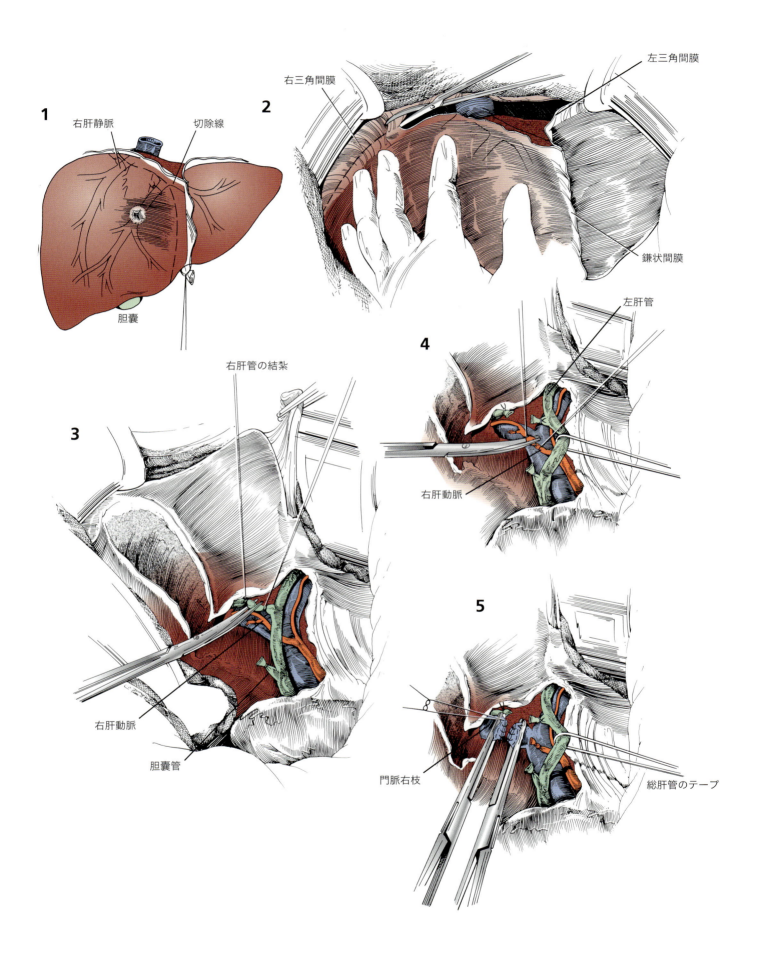

83 拡大肝右葉切除（区域IV〜VIII±I）

手技の詳細（続き）　肝門板をとくに注意して剝離し，臍裂の基部で肝臓に入る左肝管・左肝動脈・門脈左枝を肝下面から注意して授動する．胆管や血管を肝臓から丁寧に遊離すると，肝左葉の内側区域と外側区域の間に切開する領域が見える（**図6**）．

　臍裂を横切る肝門橋には太い血管がないので，電気メスで切離できる．門脈左枝から内側区域（区域IV）に入る枝は，臍裂を横切る肝円索の右縁に沿って1本ずつ処理する．

　右葉を横隔膜から遊離して内側に脱転し，下大静脈に流入する短肝静脈を露出する．短肝静脈を注意して確実に結紮すると，右肝静脈の主幹部が露出する（**図7**）．肝右葉切除のときのように下大静脈間膜を注意して切離し，右肝静脈を露出する．

　太い右肝静脈に血管テープを通したら，肝実質を丁寧に押しのけて右肝静脈に曲のCooley血管鉗子を2本かける．血管鉗子の間隔を十分にとって切離後の断端を確実に縫合閉鎖できるようにする．右肝静脈を切離したら非吸収性の血管縫合糸を2列にかけ，右肝静脈の断端を閉鎖する（**図8**）．右肝静脈は血管縫合器で切離してもよい．

　肝切離は右葉と左葉の色調境界線ではなく，鎌状間膜に近いところで行う．鎌状間膜から4〜5cm離して支持縫合を深くかける．支持縫合は切開予定線の両側にかけて出血を制御するが，肝実質を挫滅しないように注意して結ぶ．肝切離は超音波メスか電気メスで行い，中肝静脈の還流部と左肝静脈の内側部の間で行う．

　出血や胆汁漏を起こしそうな血管や胆管はすべて貫通縫合かクリップをかけて閉鎖する（**図9**）．腹腔鏡手術で血管処理に使う自動切離器（Endo GIA）を何度も作動させて肝実質を切離してもよい．内側区域上部（区域IVb）の下面に沿った領域では，細心の注意を払って左肝管とその栄養動脈を損傷しないようにする．

　右葉と左葉内側区域の右側III区域を摘出したら，鎌状間膜をもとの状態に縫着し，左葉の残った部分を固定する（**図10**）．表面に露出している胆管や血管は左葉に流入しており，損傷しないようにとくに注意する．

　切除標本を病理医に提出し，断端が十分で腫瘍の浸潤がないことを確認してもらう．左葉の露出面には，大網・組織糊・止血シートなどが被覆に使われる．シリコーン製の閉鎖式吸引ドレーンを留置する．

　新たな出血点が明らかになることがあるので，開腹した状態で肝臓が自然な緊満感に戻るまで，麻酔科医は循環血液量を回復させる．

閉鎖　通常どおり閉腹する．

術後管理　抗菌薬は24時間以内に終了する．血算と肝機能の検査を毎日行い，ドレーンからの出血を補充する．拡大肝切除にもかかわらず患者は問題なく回復する．感染性合併症には細心の注意を払う．創部から腹水が流出するのを我慢する必要はなく，積極的に体液バランスを補正する．　　■

Ⅵ 胆嚢と肝臓の手術
GALLBLADDER, BILE DUCTS, AND LIVER

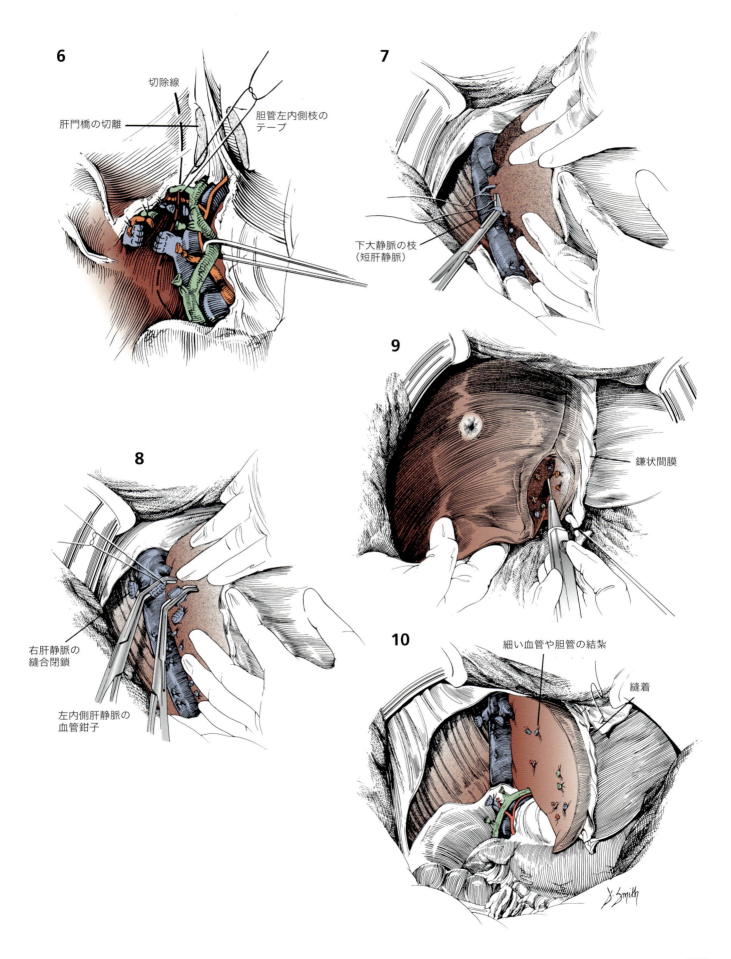

第Ⅶ部　膵臓と脾臓の手術
SECTION Ⅶ　PANCREAS AND SPLEEN

CHAPTER 84 膵嚢胞ドレナージ

適応 膵仮性嚢胞はまれな疾患ではなく，急性膵炎・慢性膵炎・外傷性膵炎の結果として生じる．急性膵炎の治療が奏効したあとでも，血清アミラーゼが高値のままのときは膵仮性嚢胞が示唆される．

血清アミラーゼが正常でも尿アミラーゼの定量で診断されることもあり，強い症状がある期間は血中カルシウム濃度を調べる．上腹部に腫瘤を触知することが多く，とくに心窩部の中央や左上腹部に触知することが多い．

仮性嚢胞は真性嚢胞と異なり，内腔が上皮に被覆されていない．膵体部や膵尾部に多いが，膵頭部にも生じ，超音波・CT・膵管内色素注入・内視鏡的逆行性胆管膵管造影（ERCP）で描出される．胸部 X 線や腹部 X 線で左横隔膜の挙上がみられ，肺底部の無気肺や胸水を伴うことがある．

自然に消失しない嚢胞は，胃・十二指腸・空腸にドレナージして内瘻化するのが通常であり，チューブのドレナージで外瘻化するのはまれである．完成した嚢胞が胃の後壁にあるときは放射線科医が CT ガイド下にドレナージすることもあり，内視鏡的胃瘻造設（PEG）の手法を利用して針カテーテルに入れ替える（▶ CHAPTER 18）．

ドレナージを行う理想的な時期は嚢胞が出現して 6〜8 週間後である．嚢胞は周囲組織に密着しており，周囲の炎症反応は消退している．嚢胞は壁が硬く，技術的に吻合が可能である．嚢胞壁が脆弱なとき，敗血症があるとき，嚢胞が急速に増大するときは，チューブによる外瘻が必要かもしれない．

すべての患者で嚢胞内容を入念に調べ，嚢胞壁を生検する．外瘻化した嚢胞は膵液瘻が残る可能性がある．嚢胞は徐々に消失することがあり，とくに胆管結石や急性膵炎で生じた嚢胞は自然に消失する．どのような手術でも ERCP を行い，事前に乳頭部や近位側膵管が開存していることを確認しておく．

術前準備 全身状態が安定していることが最も重要であり，赤血球・電解質・蛋白質・プロトロンビン値の低下を補正し，完全静脈栄養を考慮する．手術前日は透明な水分を与え，下剤を内服させて大腸を空にする．

麻酔 気管挿管による全身麻酔がよい．

体位 苦痛がない仰臥位にして術者にできるだけ近づける．膝の下に枕を置いて下肢を曲げる．手術台を傾けて頭側を中等度に上げると臓器を露出しやすい．術中に嚢胞造影や胆管造影を行えるようにする．

手術準備 通常どおり下胸部から腹部までの皮膚を消毒する．

切開と露出 心窩部の正中で切開する．剣状突起を切除すると創を 5.0〜7.5 cm ほど延ばせる．

手技の詳細 開腹したらとくに胆嚢と総胆管に注意して腹腔内を入念に検索する．大網や結腸間膜には脂肪壊死がみられることが多い．膵嚢胞は上部消化管が密着している部位にドレナージするのが最もよい（**図 1A**）．

容易に行えるなら胃か十二指腸に吻合するのがよく，空腸ループや Roux-en-Y 脚を使った嚢胞空腸吻合もよい（**図 1B**）．胃の後壁に固着していなければ Roux-en-Y 脚に吻合するのがよく，嚢胞胃吻合に比べて吻合不全が少なく，腸管内容物が嚢胞内に逆流しないという利点がある．

厚いガーゼで術野を隔離したあと，嚢胞を被覆している大網を切開し，出血部位を結紮する（**図 2**）．針で穿刺して嚢胞の位置を確認し，ある程度の吸引を行って嚢胞壁の厚さを調べ，診断を確定する（**図 3**）．

嚢胞の内容物を細菌培養と感受性検査に提出し，アミラーゼと電解質の濃度も検査する．この時点で嚢胞造影を行ってもよく，造影剤は嚢胞の内容液で希釈されるので，希釈せずに 5〜10 mL 注入する．

嚢胞壁に支持縫合をかけたら（A，B），ドレナージに適した場所を 2〜3 cm 切開する（**図 4**）．嚢胞の内容物を吸引できるように吸引器を用意し，嚢胞壁を全層性に生検して悪性の可能性を除外しておく（**図 4**）．

嚢胞の内側を示指で探り，内腔に腫瘍やポケット部がないかどうかを入念に調べる（**図 5**）．嚢胞を十二指腸に吻合したときに緊張がかからないようにするため，Kocher 授動を行って十二指腸を授動する．**CONTINUES** ▶

VII 膵臓と脾臓の手術
PANCREAS AND SPLEEN

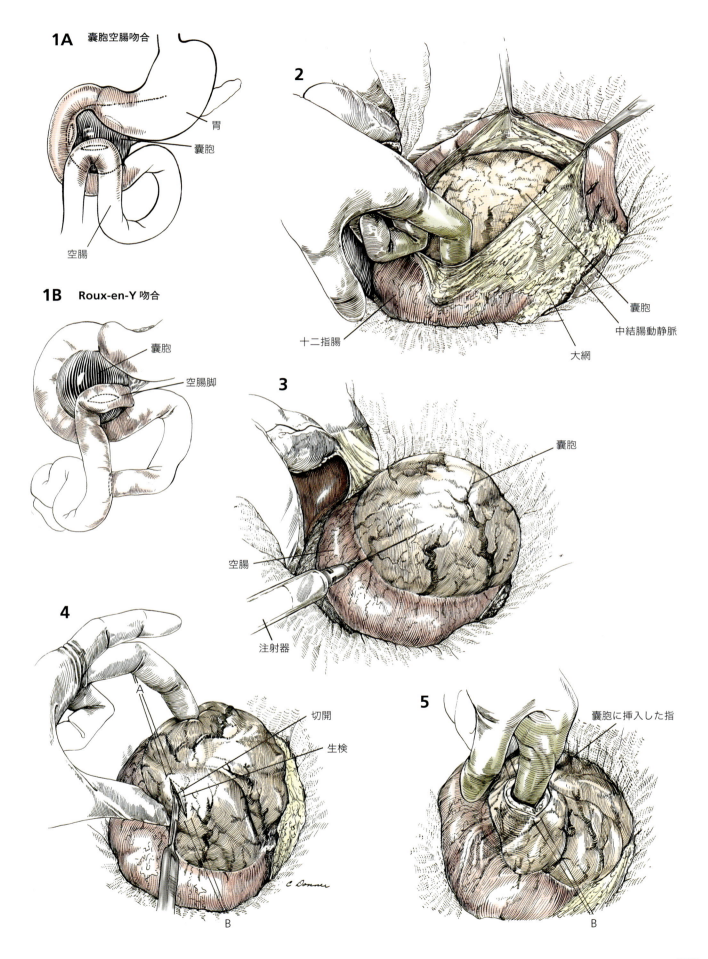

84 膵囊胞ドレナージ

手技の詳細（続き） 十二指腸に非圧挫型鉗子をかけて丁寧に牽引したら，後壁に 2-0 絹糸で水平マットレスの結節縫合をかける（**図6**）．十二指腸の切開予定部の両端に牽引縫合をおき（**A，B**），囊胞より短めに切開する．出血部位はすべて 4-0 絹糸で結紮する（**図6**）．囊胞壁の全層と十二指腸壁の全層に 4-0 絹糸の結節縫合をかけ，囊胞十二指腸吻合を行う（**図7**）．

十二指腸の切開部から Vater 乳頭が露出するので，乳頭切開を考慮するときは，細いゾンデや 10 Fr か 12 Fr の有孔カテーテルを Vater 乳頭から膵管内に挿入する（**図8**）．膵管と総胆管の開存を確認し，造影剤を注入して結石や狭窄の有無を調べ，胆管の太さを評価する．

2 本の直のモスキート鉗子で乳頭の上縁を把持し，内側に入っていく膵管を損傷しないように鉗子を外側前方に持ち上げる（**図9**）．鉗子の間の組織を全層性に切除して生検に提出してもよく，鉗子で把持した組織を細い無傷針で縫う．

モスキート鉗子をかけなおしたら，総胆管壁と十二指腸壁を 4～5 mm の長さだけ把持して無傷針で縫う．把持して縫う操作を繰り返し，切開口が総胆管径と同じ大きさになるようにする．胆管が十二指腸壁内を走行する距離はさまざまであり，乳頭切開は 6～10 mm になる．カテーテルか Bakes ブジーを挿入し，開口部に狭窄がないことを確認する．切開の先端部に 1～2 本の 8 字縫合をかけ，十二指腸の漏れを防ぐ．

膵管に細いカテーテルを挿入し，膵管下端と胆管下端の隔壁を切離する．膵炎が再燃する患者は膵管と胆管の隔壁を必ず切離する（**図10**）．止血が終わったら，胆囊を圧迫して胆汁が十分に流出することを観察し，膵管も同じように確認する．総胆管に狭窄があるときは，膵管と胆管の隔壁を切離してもよい．

乳頭切開のときに乳頭部・膵管・胆管の組織を生検用に採取する．膵管と胆管が開存していることを確認したら，4-0 の遅延性吸収糸で囊胞壁の全層と十二指腸壁の全層を内反縫合して閉鎖する（**図11**）．囊胞外壁と十二指腸の漿膜筋層を縫着して外層縫合にする（**図12**）．外層縫合は内反縫合を越える範囲で行い，吻合部に緊張がかからないようにする．**CONTINUES ▶**

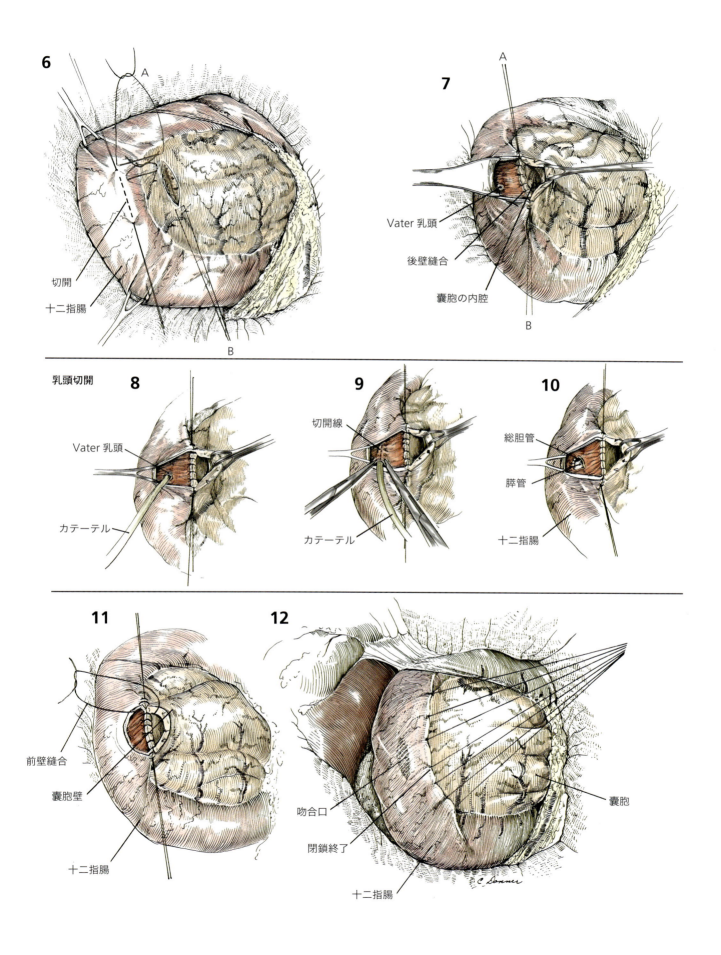

84 膵嚢胞ドレナージ

手技の詳細（続き） 膵体部や膵尾部の嚢胞は，経胃的嚢胞胃吻合が最も簡単である（**図13**）．小網を注意して探り，胃の後壁が膵臓に癒着しているかどうかを調べる．胃小彎の上部で行ってもよいが，横行結腸の中央から大網を短く切離して行ってもよい．

厚いガーゼで術野を隔離し（**図14**），嚢胞が胃に密着していて嚢胞を最も明確に触知するところで胃の前壁にガイド用の縫合をかける．胃前壁の切開は，血管と平行になるようにおく（訳注：大彎線と直交する方向）．非圧挫型鉗子で胃の切開縁を把持し，視野の露出と断端の止血に利用する．

嚢胞と胃が密着している部分で胃の後壁を穿刺し，嚢胞の位置を確認する．吸引して嚢胞の診断を確認し，嚢胞液を細菌培養・アミラーゼ・電解質の検査に提出する（**図15**）．この時点で術中嚢胞造影を施行すれば，嚢胞の大きさと広がりを確認できる．

術者と助手は胃の後壁の粘膜を細い有鉤ピンセットで丁寧につかみ，胃後壁の全層と嚢胞壁の全層を切開し，一部を生検用に楔状切除する（**図16**）．嚢胞の内容物を吸引器で除去し，嚢胞の内側を示指で探り，嚢胞壁の生検を行う．出血部位は4-0の絹糸か吸収糸ですべて縫合結紮し，嚢胞壁を全層性に生検して悪性の可能性を除外しておく．

嚢胞壁と胃が固着していることが必須条件であり，縫合による接着に頼るのではない．2-0の非吸収糸で結節縫合か連続縫合をかけて1層で吻合する（**図17**）．各縫合糸は胃壁の全層と嚢胞壁の全層にかけることが肝要である（**図17A**）．

嚢胞胃吻合が終わったら，胃前壁の内層に吸収糸，外層に2-0絹糸の水平マットレス縫合をかけ，胃切開口を2層縫合で閉鎖する（**図18**）．胆石がある患者は，危険性がなければ，胆嚢摘出や術中胆管造影を行ってもよい．

閉鎖 通常どおり閉腹する．

術後管理 胃腸機能が回復するまで経鼻胃管の吸引を続け，アミラーゼを頻繁に測定する．経口摂取は水分から始め，問題がなければ通常の食事に戻していく．軟らかいものを少量ずつ食べるようにして，膵臓を安静に保つのがよい．　　■

VII 膵臓と脾臓の手術
PANCREAS AND SPLEEN

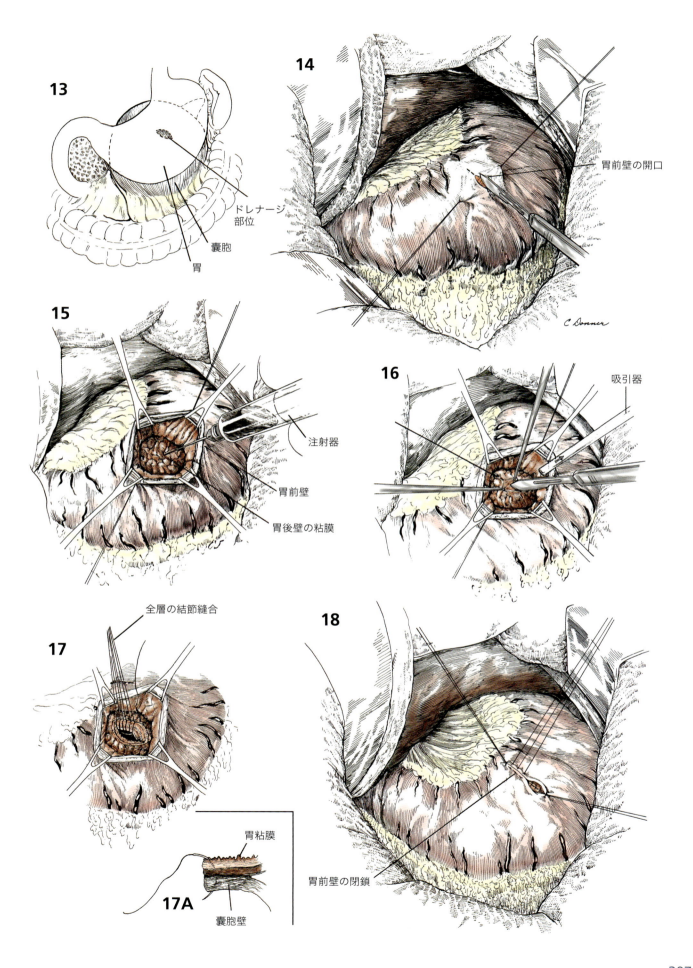

307

CHAPTER 85 膵空腸吻合（Puestow-Gillesby）

適応 膵空腸吻合による膵管ドレナージは，慢性再発性石灰化膵炎に適用される．慢性膵炎で疼痛が生じて持続するときや膵組織の破壊が進行するときは，閉塞した膵管の減圧を考慮する．

膵空腸吻合の手術を行うときは，胆嚢摘出と胆管切開を行って胆石をすべて除去しておく（訳注：胆石の除去は内視鏡的乳頭切開でもよい）．Vater 乳頭から十二指腸への胆汁流出が良好であることを確認しておく．

術前準備 ほとんどの患者は持続する疼痛のために，アルコール依存や鎮痛薬依存がある．糖尿病・脂肪便・栄養不良は進行膵炎の所見である．造影検査か内視鏡検査で上部消化管を調べ，内視鏡的逆行性胆管膵管造影（ERCP）と色素注入で膵管と胆管を評価する〔訳注：磁気共鳴胆道膵管造影（MRCP）もよい〕．

腹痛の原因として胆嚢結石や胆管結石を疑わなければならず，十二指腸潰瘍もまれでない．胃液検査を行って胃酸分泌亢進の有無を調べ，便中脂肪を調べて膵外分泌機能の低下を評価する．とくに注意が必要なのは循環血液量と糖尿病の管理である．カルシウムとリンを測定して副甲状腺腺腫を除外する．

麻酔 全身麻酔で行う．

体位 仰臥位にして胆管造影や膵管造影に適した位置にする．

手術準備 通常どおり上腹部の皮膚を消毒する．

切開と露出 左季肋下切開で正中を越えて右側に延ばすか，上腹部正中切開で臍の左を下に延ばす．

手技の詳細 胃と十二指腸を入念に探って潰瘍を調べ，胆嚢を入念に触れて結石を調べ，総胆管の太さを評価する．胆嚢に結石があれば胆嚢を摘出して胆嚢管から胆管造影を行う．最初は少量（5 mL）の造影剤を注入し，濃い影に小さい結石が隠れないようにする．次に十分な量の造影剤を注入し，十二指腸に流出してVater 乳頭が開存していることを確認する．

Kocher 授動を行って膵頭部を触診したほうがよく，とくに十二指腸が造影で開大した C ループになっているときは，十二指腸を授動して膵頭部を触診する．針で穿刺吸引して膵嚢胞の所見を探る．大網は血管が豊富であることが多いが，通常どおり横行結腸に沿って脾彎曲部まで遊離する．盲嚢は閉塞していることがあり，慢性膵炎による胃と膵臓の癒着は鋭的な切離が必要なこともある．

線維化して結節状になった膵臓の全長が容易に操作できるように胃を遊離する．横行結腸を腹腔内に戻し，大きい S 状鉤で胃を上方に牽引する（**図1**）．胃前庭部の後壁を膵臓から遊離し，できるだけ右側まで膵管の触診と切開ができ，膵管の十二指腸部に嵌頓している結石を除去できるようにする（**図2**）．

結節状に線維化した膵臓を露出したら，針で穿刺吸引して膵管の位置を確認するように努める（**図1**，訳注：術中超音波検査が有用）．ときには拡張した膵管の内容を吸引したあと少量の造影剤を注入して膵管の描出を確認するのがよく，膵管内の結石やVater 乳頭の閉塞を示す所見が得られる．

膵管が閉塞して拡張している所見があれば，膵空腸吻合を行って膵管を減圧できる．穿刺針に沿って膵被膜を切開する（**図3**）．切開は尖刃刀でも電気メスでもよいが，出血を制御するには電気メスがよい．電気メスを使わないときは，膵臓を切開するときに出血部位を鉗子で把持して結紮する．**CONTINUES ▶**

Ⅶ 膵臓と脾臓の手術
PANCREAS AND SPLEEN

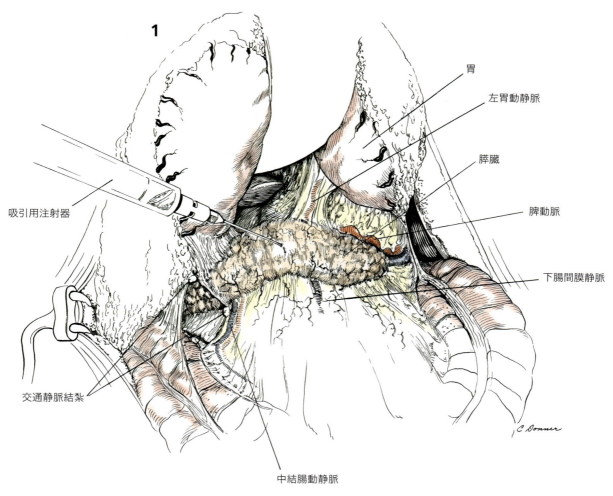

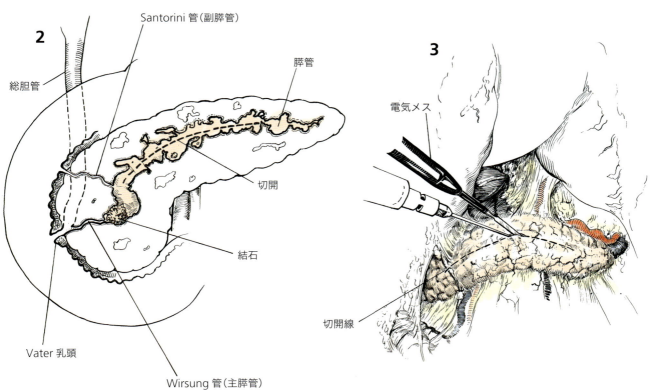

85 膵空腸吻合（Puestow-Gillesby）

手技の詳細（続き）　膵管を十分に切開して右側に延ばすが，十二指腸の後面まで切開すると，膵十二指腸動静脈を切離して大量出血を起こす．通常は拡張した膵管が露出し，部分的な膨大や区域性の拡張が見つかる（**図4**）．膵管の切開に備えて，線維化した膵断端を Allis 鉗子で把持して出血を制御する（**図4**）．

切開しない膵頭部の膵管から十二指腸内腔までが Vater 乳頭を通って開存していることを確認する．しばしば胆石用の鋭匙や尿管結石用の有窓鉗子を使って1個または複数個の結石を取り除く必要があり（**図4**），主膵管の結石を除去してきれいにするのにかなり時間がかかることがある．

細い有孔カテーテルを膵管に挿入し，Vater 乳頭が開存していることを確認する（**図5**）．生理食塩水を注入して十二指腸が膨らむことを証明するが，疑わしいときは造影剤を注入して膵頭部の膵管を描出するのがよい．

通常は6〜8 cm ほど膵管を切開して吻合法を決める．Roux-en-Y 脚を使った魚口形の空腸側壁吻合，空腸全幅を使った側側吻合，授動した膵臓を空腸内腔に嵌入する方法がある．Treitz 靱帯から10〜15 cm ほど離れたところで空腸を離断し，Roux-en-Y 吻合の準備をする（▶ CHAPTER 31，**図16-21**）．

上部空腸の腸間膜の血管を観察し，腸間膜縁から少し離れた場所で数本の血管アーケードを切離すると，十分な長さの空腸を授動でき，膵臓の高さまで持ち上げることができる．

結腸間膜の基部の近くで中結腸動静脈の左側の血管がない部分に穴をあける．空腸脚の長さが十分かどうかを試し，断端を右側と左側に持ち上げ，空腸の血行障害が少ないほうを決める．

膵空腸吻合にはさまざまな方法がある（訳注：主な膵管減圧手術は，① Puestow-Gillesby［1958］：膵尾部切除＋膵空腸吻合，② Partington［1960］：膵空腸吻合，③ Du Val［1960］：膵尾部切除＋空腸嵌入，④ Frey［1987］：膵頭くりぬき＋膵空腸吻合）．

1. 側壁魚口吻合

Roux-en-Y 脚の腸間膜対側を自動切離器で切開する．空腸を切開する長さは膵管の切開より長くするのがよく（**図6**），通常は自動切離器を2回作動する．切開部の出血はすべて細い絹糸で縫合結紮する（**図7**）．

2-0 絹糸か非吸収糸の結節縫合を空腸壁の全層と膵被膜の断端部にかけ，空腸と膵臓を1層で縫着する（**図8**）．膵臓を膵管まで全層性に縫合すると，壁内小膵管が閉塞して膵液が膵周囲に漏れるので，膵臓は被膜の断端に縫合する．**CONTINUES ▶**

VII 膵臓と脾臓の手術
PANCREAS AND SPLEEN

側壁魚口吻合

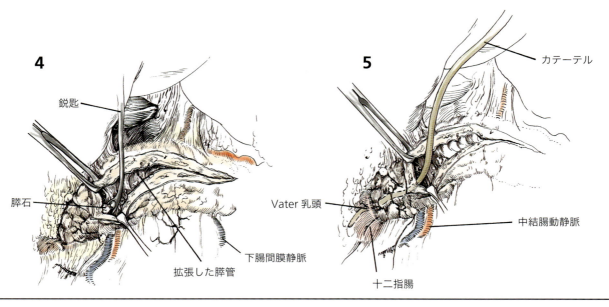
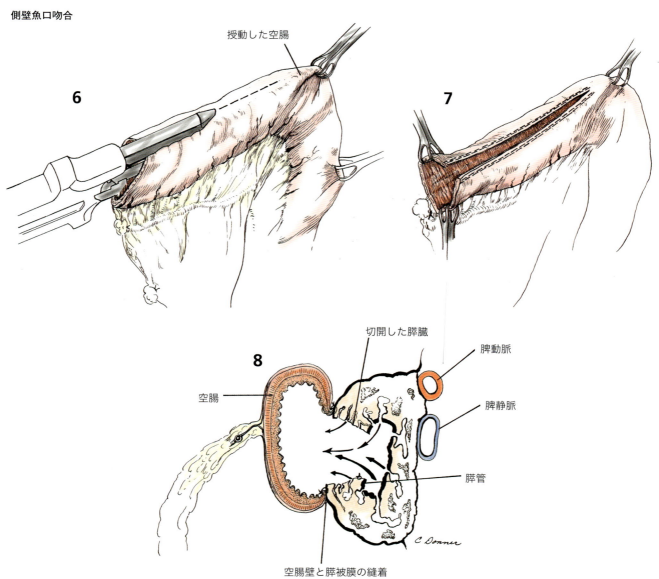

85　膵空腸吻合（Puestow-Gillesby）

手技の詳細（続き）　膵管を開放した膵臓に空腸脚の切開部を吻合する（**図9**）．初めに膵管の開放部を少し越えた膵尾部の被膜に空腸を縫着し，次に膵管開放部の全長にわたって空腸壁の全層を膵被膜の断端に縫着する．空腸は先端が細くなるように切開し（**図9**，点線），膵管周囲に密着した吻合になるようにする．

　繰り返しになるが，縫合は膵被膜にとどめて膵臓壁を露出し，小結石が充満した壁内小膵管が空腸内にドレナージされるようにする．前壁も結節縫合で縫着したら，膵尾部に向かって空腸の遠位側を膵被膜に3～4針で縫着する（**図10**）．膵臓が短縮・肥厚しているときは，脾臓を摘出して膵臓を授動すると吻合しやすい．

2.　全幅側側吻合

　Roux-en-Y脚の断端を2-0絹糸の結節縫合で2層に閉鎖したあと（▶ CHAPTER 31，**図18**，**19**），小腸の側側吻合のように空腸と膵臓を吻合する（**図11**，**12**）．吻合は1層縫合であり，短い間隔で正確に行って漏れを防ぐ．

　Roux-en-Y脚を使ったときは，Treitz靱帯から出た空腸脚と膵吻合した空腸脚を端側吻合する（**図13**）．結腸間膜と空腸脚を結節縫合（**A**）で縫着してすき間を閉鎖し，内ヘルニアを起こさないようにする（**図13**）．結腸間膜の穴も空腸脚に縫着して閉鎖する．**CONTINUES▶**

VII 膵臓と脾臓の手術
PANCREAS AND SPLEEN

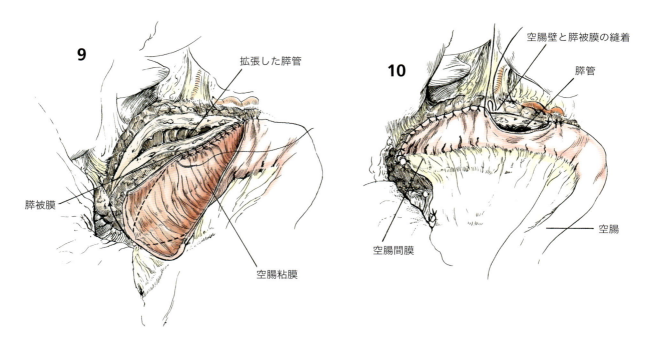

全幅側側吻合

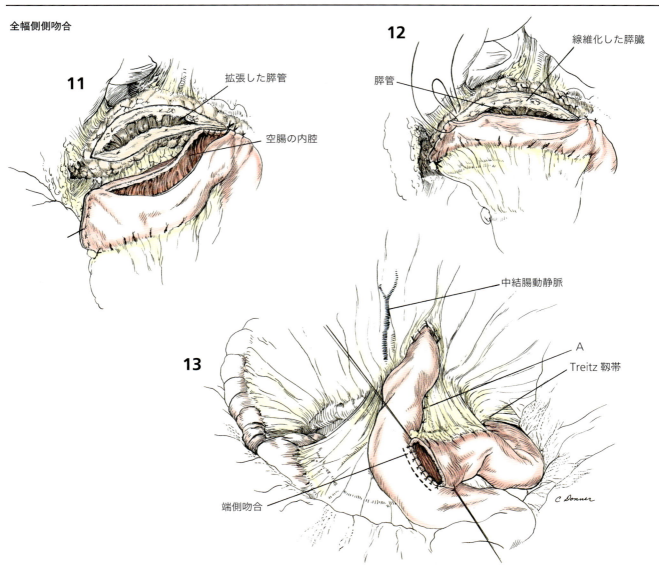

85 膵空腸吻合（Puestow-Gillesby）

手技の詳細（続き）

3. 空腸内膵挿入

Roux-en-Y法で持ち上げた空腸脚に膵臓の遠位側を埋め込んで膵体尾部をドレナージする方法である．膵臓が高度の炎症で萎縮しているときは，脾臓を摘出し膵体尾部をできるだけ授動して空腸に埋め込む．

触診と針穿刺で膵管拡張の有無を確認したら（図14，訳注：術中超音波検査が有用），下腸間膜静脈を損傷しないように注意しながら，膵体尾部の上部と下部の腹膜を切開する（図14）．膵臓の裏に示指を挿入して前後に動かし，膵体尾部の後壁を周囲組織から遊離する．

膵裏面に挿入した指を膵上縁に出し，Penroseドレーンを通す（図15）．膵体尾部の授動と脾摘を行う間，膵臓を牽引するのにドレーンを利用する（図16）．

胃脾間膜を切離し，胃の大彎に沿った血管を2-0の結節縫合で結紮する．短胃動静脈は超音波メスで凝固・切離してもよい．脾臓上極と横隔膜の付着を切離し，脾臓を創内に授動する．脾臓下極と結腸の付着も切離し，脾腎間膜も切離する（▶ CHAPTER 90）．

膵尾部で脾動静脈に鉗子をかけて切離し，2-0の非吸収糸で二重結紮する（図17）．若年者はできるだけ脾臓を温存して敗血症を防ぐ．慢性炎症がある膵体尾部を授動するには，脾動静脈に出入りする細い血管を何本も結紮する必要がある．**CONTINUES ▶**

Ⅶ 膵臓と脾臓の手術
PANCREAS AND SPLEEN

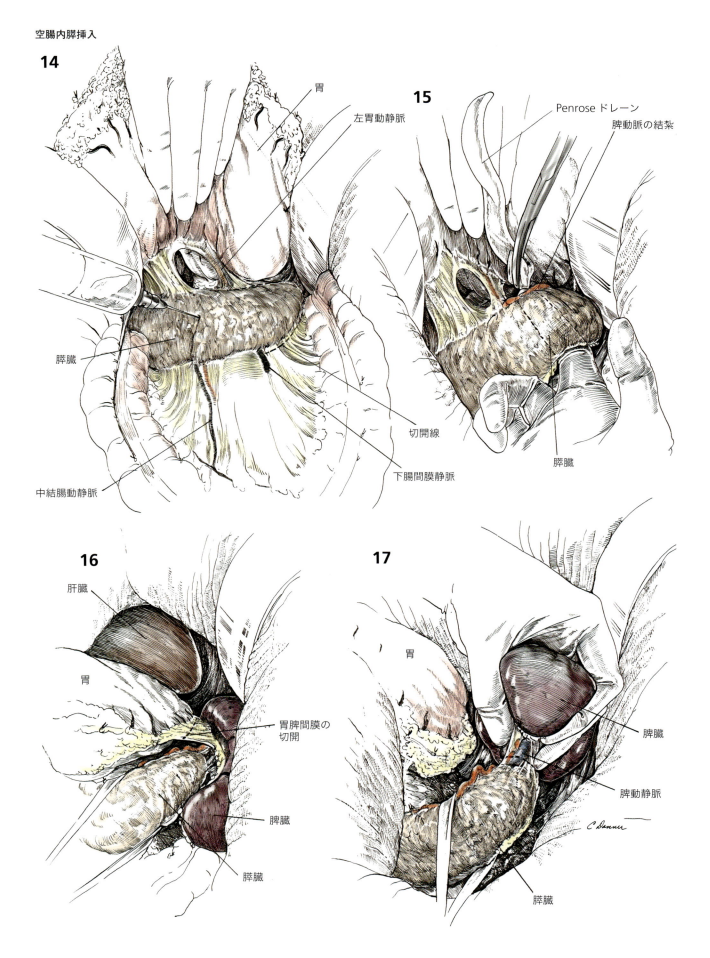

空腸内膵挿入

14 胃／左胃動静脈／膵臓／中結腸動静脈／切開線／下腸間膜静脈

15 Penroseドレーン／脾動脈の結紮／膵臓

16 肝臓／胃／胃脾間膜の切開／脾臓／膵臓

17 胃／脾臓／脾動静脈／膵臓

85 膵空腸吻合（Puestow–Gillesby）

手技の詳細（続き）　膵体尾部を遊離して正中側に脱転すると，脾動静脈の走行がはっきり見える（**図18**）．脾動脈は起始部で二重結紮して切離し，膵尾部から剝離して切除したほうがよい．脾静脈も注意して膵臓から剝離し，下腸間膜静脈の流入部近くで二重結紮する（**図18**）．

　膵尾部から脾動静脈を除去したら，縫合糸か Allis 鉗子で膵尾部を固定し，膵末端を慎重に切断して膵管を確認する（**図19**）．少量の出血があっても母指と示指で膵臓を圧迫し，出血部位を鉗子で挟んで 4-0 絹糸で結紮すればよい．膵管の位置がわかれば，すぐにゾンデを挿入する（**図20**）．膵管は膵臓の下縁よりも上縁のほうに近い．

　膵臓を母指と示指で把持したままゾンデに向かって切開し，主膵管を完全に開放する（**図21**）．切開を膵頭側に進めると膵管は

すぐに太くなり，断続的な狭窄と拡張があり，個々のたまりが鎖状につながる．主膵管に多数の結石が露出し，線維化した膵臓内小膵管に多数の小石灰巣が見つかる．膵尾部からできるだけ頭側の十二指腸縁まで膵管を切開する（**図22**）．

　左手で膵臓を固定したまま膵管にハサミを挿入し，膵頭に向かって切離を進める（**図22**）．膵管を切開するときは，線維化した膵臓の出血部位を多数の Allis 鉗子で把持する．拡張した膵管のポケットに指を挿入し，結石があれば除去する（**図23**）．

　膵管に細いゾンデを挿入し，膵管と十二指腸が Vater 乳頭を通って交通しているかどうかを確認するが，絶対に必要ではない．Allis 鉗子をはずすときは，出血部位を吸収糸の結節縫合で入念に結紮する．膵管壁と膵被膜は縫着せず，小膵管が自由にドレナージされる状態にする．**CONTINUES ▶**

VII 膵臓と脾臓の手術
PANCREAS AND SPLEEN

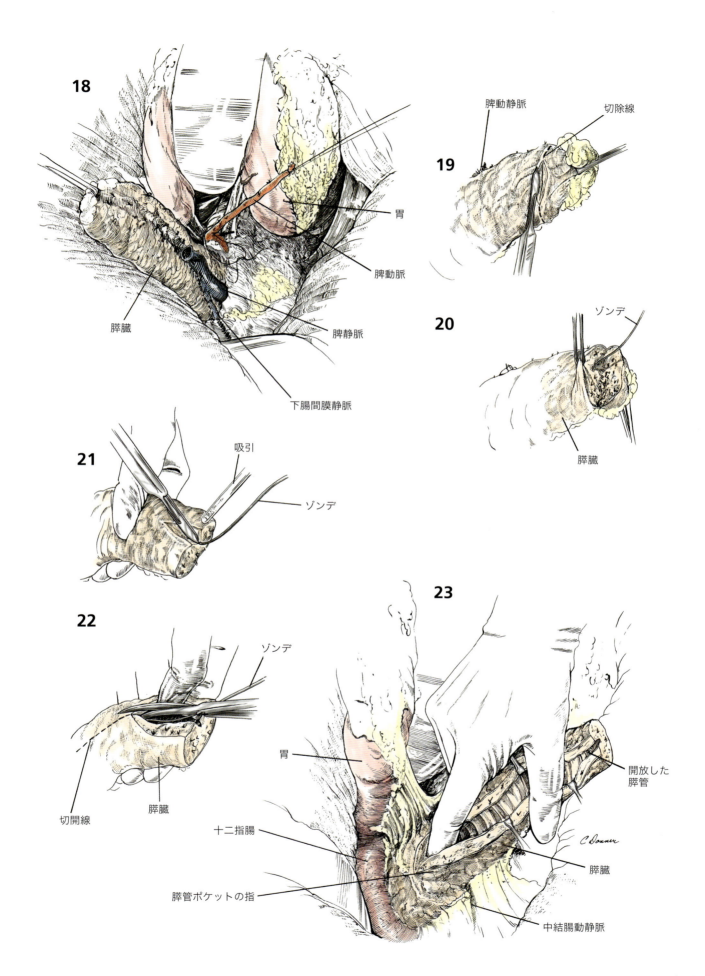

317

85

膵空腸吻合（Puestow-Gillesby）

手技の詳細（続き）　空腸を創外に引き出して透光下に血管アーケードを調べ，空腸脚を授動して膵臓に挙上するのに切離する血管を同定する（▶ CHAPTER 31）．Treitz 靱帯から 10〜15 cm のところで空腸を切離し，Treitz 靱帯直上で中結腸動静脈の左側の結腸間膜に穴をあけたら，空腸を引き出し膵臓に当てる（**図24**）．

膵管切開端の少し先に空腸断端を当て，膵尾部切離端までの距離を腸間膜対側にマークし（**X**），Babcock 鉗子をつける（**図24**）．膵尾部を被覆するのに十分な長さがあり，腸間膜の血管が屈曲せず容易に届くことを確認する．

膵断端の上縁と下縁の被膜に針つき 2-0 絹糸で牽引縫合（**図25，A，B**）をおき，マークした位置まで膵尾部を引き込みやすくする．空腸断端の Potts 鉗子をはずし，腸間膜対側を Babcock 鉗子で把持する．

2 本の Babcock 鉗子で空腸を丁寧に伸ばし，牽引糸（A，B）がついた 2 本の針を空腸の内腔に挿入する．針の先端が持針器の長軸と平行になるようにして針を逆向きに挿入し，腸管壁に刺さらないようにする（**図26A**）．

マークの位置で持針器を鋭く引いて腸管壁に針を刺入し，糸を腸管外に引き出す（**図26B**）．牽引縫合に丁寧に緊張をかけながら膵尾部を空腸内に引き込み完全に包みこんだら，牽引縫合（A，B）を結んで膵断端を空腸壁に固定する（**図27**）．

2-0 の非吸収糸の結節縫合をかけ，空腸断端を全周性に膵被膜に縫着する．最初に後壁の縫合を行い，腸間膜側から始めて腸間膜対側に進め，前壁の縫合も腸間膜側から始めて腸間膜対側に進める．空腸の口径が短いときは，空腸を縦方向に切開して膵臓の大きさに合わせてもよい（**図27**）．

空腸の血流が適切であることを繰り返し確認したら，Treitz 靱帯を越えたところで腸管を Roux-en-Y 法で再建する．細い非吸収糸の 2 層縫合で空腸断端と空腸脚を端側吻合する（**図28**）．

腸間膜の遊離縁を 4-0 絹糸の結節縫合で閉鎖し，腸捻転や内ヘルニアが起こらないようにする．腸間膜の辺縁にある血管を損傷しないように注意し，空腸の血流を再度確認する．結腸間膜の穴を空腸脚に縫着して閉鎖する．

閉鎖　胆道手術を併施したときは，シリコーン製の閉鎖式吸引ドレーンを Winslow 孔に挿入する．総胆管に T チューブを挿入したときは，開腹創の右側の小切開創からチューブを別々に引き出す．膵空腸吻合だけならドレーンは不要であり，通常どおり閉腹する．栄養障害があれば減張縫合を追加したほうがよい．

術後管理　さまざまな程度の術後膵炎が起こるが，術後経過は驚くほど穏やかである．血中アミラーゼと血糖を測定し，鎮痛薬の要求に注意する．患者は鎮痛薬依存の傾向があり，アルコール依存症のために鎮静がむずかしいことがある．退院前に膵酵素療法・糖尿病制御・依存症治療を行う．食事は潰瘍食を利用し，徐徐に制限のない食事に戻す．　　　　■

VII 膵臓と脾臓の手術
PANCREAS AND SPLEEN

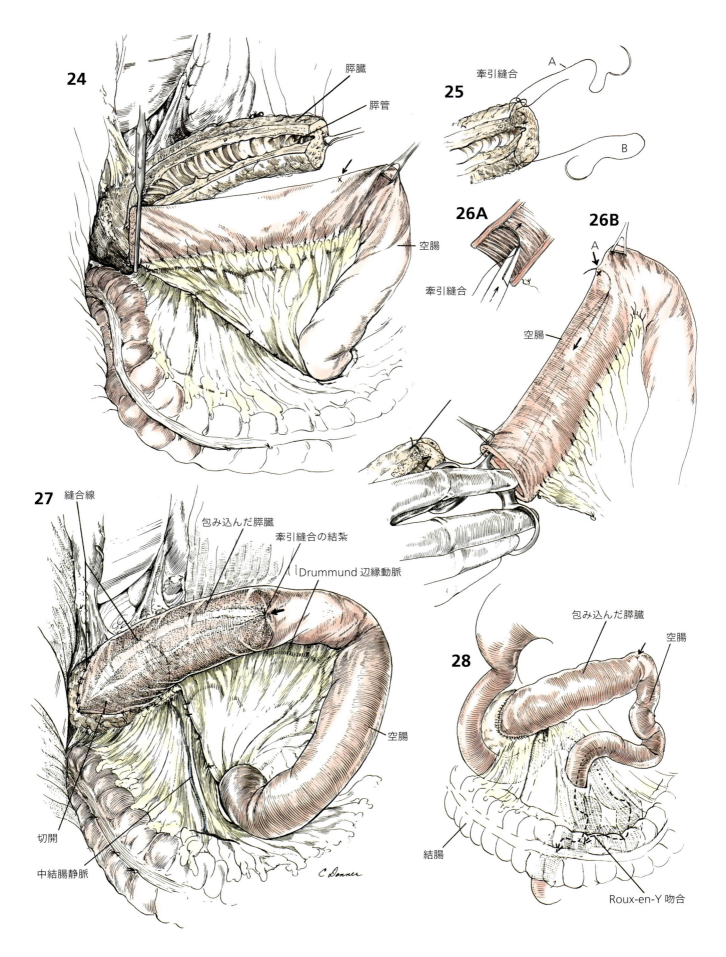

CHAPTER 86 膵体尾部切除

適応 膵体尾部切除は，膵体尾部がん・膵島細胞腺腫・膵嚢胞・慢性石灰化膵炎に適用される．膵臓がんで膵全摘を行うときの最初の手技でもある〔訳注：膵臓の手術は DP と PD であり，膵体尾部切除は遠位側膵切除 distal pancreatectomy（DP），近位側膵切除は膵頭十二指腸切除 pancreaticoduodenectomy（PD）〕.

術前準備 術前準備は術前診断で決まる．脾摘を考慮するときは，肺炎球菌・インフルエンザ菌・髄膜炎球菌のワクチンを術前に接種しておく．膵島細胞腫瘍のインスリノーマは，空腹時血糖 50 mg/dL 以下の低血糖発作を繰り返すことで疑われるが，術前 24 時間は経口か静注で定期的に，術中は静注で連続的に糖を補給する．選択的経動脈性カルシウム刺激試験を行い，腫瘍の局在をはっきりさせる．

膵島細胞腫瘍のガストリノーマ（訳注：Zollinger-Ellison 症候群）のときは，水分・電解質バランスを修正し，とくに胃液分泌や下痢による喪失が大量にあるときはきちんと修正する．血清ガストリン値で診断が確定し，将来的には胃全摘が必要になるかもしれないが，CT・MRI・ソマトスタチンシンチ・選択的血管造影・選択的経動脈性セクレチン刺激試験を行い，腫瘍の局在をはっきりさせる．

麻酔 気管挿管による全身麻酔を行う．

体位 仰臥位にして足側を頭側より低くする．

手術準備 乳頭の高さの胸部から腹部まで側腹部も含めて除毛し，通常どおり皮膚を消毒する．

切開と露出 長い正中切開か，膵頭十二指腸切除に用いる長い季肋下切開を行う（▶ CHAPTER 88）.

手技の詳細 膵体尾部の炎症で手術するときは膵体尾部を調べ，膵臓の腫瘍で手術するときは腹腔を詳細に調べ，とくに肝臓・胃肝間膜・腹腔神経叢周囲を入念に探って転移の有無を調べる．

尾側からの操作で膵全摘を行うときは，生検して腺がんの組織学的診断を得ておく．腺腫は膵全体に広がっている可能性があり，膵体尾部切除を行うときは，膵頭部の視診と触診を徹底的に行う．

胃壁の血管増生や肥厚，十二指腸の充血や肥大，十二指腸や空腸の潰瘍など，胃酸分泌亢進の所見があれば，ガストリノーマの診断を考慮する．膵臓や十二指腸壁内を入念に触診して小さい腺腫を探し，触診で見つからない病変を超音波検査で同定する．

腹腔内を検索して膵頭部を評価したら，大網を上方に反転して横行結腸を下方に牽引し，大網を切離して網嚢に入る（図1）.通常は胃と膵臓を容易に分離できるが，急性炎症を繰り返していたときは，胃と膵被膜の鋭的剥離が必要になる．

鋭的剥離と鈍的剥離を行って胃壁と膵臓を分離し，とくに前庭部を十分に分離し，中結腸動静脈が上方に屈曲して胃壁の後面に付着していないことを確認する．

膵全体と十二指腸球部や脾門部がいつもきれいに見えるようにしておく（図1）.厄介な出血を避けるには，右胃大網静脈と中結腸静脈の交通枝を幽門下で切離しておいたほうがよく，胃の前庭部をさらに授動できる．

大きいS状鈎を使って胃を上方に牽引しながら横行結腸を創外に出して下方に牽引するか，腹腔内に戻してガーゼで隔離する．膵全体の視診と触診を入念に行って病変部を確認する．膵体尾部の上縁を走行する脾動静脈から膵臓を剥離するより脾臓を授動して摘出したほうが安全かつ容易である．

がんのときは腫瘍の可動性とリンパ節転移を評価すると，根治切除が可能な膵体尾部がんと判明することがまれではない．インスリノーマは1個だけのことが多く，膵管や血管との位置関係によっては，膵臓を切除せずに核出できる．

孤立性の大きいガストリノーマは，局所切除に迷走神経切離と幽門形成を併施し，術後にプロトンポンプ阻害薬を投与する．膵臓の周囲に腫大したリンパ節があれば摘出し，凍結切片を病理診断に提出して転移の有無を確定する．ガストリノーマのときは十二指腸を開いて調べ，十二指腸に病変があれば摘出する．

膵前面の視診と触診で病巣がわからないときは，膵体尾部を授動して母指と示指で触診して膵後面を観察する．まず膵下縁に沿って腹膜を切開する（図2）.下腸間膜静脈を同定し，中結腸動静脈とともに損傷を防ぐ．

膵下縁の腹膜を切開すると膵臓の裏にかなり簡単に指が入り，母指と示指で挟んで膵臓の性状を触診できる（図3）.脾動静脈の直上で腹膜を切開すると，膵後面に完全に指が入る．触知できない膵臓の病巣を探すには術中超音波検査が役立つ． **CONTINUES**

Ⅶ 膵臓と脾臓の手術
PANCREAS AND SPLEEN

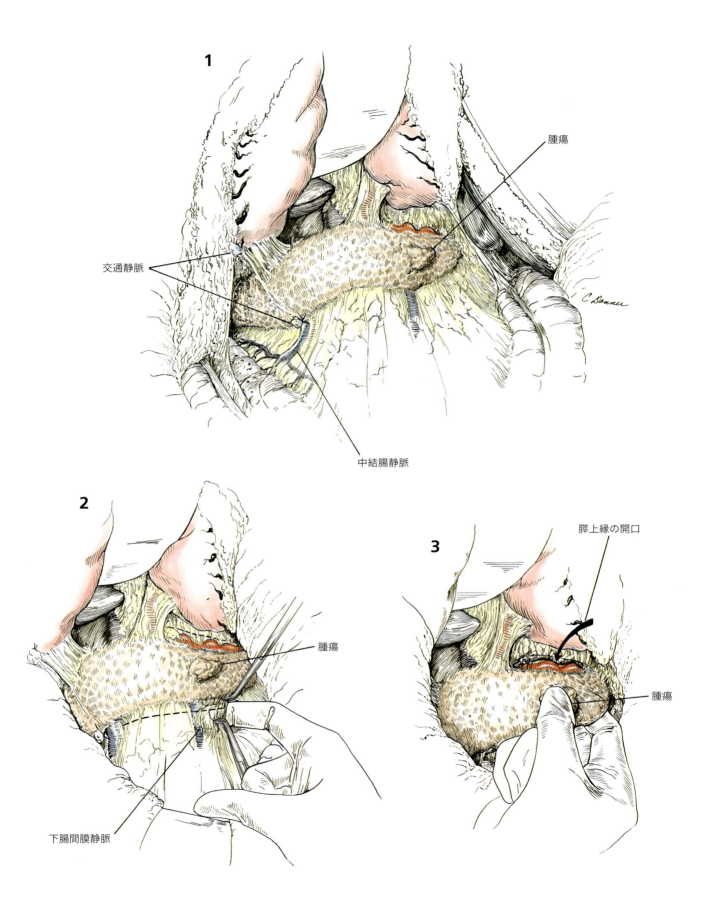

86 膵体尾部切除

手技の詳細（続き）　膵体尾部切除や膵全摘が必要な腫瘍があるときは，脾臓の授動と摘出から始める．脾動脈の起始部の近くを2-0絹糸で二重結紮しておくと，脾臓を操作するときの出血が減り，脾臓を摘出するまでの間に脾臓の血液が全身循環に流入する．

左胃大網動脈に鉗子をかけて結紮し，短胃動静脈を横隔膜まで切離していく．胃大彎の血管は胃壁も一緒に貫通縫合をかけて結紮し，胃拡張が起こっても結紮が滑り落ちて出血することがないようにする（**図4**）．短胃動静脈は超音波メスを使って凝固・切離してもよい．

左手で脾臓を内側に牽引しながら，脾腎間膜を切離する（**図5**）．鋭的・鈍的剝離を行って膵尾部を遊離するが，脾臓と一緒に膵尾部を内側に反転すると，手指による剝離が容易に行える．

左副腎・左腎臓・左腎静脈がよく見えたら，下腸間膜静脈を膵下縁で結紮・切離する（**図6**）．脾動脈の起始部に鉗子をかけて切離・結紮し，断端に2-0絹糸の貫通縫合をかけて外科結びで二重結紮する．

脾静脈を露出して膵後面から遊離し，上腸間膜静脈と合流して門脈になるところまで追跡する（**図7**）．先端が鈍の直角鉗子を使い脾静脈を膵臓から丁寧に遊離する（**図7**）．脾静脈を結紮して近位側に貫通縫合をかけ，晩期出血が起こらないようにする．

脾臓と膵体尾部が十分に授動でき，腹腔外に引き出せる．門脈内側に流入する静脈枝を同定するのに十分な視野が得られ，膵全摘を行うときも役立つ．門脈前面に静脈枝はないが，がんによる門脈浸潤があると切除は制限される．**CONTINUES ▶**

Ⅶ 膵臓と脾臓の手術
PANCREAS AND SPLEEN

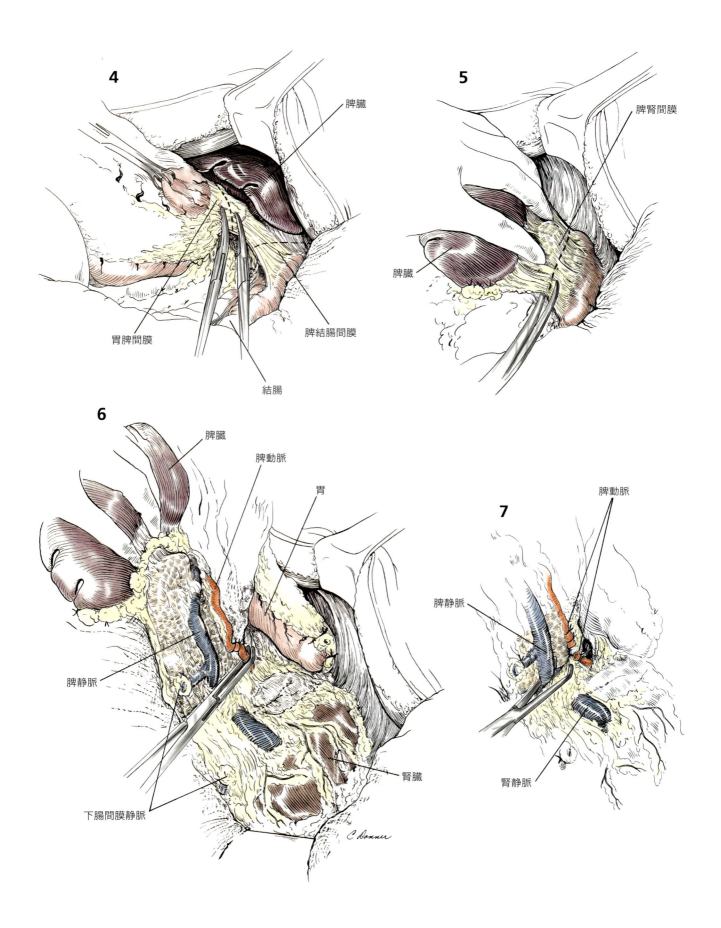

膵体尾部切除

手技の詳細（続き）　脾臓と膵体尾部を授動して腹腔外に引き出したら，膵全体を再度触診して腫瘍の浸潤範囲を確認する．門脈と膵臓の間に指が入り門脈前面を遊離できれば，門脈の左側か右側で電気メスを使って膵臓を切離できる（**図8**）．

　膵島細胞腫のときは切除膵に多数の割面を入れてほかの腫瘍を探し，断端に腫瘍がないことを確認したほうがよい．凍結切片による迅速診断を行うが，膵組織は評価がむずかしく，永久標本による最終診断を待たなければならないことがある．

　膵臓の断端を調べて膵管を同定したら，4-0のモノフィラメントの非吸収糸をかけて膵管を閉鎖する（**図9A**）．膵臓の断端は3-0絹糸の結節マットレス縫合で閉鎖する（**図9B**）．出血部位に追加の縫合をおく（**図10**）．膵臓は自動切離器を使って切離・閉鎖してもよい．

閉鎖　シリコーン製の閉鎖式吸引ドレーンを膵断端に留置し，開腹創から出すか右か左の別の切開創から出す．通常どおり閉腹する．

術後管理　血糖とアミラーゼを頻繁に測定すること以外は，通常どおりの術後管理である．軽度の膵炎が起こるかもしれないため，膠質液や輸液を十分に投与する．一時的な耐糖能異常を生じることがあり，膵機能に影響する手術操作を手術直後に評価するのはむずかしい．

　膵酵素を経口で補給する．ドレーンを抜去するときは排液のアミラーゼを測定し，排液の濃度が血中の濃度より低ければ抜去してよい．

　膵全摘を行うときは膵臓を切離せず，膵頭部と十二指腸を切除するときの牽引に膵体尾部を利用する．ガストリノーマはホルモン産生性膵島細胞腫瘍であり，単発の腫瘍を切除すると数年間は部分的に症状が改善するが，完全に治癒するのはまれである．

　インスリノーマ・グルカゴノーマ・VIPomaなどのAPUD腫瘍は，悪性所見や転移がなければ局所切除で治癒する（訳注：APUD＝amine precursor uptake and decarboxylation, VIP＝vasoactive intestinal polypeptide）．　■

VII 膵臓と脾臓の手術
PANCREAS AND SPLEEN

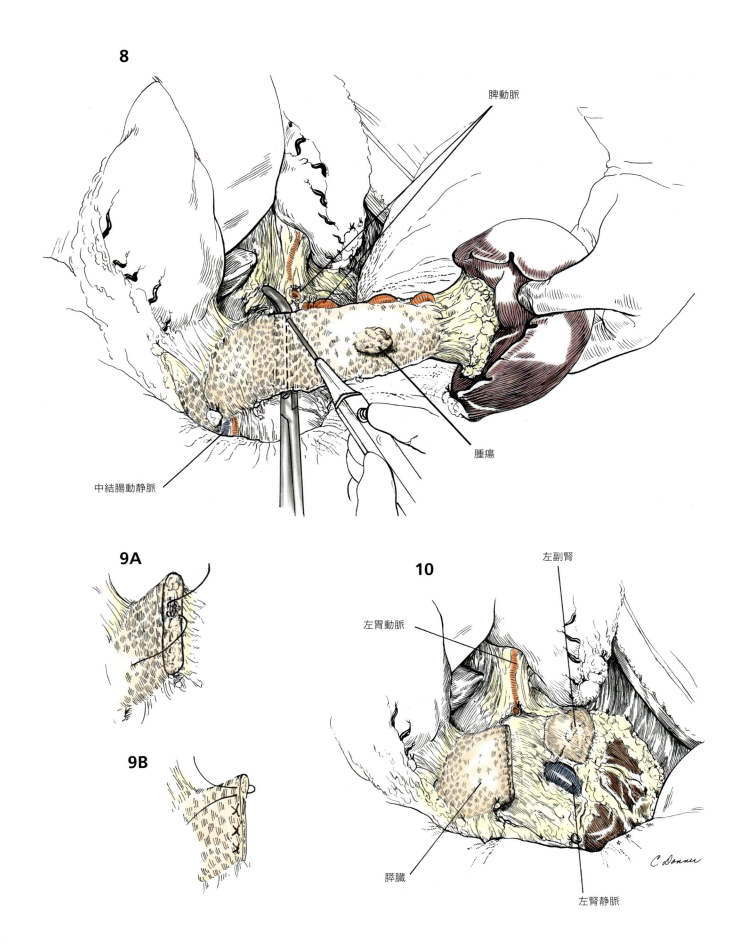

CHAPTER 87 膵体尾部切除（脾温存，腹腔鏡）

適応 腹腔鏡下膵体尾部切除の適応は少なく，インスリノーマ・粘液性嚢胞腫瘍（MCN）・膵管内乳頭粘液性腫瘍（IPMN）など，膵臓の腫瘍性病変であり，慢性石灰化膵炎には勧められない．悪性所見がない腫瘍は脾臓を温存すべきである．

術前準備 術前準備は術前診断で決まる．脾臓は温存できないことがあるので，肺炎球菌・インフルエンザ菌・髄膜炎球菌に対するワクチンを手術の2週間前に接種しておく．

麻酔 気管挿管による全身麻酔が必要である．

体位 手術台にビーズクッションを置いておく．膀胱カテーテルを挿入したあと，右半側臥位にして患者を45°傾け，左上肢を胸部に横たえて腕台か枕で支える（図1A）．右上肢を腕台に置き腋窩に布枕を当て，両上肢の周囲にパッドを置く．

左膝を曲げて両下肢の間にブランケットや枕を当てる．改良型の砕石位（開脚位）にしてもよく，ビーズクッションを使って股関節が過度に屈曲しないように注意し，鉗子の操作の邪魔にならないようにする．

手術準備 乳頭の高さの胸部から腹部まで側腹部も含めてクリッパーで除毛し，通常どおり皮膚を消毒する．

切開と露出 腹腔鏡下左副腎摘出と同じように，術者は患者の右側に立つ（図1A）．カメラ助手は術者の右側，操作助手は患者の左側に立つ．改良型の砕石位（開脚位）のときは，術者は患者の股間に，カメラ助手は患者の右側，操作助手は患者の左側に立つ．ポートの配置を示す（図1B）．

太さ10 mmで30°の斜視型スコープを挿入するポートは，Hasson小開腹法で臍上に置く（▶ CHAPTER 11）．気腹圧を15 mmHgにしてビデオスコープを挿入したら，上下左右の腹腔を観察して転移の有無を調べる．

2本の5 mmポートは，1本が正中線上，もう1本が左の鎖骨中線上で剣状突起と臍の間に置く．ポートは頭尾方向に5〜8 cm以上離し，身体的な制限なしに両手で操作できるようにする．

10〜12 mmか15 mmのポートを臍の高さで左の前腋窩線上に置き，5 mmのポートを右季肋下の鎖骨中線上に追加する．分厚い膵臓を切離するときはステイプルの丈の高さが4.8 mmの自動切離器を使うので，15 mmのポートが必要であるが，3.8 mm以下の自動切離器を使うときは，12 mmのポートから挿入できる．

手技の詳細 腹腔鏡用の無鉤鉗子で胃を把持して上方に牽引する．超音波メスで大網を胃の大彎から切離して網嚢に入る（図2）．網嚢を広い範囲で切開して膵体尾部を十分に露出する．網嚢外側の切開は短胃動静脈の領域まで延ばすが，脾臓を温存するときは短胃動静脈を温存する．網嚢内側の切開も重要であり，大網の切離を右胃大網動静脈の領域まで行う．

鋭的剥離と鈍的剥離を行って胃の後壁を膵臓から遊離し，とくに胃前庭部では十分に遊離して中結腸動静脈が上方に屈曲して胃の後壁に付着していないことを確認する．膵全体と十二指腸球部や脾門部がいつも見えるようにしておく（図2）．

厄介な出血を避けるには，右胃大網静脈と中結腸静脈の交通枝を幽門下で切離しておいたほうがよく，胃の前庭部をさらに授動できる．膵臓を観察して病変を確認するが，術中超音波検査も有用である．

開腹手術は外側（膵尾部）から内側（膵頭部）に向かって操作を進めるが（▶ CHAPTER 86），腹腔鏡手術では内側から外側に向かって操作を進める．膵体尾部下縁に沿って腹膜を切開し（図2），膵頸部に沿って丁寧に剥離すると，上腸間膜静脈と門脈が露出する（図3）．脾静脈を同定したら，膵上縁に沿って腹膜を切開し，胃十二指腸動脈の左側や総肝動脈の下方まで延ばす．

膵頸部と門脈の間に先端が鈍の剥離鉗子を挿入したら，鉗子を上下に動かして丁寧に鈍的剥離を行い，門脈前面にすき間を作る（図4）．トンネルができ，鉗子の先端が膵上縁に出ているのが見えたら，1.8 cm幅のPenroseドレーンを12 cmの長さに切り，12 mmか15 mmのポートから腹腔内に挿入する．

ドレーンを膵頸部の裏に通して両端をエンドループで固定すると（図5），膵臓を挙上するのに利用でき，上腸間膜静脈や膵頸部を遊離するのに使え，脾静脈を膵体部から剥離するのにも役立つ．

助手がPenroseドレーンを把持して膵体部を持ち上げたら，上腸間膜静脈と門脈を膵頸部から丁寧に剥離する．脾静脈が見えたら細い静脈枝を超音波メスで切離し，太めの静脈枝はクリップをかけて切離する．脾静脈の剥離は内側（頭側）から外側（尾側）に向かって2〜3 cmの範囲で行い，短く切った血管テープを脾静脈にかけ，反対側への牽引と近位側の血管制御に使う．

脾静脈を2〜3 cmほど遊離したら膵頸部を切離する．切離にはステイプルの丈が3.8 mmか4.8 mmで網目状になった自動切離器を使い，ステイプル線を生体材料（訳注：フィブリン糊）で補強してもよい（図6）．

膵両側のステイプル線を観察して出血を調べ，出血があれば電気メスか超音波メスで止血する．Penroseドレーンをはずし（訳注：膵頸部を切離する直前にはずしてもよい），膵臓の牽引は切離したステイプル線を把持して行う．

膵体部を持ち上げて脾動脈の分枝を切離する（図7）．まず脾静脈の上方に脾動脈が見えるので，脾動脈の細い分枝を超音波メスで切離し，太めの分枝はクリップをかけて切離する．短く切ったもう1本の血管テープを脾動脈にかけ，反対側への牽引と近位側の血管制御に使ってもよい．脾動脈の近位側にある分枝を切離したら，脾静脈の残りの分枝を結紮する（図7）．

膵体尾部を引き下げて脾動脈がよく見えるようにする（図8）．脾動脈と脾静脈の分枝は裂けやすく，損傷してしまうことがある．細い血管の出血は圧迫で止血できるが，太い血管の出血はMaryland剥離器（訳注：先が細い凝固切開剥離鉗子）で把持して制御し，血管が長いときはクリップをかけ，血管が短いときは4-0か5-0のモノフィラメント糸で結紮して止血する．

膵下縁の腹膜をさらに切開すると，後壁の剥離の先端が脾動脈と脾静脈になる．空腸起始部が見えたら下方に牽引し，結腸間膜に穴があいたら縫合閉鎖して内ヘルニアを防ぐ．膵上縁の腹膜も超音波メスで切開すると，脾門部から出る脾静脈が見える．

膵尾部と脾臓の距離はさまざまであり，最後の付着は超音波メスで切離する．標本を回収バッグに入れ，臍上のポート部から腹腔外に取り出す（図9）．再気腹し，網嚢を露出して脾動脈や脾静脈の出血を調べ，血管テープを使っていたらはずす．

閉鎖 標本を見て病変が完全に切除されていることを確認する．MCNやIPMNのときは，切除断端を凍結切片の病理診断に提出する．シリコーン製の閉鎖式吸引ドレーンを12 mmか15 mmのポートを通して腹腔内に引き入れ，5 mmのポート部から体外に引き出す．12 mmや15 mmのポートは1号の吸収糸で縫合閉鎖し，臍上の5 mmのポートも1号の吸収糸で縫合閉鎖する．

術後管理 経鼻胃管は不要であり，抗菌薬は24時間以内に終了する．晶質液を十分に投与し，鎮痛薬を1〜2日間静注する．一時的な耐糖能異常を生じることがあるので，血糖を頻繁に測定する．

手術翌日にヘモグロビンと電解質を測定し，食事を始める．排液のアミラーゼ濃度を測定し，血清アミラーゼ上限値の2倍より高いときはドレーンを抜去しない．膵酵素の補充は不要であり，食事ができれば退院する．

Ⅶ 膵臓と脾臓の手術
PANCREAS AND SPLEEN

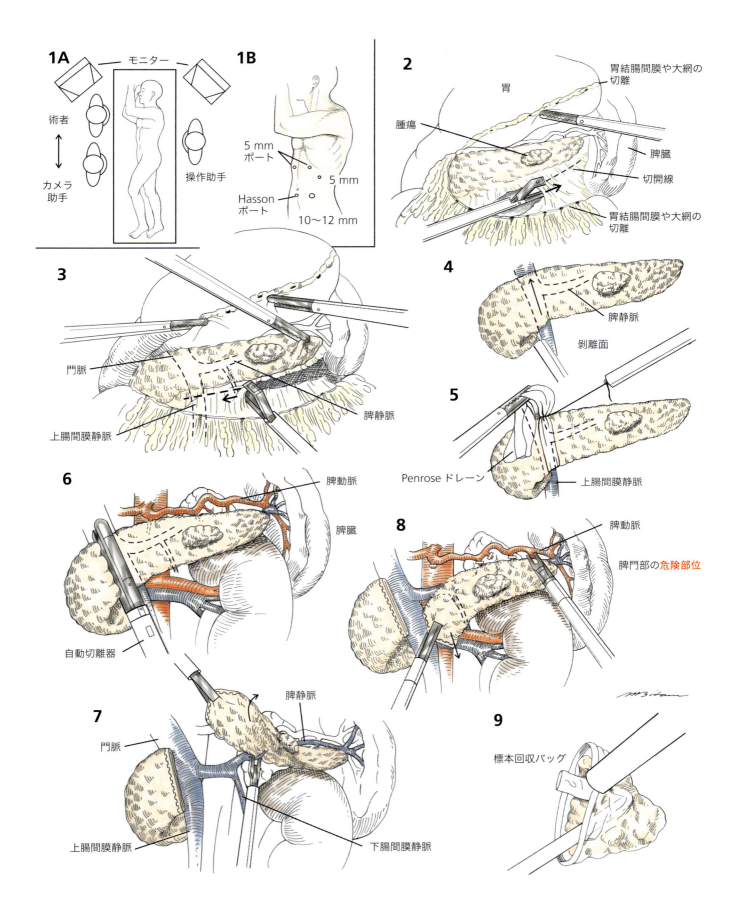

CHAPTER 88 膵頭十二指腸切除（Whipple）

適応　膵頭十二指腸切除は，膵頭部・下部総胆管・Vater 乳頭・十二指腸の悪性腫瘍に行うことが多い．頻度が増えているのは疑診所見を伴う嚢胞性腫瘍であり，悪性の危険性があるときに適用される．

頻度は非常に低いが，慢性石灰化膵炎による難治性の疼痛を制御するときにも適用され，重症外傷で修復不能の破裂損傷が膵頭部・胆管・十二指腸に生じたときに適用される．

悪性腫瘍で膵頭十二指腸切除を行うのは，腫瘍が限られた大きさで門脈浸潤や転移がないときであり，門脈浸潤があっても安全に切除・修復できる技量があるときである．

膵臓の中央部にある腫瘍や主膵管内を広範囲に広がっている乳頭粘液性腫瘍（IPMN）には膵全摘を考慮することがある．膵全摘を行えば吻合部の膵液漏を避けられるが，内分泌異常症が深刻であり，術後の糖尿病と連日の膵酵素服用について患者は理解しておく必要がある．

術前準備　術前に CT・MRI・超音波内視鏡（EUS）の画像検査を行う．患者によっては内視鏡的胆管ドレナージ（ENBD）か経皮経肝胆管ドレナージ（PTCD）が留置されている．電解質とプロトロンビン時間（PT-INR）を基準値に回復させ，尿素窒素とクレアチニンから腎機能障害がないことを確認する．

黄疸の患者は潜在的なビタミン K 欠乏があり，出血して初めて血液凝固障害が明らかになる．予想外の大量出血があるので，必要に応じて輸血できるように準備し，できれば中心静脈カテーテルを利用する．

術後の時間尿量を測定するためにも，膀胱カテーテルを留置したほうがよい．執刀前に抗菌薬の予防投与を行う．胆管にステントやチューブがある患者は創感染を起こしやすいので，とくに重要である．

麻酔　気管挿管による全身麻酔がよく，経鼻胃管を挿入する．

体位　仰臥位にして足側を頭側より少し低くする．術中に胆管造影や膵管造影を行えるようにする．

手術準備　乳頭の高さの胸部から腹部まで側腹部も含めて除毛し，通常どおり皮膚を消毒する．

切開と露出　患者によっては腹腔鏡診断が必要であり（▶ CHAPTER 13），画像検査で発見できない転移巣を同定できる．膵頭部がんや乳頭部がんで肝転移や腹膜播種があれば，膵頭十二指腸切除を行ってはならない．

開腹法は上腹部とくに右上腹部が広く自由に見渡せる方法を選ぶ．上腹部正中切開で臍下まで延ばすのがよいが（図1，A），斜切開や肋骨弓下切開を行うことが多い（図1，B）．

上腹部正中切開で剣状突起が長いときや剣状肋骨角が狭いときは，剣状突起を切除すれば視野が広がる．斜切開や肋骨弓下切開は右上腹部から切開を始め，正中を越えて左側に延ばすと広い視野が得られる．

出血量を最小限に抑えるため，出血部位はすべて鉗子で把持して結紮し，とくに黄疸の患者は入念に止血する．開腹法とは無関係に肝円索を切離し（図2），曲の鉗子で挟んだ組織を確実に結紮するか超音波メスで切離して，肝円索に含まれる血管からの出血を防ぐ．

ドームを越える部分まで鎌状間膜を切離すると，肝臓をさらに授動できるが（図2），そこまでする必要はないことが多い．鎌状間膜を切離したら腹壁に自己保持型開創器をかける．

手技の詳細　腹腔を詳細に検索し，腫瘍の肉眼型・占居部位・浸潤範囲を評価する．肝転移を調べ，腹腔動脈周囲・膵上部・肝十二指腸間膜内のリンパ節転移を入念に検索する．

最初に切除を決定するには，Kocher 授動を行って十二指腸と膵頭部の授動を進める（図3）．Babcock 鉗子で十二指腸を把持して内側に牽引し，十二指腸外側の腹膜を切開する．

通常は血管を結紮する必要はないが，黄疸があるときは入念に止血する．膵臓の後壁を下大静脈や腎臓から剝離するときは，手指やガーゼで鈍的剝離を行うと，血管がない剝離層を容易に作れる（図4）．

残った柱状の腹膜は Winslow 孔の下縁を形成しており（図5），両側に示指と中指を挿入すると緊張をかけることができる．背後にある下大静脈を損傷しないようにしながら，細心の注意を払ってこの腹膜を切開する．

十二指腸下行部に再発性潰瘍があるときは，高度の瘢痕や癒着がみられるかもしれない．異常な右肝動脈が上腸間膜動脈から分枝して肝十二指腸間膜の後部を走行していることがあるので，損傷しないように注意する．

膵頭部と十二指腸後面を入念に観察して浸潤や転移を調べたら，十二指腸下行部と水平部をさらに遊離し，腫瘍が切除可能かどうかを判断する．中結腸動静脈は十二指腸水平部の上を横切って肝彎曲部に向かうことが多く，引きちぎらないように注意する（図6）．**CONTINUES ▶**

VII 膵臓と脾臓の手術
PANCREAS AND SPLEEN

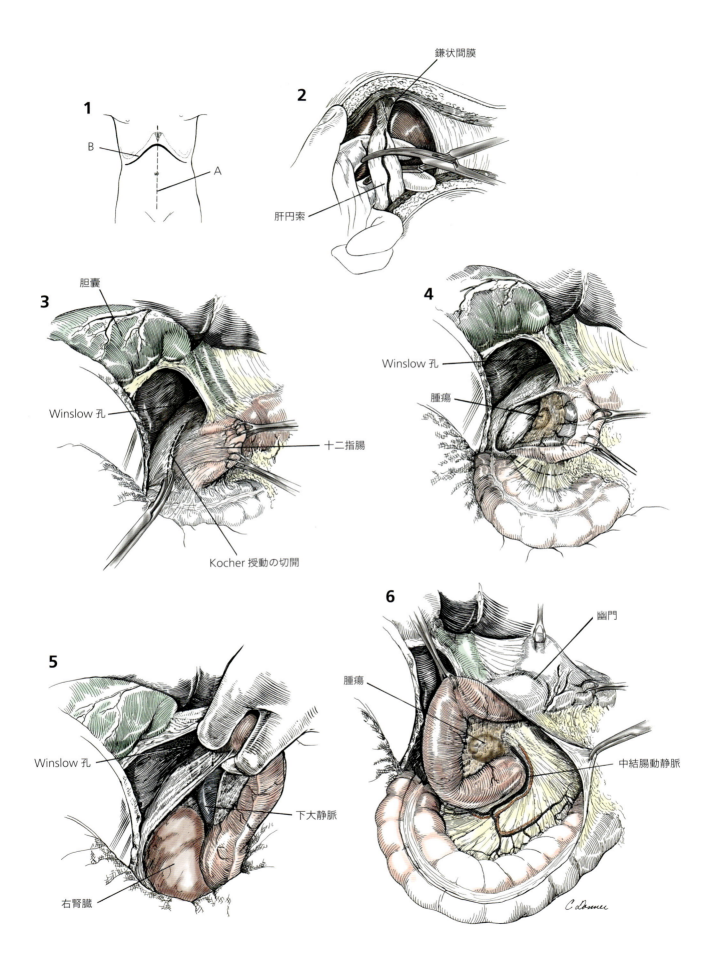

88 膵頭十二指腸切除（Whipple）

手技の詳細（続き） 解剖図では，膵頭十二指腸切除で結紮する血管を含めて臓器の位置関係がわかるように，胆囊・胃前庭部・膵頭部・十二指腸を切り分けている．

胆囊は機能が消失してしまうので摘出する．肝十二指腸間膜のリンパ節を十分に行うには，総胆管を胆囊管流入部のずっと上方の肝管合流部の直下で切離する（訳注：図では総胆管を胆囊管流入部の下方で切離した状態を描いている）．

総肝動脈・固有肝動脈・胃十二指腸動脈を注意して同定する．幽門を温存する予定でも，右胃動脈は切離したほうがよい．固有肝動脈を圧迫して閉塞させ，遠位側の肝臓の動脈血流が上腸間膜動脈からの副血行路に依存していないことを確認したら，胃十二指腸動脈を貫通縫合で結紮する．胃十二指腸動脈を切離すると，膵頸部の直上で門脈領域に到達できる．

門脈前面には流入する静脈がなく，膵頭部と膵体尾部の理論的な境界である．脾静脈と上腸間膜静脈が合流して門脈になる門脈側壁の反対側には多数の膵静脈が流入している．中結腸動静脈は温存するが，ほとんどの患者では上腸間膜静脈を露出するために，必要に応じて中結腸静脈を切離する．

膵頭部の血管を処理する前に，胃半切除の目印を利用して（▶ CHAPTER 24），胃の幽門部で切断する．幽門を温存して吻合するときは，十二指腸球部で切離する（訳注：幽門を温存すると胃排泄遅延による胃内容停滞が多い）．胃や十二指腸を切離すると，門脈付近の膵臓を直接扱えるようになる．

膵管の太さはさまざまであり，結石や腫瘍によって生じた長期間の閉塞の程度で異なる．膵管が非常に細いときは，膵管を直接に吻合するのは不可能であり，膵臓の断端を空腸や胃の内腔に挿入する方法で吻合する．膵実質を切離するときに結紮が必要な血管は，膵管より上側には1本，膵管より下側には2本あることが多い．

生存期間が長くなると吻合部潰瘍を生じることがあるので，全幹迷走神経切離と前庭部切除を行って胃酸分泌機能を制御しておく．前庭部切除は胃半切除で行うことができ，小彎は噴門から3番目の目立つ静脈の直下，大彎は左胃大網動静脈が胃壁に最も接近する部位を結んで切離する（▶ CHAPTER 24）．患者には生涯ルーチンに制酸薬を服用させる．

十二指腸水平部は腸間膜が短いため，水平部の遊離は膵頭十二指腸切除で最もむずかしい手技の1つである．空腸を上部で切離して十二指腸とともに遊離したら，腸間膜の穴を通して中結腸動静脈の右側に引き出す． CONTINUES ▶

VII 膵臓と脾臓の手術
PANCREAS AND SPLEEN

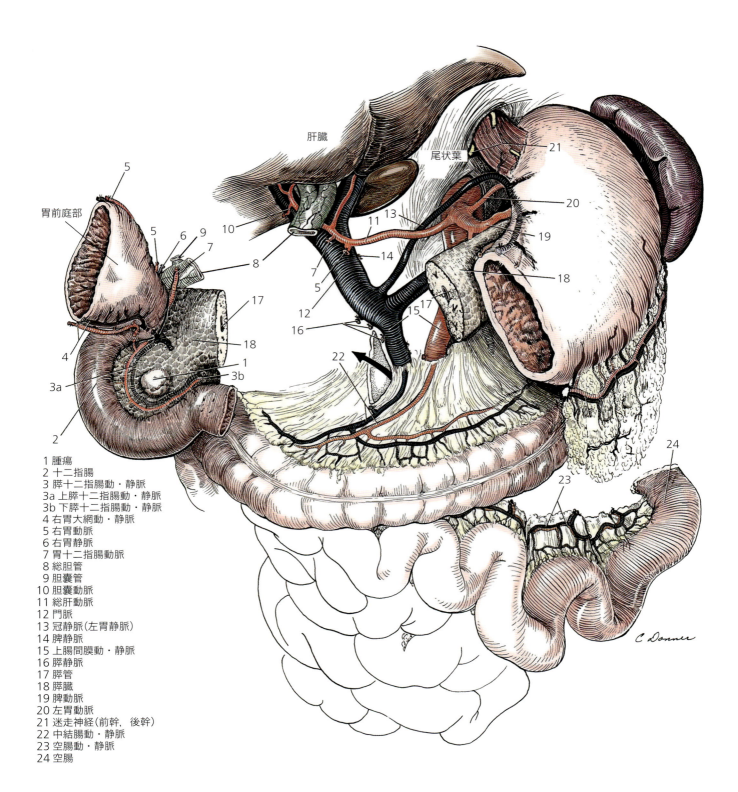

1 腫瘍
2 十二指腸
3 膵十二指腸動・静脈
3a 上膵十二指腸動・静脈
3b 下膵十二指腸動・静脈
4 右胃大網動・静脈
5 右胃動脈
6 右胃静脈
7 胃十二指腸動脈
8 総胆管
9 胆嚢管
10 胆嚢動脈
11 総肝動脈
12 門脈
13 冠静脈(左胃静脈)
14 脾静脈
15 上腸間膜動・静脈
16 膵静脈
17 膵管
18 膵臓
19 脾動脈
20 左胃動脈
21 迷走神経(前幹,後幹)
22 中結腸動・静脈
23 空腸動・静脈
24 空腸

膵頭十二指腸切除（Whipple）

手技の詳細（続き）　十二指腸の下行部と水平部を授動すると，腫瘍の位置と進展が明確になり，膵頭部を母指と示指で触診すると，さらに情報が得られる（**図7**）．膵頭部の腫瘍は十二指腸内側壁に進展していることがある．下部胆管がんのときは触診で確認でき，Vater乳頭部に潰瘍を伴った腫瘍があるときも触診で確認できる．

　腫瘍が見えたり触れたりしたときに最も問題になるのは，良性腫瘍と悪性腫瘍の鑑別と門脈浸潤の有無の判定である．門脈の切除・再建に習熟していない場合は，膵頭十二指腸切除を行う前に門脈浸潤がないことを確認する必要がある．

　閉塞性黄疸で発症した膵頭部の腫瘍が見つからないことがある．外科医が膵頭部を授動して生検するのをためらうのは，出血や膵液漏などの合併症のせいであり，凍結切片では膵臓がんと慢性膵炎の鑑別が不確実なためである．経十二指腸的針生検を行うこともあるが，確定診断が得られないこともあり，外科医は肉眼所見に基づいて合理的に判断する．

　術前に確定診断がついていなかった切除不能の腫瘍は，がんの組織学的診断が必要である．膵頭部の腫瘍の生検は，Tru-Cut針を使って経十二指腸的に組織を採取する（**図8**）．腫瘍を手で把持して針を穿刺し，膵後部の組織を損傷しないように注意する．十二指腸の穿刺部は8字縫合や巾着縫合で縫合閉鎖してもよい．

　次に，網嚢に入って膵臓の授動を進める（**図9**）．大網を持ち上げて網嚢に切り込み，膵臓の前面と腹腔動脈の周囲の転移を入念に調べる．膵臓の腫瘍は多発していることがあるので，とくにガストリノーマのときは膵臓全体の視診と触診が重要である．

　脾彎曲部を含む横行結腸から大網を遊離し，網嚢を完全に開放する（**図10**）．中結腸動静脈が上方に屈曲して腸間膜や胃後面に付着していることがあるので，網嚢は結腸壁から4〜5 cmほど離れたところで切開するのがよい（**図10**）．膵島細胞腫瘍を調べるときは脾臓を授動したほうがよい．

　十二指腸球部の上側にある組織を探る（**図11**）．露出が不十分のときは，腫大した胆嚢を穿刺して内容物を吸引する．十二指腸球部の上縁で腹膜を切開し，総胆管を周囲の血管から分離していく．**CONTINUES**

VII 膵臓と脾臓の手術
PANCREAS AND SPLEEN

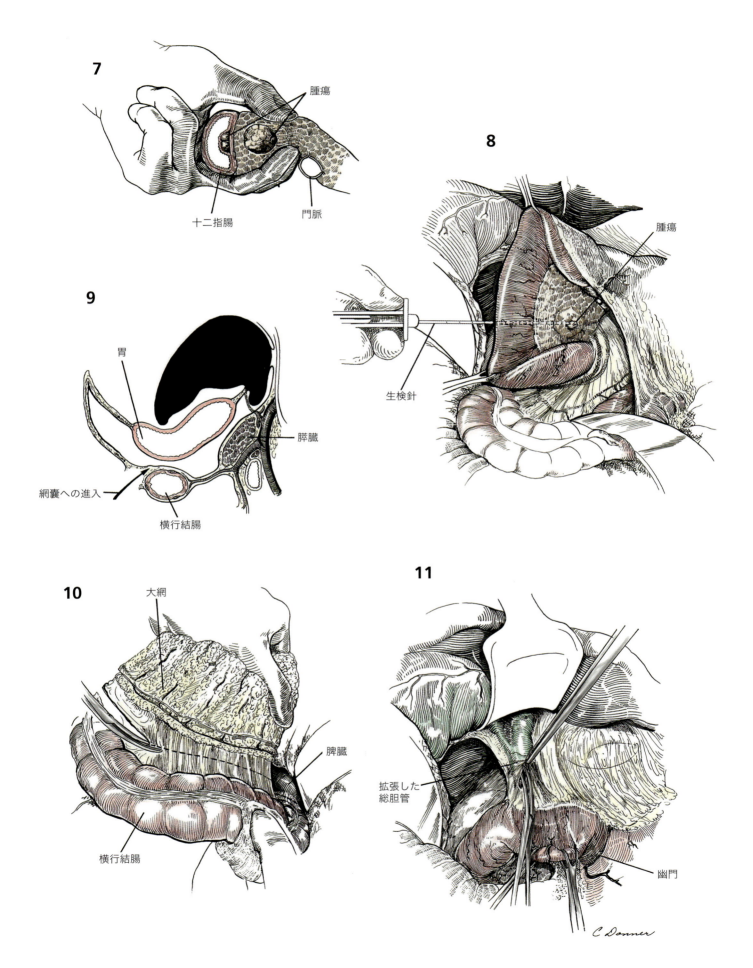

333

88 膵頭十二指腸切除（Whipple）

手技の詳細（続き）　十二指腸球部の上側の剥離を続け，総胆管をできるだけ長い範囲にわたって分離する．総胆管周囲の剥離は直角鉗子を丁寧に開いて行い，出血部位はすべて入念に止血する（**図12**）．

総胆管下部を完全に遊離して血管テープを通す．十二指腸後面に示指を入れて門脈との分割面を作り，腫瘍が門脈に固着しているかどうかを正確に判断する．腫瘍を切除するのに門脈切除が不要であることを確認したら，胃半切除に必要な血管を結紮する．

右胃大網動静脈を鉗子で挟んで切離・結紮したあと（**図13**），前庭部に綿テープをかけて胃を内側下方に牽引し，右胃動静脈を同定する（**図14**）．十二指腸の上縁に直の鉗子を挿入して右胃動静脈と平行に開くと，二重結紮する右胃動静脈を同定しやすい（**図14**）．

胃前庭部と幽門を温存するときは，この時点で決定するが，標準的な Whipple 手術では，ここで胃を切離する（**図15**）．図では，膵臓を切離する前に十二指腸を切離して胃前庭部も切離しようとしているが（**図16**），胃前庭部は十二指腸や膵頭部とともに一括切除する．

切除可能かどうか疑問があるときは，膵臓と門脈の関係が判明して方針が決定するまで，胃を切離してはいけない．

膵頭十二指腸切除の晩期合併症に吻合部潰瘍があるので，胃酸分泌を制御する必要があり，プロトンポンプ阻害薬やヒスタミン受容体拮抗薬をずっと服用させるか，全幹迷走神経切離と前庭部切除を行う．小彎は噴門から3番目の目立つ静脈の直下，大彎は左胃大網動静脈が胃壁に最も接近する部位を結んで胃半切除を行えば，胃酸分泌を制御できる．

胃半切除に全幹迷走神経切離を追加する外科医もいれば，幽門と十二指腸の一部とともに胃を全部残して迷走神経を切離しない外科医もいる．図には，幽門を温存したときの再建法を示している（**図17**）．

胃の血管を処理したら，示指の幅だけ切離部の小彎と大彎をきれいにして吻合に備える（**図16**）．自動切離器を牽引縫合の近くにかけ，牽引縫合は吻合部の目印に残しておく（**図16**）．胃を切離すると，膵臓の切除がむずかしい部分が大きく露出するようになる．現在の外科医は大部分がステイプルの丈が高い自動切離器か自動閉鎖器を使う．全幹迷走神経切離を併施することもある（▶ CHAPTER 23）．**CONTINUES**

VII 膵臓と脾臓の手術
PANCREAS AND SPLEEN

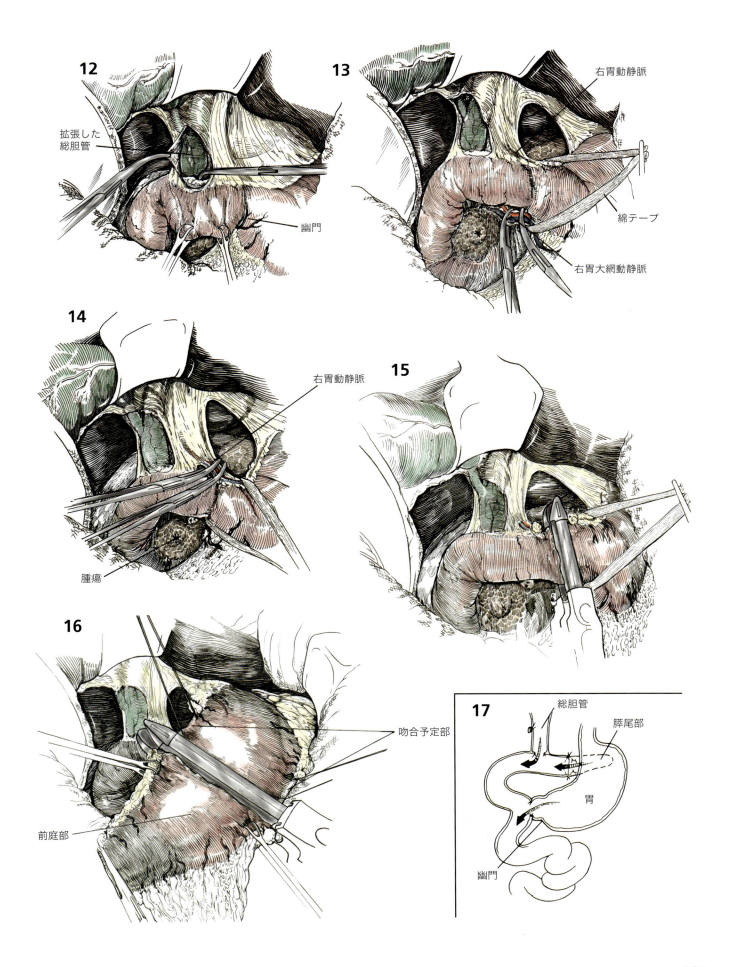

335

88　膵頭十二指腸切除（Whipple）

手技の詳細（続き）　ステイプル線からの出血は 4-0 絹糸の結節縫合で止血する．ステイプル線の小彎側半分を 2-0 絹糸の結節マットレス縫合で内反する（**図 18**）．大彎側半分は縫合せず，2〜3 横指の吻合口になるようにする．ステイプル線の大彎側半分は再建の胃空腸吻合のときまで開かない．

　総肝動脈と胃十二指腸動脈の同定は非常に重要である（**図19**）．総肝動脈は膵臓の直上に触れることがあるので，膵上縁の腹膜を切開するときは総肝動脈をよく見て損傷を避ける．総肝動脈の周囲組織を鈍的に剝離し，胃十二指腸動脈の起始部が見えるまで剝離を進めたら，十二指腸の裏側で膵臓の前面を下行する胃十二指腸動脈を同定する．胃十二指腸動脈は鉗子で挟んで切離し二重結紮する（**図 20**）．総肝動脈の内腔を傷つけないようにする．

　右胃動脈を周囲組織から丁寧に剝離し，上方に向かって分離する（**図 20**，点線）．胃十二指腸動脈と右胃動脈を結紮したら，長い直角鉗子で鈍的剝離を行い，総胆管と門脈がある領域を遊離する（**図 21**）．患者はやせていることが多く，門脈周囲には除去する組織がほとんどない．細心の注意を払って門脈前面の分割面を丁寧に広げると，先が鈍の直角鉗子を膵後面に挿入できるようになる．

　直角鉗子を開いたり閉じたりすると膵後面を門脈から分離できるが，膵後面と門脈前面の間に示指を挿入して分離してもよい．膵臓と門脈を鈍的に剝離できるのは，門脈前面に膵後面から流入する静脈がないからであり，膵臓と門脈を分離する操作には十分に時間をかける．膵臓の下側の組織を切開したら，膵上縁から膵後面に示指が完全に入り，中結腸静脈の近くの膵下縁に出せるようになる（**図 22**）．

　門脈周囲の繊細な剝離に役立てるために膵体部を授動すると，もっとよい視野が得られる．膵体部を授動しておかないと，膵臓を切離するときになって細かい操作が必要になる．膵頸部後面と門脈前面の間に先が鈍の直角鉗子を通し，膵臓を電気メスで切離する（**図 23**）．

　太い動脈は膵管より上側に 1 本，膵管より下側に 2 本以上あることが多く（**図 24**），この領域での出血は，膵管を閉塞しないように注意して細い絹糸で縫合結紮するか，電気メスで凝固止血する．

　膵切除断端が組織学的に陰性であることを確認する作業については議論があるが，外科医によっては凍結切片のために組織片を必ず採取している．切離した膵臓から厚さ 2 mm の横断切片をメスで採取して凍結切片に提出するが，断端が陽性のときは追加切除が必要になる．

　このあと，切除する膵頭部と十二指腸を術者が左手でつかみ，膵頭部から門脈右側に流入する脆弱な静脈を丁寧に同定していく．　**CONTINUES**

VII 膵臓と脾臓の手術
PANCREAS AND SPLEEN

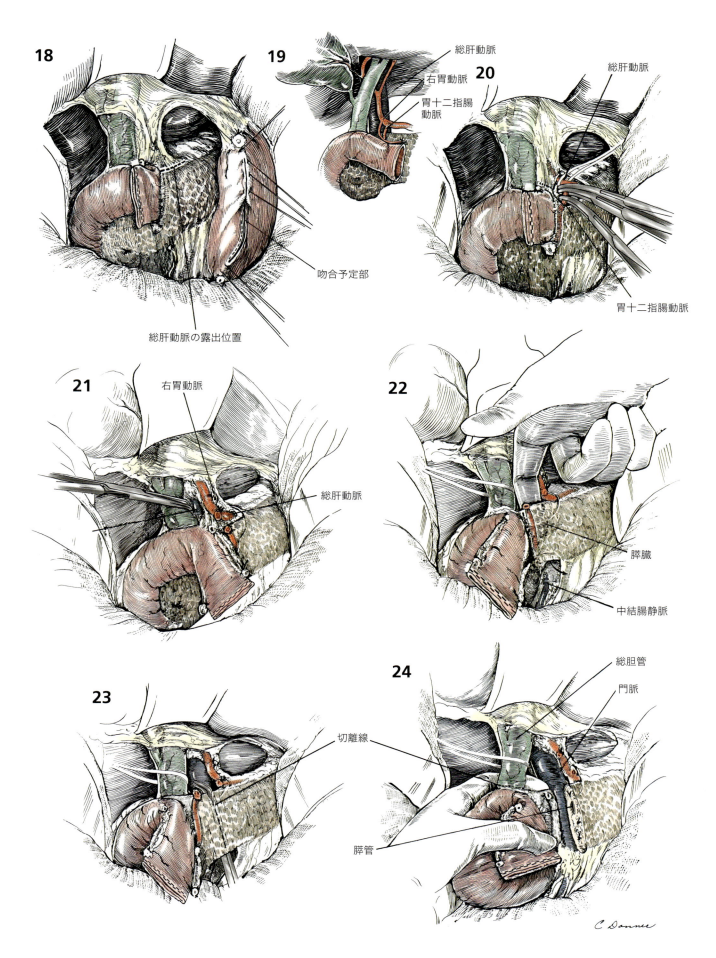

337

膵頭十二指腸切除（Whipple）

手技の詳細（続き）　膵頭部と十二指腸の前面に示指，後面に母指を当て，切除する臓器を左手で把持したら，膵臓から門脈に連続する索状組織に 2 本の直角鉗子を挿入して挟む（**図 25**）．この索状組織には膵頭部から上腸間膜静脈に流入する複数の小静脈が含まれており，注意して結紮しないと厄介な出血を起こす．

　切除するほうにも鉗子ができるだけ残らないように，索状組織の全体にわたって結紮し，十二指腸水平部を Treitz 靱帯や上腸間膜動静脈から遊離する（**図 26**）．膵頭十二指腸切除の手順の中で最もむずかしい手技である．

　十二指腸水平部の周囲の腹膜を切開すると，腹腔内につながる穴ができる．最後はこの穴を通して吻合のための空腸を引き出す（**図 26**）．十二指腸水平部と空腸起始部は腸間膜の血管が非常に短いため，Treitz 靱帯の前後で腸管を授動するときは出血が起こりやすい（訳注：とくに第 1 空腸動静脈領域）．十二指腸の短い腸間膜片を 2 本の小さい曲の鉗子で把持して結紮・切離しながら十二指腸を遊離する（**図 27**）．

　Treitz 靱帯の近くにあいた結腸間膜の穴を通して空腸起始部を引き出せたら，上腸間膜静脈の後面で十二指腸を固定している索状組織（訳注：膵頭神経叢第 1 部）を容易に同定でき，鉗子をかけられる（**図 28**）．

　残りの短い腸間膜付着にも上腸間膜動脈の分枝が含まれており（訳注：膵頭神経叢第 2 部），結腸間膜の穴を通して空腸起始部を引き出したら，曲の鉗子で慎重に把持して切離する（**図 29**）．Treitz 靱帯と空腸起始部の剝離は腸間膜の左側から行ってもよく，この領域の露出がむずかしい肥満の患者は左側から剝離するほうがよい．**CONTINUES ▶**

VII 膵臓と脾臓の手術
PANCREAS AND SPLEEN

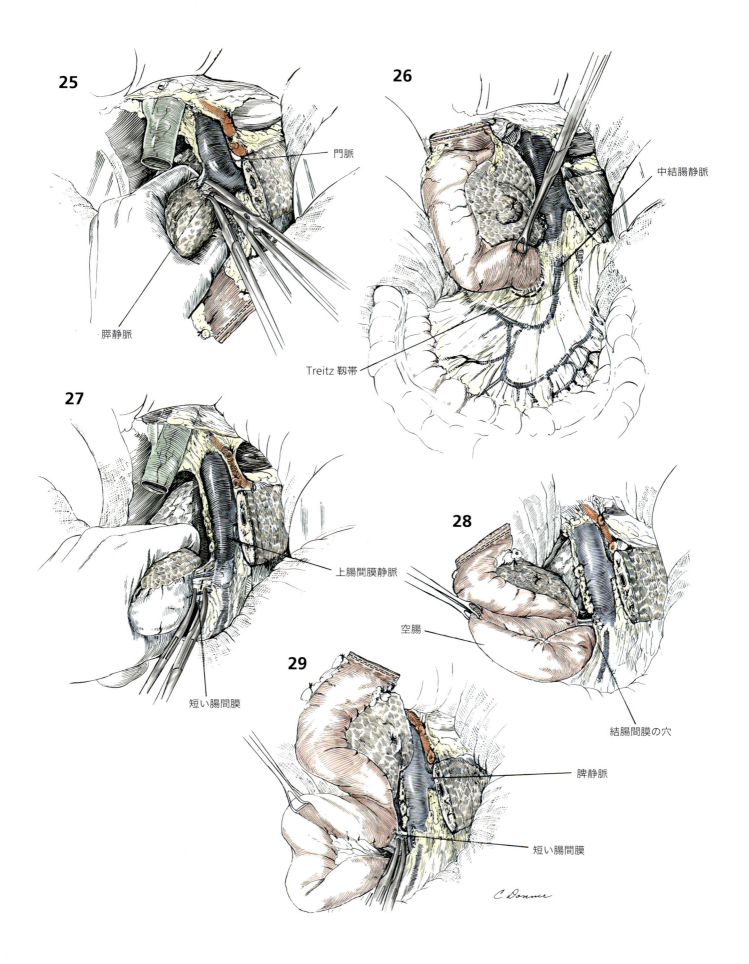

88 膵頭十二指腸切除（Whipple）

手技の詳細（続き）　腫大した胆嚢を摘出すると術野が広がり，晩期合併症の胆石を防げる（**図30**）．通常は肝門部を剥離して胆管を同定するときに胆嚢を摘出しておく．

Treitz 靱帯の近く空腸起始部をさらに授動する（**図31**）．通常は結腸間膜にすでに穴があいており（**図31**，点線），上部空腸をBabcock鉗子で持ち上げると，空腸に分布する豊富な血管アーケードがよく見える．

空腸間膜の血管がない部分を切開すると上部空腸を授動でき（**図32**），血管アーケードの基部の血管を2～3本切離するとさらに授動できる．血管アーケードの基部における空腸間膜の切開については，CHAPTER 89 の**図11**が参考になる（▶ 351 ページ）．

血管アーケードの切離部位は慎重に決め，腸間膜の血管を腸管壁の近くで結紮して腸管の血行を遮断しないように注意する．上部空腸の腸間膜を切離したら，結腸間膜にあいた穴を通して空腸を挙上する（**図32**）．腸管の切離に適した血行がよい場所を決め（**図32**），腸管壁の血管を約1 cm の範囲できれいにしたら，自動切離器（GIA）で空腸を切離する．

切除標本を取り出したら，結腸間膜の穴から挙上した空腸脚が十分に長く，吻合部に緊張や血流障害がない状態で胆嚢床に届くことを確認する．緊張があるときは，空腸を結腸の下に戻して腸間膜の切離を追加する． **CONTINUES**

Ⅶ 膵臓と脾臓の手術
PANCREAS AND SPLEEN

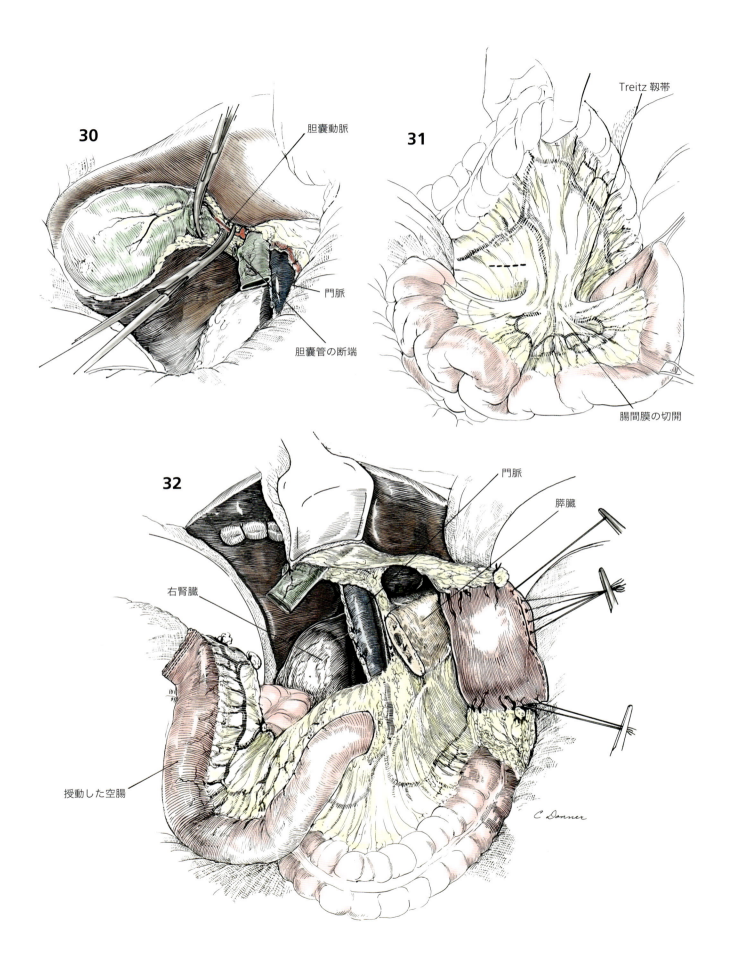

341

88　膵頭十二指腸切除（Whipple）

手技の詳細（続き）

1. 膵空腸吻合

膵頭十二指腸切除後の多数の再建法のうち代表的なものを2つ示す（**図33A**，**33B**，訳注：本章はWhipple手術であるが，再建はChild法であり，**図33A**は膵空腸端側吻合，**図33B**は膵空腸端端吻合）．膵全摘を行ったときは，胆管と胃（幽門温存のときは十二指腸）を空腸に吻合するだけである．

胆管・膵管・胃を吻合する順序は，空腸に酸性の胃液が流入する前に，胆汁と膵液が混入したアルカリ性の腸液が流れ込むようにする（訳注：代表的な再建法における空腸との吻合臓器を近位側から並べると，Whipple法は胆管→膵→胃，Child法は膵→胆管→胃，今永法は胃→膵→胆管）．

授動した空腸はいろいろな吻合に利用できる．空腸を中結腸動静脈の右側で結腸間膜にあけた穴を通して右上腹部に挙上しても緊張がない状態にする．別の方法として，十二指腸を切除したあとの後腹膜腔で上腸間膜動静脈の背側を通すこともできる．

代表的な再建法（**図33A**）の手技の詳細を示す．挙上した空腸脚の方向を確認し，空腸の断端が膵臓の断端に近づくようにする（**図34**）．空腸脚を反時計回りにやさしく曲げて胆管が膵管の下流に位置するようにする．胆管空腸吻合と膵空腸吻合の間は，緊張がかからないように少し余裕があるほうがよい〔訳注：膵頭十二指腸切除の再建は膵空腸吻合→胆管空腸吻合→胃空腸吻合の順に行うが，イラスト（**図34**，**35**，**37**）では膵空腸吻合を行う前に胆管空腸吻合の後壁縫合を行ったように描かれている〕．

3-0絹糸の結節縫合で膵臓後面の被膜と空腸後壁の漿膜を縫着する（**図35**）．柔らかいゴムカテーテルを挿入し，膵管の開存と口径を確認する．膵管チューブをステントに留置したら，空腸の粘膜と正確に吻合できるように膵管の断端を少しだけ遊離する（**図36**，訳注：図には膵管チューブが描かれていない）．

膵管の口径に合わせて空腸に小さい穴をあけたら，5-0か6-0の縫合糸で両端に結節縫合をおく（**図36**）．膵管チューブは，後壁の縫合を行うときは左側に反転してよけておき，前壁の縫合が終わる前に空腸内に挿入する．

膵管チューブは膵管ステントや膵液ドレナージに役立ち，膵管と空腸の粘膜に正確に糸をかけるのが容易になる．膵管と空腸の粘膜の縫合が終わったら，膵臓の被膜を空腸の漿膜に縫着し，膵臓の断端を空腸壁で密閉する（**図37**）．

外科医によっては，膵臓の断端を空腸の断端に嵌入させ，とくに膵管が非常に細いときは膵臓の断端を空腸の断端に埋め込むのがよい（**図38**，**39**）．膵臓の切離端から2～3cmの範囲を遊離し，出血部位を丁寧に結紮して止血し，空腸の断端で包み込むための準備を行う．

通常は空腸の口径が膵臓の直径よりもやや大きいが，空腸の口径が膵臓の直径に比べて小さいときは，空腸の腸間膜対側縁に全層性の切開を加え，膵臓の断端を容易に挿入できる程度に口径を広げる必要がある．

出血部位をすべて制御したら，通常の端端吻合の要領で，空腸の粘膜を膵臓の被膜に縫着する．細く柔らかいチューブを膵管内に挿入し，吻合が完成するまで内腔を確保しておき，膵空腸吻合が完成する前に抜去する．

非吸収糸の結節縫合を1列か2列かけ，空腸壁を1cmほど引き込んで膵被膜に被覆する．　**CONTINUES▶**

VII 膵臓と脾臓の手術
PANCREAS AND SPLEEN

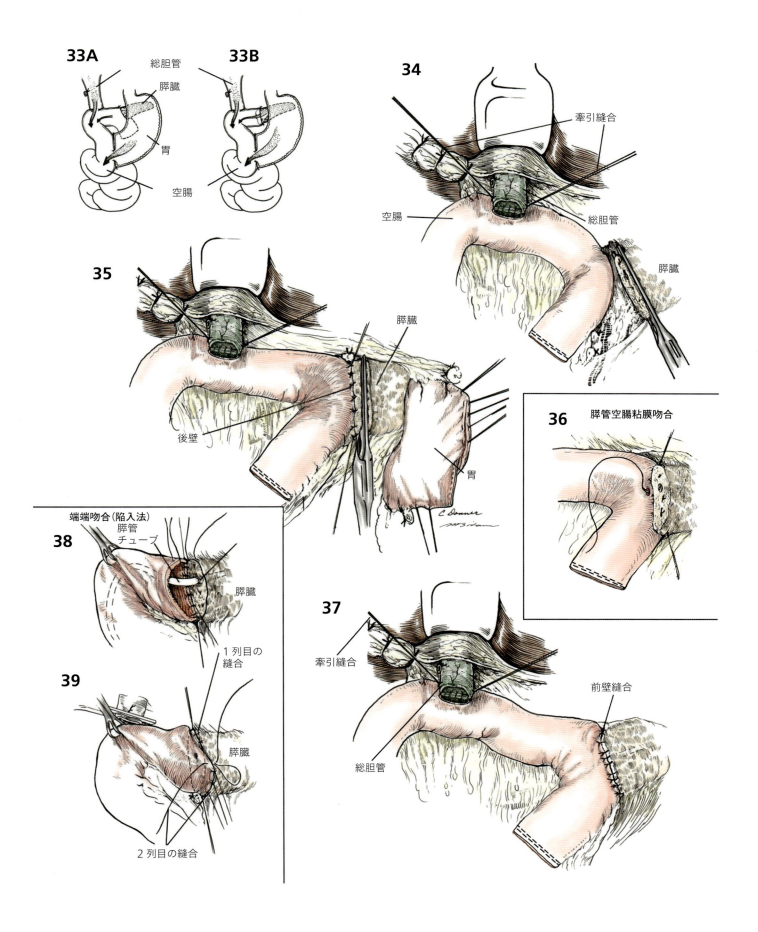

343

88 膵頭十二指腸切除（Whipple）

手技の詳細（続き）

2. 胆管空腸吻合

胆管空腸吻合は1層縫合による吻合である．空腸壁の開口は総肝管の口径よりやや小さくする．4-0絹糸を総肝管の両端の固定に利用し，胆管壁に軽度の緊張がかかるようにする．

4-0か5-0の吸収糸の結節縫合で総肝管の断端と空腸の粘膜を正確に合わせて後壁の吻合を完成する（**図40**）．両端の固定縫合は牽引用に残しておき，前壁にも吸収糸の結節縫合をかけて閉鎖する（**図41**）．

総肝管の近傍の肥厚した腹膜に空腸の漿膜を縫着する．漿膜縫合は吻合部の両端を越えたところから始め，吻合線に平行に延ばし（**図42**），膵臓の断端にも固定する．

Whipple法では，空腸の盲端を総肝管の内側か閉鎖した胆嚢床下部に縫着して固定するが，右肝動脈が屈曲して挙上していることがあるので，縫合糸がかからないように細心の注意を払う．

3. 胃空腸吻合

胃空腸吻合は胃切離線の全長を使用したり，一部を閉鎖して吻合口を小さくしたりするが，通常は大彎側のステイプル線を切除して3〜4横指の吻合口にする（**図43**，訳注：336ページの記載では2〜3横指）．

胃内容を吸引して胃壁の出血部位をすべて止血する．腸間膜に近い空腸後壁の漿膜を胃の小彎から大彎まで後壁の漿膜に3-0絹糸をかけて縫着する．空腸はゆるんだ状態で縫着し，膵空腸吻合と胃空腸吻合の間に余裕があるようにする．

空腸壁を2横指分だけ切開したら，後壁は4-0の吸収糸の結節縫合で空腸粘膜と胃粘膜を合わせる（**図44**）．前壁は4-0の吸収糸の結節縫合で結び目が内側になるように合わせる．前壁の2層目は3-0絹糸の結節縫合で空腸漿膜と胃漿膜を縫着する（**図45**）．

結腸間膜の穴を空腸脚に縫着して閉鎖し（**図45**），内ヘルニアが起こらないようにする．Treitz靱帯の部分も3-0絹糸で縫着して閉鎖する．栄養状態がよくない患者は，減圧目的の胃チューブと栄養目的の空腸チューブを考慮する．閉鎖式吸引ドレーンを胆管空腸吻合と膵空腸吻合の近くに留置する．

閉鎖 通常どおり閉腹する．栄養状態が不良の患者は創傷治癒がよくないことを認識しておく．

術後管理 循環血液量が十分であることを常に確認することが重要であり，とくに黄疸がある患者では重要である．乳酸Ringer液を投与して水分のバランスを維持する．血糖値を厳しく調整するのに，術後早期はインスリンが必要になることが多い．

時間尿量を監視して30〜40 mL/時以上に維持し，24時間ごとに輸液量を調整する．尿量と胃排泄量で輸液量を24時間ずっと調整する．

体重を監視し血糖を定期的に測定し，1日に必要なカロリーとビタミンを保証する．栄養目的の空腸チューブを留置したときは，持続注入によるチューブ栄養を術後24〜48時間に始め，初めはゆっくり注入して徐々に速度を上げる．

閉鎖式吸引ドレーンの排液を観察し，排液に胆汁が含まれておらず，アミラーゼ濃度が血清と同程度であれば，術後早期に抜去する．

VII 膵臓と脾臓の手術
PANCREAS AND SPLEEN

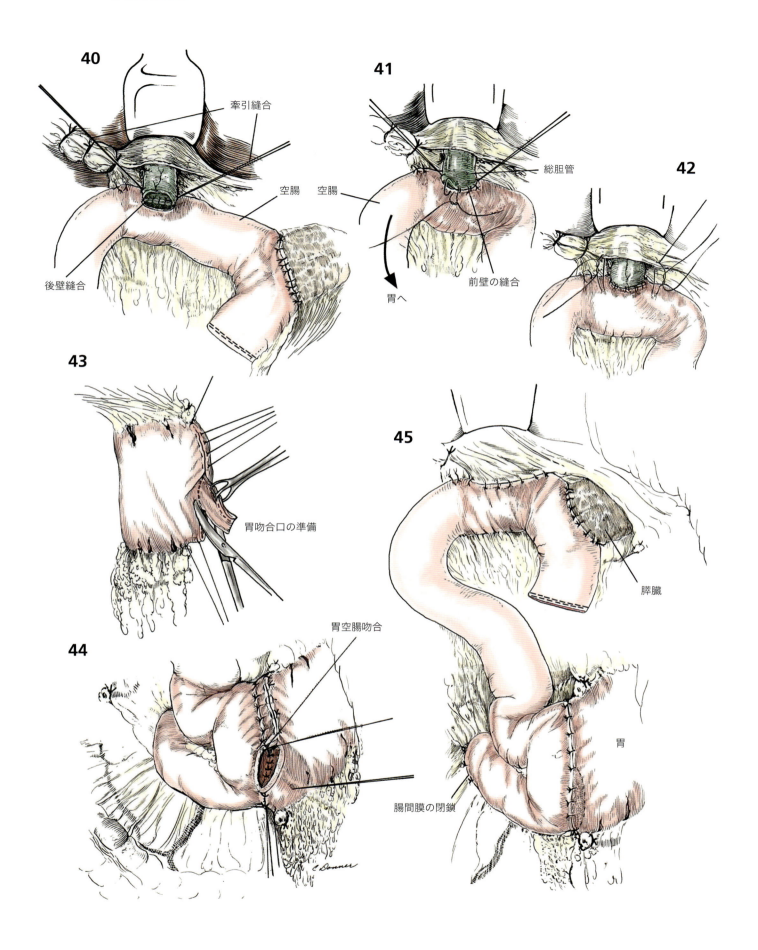

345

CHAPTER 89 膵全摘

適応　膵全摘は膵臓がんや膵機能が廃絶した慢性再発性膵炎に適用されることがある．膵全体を切除すれば多中心性の病巣を切除でき，膵管内に散布した腫瘍細胞も除去でき，近傍リンパ節も摘出できるので，完全切除の確実性が高くなるが，長期生存にはほとんど寄与しない．

　膵全摘を行うと上部消化管の再建が単純になり，術後の膵液漏・膵炎・出血・敗血症などの合併症が減るが，膵全摘後の糖尿病は低血糖を生じやすく，インスリン必要量を入念かつ頻繁に評価しなければならず，コントロールがむずかしい．膵全摘の適応には病歴だけでなく手術所見も関与する．

術前準備　膵全摘の患者は体重減少や糖尿病があり，手術のリスクが高い．循環血液量を回復させ，血糖値を監視する．高度の黄疸があれば，経皮経肝胆管ドレナージ（PTCD）か内視鏡的胆管ドレナージ（ENBD）で胆管減圧を行う．ビタミン剤を投与し，脂肪便があるときは膵酵素剤を追加する．4〜5単位の輸血を準備し，胃の持続吸引を始める．

麻酔　気管挿管による全身麻酔がよい．

体位　苦痛がない仰臥位にする．

手術準備　通常どおり下胸部と腹部全体の皮膚を消毒する．

切開と露出　上腹部正中切開を行い，剣状突起の上から臍の下まで延ばす（**図 1**）．逆 U 字切開でもよく，両側季肋下切開で正中は剣状突起の先端を横切る．出血部位をすべて止血する．開腹したらまず診断を確定し，次に転移の有無を調べ，最後に膵臓の可動性とくに門脈との関係を確認する．

　大網・横行結腸間膜基部・肝臓・リンパ節に遠隔転移があれば治癒切除は不可能である．転移がなく膵臓に可動性があるときは，さらに検索を進める．膵全摘後の再建法はいくつかあり（**図 2A，2B**），総胆管と残胃を空腸に吻合するだけなので単純である．

手技の詳細　横行結腸から大網をはずしたら，右胃大網動静脈を切離して網囊を観察する．Kocher 授動で十二指腸と膵頭部を授動する（**図 3**）．

　十二指腸と膵頭部の授動は Whipple 法のときのように行う（▶ **CHAPTER 88**）．膵頭部とともに膵体尾部も切除すると決めたら，膵下縁に沿って腹膜を切開し，指で鈍的剝離を行って膵臓の授動に備える（**図 4**）．

　脾動脈を起始部付近で結紮し，門脈表面の腹膜を切開したら，膵臓と門脈の間に指を挿入する（**図 5**）．門脈の前方に静脈枝はなく，膵臓を電気メスで切離して頭側と尾側を別々に切除してもよい． **CONTINUES ▶**

VII 膵臓と脾臓の手術
PANCREAS AND SPLEEN

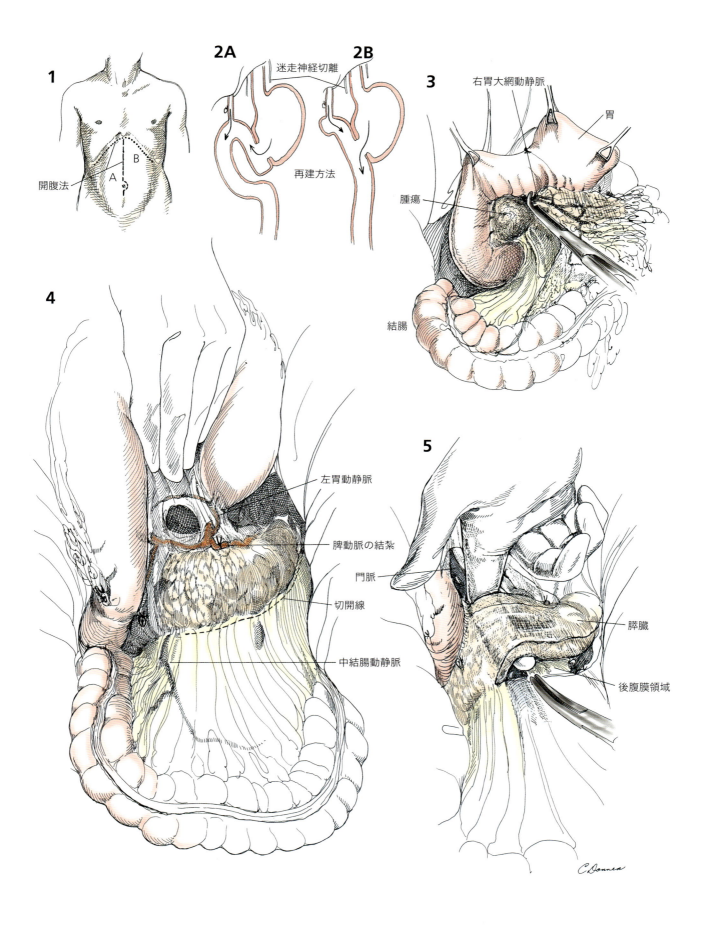

347

89 膵全摘

手技の詳細（続き） 通常は前庭部切除を行って胃空腸吻合で再建するが，胃や幽門と十二指腸球部を残し，Longmire 法に従って空腸脚に端側吻合してもよい．ただし，前庭部を完全に切除するように胃を切離したほうが，その後の操作に良好な術野が得られる（図6）．

プロトンポンプ阻害薬やヒスタミン受容体拮抗薬を生涯服用したほうがよいというのでなければ，全幹迷走神経切離を行って胃酸分泌機能を制御し（▶ CHAPTER 23），晩期合併症の吻合部潰瘍の頻度が低くなるようにする．

脾臓を授動・遊離し，胃脾間膜内の血管をすべて切離・結紮する．脾臓と膵体尾部を右側に反転すると，脾動脈と脾静脈が露出し，起始部で完全に結紮・切離できる（図7）．上腸間膜動脈の分枝があれば，丁寧に分離して結紮する（図8）．

膵全摘の手技の中で最もむずかしいのは，膵頭部から門脈に流入する数本の短い静脈を同定して結紮することである（図9）．右胃動脈と胃十二指腸動脈も結紮する（図9．訳注：胃や幽門と十二指腸球部を温存するときは，右胃動脈と胃十二指腸動脈は結紮せず，上膵十二指腸動脈を結紮して右胃大網動脈を残す）．**CONTINUES ▶**

Ⅶ 膵臓と脾臓の手術
PANCREAS AND SPLEEN

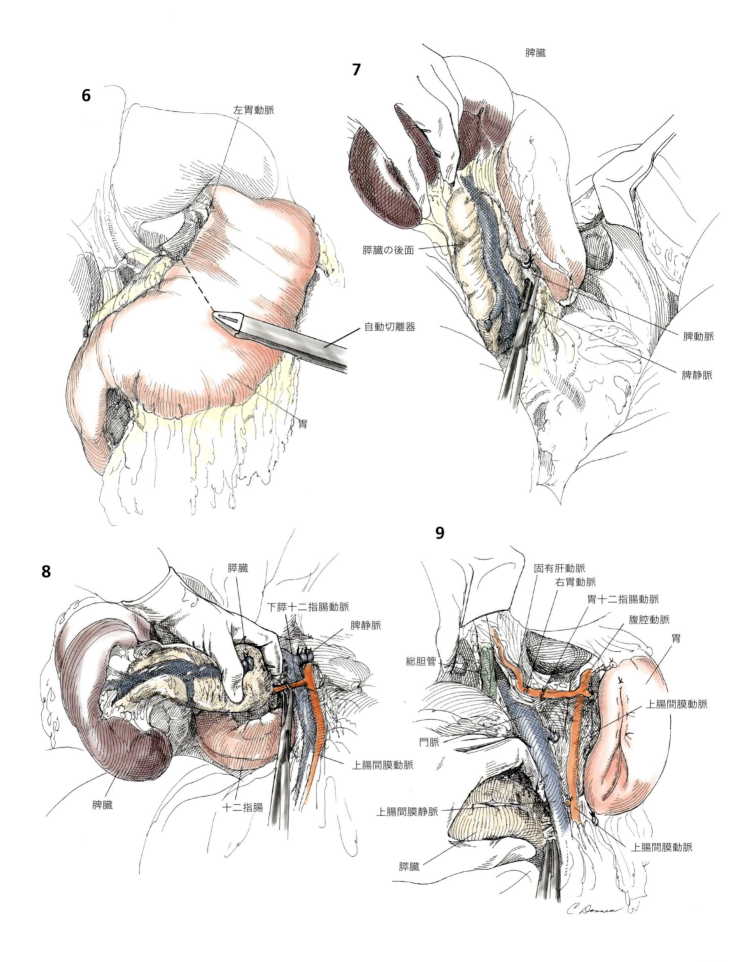

89　膵全摘

手技の詳細（続き）　通常どおり胆嚢を摘出し，総胆管を切離したら（**図 10**），Treitz 靱帯を少し越えるところまで十二指腸の残りの部分を切除する（▶ CHAPTER 88，**図 26-29**）.

　血管アーケードを数本だけ切離し，長い空腸脚を準備する（**図 11**）．結腸間膜にあけた穴から授動した空腸を通して持ち上げるが，結腸間膜の穴は中結腸動静脈の左側でも右側でもよく，空腸脚を総胆管の切離部に持ち上げやすいほうにする.

　空腸断端を 2-0 の吸収糸の連続縫合か自動閉鎖器で閉鎖したら，2-0 絹糸のマットレス縫合か結節縫合をかけて内反する．断端の近くで胃空腸吻合を行ったあと，緊張がかからない状態で胆管を空腸に吻合する方法もあれば（▶ 347 ページ，**図 2A**），断端の近くで胆管空腸吻合を行ったあと，残胃と空腸を吻合する方法もある（▶ 347 ページ，**図 2B**）.

　胃空腸吻合では胃切離線の全長に空腸を吻合する必要はなく，大彎側に 3～5 cm の吻合口を作ればよい（**図 12**，訳注：336 ページの記載では 2～3 横指）．吻合口の大きさとは関係なく，小彎から大彎まで胃切離線全長に空腸を縫着する.

　胃空腸吻合部と胆管空腸吻合部の間は緊張がなく余裕があるようにする（**図 13**）．結腸間膜を空腸脚に縫着してすき間を完全に閉鎖し，空腸脚の屈曲や内ヘルニアが起こらないようにする．シリコーン製の閉鎖式吸引ドレーンを留置する.

閉鎖　通常どおり閉腹する．皮膚の閉鎖は結節縫合でも皮内縫合でもステイプラーでもよい.

術後管理　胃の持続吸引を続けるが，術後早期に抜去してもよい．血糖値を頻繁に監視する．1 日のインスリン量はふつう 25～30 単位以下である．術後 4～5 日間はインスリンの点滴が必要である（訳注：シリンジポンプがよい）．出血を輸血で補い，食事が始まったらできるだけ早く膵酵素療法を始める．術後ケアは栄養評価を頻繁に行う必要がある.　　　　　　■

VII 膵臓と脾臓の手術
PANCREAS AND SPLEEN

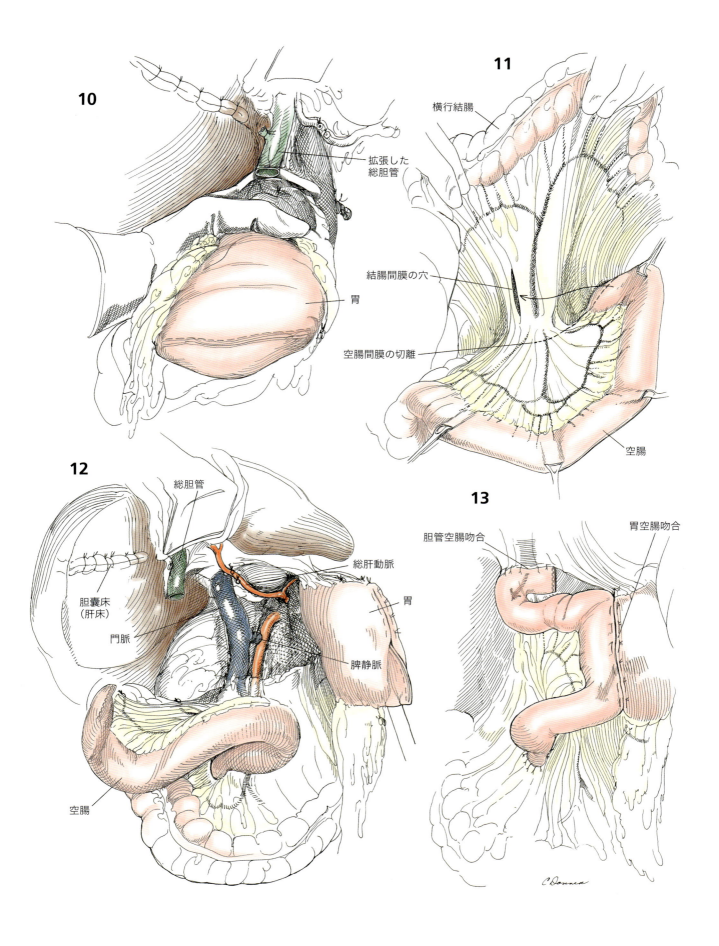

CHAPTER 90 脾摘

適応 脾摘の最も多い適応は，修復不能の外傷性脾損傷と血液疾患である．脾損傷では，非手術療法のプロトコールがあり，小児と高齢者では脾温存が勧められるが，高度の脾損傷や多臓器損傷では脾摘が必要になる．血液疾患では，特発性血小板減少性紫斑病（ITP）・血栓性血小板減少性紫斑病（TTP）・遺伝性球状赤血球症（HS）が多く，経験豊富な血液内科医が評価し，骨髄生検を行って脾摘が無効の骨髄疾患を除外する．

緊急の脾摘は出血性合併症がある高度の血小板減少症に行われたが，今日では大部分の患者がステロイド・免疫グロブリン・Rho（D）免疫グロブリン（WinRho）に反応するので，ほとんど行われない．脾摘は嚢胞や腫瘍に適用されることもある．

脾摘で症状が改善する疾患としては，二次性脾機能亢進症・Felty症候群（訳注：脾腫・白血球減少・関節リウマチ）・Banti症候群（特発性門脈圧亢進症）・Boeck類肉腫（サルコイドーシス）・Gaucher病（遺伝性酵素欠損症）があり，経験豊富な血液内科医や専門医に相談する必要がある．

過去にはHodgkin病の病期を決定する手段として脾摘や脾臓部分切除が行われ，放射線療法の適応となるステージⅠ/ⅡのHodgkin病には習慣的に開腹手術を行い，横隔膜下の病巣を除外して病期を決めていたが，開腹手術の危険性と化学療法の有効性が認識されると，画像検査による臨床診断で十分になった．

待機的な脾摘は技術的に可能であれば腹腔鏡手術で行うのがよく，すべてに腹腔鏡手術を考慮できる．開腹手術の既往と大きい脾臓は相対的な禁忌であるが，凝固異常症は禁忌でなく，実際に腹腔鏡手術で行ったほうが成績がよい．

術前準備 脾摘が必要になった疾患の性質を考慮する．先天性溶血性貧血では，輸血すると溶血性クリーゼに陥ることがあるので，高度の貧血があっても術前の輸血は禁忌である．血小板減少性紫斑病では，手術当日の朝に血小板輸血を行う．

脾機能亢進による白血球減少症や血小板減少症では，全身状態や臨床検査を評価して輸血を行い，白血球減少症には抗菌薬療法を行う．外傷性脾破裂では，輸血を大量に準備して緊急手術する．ITPの血液悪液質では，迅速な脾摘が救命処置になる．ステロイド療法の患者はステロイドカバーを行う．

麻酔 全身麻酔がよく，筋弛緩を併用する．高度の貧血があれば術前投薬を行わず，酸素投与を行う．血小板が少ない患者は出血しやすいので，口腔や上気道を傷つけないように注意する．

体位 仰臥位にして足側を低くすると脾臓に到達しやすい．

手術準備 通常どおり皮膚を消毒する．胃管で胃を虚脱させて脾臓を露出しやすくする．門脈圧亢進症や血小板減少性紫斑病などの患者は，出血を避けるために経鼻胃管を挿入しない．

切開と露出 剣状突起から臍の高さまでの上腹部正中切開（図1，A）と左季肋下斜切開（図1，B）がある．通常は正中切開を用い，血液凝固に異常がある患者は筋線維の切離を避ける．

血液疾患で出血傾向があるときは，出血部位を確実に止血する必要がある．重症患者のにじむような出血は温かい湿ったガーゼで圧迫し，急いで開腹して脾動脈を結紮すると，出血傾向が改善する．

腹腔内出血や溶血性クリーゼがなければ，腹腔内を十分に検索する．溶血性貧血で脾摘を行うときは，胆石の合併が多いので胆嚢の触診を入念に行い，脾摘のあとに胆嚢摘出を行う．女性は生殖器の異常出血の原因を探るのに骨盤臓器の触診を入念に行う．

腫大したリンパ節があれば生検し，副脾があれば摘出する．温かい湿ったガーゼで横行結腸を包んで術野の下方に隔離し，助手が大きいS状鉤で下方に牽引を続ける．胃にBabcock鉗子をかけ，左の肋骨弓に牽引鉤をかけて脾臓を露出する．

手技の詳細 実際の手技は，脾臓の大きさと可動性，脾臓と壁側腹膜の癒着，脾茎部の長さ，破裂した脾臓からの出血，血液疾患に伴う全身状態などで決まる．脾臓の血管処理の到達法は患者によって異なり，脾臓の付着物と血管に精通しておく必要がある（図2）．通常は脾臓を授動する前に血管を処理して被膜の損傷を最小限に抑える．

血液疾患で脾摘を行うときは，脾摘の前後に副脾を入念に調べて止血への影響を確認する．副脾の検索は，脾門部→脾腎間膜→膵尾部周囲→脾結腸間膜→結腸間膜→空腸間膜の順に行う．

副脾が2〜3か所にあるときは脾門部が含まれていることが多い．副脾の見落としが原因と考えられる再発があるので，骨盤付属器も調べる．脾組織が播種すると「脾症（splenosis）」を起こすことがあるので，脾被膜の損傷と脾組織の遺残を避ける．脾臓と周囲臓器の解剖学的な位置関係を示す（図2）．

胃を内側に牽引し，胃脾間膜の血管がない部分を切開して網嚢に入る．胃脾間膜の数本の血管を鉗子で切離・結紮すると脾動脈が見え，膵上縁に沿って蛇行しているのを触れる．

脾動脈前面の腹膜を慎重に切開したら，脾動脈の裏に長い直角鉗子を挿入し，脾動脈を遊離して結紮できるようにする．脾動脈の直下にある脾静脈に注意し，2-0絹糸を1〜2本かけて脾動脈を結紮する（図3）．脾動脈は血管切離器で切離してもよい．

前もって脾動脈を結紮しておくと，血液が脾臓から体循環に流出して輸血した状態になり，脾臓が収縮して摘出しやすく，術中出血量が減って手術が安全になり，溶血性貧血の患者では輸血できるようになるが，手術時間が長くなることはない．

脾動脈を結紮したら，残りの胃脾間膜に小さい曲の鉗子をかけて切離する（図4）．胃脾間膜は超音波メスで切離してもよい．胃脾間膜は非常に短いところがあり，とくに脾上極に向かうときは細心の注意を払い，鉗子で胃壁を損傷しないようにする．

高度の脾腫や門脈圧亢進症があるときは，胃脾間膜が極端に短くなっており，胃脾間膜の最上端の静脈を結紮し損なうと大量出血を起こす．術後の胃拡張で結紮糸がはずれて出血を起こすことがあるので，大彎に沿った血管の結紮は貫通縫合を胃壁にもかける．

胃脾間膜の背側には脾門部から胃底部の大彎後壁に向かう血管が4〜5本あり，脾下極部には左胃大網動静脈の太い分枝がある（図4）．胃脾間膜を切離すると網嚢に入る大きい穴になるので，鉗子で挟んだ組織は胃側と脾側の両方とも結紮する．

早い時期に脾動脈を結紮しておくと，脾臓の授動を容易かつ安全に行える．脾臓の奥まで左手を入れて脾臓を創内に引き上げる（図5）．脾臓と壁側腹膜や左横隔膜の間に分厚い癒着があるときは，血管がない部分や胃脾間膜を切離すると脾臓を授動できる．

脾臓を授動したら，脾臓の外側縁を越えた場所に指を入れ，脾腎間膜を露出して慎重に切開する（図6）．通常は脾臓外側の腹膜反転部には血管がないが，門脈圧亢進症の患者は出血部位をたくさん結紮する必要がある．

腹膜の開口部に示指を挿入し，左手で鈍的剥離を行って脾臓の裏に進めると，脾臓の辺縁を容易に遊離できる（図7）．脾被膜が裂けると厄介な出血と脾組織の播種を起こすので，脾臓の授動は注意して行う．

脾臓の後縁を授動すると，脾臓が腹壁外に持ち上がる．脾臓と壁側腹膜の間に分厚い癒着があるときは，表面の腹膜を切開して腹膜下で剥離するのが容易であり，結果的に広い露出面を生じるが，鋭的剥離で脾臓を授動するより安全である．温かい湿ったガーゼを脾床部に挿入・圧迫して滲出性の出血を制御し，電気メスで拍動性の出血を凝固する．**CONTINUES** ▶

VII 膵臓と脾臓の手術
PANCREAS AND SPLEEN

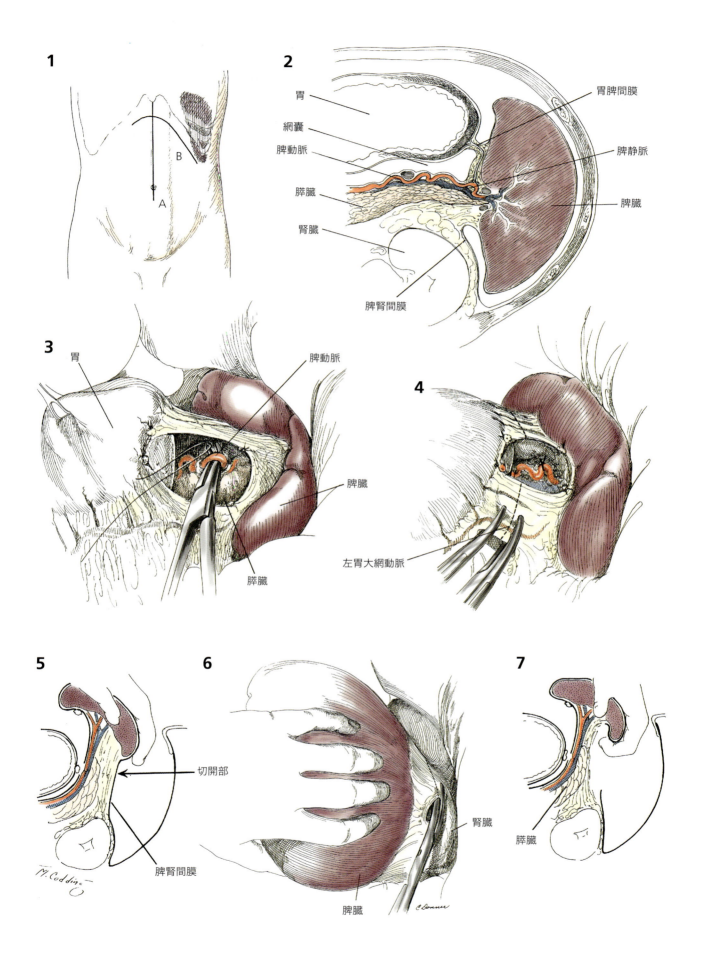

353

90 脾摘

手技の詳細（続き）　脾臓を創外に引き出したら，脾結腸間膜に曲の鉗子をかけて切離する（**図8**）．結腸を挟まないように注意して鉗子をかけ，2-0の絹糸か吸収糸で貫通縫合をかけて結紮する．門脈圧亢進症があるときは太い静脈がたくさんある．

脾臓を左手で内側に反転したあと，膵尾部が脾門部に接近しているときは，鈍的剝離で膵尾部を脾動静脈から分離し，脾茎部を結紮するときに膵尾部を損傷しないようにしておく（**図9，10**）．膵尾部や脾門部は副脾の存在に注意する．

助手が脾臓を外側上方に反転して持ち上げたら，脾茎部の太い血管を周囲組織から分離し，脾動脈と脾静脈に曲の鉗子を数本かけられるようにする（**図11**）．脾茎部の基部で血管の分岐部の近位側を結紮する．

前もって脾動脈を結紮していても，脾動脈は脾門部の近位側で再度結紮し，結紮した動脈断端の遠位側に貫通縫合をかける（**図12**）．脾静脈も同じようにして二重結紮する．脾動脈や脾静脈は血管切離器で切離してもよい．

輸血が禁忌だった患者は，脾動脈を結紮したらすぐに輸血を始めてよい．術野を探って滲出性出血を調べ，温かい湿ったガーゼや血液凝固剤を使って小出血を止血する．最後に摘出すべき副脾がないかどうかを入念に調べる．

1. 別の方法

脾腫が長期間に及ぶ患者のように，脾茎部が長く脾臓の可動性が大きいときは，初めに脾腎間膜を切開すると，胃脾間膜を切離しなくても脾摘ができる（**図13**）．脾臓を内側上方に丁寧に引き出し，脾茎部の血管を外側から露出する（**図14**）．脾茎部の血管をさらに露出するには，最初に脾結腸間膜を切離しておく必要がある．

脾破裂のときは状況が緊迫しているので，まず脾茎部に一括して鉗子をかけるが，脾茎部の太い血管は別々に結紮したほうが安全である．触診で脾動脈の位置を確認し，鈍的剝離を行って脾動脈を分離すると結紮できる（**図14**）．脾動脈を結紮したら脾臓を圧迫し，結紮していない脾静脈から脾臓内の血液を送り出す．

初めに胃脾間膜を切離していないので，脾茎部にかける鉗子を胃脾間膜にもかけると，網嚢腔が密閉されてしまう（**図15**）．胃脾間膜にも鉗子をかけるときは，胃の大彎にかけないように注意し，とくに胃脾間膜が短いときは注意する．大彎で鉗子をかけやすいのは胃底部の高位である．

脾茎部が長く血管が明確に同定できないときは，脾茎部にかける鉗子を胃脾間膜にかけてはいけない（**図16**）．脾茎部にかけた鉗子で挟んだ組織を二重結紮する．先端部の結紮は貫通縫合にするが，脾静脈の厄介な出血が起こるので，深くかけてはいけない．

状態がよい患者は胆石があれば胆囊摘出を行い，とくに先天性溶血性貧血で胆石があれば胆囊摘出を行う．胆管結石が疑われるときは胆管造影を行う．脾機能亢進症がある若い患者で盲腸が容易に授動できるときは虫垂切除を行う．

2. 脾温存

脾臓を摘出すると細菌感染にかかりやすくなることがわかり，脾損傷は保存的治療が主流である．若年者は脾臓を残す特別な配慮が必要であり，小児は脾摘を避ける最大限の努力が必要である．

患者を厳重に監視して経鼻胃管で吸引し，頻繁に脈拍と血圧を計測して血算を測定する．CT検査で脾臓に線状の亀裂が1か所だけあれば保存的治療を続け，脾破裂や血管損傷の所見があれば外科的修復が必要である．

上腹部の手術で起こる脾被膜の損傷は，胃の大彎や横行結腸に過度の緊張がかからないようにしたり，脾被膜に付着する腹膜を切離したりすると，最小限に抑えられる．脾臓を授動して太い血管を一時的に遮断すると，修復できるかどうかを評価でき，修復部に止血製剤や大網縫着を併施するかどうかも評価できる．

脾損傷の止血法には，止血製剤の貼付，無傷針のマットレス縫合による圧迫，脾門部の太い血管の結紮もあれば，肝切除のときの肝門部処理のように，脾門部で血管を結紮する脾区域切除もあり，脾摘を回避することができる．

閉鎖　通常どおり閉腹し，ドレーンは不要である．手術台を水平に戻すと，腹腔臓器が解剖学的な位置に戻り，閉創が容易になる．膵尾部を剝離したときは，シリコーン製の閉鎖式吸引ドレーンを留置してもよい．

術後管理　血液の各成分の補充が必要かどうかによって術後管理は異なる．出血傾向を伴う血液疾患で脾摘を行ったときは，血小板数が短期間で急速に増加するので，血小板輸血は不要である．

待機手術であっても，血小板数を監視すると，高度の血小板増加がみられることがあり，アスピリンやジピリダモールなどの抗血小板薬が必要になることがあるが，抗凝固薬が必要になることはまれである．通常脾摘後は高度の白血球増加が起こるので，感染症の所見と解釈しない．

手術翌日は離床を許可し，全身状態に応じて水分バランスを入念に管理する．術後1〜2日間は胃の持続吸引を続けたほうがよい．術前のステロイド療法は術後も続け，血液内科医は血液像の変化を参考にしてステロイドの量を調節する．

二次性脾機能亢進症では，活動が過剰な脾臓を摘出したことによって生存期間が延びる．骨髄増殖症候群やリンパ腫の脾摘では，静脈血栓を生じやすいので予防に抗血栓療法を考慮する．左肺底区の無気肺は脾摘後によくみられる合併症である．

脾臓を摘出した患者には，感染の症状があればすぐに医療機関を受診するよう指導する．ペニシリンを生涯毎日内服することが全年齢層に勧められており，妊娠女性と2歳以下の小児を除き，肺炎球菌・インフルエンザ菌・髄膜炎球菌に対する多価ワクチンの接種が勧められる．∎

VII 膵臓と脾臓の手術
PANCREAS AND SPLEEN

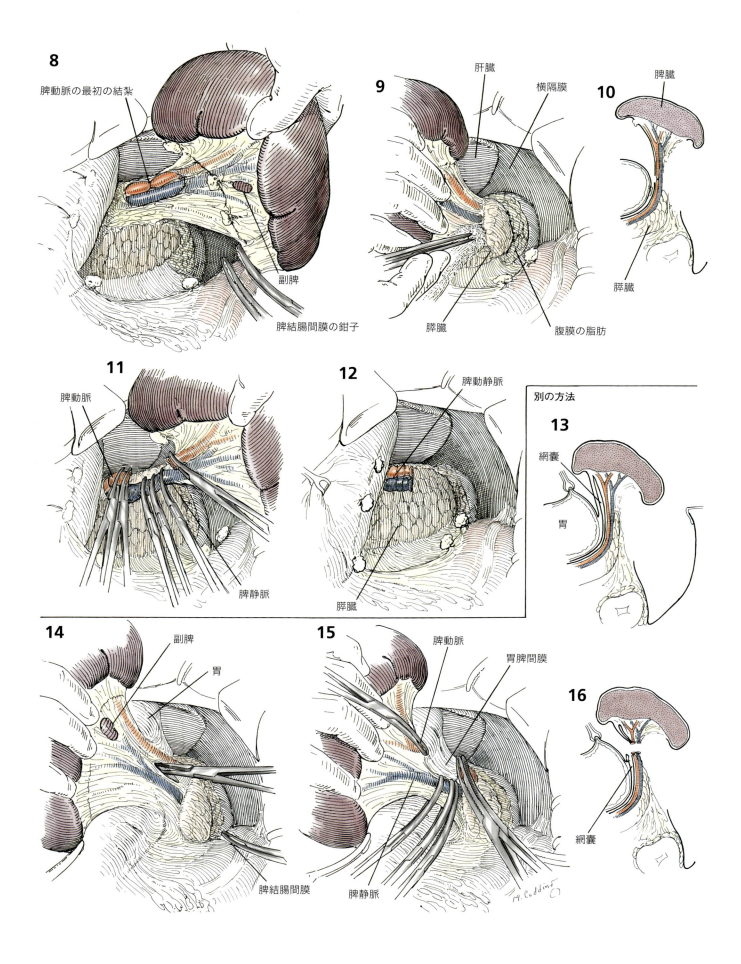

355

CHAPTER 91 脾摘（腹腔鏡）

適応 腹腔鏡下脾摘で最も多いのは，特発性血小板減少性紫斑病（ITP）と貧血や白血球減少を伴う脾疾患である．重症の脾損傷や高度の脾腫は開腹手術がよいが，実際には脾摘の適応になる多くの疾患（▶ CHAPTER 90）に腹腔鏡手術が適用されている．

骨髄生検を含む血液の精密検査が必要であり，患者は生涯にわたって細菌感染にかかりやすいことを知っておく必要があり，できれば肺炎球菌・インフルエンザ菌・髄膜炎球菌に対する多価ワクチンを術前に接種する．

術前準備 待機的な脾摘は，ステロイド療法・輸血療法・血漿交換・免疫グロブリン療法・化学療法を行っても反応しない患者であり，血液内科や腫瘍内科から紹介されてくることが多い．

麻酔や手術を安全に行うには，輸血や血液製剤の投与で赤血球と血小板を増やす必要がある．濃厚赤血球は術前に投与し，寿命が短い血小板は手術直前か術中に投与する．

血小板輸血が禁忌の患者は，ステロイド強化療法・免疫グロブリン療法・Rho（D）免疫グロブリン（WinRho）を術前に数日間行い，内在性の血小板を増加させる．ステロイド療法を受けている患者は術中と術後にステロイドカバーを行う．

血液型判定と交差試験を行い，血液製剤を準備する．高度の脾腫は開腹手術のほうが安全であり，身体診察と画像検査で脾臓の大きさを評価する．

麻酔 気管挿管による全身麻酔が必要である．2本の太い静脈カテーテルを留置し，麻酔科医が容易にアクセスできるようにする．血圧測定用カフの末梢側に静脈ラインやパルスオキシメーターを装着しない．

経口胃管と Foley カテーテルを留置し，下肢に間欠圧迫装置を装着する．高度の血小板減少があると出血を起こしやすいので，気管チューブ・経口胃管・Foley カテーテルの位置に注意する．

体位 右側臥位にして左上肢を胸部に横たえて右上肢の上に置き，両上肢の間や周囲にパッドを置く．枕を置いて左腰部と左胸部を持ち上げ，左側腹部が開くようにする．下肢は左膝を曲げて両下肢の間にブランケットを当てる．

テープで胸部と腰部を手術台に固定して患者を保護し，手術台を傾けられるようにする．ポートを挿入したら左側を挙上した逆 Trendelenburg 位（骨盤低位）にする．

手術準備 通常どおり下胸部から恥骨部までの皮膚を消毒する．

切開と露出 5 mm のビデオスコープに使うポートを Hasson 小開腹法で臍部か左鎖骨中線上に挿入する（▶ CHAPTER 11）．ビデオスコープを挿入したら腹腔の上下左右を調べ，脾臓の大きさと副脾の存在を観察する．2番目の 10 mm ポートは左側腹部の季肋下に挿入し，3番目の 12 mm ポートを正中のすぐ左側に挿入する．

脾臓が通常の大きさであれば3本のポートが肋骨弓から2横指ほど離れて1列に並ぶが，脾臓が大きくなるとポートは下方の正中寄りになる．術者の好み・脾臓の大きさ・患者の体型によって別のポートを追加してもよい．

手技の詳細 脾臓・胃・横行結腸・大網の正面図（図1）と断面図を示す（▶ CHAPTER 90，図2）．横行結腸に付着した大網と脾結腸間膜が見えるので，脾結腸間膜の脾臓側の端を牽引して挙上し（図2），脾彎曲部の直上の適当な場所から超音波メスで進入する．

脾結腸間膜を剥離鉗子で把持したら丁寧に牽引して挙上する．脾臓の先端の近くで内側に剥離を進め，短胃動静脈がある胃脾間膜を同定する．鈍的剥離を行って網嚢に入る．熱損傷を避けるためには，胃壁から 1 cm ほど離れたところで短胃動静脈を連続的に切離する（図3）．

胃食道接合部に向かって胃脾間膜の剥離を進めるときは，超音波メスを作動する前に，短胃動静脈があご部にきちんと含まれていることを確認する．先にある短胃動静脈があご部の先端にかかると，出血して制御しにくい．

剥離鉗子で胃を内側前方に挙上して大彎を丁寧に牽引すると，胃脾間膜を剥離するための露出がよくなる．網嚢の底に膵臓が見え，膵上縁に脾動静脈が走行しているのがわかる．短胃動静脈を胃食道接合部の高さまで切離する（図4）．

剥離鉗子で脾臓を内側に丁寧に挙上して脾腎間膜を切開すると（図5），脾腎間膜の薄い腹膜が脾臓の裏の左腰部溝に現れる．脾腎間膜は血管がほとんどないが，頭側に向かって脾上極を遊離するまで凝固して切開する．

脾臓を左右に挙上して脾茎部の全周を観察し，間膜の付着が残っていないことを確認する．脾臓は血管茎の先で自由に動く（図6）．**CONTINUES ▶**

Ⅶ 膵臓と脾臓の手術
PANCREAS AND SPLEEN

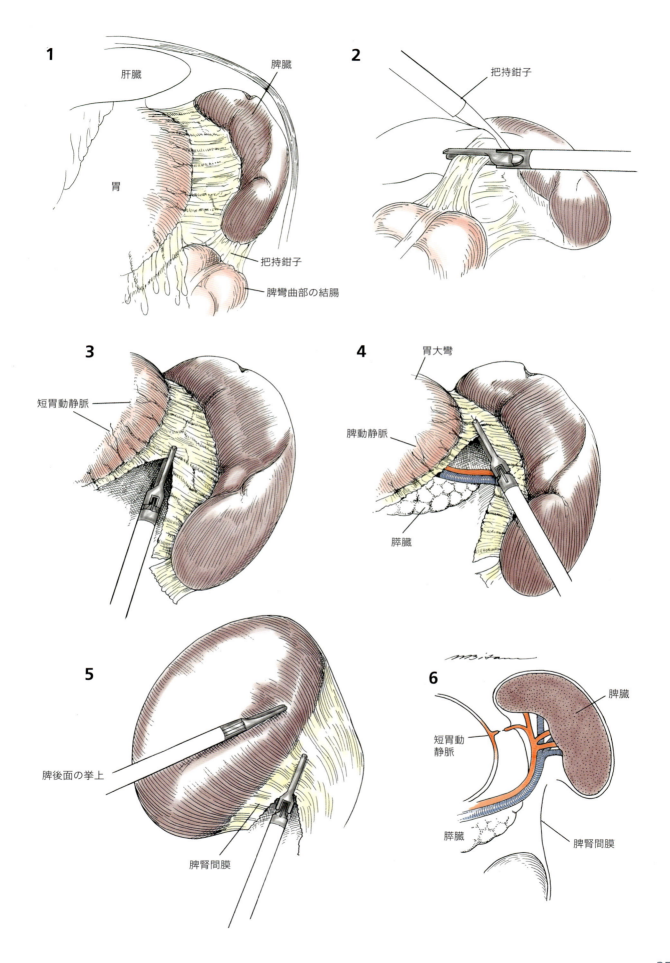

357

91 脾摘（腹腔鏡）

手技の詳細（続き） 膵尾部の遠位側と脾動静脈の3分岐部を視野に捉える（訳注：脾動脈は脾門部で3本に分枝）．血管縫合器のあご部に完全に収まるように脾動静脈を剥離したら，12 mm ポートから血管吻合器を挿入し，脾茎部全体を一括して閉鎖・切離するのに利用する．

脾動脈と脾静脈を別々に処理したほうがよいことがあり，別々に処理するときは脾動脈を先に処理する．剥離中に脾動脈や脾静脈を損傷したときは，剥離鉗子で脾動脈と脾静脈を一括して把持して応急処置を行う（**図7**）．

脾臓の側副血行路をすべて遮断すると，逆流による一時的な出血しかなく，別の操作用ポートを挿入して脾動静脈の損傷部の近位側を剥離して切離するか，開腹手術に移行して止血する．

膵尾部の組織が脾門部まで広がっているときは，脾動静脈を切離する範囲が非常に狭い．血管が分枝していて剥離もむずかしく，血管縫合器で血管茎を一括して切離するのではなく（**図8**），超音波メスで脾茎部を少しずつ続けて処理する．

脾動静脈をきれいに剥離できることは実際にはまれであるが，切離する組織が血管縫合器のあご部に完全に収まるようにするのが一般的な原則である．縫合器を180°回転させる操作が重要であり，組織や血管があご部のステイプル部からはみ出していないことを確認できる．

特大サイズの強化プラスチックバッグを太いポートから腹腔内に入れる．標本回収バッグは太い器具で挿入することが多く，10 mm ポートを抜いた穴を指で拡張して12 mm ポートが入るようにする．畳んだバッグがついた器具が腹壁から挿入されるのをビデオスコープで観察し，縁にある矢印の方向に注意しながらバッグを開く．

脾臓をバッグに入れ（**図9**），バッグの口を閉じたら，腹壁からバッグの一部を引き出し，腹壁外から中の操作ができるようにする．器具の握り部の先端にあるひもを引っ張り，バッグを器具から切り離す．バッグ内で指かリング状鉗子で脾臓を粉砕して取り出す（**図10**）．リング状鉗子でバッグを挟んだり裂いたりしないように注意する．

脾臓とバッグを取り出したら，吸引洗浄器で左上腹部を洗浄し，組織切離部と血管断端を入念に観察する．膵尾部をよく調べ，損傷の可能性があればシリコーン製の閉鎖式吸引ドレーンを留置する．最後に副脾がありそうな場所を調べ，あれば超音波メスで切除する．

閉鎖 ビデオスコープで見ながらポートを抜去したら，2-0 の遅延性吸収糸の結節縫合で太い Hasson ポートと10 mm ポートを閉鎖する．5-0 の吸収糸の皮内縫合で皮膚を閉鎖し，テープを貼ってガーゼを当てる．

術後管理 覚醒する前に経口胃管を抜去し，排尿できるほど覚醒したら Foley カテーテルを抜去する．術後24時間以内に透明な水分を摂取させ，問題がなければ，通常の食事に戻していく．ステロイドカバーを術前投与量まで漸減し，血算を定期的に測定する．疾患が複雑な患者は血液内科や腫瘍内科を受診して薬剤を調節する．

左上腹部痛や左肩痛とともに左胸水が出現すれば膵液漏を疑い，炎症所見があれば横隔膜下膿瘍を考える．どちらも横隔膜下に閉鎖式ドレーンを CT ガイド下に留置する．腫瘍内科や血液内科で長期間追跡する．■

VII 膵臓と脾臓の手術
PANCREAS AND SPLEEN

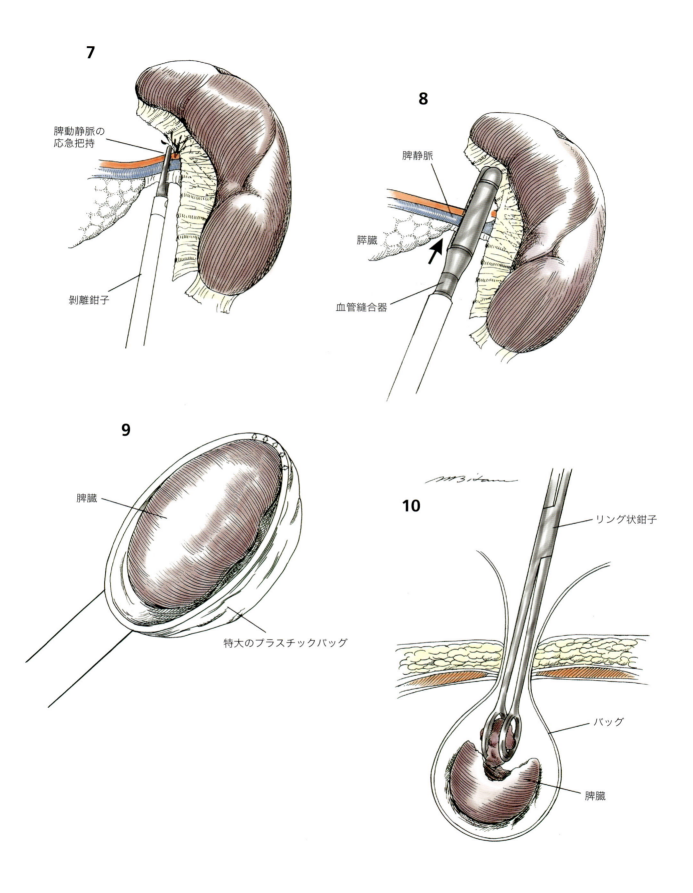

359

CHAPTER 92 脾温存

適応　脾損傷は外傷に伴う重大な問題であり，出血性ショックの危険がある．脾摘を受けて生還した患者は，肺炎球菌のような致命的な細菌感染の危険性があり，とくに小児や若年者は細菌感染の危険性が高い．医師は非手術や脾温存を心がけるようになり，小児は入院のあと在宅で厳重に監視し，完全に治癒するまで詳細な記録を行えば非手術療法が成功する．

成人でも小児と同じように損傷した脾臓をできるだけ温存するのが望ましく，脾臓修復は可能なことが多い．脾臓の組織がどれくらいあればよいかは不明であるが，できれば半分以上を残すのがよい．外科医は出血性ショックを制御しなければならず，大量出血や持続出血で止血できない脾破裂に脾摘を敢行する意義も知っておく必要がある．

胸部 X 線写真で左後下部の肋骨骨折と左横隔膜の挙上があれば，脾損傷を疑う．腹部 CT 検査は脾損傷の描出と脾摘の判断に有用であり，脾損傷が脾門部に及ぶときは緊急手術を考慮する．非手術療法で経過観察するときは，潜在的な出血が突然の低血圧やショックを起こすことがあるので，頻繁に患者を診察する．

非手術療法で管理するかどうかの判断は，画像所見に頼るだけでなく臨床判断に基づいて行う．判断に迷うときは腹腔穿刺や腹腔洗浄を行い，回収液が血性であれば腹腔内出血や開放性出血であり，外科的治療を支持する．

脾臓の温存を成功させるには，脾臓の血流支配を熟知しておく必要がある（図 1）．太い脾動静脈は膵上部の腹膜直下を横走しており，胃結腸間膜を切開して到達するのが簡単である（▶CHAPTER 90）．脾動脈と脾静脈にブルドッグ鉗子をかけておくと，脾臓を授動して挙上するまでの出血量が減る．

脾動脈は脾門部で 3 本に分枝して脾臓の 1/3 ずつを支配するので，鉗子は脾動脈の分岐部の近位側にかける．脾臓は胃脾間膜の短胃動静脈と後腹膜の脾動静脈という二重支配を受けている．

術前準備　貧血を伴うショックの所見は警告と考え，早期に外科的治療を行う．血液型判定と交差試験を行い，4〜5 単位の濃厚赤血球を用意する．非手術療法から外科的治療への変更はいつでもありうるので，絶えず観察することが重要である．

低血圧とショックの初期治療は輸液と輸血であるが，いったん回復した血圧が再度低下したときは警告と考え，早急に外科的治療を行う．状態が安定していれば CT 検査を行い，脾損傷の位置・範囲・進展を評価する．

麻酔　全身麻酔が必要である．輸血・輸液・薬剤を迅速に投与するために，太い静脈カテーテルを両上肢に留置する．

体位　外傷によっては仰臥位を変更する可能性もある．通常は仰臥位にするが，ショックを生じたときは Trendelenburg 位（骨盤高位）がとれるようにする．

手術準備　経鼻胃管を挿入すると，胃拡張が軽減して脾臓の露出に役立つ．抗菌薬を投与し，手際よく上腹部と左側下胸部の皮膚を消毒する．

切開と露出　正中切開か左季肋下切開を行う．脾損傷が高度のときは左季肋下切開のほうがよいが，多臓器損傷が疑われるときは正中切開のほうがよい．

手技の詳細　脾臓の小さい損傷は，上腹部手術中に脾臓に付着する周囲組織を牽引したときによく起こる（図 2）．表面の損傷はすぐに気づき，凝固時間が 6〜8 分であることを思い出しながら，損傷部にガーゼを当てて 4〜5 分間圧迫する．出血が持続するときは線維性コラーゲンを脾臓に置き，ガーゼを当てて圧迫する．

脾臓の大きい損傷は，畳んだガーゼかタオルをかぶせ，脾臓を左手で正中に牽引する（図 3）．脾臓を圧迫するとある程度の出血は制御できる．左腰部溝に貯留した血液を吸引し，脾臓から 4〜5 cm 離れたところで脾腎間膜を切開する（図 4）．切開を上方に延ばし，脾臓を横隔膜基部から遊離する．脾臓と膵尾部を授動して内側上方に持ち上げる（▶ CHAPTER 90）．

脾摘よりも脾温存を予定しているときは，脾動脈にブルドッグ鉗子か血管鉗子をかけると，一時的に出血を制御できる．脾茎部を指で圧迫しておき，前方から（▶ CHAPTER 90，図 3），または後方から（▶ CHAPTER 90，図 15），脾動脈に鉗子をかける．ひどい損傷に見えても，動脈血の流入を制御すると出血が減り，脾臓と血管茎を詳細に評価でき，脾臓を温存できるようになる．

脾臓を温存できるかどうかは，脾損傷の程度と圧迫や縫合の効果で決まる．脾組織は非常に脆弱であり，線維性コラーゲンのような止血材を裂け目に詰めたあと慎重に結節縫合をかけて脾組織を丁寧に圧迫する（図 5）．

近くの大網を授動して脾臓の裂け目に充填する方法もあり，マットレス縫合で大網を固定したあと，損傷部の辺縁を合わせて出血を最小限に抑える．

脾臓中央部の損傷が脾門部に広がるときは，通常は脾温存の適応外であるが，上極か下極の片方に広がるときは，脾門部で上極や下極に分布する動脈と静脈を同定すれば出血を制御できる．

胃脾間膜を切開して短胃動静脈を結紮し，脾動脈にブルドッグ鉗子がかけられるように脾臓を遊離し，下極に向かう太い動脈と静脈を剥離して結紮・切離する（図 6）．血管を処理した領域が変色して境界線ができるので，虚血部を電気メスで切除する（図 7）．

脾動脈にかけていたブルドッグ鉗子をはずし，出血部位を細い吸収糸か絹糸で結紮する．プレジットつきの糸でマットレス縫合をかけることもあれば（図 8），アルゴンビーム凝固装置を使うこともある．線維性コラーゲンを使うときは，表面をできるだけ乾いた状態にしたほうがよい．損傷縫合部にガーゼを当てて圧迫し，5〜10 分経過しても出血がなければ，脾腎間膜の切離縁に出血がないことを確認したあと，脾臓を左上腹部に戻す．

閉鎖　じわじわと出血が続くときは，閉腹するのを待つ．副脾は切除しなくてよいが，脾組織の断片はすべて除去して脾症を防ぐ．膵尾部を観察して損傷がないかどうかを調べる．

膵尾部に断裂が見つかったときは，膵管を結紮したあと，膵前面と膵後面の被膜にマットレス縫合をかけて断裂部を圧迫する．断裂がある膵尾部を血管縫合器で切離する方法もある．

シリコーン製の閉鎖式吸引ドレーンを留置してもよいが，横隔膜下膿瘍の頻度が高くなるので，脾臓を摘出した場所への留置は避ける．肝臓や腹腔臓器を調べて損傷の有無を評価する．

最後に脾臓を見て止血と血行を確認したら，通常どおり閉腹する．出血部位はすべて結紮し，皮膚はステイプラーや皮内縫合で閉鎖する．

術後管理　4〜5 日間は輸血が必要かもしれないため，患者の状態を頻繁に監視する．胃腸の機能が回復するまで 4〜5 日間は経鼻胃管を留置し，胃の大彎に沿った短胃動静脈の結紮糸が胃拡張によってはずれるのを防ぐ．

無気肺や肺炎を予防するには積極的な気道浄化が必要であり，肋骨骨折があるときは気道浄化が必要である．横隔膜下膿瘍と見落とした膵液漏の症状や所見がないかどうかを観察する．

脾臓を摘出したときは，妊娠女性と 2 歳以下の小児を除き，肺炎球菌・インフルエンザ菌・髄膜炎球菌に対する多価ワクチンを接種する．小児は抗菌薬の予防投与を行ってもよく，小児も成人も生涯にわたって感染の徴候があれば，すぐに医療機関を受診するように指導する．■

VII 膵臓と脾臓の手術
PANCREAS AND SPLEEN

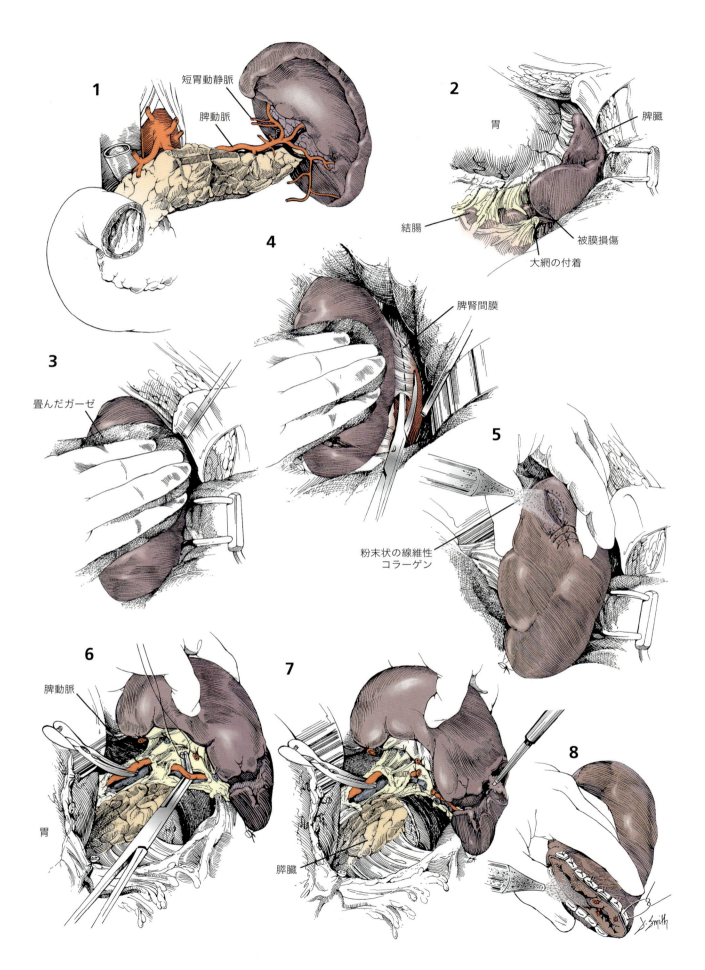

361

第Ⅷ部　生殖器と泌尿器の手術
SECTION Ⅷ　GENITOURINARY

CHAPTER 93 婦人科手術の概要

適応　婦人科手術は，一般に患者の全身状態がよく，操作による消化管の傷害が軽いので，ほかの腹部手術に比べてリスクが小さいが，一般の腹部手術と同じ原則を適用し，患者の状態を入念に評価する．

術前準備　肥満患者に待機手術を行うときは，十分にダイエットさせて標準体重に近づける．尿路症状があるときはカテーテル尿を採取して調べ，必要があれば膀胱鏡やX線検査を行う．
　腸管処置を行うかどうかは患者ごとに決め，敗血症が疑われるときは抗菌薬を投与する．浣腸して排便させ，消毒薬で腟洗浄を行う．大がかりな経腟手術や経腹手術では，抗菌薬の予防投与が必要である．

麻酔　全身麻酔でよいが，脊髄麻酔や持続脊髄麻酔がよいこともある．

体位　仰臥位にしてTrendelenburg位（骨盤高位）をとり，Foleyカテーテルを留置する．

切開と露出　多くの婦人科手術は腹腔鏡手術やロボット手術のような低侵襲手術で行えるが，通常は下腹部正中切開で行い，創の下端を表在鉤で開いて正中の位置が確認できるまで筋膜を十分に剝離する．
　下腹部横切開（Pfannenstiel切開）もよく，恥骨結合の直上で皮膚割線に沿って凸型に切開する．皮膚を腹直筋から弁状に剝離し，腹直筋と腹膜は通常どおり正中切開する．露出を広げるときは，腹直筋を切断する方法（Mallard切開）や腹直筋を恥骨結合からはずす方法（Cherney切開）がある．横切開は正中切開に比べて結紮する血管が多く，とくに腹壁動静脈の結紮が多い．

手技の詳細　筋膜を切開したら創の下端にハサミを当て，恥骨結合に向かって筋膜を切開する．露出した腹直筋の内側縁をメスの柄で遊離して外側に押し広げる．正中ではほとんど出血しないが，出血したら鉗子で挟んで結紮するか電気メスで凝固する．切開が進んだら畳んだガーゼで腹直筋を保護する．
　腹膜を切開するときは，尿膜管の左側か右側を有鉤鉗子でつまみ上げるが，腹部手術のときと同じように，初めに術者，次いで助手がつまむ．尿膜管は肥厚した索状物として腹膜下に見える．血管があり出血するだけでなく，膀胱を引っ張って膀胱に穴があくので，触れずに放置する．
　表在鉤をはずして開創器を装着する．手術が進むにつれて最大限の露出を確保するのに牽引の移動が必要なときは，個々に深部鉤を使ってもよい．開創器を使うときは，表面が滑らかな牽引鉤を装着して装具全体を調節する．腸管が牽引鉤に挟まれていないことを入念に観察して確認する．

　骨盤感染症があって禁忌でなければ，腹部全体を検索する．術者は生理食塩水で手を濡らし，系統的に腹腔を探ったあと最後に骨盤を調べる．手術記録には腹部所見を記載する必要があり，とくに胆石の有無を記載しておく．高度の筋腫症で腫大した子宮は，開創鉤をかける前に創から引き出しておいてもよい．
　癒着がなく肉眼的に良性の大きい卵巣嚢腫があれば，カテーテルで内容を吸引して小さくしてもよいが，細心の注意を払って内容による腹腔汚染を防ぐ．卵巣悪性腫瘍を疑ったときは，そのまま摘出して凍結標本に提出し，骨盤・側腹部・横隔膜下の腹腔洗浄液の細胞診や腹膜の組織診を行う．卵巣がんの包括的ステージ診断には，骨盤リンパ節郭清・結腸下リンパ節摘出・総腸骨動脈リンパ節と傍大動脈リンパ節のサンプリングも含まれる．
　子宮底部に支持鉤をかけて牽引し，数枚の湿ったガーゼで腸管を完全に隔離する．腸管を左手で上方に牽引し，包交用の長い無鉤ピンセットを使って畳んだガーゼを内側上方に向けて包み込み，骨盤内に小腸がないようにする．直腸以外の腸管がなく空になったDouglas窩にもガーゼを詰めて保護する．Douglas窩に詰めたガーゼを保持するには，滑らかな中等度の牽引鉤を創の臍側端にかけるとよい．

閉鎖　閉腹する前に虫垂切除を行ってもよく，手術部位を見て出血がないことを確認する．閉腹する前に針・器具・ガーゼを探し，数が合っていることを報告する．S状結腸と大網を骨盤に戻して腹膜を閉じたら，Trendelenburg位（骨盤高位）から水平位に徐々に戻して腹壁にかかる緊張をゆるめ，術者が見ている間に血圧を安定させる．通常どおり閉腹し（▶ CHAPTER 10），視診と触診でしっかりした筋膜縫合を確認する．

術後管理　患者が覚醒したら苦痛がない体位をとらせる．ブドウ糖を含む乳酸Ringer液を手術当日は2,000 mL投与し，その後も水分や食事が経口摂取できるまで毎日投与して水分バランスを維持する．胃の持続吸引を行っているときは，術後2日目に生理食塩水とカリウムを追加し，胃管からの喪失を補う．
　術中出血量が700 mL以上で循環動態が不安定なときは輸血を行ってもよい．かなりの貧血があっても，酸素吸入・代用血漿製剤（Hespan）・ベッド上安静を行えば，通常の女性は耐えられる．手術部位感染の予防投与のほかに抗菌薬を追加する必要はない．
　できるだけ早く離床させ，ベッドから足をぶら下げるより歩行させたほうがよい．手術の操作範囲と患者の全身状態に応じて，24〜72時間後にFoleyカテーテルを抜去する．導尿を繰り返すときは残尿量を記録し，カテーテル尿を採取して感染を調べる．
　感染があれば適切な抗菌薬を投与し，会陰を清潔に保ち，弾性ストッキングをはかせる．とくに静脈瘤が目立つ患者や静脈炎の既往がある患者には，必ず弾性ストッキングをはかせる．■

CHAPTER 94 経腟手術

術前準備 腟洗浄はほとんど行わず，恥骨や会陰の剃毛や除毛も行わない．浣腸も不要であるが，抗菌薬の予防投与は行う．

麻酔 全身麻酔か領域麻酔を行う．

体位 経腟手術は砕石位で行う．麻酔導入後，患者の臀部が手術台の先端部にくるようにする．仙腸関節に緊張がかからないように，両下肢を同時に持ち上げ，膝を曲げた状態で支持台に固定する．

可能であれば，下肢をできるだけ背側上方に挙上し，助手が術野に近づけるようにする．股関節が過度に屈曲・外転・外旋するのを避ける．手術台を動かして術野にライトを当て，腟入口部に焦点を合わせる．

手術準備 袋をはめた手でガーゼを持ち，外陰部と周囲の皮膚を上から下にこすって洗う．ガーゼはポビドンヨード液のような殺菌作用がある洗浄液に浸し，肛門に触れるたびに捨てて全部で5枚使う．

消毒鉗子で挟んだ5枚のガーゼを洗浄液に浸し，腟円蓋をきれいに拭く．乾いたガーゼで腟円蓋にたまった余分な溶液を拭き取り，消毒した皮膚を滅菌タオルで拭いて乾かす．

霧吹き式の粘着剤を使ったり滅菌ドレープを貼ったりして，肛門を術野から隔離してもよい．手術台の足台を適切な高さに上げて器械台に利用する．穴があいた会陰用の敷布をかけ，導尿して膀胱を空にする．

露出 手術の方法や場所に応じて腟鏡・牽引鉤・開創器を腟に挿入すると適切な露出が得られる．手技を行う前に骨盤内の検査を行っておく．

術後管理 手術が終わったら，生理食塩水か刺激が少ない消毒液で濡らしたガーゼで腟と会陰をきれいにする．会陰に滅菌パッドを当ててT字帯で固定し，持続導尿が必要なときは膀胱カテーテルを留置して大腿にテープで固定する．敷布を取り除いたら，支持台から両下肢を同時にゆっくり下ろし，血圧の変動や仙腸関節の緊張を避ける．

手術直後のケアは腹式子宮全摘と同様に行い，会陰にも配慮する．早期離床の原則を守り，膀胱カテーテルの留置は不要である．自発的に排尿できるまで水分の摂取量に応じて4～6時間ごとに導尿する．

排尿後は残尿を測定し，50 mL以下なら排尿に問題はなく，水分を余分に摂取して十分な尿量を確保する．入院中はインとアウトを毎日記録する．尿路感染症を生じたときは，抗菌薬を投与してもよい．

会陰部はパッドを当てて清潔で乾燥した状態に保ち，排尿や排便のあとは水道水で洗う．会陰の痛みを和らげるのに，温かい湿ったガーゼや乾熱を当てることがある．座浴を行うと苦痛が改善して排尿が促進される．

手術当日の夕方か手術翌日の朝に緩下剤を始める．広い範囲の手術では術後3～5日目に排便がある．早期離床の方針に従う．

CHAPTER 95 腹式子宮全摘

適応　腹式子宮全摘は，子宮筋腫・腺筋症・内膜症・骨盤感染性疾患・機能障害性子宮出血などの良性疾患に適用されることが多いが，子宮や卵巣の悪性腫瘍に適用されることもある．

術前準備　CHAPTER 93 を参照．

麻酔　CHAPTER 93 を参照．

体位　CHAPTER 93 を参照．

手術準備　通常どおり腟と腸管の前処置を行う．16〜18 Fr の Foley カテーテルを膀胱に挿入してバルーンを膨らませ，大腿内側にテープで固定する．ヘキサクロロフェンを含む洗浄液かポビドンヨードを含む消毒液で腟洗浄を行う．子宮頸部が大きく入口部が開いているときは，吸収糸を 4〜5 針かけて閉じてもよいが，腟にガーゼを入れない．

切開と露出　CHAPTER 93 を参照．

手技の詳細　患者の状態がよければ，子宮を臍のほうに引き上げ，子宮の前面を露出して子宮頸部膀胱ヒダの腹膜を切開できるようにする（図 1）．尿管の走行を把握したあと，両側円靱帯を結紮・切離するか電気メスで切開すると，後腹膜の組織層を剝離しやすくなる．

腹膜のゆるい部分を無鉤ピンセットでつまみ上げ，子宮に付着するところに接してハサミか電気メスで横方向に切開する（図 2）．卵管や卵巣を摘出するときは，卵巣の近位側で卵巣動静脈に Heaney 鉗子か Zeppelin 鉗子をかけ，2-0 の遅延吸収糸で二重結紮して切離する．

鉗子をかけるときは，子宮広間膜の内側ヒダに沿って走行する尿管を同定し，剝離や切離を行う領域に尿管がないことを確認しておく．

付属器（卵管と卵巣）を骨盤側壁から授動する．付属器を温存するときは，子宮卵巣間膜を鉗子で挟んで結紮・切離する（図 3）．子宮頸部と膀胱の付着を鋭的に切開したら，子宮下部と膀胱の間にある疎性結合組織を鈍的に剝離する．

卵巣動静脈を結紮・切離したあと，2 本の指で子宮頸部を触れ，子宮頸部の長さと膀胱の位置を確認する．子宮下部や子宮頸部から膀胱を鋭的に剝離する（図 4）．

子宮頸部の表面にある組織は，血管のない剝離面が明確になるまで鋭的に切離したほうがよい．鈍的剝離を行うのは控えめにして子宮頸部表面の正中部だけにしないと，子宮広間膜の血管が裂けて厄介な出血が起こる．

鋭的剝離を進めると膀胱が前下方に向き，母指と示指で子宮頸部の下を挟んで腟壁を圧迫できるようになる（図 5）．

1. 腟上子宮切除

腟上子宮切除も腹式子宮全摘と同じように操作を進めるが，子宮動脈は子宮頸部の高位で結紮する．子宮から離れたところで子宮動脈を結紮するので，技術的に容易かつ安全であるが，子宮頸部細胞診のような婦人科検診を生涯にわたって受ける必要がある．

子宮広間膜の後葉を子宮下部の高さまで切開し，子宮動静脈を露出する．子宮の側壁に Teale 鉗子（訳注：先端が鋸歯状になった特殊な曲の把持鉗子）か類似の鉗子をかけて子宮頸部を保持し，内子宮口かその下の高さで子宮を切離する（図 6）．

子宮頸部の断端は角針がついた 1-0 の吸収糸で 8 字縫合を 4〜5 本かけて横方向に閉鎖する．8 字縫合は両端に 1 本ずつ，中央に 1 本か 2 本かけるが，深く刺入して確実に止血する．

CONTINUES ▶

VIII 生殖器と泌尿器の手術
GENITOURINARY

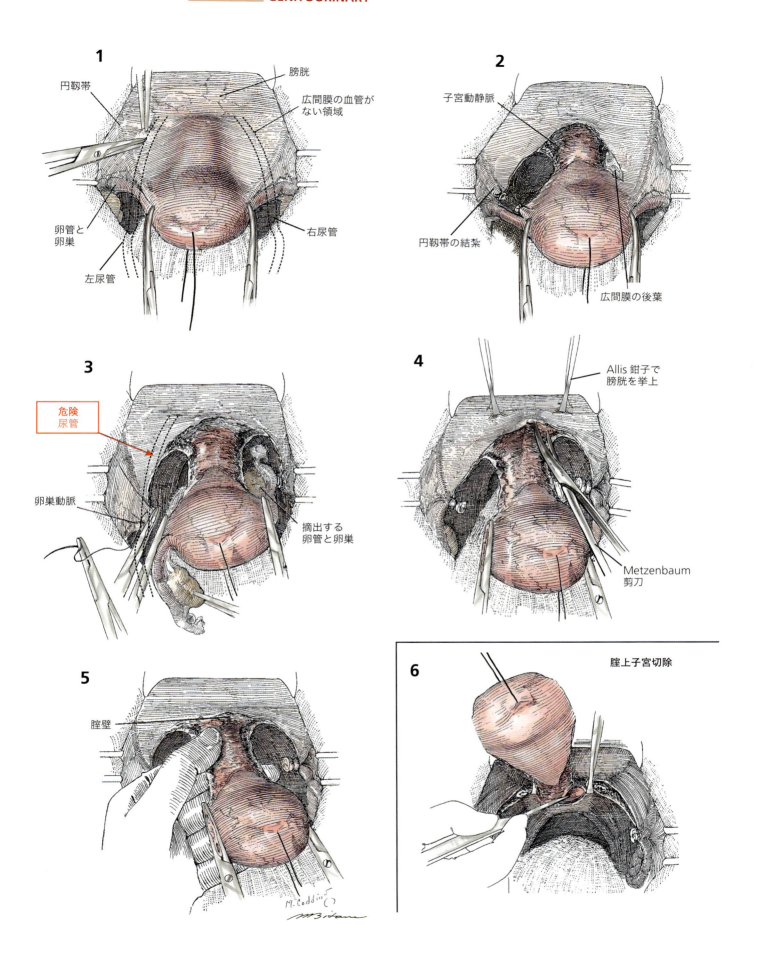

367

95 腹式子宮全摘

手技の詳細（続き）

2. 腹式子宮全摘

　子宮を前方に持ち上げ，腟に直腸が癒着していないことを確認する．腟に直腸が癒着しているときは，鋭的に剥離して直腸損傷を避けることが重要である．湿ったガーゼか柔らかい牽引鉤をDouglas窩にゆるく挿入し，術野に腸管が入り込まないようにしたら，子宮を少し右側に回転させてHeaney鉗子かZeppelin鉗子をかける準備を行う（**図7**）．

　膀胱を子宮下部や子宮頸部から授動して子宮動静脈を露出すると，剥離する領域から尿管を授動できる．子宮の相対的な位置を確認したら，子宮頸部の側方から90°の角度で軽い彎曲の鉗子をかける（**図7A**）．子宮の組織を鉗子にかける必要はない．

　曲のハサミで子宮動静脈を切離するが（**図7**），子宮が非常に大きいときは，短い鉗子を子宮壁に沿って上部にかけておき，子宮動静脈を切離したときに厄介な出血が起こるのを防ぐ．

　鉗子の直下の高さまで傍子宮組織をハサミで切離し，結びやすい血管茎を確保する（**図8**）．遠位側の鉗子の先端を越えるところまで切開しておかないと，子宮動静脈の血管茎を正確に結紮できず，厄介な出血が起こる．

　鉗子をゆっくりはずしながら，2-0の遅延吸収糸で貫通縫合をかけて結ぶ（**図8A**）．容易に結紮できる血管茎を作成しておくことが，腹式子宮全摘の重要な手技である．

　反対側でも同じ操作を行ったら，子宮頸部と子宮動静脈の間の子宮仙骨間膜と傍子宮組織に直の鉗子を2本かける（**図9**）．子宮頸部の下部に届いて触診で確認できるようになるまで，適度な大きさの血管茎を直の鉗子で把持しておく．

　この時点で，子宮頸部の直下で腟の側端に曲の鉗子をかけ，曲のハサミで切離する．子宮頸部と腟の付着の残りもハサミで切離する（**図10**）．

　子宮頸部を腟円蓋から遊離したら，Teale鉗子で腟の前壁と後壁を近づけ，腟壁の全層と後壁の腹膜が鉗子に含まれるようにする（**図11**）．最初に腟円蓋の両側端に2-0の吸収糸で貫通縫合をかけて閉鎖し（**図12**），次に中央部に1〜2本の貫通縫合をかけ，腟を完全に閉鎖して止血する．

　厄介な出血が最も起こりやすいのは，結紮した子宮動静脈に近い腟の両側端であり，腟の両側端は正確で強固な閉鎖が必要である（**図12**）．腟円蓋の上方への牽引を解除し，出血がないことを確認する．

閉鎖　S状結腸と大網をDouglas窩に戻す．骨盤の腹膜を閉鎖する必要はない．患者を水平位に戻し，腹壁の腹膜と皮膚を閉じる．腟や腹壁からドレーンを挿入することはまれである．

術後管理　CHAPTER 93を参照．　　　　　■

VIII 生殖器と泌尿器の手術
GENITOURINARY

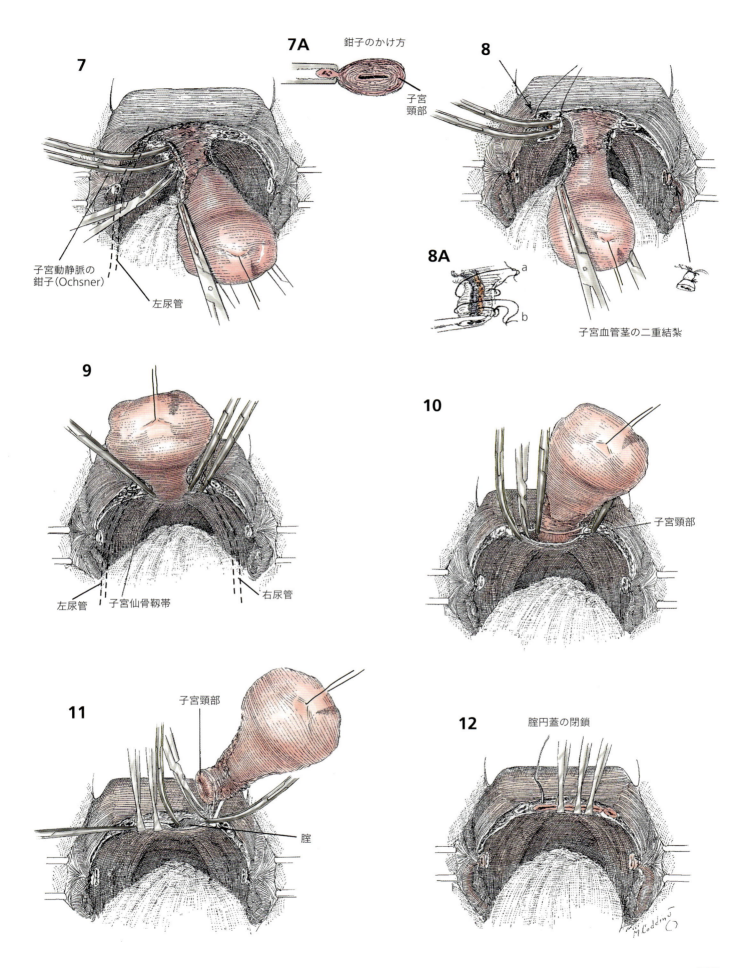

CHAPTER 96 卵管切除，卵巣摘出

適応　卵管切除や卵巣摘出は，抗菌薬のような保存的治療で改善しない付属器炎・卵巣嚢腫・卵巣腫瘍・子宮外（異所性）妊娠などに適用される．消化器がんは卵巣に広がりやすく，進行した胃がんや直腸がんには両側卵巣摘出を勧める外科医もいる．

悪性腫瘍がなければ，機能している卵巣を少しでも残す最大限の努力を払い，とくに若い女性は機能している卵巣を少しでも残すように最大限の努力を払うが，最近は閉経後の女性も卵巣を摘出する必要がなければ温存するように勧められている．

術前準備　CHAPTER 93 を参照．

手術準備　通常どおり皮膚を消毒する．

切開と露出　CHAPTER 93 を参照．骨盤に高度の炎症があるときは，腸管が卵管や卵巣に癒着していることが多く，鋭的剝離を行って分離する．不注意な腸管損傷を避けるには，組織の用心深い剝離と注意深い取り扱いが重要である．

用心深い外科医は癒着部に適度な緊張をかけ，卵管や卵巣とほかの構造物の間に必ず剝離面を作って切開する．

低侵襲手術では，患者を Trendelenburg 位（骨盤高位）にすると，S 状結腸を除く腸管は骨盤腔外に出せるが，ときには先端が鈍の無傷鉗子を使って小腸ループを上腹部に注意して持ち上げる必要がある．

開腹手術では，腸管を温かい湿ったガーゼに包み込んでよけるか，プラスチックバッグに入れて生理食塩水で湿らせる．卵管と卵巣が遊離し，短い鉗子で把持して持ち上げる（**図 1**）．

手技の詳細

1. 卵管切除

子宮に接して円靱帯に Kelly 止血鉗子をかけ（**図 1**），子宮を前方に保持する．短い鉗子をペアで使って卵管間膜を挟んで切離するが，通常は 3 組の鉗子で卵管間膜の全長を切離できる（**図 1**，**2**）．卵巣動静脈の損傷を防ぐには，切開線を卵管の近くに維持する（**図 1**）．

鉗子で把持した組織に 2-0 の吸収糸で貫通縫合をかけて結紮するが，バイポーラ凝固切離器（超音波メス）を使って卵管間膜を子宮角部の高さまで連続的に切離してもよい（**図 3**）．子宮角部から卵管近位面を切開し（**図 4**），子宮底部の高さで貫通縫合をかけて結紮・切離するか，バイポーラ凝固切離器で切離する．

2. 卵管切除と卵巣摘出

卵管と卵巣を切除するときは，卵管と卵巣動静脈の外側に沿って腹膜を切開する（**図 5**）．卵巣動静脈を結紮する前に傍直腸腹膜を切開し，総腸骨動脈分岐部で尿管を同定する．

剝離する領域に尿管がないことを確認したら，卵巣動静脈を含む骨盤漏斗靱帯（卵巣堤索）に曲の Heaney 鉗子をかけ（**図 5**），卵巣動静脈を切離したあと，2-0 の遅延吸収糸で貫通縫合をかけて結紮する．

子宮広間膜の内側ヒダをハサミか電気メスで切離するが，尿管がある高さにならないように子宮動静脈がある高さまでにとどめる．子宮角部で卵管の近位部（訳注：子宮からは近位部であるが，卵管としては遠位部）を結紮する（**図 6**）．

腹膜の表面を縫着し（**図 7**），必要ではないが，部分的な吊り上げを行うことがある（**図 8**）．妊孕性を維持する必要があるときは，癒着防止シートを使ってもよい．

閉鎖　CHAPTER 93 を参照．

術後管理　CHAPTER 93 を参照．　■

VIII 生殖器と泌尿器の手術
GENITOURINARY

1 卵管切除

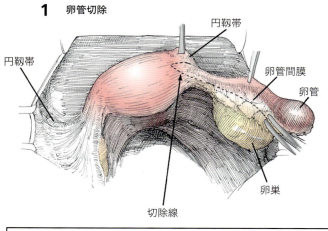

円靱帯／円靱帯／卵管間膜／卵管／卵巣／切除線

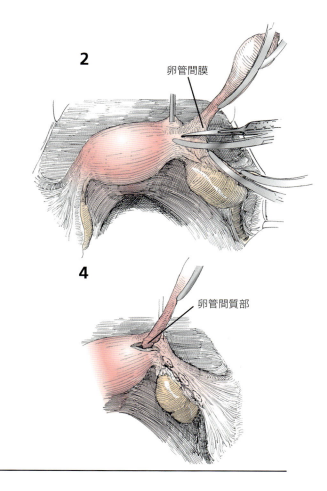

2

卵管間膜

3 卵管間膜の温存

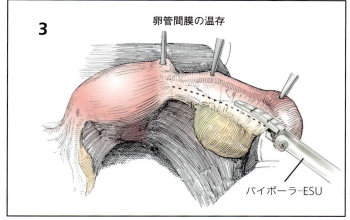

バイポーラ-ESU

4

卵管間質部

卵管切除と卵巣摘出

5

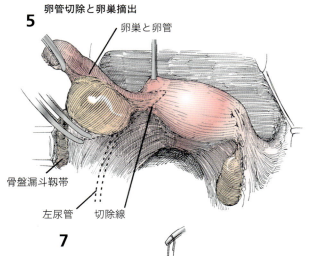

卵巣と卵管／骨盤漏斗靱帯／左尿管／切除線

6

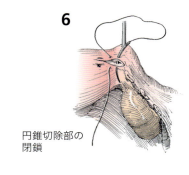

円錐切除部の閉鎖

7

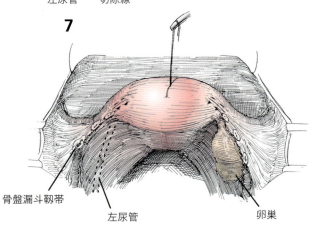

骨盤漏斗靱帯／左尿管／卵巣

8

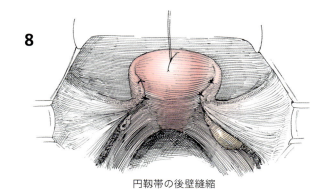

円靱帯の後壁縫縮

CHAPTER 97 子宮頸部の診断手技（円錐切除，拡張掻爬）

適応　子宮頸部の円錐切除は，子宮頸部の病変を子宮頸がんと確定または除外するときに適用し，子宮頸部の上皮内がんの治療手技として利用する．通常は腟鏡のような外来検査を前もって行っており，子宮頸部の病変を精査したり細胞診を行ったりするのに役立つ．

腫瘍であることが肉眼的に明らかな病変は，細胞診の結果と関係なく生検する必要があり，通常はパンチ生検を行う（**図1**）．子宮頸部を露出したあとパンチ生検鉗子を挿入し，周囲の健常組織を含めて病変部の組織を採取する．最近は子宮頸部を酢酸で染めて腟鏡ガイド下に生検することが多い．

パパニコロウ検査で疑診か確診の患者やパンチ生検で確診の患者は，メスによる円錐切除が必要であり，子宮頸がんの確定診断を行う．別の方法として，外来検査では通電ワイヤー法（LEEP）で円錐切除を行うことがある．

術前準備　CHAPTER 94を参照．腟洗浄は省略する．

麻酔　全身麻酔か脊髄麻酔を行う．

体位　砕石位にする．

手術準備　通常どおり会陰と腟を消毒する．麻酔下に骨盤を調べたあと，腟鏡を挿入して子宮頸部の前唇を片歯の支持鈎で把持する．子宮の頸管上皮や腺上皮と扁平上皮の移行部を損傷すると病理診断がむずかしくなるので，円錐切除の前に拡張や掻爬を行ってはいけない．

手技の詳細　がんの所見を得るのに，子宮頸部に7％ヨード液を塗布してもよい．希釈バソプレシンやアドレナリン添加リドカインなどの血管収縮薬を子宮頸部の全周に注入する．

子宮頸部にかけた支持鈎を牽引しながら，11番の三角メスで子宮頸管に向かって45°の角度で切開したあと，子宮頸部の病変部位を切除し（**図2**），子宮頸管を1.5〜2.5 cmほど奥まで摘出する（**図3**）．円錐形の切除標本をすぐに固定液につけ，診断に必要な上皮がガーゼなどに触れて失われるのを防ぐ．

円錐切除の長さと広さは，病変の大きさと場所や患者の年齢によって異なる．別の方法として，メスの代わりに炭酸ガスレーザーや通電ワイヤー法（LEEP）で行ってもよい（**図4，5**）．

円錐切除が終わったら，切除部を電気メスで凝固して止血する．必要に応じて出血部位を凝固し（**図3**），拡張器を挿入して内腔の開存を確認する（**図6**）．通常は子宮頸部の両外側に8字縫合をかけて確実に止血するが（**図7**），前壁や後壁に8字縫合を追加することもある．

子宮ゾンデを挿入し，子宮頸管の開存と方向を確定する．潤滑油を塗ったHegar拡張器を段階的に挿入し，子宮頸部を丁寧に広げ（**図8**），系統的な掻爬を行う（**図9**）．診断のための掻爬は，8〜10号のHegar拡張器で拡張すれば十分である（訳注：10号は10 mm）．

拡張した子宮頸管を通過する最も太い鋭匙を丁寧に挿入し，子宮底部に到達する．拡張器を挿入するときや鋭匙で掻爬するときは，腟鏡で子宮頸部に牽引をかけておくことが重要である．

子宮内腔の前壁をこすって内膜を剝ぎとり，後壁もこすって掻爬する．右側壁・左側壁・底部も掻爬し，最後に子宮角部を掻爬する．掻爬が終わったら，メスで円錐切除した場所にみられる持続出血を8字縫合で止血する．

術後管理　子宮頸部の円錐切除は術後管理が重要である．内子宮口に至るまでの広く深い円錐切除は子宮頸部の狭窄の原因になり，子宮頸部の狭窄は月経困難症・不妊症・早期流産・早期分娩の発生に関与する．必要があれば，6週間後に外来を受診させて子宮頸部の拡張を行う．

異物があると感染を併発するため，円錐切除のときに避妊具のペッサリーを装着しない．子宮外膜炎を生じることがあるが，通常は抗菌薬で治癒する．

VIII 生殖器と泌尿器の手術
GENITOURINARY

円錐切除

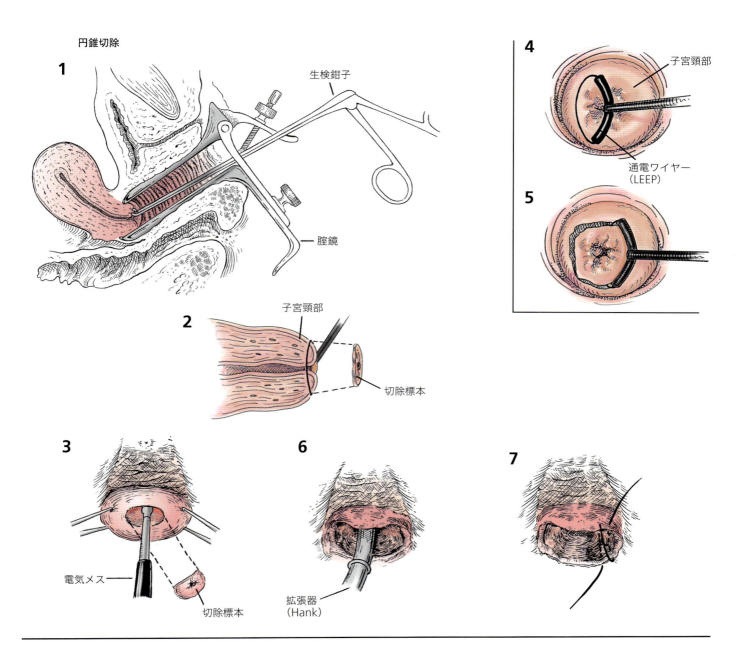

拡張掻爬

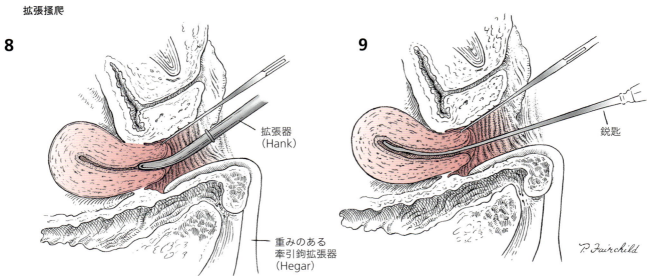

CHAPTER 98 尿管損傷修復

適応 子宮摘出・結腸切除・骨盤内手術は，尿管を損傷しやすく，尿管損傷の診断と治療は術後合併症を規定する．尿管損傷の修復法はたくさんあるが，すべてに必要なのは水が漏れない状態での閉鎖と，粘膜と粘膜を合わせた縫合である．修復法は損傷部位によって決まる．

尿管損傷は骨盤外で起こることのほうが多く，尿管と尿管を端端吻合し（尿管尿管吻合），尿路の連続性を確保できる（訳注：外科で多いのはS状結腸切除や直腸切除のときであり，とくに骨盤リンパ節郭清や腹腔鏡手術のときは注意する）．

尿管損傷が骨盤内で起こったときは，尿管を膀胱に吻合する方法が最も有効であり（尿管膀胱新吻合），尿管をヘラ状にして膀胱壁に新しい開口部に造設し，4-0か5-0の吸収糸で尿管と膀胱粘膜を吻合し，尿管を腸腰筋に引っかけて吻合部の緊張をとる．

手技の詳細 尿管の中央部1/3や近位側1/3の損傷では（**図1**），尿管尿管吻合で修復することが多い．損傷部位の近位側と遠位側の尿管の周囲を短い範囲だけ授動するが，鈍的剝離を行って尿管周囲の血液供給を温存する．

損傷部を除いた両側の尿管が緊張のかからない状態で寄る必要がある．両側とも健常部を同定して吻合に使うが，損傷部は切除することが多い．両側の尿管が緊張せずに届くことを確認したら，短い縦切開を加えてヘラ状にすると（**図2A，2B**，訳注：縦切開は近位側前壁と遠位側後壁に加える），両端の牽引が最小限に抑えられ，吻合部の狭窄が避けられる．

両側の断端に支持糸を置いて組織の扱いを最小限に抑え，ピンセットで粘膜を把持しないようにする．4-0か5-0の吸収糸で片方の先端部を他方の基部に縫合する（**図2C**）．全層縫合で粘膜を合わせて外側で結び（訳注：血管吻合のように外反縫合になる），結節縫合の間隔は2〜3mmの間隔で水が漏れない状態にして閉鎖にする．

半周分の吻合が終わったときに尿管ステントを留置し，吻合部の創傷治癒が完成するまでドレナージを補助させてもよい（**図3**）．残り半周に結節縫合を行い，尿管の吻合を終了する．尿漏出や瘻孔形成の原因になるので，閉鎖式吸引ドレーンを修復部に留置しない．尿管ステントは4〜6週間して抜去する．

尿管の遠位側1/3の損傷では（**図4**），尿管膀胱新吻合±腸腰筋固定で修復する．近位側の尿管に血管テープをかけ，腹膜を内側にやさしく牽引しながら近位側に向かって鈍的剝離で授動する．尿管の断端を90°の角度で切断し，約5mmの縦切開を加えてヘラ状にする（**図5**）．先端に支持糸をかけて尿管の操作に使う．

無菌操作でFoleyカテーテルから生理食塩水を注入して膀胱の容量を評価し，緊張がない状態で尿管が膀胱に届くことを確認する．緊張があれば腸腰筋固定を追加し（**図5**），膀胱を腸腰筋に縫着して尿管に届くようにする．

膀胱頂部の腹膜を反転させたら，男性では精管，女性では子宮円索を結紮することがある（訳注：精巣を出た精管は鼠径管を通って腹腔内に入り，精管膨大部となったあと膀胱壁に沿って下行し，前立腺を貫通して精囊の導管に流入する）．電気メスの切開モードで膀胱の前壁中央部を水平方向に切開する（**図4**）．切開創の両端に支持糸を置くと上手に切開できる．最終的に水平方向の切開を垂直方向に閉鎖すれば，最大で前壁の半分まで切開してよい．

膀胱の上部を腸腰筋腱に向けて挙上すると，総腸骨動静脈の高さまで上がることが多い．尿管を膀胱頂部に重ね合わせ，吻合しても緊張がかからないことを確認する．もっと距離が必要なときは，反対側の上膀胱動静脈を結紮・切離してもよく，さらに反対側の内骨盤筋膜を切開すると4〜5cm持ち上がる．

十分な距離が得られたら腸腰筋腱を露出し，膀胱を腸腰筋腱に沿わせて保持した状態で，2本の1-0か2-0の非吸収糸で排尿筋を腸腰筋腱に縫着する（**図5**）．必要があれば腸腰筋腱への縫着を追加するが，縫着は縦方向に並ぶようにして陰部大腿神経を巻き込まないように注意する．

この時点で吻合の準備が整う．電気メスの切開モードで膀胱の上部後壁に小孔を作成し，細い止血鉗子で膀胱内腔に90°の角度で開口させる（**図6A**）．膀胱の切開口を使って内腔側から細い止血鉗子を開口部に挿入し，粘膜下を後方に進めてトンネルを作成する（**図6B**）．

尿管の先端にかけた支持糸を使い，膀胱壁の小孔（**図6A，A**）から膀胱内腔の開口（**図6C，B**）まで粘膜下のトンネル内に尿管を通す（訳注：細い止血鉗子で粘膜下にトンネルを作成するときに支持糸を把持した状態で行うとよい）．

膀胱の切開口を使って直視下に尿管と膀胱を縫合する．4-0か5-0の吸収糸で結節縫合を尿管の全層と膀胱壁の深部にかけて粘膜を密着させ，吻合を完成させる（**図6D**，訳注：図では8針かけている）．このようにして尿管を膀胱に吻合すると，蝶形弁を形成して膀胱尿管逆流が少ない（**図6E**）．

膀胱壁を閉鎖する前に尿管ステントを留置し，トンネルの小孔部（**図6A，A**）を吸収糸で閉鎖する．膀胱壁の切開口は2層縫合で閉鎖し，内層は3-0のクロミック糸〔訳注：クロム酸で処理したcatgut糸（動物の腸腺）〕で主として粘膜を連続縫合し，外層は3-0の合成吸収糸で漿膜と筋層を結節縫合する（**図7**）．

できれば最外層に3-0の絹糸で漿膜縫合を追加し，剝離した腹膜片を被覆する．ドレーンを留置するが，尿管吻合部や膀胱閉鎖部に持続吸引ドレーンを留置してはいけない．Foleyカテーテルを留置して膀胱内の尿を持続的に排泄する．

術後管理 Foleyカテーテルは1週間留置する．膀胱造影を行って尿漏れがないことを確認したら，カテーテルを抜去する．尿漏れがあれば，Foleyカテーテルをさらに2週間留置しておき，膀胱造影を再度行う．尿管ステントは4〜6週間で抜去する．　■

VIII 生殖器と泌尿器の手術
GENITOURINARY

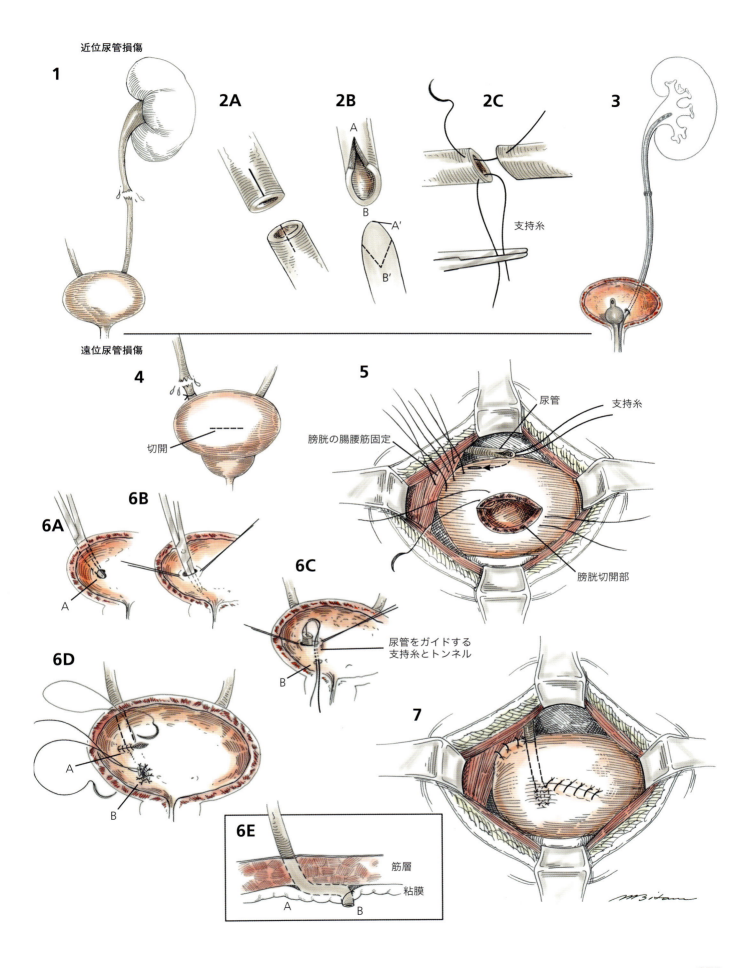

CHAPTER 99 腎摘出（HALS）

適応 腎臓を提供しようと自発的に名乗り出た人だけが腎摘出の適応である．候補者は医学的な検査と心理社会的評価を受け，提供者として適切かどうかを決定する．一般に，ドナーは心身ともに健康であり，肥満・高血圧・糖尿病がなく，腎臓の機能が正常でなければならない（訳注：日本のガイドラインの適応基準は，20～70歳の親族，BMI≦30，血圧＜140/90 mmHg，FBS≦126 mg/dL，HbA1c≦6.2%，GFR≧80 mL/分/1.73 m²，尿蛋白＜150 mg/日）．

術前準備 腎臓提供の候補者には，CTやMRIなどの腹部画像検査を行い，ときに腎動脈造影を行い，腎臓が2個あることを確認する．CT血管撮影で腎動脈が複数あるときは，レシピエントや外科医だけでなく，候補者の価値観や気持ちにも配慮し，腎摘出が適切かどうかを決める．

麻酔を導入する前に静脈ラインをとる．執刀前1時間以内に抗菌薬を予防的に投与する．執刀までに晶質液を負荷し（25～50 mL/kg），気腹時に腎血流が減少しレシピエントの体内で血流を再開したときに急性尿細管壊死を起こすのを未然に防ぐ．

麻酔を導入したら，膀胱カテーテルを留置して膀胱を減圧し，尿量を持続的に監視する．経口胃管を留置して胃を減圧し，胃内容物を吸引する．深部静脈血栓症の予防策も行う．

麻酔 気管挿管による全身麻酔を行う．

体位 ドナーを仰臥位にするが，左腎摘出のときは右側臥位，右腎摘出のときは左側臥位である．腎臓枕を側腹部の中央に置き，腋窩枕を脇の下に置く．ビーズクッションを使って体位を固定してもよい．

下側の前腕は腕支持台に乗せ，上側の前腕は重ねたパッドか上げた腕支持台に乗せて保護する．上肢は伸展させておくが，下肢は股関節と膝関節で屈曲させておく．頭部を保護して頸部の側屈を防ぐ．

体幹は手術台に直角になるように固定し，胸郭と骨盤に固定帯をかけて手術台に固定し，手術中に動かないようにする．手術台を20°屈曲させ，軽度のTrendelenburg位（骨盤高位）にする（**図1A**，訳注：図では骨盤低位であり「逆Trendelenburg位」のまちがいであろう）．

手術準備 ドナーを側臥位にして体位をとる直前に，クリッパーで術野を除毛し，下腹部の正中線も印をつけておく．とくに肥満があるときは体位をとる前に正中線の印をつけておく．腹部は剣状突起から恥骨結合まで，側腹部は腋窩中線まで，皮膚を消毒する．

術者と助手はドナーに面して腹側に立ち，ビデオモニターをドナーの背側や術者と助手の背側に設置する．

切開と露出 肋骨下縁の前腋窩線上に10 mmポート用の皮膚切開を加える（**図1B**）．Veress針で気腹し，手術中は気腹圧を15 cm水柱に維持する．Veress針を10 mmポートに入れ替えてカメラ用のポートにする．スコープを挿入して腹腔内を検索し，腹部手術の既往があるドナーでは癒着を調べる．別のカメラ用の10 mmポートを肋骨下縁の傍正中に挿入しておく．

臍下正中切開か下腹部横切開（Pfannenstiel切開）を加え，8 cmハンドポートを設置する（**図2**）．完全腹腔鏡手術のときは，手技が終了した時点で腎摘出用の皮膚切開を加えるが，場所は臍下正中切開，下腹部横切開，腹直筋外側筋分割切開などがある．術者はドナーの足側に立ち，カメラ助手はドナーの頭側に立つ．必要に応じて操作用ポートを追加する．

手技の詳細 左腎摘出では，下行結腸を脾臓から剥離し，S状結腸移行部まで授動する．右腎摘出では，上行結腸を肝彎曲から剥離し，盲腸まで授動する．左腎摘出では，術者か助手の手で結腸を周囲の付着からやさしく剥離し，超音波メスや電気メスを使っ

てToldt白線に沿って切離する（訳注：Toldt白線は上行結腸や下行結腸の臓側腹膜と壁側腹膜が折り返す部分である）．

腎臓の表面にある腹膜を除去するが，側面にある腹膜は除去せず，腎臓が内側に捻転するのを防ぐ．結腸は重力で術野の深部やドナーの内側に落としておくと，Gerota筋膜に包まれた腎臓が露出し，尾側に腸腰筋が見える（**図3**，訳注：Gerota筋膜は腎臓の周囲に付着する線維脂肪組織であり，真の筋膜ではない）．

次に尿管を同定する．腎臓下極の先端から尾側8～10 cmの腸腰筋前面で，左尿管は大動脈の外側に近接し，右尿管は下大静脈の外側に近接しており，性腺静脈の後方にある（**図4**）．性腺静脈は尿管を同定するのに適した解剖学的な目印である．

尿管を性腺静脈から剥離するが，尿管周囲の脂肪組織は除去せずに残し，尿管に分布する血管を剥ぎ取るのを避け，尿管が虚血に陥ってレシピエントの体内で尿が漏れるのを防ぐ．別の方法として，尿管と性腺静脈を一緒に授動し，尿管の血行を保護してもよい．

尿管の剥離を頭側に進めるが，左尿管は左性腺静脈が左腎静脈に流入するまで，右尿管は右性腺静脈が下大静脈に流入するまで，性腺に沿って尿管を剥離する．

左腎摘出では，左性腺静脈が左腎静脈に流入するところで血管クリップをつけて切離する．性腺静脈の切離にはバイポーラ凝固切離器を使ってもよい．尿管を性腺静脈と一緒に授動したときは，性腺静脈はずっと尾側の尿管の切離と同じ高さで血管クリップをつけて切離する．

右腎摘出では，右性腺静脈を切離せず温存する．尿管を性腺静脈と一緒に授動したときは，右性腺静脈が下大静脈に流入するところと尾側の尿管の切離と同じ高さで血管クリップをつけて切離する．

次に腎臓を授動する．腎臓の授動は下方か上方から始める．下方から始めるときは，まず腎臓下極の前面に沿ってGerota筋膜に入り（**図4**），腎臓上極のGerota筋膜を剥ぎ（**図5**），副腎を内側に牽引してバイポーラ凝固切離器で腎臓上極から剥離する（▶ **CHAPTER 118**，**図7**）．

副腎を剥離するときは，腎臓上極に入る腎動脈の分枝があれば同定し，損傷しないように注意する．腎臓上極を開放したら，側面と後面の付着物を剥離する．腎臓を内側に回転して後面を剥離しやすくし，腎動静脈の付着物にも注意する．

腎臓の授動中に腎静脈を露出しやすくするには，腎臓を完全に授動する前に腎静脈の分枝をすべて切離しておいたほうがよい．左腎摘出では，左副腎静脈が左腎静脈に流入する部分を剥離し，血管クリップをつけて切離するか，バイポーラ凝固切離器で切離する．

左腰静脈のうち左腎静脈に流入するのが左腎腰静脈であり，もしあれば同定する．左腎腰静脈は左腎動脈の前で左腎静脈の後下面に流入しており，大動脈の外側後方から左腎動脈の背側と性腺静脈の後方を走行する（**図6**）．左腎腰静脈のすぐ後方にある腎動脈を同定したら，左腎腰静脈を注意深く剥離し，血管クリップをかけて切離する（**図6**）．

ときに腰静脈が欠損していることがあり，左腎臓から下大静脈への静脈還流が大動脈背側の腰静脈を経由することもある（大動脈後性左腎静脈，訳注：左腎静脈が大動脈背側にある頻度は約2%であり，左側腹部痛や血尿の原因になる．腰静脈は通常腹壁後側から始まり，上2本は上行腰静脈になり右は奇静脈，左は半奇静脈，下2本は下大静脈に流入する）．**CONTINUES** ▶

VIII 生殖器と泌尿器の手術
GENITOURINARY

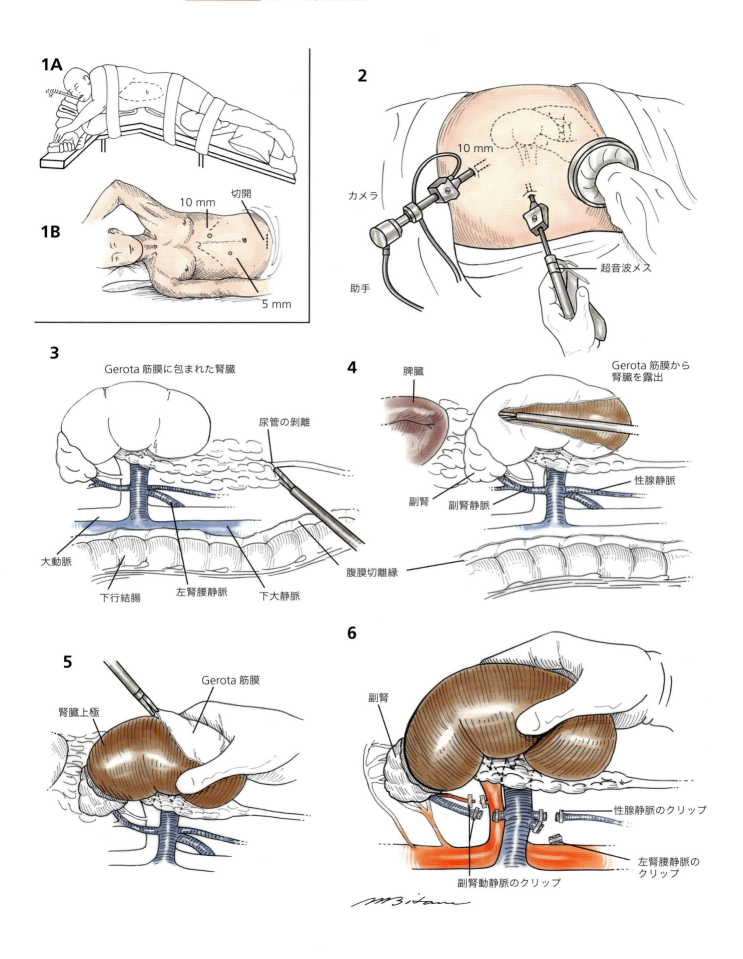

99 腎摘出（HALS）

手技の詳細（続き）　吻合するのに十分な長さを確保するため，左腎静脈は副腎静脈が流入する内側まで周囲の付着をすべて剝離する．右腎摘出では，腎静脈に流入する腰静脈がないことを確認する．

腎静脈の後方にある腎動脈を同定し，超音波メスで出血量を最小限に抑えながら周囲から鈍的剝離を行う．左腎摘出では，左腎動脈の頭側面から分枝する左副腎動脈が出現するので，血管クリップをかけて切離するか，バイポーラ凝固切離器で切離する（**図6**，▶ 377 ページ）．

腎動脈の近位側の剝離は，左腎動脈では大動脈まで，右腎動脈では下大静脈後方まで行い，腎静脈の近位側の剝離は，左腎静脈では副腎静脈流入部の近位側2 cm まで，右腎静脈では下大静脈流入部まで行い，吻合するのに十分な長さを確保する．

腎動脈と腎静脈を剝離する間，腎臓下極と尿管の間にある軟部組織を保護し，尿管に流入する血行を途絶させないことが重要である．腎動脈を全周性に剝離したら，腎動脈と腎静脈だけが腎門部に残る構造物となる．

右腎摘出では，腎臓を内側に反転させると腎動脈へのアプローチが容易になり，右腎静脈の背側にある右腎動脈を直視下に剝離できる．右腎静脈には切離する分枝がなく，右腎動脈と下大静脈の間に残る組織を剝離すると，腎動脈と腎静脈だけが腎門部に残る構造物となる．

腎臓の授動が終了したら，フロセミドとマンニトールを投与する．腎臓の授動が終了する前に利尿薬を投与すると，腎臓が腫大して剝離が困難になるので，利尿薬の投与は腎臓の授動が終わるまで待つ．

最後に尿管を尾側に向かって剝離し，総腸骨動静脈が出現するまで剝離を進める（**図7**）．ここで腎臓は摘出できる状態になり，ヘパリンを投与する．尾側まで剝離した尿管に血管クリップをかけて鋭的に切離し，近位側の尿管は開放しておく（**図7A**）．

腎動脈は血管切離器で切離し，左腎動脈では大動脈に近接して切離し（**図8**），右腎動脈では下大静脈の後方で切離する．腎静脈も血管切離器で切離し，左腎静脈では副腎静脈流入部の近位側2 cm 以上で切離し（**図9**），右腎静脈では下大静脈に近接して切離する．

摘出した腎臓はハンドポート部の切開創から取り出す．プロタミンを投与してヘパリンを中和する．術野を観察して止血を確認する（**図10**）．授動した結腸をもとの場所に戻し，通常どおりポート部を閉鎖して滅菌ガーゼを当てる．麻酔科医は経口胃管を抜去する．

術後管理　手術当日から飲水を許可し，許容度に応じて食事を進める．すぐに咳嗽や深呼吸を促し，手術翌日に離床させる．術後2日目にガーゼを交換する．　　　　　　　　　　　　■

VIII 生殖器と泌尿器の手術
GENITOURINARY

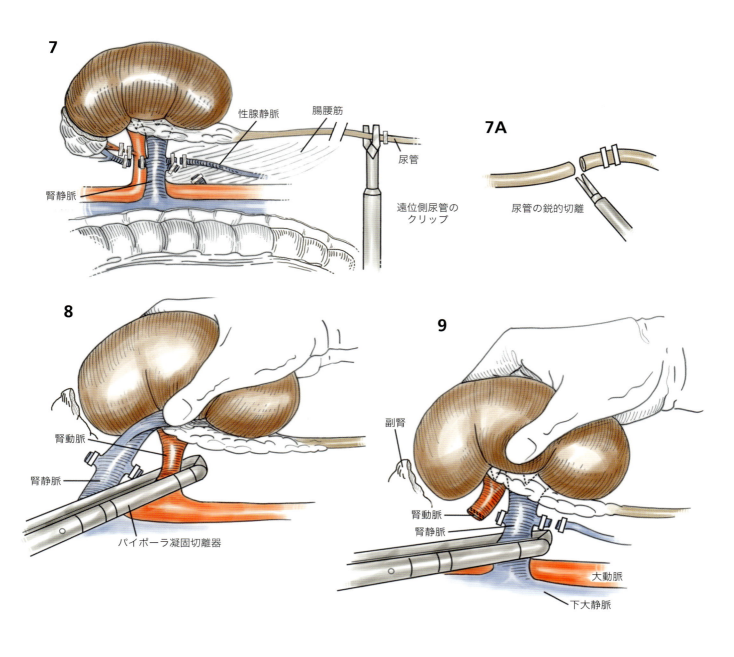
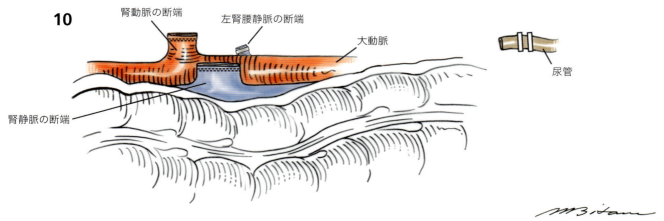

CHAPTER 100 腎移植

適応 腎移植の適応は，慢性腎臓病（CKD）の末期状態，すなわち糸球体濾過率（GFR）≦20 mL/分であり，循環機能と呼吸機能が手術に耐えられる患者である．活動性の感染巣や悪性腫瘍がないことも重要で，移植後に免疫抑制療法を継続しても発症や増悪がないようにする（訳注：日本のガイドラインの適応基準は，透析継続が必要な末期腎不全か透析導入が迫られている保存期腎不全の患者で，全身感染症・活動性肝炎・悪性腫瘍がないことである）．

術前準備 腎移植の候補者は，心理社会的因子を含めて適応基準に合致していることを評価する．すでに併存疾患があるときは，その時点で必要な評価や検査を追加し，適合性を検討する．候補者が適切であることが決まったら，できれば生体腎移植を準備し，できなければ死体腎移植にリストアップする．

麻酔を導入する前に静脈ラインをとる．手術中の輸液には中心静脈ラインのほうがよい．執刀前1時間以内に抗菌薬を予防的に投与する．

麻酔を導入したら，膀胱カテーテルを留置し，抗菌薬を含む生理食塩水で膀胱を洗浄する．乏尿や無尿の患者では，膀胱を生理食塩水で拡張させ，手術中に同定しやすくする．Foley カテーテルをクランプし，尿管と膀胱の新しい吻合が終了するまで，膀胱を拡張させておく．経口胃管を留置して胃を減圧し，胃内容物を吸引する．深部静脈血栓症の予防策も行う．

麻酔 気管挿管による全身麻酔を行う．

体位 レシピエントを仰臥位にして，下肢を手術台に軽く固定する．まれに動脈再建が必要になることがあるので，下肢を露出して鼠径下の大腿動静脈にアクセスできるようにしておく．

腹膜透析カテーテルがあるレシピエントでは，移動させたりドレープを貼ったりして術野の範囲外に収める．移植側の大腿動脈を触知し，腸骨動脈の開存を確認しておく．

手術準備 クリッパーで術野を除毛する．腹部の消毒は，移植側では腋窩中線から正中を越える範囲で消毒し，必要があれば反対側の腋窩中線まで消毒する．尾側は恥骨結合の下まで消毒し，移植側は鼠径部まで消毒する．頭側は臍上5 cmまで消毒する．

切開と露出 正中線の恥骨結合から外側上方に向かって，左下腹部か右下腹部に直線状か曲線状の皮膚切開を加え，腸骨動静脈が十分に露出して血管吻合が行えるようにする（図1）．

外腹斜筋腱膜と内腹斜筋腱膜を腹直筋のすぐ外側で切離する．浅下腹壁動静脈を露出して結紮・切離する．腹膜を内側によけて腸骨窩の内部を露出すると，子宮円索か精管が出現する．女性では子宮円索を結紮・切離し，男性では血管テープをかけて内側下方に牽引し，腸骨窩の露出を補助する．自己保持型開創器（Balfour 腹壁鉤）を装着して視野を確保する．

手技の詳細 外腸骨動静脈を周囲の付着から剥離し，遠位側は鼠径靱帯まで，近位側は起始部まで剥離して血管テープをかけておく（図2）．外腸骨動脈の外側に陰部大腿神経を同定して温存する．2-0の永久糸でリンパ管を結紮してリンパ漏を防ぐ．

バックテーブルで移植腎を準備する．氷で冷やした生理食塩水をボールに満たし，移植腎を入れて腎臓と血管の形状を確認する．死体腎では，腎動脈に大動脈カフが付着しており，右腎静脈には下大静脈も含まれている（図3）．

腎動脈と腎静脈を周囲の組織から剥離するが，剥離操作が腎門部に近づきすぎないように注意する．左腎では性腺静脈・副腎静脈・腰静脈を2-0か4-0の永久糸で結紮しておく．

右腎では腎静脈開口部の近位側と遠位側の下大静脈を切離したあと，下大静脈の外側縁を開口して長めの静脈にする．下大静脈の切離には血管切離器を使うか，鋭的に切離して4-0モノフィラメントの非吸収糸で閉鎖する．

死体腎では大動脈カフを腎動脈に含めて使うが，生体腎では大動脈カフがついていない．動脈が複数あるときは，バックテーブルで吻合してもよく，術者の好みによって別々に吻合してもよい．

腎被膜の余分な組織を除去し，尿管周囲の余分な組織も除去する．腎臓下極と尿管の間にある三角形の軟部組織は剥離せずに温存し，尿管の血流を確保する．移植腎を体内に移す．

左側生体腎の移植を示す．外腸骨動静脈の吻合部で近位側と遠位側を血管鉗子で閉鎖する．透析を行っていないレシピエントでは，血管を閉鎖する前にヘパリンを投与する．

腎静脈の口径に合わせて外腸骨静脈を切開する．4本の5-0モノフィラメントの両端針つき非吸収糸を使い，1本は外腸骨静脈の近位側端，1本は遠位側端，1本は内側中央，1本は外側中央にかけ，吻合する腎静脈か下大静脈の適切な場所に通す（図4）．

近位側と遠位側の「角」の縫合糸は結び，内側と外側の縫合糸は無傷血管鉗子で把持し，緊張をかけた状態で外腸骨静脈を保持する．近位側か遠位側の縫合糸を使って内側か外側に連続縫合を行う．腎静脈では外側から内側に，外腸骨静脈では内側から外側に運針し，反対側の「角」まで進めたら，「角」の縫合糸と結ぶ．同じ連続縫合を反対側でも繰り返すと，腎静脈と外腸骨静脈の吻合が完成する．

粘膜用剪刀か11番メスで外腸骨動脈を切開し，適切なサイズの動脈パンチで開口する．腎臓を腸骨窩に置いても腎動脈が屈曲しない場所を選び，高度の硬化や石灰化がある場所を避ける．静脈吻合と同じように，4本の5-0モノフィラメントの両端針つき非吸収糸を使い，動脈吻合を行う（図5）．

近位側と遠位側の「角」の縫合糸を結び，内側と外側の縫合糸を無傷血管鉗子で把持し，緊張をかけた状態で近位側か遠位側の縫合糸で片側に連続縫合を行う．腎動脈では外側から内側に，外腸骨動脈では内側から外側に運針し，反対側の「角」まで進めたら「角」の縫合糸と結ぶ．同じ連続縫合を反対側でも行い，動脈が複数あり吻合が必要なときは吻合する．

腎動脈と腎静脈をブルドッグ鉗子で閉鎖したら，外腸骨動静脈の閉鎖を解除する．解除は静脈近位側，静脈遠位側，動脈遠位側，動脈近位側の順に行い，吻合状態を観察して必要があれば腎臓の血流を再灌流させる前に修復する．

尿管の遠位側端にブルドッグ鉗子をかけておくと，利尿がついたときに尿管が拡張する．腎臓がピンク色に変わって緊満感を生じ，触診すると拍動を感じる（訳注：手術室は安堵感に満たされる）．

腎臓表面の出血や細い血管は電気メスや血管クリップで処理する．ガーゼを除去して腎臓を腸骨窩に置き，腎動静脈に屈曲やねじれがないことを確認する．**CONTINUES**

VIII 生殖器と泌尿器の手術
GENITOURINARY

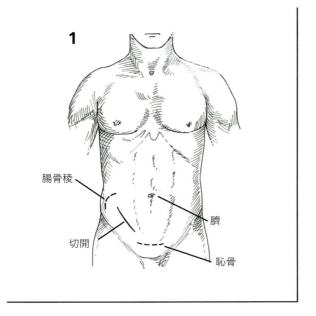

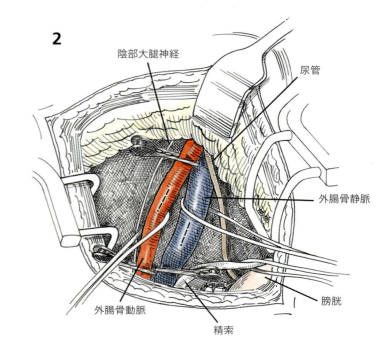

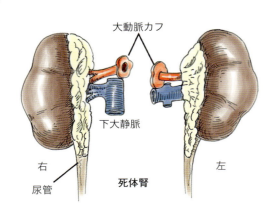

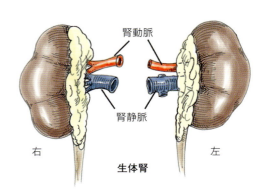

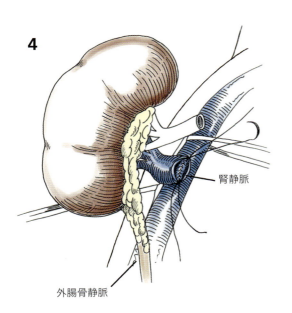

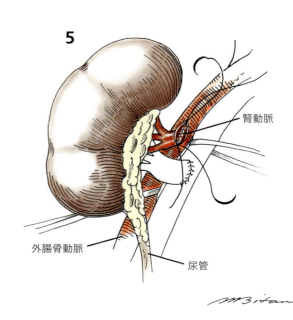

381

腎移植

手技の詳細（続き）　腹壁の自己保持型開創器（Balfour 腹壁鉤）を除去し，切開創の内側下方に別の自己保持型開創器（Adson-Beckman 開創鉤）を装着して膀胱を露出する．尿管の長軸に平行になるように，電気メスで膀胱に 1.5〜2.0 cm の切開を加える（**図 6**）．

3 本の 4-0 の吸収糸を膀胱全層にかけ，支持糸として鉗子で把持し，緊張をかけた状態で保持する．男性では精索の下に尿管を通し，屈曲やねじれがない状態にする．尿管を適切な長さに切って先端をへら状にする．

8 Fr のゴム製カテーテルを挿入して尿を術野から誘導し，吻合が終了するまでステントにしておく．尿管が長すぎると，不要な余分になり，尿管が短すぎると，腎臓を腸骨窩の予定した場所に置けなくなるので，尿管の長さには注意する．

尿管と膀胱を吻合は，5-0 モノフィラメントの両端針つき吸収糸で行う．片方の針を膀胱の切開口の腎臓側端で内側から外側に通し，他方の針をへら状にした尿管の近位側端で内側から外側に通したら，2 本の縫合糸を結ぶ（訳注：外反縫合で粘膜同士が密着する）．

2 本の縫合糸を使って吻合口の両側で連続縫合を行うが，膀胱では外側から内側に運針し，尿管では内側から外側に運針する（**図 7**）．吻合が完成する前にゴム製カテーテルを抜去し，余分な尿管があれば粘膜用剪刀で切り取る．

尿管の遠位側端まで運針して連続縫合が終わり，2 本の縫合糸を結ぶと吻合が完成する（**図 8**）．術者の好みによっては，太さ 6 Fr・長さ 12 cm の尿管ステント（ダブル J ステント）を留置してもよく，吻合が完成する前にステントの膀胱側端を膀胱内に挿入しておく．

吻合が完成したら支持糸を抜去する．4-0 の吸収糸を 2〜3 針かけて吻合部を膀胱の筋層を重層させ，尿管のトンネルを作って膀胱尿管逆流を防ぐ（**図 9**）．膀胱筋層の重層縫合は注意して行い，尿管に狭窄や閉塞が生じないようにする．

腎臓・腎動静脈・腸骨動静脈を観察して血流が十分にあり血栓がないことを確認し（**図 10**），麻酔医に尿の排泄量を尋ねる．腎血流が良好で尿排泄量が適切であれば，開創器やガーゼを除去し，抗菌薬を含んだ生理食塩水で腸骨窩を洗浄する．筋膜と皮膚を縫合して閉腹したら，大腿動脈を触診して拍動を確認する．

術後管理　最初の 24 時間は時間尿量を計測する．突然の減少や想定外の減少があれば，すぐに原因を調べる．移植側の大腿動脈の拍動も頻繁に触れ，拍動が消失したときは塞栓や解離のため，すぐに再手術の必要がある．凝血塊で尿路が閉塞したときは，カテーテルをフラッシュして膀胱をやさしく洗浄する．

患者の循環血液量を評価して術後出血を監視する．超音波検査を行えば腎臓の血流を確認できる．腎血流に疑問が残るときは，適切なタイミングで手術室に搬送し，再開腹して目で見て確認したほうがよい．

6 時間ごとに血液検査を行い，血液喪失と腎機能を評価する．電解質を調べ，腎機能低下による異常や過剰な利尿があれば修正する．　■

VIII 生殖器と泌尿器の手術
GENITOURINARY

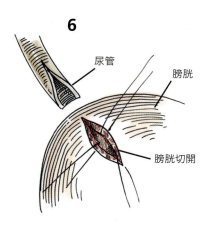

6　尿管／膀胱／膀胱切開

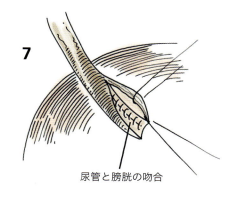

7　尿管と膀胱の吻合

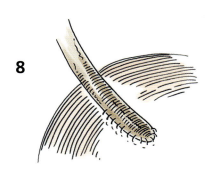

8

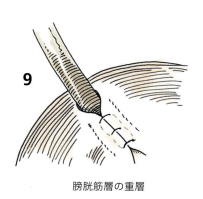

9　膀胱筋層の重層

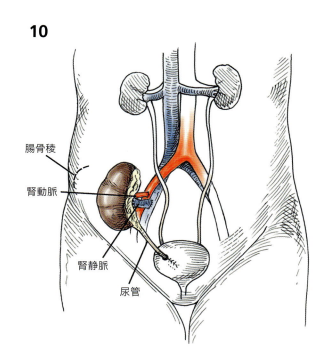

10　腸骨稜／腎動脈／腎静脈／尿管

第Ⅸ部　腹壁と鼠径の手術
SECTION Ⅸ　HERNIA

CHAPTER 101 腹壁ヘルニア修復（腹腔鏡）

適応　腹壁ヘルニアには突発性・一次性のものがあり，臍ヘルニア・上腹壁ヘルニア・半月状線ヘルニアなどがあるが，最も多いのは続発性・二次性のものであり，開腹手術後創ヘルニア（incisional hernia）である（訳注：日本では腹壁瘢痕ヘルニアと呼ばれてきた）．直径 2.5 cm 以下の小さい創ヘルニアは，一期的な縫合でうまく閉鎖できるが，大きい創ヘルニアは縫合閉鎖だけでは再発率が 30～40％と高い．

開腹手術の 2～10％が創ヘルニアを起こすと言われており，創ヘルニアの多いことがわかる．幸いにもメッシュが使えるようになって創ヘルニア修復は大きく変わった．ポリプロピレンメッシュでヘルニアの前面を被覆するとよく，腹直筋の裏に置くともっとよいが，複合メッシュが開発されて腹壁とヘルニア欠損部の裏にメッシュを置きやすくなった．

このようなメッシュは腹腔面が腸管と癒着せず，腹壁面は格子状や膜状の合成メッシュが腹膜や腹壁筋膜に接着するようにできている．ほとんどのヘルニアでは腹腔鏡下に複合メッシュを置けるが，広範囲の腹壁を失った非常に大きいヘルニア，腹膜透析や腹膜炎の既往で高度の癒着があるヘルニアは相対的禁忌である．

メッシュは高価であるが，手術室滞在時間と入院日数が短く，腹腔鏡手術は疼痛が軽く，日常生活や仕事への復帰が早く，多発ヘルニアの同定と修復が可能である．

術前準備　皮膚に感染巣がない状態にする．禁煙を守らせ肺機能検査を行って呼吸状態をよくする．腸管が嵌頓しているときは内視鏡・造影・断層検査を行い，術前 1～2 日間は流動食と下剤で腸管処置を行う．再発のときは前回の手術記録とともにヘルニアを生じた要因を調べる．

麻酔　気管挿管による全身麻酔が必要である．

体位　仰臥位にして枕を置いて膝と股関節を曲げ，腹壁の緊張をとる．ヘルニアが正中以外にあるときは，枕を使って胸部・側腹部・腰部を少し挙上した体位にする．

手術準備　抗菌薬の予防投与を行う．胃に経口胃管を挿入して減圧する．膀胱に Foley カテーテルを留置し，下肢に間欠圧迫装置を装着する．通常どおり皮膚を消毒する．

切開と露出　ヘルニアの位置と術者の好みで，ビデオスコープ用の 10 mm ポートと操作鉗子用の 5 mm ポートを配置する．一般的な原則は三角形法であり，ポートの互いの間隔を手の幅より広くとり，2 本の操作用ポートができるだけ離れるようにする（図 **1A**）．

典型的なヘルニアの位置とポートの配置を示す（図 **1B-1E**）．5 mm ビデオスコープがないときは，操作用ポートの 1 つを 10 mm ポートにする．

最初にビデオスコープ用のポートを留置するが，Hasson 法で正中に挿入するか（▶ CHAPTER 11），側腹部で Veress 針を使って気腹したあと刺入する（▶ CHAPTER 12）．炭酸ガスを注入して気腹し，ガス流入速度と気腹圧（15 mmHg）を設定する．腹壁とヘルニアが膨隆したら，腹腔内圧と流入ガス量をみる．ビデオスコープのホワイトバランスを行って焦点を合わせる．通常は直視型のスコープを用い，先端に曇り止めを塗る．

ビデオスコープをポートに通して腹腔内に進め，腹腔の上下左右を検索してヘルニアと内容物を評価する．気づいていなかった別のヘルニアがあるかもしれない．とくに長い正中切開のときは別のヘルニアが見つかることがある．ヘルニア部の腹壁や腹腔と大網の癒着が見えるようになったら，ヘルニア辺縁を 4～6 cm の範囲できれいにして，腹壁欠損部より広くメッシュを縫着できるようにする．

操作用ポートを刺入するときは，長期作用型の局所麻酔薬を皮膚に浸潤させる．局所麻酔の注射針を腹壁に垂直に貫通させ，腹腔内への刺入をビデオスコープで確認してもよい．皮膚を切開して皮下組織を小さい止血鉗子で広げ，腹壁に光を当てて筋肉内の血管を透見する．腹腔内にきちんと刺入されるのを見ながら，操作用ポートをすべて留置する．

手技の詳細　通常の創ヘルニアはヘルニア嚢に大網が癒着している．腹壁の近くで大網を鉗子で把持して丁寧に牽引し，大網と壁側腹膜の境界をハサミで鋭的に切離する（図 **2**）．切離のたびに剝離操作を加えると，次に切離する部分が広がって出血はほとんどない．

電気メスや超音波メスは全体が見えるときだけ使い，腸管の熱損傷を最小限に抑える．癒着が高度のとき，ヘルニア内容が還納できないとき，腸管を損傷して修復が容易でないときは，開腹手術に移行する．

腹壁と大網の癒着を解除したら，ヘルニア嚢から大網を剝離する．体外から手指でヘルニア嚢を内反させると，大網を剝離しやすい（図 **3**）．大網とヘルニア嚢の境界をよく見ながら癒着を鋭的に切離し，大網を牽引しながら広げて切離や剝離を進める．癒着の中に隠れている腸管に注意する．小腸や大腸を腹壁やヘルニア嚢から切離してもよいが，腸管の剝離や牽引は最小限にとどめて損傷を防ぐ．

術野に胆汁や消化液が見えたときはその場で原因を探し，腸管穿孔部を腹腔鏡下に修復するか開腹に移行して修復する．腸管を損傷すると腸内容の漏出や慢性炎症反応を生じてメッシュの摘出が必要になるので，外科医によっては腸管損傷をメッシュ留置の禁忌と考える．

癒着を剝離した腹壁と大網を入念に観察したあと，ヘルニア孔の辺縁を見て評価し，メッシュを縫合糸で固定するきれいな領域が十分にあることを確認する．通常は 4～6 cm の領域があれば十分である．次に重要なのは腹腔内圧を 6～8 mmHg に下げ，腹壁やヘルニア孔の伸展を最小限に抑えることである．15 mmHg で完全に気腹した状態で欠損部を計測するとメッシュが大きくなり，気腹を解除するとゆるんで太いしわが寄る．

腹壁欠損部の大きさを測定するときは，剝離鉗子を広げたときの先端の間隔が 2 cm であることを利用できるが，体外から計測してマークする方法がよい（図 **4**）．欠損部辺縁の 4 か所に長い針を垂直に刺し，ヘルニア孔の内側縁に針が通るのをビデオスコープで確認したら，皮膚にインクで印をつける．ヘルニア孔の輪郭を追ったあと 3～4 cm の余裕をとって輪郭を描くと，メッシュの形と大きさが決まる（図 **4**）．

4 か所に 4 本の縫合糸をかけた複合メッシュを用意する（図 **5**）．4 本の縫合は 2-0 の非吸収糸で行い，メッシュの辺縁に平行にかけても垂直にかけてもよいが，片方の軸（6 時と 12 時）は平行にかけ，他方の軸（3 時と 9 時）は垂直にかける方法が有用であり，メッシュの形が丸くないとき，内側面に接着する軸を同定できる．

縫合糸は中央部で結び，切らずに長く残しておく．複合メッシュは癒着しない面が内側になり合成メッシュが外側になるようにきちんと丸め，内側面と外側面を剝がすような張力がかからないようにする（図 **6**）．**CONTINUES ▶**

IX 腹壁と鼠径の手術
HERNIA

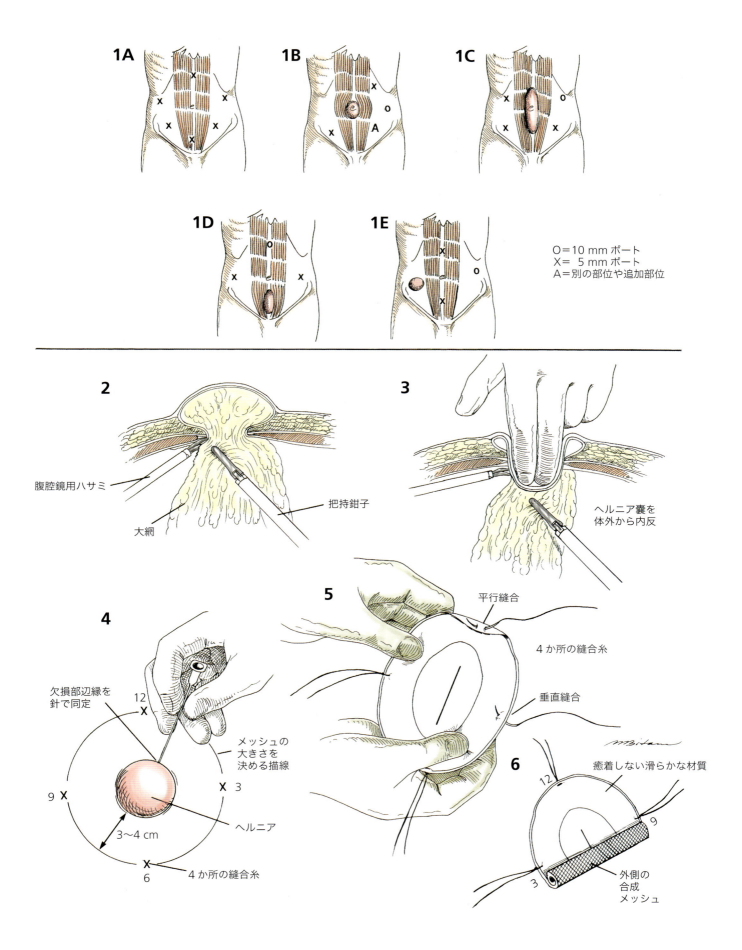

101 腹壁ヘルニア修復（腹腔鏡）

手技の詳細（続き）　丸めたメッシュの挿入は手間がかかるので，左側腹部に留置したビデオスコープ用の 10 mm Hasson ポートを使う必要がある．中空のポートに把持鉗子を入れて Hasson ポートから腹壁外に出したら（**図7**），ポートを抜去して丸めたメッシュを把持鉗子でつかみ（**図8**），そのまま腹腔内に引き込む方法が便利である．

メッシュを開いて滑らかな伸展性 PTFE 面を下にして腸管側に向けるが，メッシュを腹腔内に入れて正しい方向に開くのは非常に手間がかかる．4か所に縫合した糸でメッシュを固定するが，6時か12時の糸から始めることが多い．

4か所の皮膚に11番のメス刃で3 mm の小切開をおく（**図9**）．特別な縫合針を腹壁に垂直に通して先端を開き，メッシュの上端の糸（12時）の片方の端をつかんで閉じる．縫合針を抜いて糸を腹壁から引き出し，端を止血鉗子で把持する．再び腹壁に縫合針を通すが，腹腔内では最初の場所から1 cm 離れた場所に通す．糸の他方の端を把持して引き出し，切開創を通して2本の糸を深部で結ぶと，メッシュを腹壁内に固定できる（**図10**）．

同じ方法でメッシュの両側の糸（3時と9時）を腹壁に通して結び，最後に下端の糸（6時）を腹壁に通して結ぶ．メッシュを腹壁に固定するには，少なくとも4本の糸を筋膜に通し，大きいメッシュを腹壁に固定するには，8本の糸を筋膜に通すことがある．

メッシュはきちんと固く縫着するよりも，しわが寄らない程度にゆるめに縫着するのがよい．メッシュの辺縁をステイプルで固定するには，らせん形のねじや鋲を使って端から1 cm 離して留める．メッシュの辺縁をステイプルで確実に密着させ，大網や腸管がメッシュの裏に入り込まないようにする．メッシュにステイプルを打つときは，放射状に広げて体外から手で圧迫するとやりやすい（**図11**）．

メッシュの固定が終わったら吸引洗浄器で腹腔を洗浄し，出血部位と胆汁や消化液の漏出を注意して観察する．操作用ポートを直視下に抜去し，腹壁に出血部位がないことを確認する．気腹を解除すると，ゆるく固定したメッシュの全貌が見える（**図12**）．

閉鎖　2-0 の遅延性吸収糸で 10 mm ポート部の筋膜を縫合し，細い糸の皮内縫合で皮膚を閉鎖したら，テープを貼ってガーゼを当てる．

術後管理　覚醒する前に経口胃管を抜去し，覚醒して排尿できれば Foley カテーテルを抜去する．術後1日間は中等度の痛みがある．1日以内に透明な水分を許可し，問題がなければ通常の食事に戻していく．腹帯を術後1か月間使用するように勧める外科医もいる．

血腫や創感染を生じることがあり，創感染が慢性化すると結局はメッシュを除去しないといけない．ヘルニア囊があった場所に漿液が貯留したときは穿刺して吸引する．メッシュの固定部に慢性疼痛を生じることがある．　■

IX 腹壁と鼠径の手術
HERNIA

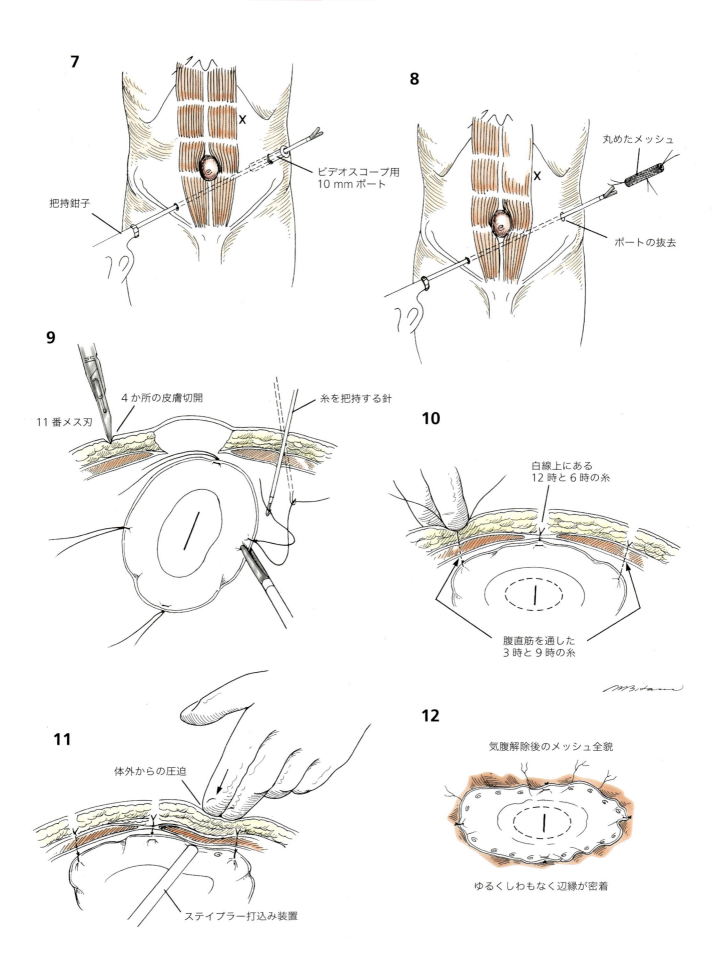

389

CHAPTER 102

腹壁ヘルニア修復（腹壁分離法）

適応　腹壁ヘルニアには，臍ヘルニア・上腹壁ヘルニア・半月状線ヘルニア（Spiegel ヘルニア）などの原発性ヘルニアがあるが，多くは腹部手術に続発する創ヘルニアである（訳注：日本では腹壁瘢痕ヘルニアであるが，incisional hernia を直訳すると切開創ヘルニアになる）.

腹部手術の 2～13% は創ヘルニアを起こし，危険因子は肥満・糖尿病・腹部複数手術・創感染・免疫抑制薬である〔訳注：そのほかの危険因子として，慢性閉塞性肺疾患（COPD）・前立腺肥大・男性・低栄養・腹膜炎手術・腹部大動脈瘤手術・大量出血・周術期輸血がある〕.

小さい原発性ヘルニアは一期的な組織修復でうまく閉鎖でき，創ヘルニアは人工メッシュか生体メッシュで修復すると再発率が低い．人工メッシュが使えない患者では，腹壁にある筋膜や筋肉を使うしかなく，腹壁組織を再縫着して欠損部を閉鎖し，しかも再発を最小限に抑える必要がある.

患者によっては，大きく広いヘルニアで一期的な閉鎖が困難で，メッシュの使用が禁忌や望ましくないことがあり，汚染手術や不潔手術では人工メッシュは禁忌である．さらに，見た目のよい修復を希望したり要求したりすることもあり，創ヘルニアで移動した腹壁筋群を内方転位させる手技（medialization）が必要になることもある.

腹壁分離法（CS 法）は，例外なく腹壁正中の創ヘルニアに適用され，人工メッシュや生体メッシュを使えない患者に行い，欠損部は 1 つでも複数でもよい．腹壁分離法は腹壁欠損部を同定して修復するので，欠損部が多数ある正中創ヘルニアの修復に適している.

術前準備　患者を活動性の感染がない状態，とくに皮膚に感染がない状態にする．喫煙者は禁煙させて肺機能をよい状態にし，適切な肺機能検査で評価する．ヘルニア内に腸管があるときは，消化管の内視鏡・造影・断層検査を行い，術前 1～2 日間，流動食と下剤で腸管の前処置を行う．ヘルニアを生じた主な原因と前回の手術記録を検討しておく.

麻酔　気管挿管による全身麻酔を行う.

体位　患者を仰臥位にして枕を使って股関節と膝関節を軽く屈曲させると，腹壁が弛緩して修復するときの緊張が少しとれる.

手術準備　執刀前に抗菌薬を予防的に投与する．経口胃管を挿入して胃を減圧するが，腸管を広範囲に剝離する可能性があるときは，経鼻胃管を留置して手術後も減圧を続け，イレウスの状態に備える（訳注：欧米ではイレウスは腸管麻痺であり，腸閉塞ではない）.

Foley カテーテルを留置し，間欠的空気圧迫装置をつける．通常どおり皮膚を消毒するが，側腹部も術野になることがあるので側腹壁まで消毒しておく.

切開と露出　腹壁分離法が最も有効なのは腹壁正中の創ヘルニアであり，人工メッシュや生体メッシュが使用できないときや禁忌の患者であり，しかも腹壁を一期的に閉鎖するのが望ましいのに筋膜の欠損が広くて正中部に大きな空間がある患者である.

腹壁分離法は筋層後面部に人工メッシュや生体メッシュを利用して修復を強化することがあるので，皮膚切開は通常腹壁正中のヘルニア表面に加える．ヘルニア上下の腹壁筋群を十分に露出する必要があり，剣状突起から恥骨まで長く切開することもあれば，ヘルニアの大きさに合わせて短くすることもある（**図1**）.

皮下組織に切開を進め，正中線上で筋膜とヘルニア嚢に到達する．腹壁筋群の表面にある皮下組織片を外側に挙上すると，ヘルニア嚢の露出がよくなる．前腋窩線まで皮下組織片の剝離を進め，外腹斜筋筋膜が腹直筋鞘に移行するところまで剝離する（**図2**）.

手技の詳細　皮膚切開と皮下組織片の剝離が終わり，外腹斜筋筋膜が腹直筋鞘に移行するところが露出したら，腹直筋鞘の外側縁で外腹斜筋筋膜の前面を切開する（**図3**）．筋膜を切開する長さはヘルニア欠損部の大きさに合わせるが，腹壁の全長に延ばしてもよい.

外腹斜筋筋膜を切開したら，剝離した層を外側に広げて外腹斜筋腱膜と内腹斜筋腱膜の間を剝離し，外腹斜筋が内腹斜筋腱膜から十分に持ち上がる状態にすると，腹直筋が正中側に内方転位（medialization）して一期的に閉鎖できるようになる（訳注：筋膜 fascia は筋肉を被覆する密な結合組織であり，腱膜 aponeurosis は骨に付着する膜状の腱である）.

外腹斜筋の全長を剣状突起から恥骨まで授動すると，小さい欠損部から中等度の欠損部を一期的に閉鎖できる．反対側の外腹斜筋も授動したら，正中で閉鎖したときにかかる緊張を調べ，緊張がまだ強いときは，授動の範囲をもっと広げる.

すなわち，腹直筋後鞘を縦方向に切開し，腹直筋後鞘の後面にある付着を剝離し（**図4**），腹壁筋群を授動して腹壁正中で閉鎖できるようにする．外腹斜筋の授動と腹直筋後鞘の切開によって，上腹部と下腹部では 3～5 cm，中腹部では 8～10 cm の移動が可能になる（**図5**）.

このような腹壁分離法を行うと，腹壁の正中は 1 層の縫合で閉鎖され，腹腔臓器は 2 層の腹壁構造で被覆されることになる．正中創は非吸収糸の結節縫合で閉鎖する（**図6**）．**CONTINUES**

IX 腹壁と鼠径の手術
HERNIA

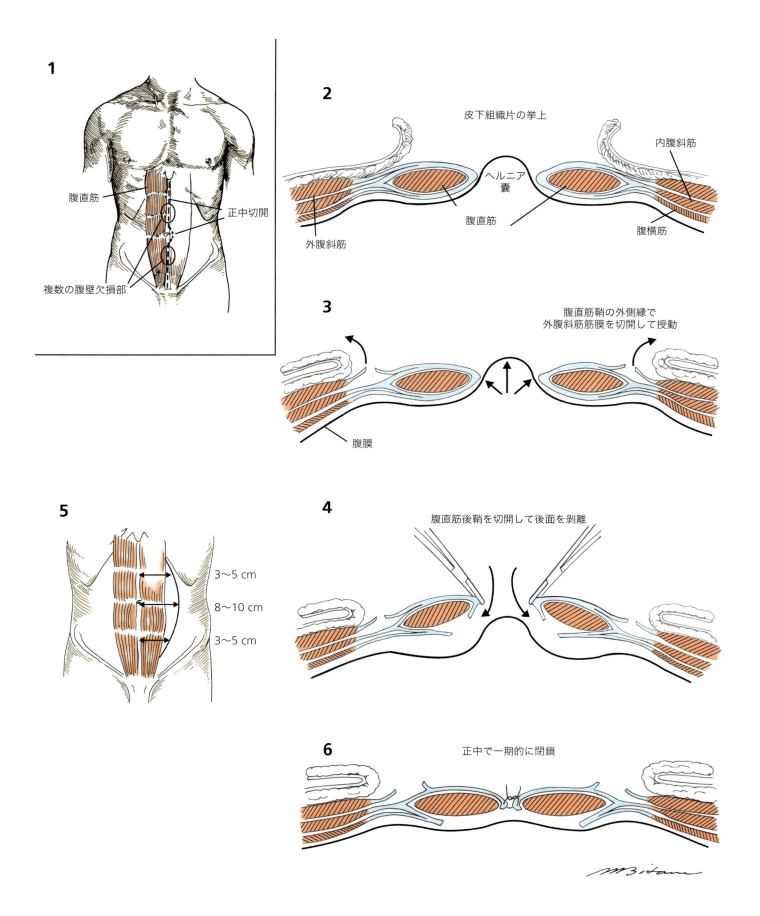

腹壁ヘルニア修復（腹壁分離法）

手技の詳細（続き）　多くの外科医は正中創に人工メッシュや生体メッシュを敷き，ヘルニアの再発を防ごうと努力する．メッシュと腹直筋後鞘を4～5cmの幅で重ね合わせ，筋膜縁から2～3cmの場所で1-0か1号の太い非吸収糸で固定し，結び目が上（腹直筋側）になるようにする（**図7**）．

弓状線より下方の恥骨上部のような場所で，腹直筋後鞘を固定できないときは，外腹斜筋・内腹斜筋・腹横筋の筋膜が癒合したところに縫合して固定する．メッシュが腹腔臓器に接触するときは癒着防止加工されたメッシュを使い，メッシュと腹腔臓器が癒着するのを避ける〔訳注：腹直筋後鞘は上前腸骨棘より下方で薄くなり，弓状線（Douglas線）を形成する．下腹壁動静脈は弓状線の尾側で腹直筋鞘内に入り，後鞘前面を上行している．なお，半月状線は腹直筋の外側縁であり，第9肋軟骨先端部から恥骨結合に向かって弧状を呈しており，腹直筋と腹斜筋群の境界（Spiegel筋膜）に生じるのは半月状線ヘルニア（Spiegelヘルニア），左右の腹直筋の境界（白線）に生じるのは白線ヘルニアである〕．

筋膜を閉鎖したら，腹壁筋群から挙上した皮下組織片をできるだけ縫着し，死腔を最小限に抑える．皮下組織片の縫着は2-0の吸収糸の結節縫合で行うのがよい．皮下組織に血液や漿液が貯留することが多いので，両側から皮下組織片内に2本の閉鎖式吸引ドレーンを留置し，手術後に血腫や漿液腫が生じるのを防ぐ（**図8**）．

ドレーンとメッシュを接触させてはならず，ドレーンは腹直筋後面に敷いたメッシュから離れた場所に留置し，メッシュに播種や感染が起こる危険性を防ぐ．皮膚はステイプラーか吸収糸の連続縫合で閉鎖する．多くの外科医はガーゼの上に腹帯を巻いて腹壁を保護する．

メッシュを使えそうにないときは，拡大分離法で閉鎖するしかない（**図9**）．外腹斜筋腱膜を腹直筋外縁で切開して腹直筋前鞘を授動し（**図9**），腹直筋後鞘を腹直筋後面から剥離して内腹斜筋筋膜・腹横筋筋膜とともに前方に移動させ（**図10**），腹直筋前鞘に縫着する（**図11**）．外腹斜筋は筋膜の断片とともに外側に牽引させ，腹直筋前面で筋膜を縫合する余裕を作る．

術後管理　覚醒する前に経口胃管を抜去する．広範囲の剥離や腸管操作でイレウスが懸念されるときは，腸蠕動が回復するまで経鼻胃管を留置する（訳注：繰り返しになるが，イレウスは腸管麻痺であり，腸閉塞ではない）．覚醒して排尿できれば，Foleyカテーテルを抜去する．術後4～5日間は中等度の疼痛がある．1日以内に飲水を許可し，許容度に応じて食事を進める．

血腫や創感染を起こす可能性があり，漿液腫を生じたときは内容を吸引する．皮下組織弁に閉鎖式吸引ドレーンを留置したときは，排液が漿液性で少量になったときに抜去する．

術後6週間は腹圧を加えるような身体活動を控え，重いものを持たないように指導する．創部の抗張力が完成して激しい運動を行っても修復部が破綻しないようになるまで，筋膜の創傷治癒を促進する．

外科医によっては手術後6週間の腹帯を勧める．患者は自宅で腹帯を4～5週間続ける．腹帯は可能なかぎり装着しておくように指示するが，患者によっては就寝中だけ除去させる．　■

IX 腹壁と鼠径の手術
HERNIA

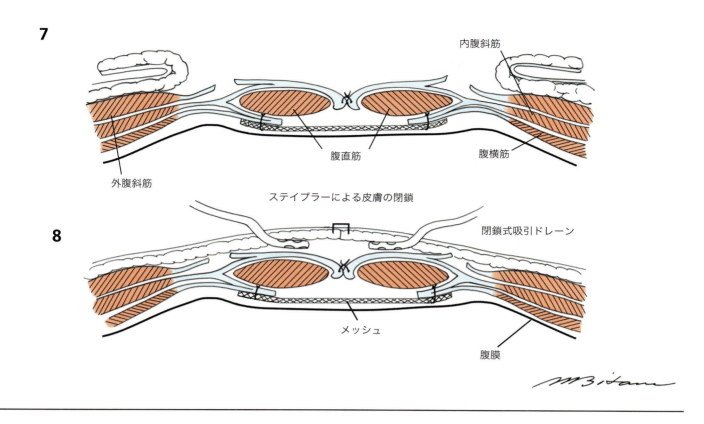

7　内腹斜筋／腹直筋／腹横筋／外腹斜筋

8　ステイプラーによる皮膚の閉鎖／閉鎖式吸引ドレーン／メッシュ／腹膜

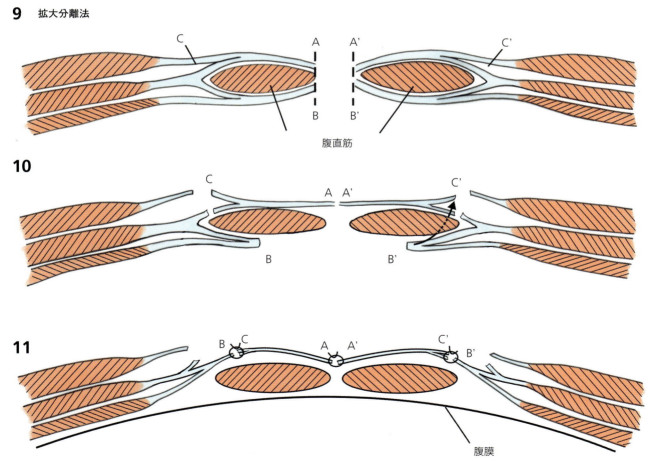

9　拡大分離法　腹直筋

10

11　腹膜

393

CHAPTER 103 臍ヘルニア修復

適応 臍ヘルニアは先天的なものが多いが，開腹手術の切開部や腹腔鏡手術のポート部に生じるものもある．成人の臍ヘルニアは絞扼性腸閉塞を起こしやすく，患者の状態が許すときは修復手術が必要である．

乳幼児の臍ヘルニアは放置してよく，筋膜の欠損は2歳までに80％が閉鎖し，嵌頓や絞扼の頻度は非常に低い（訳注：嵌頓は還納不能，絞扼は循環障害）．幼児期にかなめ石がついたひものような保護具を使っても治らず，示指が入るくらい大きい欠損口があれば，就学前に修復したほうがよい．

術前準備 臍ヘルニアは小児か肥満の成人にみられ，術前準備は患者の年齢と全身状態で決まる．肥満の成人は食事制限を行い，総合内科で評価を受ける．1～2日の低残渣食と刺激の少ない下剤で腸管を空にする．急性呼吸器感染・慢性咳嗽・臍部感染症があるときは手術を延期する．臍はとくに注意してきれいにする．

麻酔 筋弛緩が十分に得られるので，大きいヘルニアのときは脊髄麻酔がよいが，禁忌でなければ吸入麻酔を使い，小児では吸入麻酔を選ぶ．

体位 苦痛がない仰臥位にする．

手術準備 臍をきれいにして通常どおり皮膚を消毒する．消毒液に浸した綿棒で臍の深部まできれいにする．

切開と露出 臍の上縁か下縁の弧状切開が最も多い（**図1**）．ヘルニアが非常に大きいときは臍の辺縁を通る縦切開が必要である．臍を皮弁に残してヘルニア嚢まで切開する．臍部の裏側に付着している部分を除くと，ヘルニア嚢の授動は容易である．ヘルニア嚢を注意して剝離し，穴をあけて感染を起こすことがないようにする．白線や腹直筋前鞘の深さまで鈍的剝離と鋭的剝離を行い，ヘルニア嚢の頸部を周囲組織から剝離する．

A 成人

手技の詳細 ヘルニア内容は大網のことが多いが，小腸や大腸のこともある．大網はヘルニア嚢のいろいろな部分に癒着しており，ヘルニアの還納を妨げている．ヘルニア嚢や頸部からヘルニア内容を遊離するには，鋭的剝離が必要である．

ヘルニア嚢に壊死した腸管がありそうなときは，正中切開を延ばして臍の上か下から腹腔内に入り，筋膜欠損部まで切開を広げてヘルニア嚢に近づくと，嵌頓した腸管を完全に授動でき，状況に応じて腸管を還納したり切除したりする．

ヘルニア嚢内に嵌頓しているのはほとんどが大網である．大網が嵌頓しているときは，ヘルニア嚢を切開してもよい（**図2**）．大網の遊離や還納がむずかしいときは，鉗子と縫合結紮を続けてかけて大網を切除するのがよい．ヘルニア内容を還納してヘルニア嚢の頸部を同定したら，筋膜欠損部をどのように修復するかを決める．

欠損部が小さく2cm以下であれば，腹膜を閉じて余分なヘルニア嚢を切除する．腹膜欠損部の辺縁を前面と後面できれいにして脂肪を除去し，2-0の遅延性吸収糸か非吸収糸の結節縫合で一期的に修復する（**図3**）．単純な結節縫合で修復するのは，欠損部が小さく2.5cm以下のときだけである．

欠損部の大きさが中等度で2～4cmのときは，「ベストとズボン（vest-over-trousers）」（Mayo法）で2層縫合することが多く，2-0の糸で上部の筋膜（ベスト）を下部の筋膜（ズボン）の上に重ね合わせる（**図4-5A**）．初めにベストの上部とズボンの腰部

を水平マットレス縫合で固定する（**図4**）．1層目の縫合が終わったら，ベストの下端がズボンに張り出しているので，2-0の糸の結節縫合で2層目をかけて固定する（**図5**）．手技を断面図で示す（**図5A**）．

欠損部が大きく4cm以上のときは，一期的な縫合だけでは再発しやすいので，メッシュで修復する．メッシュの挿入に適した場所は，筋膜欠損部と腹直筋後鞘の裏側である．腹膜と腹直筋後鞘の間の層を十分に剝離でき，臍ヘルニアを閉鎖したとき背側に大網を直接置けることが確認できたときは，合成メッシュを使う．

腹膜と腹直筋後鞘の間を剝離できないとき，メッシュを腹腔側に露出させたまま固定するときは，複合メッシュを使い，滑らかな非癒着性の表面を後面の大網や腸管に向け，保護材のない膜状の合成メッシュを前面の腹膜や腹直筋後鞘に当てる（**図6**）．

メッシュの大きさは筋膜欠損部より3～5cmほど広くする．メッシュの固定は2-0の非吸収糸のマットレス縫合で行い，12時と6時の位置は白線部，3時と9時の位置は腹直筋部で腹壁全層に通して固定する（**図6A**）．

腹腔内でループ状になった糸が腸管を巻き込むこともあるため，固定糸は全層にかけずに保護材のない合成メッシュにだけかける．固定糸を結び，2-0の結節縫合で縦方向か横方向に欠損部を閉鎖する．

閉鎖 入念に止血したあと，2-0の吸収糸で臍の裏側の皮下組織の頂部を白線に縫着すると，内向きに凹んだ「おなかのボタン（belly button）」ができる（訳注：日常用語で臍のこと）．吸収糸の縫合を追加して皮下の死腔を閉鎖する．

Scarpa筋膜（訳注：皮下深層の線維性結合組織）に通した糸を筋膜にもかけ，創の反対側のScarpa筋膜にかけて3層縫合にすると，漿液や血液の貯留する空間が最小限に抑えられる．ヘルニアが非常に大きいときは，留置したメッシュと接触や交通がない場所で，小切開創からシリコーン製の閉鎖式吸引ドレーンを留置してもよい．

術後管理 腹部膨満を生じないように注意する．幅7～8cmのテープを横方向に貼り，1か月間は腹帯をつけさせてもよい．術後6週間は非常に重いものを持ち上げたり引っ張ったりしないように指導する．

B 小児

手技の詳細 臍の陥凹部の上半周に弧状切開を加える．ヘルニア嚢を白線の深さまで剝離したら，左右の腹直筋鞘まで広げる．皮膚牽引鈎で反対方向に引っ張りながら，臍の裏側からヘルニア嚢を十分に剝離する．筋膜を全方向に4～5cmの範囲できれいにする．ヘルニア内容はヘルニア嚢を開けずに還納できる．

欠損部の筋膜の辺縁をKocher鉗子で把持し，筋膜の後面を1～2cmの範囲できれいにする．筋膜欠損部は小さいことが多いので，欠損部の形に応じて2-0の結節縫合を縦方向か横方向にかけて一期的に修復する．

閉鎖 5-0の吸収糸の皮内縫合で皮膚を閉鎖する．テープを貼り，ガーゼ小塊を臍部に詰めてガーゼを当てる．

術後管理 通常どおり術後管理を行う．4～5時間以内に水分を摂取させ，1日以内に軟食のまま帰宅できる．広範囲に剝離したときは臍部を観察して血行障害を調べる．弧状切開の創は治るとほとんどわからなくなる．

Ⅸ 腹壁と鼠径の手術
HERNIA

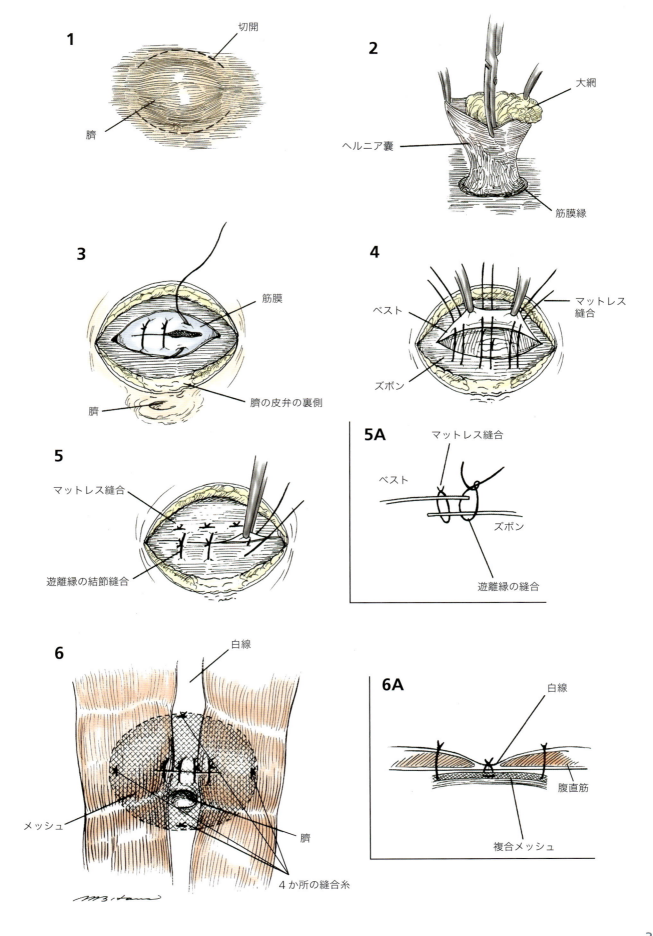

CHAPTER 104　外鼠径ヘルニア修復

適応　ヘルニアが大きい，患者が高齢，全身状態不良などのために禁忌でなければ，鼠径ヘルニアはすべて待機的に修復する．中高年の患者は全身の医学的検査が必要である．

修復手術を勧める前に愁訴の原因となる別の異常を除外し，鼠径ヘルニアのせいにしない．消化管狭窄・慢性肺疾患・前立腺肥大の症状があれば適切な検査を行う．

乳幼児や小児の鼠径ヘルニアは嵌頓しやすく，診断がついたらできるだけ早く修復する．停留精巣は自然に下降するように通常は3～5歳になるまで精巣固定を行わないが，鼠径ヘルニア嵌頓で修復手術を行うときに停留精巣があれば，年齢と関係なく精巣固定も行う．

術前準備　肥満の患者はヘルニアの再発率を低くするため，標準体重に落とすまで修復手術を断ったほうがよい．急性上気道炎や慢性咳嗽がある患者も病状が改善するまで修復手術を延ばす．喫煙者は本数を減らすか禁煙させ，適切な薬剤を投与しながら間欠的陽圧呼吸訓練を頻繁に行い，手術の4～5日前に入院させる．

ヘルニアの絞扼があるときは，乳酸Ringer液を点滴静注して水分と電解質のバランスを改善させる時間だけ手術を遅らせてよい．抗菌薬の全身投与を行い，腸管壊死の疑いがあれば血液製剤や膠質液を用意する．細い経鼻胃管を挿入し，術前・術中・術後4～5日間は胃内容の持続吸引を行う．

十分な時間をかけて30～50 mL/時以上の尿量を確保し，頻脈を100回/分以下に軽快させ，適度な血圧と中心静脈圧を維持し，電解質を頻繁に調べて正常化させる．準備に4～5時間かかることがあるが，腸閉塞が4～5日間続いていた患者は，4～5 Lの水と血液や電解質とくにカリウムを投与するのに長時間かかることもある．全身状態が安定せずに手術をすると悲惨な結果になることがある．

2歳以上の小児は来院前に心理的な準備を行う．入院や手術の具体的な内容を物語形式で書いたパンフレットを読んであげると，待機手術の合併症としての精神的なショックを減らすのに役立つ．

麻酔　合併症がない鼠径ヘルニアは，どの年齢の患者でも局所麻酔・領域麻酔・全身麻酔による外来手術で行う．

外来手術が適切な危険性が低い患者では，経静脈的鎮静と局所浸潤麻酔を考慮すべきであり，組織の緊張が正常に近い状態で縫着でき，術中に患者に咳をさせて腹腔内圧を上げられるので，ヘルニア嚢を同定するときや修復が確実であることを試すときに役立つ．局所麻酔は神経の正確な走行を知っておく必要がある（**図1**）．

腸閉塞があるときは，気管挿管による全身麻酔がよく，誤嚥の危険性を避ける．吸入麻酔は小児や神経質な成人に選択される．

体位　仰臥位にして膝の下に枕を置いて鼠径部の緊張を軽くする．手術台を傾けて頭低位にするとヘルニア内容が還納されやすくなり，厚い腹壁が重力で牽引される．

手術準備　除毛したあと通常どおり皮膚を消毒する．

A　伝統的なヘルニア嚢処理

切開と露出　上前腸骨棘のすぐ内側下方から恥骨結節まで，Poupart靱帯（鼠径靱帯）と平行に2～3 cm離して皮膚を切開する（**図1**，**A**）．

皮膚割線に沿った大きいしわで皮膚切開すると，不快感が少なく美容的にもよい（**図1**，**B**）．皮膚割線は腹壁を下方に牽引したときに，ドレープの下にある皮膚に自然にしわができるのでわかる．

どちらの皮膚切開でも，外腹斜筋腱膜まで切開を進めると，切開下部の皮下組織に数本の血管とくに浅腹壁静脈と内陰部静脈が現れるので，鉗子をかけて結紮する（**図2**）．

手技の詳細　創の全長にわたって鋭的剥離を行い，外腹斜筋腱膜をきれいにして入念に脂肪を除去し，外鼠径輪が見えるようにする（**図2**）．生理食塩水で濡らしたガーゼを創縁に当てたあと，外腹斜筋腱膜を筋線維の方向に沿って切開し，外鼠径輪の内側まで延ばす（**図2**）．

外腹斜筋腱膜の切離縁を鉗子で把持して内腹斜筋から分離し，外鼠径輪の内側まで切開を進めるとき下にある神経を傷つけないようにする（**図3**）．神経を損傷しやすいのは外鼠径輪の部分である．

外腹斜筋腱膜を鈍的に剥離し，下方はPoupart靱帯まで進め，上方もある程度まで進める．腸骨鼠径神経を周囲組織から剥離するときは，内腹斜筋の表面を通るところで出血することが多く（**図4**），注意して結紮しておかないと，創部に血腫ができる．

腸骨鼠径神経を慎重に遊離したら，腱膜切開縁にかけた鉗子の外側による（**図5**）．挙睾筋を有鉤ピンセットでつかんで切離し，ヘルニア嚢に到達する（**図6**）．

ヘルニア嚢は精索の前にあって内側に向かう明確な白い膜であり，周囲組織との区別は容易である．ヘルニアが小さいときはヘルニア嚢が鼠径管の高位にある．精管は精索のほかの組織より硬いので触診でわかる．

ヘルニア嚢を丁寧につまみ上げ，ヘルニア内容を傷つけないように注意して切開する（**図7**）．ヘルニア嚢の切開縁を止血鉗子で把持し，ヘルニア内容を腹腔内に戻す．

ヘルニア嚢の中に左示指を挿入して緊張を加えながら，右手で鈍的剥離と鋭的剥離を行ってヘルニア嚢を遊離する（**図8**）．ヘルニア嚢の近くで剥離すれば血管のない層が見つかる．

精管や血管をヘルニア嚢から分離するには，鋭的剥離のほうがよい（**図9**）．注意して行えば，ガーゼで鈍的剥離を行って精管や血管をヘルニア嚢から分離するより出血が少ない．鋭的剥離を進めると腹膜前脂肪になり，ヘルニア嚢の狭い頸部の腹膜が見えるまで続ける．**CONTINUES ▶**

IX 腹壁と鼠径の手術
HERNIA

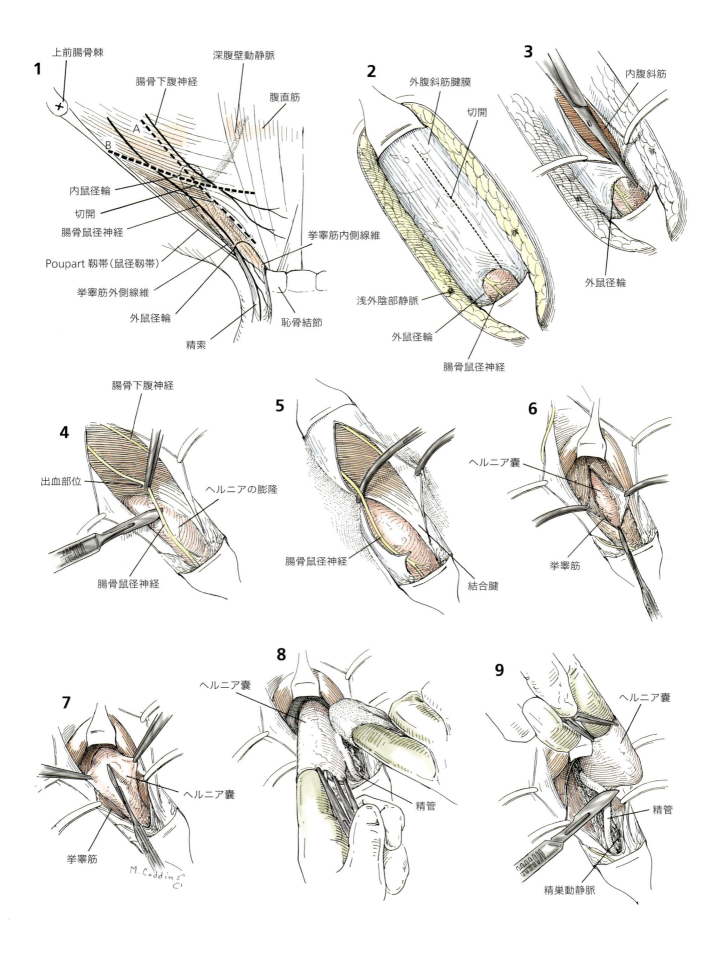

397

104　外鼠径ヘルニア修復

手技の詳細（続き）　ヘルニアの頸部から2～3cmの範囲内でヘルニア嚢を切開したら示指を入れて探り，「パンタロン」・直接ヘルニア（内鼠径ヘルニア）・大腿ヘルニアがないことを確認する（**図10**，訳注：パンタロンは裾が広がったズボンであり，外鼠径ヘルニアと内鼠径ヘルニアが一緒になった内鼠径輪の広いヘルニアのこと）．

ヘルニア頸部の内側から巾着縫合をかけ，ヘルニア嚢を確実に閉鎖する（**図11**）．貫通縫合を数本かけて閉鎖してもよい．縫合をおくときや糸を結ぶときは，必ずヘルニア嚢の頸部の内側面を見て，大網や腸管を損傷しないように注意する．ヘルニア嚢の巾着縫合は腹膜と一緒に横筋筋膜にもかける．ヘルニア嚢の頸部はやや肥厚した白い輪として同定できるので，ヘルニア嚢はその中枢側で結紮する．

巾着縫合を結紮したら，ヘルニア嚢の余分な部分をハサミで切除する（**図12**）．結紮したヘルニア嚢は表面の筋肉に縫着したほうがよく，ヘルニア嚢の頸部を閉鎖するためにかけた巾着縫合の長い糸の両端を針に通し，横筋筋膜の裏側から前方に向けて内腹斜筋の下縁を貫通させたあと，2本の糸を結ぶ（**図13**）．このとき深下腹壁動静脈を損傷しないように注意する．

・別のヘルニア嚢処理法

伝統的なヘルニア嚢処理では，ヘルニア嚢を高位で結紮するが，メッシュによる修復では別の処理法が一般的である．

小さいヘルニアや中等度のヘルニアでは，ヘルニア嚢を精索から剥離するだけで切開しない．ヘルニア嚢を丁寧に牽引しながら電気メスを使うと，出血斑や血腫形成を最小限に抑えられる．

ヘルニア嚢の入口部に指を入れて探り，内鼠径輪に向かう剥離を補助する．ヘルニア嚢に穴があいたら2-0の吸収糸で閉鎖し，ヘルニア嚢全体を精索の脂肪腫とともに腹壁の筋肉の裏にある腹膜前腔に戻す．

大きいヘルニアでは，ヘルニア嚢を内鼠径輪の近くで切断したあと縫合結紮して閉鎖する．中枢側のヘルニア嚢は内鼠径輪まで剥離するが，末梢側のヘルニア嚢は触れずに放置する．末梢側を放置しても陰嚢水腫はほとんど起こらないが，大きいヘルニア嚢を精索から広範囲に剥離して精巣が陰嚢から移動すると，静脈血栓や虚血性精巣炎を起こすことがある．

修復と閉鎖　ヘルニア嚢を切除したあとの修復にはさまざまな方法がある．高齢者の大きいヘルニアや再発ヘルニアと重労働に従事する男性のヘルニアは，精索を部分的か全体的に転位させて内鼠径輪を狭くする方法で修復する．

1. 精索非転位法（Ferguson）

挙睾筋は発達していてもいなくても，2-0絹糸の結節縫合で縫着する（**図14**）．ヘルニア嚢を切除したあとの露出面を被覆すると，正常の状態に戻ったように見える．結合腱の下で挙睾筋を引っ張り，次に縫合する層の緊張をゆるめて修復しやすくする（訳注：結合腱は腹横筋下部の恥骨に至る鎌状部）．

結合腱と内腹斜筋をPoupart靱帯に縫着し（**図15**），精索の前で糸を結ぶ（**図16**）．Poupart靱帯には下から上に向けて運針し，靱帯がほつれるのを避けるため糸をかける場所が不均一になってもよい．

最初の縫合はゆるく結び，精索を締めつけず周囲に十分な空間があり，鉗子の先端が通る程度にするとともに，注意して腸骨鼠径神経に針や糸がかからないようにする（訳注：腸骨鼠径神経は内腹斜筋と腹横筋を支配し陰嚢と陰唇に分布）．

外腹斜筋腱膜も結節縫合で閉鎖し（**図17**），外鼠径輪も精索を締めつけないようにする（**図18**）．4-0の吸収糸の結節縫合で皮下組織を注意して縫着し（**図19**），別の方法として，吸収糸の連続縫合で皮下組織を閉鎖してもよい．テープを貼ってガーゼを当てる．

2. 小児の修復

鼠径靱帯から離れた恥骨上で内鼠径輪を中心にして皮膚のしわに沿った3cmの短い切開をおく．創の中央で両側の皮下組織に曲のモスキート鉗子をかけて牽引に使う．Scarpa筋膜を切開して外腹斜筋腱膜を外鼠径輪まできれいに露出したら，外鼠径輪から上に向かって外腹斜筋腱膜を切開する．陰嚢水腫がなければ，外鼠径輪の直上から外腹斜筋腱膜を切開してもよい．

外腹斜筋腱膜の上葉と下葉をメスの柄で遊離したら，上葉に小さい直角牽引鉤をかけて鼠径管を露出する．鈍的剥離で挙睾筋線維を広げ，精索の内側前方にヘルニア嚢を同定したら，鼠径管の中央を持ち上げて精管や血管を丁寧に分離するが，精索は鼠径管から授動しない．鼠径管の中央に直のモスキート鉗子を2本かけてヘルニア嚢を切離し，中枢側を内鼠径輪の高さまで遊離する．

ヘルニア嚢の頸部を細い絹糸で縫合結紮して閉鎖し，余分なヘルニア嚢があれば切除する．ヘルニア嚢を切開する必要はないが，大網や腸管が入っているときはヘルニア嚢を切開し，頸部で閉鎖する前に大網や腸管を腹腔内に戻す．ヘルニア嚢の末梢側は外鼠径輪の下まで遊離して切除する．

精巣や精索を正常の位置に戻して正確に閉鎖する．外腹斜筋腱膜とScarpa筋膜を細い絹糸の結節縫合で縫着し，皮膚を細い吸収糸の皮内縫合で閉鎖する．乳幼児に鼠径ヘルニアがあるときは，反対側の鞘状突起が高頻度に開存しているので，通常は反対側の鼠径部の検索を行うが，年長児には行わない．

女児の鼠径ヘルニアも切開と露出は前述のとおりであるが，女児の先天性の外鼠径ヘルニアは滑脱型のことが多く，卵管や卵管間膜がヘルニア内容を形成しており，卵管間膜付着部の末梢側に細い絹糸の縫合結紮をかけ，ヘルニア嚢と円靱帯を閉鎖する．

3. 成人女性の修復

円靱帯とヘルニア嚢は密着していることが多く，分離するには鋭的剥離が必要である．ヘルニア嚢の頸部を遊離して結紮したら，男性と同じように修復するが，結合腱をPoupart靱帯に縫着する糸を円靱帯にもかけるところが異なる．円靱帯を切離したときは小動脈を結紮し，子宮を支持するため中枢側端を固定する必要がある．

術後管理　成人はベッドで仰臥位にして，膝の下に枕を置くか調節性ベッドの下部を挙上し，下肢を少し屈曲させて創部の縫合糸に過度の緊張がかからないようにする．陰嚢は吊り包帯を当てて保護し，氷嚢を当ててもよい．

鎮静させて咳嗽を制御し，緩下剤を処方して排便時の過度の力みを避ける．早期の離床と排尿を促し，問題がなければ日常活動を許可する．4～5週間経過したら肉体労働をさせてもよい．特別な腹部の保護具は不要である．

乳幼児や小児は術後4～6時間で飲食させ，手術当日の夕方には常食を与える．　**CONTINUES**

Ⅸ 腹壁と鼠径の手術
HERNIA

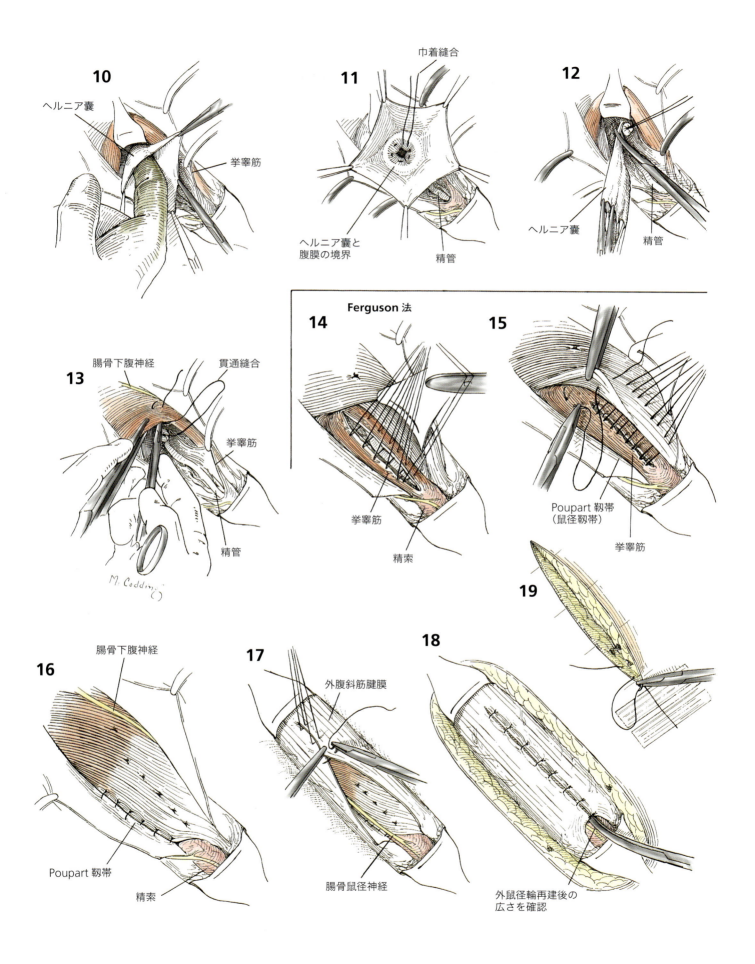

399

B Bassini 法

手技の詳細 精索が見えたら，ヘルニア嚢を同定して切開する前に，精索を周囲組織から分離しておくと，精索を移動させやすい．恥骨結節の直上の内側から示指を精索の裏に挿入し，鈍的剥離を進めて精索を Poupart 靱帯（鼠径靱帯）から遊離する（**図 20**）．

短い曲の鉗子を Poupart 靱帯の上から恥骨結節に向けて挿入したら，示指をガイドにして精索の裏を通す（**図 21**）．鉗子でPenrose ドレーンを精索の裏に通し，精索の牽引に使う（**図 22**）．

精索を丁寧に牽引しながら精索の裏を下行する血管を鉗子で何度も挟んで結紮し，出血がない術野を確保する．挙睾筋を切離し，有鉤ピンセットでヘルニア嚢をつまんで切開に備える．内腹斜筋の近くで挙睾筋を完全に切離して精管と周囲の血管を露出する方法もあり，内鼠径輪を正確に閉鎖できる．

ヘルニア嚢を切開し（**図 23**），切開縁に曲か直の止血鉗子をかけて牽引する．ヘルニア嚢に示指を挿入し，鋭的剥離と鈍的剥離を行って精管や周囲の血管を遊離する（**図 24**）．

ヘルニア嚢の頸部に示指を挿入し，内容が完全に還納していることを確認したら，ヘルニア嚢頸部の中枢側に内側から巾着縫合をおくか，貫通マットレス縫合を数本かける（**図 25**）．近くにあ

る腹壁動静脈を損傷しないように注意する．

修復と閉鎖

1. 精索転位法（Bassini）

精索転位法（Bassini）では，精索と内腹斜筋を適度に牽引し，深部の腹横筋腱膜と横筋筋膜を同定する（**図 26**）．分厚い筋膜をPoupart 靱帯の遊離縁の深部，いわゆる「腸骨恥骨靱帯（iliopubic tract）」と腹横筋腱膜の辺縁（**図 26，X**）に縫着し，結紮したヘルニア嚢の表面の弱い領域を補強することが重要である．内腹斜筋の近くで挙睾筋を完全に切離していなければ，挙睾筋の欠損部を結節縫合で閉鎖する．

横筋筋膜は Poupart 靱帯の近くで薄くなって見えるが，内腹斜筋を上方に強く牽引すると，腹横筋の下縁を形成する白く強い腱膜が露出する（**図 26**）．Poupart 靱帯の辺縁の先でこの腱膜を腸骨恥骨靱帯に縫着すると，ヘルニア修復がさらに強固になる．

結合腱を上方に牽引すると，Poupart 靱帯の周辺にある分厚い筋膜や腹横筋腱膜の最適な場所に針をかけられる（**図 27**）．腸骨恥骨靱帯と腹横筋腱膜を縫着する 4〜5 針は，精索の外側でかけて内鼠径輪のすき間を閉鎖する（**図 28**）．**CONTINUES ▶**

IX 腹壁と鼠径の手術
HERNIA

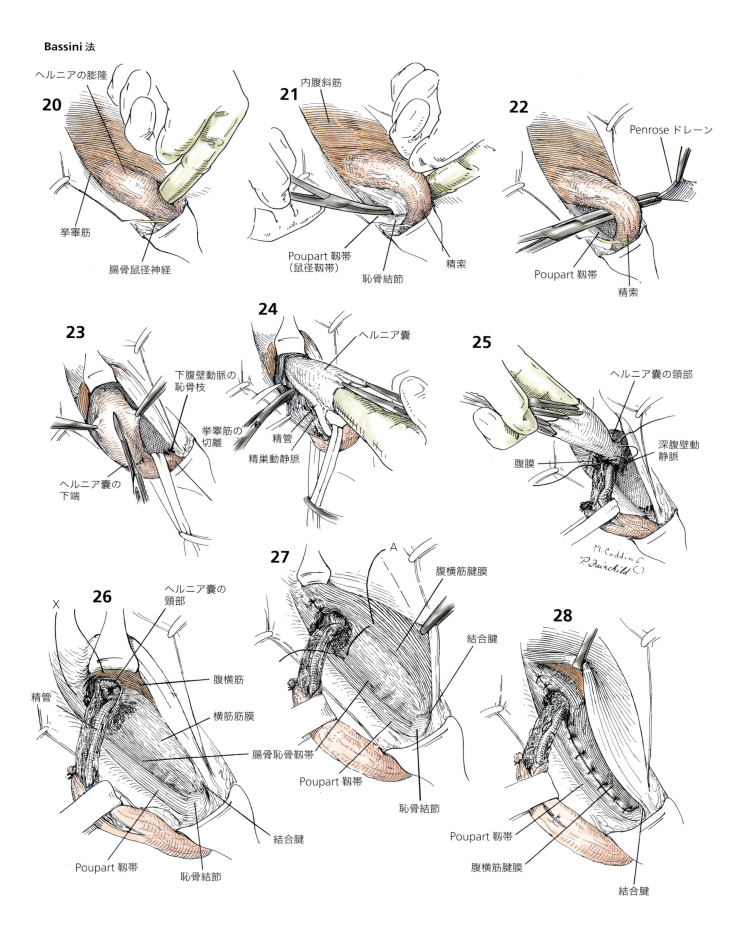

Bassini 法

104 外鼠径ヘルニア修復

修復と**閉鎖**（続き）　2層目の補強は 2-0 の非吸収糸で結合腱を Poupart 靱帯の棚の縁に縫着する．この縫着は恥骨結節から深腹壁動静脈の表面を外側に向かい，精索が外側に曲がって見えるところまで縫着する．縫合する前に結合腱が授動できて強固であることを調べておくが，かなり緊張をかけないと結合腱を Poupart 靱帯に縫着できないことが多い．

縫合線上で結合腱を Poupart 靱帯に接近させて緊張の程度を予備的に調べる（**図 29**）．外腹斜筋腱膜の上片を内側に牽引し，下にある腹直筋鞘を露出する（**図 30**）．過度の緊張があるときは，腹直筋鞘に多数の切開を加えると，腹直筋の保護を維持したまま筋膜の緊張がとれる（**図 31**）．

減張切開は長さ 1 cm で間隔を 1 cm あけるが，希望どおりに緊張をとるには 8〜10 か所以上の切開が必要になる（**図 31**，**32**）．筋膜を牽引しながら切開を加え，筋膜の伸び具合を見て切開を終わる．

腹横筋腱膜と腸骨恥骨靱帯を縫合した線上で結合腱を Poupart 靱帯の下縁に縫着する．最初の縫合は恥骨結節の骨膜と結合腱の内側にかけ，次に精索の出口で数針かけて内腹斜筋を Poupart 靱帯に縫着するが，精索を締めつけてはいけない．拡張した静脈や挙睾筋を切除して精索が細くなったときはとくに締めつけてはいけない（**図 33**）．

腸骨鼠径神経をもとの位置に戻し，精索の前で外腹斜筋腱膜を閉鎖するが，外腹斜筋腱膜の上片と下片をマットレス縫合で重ね合わせるか（**図 34**，**35**），外腹斜筋腱膜の切開縁を 2-0 の糸の連続縫合で単純に縫着する．新しくできた外鼠径輪を調べ，精索を過度に締めつけていないことを確認する．

2. 精索転位法（Halsted）

精索を皮下の脂肪層に移動する（**図 36**）．外腹斜筋腱膜切開線の上 1/3 の部位から精索を引き出し（**図 36**），精索の全長を表層の脂肪組織内に置いておき，精索の裏で筋膜を閉鎖する（**図 37**）．

精巣静脈と挙睾筋を何か所も処理すると精索は細くなっており，精索を締めつけないようにして精巣への血流を維持しないと精巣が萎縮する．外鼠径輪を曲の鉗子で調べ，狭いときは切開して精索周囲の締めつけを解除する（**図 36**）．

術後管理　通常どおり術後管理を行う（▶ CHAPTER 105）．■

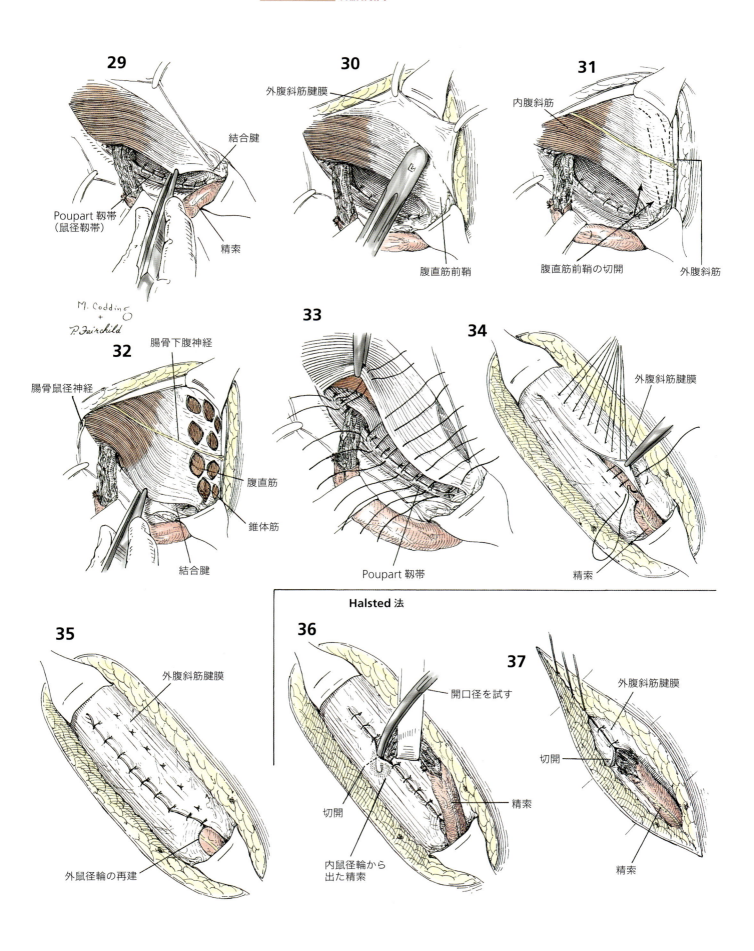

CHAPTER 105 外鼠径ヘルニア修復（Shouldice）

適応 年齢と関係なくヘルニア修復は外来手術で行われることが多い．Shouldice 法は成人の鼠径ヘルニアに適用する術式として数年前に提唱された（訳注：術式が開発されたのは 1960 年代）．

術前準備 肥満の患者は減量が必要であり，標準体重まで落としたほうがよく，減量のために手術を長期間延期することがある．皮膚の感染巣を治して，喀痰を伴う咳嗽や急性上気道感染があれば手術を延期する．喫煙者は本数を減らすように励まし，最小限の苦痛でベッドから起き上がる方法を指導して練習させる．局所麻酔薬を含む薬剤の過敏症を確認する．

手術前日に刺激が少ない膨張性下剤を投与し，大腸に便が残らないようにする．刺激が少ない緩下剤や鉱物油を投与し，術後に過度に力まなくても排便できるようにする．

高齢者は全身の医学的評価が必要である．鼠径ヘルニアの症状は軽く，症状の原因はヘルニア以外の疾患かもしれない．力んだり腹腔内圧が高まったりする原因を探り，高齢の男性は前立腺肥大，高齢者では大腸病変を調べる．

麻酔 通常は鎮静と局所麻酔を併用する．鎮静にはいろいろな薬物があり，ミダゾラム・フェンタニル・メペリジン・プロポフォールを使う．局所麻酔はアドレナリン無添加の 1％リドカインを 30 mL（300 mg）に制限し，高齢者は減量する．

敷布をかけたら局所麻酔薬を注入する．腸骨鼠径神経と腸骨下腹神経の走行を覚えておく（訳注：腸骨鼠径神経は内腹斜筋と腹横筋を支配し陰嚢と陰唇に分布，腸骨下腹神経は外腹斜筋・内腹斜筋・腹横筋を支配し鼠径部や下腹部に分布）．

初めに細い 25 G 針で上前腸骨棘の内側に 4〜5 mL 注入する．次に鼠径靱帯（Poupart 靱帯）と平行に皮下にリドカインを 10 mL 注入する．さらに上前腸骨棘の内側深部の外腹斜筋腱膜に 5 mL 注入し，腸骨鼠径神経を麻酔する．

最後に内鼠径輪の周囲に 5 mL 注入し，陰部大腿神経陰部枝や腹膜からの疼痛刺激を遮断する．高齢者や心臓血管疾患がある患者にはアドレナリンを使わず，高齢者は麻酔薬を少なくする．

体位 改良型 Trendelenburg 位（骨盤高位）にして膝の下に枕を置いて下肢を少し曲げると還納しやすい．

手術準備 皮膚に感染巣がないことを調べ，下腹部と恥骨部を電動クリッパーで除毛する．陰嚢ヘルニアの患者は通常の皮膚の消毒に陰嚢の皮膚も含める．

切開と露出 鼠径靱帯と平行に 10 cm の切開をおくが，横方向の切開や皮膚のしわに沿った切開をおいてもよい．外陰部動静脈を温存し，とくに両側の鼠径ヘルニア修復では温存して術後の浮腫を最小限に抑える．

手技の詳細 外腹斜筋腱膜を筋線維の方向に沿って切開する．細心の注意を払って腸骨鼠径神経を損傷しないようにする．外腹斜筋腱膜を内鼠径輪から外鼠径輪まで切開し，切開片を上下に剥離する（図 1）．

大腿部を見て大腿ヘルニアの有無を調べるには，外腹斜筋腱膜の下片を授動するときに大腿浅筋膜を少し切開しないといけない．挙睾筋を縦方向に切開するときは，外側に動静脈や陰部大腿神経陰部枝があるので，外側が広くなるように心がけて切開する．

内鼠径輪を周囲から遊離してヘルニア囊を探す．ヘルニア囊が見つからないときは，中枢側の腹膜が小さい三日月状に反転した鞘状突起が見える．ヘルニア囊が見つかったときは，鈍的剥離と鋭的剥離を行って遊離する．

ヘルニア囊が大きいときはガーゼで包んで反対方向に圧迫する

と，余分な組織を剥離しやすい．ヘルニア囊を切開し，下腹壁動静脈の裏から内側に示指を挿入して内鼠径ヘルニアの有無を調べる．

ヘルニア囊の頸部を周囲組織から遊離したら，ヘルニア囊を結紮する（図 2）．ヘルニア囊を高位結紮する必要はないと信じている外科医がいる．精索に脂肪腫が見つかったら注意して切除するが，精索の脂肪は除去しない．大きい滑脱ヘルニアでもヘルニア囊を切開せずに還納できる．

内側と外側の挙睾筋を切除して断端を二重結紮する．鼠径の後壁がよく見えるので，弱い部分や盛り上がった部分を探る．下腹壁動静脈をよけながら，横筋筋膜を内鼠径輪の内側から恥骨結節まで切開する（図 2）．大腿輪を探って大腿ヘルニアの有無を調べる．

内鼠径ヘルニアの膨隆があり，横筋筋膜が伸展していたときは，切開した筋膜片の余剰を切除する．修復を成功させるには横筋筋膜の切開片をうまく作ることが非常に重要であり，慎重に剥離して完全に遊離する（図 2）．

下片は幅が 1〜2 cm で強く，上片は下片に比べて幅が狭い．ヘルニア修復には 3〜4 G のステンレス製のワイヤーかモノフィラメントの非吸収糸の連続縫合で 4 層に閉鎖する．緊張を均等に分散させるには連続縫合がよい．

鼠径の後壁補強は緊張がかからないように，小さく均一な連続縫合を注意して行う．支持縫合はかけず，最初の縫合で横筋筋膜の下片の辺縁を腹直筋付着部近くの腹直筋鞘の外側縁の後面に固定する（図 2A）．正確に運針して欠損ができないようにしっかり結ぶ．連続縫合を横方向に進め，横筋筋膜の上片の下面（図 3，A）と内腹斜筋にかけるまで，腹直筋鞘の辺縁からは短い距離しかとらない．

連続縫合を挙睾筋断端の外側上方に延ばすときは，下腹壁動静脈を注意してよける．縫合が内鼠径輪に到達したら折り返し（図 4），内側に向かって横筋筋膜の上片の辺縁と鼠径靱帯の辺縁を縫着する．縫合を恥骨まで進めたら糸を結ぶ．大腿静脈の内側の空間は縫合を裂孔靱帯にかけて閉鎖してもよい．

2 層の縫合線を別の縫合糸で補強する．3 層目の連続縫合は内鼠径輪から始め，内腹斜筋と腹横筋を鼠径靱帯の深部の表面に縫着し，内側に向かって恥骨まで続ける（図 5）．4 層目の連続縫合は恥骨から折り返し，同じ内腹斜筋と腹横筋を鼠径靱帯の浅い表面に縫着し（図 6），内鼠径輪まで縫合を進めたら糸を結ぶ．

精索を調べ，自由に動いて静脈のうっ血がないことを確認する．精索を正常の位置に戻し，外鼠径輪で静脈を締めつけないように外腹斜筋腱膜を縫着する（図 7）．

閉鎖 皮下組織を結節縫合で縫着する．皮膚を吸収糸の結節縫合か連続縫合の皮内縫合で閉鎖し，テープを蝶形に貼って補強するが，ステイプラーで閉鎖してもよい．創に小さいガーゼを当てる．

術後管理 術後 4〜5 時間もたてば，出血や感染の徴候・異常反応・安静度を記載した説明書を渡して帰宅させてよい．経口の鎮痛薬を処方し，局所の氷嚢を許可する．手術当日はトイレを除きベッドで安静にするが，陰嚢の吊り包帯は本人に任せる．

術後 4〜5 日間は身体運動を制限するが，3 日後には回復することが多く，7〜10 日後には車の運転や軽い仕事に復帰できる．4 週間はスポーツのような活発な運動を制限し，重労働を禁止する．■

IX 腹壁と鼠径の手術
HERNIA

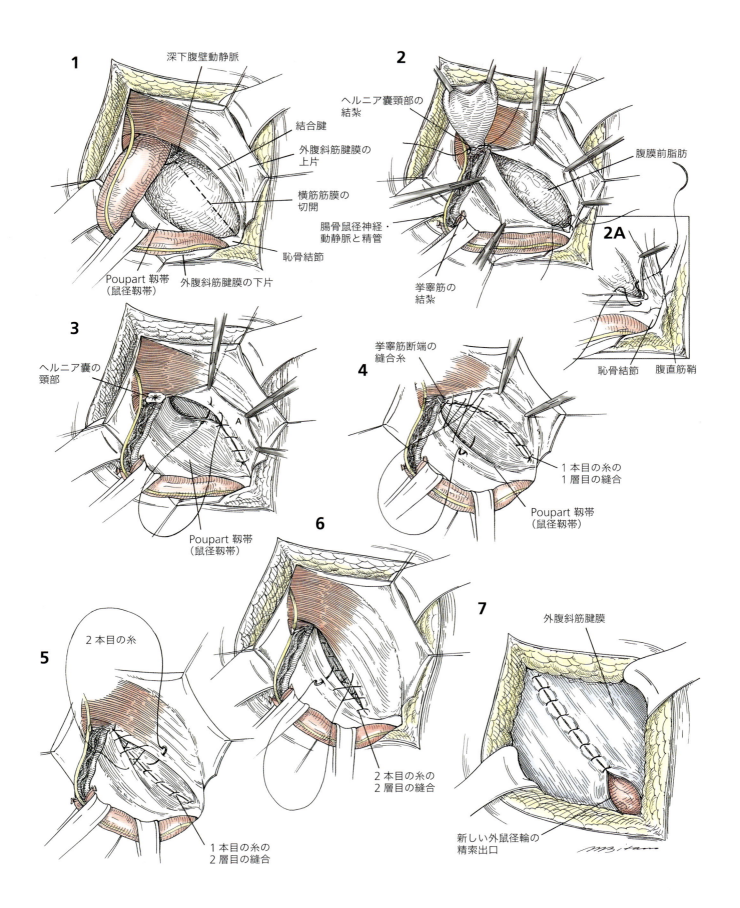

CHAPTER 106 内鼠径ヘルニア修復（McVay）

適応　一期的に縫合して修復するMcVay法は再発率が高く，初回の修復としてはあまり行われないが，前回手術のメッシュを慢性炎症で摘出しなければならない患者は，何らかの一期的な修復が必要であり，とくに大腿部も修復する必要があるときはMcVay法が有用である．

手技の詳細　Shouldice法で横筋筋膜と腹横筋腱膜を腸骨恥骨靱帯（iliopubic tract）とPoupart靱帯（鼠径靱帯）に縫着する代わりに，McVay法では横筋筋膜と腹横筋腱膜を内側ではCooper靱帯（恥骨櫛靱帯）と裂孔靱帯，外側では鼠径靱帯に縫着する（訳注：Cooper靱帯は恥骨櫛表面にある裂孔靱帯の外側延長部）．

そのためには，結合腱を上方に牽引して精索を下方に牽引し，恥骨結節の近くの横筋筋膜をCooper靱帯から遊離しないといけない（図1，訳注：結合腱は腹横筋下部の恥骨に至る鎌状部）．図1では，内鼠径ヘルニア嚢を還納したあと，非吸収糸の結節縫合で横筋筋膜床を再構成している．

鈍的剝離と曲の牽引鉤を使って術野を広げ（図2），Cooper靱帯を露出すると，外腸骨動静脈を同定できる．結合腱と内腹斜筋を持ち上げると，腹横筋の硬い腱膜の辺縁が露出し，結節縫合をかけられるようになる．

ゆるい部分を牽引鉤で内側上方によせると，創の深部の最も凹んだ場所の内側で，Cooper靱帯が白い尾根状の線維になって恥骨に付着しているのが見える（図2）．

2-0絹糸の結節縫合で腹横筋腱膜と横筋筋膜の辺縁をCooper靱帯に縫着する．結節縫合を下方に進め，最後は恥骨結節部にかける．通常は3〜5針の結節縫合でよく，最内側部では術者の示指か細いS状鉤で外腸骨動静脈を保護する（図3）．

肥満の患者はこの部位を露出するのがむずかしく，外腸骨動静脈を損傷しないように注意しながら，完全かつ確実に修復するように努力する．腱膜や筋膜が接近しやすくなるように，Cooper靱帯を切開したあとに縫合することもある．

腹横筋腱膜の辺縁をCooper靱帯のできるだけ内側に縫着したら，腹横筋腱膜と横筋筋膜の辺縁を少し浅い縫合で腸骨恥骨靱帯に縫着する（図4，5）．腹横筋腱膜の辺縁を鼠径靱帯にかけてCooper靱帯の修復を補強することもあるが（図6），内腹斜筋を鼠径靱帯に縫着しても役に立たない．

修復法は術中に遭遇した解剖学的な状況に合わせて変更するのがよい．縫合線に緊張がかからない強固な修復や筋と筋膜の正確な縫着を保証するには，これまで記載した手技を組み合わせるのがよいかもしれない．

術後管理　通常どおり術後管理を行う（▶ CHAPTER 105）．■

IX 腹壁と鼠径の手術
HERNIA

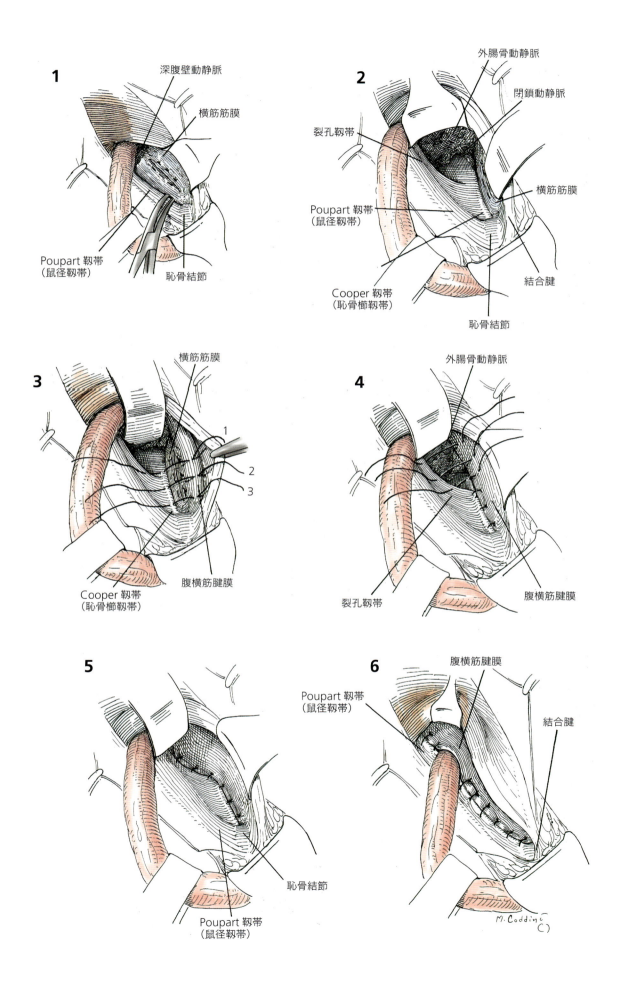

CHAPTER 107

鼠径ヘルニア修復（メッシュ，Lichtenstein）

適応　併存疾患があって特別な監視やケアのために入院したほうがよい患者を除くと，成人の鼠径ヘルニア手術は外来手術で行う．ポリプロピレンのメッシュ法は外鼠径ヘルニアと内鼠径ヘルニアの両方に利用でき，再発率が低いので急速に普及した．

術前準備　肥満の患者は減量が必要であり，標準体重まで落としたほうがよく，減量のために手術を長期間延期することがある．皮膚の感染巣を治して，喀痰を伴う咳嗽や急性上気道感染があれば手術を延期する．喫煙者は本数を減らすように励まし，最小限の苦痛でベッドから起き上がる方法を指導して練習させる．局所麻酔薬を含む薬剤の過敏症を確認する．

　手術前日に刺激が少ない膨張性下剤を投与し，大腸に便が残らないようにする．刺激が少ない緩下剤や鉱物油を投与し，術後に過度に力まなくても排便できるようにする．

　高齢者は全身の医学的評価が必要である．鼠径ヘルニアの症状は軽く，症状の原因はヘルニア以外の疾患かもしれない．力んだり腹腔内圧が高まったりする原因を探り，高齢の男性は前立腺肥大，高齢者は大腸病変を調べる．

麻酔　抗不安薬・麻薬・睡眠薬による鎮静と局所麻酔による領域ブロックを併用する．鎮静にはミダゾラム・フェンタニル・プロポフォールを使う．局所麻酔にはアドレナリン無添加の1％か0.5％のリドカインがよく，総投与量を300 mg（1％リドカインなら30 mL）に制限し，高齢者は減量する．

　アドレナリンを使うと結紮や凝固が必要な小出血がわからず，出血斑や血腫形成の原因になるので，開創のときはアドレナリンを使わない．閉創のときはブピバカインのような長時間作用型の局所麻酔薬を浸潤させることが多く，心臓疾患がなければアドレナリンを添加して局所麻酔の持続時間を長くする．

　敷布をかけたら局所麻酔薬を注入する．上前腸骨棘のすぐ内側にある腸骨鼠径神経と腸骨下腹神経を選択的にブロックする（**図1**）．

体位　仰臥位にして膝の下に枕を置いて鼠径部の緊張を軽くする．

手術準備　術野になる皮膚の除毛と消毒を通常どおり行う．男性は陰茎と陰嚢も消毒し，とくに陰嚢ヘルニアや陰嚢水腫があるときは，必ず陰茎と陰嚢も消毒する．

切開と露出　切開は鼠径靱帯に平行にするか（**図2，A**），皮膚のしわに沿って少し横方向にする（**図2，B**）．領域ブロックと局所麻酔の併用がよく，切開部に何か所も注射し（**図3**），筋膜を剝離するたびに追加する．

手技の詳細

1．内鼠径ヘルニア（直接ヘルニア）

　皮膚を切開し，Scarpa筋膜を通って外腹斜筋腱膜に進める．局所麻酔を筋膜下に追加し，とくに外側の筋膜下に追加する（**図4**）．外腹斜筋腱膜を筋線維の方向に沿って内鼠径輪から外鼠径輪まで切開する．

　外腹斜筋腱膜を切開するときは，精索や腸骨鼠径神経から注意して持ち上げ，腸骨鼠径神経を切断する機会を少なくする．外腹斜筋腱膜の切開縁を2本の止血鉗子で把持したら鈍的剝離を行い，上片を内腹斜筋から剝離し，下片を精索から剝離する．

　Penroseドレーンを精索にかけ，鼠径靱帯沿いと恥骨結節周辺に局所麻酔薬を追加する．ヘルニア囊を精索から注意して分離し，精索を内鼠径輪の高さまできれいにする．内鼠径輪が外鼠径ヘルニアに比べて内側にあるのが確認できる．

　精索に沿う挙睾筋を前面で開いて精索を同定し，内鼠径輪の領域を見てヘルニア囊の状態や外鼠径ヘルニアの有無を調べる．鈍的剝離と鋭的剝離を行い，ヘルニア囊を頸部の周囲まできれいにする．

　ヘルニア囊は鼠径管後壁で横筋筋膜の欠損部から飛び出している．欠損はさまざまであり，打ち抜いたような指の太さの穴もあれば，上は結合腱から下は鼠径靱帯まで広がる吹き抜けのように鼠径管後壁の全体に及ぶものもある．

　外鼠径ヘルニアのときのように，ヘルニア囊を切開して腹膜前脂肪を還納し，余分なヘルニア囊を切除することがあるが，大部分は切開が不要である．ヘルニア囊と腹膜前脂肪は容易に還納でき（**図5**），後壁を再建するときは器具で還納させておく．

　2-0の非吸収糸の連続縫合で後壁を再建する．縫合は恥骨結節から始め，鼠径靱帯直上の横筋筋膜を結合腱の直下にある腹横筋腱膜や腹横筋に縫着してヘルニア門を閉鎖する（**図6**）．下腹壁動静脈を注意してよけながら，縫合を外側に進めて内鼠径輪に到達する．糸を結ぶと，内鼠径輪が精索の周囲で適度な状態になる（**図7**）．

　鼠径管の後壁は硬くなっており，結合腱をもとの位置に戻す．古典的Bassini法のときのように結合腱に緊張をかけて鼠径靱帯まで引き下ろすようなことはしない．後壁を補強したあとの修復は，外鼠径ヘルニアに対するLichtenstein法と同じように行う．

CONTINUES ▶

IX 腹壁と鼠径の手術
HERNIA

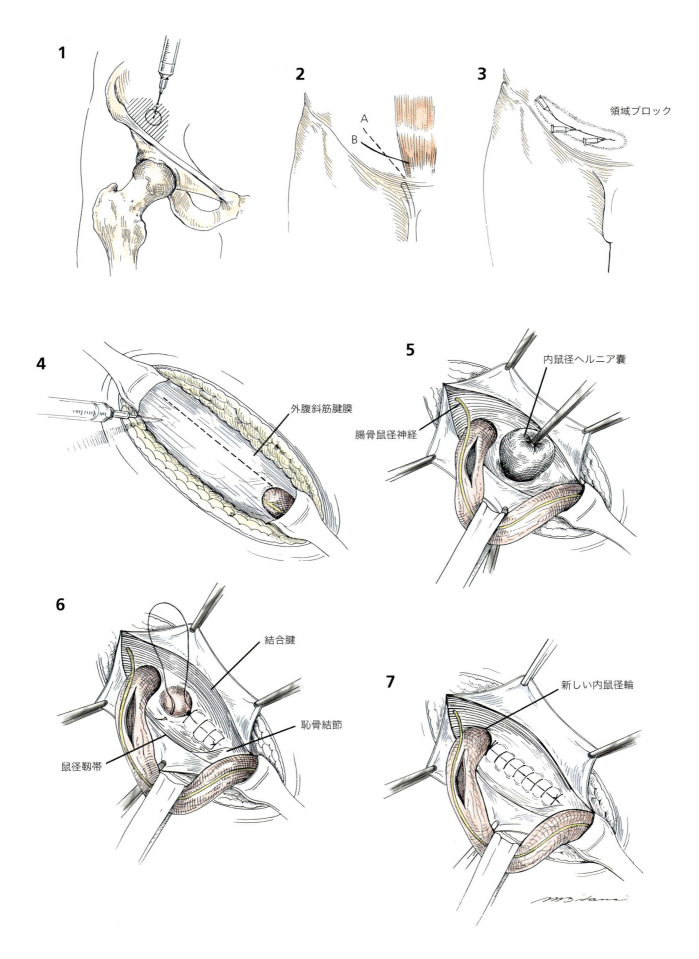

107 鼠径ヘルニア修復（メッシュ，Lichtenstein）

手技の詳細（続き）
2．外鼠径ヘルニア（間接ヘルニア）

挙睾筋を前面で開いて精索を同定したら，外鼠径ヘルニアが同時に生じているのが見えるので，電気メスや丁寧な牽引で精索からヘルニア嚢を遊離する．重要な目印は精管であり，ヘルニア嚢の直下にある．

ヘルニア嚢を切開して内容を調べたあと，頸部に非吸収糸の貫通縫合をかけて結紮する（**図8**）．余分なヘルニア嚢を切除し，精索の脂肪腫を摘除する．ヘルニア嚢を切開せずに腹膜前腔に戻すだけでもよい．

長方形のポリプロピレンメッシュを2.5〜3.0 cm×8〜10 cmの大きさに切り取り，外側は精索に合わせてスリットを入れ，内側は恥骨に合わせて丸くする（**図9**）．鼠径管後壁にメッシュを置き，内鼠径輪と精索の外側で外側片を重ねる．

2-0の非吸収糸でメッシュを恥骨結節に固定したら，メッシュの下縁を連続縫合で鼠径靱帯に縫着し，上縁を吸収糸の結節縫合で内腹斜筋に縫着する（**図10**）．上縁を縫着するときは神経の分枝をよけ，外側縁に結節縫合をかけるときは内腹斜筋の表面で精索のすぐ外側にある腸骨鼠径神経をよけるように注意する．

メッシュの外側片を縫い合わせる．このときメッシュを強く伸ばさないことが重要であり，上縁を縫着するときはメッシュをゆるめて縦にしわがよるようにする．

局所麻酔で行うときの利点であるが，患者に咳をさせたり力ませたりすると，メッシュをゆるめることの重要性がわかり，腹壁を緊張させるとしわが消える．ゆるめずに伸ばした状態でメッシュを固定すると，腹圧を加えたときに縫合部に緊張がかかる．

外側のスリット部に結節縫合を数針かけて合わせ（**図10**），内鼠径輪を適度な大きさにする．最近は上縁と下縁の連続縫合をそれぞれ4〜5回しかかけない．

メッシュの下方にスリットを入れる方法がある（**図11**）．メッシュの固定は非吸収糸の連続縫合で恥骨結節から行う．上縁は結節縫合で内腹斜筋に縫着し，下方のスリット部は結節縫合をかけて精索の周囲で合わせる（**図12**）．精索を太い部分と細い部分に分ける改良型Lichtenstein法を図に示す．

挙睾筋の上部を切断して内鼠径輪の高さで結紮したあと，精索を腸骨鼠径神経・精管・血管がある太い部分と，挙睾筋下部・外精巣動静脈・陰部大腿神経陰部枝がある細い部分に分ける．精索の太い部分は内鼠径輪から出ており，図ではPenroseドレーンをかけている（**図12**）．

精索の細い部分は最小限の剝離で内鼠径輪に近い鼠径管後壁に残し，メッシュの下縁と鼠径靱帯のすき間から出す．すき間の両側に二重ループ縫合かロック縫合をかけ，精索の細い部分が圧迫されないようにすることが重要である．

閉鎖 外腹斜筋腱膜を連続縫合で上端から閉鎖し，適度な大きさの外鼠径輪を下端に残す（**図13**）．Scarpa筋膜を吸収糸の結節縫合で縫着し，皮膚を吸収糸の皮内縫合で閉鎖してテープで補強する．創に小さいガーゼを当てる．

術後管理 術後4〜5時間たてば，活動度と出血や感染の徴候および異常反応について記載した説明書を持って帰宅してよい．経口の鎮痛薬を処方し，4〜5時間は氷嚢を当ててもよい．手術当日はトイレのほかはベッドで安静にするが，陰嚢の吊り包帯は自由である．

術後4〜5日間は身体運動を制限するが，3日後には回復することが多く，7〜10日後には車の運転や軽い仕事に復帰できる．4週間はスポーツのような活発な運動を制限し，重労働を禁止する．　■

IX 腹壁と鼠径の手術
HERNIA

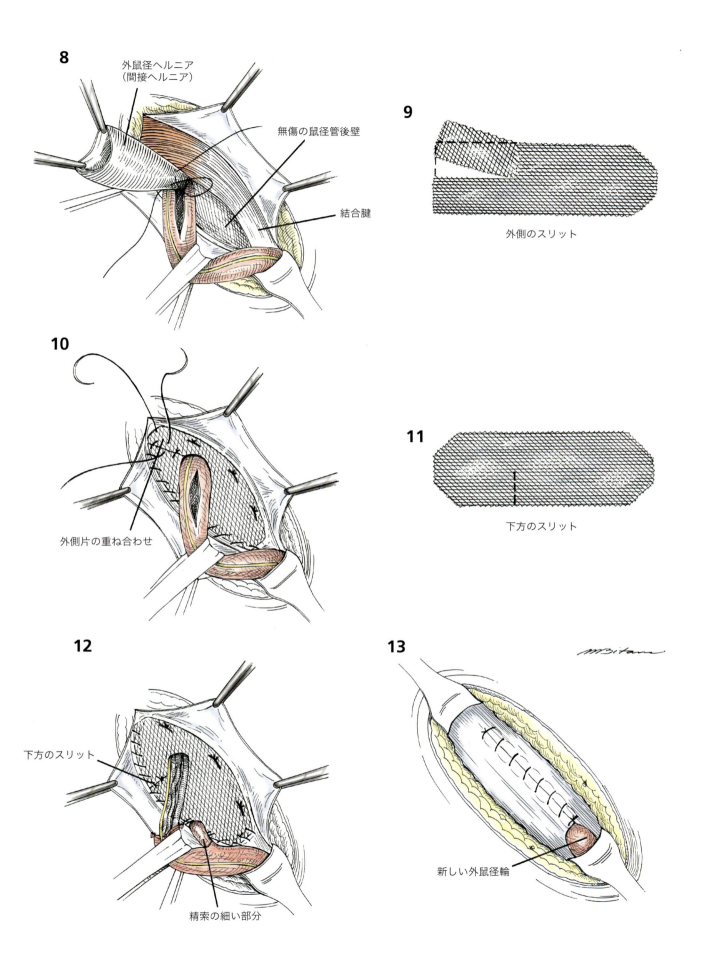
411

CHAPTER 108 鼠径ヘルニア修復（メッシュ，Rutkow & Robbins）

適応　鼠径ヘルニア修復は，Bassini 法のような組織の修復から，ポリプロピレンメッシュを使う「緊張がない修復（tension-free repair）」に変わった．Lichtenstein 法（▶ CHAPTER 107）は，メッシュを使う「緊張がない修復」として最初に普及したが，1990 年からさまざまな形状のメッシュが発明された．

Rutkow と Robbins が開発した「プラグ＆パッチ法（plug and patch）」は最も頻繁に使われており，Lichtenstein 法と同じ成績である．コーンやプラグはヘルニア欠損部の新しい修復法であり，初回手術だけでなく再発手術にも使える．

術前準備　全身疾患と麻酔のリスクを評価する（▶ CHAPTER 4）．手術はほとんど外来で待機的に行うので，十分な時間をかけて併存疾患を適切に管理する．慢性咳嗽・腸閉塞・前立腺肥大の症状があれば検査する．

間擦疹のような活動性の感染巣は治療しておく．合成メッシュや合成縫合糸は細菌の巣窟にはならないが，メッシュに感染を生じて慢性化したときは，メッシュを除去する必要がある．

麻酔　ほとんどの手術は鎮静と局所麻酔で行える．抗不安薬にミダゾラム・フェンタニル・プロポフォールなどの鎮静薬を併用すると，快適な導入が得られる．

局所麻酔はアドレナリン無添加の 0.5% リドカインを皮内注射すると，皮膚が瞬時に麻酔されて深部の注入による不快感が減り，皮膚の腫脹が切開の目印になる．

出血部位がわからなくなるので，開創するときはアドレナリンを使わないが，閉鎖するときは止血を十分に確認したら，長時間作用型の局所麻酔の作用を延長させるため，アドレナリンを添加してもよい．

高齢者や心臓血管疾患がある患者にはアドレナリンを使わない．回復時の鎮痛作用が長いのは硬膜外麻酔であり，神経質な患者には全身麻酔が必要になる．

体位　苦痛がない仰臥位にして膝の下に枕を置き鼠径部の緊張を軽くする．高齢者は頭部や頸部の下に枕が必要なことがある．

手術準備　通常どおり皮膚の除毛と消毒を行う．男性は陰茎と陰嚢も消毒し，とくに陰嚢ヘルニアや陰嚢水腫があるときは，必ず陰茎と陰嚢も消毒する．

切開と露出　清潔操作で術野を敷布で覆い，5 cm の皮膚切開予定部に局所麻酔を行う．切開は鼠径管の上におき，斜め外側に外鼠径輪まで延ばす．高度の肥満があると皮膚に太いしわがあって横方向の切開になるが，通常はしわの下でしわに平行に切開する．

再発ヘルニアの手術では前回の手術創に沿って切開するが，外側の無傷部から接近するのがよく，瘢痕になっていない外側部に切開を延ばすのが賢明である．

皮膚を切開したら，Scarpa 筋膜から外鼠径輪の深さまで剥離を進める．筋膜下に局所麻酔薬を注入し，とくに外側の神経の起始部に注入する．外腹斜筋腱膜を筋線維の方向に沿って外側上方から外鼠径輪の中央まで切開する（図 1）．

外腹斜筋腱膜の外側に小切開をおき，精索と腸骨鼠径神経から外腹斜筋腱膜を持ち上げ，小切開創にハサミを挿入し，神経に注意しながら外側から内側に切開する方法もある．

A　外鼠径ヘルニア

手技の詳細　外腹斜筋腱膜の下片に 2 本の止血鉗子をかけ，1 本目で外側を把持し，2 本目で外鼠径輪を把持する．ピーナツ状のガーゼ小球を先端に挟んだ Kelly 止血鉗子（ツッペル）で鈍的剥離を行い，精索と鼠径靱帯の弱い付着を外側から内側に剥離し，鼠径靱帯のきれいな棚状の辺縁と恥骨結節を露出する．鼠径靱帯に沿った部分と恥骨結節部に局所麻酔を追加する．

外腹斜筋腱膜の上片にも 2 本の止血鉗子をかけ，恥骨結節部をきれいにする．鼠径靱帯に沿って恥骨結節の 1 cm 外側まで剥離すると精索を容易に授動できる．精索の裏に指を入れて Penrose ドレーンを通し，下方への牽引に利用する（図 2）．精索の前面で挙睾筋の中枢側を 4〜5 cm だけ縦に切開する．

精管の前にあるヘルニア囊を同定し，精管や血管から慎重に剥離する．脂肪や血管を丁寧に牽引し，ヘルニア囊の辺縁を電気メスで剥離する．ヘルニア囊は伝統的に先が滑らかな鉗子やガーゼで剥離してきたが，ヘルニア囊の辺縁に沿って電気メスで注意して剥離すると，ほとんど出血しない．

ヘルニア囊を上方に内鼠径輪まで十分に遊離し（図 2），穴があいたときは 2-0 の吸収糸で閉鎖する．非常に大きいヘルニア囊が鼠径から陰嚢まで存在するときは，ヘルニア囊の中枢側を高位で切断するのが賢明であり，ヘルニア囊の遠位側を触れずに残すと，精索静脈の損傷がなく，精巣の合併症を起こさない．

ヘルニア囊は切離せず，鉗子で内鼠径輪の奥に嵌入させる（図 3）．内鼠径輪の大きさを指で調べたら，ポリプロピレンメッシュのコーンかプラグを挿入し，2-0 の吸収糸を 1 本か数本かけて結合腱に固定する（図 4，訳注：結合腱は腹横筋下部の恥骨に至る鎌状部）．コーンは筋肉の裏側に置いて縫合糸を十分にかけて固定し，コーンの周囲からヘルニア囊や腹膜前脂肪が飛び出さないようにする．

ポリプロピレンメッシュの「被覆パッチ（onlay patch）」は，先端が恥骨結節にかぶさるように置く．外側のスリットから精索を通し，2-0 の吸収糸で 2 枚の外側片を合わせる（図 5）．精索の近くに縫合をおいて新しい内鼠径輪の大きさを決める．開口の大きさは伝統的に精索と鉗子が容易に通る程度である．

被覆パッチは十分な大きさが必要で，下方は鼠径靱帯まで，内側は恥骨結節から外側は内鼠径輪まで，中央では鼠径管後壁の全体を覆うようにする（図 5A）．メッシュは内鼠径輪の外側まで十分に届かなければならず，大きい外鼠径ヘルニアのときは，合成メッシュのシートから切り取って用意しなければならないことがある．

閉鎖　創の辺縁の深層と浅層に長時間作用型の局所麻酔薬を注入する．2-0 の吸収糸で外腹斜筋腱膜を精索の表面で縫着するが，外鼠径輪の大きさを決めるのに縫合は外鼠径輪から始め，精索や腸骨鼠径神経と外腹斜筋腱膜の辺縁の運針をよく見ながら，連続縫合を外側に進めて閉鎖する（図 6）．

Scarpa 筋膜を 2-0 か 3-0 の吸収糸を 4〜5 本かけて縫着し，皮膚を細い吸収糸の皮内縫合で閉鎖する．テープを貼ってガーゼを当てる．

術後管理　外来手術の患者は，退院基準に適合するまで術後 1 時間ほど観察を続ける．飲水を許可し，排尿を促す．患者と介護者に活動度と出血や感染の徴候を記載した家庭用説明書を渡す．多くの患者は 1〜2 日分の鎮痛薬が必要であり，問題がなければ日常生活を再開させる．　**CONTINUES ▶**

IX 腹壁と鼠径の手術
HERNIA

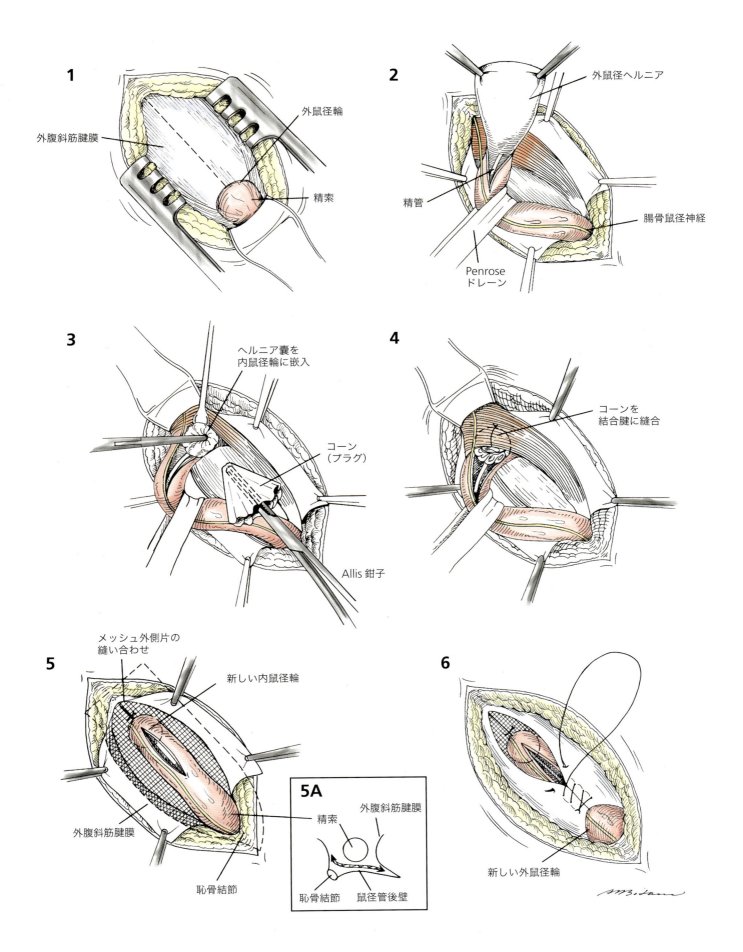

413

B　内鼠径ヘルニア

手技の詳細　外腹斜筋腱膜を切開し，上片と下片の辺縁に止血鉗子を2本ずつかける．ガーゼ小球がついた Kelly 止血鉗子（ツッペル）で鈍的剥離を行い，鼠径靱帯の棚状の辺縁をきれいにする．

上部の露出を始めると，床部が精索から分離できる構造としては不明瞭であり，精索とヘルニア突起が一体となって覆っているように見える（図7）.

挙睾筋の前面を縦に切開したら，精索を同定してヘルニア囊から分離する．精索を十分に遊離したら Penrose ドレーンを通して牽引に利用する．ヘルニア囊は床部の欠損に比べて非常に大きいことが多い．

床部や横筋筋膜と腹横筋の移行部まできれいにしたあと，ヘルニア囊と床部の移行部から1cmほど上方を電気メスで切開すると，腹膜前脂肪がひょっこり現れる（図8）.

ヘルニア囊の頸部を全周性に切開すると，ヘルニア囊の残りと腹膜前脂肪を容易に腹膜前腔に戻せる．欠損部の実際の大きさは予想より小さいことが多く，欠損部を触れると横筋筋膜と腹横筋の明瞭な丸い縁どりがあるのがわかるが，薄くてわかりにくいこともある．

開口部に合成メッシュのコーンかプラグを挿入し，コーンの端が横筋筋膜の床部と平らになるようにする．2-0の吸収糸の結節縫合を何本もかけてコーンの端を横筋筋膜に固定する（図9）.

コーンの端と横筋筋膜のすき間から腹膜前脂肪が飛び出さない

ようにするのに通常は8針以上かける．挙睾筋の前面を縦に切開し（図10），外鼠径ヘルニアの有無を調べ，あれば別のコーンで修復する．

精管を含む精索を同定し，挙睾筋は開いたままにする．外鼠径ヘルニアのときと同じ方法でポリプロピレンメッシュの被覆パッチを床部の全体に置き，メッシュの外側片を縫い合わせて新しい内鼠径輪を作る（図11）.

被覆パッチは十分な大きさが必要で，下方は鼠径靱帯まで，内側は恥骨結節から外側は内鼠径輪まで，中央では床部全体とコーンを完全に覆うようにする．

被覆に不安があるときは，大きい合成メッシュから切り取ったものを用意する．Rutkow と Robbins の原法は Lichtenstein 法と異なり，被覆パッチの辺縁を縫合固定しないが，パッチの下縁を鼠径靱帯，上縁を内腹斜筋に縫着することが多く，プラグ法とLichtenstein 法のハイブリッド法であり，Rutkow はユーモアをこめて「plugstein」法と呼んでいる．

閉鎖　創の辺縁に長時間作用型の局所麻酔薬を注入する．2-0の吸収糸の連続縫合を外鼠径輪からかけ，精索の前面で外腹斜筋腱膜を縫着する．Scarpa 筋膜を吸収糸で縫着し，皮膚を細い吸収糸の皮内縫合で閉鎖する．テープを貼ってガーゼを当てる．

術後管理　術後管理は外鼠径ヘルニア修復（▶ CHAPTER 104）の前半部に記載したものと同じである．　　■

IX 腹壁と鼠径の手術
HERNIA

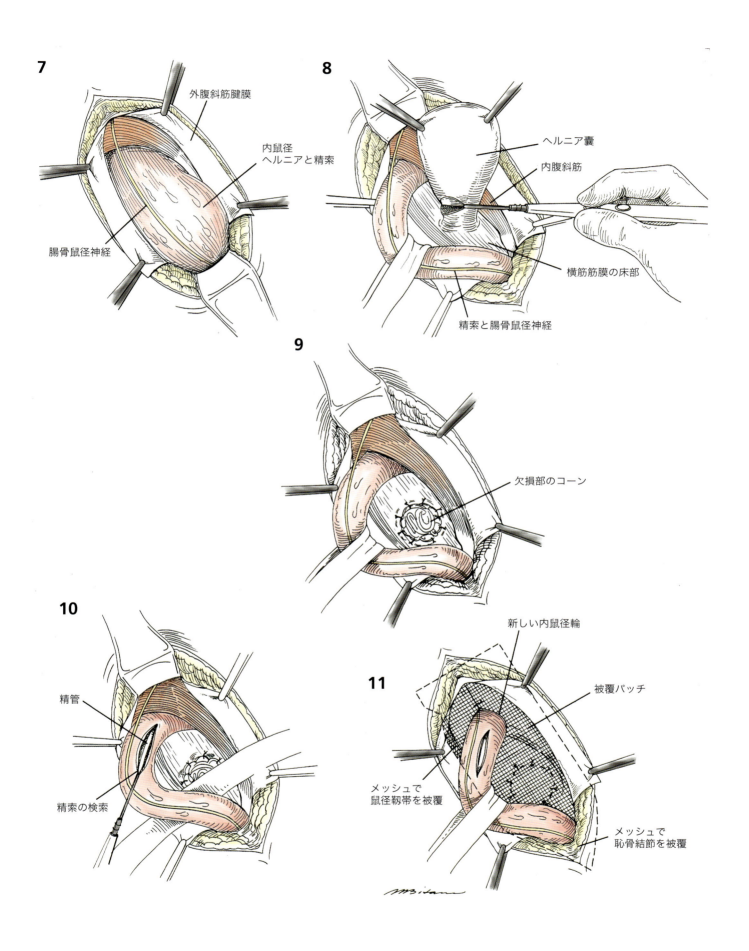

CHAPTER 109 大腿ヘルニア修復

適応　患者の状態が不良で禁忌でなければ，大腿ヘルニアはすべて修復する．

術前準備　術前準備は患者の全身状態によって決まる．ヘルニア絞扼のときは，乳酸 Ringer 液を点滴静注して水分と電解質のバランスを回復させる．腸管壊死で腸管切除の可能性があるときは抗菌薬を投与する．十分に時間をかけて患者を完全に回復させ，胃の持続吸引を行う．頻脈が減って尿量が十分にあれば，手術を行ってよい．合併症がないときは外来手術で修復する．

麻酔　CHAPTER 104 を参照．

体位　仰臥位にして，膝を少し曲げて鼠径部の緊張を軽くする．頭側が低くなるように手術台を少し傾ける．

手術準備　通常どおり皮膚を消毒する．術野を被覆するのにドレープを使ってもよい．

切開と露出　ヘルニア嚢と大腿深動静脈や Poupart 靱帯（鼠径靱帯）の関係を知っておく（**図 1**）．Poupart 靱帯の上で皮膚のしわに沿って通常の鼠径ヘルニアの切開を加える（**図 2**）．Poupart 靱帯の上の切開がよいのは，ヘルニア嚢の頸部を露出しやすく，腸管の切除と吻合が必要になったときも露出しやすいからである．

切開を外腹斜筋腱膜まで進めたら，皮下脂肪を腱膜からきれいに除去して開創鉤をかける．鼠径ヘルニアのときのように，外腹斜筋腱膜を筋線維の方向に沿って切開する（▶ CHAPTER 104）．円靱帯と精索を結合腱の辺縁と一緒に上方に牽引する（**図 3**）．横筋筋膜に覆われた腹膜が創部で盛り上がっているので，ヘルニア嚢の頸部を周囲組織から剝離する．

手技の詳細　2 つの方法があり，ヘルニア嚢を大腿管から引き出すことができれば，ヘルニア嚢を切開するまで開腹する必要はない．Poupart 靱帯の下からヘルニアの膨隆部に圧迫を加えながら，ヘルニア嚢の頸部をピンセットで上方に引っ張ると，ヘルニア嚢を引き出しやすくなる（**図 4**）．

ヘルニア嚢の頸部を引っ張っても Poupart 靱帯の下からヘルニア嚢を引き出すことができないときは，Poupart 靱帯より下の大腿管にあるヘルニア嚢が露出するまで皮下組織を外腹斜筋腱膜から剝離する（**図 5**）．皮下組織を剝離するとヘルニア嚢が大腿管から引き出せるようになり，大腿ヘルニアが憩室型の内鼠径ヘルニアに変わる（**図 6**）．

ヘルニアの内容を還納して嵌頓した腸管を損傷する可能性がなくなれば，ヘルニア嚢を切開する（**図 7**）．ヘルニア嚢の移行部に横筋筋膜と腹膜を含めて巾着縫合をかけ，腹膜嚢が遺残しないように糸を結ぶ（**図 8，9**）．細心の注意を払ってヘルニア嚢を閉鎖する縫合が腸管や大網にかからないようにする．

大腿ヘルニアの再発を防ぐ方法がいくつかある．McVay 法による内鼠径ヘルニアの修復のときのように（▶ CHAPTER 106），横筋筋膜と腹横筋の腱膜縁を Cooper 靱帯（恥骨櫛靱帯）に沿って恥骨結節から上方に向かって縫着してもよい（**図 10**）．外腸骨動脈を十分に露出し，結節縫合をかけるときに損傷しないようにすることが重要である（**図 11，12**）．

大腿管を閉鎖するには，Poupart 靱帯の下縁で Cooper 靱帯と裂孔靱帯に 4～5 針かける（**図 11**）．大腿静脈の内側で移行縫合をかけるときに外腸骨動静脈を締めつけてはいけない．McVay 法に従って修復を外側に進め，結節縫合で結合腱を Poupart 靱帯の棚状の辺縁にかける（**図 12**）．鼠径ヘルニア修復のときのように円靱帯や精索を正常の位置に戻すか移動する．

閉鎖　円靱帯や精索を締めつけないように外腹斜筋腱膜を閉鎖する．通常どおり皮下組織と皮膚を閉鎖する．皮膚は吸収糸の連続縫合で皮内縫合をかけて縫着する．テープを貼ってガーゼを当てる．

術後管理　手術直後は下肢を少し屈曲させ，できるだけ早く離床させる．1 か月間は労働を制限し，とくに腹腔内圧が高くなる重労働を禁止する．　■

Ⅸ 腹壁と鼠径の手術
HERNIA

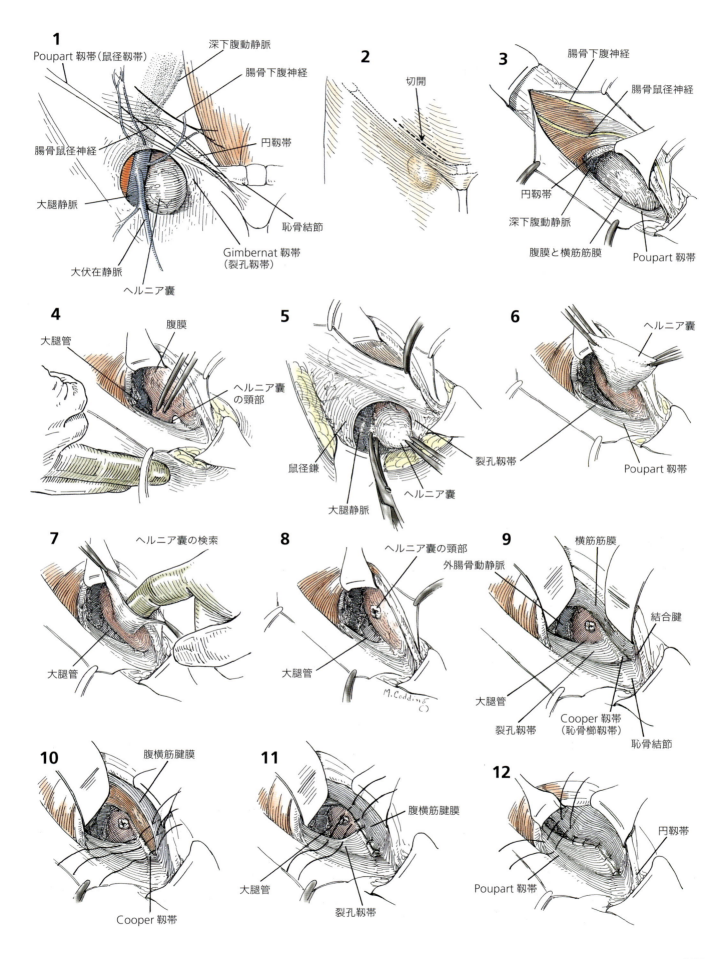

CHAPTER 110 大腿ヘルニア修復（メッシュ）

適応　患者の身体的状態や医学的状態が不良で禁忌でなければ，大腿ヘルニアはすべて修復する．開口が狭く周囲が硬いので，ヘルニアが嵌頓して絞扼の可能性があるときは緊急事態である（訳注：嵌頓は還納不能，絞扼は循環障害）．診断がむずかしいときは超音波検査が役立つ．

術前準備　術前準備は患者の全身状態によって決まる．合併症がない大腿ヘルニアは外来手術で修復してよい．嵌頓ヘルニアは腸閉塞症状がなければ早期に手術し，症状があれば緊急で手術する．絞扼があれば入院させ，経鼻胃管による減圧と点滴による水分補給で患者を回復させ，抗菌薬を全身投与する．全身の医学的状態を評価し，十分な時間をかけて水分と電解質を安定させる．バイタルサインが改善して尿量が十分にあれば手術を行ってよい．

麻酔　待機手術では鎮静と局所浸潤麻酔薬による領域ブロックを使うが，脊髄麻酔や硬膜外麻酔も使える．絞扼や腸閉塞がある患者はカフつきの気管挿管による全身麻酔を行い，誤嚥の危険性を少なくする．

体位　仰臥位にして膝の下に枕を置いて下肢を少し曲げ，鼠径部の緊張を軽くする．

手術準備　術野になる皮膚の除毛と消毒を通常どおり行う．皮膚の常在菌に対する適切な抗菌薬を執刀直前に十分な時間をかけて静脈投与し，組織濃度が治療レベルに達するようにする．

切開と露出　大腿部の解剖を理解しておく．大腿管は直径 1.5 cm であり，恥骨結節の外側に接して鼠径靱帯の下にある（図 1）．後壁は恥骨筋筋膜からなり，外側の境界は鼠径靱帯の下に現れて軽く圧迫された大腿静脈である．

臨床的に大腿ヘルニアは，浅鼠径リンパ節腫大と混同される腫瘤としてみられ，上前腸骨棘と恥骨結節を結ぶ鼠径靱帯が膨隆している．明らかな突出が鼠径靱帯より下にあり，恥骨結節のすぐ外側で大腿動脈の拍動の内側にある．

超音波検査で診断が確実であれば，鼠径靱帯より下で腫瘤の直上に斜切開をおいてもよい（図 2，B）．診断が不確実のとき，患者が肥満のとき，絞扼の可能性があるときは，十分な露出と柔軟性を得るために，鼠径靱帯より上に切開をおく（図 2，A）．上方切開は鼠径靱帯に平行であるが，通常の鼠径ヘルニアより少し低い位置におき，内側を横に延ばす．

外腹斜筋腱膜まで切開し，大腿管の表面の筋膜をきれいにして外鼠径輪を露出する．鼠径ヘルニアのときのように外腹斜筋腱膜を筋線維の方向に沿って切開する．上片と下片に止血鉗子を 2 本ずつかけ，上方は内腹斜筋まで，下方は鼠径靱帯の棚の辺縁まで剝離する．

円靱帯や精索と腸骨鼠径神経を剝離し，Penrose ドレーンか Richardson 牽引鉤で内側上方に牽引する（図 3）．大腿管後壁を形成する横筋筋膜を露出し，内鼠径ヘルニアがないことを確認し，内鼠径輪部を調べて外鼠径ヘルニアがないことを確認する．

手技の詳細　外腹斜筋腱膜の下片を上方に牽引すると大腿ヘルニアが明瞭になり，ヘルニアが恥骨結節外側の鼠径靱帯直下から出ているのがわかる．下方切開でも同じ露出が得られる．ヘルニア嚢をつかんで鋭的剝離と鈍的剝離を行い，周囲にある大腿上部の脂肪から遊離する（図 4）．

剝離を進めるとヘルニアが小指の太さの狭い開口から出ているのがわかる．ヘルニア内容は腹膜前脂肪か大網のことが多く還納できるが，絞扼した壊死腸管が見えたときは開腹して腸管切除する．

合併症がないヘルニアでうまく還納できたときはヘルニア嚢を切開する必要はなく，通常は大腿の開口部から押し戻すと境界明瞭な穴になる（図 5）．Lichtenstein 法のときのように，2×15 cm のポリプロピレンメッシュをらせん状に丸めて円筒形のプラグを作る．

プラグを Babcock 鉗子で把持し（図 6），大腿の開口部に挿入して外側に 4～5 mm 残す．ポリプロピレンかナイロンの非吸収糸の結節縫合を 3 か所にかけて固定する．周囲の靱帯や筋膜にかけた縫合をメッシュの中心まで通してメッシュが重積しないようにする．3 か所の固定は，上方が鼠径靱帯，内側が裂孔靱帯と恥骨結節付着筋膜，下方が恥骨筋筋膜に縫着し，外側は大腿静脈なので縫着しない（図 7）．

閉鎖　非吸収糸の結節縫合か連続縫合で外腹斜筋腱膜を縫着し，通常どおり Scarpa 筋膜と皮膚を閉鎖する．小さいガーゼを創に当てる．

術後管理　合併症がないヘルニアは活動度と出血や感染の徴候および異常反応について記載した説明書を持ってすぐに帰宅してよい．ほとんどが 4～5 日以内に日常生活に復帰できる．　■

IX 腹壁と鼠径の手術
HERNIA

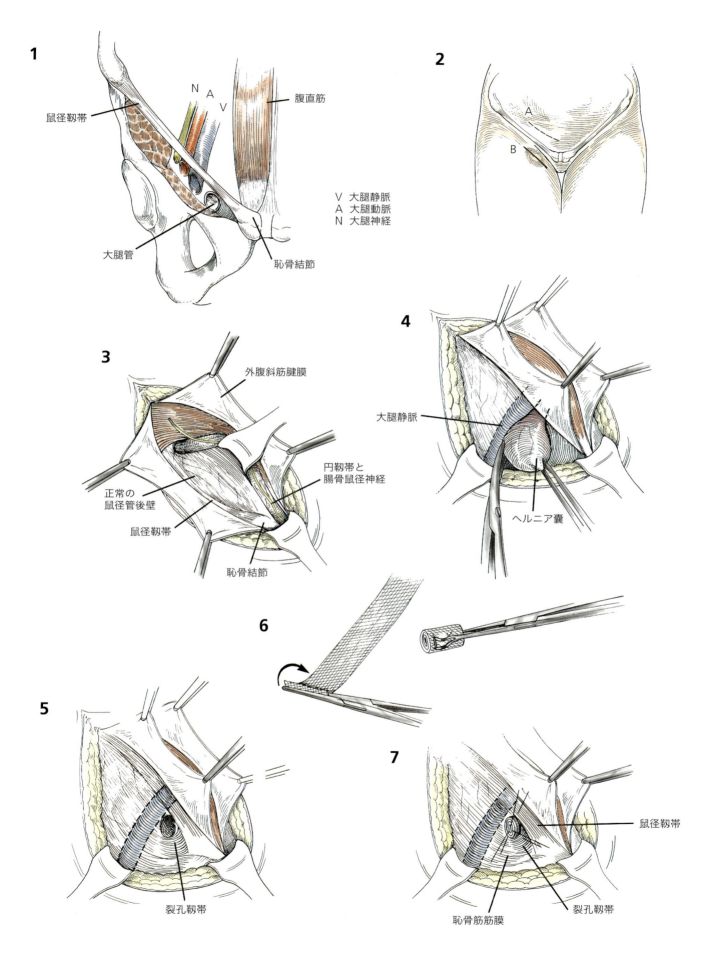

CHAPTER 111 鼠径部の腹腔鏡的解剖

鼠径ヘルニアや大腿ヘルニアの腹腔鏡手術を行う外科医が熟知しておくべき重要な解剖事項を示す．最初に重要なのは壁側腹膜が被覆する5つの靱帯であり，腹腔内から鼠径部に到達するTAPP法のときにヘルニアを同定する目印として役立つ．

5つの靱帯は，膀胱から臍に向かう正中臍索（1），臍動脈の遺残である2つの内側臍索（臍動脈索）（3），下腹壁動・静脈（13）を覆う腹膜からなる2つの外側臍索（4）であり，空間的な位置関係が種々のヘルニアを区別するのに役立つ．

内鼠径ヘルニア（直接ヘルニア）（19）は，下腹壁動・静脈（13）を含む外側臍索（4）・腸骨恥骨靱帯（21）・結合腱（27）内側の恥骨結節（23）を境界とする領域の内側に生じる．

外鼠径ヘルニア（間接ヘルニア）（18）は，腹直筋（2）後面の下腹壁動・静脈（13）を含んだ外側臍索（4）の外側にあり，腸骨恥骨靱帯（21）の上の内鼠径輪から脱出する．

大腿ヘルニア（20）は，大腿管を通る大腿動・静脈の内側で腸骨恥骨靱帯（21）の下にある．腹腔鏡手術では，内鼠径ヘルニア・外鼠径ヘルニア・大腿ヘルニアの領域をすべてメッシュで被覆する．

次に重要なのは腹膜（17）の裏の空間であり，腹膜前腔は後壁が腹膜，前壁が横筋筋膜である．Retzius腔（恥骨後腔）は恥骨と膀胱の間であり，外側に広がる部分がBogros腔（鼠径後腔）である．横筋筋膜は鼠径管後壁・腸恥筋膜弓・腸骨恥骨靱帯・深鼠径輪脚を形成し，腸恥筋膜弓によって外腸骨動・静脈を含む血管区画と腸腰筋・大腿神経・外側大腿皮神経を含む神経筋区画に分けられる．

腸骨恥骨靱帯（iliopubic tract）（21）は上前腸骨棘付近から始まって恥骨結節に終わる帯状の腱膜であり，手術の目印となる重要な靱帯である．下縁はPoupart靱帯（鼠径靱帯）に付着し，内側はCooper靱帯（恥骨櫛靱帯）（22）を形成し，腹横筋・腹横筋腱膜・横筋筋膜からなる深部の筋筋膜層の下縁を形成する．外側は恥骨や腸腰筋筋膜まで延び，横筋筋膜線維・大腿鞘前面・大腿輪内側・大腿管内側を形成する．

Cooper靱帯の限られた領域を除き，腸骨恥骨靱帯より下で腹膜前腔の剥離やメッシュの固定を行ってはいけない．腸骨恥骨靱帯より下の内側を剥離・固定すると，大腿静脈・大腿動脈・大腿神経（VAN）を損傷し，腸骨恥骨靱帯より下の外側を剥離・固定すると，腰神経分枝を損傷する危険がある．深鼠径輪の上脚と下脚は横筋筋膜で構成され，Cooper靱帯は恥骨上行枝の骨膜と腸骨恥骨靱帯で構成される．

下腹壁動・静脈は2本に分枝し，精索内を走行する外側精索動・静脈と腸骨恥骨枝である．下腹壁動・静脈の腸骨恥骨枝は「死冠（crown of death）（16）」を形成することがある．死冠は閉鎖動・静脈と下腹壁動・静脈が吻合した血管奇形であり，途中で恥骨結節の表面を横切る．死冠には動脈と静脈が含まれ，Cooper靱帯を剥離・露出するときやメッシュを固定するときに大出血を起こすことがある．

腹膜前腔の剥離やメッシュの固定で避けるべき領域が2つある．1つは外側領域であり，内側が精索，上方が腸骨恥骨靱帯，外側が腸骨稜に境界され，大腿神経（10）・外側大腿皮神経（8）・前大腿皮神経・陰部大腿神経の大腿枝があり，損傷すると慢性疼痛を生じるので，「疼痛三角（triangle of pain）」と呼ばれる（▶ CHAPTER 112，図2）．

もう1つは下方領域であり，内側が精管（24），外側が精索動・静脈（15），後方が腹膜縁で境界され，外腸骨静脈（12）・深腸骨回旋静脈・外腸骨動脈があり，損傷すると大出血を起こすので，「運命の三角（triangle of doom）」と呼ばれる（▶ CHAPTER 112，図2）．■

IX 腹壁と鼠径の手術
HERNIA

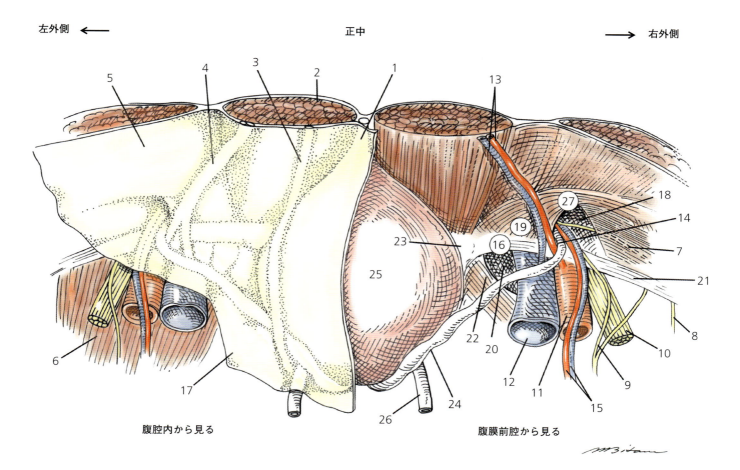

左外側 ←　　　正中　　　→ 右外側

腹腔内から見る　　　腹膜前腔から見る

1 正中臍索
2 腹直筋
3 内側臍索
4 外側臍索
5 側腹壁筋群
6 腸腰筋
7 腸骨鼠径神経
8 外側大腿皮神経
9 陰部大腿神経
10 大腿神経
11 外腸骨動脈
12 外腸骨静脈
13 下腹壁動・静脈
14 精索
15 精索動・静脈
16 死冠
17 腹膜
18 外鼠径ヘルニア(間接ヘルニア)領域
19 内鼠径ヘルニア(直接ヘルニア)領域
20 大腿ヘルニア領域
21 腸骨恥骨靱帯
22 Cooper靱帯(恥骨櫛靱帯)
23 恥骨結節
24 精管
25 膀胱
26 尿管
27 結合腱

421

CHAPTER 112 鼠径ヘルニア修復〔腹腔鏡，経腹的腹膜前法（TAPP）〕

適応　鼠径ヘルニア修復の適応は CHAPTER 104-108 に記載したので，本章では経腹的腹膜前法（TAPP，タップ）と完全腹膜外法（TEP，テップ）の適応と禁忌について記載する．

腹腔鏡下修復は外鼠径ヘルニア（間接ヘルニア）・内鼠径ヘルニア（直接ヘルニア）・大腿ヘルニアのどれにも適用できるが，腹腔内感染患者・凝固障害患者・全身麻酔が危険な患者は禁忌であり，大腸の大きい滑脱ヘルニア・長期で還納できない陰嚢ヘルニア・恥骨上部手術の既往は相対的な禁忌であり，TEP ではヘルニア嵌頓や腸管虚血も相対的な禁忌である．

鼠径部を後方から腹腔鏡で操作するときは，鼠径部の解剖を熟知しておく必要がある．鼠径部を腹腔内や腹膜前腔からみた解剖は CHAPTER 111 に記載した．一般的なヘルニア手術を指導者として経験し，腹腔鏡手術の手技に熟達していることが重要である．

術前準備　全身麻酔ができる状態にする．アスピリンやクロピドグレル（Plavix）などの抗血小板薬を中止して術後の血腫を避ける．執刀前 1 時間以内に抗菌薬を予防投与する．

装置と器具　腹腔鏡下修復では合成メッシュを使い，合成メッシュの素材にはポリプロピレン（Marlex, Prolene）・ダクロン（Mersilene）・ポリエステル（Parietex）がある．

伸展性ポリテトラフルオロエチレン（e-PTFE, GORE-TEX®）は，加工シートとして販売されており，一般に使うメッシュはe-PTFE がよく，線維が侵入して増殖しやすい構造で周囲組織に強く固着する．

メッシュが腹腔臓器に触れるときは，e-PTFE・複合メッシュ・生物学的メッシュ（PEG）がよく，線維性の反応を生じにくいので癒着が少ない．e-PTFE は片側面がポリプロピレンに改良された二重のメッシュであり，メッシュを腹膜で完全に被覆できないときに役立つ．

メッシュは迷入したり収縮したりするので，きちんと固定しないといけない．メッシュの固定具にはいろいろなものがあり，キーホルダーのリングに似たらせんコイルやアンカーがある．素材は吸収性のものと非吸収性のものがあり，5 mm ポートからディスポーザブルの固定装置で留める．

麻酔　気管挿管による全身麻酔が必要である．

体位　仰臥位にして上肢を挟みこむ．手術室の装置とポートの配置を示す（**図1**）．

手術準備　クリッパーで除毛を行い，膀胱カテーテルを留置する．術者はヘルニアがある反対側に立ち，カメラ助手は術者の横に立ち，操作助手は術者の向かい側に立つ．手術台の足側にビデオモニターを置く．

本章は左側の外鼠径ヘルニアに対する TAPP なので，術者は患者の右側に立つが，CHAPTER 113 は右側の内鼠径ヘルニアに対する TEP なので，術者は患者の左側に立つ．

切開と露出　左側の外鼠径ヘルニアに対する TAPP を示す．Hasson 法（▶ CHAPTER 11）で腹腔内に到達する．臍の上縁を切開して Hasson トロッカーを挿入したら，軽度の Trendelenburg 位（骨盤高位）にする．10 mm で 30° の斜視型スコープを挿入し，カメラで見ながら 5 mm トロッカー2 本を臍の高さで左右の側腹部に刺入する（**図1**）．腹腔鏡診断を行い，ヘルニア領域を調べて別のヘルニアを探す．

手技の詳細　両側腹部のポートから挿入したハサミや電気メスで腹膜弁を作る．腹膜の切開は内側臍索の外側から始める．臍動脈の遺残である内側臍索は出血することがあるので切離しない．外鼠径ヘルニアでは，ヘルニア嚢の 2～3 cm 上で腹膜を切開し，外側の上前腸骨棘に向かって切開を進める．

腹膜前腔に入ったら Kittner 剥離器で腹膜と横筋筋膜の間の血管がない層を鈍的に剥離する．内鼠径ヘルニアでは，ヘルニア嚢の外側から剥離を始め，精索と下腹壁動静脈を露出する．腹膜弁を作るときに重要な目印は，内側から外側に向かって，Cooper 靱帯（恥骨櫛靱帯）・下腹壁動静脈・精管・鼠径窩外側である．

外鼠径ヘルニアと内鼠径ヘルニアがある位置を示す（**図2**）．「疼痛三角」の領域には感覚神経があり，損傷すると鼠径・陰嚢・大腿の慢性疼痛を生じるので剥離しない．「運命の三角」には重要な血管があり，損傷すると大出血を起こすので剥離しない．

「死冠」は閉鎖動脈と下腹壁動脈の異常吻合であり，30 % は Cooper 靱帯の外側縁にある（▶ CHAPTER 111 の 16）．Cooper 靱帯を剥離するときやメッシュを固定するときは，この血管をよけて厄介な出血を起こさないようにする．

外鼠径ヘルニア嚢を精索から慎重に剥離したら（**図3**），精索を腹膜前腔に戻す．小さいヘルニア嚢は完全に還納できるが，陰嚢まで広がる大きいヘルニア嚢は切離する．精索を下方に牽引すると，精索内の脂肪（精索脂肪腫）を剥離しやすい．

腸骨恥骨靱帯を同定し，下方に腹膜弁を作るが（**図3**），陰部大腿神経の陰部枝と外側大腿皮神経を損傷しないように注意する（▶ CHAPTER 111 の 8, 9）．腹膜下弁ができたら下腹壁動静脈・恥骨結合・腹直筋を同定し，反対側の恥骨結節まで内側に剥離すると，外鼠径・内鼠径・大腿ヘルニアが生じる場所をメッシュで完全に被覆できるようになる．

最終的な腹膜弁とメッシュで被覆する領域を示す（**図3**）．鼠径ヘルニアが両側にあるときは，尿膜管を切離しないように注意して左右に外側切開をおき，Retzius 腔（恥骨後腔）を剥離し，両側をつなげると 1 つの広い空間になる．

10 mm トロッカーからメッシュを挿入する（**図4**）．片側の修復には既製のメッシュか 15×10 cm 以上のメッシュを使い，両側の修復には 15×10 cm 以上のメッシュを 2 枚使うか 30×15 cm の大きいメッシュを使う．

片側の修復ではメッシュを腹膜開口部に置き，外鼠径・内鼠径・大腿ヘルニアが起こる場所をメッシュで完全に被覆できるようにする．内側は反対側の恥骨結節から外側は同側の上前腸骨棘まで広く被覆する．メッシュを広げて置き，すべての方向に余裕をもって被覆できるようにする（**図5**）．精索のためにスリットを入れてもよい．

上縁と下縁の内側部に固定具を留めるが，術者の左手で体外から直接に圧迫しておくと操作しやすい．メッシュの外側は外側大腿皮神経や陰部大腿神経陰部枝を損傷するため固定具で留めない．メッシュの内側は恥骨結節の両端と Cooper 靱帯に固定する（**図6**）．下縁の余分なメッシュを切り取り，メッシュが巻かないようにする．

最後はメッシュに腹膜弁を被覆して閉鎖する．メッシュは完全に被覆する．メッシュを固定したら Trendelenburg 位（骨盤高位）を解除し，気腹圧を 10 mmHg まで下げる．腹膜弁は固定具で前腹壁に固定するか，縫合して閉鎖する（**図7**）．■

IX 腹壁と鼠径の手術
HERNIA

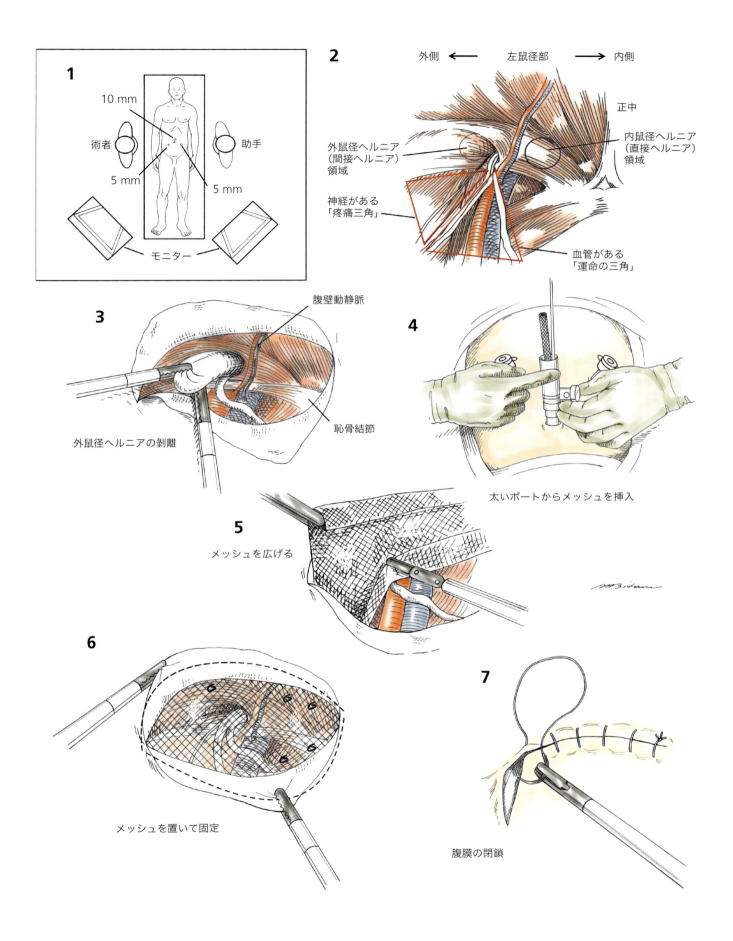

CHAPTER 113 鼠径ヘルニア修復〔腹腔鏡，完全腹膜外法（TEP）〕

適応　完全腹膜外法（TEP）は腹腔内に入らないので，臓器損傷の危険性や創ヘルニアの可能性が低いという理論的な利点がある．腹膜片を閉鎖する問題を避けられるが，術野が窮屈なため，腹腔内法（TAPP）よりむずかしい．

術前準備　CHAPTER 112 を参照．

装置と器具　腹膜前腔の剝離には，バルーン・チューブ・ポンプの 3 つのパーツからなる剝離用バルーンを使う．

麻酔　CHAPTER 112 を参照．

体位　CHAPTER 112 を参照．

切開と露出　右側の内鼠径ヘルニアに対する TEP を示す．臍の右下方に 2 cm の切開をおき（**図 1A**），腹直筋を外側に牽引して腹直筋の後鞘を露出する．S 状鉤や指で鈍的に剝離して腹膜前腔を広げる（**図 1B**）．

腹膜前腔の剝離は，単孔式か三孔式の剝離用バルーンを使うとやりやすく，臍部の切開創から挿入し，球形ポンプを使って送気してバルーンを膨らませる．送気中は剝離用バルーンの内部にあるビデオスコープから剝離の過程を監視する（**図 2A，2B**）．バルーンは少しずつ拡張し，しわがすべて平らになることが重要である．

バルーンをしぼませて抜去したら，小さい支持バルーンを挿入し，空気 40 mL でバルーンを膨らませる（**図 2C**）．支持バルーンを牽引して固定し，筋膜を保持する．炭酸ガス気腹装置に接続し，送気圧を 15 mmHg に設定する．軽度の Trendelenburg 位（骨盤高位）にして腹腔臓器が腹膜前腔を圧迫しないようにする．

ヘルニアがある場所を調べたあと，臍の下方に 2 本の 5 mm トロッカーを挿入し，1 本は恥骨結節から 2 横指ほど上におき，もう 1 本は恥骨結節から 5 横指ほど上でカメラ用ポートの直下におく（**図 1**）．

手技の詳細　術野の解剖を示す（**図 3**，▶ CHAPTER 111）．内鼠径ヘルニアを同定したら，周辺をきれいにする（**図 4**）．恥骨結節を同定し，閉鎖静脈が見えるまでヘルニアの外側を剝離する．Kittner 剝離器で鈍的に剝離して腹膜前腔を広げる．腹膜が裂けたときは修復して気腹を避けるが，気腹が問題になったときは，Veress 針や 5 mm ポートを腹腔内に刺入して炭酸ガスを脱気する．

精索を遊離したら，TAPP のときのように腹膜前腔を剝離する．方向は異なるが，剝離とメッシュ固定は TAPP と似ている．メッシュを 15×13 cm の大きさに切って片側を丸くしたら（**図 5**），丸めてカメラ用の 10 mm トロッカーから直視下に挿入する（**図 6**）．メッシュを開き，外鼠径・内鼠径・大腿ヘルニアの 3 つのヘルニアがある場所を被覆するように置く（**図 7A**）．

TAPP のときのようにメッシュの内側を固定するが，「疼痛三角」と「運命の三角」がある危険な場所は避ける．フィブリン糊でメッシュを固定する外科医もいれば，脱気後に腹膜が密着することを期待し，メッシュを固定しない外科医もいる．

メッシュが移動しないように注意しながら，炭酸ガスを徐々に脱気する．ビデオスコープを抜去するときは，メッシュと虚脱する腹膜を観察する．腹膜前腔にある最終的なメッシュの位置を示す（**図 7B**）．

閉鎖　腹膜を吸収糸の結節縫合で縫着し，皮膚を吸収糸の皮内縫合で閉鎖する．疼痛を軽減するのに切開部や腹膜前腔に局所麻酔薬を浸潤させてもよい．手術室を出る前に膀胱カテーテルを抜去する．

術後管理　合併症がなく排尿できれば，手術当日に退院してよい．最初の 1 週間は 7～8 kg 以上のものを持ち上げないように指導する．痛みに耐えられれば仕事に復帰してよく，多くの患者は 5～7 日後に復帰する．　■

IX 腹壁と鼠径の手術
HERNIA

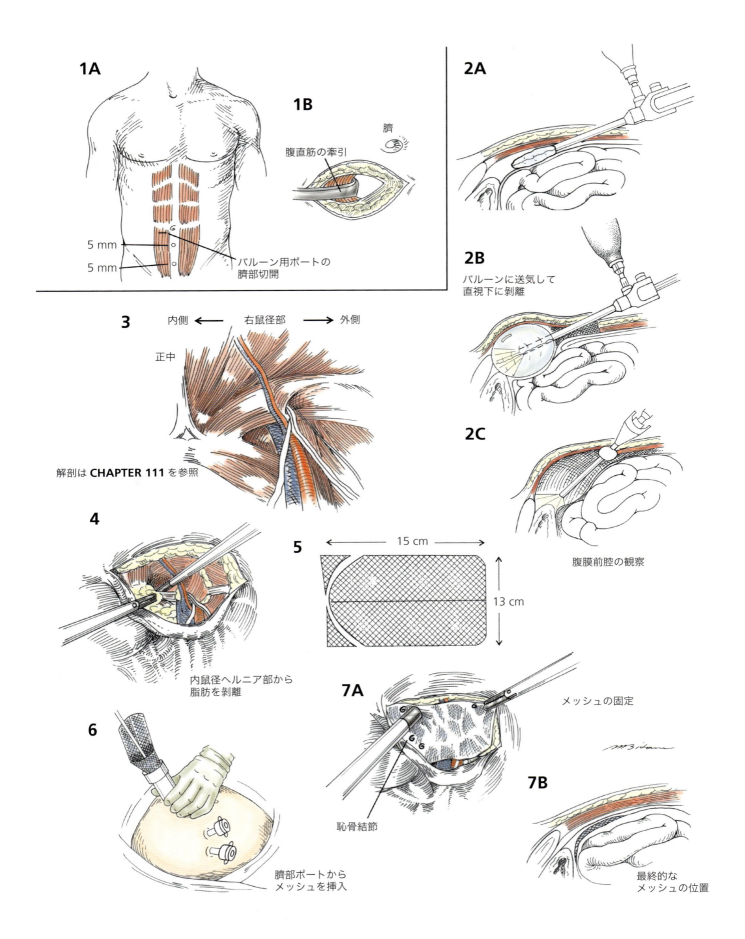

CHAPTER 114 陰嚢水腫修復

適応 1歳までに生じた陰嚢水腫は，治療しなくても消失することが多く，手術が必要になることはまれである．1歳になっても残っている場合や1歳以降に生じた場合は，自然に軽快する傾向がほとんどなく，治療が必要になることが多い．

2歳以上の小児や成人で症状があれば摘出する．疼痛はほとんどなく，大きさや重さによる不自由が主な症状である．陰嚢水腫が長期間に及ぶと精巣が萎縮することがある．

陰嚢水腫の摘出は開創手術で行う．陰嚢水腫を穿刺吸引して硬化剤を注入する方法は，再発率が高く処置を繰り返す必要があるため，不適切な治療法と考えられており，重症の感染を生じることもある．手術が禁忌のときや手術を延期しなければならないときは，一時的な処置として単純に穿刺吸引を行う．

術前準備 診断が正しいことを確認する必要がある．細心の注意を払って陰嚢水腫を陰嚢ヘルニアや精巣腫瘍と区別しなければならないため，超音波検査が有用である．

陰嚢ヘルニアは還納でき，咳による衝撃が伝わり，透光性がない．陰嚢水腫は鼠径管に還納できず，ヘルニアの合併がなければ咳による衝撃は伝わらない．低年齢児は陰嚢水腫がヘルニア嚢の先天的な異常と関連していることが多い．

麻酔 成人は脊髄麻酔か硬膜外麻酔で十分であり，小児は全身麻酔が必要である．局所浸潤麻酔は不十分であり，精索を牽引したときの腹痛を制御できない．合併症がない陰嚢水腫は外来手術で行ってよい．

体位 仰臥位にして両下肢を少し広げる．術者は手術台の患側の傍に立つ．

手術準備 通常どおり皮膚を消毒し，とくに陰嚢をこすって洗う．ヨードは表皮剥脱を起こすことがあるので，陰嚢の皮膚に使用しない．ほかの陰嚢手術に準じて敷布をかける．

切開と露出 精巣鞘膜や陰嚢水腫と精巣・精巣上体・精索・陰嚢壁の関係を示す（**図1**）．陰嚢水腫が鼠径ヘルニアを合併しているときは，別々に切開する．陰嚢水腫だけのときは，腫瘤を片方の手でしっかりつかみ，陰嚢の皮膚を伸ばして水腫を固定したあと，陰嚢前面で水腫が最も明瞭で精巣が後下方に十分に離れた場所に6～10 cmの縦切開をおく（**図2**）．

皮膚・肉様膜・挙睾筋筋膜を切開し，水腫の外壁である精巣鞘膜の壁側層から剥離したら，1枚の膜として後方に反転する（**図3, 4**）．

手技の詳細 内側と外側で水腫を表面の膜から分離したら，水腫壁を2本のAllis鉗子で把持し，吸引チューブにつないだトロッカーを刺入して内容を吸引する（**図5**）．水腫の開口部に入れた指をガイドにして牽引し，水腫壁を陰嚢から完全に分離したら，水腫嚢が付着した精巣と精索を術野で遊離し（**図6-8**），水腫嚢を完全に開く（**図9**）．

水腫を周囲から完全に剥離して陰嚢から反転するまで穿刺吸引しないこともある．若い男性の陰嚢水腫は精巣腫瘍に合併していることがあるので，精巣の視診と触診を注意して行う．

精巣と精巣鞘膜の関係を示す（**図10**）．水腫嚢を完全に遊離して切開したら，余分な水腫壁をハサミで切り取り，精巣・精巣上体・精索の周囲に断端を2 cmだけ残す（**図10, A, B**）．

出血が少しでも残っていると，疎性結合組織の中に少しずつ出血し，有痛性の大きい陰嚢血腫になって徐々に吸収されるのを待つしかないので，細心の注意を払って完全に止血する．

水腫嚢の余分な部分を切り取ったら，精巣と精索の後面で水腫嚢の断端を細い糸の結節縫合で縫着し，水腫嚢の残った部分を外反する（**図11, 12**）．水腫嚢を外反せず，断端縁に沿って細い吸収糸の連続縫合で止血する方法もある．小児では精索の上部をよく見てヘルニア嚢がないかどうかを調べる．

閉鎖 精索がねじれないように注意しながら，精巣と精索を陰嚢に戻す．1～2本の吸収糸で精巣を陰嚢底部に縫着し，精索のねじれを防いでもよい（**図13**）．肉様膜を吸収糸の結節縫合で閉鎖し（**図14**），適切な場所に加えた小切開創から細いPenroseドレーンを出してもよく，血液の排泄を促して血腫の形成を防げる．皮膚は吸収糸の皮内縫合で閉鎖する．

術後管理 術後24時間は陰嚢に氷嚢を置き，毎日ガーゼを交換する．排液量に応じて24～48時間後にドレーンを抜去する．異常な疼痛や腫脹は血腫や捻転の徴候であり，超音波検査を行って診断する．皮膚の吸収糸は分解すると脱落する．手術直後から離床してよいが，術後1～2週間は陰嚢を吊り具で保護する．■

IX 腹壁と鼠径の手術
HERNIA

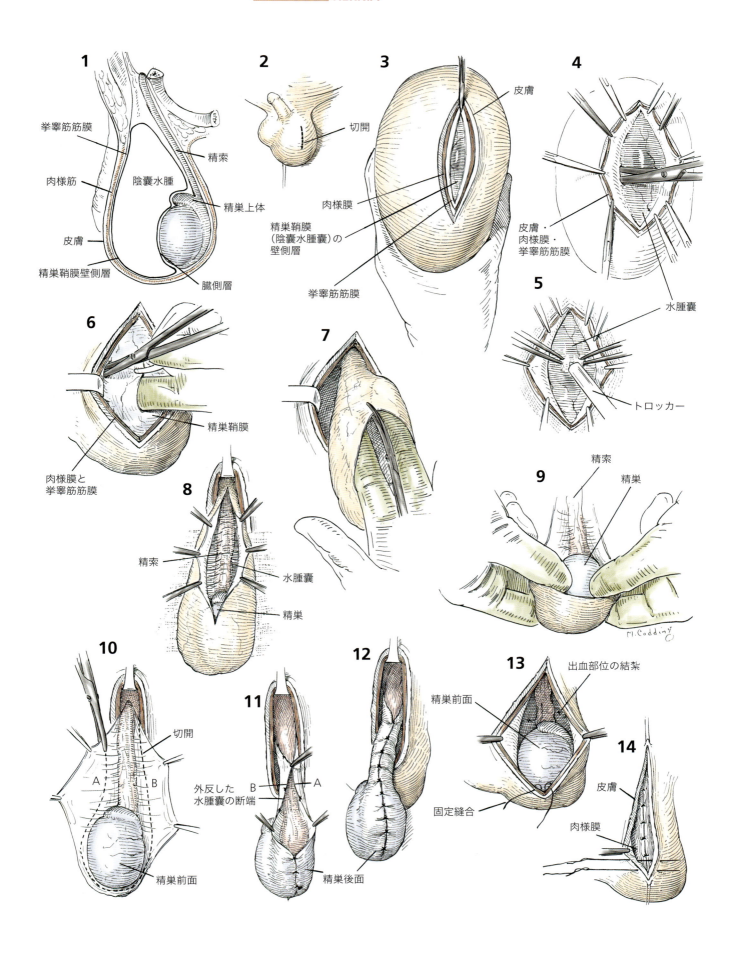

427

第Ｘ部　内分泌臓器の手術
SECTION X　ENDOCRINE

CHAPTER 115　甲状腺亜全摘

適応　甲状腺亜全摘や甲状腺全摘は，甲状腺腫大で生じた圧迫症状，地方病性甲状腺腫による美容上の問題，中毒性甲状腺腫に適用され，ときに Riedel 甲状腺腫や橋本病などの炎症性疾患にも適用されてきたが，地方病性甲状腺腫はコロイド甲状腺腫と結節性甲状腺腫がともに減っており，Graves 病（訳注：日本とドイツでは Basedow 病）と甲状腺中毒症は有効な薬物療法が増えたため，甲状腺亜全摘の適応は減っている．

甲状腺亜全摘の明らかな適応は若い女性の孤立性結節であり，甲状腺シンチで取り込みがなく悪性を疑うときである．穿刺吸引細胞診では疑いのある所見が得られる．右葉切除や左葉切除を行えば，がんであっても切除断端を確保でき，多中心性病巣の病理診断ができるため，病変側の全葉切除と反対側の亜葉切除を併せて行うことが多い．

40 歳以下の若年者や妊娠女性の甲状腺中毒症に外科治療と薬物療法のどちらがよいかは不明であるが，放射性同位元素は禁忌である．抗甲状腺薬を服用できない患者，大量に長期間服用する必要がある患者，薬物療法のあとに再発した患者では，外科的切除を考慮するが，手術のリスクが高い患者や手術の既往があり中毒症が再発した患者では，薬物療法を選択することが多い．

妊娠女性は抗甲状腺薬で治療して出産後まで手術を延ばすのがよいが，甲状腺機能が正常になったら，甲状腺補充療法を行って胎児の甲状腺腫を防ぐ．

術前準備　甲状腺摘出を緊急手術で行うのはまれであり，甲状腺出血による圧迫症状が急速に出現したときだけである．ほかはすべて待機手術で行い，身体的に良好な状態で行い，とくに甲状腺中毒症のときは身体的に最適な状態で行う．

甲状腺中毒症は甲状腺機能が正常になるまで抗甲状腺薬で治療する〔訳注：甲状腺中毒症は頻脈・発汗・手指振戦・体重減少と遊離 T3・T4 高値であり，原因は Graves 病・Basedow 病と破壊性（亜急性/無痛性）甲状腺炎，治療はプロピルチオウラシル（PTU）とチアマゾール（MMI）〕．

抗甲状腺薬はサイロキシンの合成を抑制するが，コロイドに貯留していた甲状腺ホルモンの放出は抑制しないので，症状が改善するのに 2 週間から 3 か月間の期間が必要である．甲状腺腫が大きいと含まれるコロイドの量が多く，改善までの期間は甲状腺の大きさと関連がある．

甲状腺機能が正常になったら，ルゴール液・ヨウ化カリウム液・ヨウ化水素酸錠やシロップを使い，ヨードを術前 10 日間投与してもよく，この処置によってほとんどの甲状腺摘出が適切な状態で行える．術中や術後に甲状腺ホルモン放出による重症の頻脈を生じたときは，β 遮断薬（プロプラノロール）を使って制御する．

麻酔　気管挿管がよく，とくに長期間の気管圧迫・甲状腺の胸骨下進展・高度の甲状腺中毒症があるときは気管挿管がよい．重症の甲状腺中毒症の患者や不安そうな患者は，短時間作用型のバルビツールを病室で静注し，不適切な興奮を避ける．吸入麻酔薬を使って全身麻酔を行う．

体位　半座位にして背中に畳んだ敷布を置き，頭部を後方に強く曲げる（図 1）．手術台の頭台を下げて首をさらに伸展させる．皮膚の切開線をマークする前に麻酔科医は頭と体が一直線になっていることを確認する．頭部が横にずれていると不正確な場所を切開することになる．

手術準備　患者の頭髪にメッシュの帽子をかぶせて術野の汚染を防ぎ，通常どおり皮膚を消毒する．皮膚を切開する前に太い絹糸を押しつけて輪郭を描いてもよい．胸骨頸切痕から 2 横指上で横切開し，胸鎖乳突筋の境界部まで延ばす（図 2）．

甲状腺が大きいときは少し高い位置で切開し，手術痕が胸骨頸切痕にかからないようにする．正中で切開線に直交する短い仕切り線をつけ，皮膚を閉鎖するときの目印にする（図 2）．

腹部に敷布をかけるときと同じように，頸部の切開部位に敷布をかけて四隅を敷布鉗子で固定する．皮膚切開の中心で上下の敷布と皮膚に貫通縫合やステイプルをかけてもよく，敷布が切開の中心を示し，皮弁を上下に反転したときの汚染を防ぐ．

縫合やクリップで固定する敷布の代わりにドレープを使ってもよく，皮膚に接着スプレーで貼りつける．丸い穴があいた大きい敷布をかけると完成する．

切開と露出　手術は伝統的に右上極から始めるので，術者は患者の右側に立つ．外科医は頸部の解剖とくに甲状腺の血管と解剖学的関係について熟知している必要がある（図 3-5）．

反回神経が下甲状腺動脈の分岐部を走行することがあるという頸部の解剖を完全に理解していれば，出血・反回神経麻痺・副甲状腺損傷の合併症を最小限に抑えることができる．操作中にいくつかの筋膜面を露出するときは，出血がない状態を保つ．主な血管・副甲状腺・反回神経の位置を示す（図 3，5）．

皮膚の切開は，術者が片方の端をガーゼで強く圧迫し，助手が他方の端を同じ強さで圧迫すると，皮下組織の出血を制御でき，創縁を均等に分離できる．皮下脂肪が厚くなければ，メスで慎重に一度で切開し，皮膚と皮下組織を同時に切開する．メス刃の腹部を垂直に当てるが，押しつけない．

出血している皮下の血管を止血鉗子で挟み，太い血管は結紮するが，細い血管は鉗子をかけるだけでゆるめるか凝固すればよい．止血鉗子はあご部と先が細く血管だけ把持できるものが最適であり，周囲の脂肪組織を締めつけずに結紮できる．集束結紮が 1～2 本なら問題ないが，組織の締めつけが多くなると，創傷治癒の過程で血行がない組織は吸収されて硬結や炎症を生じる．

広頸筋直下の網目状組織まで切開を進めると，血管がない層に到達する．出血部位はすべて先が細い曲の止血鉗子で把持し，切開創縁のどちらを把持したかによって鉗子を上方か下法に反転する（図 6）．切開が深すぎると，誤って前頸静脈を損傷して出血や空気塞栓を生じる．

上部の皮弁を遊離するときは，ガーゼを使った鈍的剥離の代わりに鋭的剥離を行ってもよい（図 7，8）．通常は左右の高位で皮弁の下に細い血管が現れるので，厄介な出血を起こさないように結紮する（図 8，9）．

上方は甲状切痕まで剥離して甲状軟骨全体を露出し，下方は胸骨頸切痕まで剥離する．下の皮弁を外側下方に牽引し，皮弁を胸骨頸切痕まで周囲組織から遊離する（図 9）．**CONTINUES ▶**

X 内分泌臓器の手術
ENDOCRINE

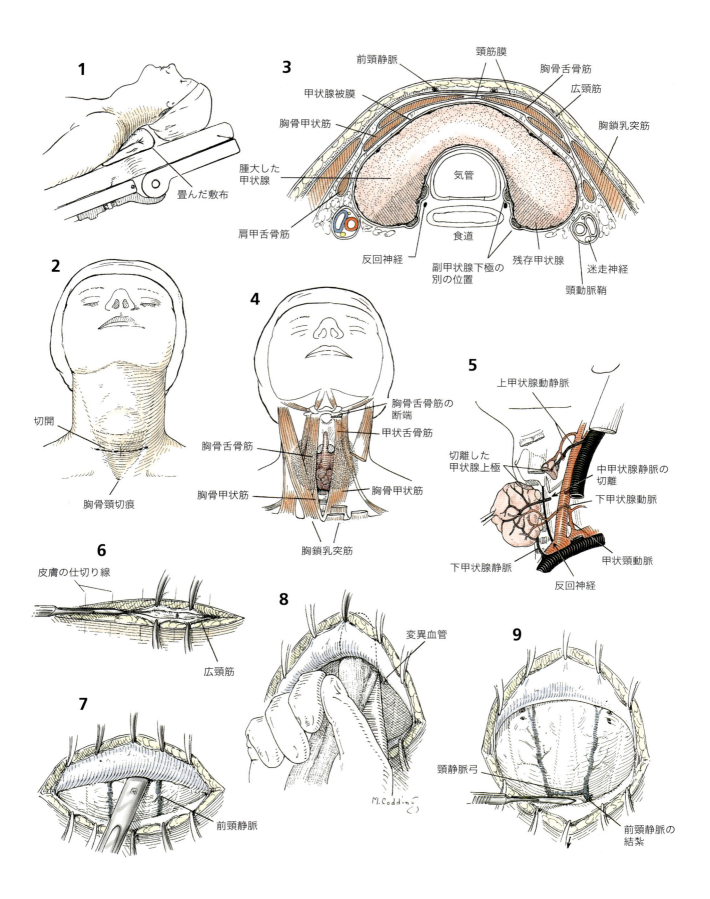

431

115 甲状腺亜全摘

手技の詳細（続き）　甲状腺亜全摘は，筋肉・血管・甲状腺の間のさまざまな層を注意して剥離する手術である．開創器を挿入して皮弁を開いた状態に保つ．甲状腺が大きいときは，胸骨舌骨筋や胸骨甲状筋を切離する必要があるので，胸鎖乳突筋の前縁を遊離する（**図 10**）．剥離にはメスの柄を使い，胸鎖乳突筋と胸骨舌骨筋の外側境界部の間に正しい剥離面を作る（**図 11，12**）．

　左右の胸骨舌骨筋の間で首の正中を縦に切開して出血を避け，甲状切痕から胸骨頸切痕まで延ばす（**図 13**）．出血部位はすべて止血鉗子をかけて止血する．切開線の両側の組織をつまみ上げ，甲状腺を切開しないようにする．

　胸骨舌骨筋の裏にメスの柄を挿入し（**図 14，15**），甲状腺の表面にある薄い筋膜をピンセットでつまんでメスで切開し，甲状腺と胸骨舌骨筋の間に裂隙面を作る（**図 16-18**）．胸骨舌骨筋の剥離は甲状腺亜全摘で最も重要な操作であり，適切な剥離面に入らないと厄介なことが起こる．

　胸骨舌骨筋の筋膜を剥離して完全に外反すると，甲状腺被膜の血管がきれいに見える（**図 18**）．適切な剥離面ができたら，胸骨舌骨筋と胸骨甲状筋を牽引鉤で外側に引っ張る．胸骨舌骨筋と甲状腺の間に異常な血管があれば鉗子で挟んで結紮する（**図 18**）．

　適切な裂隙面で操作を進め，甲状腺の外側に示指を2本並べて挿入して広げると，甲状腺を露出しやすく，血管を損傷すること

なく遊離できる（**図 19，20**）．甲状腺の側面を指で剥離するときは，中甲状腺静脈がかなり太いことがあるので，誤って裂いて厄介な出血を起こさないように注意する．

　甲状腺腫が中等度のときは，甲状前筋（訳注：胸骨舌骨筋と胸骨甲状筋）を細い牽引鉤で外側前方に牽引すると，操作に必要な露出が得られる．甲状腺腫が大きいときは，甲状前筋を鉗子で挟んで切離するのがよく，上1/3の領域で切離して運動神経の損傷を避けると，甲状前筋を切断しても創傷治癒や運動機能に影響しない．

　左右の胸鎖乳突筋の遊離縁を外側に牽引し，甲状前筋にかける鉗子が胸鎖乳突筋にかからないようにする（**図 20，21**）．指をガイドにして筋肉用鉗子をかけ，頸動脈鞘の構造物が少しでも挟まれないようにする．鉗子の間で甲状前筋を切離し，鉗子をかけた断端から上方と下方に切開すると，切離した甲状前筋を牽引しやすい（**図 21**）．別の方法として，甲状前筋の切離には超音波メスを使ってもよい．

　太い前頸静脈があるときは，最初に上下の鉗子の近くに絹糸で貫通縫合をかけて結紮しておくのがよい．筋肉用鉗子を創外に持ち上げると，その後の操作の邪魔にならない．他方の甲状前筋も同じようにして切離する．**CONTINUES ▶**

X 内分泌臓器の手術
ENDOCRINE

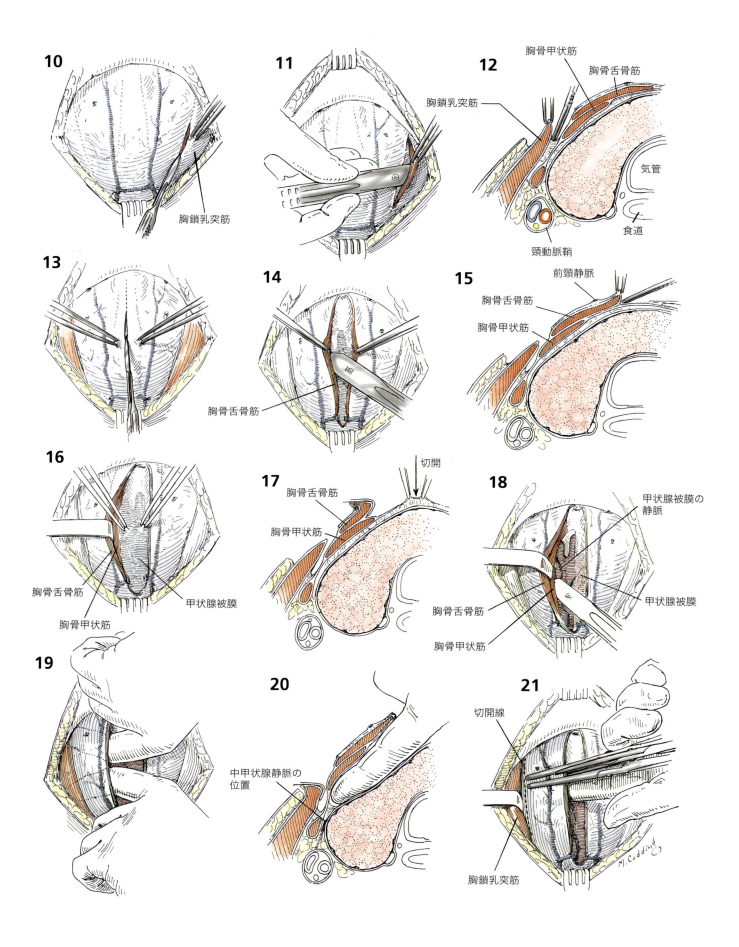

115 甲状腺亜全摘

手技の詳細（続き） 甲状前筋の上側の鉗子を外側上方に牽引すると，甲状腺上極で甲状前筋から甲状腺に入る上甲状腺動脈の分枝が見えることがあるので，鉗子で挟んで結紮する（**図22**）．

甲状腺亜全摘は習慣的に右上極か大きいほうから始めるが，最初に中甲状腺静脈を結紮し（**図26**），上極の血管の授動と露出をしやすくしておくこともある．上極部の皮膚切開縁に細い牽引鉤をかけ，小さい曲の止血鉗子（Crile鉗子）を開いて上極の膜状組織を剝離すると鈍的剝離を行いやすく，喉頭から甲状腺被膜を押し出せる（**図23**）．

甲状腺の最上部には気管を取り囲む薄い筋膜があり，細い血管を牽引して出血させると，近くに上喉頭神経があって鉗子で損傷する危険があるため，鉗子で止血するときは注意してかける必要がある．甲状腺を牽引しておく手段としては，2本のBabcock鉗子，曲の止血鉗子，甲状腺にかけた縫合糸，上極部に結びつけた綿テープなどがある．

鋭的剝離と鈍的剝離を行い，甲状腺の直上で上甲状腺動静脈を露出する（**図23**）．上極部の甲状腺組織を残すかどうかを決め，甲状腺の上縁か上極の先端から1cmほど下の甲状腺組織に2本目の止血鉗子をかける．上甲状腺動脈を被膜外で結紮すれば止血は容易である．甲状腺組織を十分に残すときは，上極は再発しやすいので，下甲状腺動脈の高さの後面に止血鉗子をかける．

上甲状腺動静脈に直か曲の細い止血鉗子を3本かけ，甲状腺側に1本，血管側に2本残るようにして血管を切離する（**図24**）．上甲状腺動静脈は2本の止血鉗子があるので二重結紮ができ，厄介な出血が避けられる．2本目の結紮は血管断端に細い絹糸の貫通縫合をかけることもある（**図25**）．上甲状腺動静脈の切離にはクリップや超音波メスを使ってもよい．

前もって中甲状腺静脈を同定・結紮していないときは，中甲状腺動脈を探して結紮するが，甲状腺の授動や牽引によって薄く伸びた索状物になっていることが多い（**図26**）．上甲状腺動静脈と中甲状腺静脈を結紮したら，下甲状腺動静脈が入る右下極に細い牽引鉤をかける．

小さい曲の鉗子か指で周囲組織から剝離し，下甲状腺動静脈を慎重に遊離する（**図27**）．下甲状腺動静脈を切離して二重結紮するときは，気管を損傷しないように注意する（**図28**）．甲状腺峡部で甲状腺の下面に流入する気管前面の静脈叢（最下甲状腺静脈）が認められることがあるので，先が鈍の止血鉗子で気管から分離して慎重に結紮する．

別の方法として，下極から処理して甲状腺を授動したあとに上極を結紮する方法もある．気管前面の甲状腺組織を正中で切離して右葉を外側に反転し（**図29**），下甲状腺動静脈を鉗子で挟んで結紮する．甲状腺を内側に牽引すると中甲状腺静脈が見えるので結紮する．上甲状腺動静脈の裏に示指を入れて上極を前に押し出したら，気管と上極内側面の間に曲の鉗子を挿入し，上甲状腺動静脈に鉗子を二重にかける（**図30**）．

上極を遊離して中甲状腺静脈と下甲状腺静脈を結紮したら，次は下甲状腺動脈の露出である．内側前方に甲状腺の牽引を続けると，甲状腺の外側下面に下甲状腺動脈が露出する（**図31**）．外側に細い牽引鉤を挿入し，下甲状腺動脈がある甲状腺の外側面をガーゼで剝離してきれいに露出する．

甲状腺が大きく外側に偏位しているときは，反回神経が予想よりずっと高い位置にあるかもしれない．下甲状腺動脈が甲状腺に入る分岐部を反回神経が走行していることがあり，慎重に剝離して同定する．

甲状腺後窩を調べ，ピンクがかったチョコレート色の副甲状腺の位置を確かめる．下極を剝離する前に下甲状腺動脈の分枝がある甲状腺の辺縁に止血鉗子をかけておいたほうがよい．反回神経から安全な距離を保って下甲状腺動脈の分枝に2本の鉗子をかけると（**図32**），反回神経を損傷する危険が少なく，甲状腺組織を残す範囲も決まる．

気管を視野において甲状腺を創内に持ち上げたら，小さい曲の鉗子を甲状腺の実質にかけ，後方被膜と一緒に適切な量の甲状腺組織を残す（**図33**）．甲状腺組織を残す範囲と反回神経の関係を示す（▶ 431ページ，**図3**，▶ 437ページ，**図41**）． **CONTINUES ▶**

X 内分泌臓器の手術
ENDOCRINE

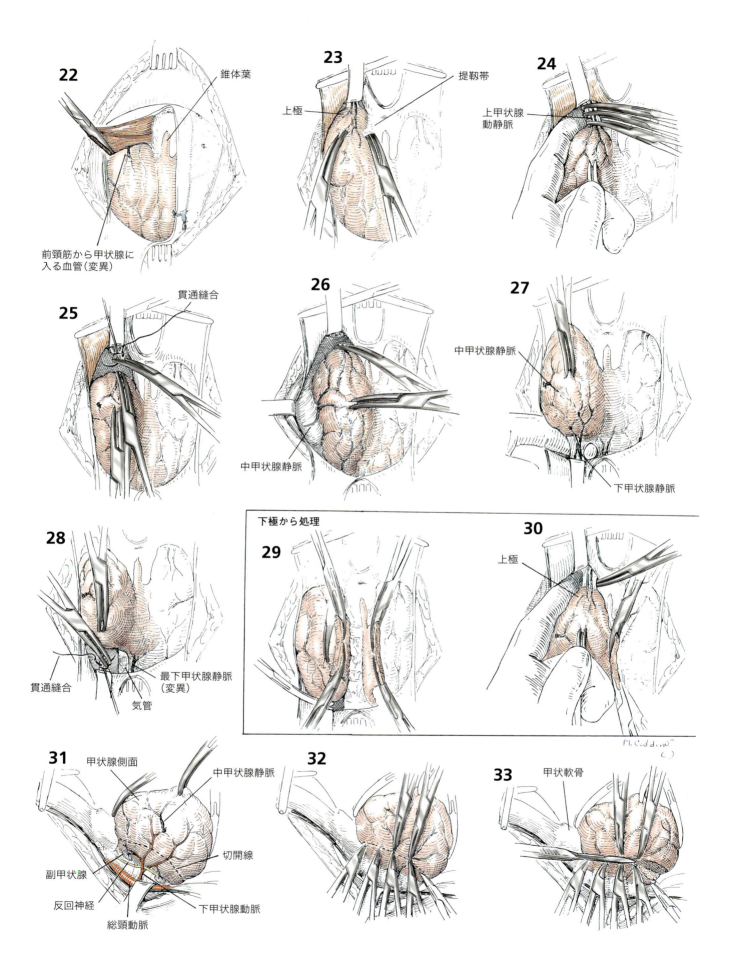

115
甲状腺亜全摘

手技の詳細（続き）　甲状腺の外側に止血鉗子をつけたまま，右葉を外側に押しやって峡部を露出して切離する．気管表面の甲状腺下縁を有鉤ピンセットでつまみ上げ，気管と甲状腺後面の間に曲の鉗子を挿入する（**図34**）．上からも曲の鉗子を挿入し，甲状腺と気管前面の間にすき間ができたら，峡部全長に曲の鉗子を2本かけて切離する．鉗子が気管支膜に入ると術後に不快感が残る．

　右葉側の鉗子に接して峡部を切離したら（**図35**），左葉側に鉗子を残したまま，右葉側の鉗子を外側に牽引する（**図36**）．気管を横切って曲の鉗子を甲状腺の実質内に挿入し，甲状腺の外側面に並べてかけた鉗子に向ける（**図37**）．鉗子を水平方向に挿入すれば，先端で反回神経を損傷することはない．

　摘出する部分を挙上して実質の剥離を進める（**図38**）．残す甲状腺中央の出血部位に鉗子をかけるが，かけるのは少しだけにする．引っ込んだ動脈の出血は圧迫止血し，とくに残す甲状腺の気管縁に沿った動脈性出血は，側方から示指で圧迫して止血する．盲目的に鉗子をかけると反回神経を損傷することがあり，とくに甲状腺の上縁部で損傷しやすいので注意する（**図39**，**×**）．

　出血部位をすべて入念に結紮する．背後にある組織を損傷する危険があるので，貫通縫合を盲目的に深くかけてはいけない．細心の注意を払って鉗子の直下で糸を結び，1回目の糸結びを外科結紮で行い，糸に緊張をかけずに2回目の糸結びができるようにしたほうがよい．

　緊張がかかった状態で組織に鉗子をかけるので，1回目の糸結びでしっかり固定しないと，血管が引っ込みやすい．縫合止血する必要があるときは小さい曲針を使い，細心の注意を払って後面被膜の貫通と反回神経の損傷を避ける．

　出血がなければ創を生理食塩水で洗浄し，錐体葉を完全切除する．錐体葉は大きさがさまざまであり，先端から出血することが多いので，止血鉗子をかけて血管を結紮する（**図40**）．峡部を遊離するときは，薄い気管筋膜を損傷しないように注意する．気管筋膜を損傷すると気管炎や不快感を生じることがある．

　左側も同じようにして摘出する．腫大した右葉を摘出したあとの空間のおかげで，左葉の摘出は単純である．術者は左側に移動し，反回神経の保護と止血に注意し，出血がないことを確認する（**図41**）．

閉鎖　畳んだ敷布を背中からはずし，前頸部の緊張をゆるめる．大量の生理食塩水で創部を繰り返し洗浄し，出血がないことを再度確認する．麻酔科医が喉頭鏡で声帯の位置を観察する間，創部を慎重に保護する．声帯の位置から反回神経損傷が疑われたときは，異常がある側の反回神経の走行を調べ，結紮や損傷を起こした糸があれば除去する．

　摘出標本を入念に観察し，副甲状腺が付着していないかどうか調べる．疑わしい組織があれば詳細に観察し，副甲状腺の実質は胸鎖乳突筋内に移植する．

　外科医は副甲状腺の外観や位置を熟知しておく必要がある．副甲状腺はピンクがかった茶色で直径3〜4mmの平たい結節である．上腺は甲状軟骨の下部の高さで甲状腺後面にあり，下腺は甲状腺の下端，通常は下極の裏や甲状腺実質のやや下方深部の脂肪内にある．

　細い下甲状腺静脈や最下甲状腺静脈を最初に切離したときは下腺が残っていることが多い．副甲状腺を温存したと確信していても，摘出標本に付着している疑わしい組織があれば首や前腕の筋肉内に移植する．

　前頸静脈を結紮していなければ，胸鎖乳突筋の前縁を外側に牽引し，甲状前筋にかけた鉗子の下に貫通縫合をかけて前頸静脈を結紮する（**図42**）．甲状前筋の断端を水平マットレス縫合で縫着したあと，正中部を結節縫合で縫着する（**図43**）．

　出血がなければドレーンは不要であるが，大きい結節性甲状腺腫を摘出して広い空隙ができたときは，細いシリコーン製の閉鎖式吸引ドレーンを留置し，創の中央を通すか創の下を小切開して出す．

　皮下にかけていた止血鉗子をはずし，出血部位を4-0絹糸で結紮するか電気メスで凝固する．皮弁を接近させて広頸筋と皮下組織を別々に縫着し，丸く盛り上がらせて皮膚縫合部に緊張がかからないようにする（**図44**）．

　皮膚は細い吸収糸の皮内縫合をかけて縫着するか，非吸収糸の連続皮内縫合を引き抜き縫合でかけて手術翌日に抜糸する．テープを貼ってガーゼを軽く当てる．

術後管理　すぐに半座位にして，首が過伸展しないようにする．4〜5L/分で酸素を投与し，急性気道閉塞に備えて滅菌した気管切開セットがいつでも使えるように用意しておく．経口摂取できるようになるまで輸液を行い，全身状態に応じてヨウ化ナトリウムやグルコン酸カルシウムを追加する．問題がなければ水分を許可し，必要があれば麻薬や鎮静薬を使う．手術翌日にドレーンを抜去し，身の回りのことが自分でできれば退院させる．

　早期の術後合併症には，創出血・反回神経麻痺（嗄声・一過性失声・声帯麻痺など）・甲状腺クリーゼがある〔訳注：甲状腺クリーゼ（thyroid crisis・storm）は甲状腺中毒症に手術・外傷・熱傷・分娩などのストレスが加わり，臓器機能不全を起こして生命が危機の状態〕．

　最も重要なのは創出血であり，出血が疑われたときはガーゼをのけて縫合糸を4〜5本はずし，無菌状態で血液を吸引して出血部位を結紮する．両側の反回神経を損傷すると両側の声帯が麻痺して気管切開が必要になる．

　甲状腺クリーゼの症状には，発熱（≧38℃）・頻脈（≧130回/分）・中枢神経症状（不穏・せん妄・傾眠・昏睡・けいれん）・心不全症状（心原性ショック・肺水腫）・消化器症状（悪心・嘔吐・下痢）・大量発汗がある．アイスキャップ・冷却ブランケット・鎮静・高カロリー輸液が必要であり，ヨウ化ナトリウム1gとコルチゾール100mgに加えコルチゾールは15mg/時の持続点滴静注がよい．酸素・解熱剤・総合ビタミン剤も投与し，頻脈にはプロプラノロールを投与する．

　術後の副甲状腺機能低下症には10%グルコン酸カルシウムの静注が必要であり，カルシウム濃度を維持するのに必要な量でビタミンD_2を投与する．カルシウムの経口摂取は，毎食コップ1杯の牛乳を飲めば十分である（訳注：牛乳200mLにカルシウム200mg）．甲状腺ホルモン製剤のレボチロキシンを毎日服用し，結節性甲状腺腫の再発を防ぐ．　■

X 内分泌臓器の手術
ENDOCRINE

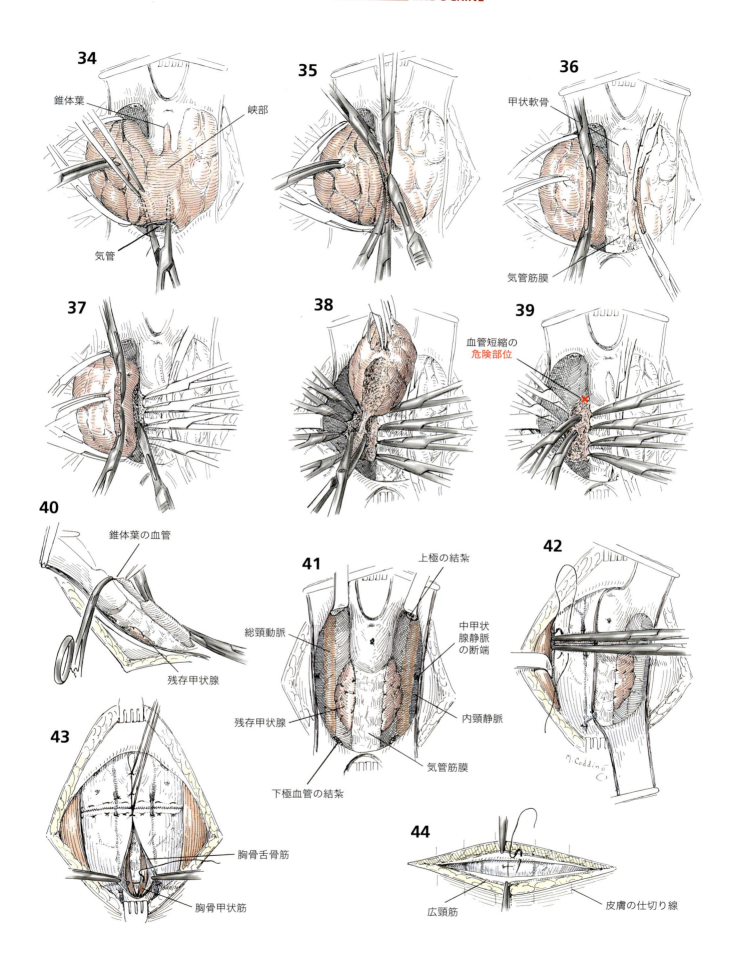

CHAPTER 116 副甲状腺摘出

適応 副甲状腺機能亢進症は，副甲状腺亜全摘で治癒する内分泌疾患である．副甲状腺ホルモンの過剰分泌は血液検査で証明され，副甲状腺の過形成や腺腫が関与する．高カルシウム血症はスクリーニング目的の血液検査で見つかり，腎結石や再発性膵炎副甲状腺機能異常を示唆する疾患である．

副甲状腺機能亢進症はガストリノーマと関連があり，家族性多発性内分泌腫瘍症 I 型（MEN-I）の患者の約1/3に合併する．副甲状腺機能亢進症が高頻度に起こる家族性 MEN-I は，腫瘍性病変の可能性があり，根治手術が必要である．副甲状腺を全摘して副甲状腺のスライスを利き腕でないほうの前腕の筋肉内に自家移植するか，副甲状腺を3個半切除して半個だけ残す．

MEN-I の患者はガストリノーマの手術より副甲状腺の手術を優先する．家族性 MEN-I の患者は，過剰な副甲状腺が明らかに増加しており，頸部に見つからないときは胸腺に異所性副甲状腺が存在するので，胸腺を摘出する．

甲状腺被膜下に見つからないときは，甲状腺内に埋没している副甲状腺を探して甲状腺全摘を考慮することもある．内分泌腫瘍は別の部位にもあることが多く，副甲状腺摘出を行う前に，膵ガストリノーマ・副腎褐色細胞腫・下垂体腫瘍を調べる．

血液透析患者や腎移植患者の高カルシウム血症（≧12 mg/dL）も副甲状腺機能亢進症と関連があり，副甲状腺摘出を考慮する．腎移植後の高カルシウム血症と副甲状腺ホルモンの異常高値は，移植後1年以内に改善することが多い．腎移植から2年間は保存的に観察する方針で臨み，進行性の骨病変や明らかな症状がある患者に限って副甲状腺摘出を行う．

術前準備 副甲状腺の通常の場所と迷入しやすい場所を熟知しておく（図1）．位置の特定は重要であり，とくに副甲状腺摘出後に副甲状腺機能亢進症が再発したときは，位置の確認が重要である．

副甲状腺は4個あったか，どこにあったか，別の場所を確かめたか，甲状腺・胸腺・前縦隔・後縦隔を探したか，甲状腺より上を探したか，どれを摘出したか，どれを凍結切片で調べたかなど，手術記録と病理報告書をよく調べる．

腫瘍の位置は超音波検査・sestamibi シンチ・CT・MRI で特定する．sestamibi シンチは腺腫の位置を特定するのに有用である．CT や MRI の断層画像は気管後部や縦隔を評価するのに役立つが，通常は副甲状腺機能亢進症が再発した患者に行う．

副甲状腺機能亢進症の再発には，選択的静脈採血によるホルモン濃度分析も有用であり，最終かつ最善の診断手段である．血管造影は危険で正確性が低いので，まれにしか行わない．

副甲状腺の上腺は後縦隔の上部と下部に迷入し，下腺は胸腺内や前縦隔に迷入する（図1）．腎結石の患者は結石用 CT 撮影と静脈性腎盂造影を行って腎結石を探し，腎機能を調べる．副甲状腺の位置とともに血管支配や反回神経との位置関係を調べ，胃の症状があればガストリン値を測定する．

麻酔 経口気管挿管による全身麻酔がよい．腎移植患者は腎機能を悪化させる麻酔薬に注意する．反回神経損傷の可能性があれば，気管チューブで気道確保して自発呼吸を続ける．気管チューブを抜いた直後に喉頭鏡検査が行えるように十分に鎮静する．

体位 半座位にして背中に畳んだ敷布を置き，頭部を後屈する．

手術準備 頭髪を帽子で覆って術野の汚染を避け，通常どおり皮膚を消毒する．縦隔の副甲状腺腺腫を探すのに上部胸骨切開を行うことがあるので，頸部とともに上胸部も消毒する．術中に迅速血液分析で副甲状腺ホルモン濃度の測定が必要かもしれないことを検査室に知らせておく．

切開と露出 甲状腺亜全摘のときのように下頸部切開を行い，出血部位をすべて入念に止血する．甲状腺亜全摘のときのように露出し（▶ CHAPTER 115），開創器をかけて皮弁を牽引してもよい．採血して副甲状腺ホルモンの術前基準値を測定する．

手技の詳細 伝統的な四腺検索を示す．超音波ガイド下の頸部検索が有用であるが，示指で鈍的剥離を行って甲状腺の右葉を遊離し（▶ CHAPTER 115，図 19，20），反回神経の走行や淡黄褐色の副甲状腺を上極と下極で同定する．右側の2個を同定したら左側でも同じように同定する．副甲状腺の過形成とくに MEN-I のときは，正常か少し腫大しているだけである．孤立性腺腫は大きく，1〜2 cm のものから4〜5 cm のものまである．

中甲状腺静脈を結紮・切離して右葉を授動する（図2）．小さい止血鉗子で甲状腺を把持して内側上方に牽引する．上極にガーゼ片を当てて左右母指で甲状腺を牽引してもよい．反回神経と下甲状腺動脈の関係や上極と下極の血管支配を明確にする（図3）．ピンセットやガーゼで結合組織を丁寧によけ，副甲状腺を色調で識別するが，脂肪組織の血腫と区別できないことが多い．

腺腫を同定できたら，反回神経の位置を常に頭におきながら，先が細いピンセットを使って周囲組織から慎重に剥離する（図3）．時間をかけて上部の副甲状腺に入る脆弱な血管茎を露出し，鉗子を二重にかけて結紮する（図4）．

副甲状腺の一部を迅速病理診断に提出し，副甲状腺であることを確定する．副甲状腺と思われる部分をいくつか生検することもある．すべての生検部位に番号をつけた図を作り，病理組織所見を添える．

肉眼診断で腺腫の可能性が最も高い副甲状腺を摘出しただけで手術を終了してはいけない．腫大した副甲状腺を1個だけ見つけて摘出したとき，腺腫がその1個だけであれば，迅速血液検査で測定した副甲状腺ホルモン濃度は10分で50%以上，15分で85%以上の低下がみられる．四腺検索では，残りの3個も同定して位置を記録する．それぞれ生検して確認することもあれば（図5），細く青い非吸収糸をつけて先端を皮下に残しておくこともあり，再手術が必要になったとき生検部位の目印になる．

家族性 MEN-I の患者では，正常に見える3個を摘出し，残りの1個を半分切除する．近傍に小さいクリップをかけておくと（図6），再発したときに位置を同定するのに役立つ．家族性 MEN-I は変異を生じやすく，副甲状腺機能亢進症が再発する危険があり，半個だけ残す根治的副甲状腺摘出を考慮する．下部の副甲状腺を固定できないときは胸腺摘出を考慮する．

術後再発した患者では，頸部にある1個または複数の副甲状腺の見逃し，異所性副甲状腺の遺残，家族性 MEN-I を考える．副甲状腺は2.5%が縦隔にあり，上縦隔にあるときは胸腺内のことが多く，無名静脈（腕頭静脈）の近くにある．画像検査で上縦隔に腫瘍の存在が証明されたときは，副甲状腺が胸腺内に容易に見つかることを期待する．胸腺を胸骨頸切痕より上に引き上げればよく，胸骨正中切開が必要になるのはまれである．

閉鎖 CHAPTER 115 を参照．

術後管理 副甲状腺摘出は深刻な合併症が2つある．1つは持続性の声帯麻痺を伴う反回神経損傷，もう1つは低カルシウム血症であり，細心の注意を払って副甲状腺を半個残しても起こる．

Chvostek 徴候は低カルシウム血症の所見であり，耳の前方で顔面神経を指で叩くと顔面の筋肉がピクピク収縮する．

カルシウム濃度を監視し，ビタミン D とグルコン酸カルシウムを毎日投与する．カルシウムと副甲状腺ホルモンを長期間にわたって6か月ごとに測定するとよい．

X 内分泌臓器の手術
ENDOCRINE

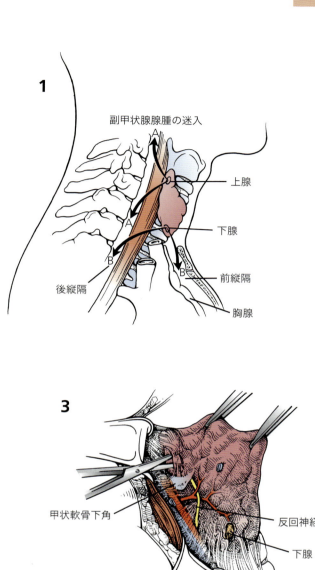

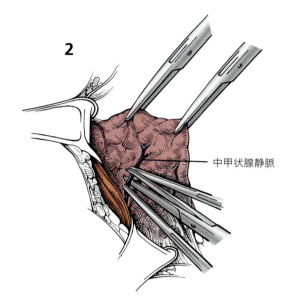

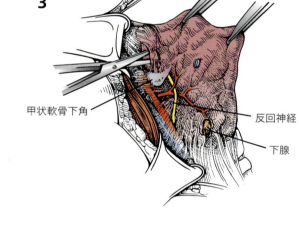

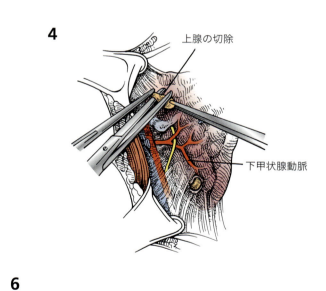

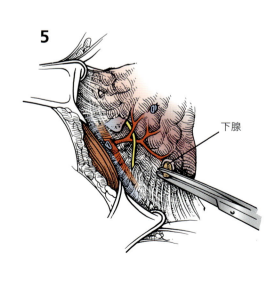

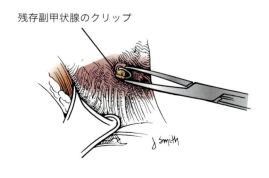

CHAPTER 117 両副腎摘出

適応 副腎皮質と副腎髄質の悪性腫瘍や良性腫瘍は副腎摘出の適応であるが，最近は両副腎摘出が必要な患者が徐々に増えており，アルドステロン症やCushing症候群のような副腎皮質機能亢進の患者のうち，副腎部分切除や片側副腎摘出で症状が緩和しなかった内分泌状態を制御するのに行われることもある．

術前準備 最も重要なのは確定診断をつけることである．臨床所見から病態生理が明らかであっても，副腎疾患であることを確定するとともに，ほかの内分泌疾患を除外するために，詳細な内分泌検査が必要である．

読者は内分泌学の診断に関する最新の教科書を参照しないといけない．通常の画像診断はCT検査がよいが，MRI検査も有用である〔訳注：褐色細胞腫の部位診断にはI-MIBGシンチが有用である（MIBGはノルアドレナリンと似た分子構造）〕．

副腎摘出が決まったら，副腎機能の異常によって引き起こされた全身性変化や代謝性変化を修正する．褐色細胞腫のときは，高血圧によって引き起こされる心臓血管系の異常に注意する．

副腎皮質機能亢進症のときは（訳注：Cushing症候群），低カリウム血症・アルカローシス・高血圧・血球増加症・筋肉萎縮・骨粗鬆症・高カルシウム血症・耐糖能異常・皮膚フルンクル（訳注：黄色ブドウ球菌による化膿性毛包感染）・創傷治癒遅延がある．副腎機能の異常によって多数の臓器系統と手術に対する反応が甚大な影響を受けていることを知っておく．

内分泌科医・外科医・麻酔科医は術前に相談して連携する．麻酔科医は十分な血液とステロイド補充を準備し，開胸を伴う長時間手術に備える．電解質を適切な状態に修正し，副腎皮質機能亢進症や両副腎摘出のときはコルチゾールを静脈内投与する．高血圧と副腎周囲の血管増生や脆弱な静脈のために出血量が多くなりやすいので，十分な輸血を準備する．

麻酔 気管挿管による全身麻酔がよい．褐色細胞腫の患者は時間に余裕があって可能であれば，フェノキシベンザミン（Dibenzyline）やドキサゾシン（Cardura）などの長時間作用型のアドレナリンα受容体拮抗薬を術前に適切に投与しておく．

褐色細胞腫の患者では，手術前日の夕方と手術当日に輸液を行って脱水を補正しておく．血圧が大きく変動するのを最小限に抑えるには，動脈ラインをとって血圧を連続で測定し，ニトロプルシド（Nipride）のような血管拡張薬を持続静注して高血圧を制御する．

水分と血液の回復が十分であることを確認したら，低血圧の治療にはノルアドレナリン（Levophed）の持続静注が必要かもしれず，頻脈や不整脈の制御にはβ遮断薬（プロプラノロール）やリドカイン（キシロカイン）が必要かもしれない．

副腎摘出後の4〜5日間はノルアドレナリンが必要であり，問題がなければ漸減する．

体位 仰臥位にして手術台の足側を少し低くして，中等度に過伸展できるようにする．後方到達法があり，正常の大きさの副腎の

焼灼療法に利用できる．

手術準備 皮膚を傷つけないように注意して完全に除毛する．肥満の患者に横切開を行うときは側腹部まで延ばす必要があり，前方到達法では下胸部と腹部全体の皮膚を側腹部まで消毒する．

切開と露出 術者は患者の右側に立つ．肋骨弓から2〜3横指，剣状突起から2横指ほど離した逆U字切開をおく（**図1**）．右副腎の大きい腫瘍のときは，第9肋間から胸腹到達法を使ってもよい．後方到達法を使うときは，第11肋間の正中から5cmほど離れたところから下方へ腸骨中央部まで延ばす切開にする．

皮下組織に血管増生があり，とくにCushing症候群のときは，細心の注意を払って出血部位をすべて結紮するか，電気メスで凝固して止血する．左右の腹直筋を切離して腹横筋と腹膜を切開するが，多くの患者は肥満があるので，大きく切開する．

内腹斜筋を線維の方向に沿って側腹部まで延ばすと，良好な露出が得られる．肝臓の鎌状間膜を曲の止血鉗子で挟んで切離・結紮する．患者によっては，鎌状間膜と右三角間膜を切離し，肝右葉を授動したほうがよい（▶ CHAPTER 81，**図1**，**2**）．

解剖 右副腎と左副腎の解剖学的な違いを知っておく（**図2**）．右副腎は，下方が腎上極，内側が下大静脈，上方が肝右葉に接しており，右副腎動脈（**11**）は腹部大動脈から血流を直接受け，右副腎静脈（**5**）も平行するように下大静脈に直接流入する（**図2**）．

左副腎は，内側が腹部大動脈，下方が左腎静脈（**8**），下方や外側が腎上極に接しており，腎門部に位置することもある．左副腎動脈（**12**）は腹部大動脈から血流を直接受けるが，左副腎静脈（**6**）は左腎静脈に流入する．左右の副腎はGerota筋膜の内側に存在し，左右の下横隔動脈（**9**，**10**）と左右の腎動脈から多数の動脈枝を受ける．

手技の詳細 右副腎を露出する手順を示す（**図3**）．Kocher授動を行う前に横行結腸と大網を包んで隔離し，肝右葉を丁寧に牽引する．肝右葉を授動すると右副腎の良好な露出が得られる．

十二指腸の外側にある腹膜を切開したあと，膵頭部背面を示指で鈍的に剝離して十二指腸を授動する．十二指腸下行部のすぐ後ろに下大静脈が露出したら，右腎静脈が見えるようにきれいにする（**図4**）．右腎上極が見えたら指で鈍的に剝離して露出する．

副腎は黄色調で分葉状の特徴的な外観と，境界明瞭で鈍な外側縁によって確認できる．外側縁の血管がない部分を切開したら，後面に入れた指で丁寧に鈍的に剝離し，副腎を露出して授動する（**図5**）．

副腎に出入りする血管は，面積が広い前面や後面よりも内側や上方の縁にあることが多いことを知っておく．術前検査で副腎とくに右副腎の腫瘍が大きいときは，胸腹連続切開を考慮し，肝右葉を授動するための露出を行う．副腎の腫瘍と一緒に腎臓も摘出することがある．**CONTINUES ▶**

X 内分泌臓器の手術
ENDOCRINE

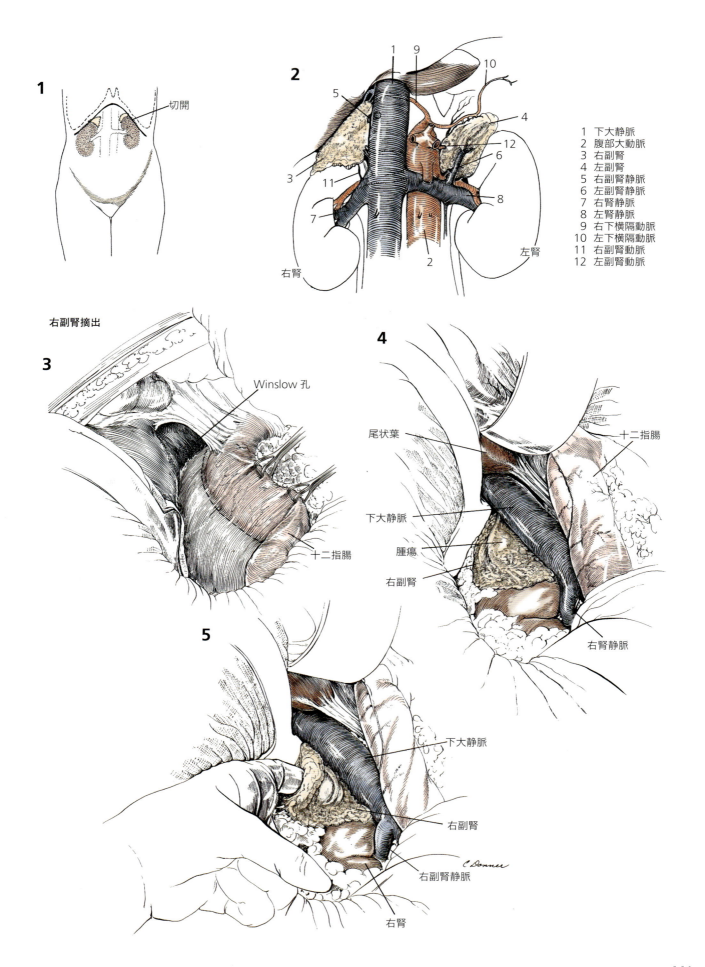

1 下大静脈
2 腹部大動脈
3 右副腎
4 左副腎
5 右副腎静脈
6 左副腎静脈
7 右腎静脈
8 左腎静脈
9 右下横隔動脈
10 左下横隔動脈
11 右副腎動脈
12 左副腎動脈

441

117　両副腎摘出

手技の詳細（続き）　通常は初めに副腎から下大静脈に流入する主要な静脈を同定し，2-0絹糸で二重結紮する（**図6**）．次に副腎の内側縁と下縁に剝離を進め，主要な動脈を2-0絹糸で二重結紮する．多数の小血管があるので，結紮かクリップで入念に処理する．

　左副腎の経腹的な到達法には2つの経路があり，通常の方法を断面図（**図7, 8**），別の方法を正面図（**図9, 10**）で示す．腹腔臓器を注意して包んで術者側によけ，脾臓を丁寧に把持して脾腎間膜の血管がない部分を切離し，脾臓を術者側に授動する．

　鈍的剝離を行うと，Gerota筋膜の表面で膵臓や脾動静脈の直下を剝離できる．剝離を内側に進めて上腸間膜静脈に至ると，かなりの範囲を授動できる（**図11**）．Gerota筋膜を切開したあと（**図8**），鈍的剝離を行って腎上極をきれいにすると，左副腎に到達できる．肝左葉も同定するが，授動や牽引は不要である．

　血管の処理は右副腎と同じ手技を左副腎にも行うが，まず副腎から左腎静脈に流入する主要な静脈を処理し（**図11**），次に末梢に剝離を進め，血管をすべて結紮する．血管処理は時間がかかる細かい作業であるが，血管と思われるところはすべて結紮かクリップで処理したほうが安全である．

　別の方法として，膵体尾部の下縁を授動し，結腸間膜のほうから左副腎に接近してもよい（**図9**）．まず大網を横行結腸に沿った付着部からはずし，通常は血管がない部分でも，出血があれば注意して処理する．大網が結腸間膜と癒着していて，大網を切離するときに中結腸動静脈を損傷することがあるので注意する．

　膵体尾部の下縁の腹膜を膵末端から下腸間膜静脈まで切開すると（**図9, 矢印は危険部位**）．膵尾部を指で鈍的に剝離して挙上できるようになり，腎臓の中央部が露出して表面のGerota筋膜が現れる．Gerota筋膜を切開して腎上極を剝離すると，左副腎を同定できる（**図12**）．左副腎の外側縁に到達したあとは，右副腎のときと同じ方法で摘出する．

閉鎖　通常どおり閉腹する．副腎皮質機能亢進症の患者は創傷治癒がよくないため，減張縫合をおいたほうがよい．

術後管理　出血は注意して輸血で補充し，状態の観察と血圧の測定を頻繁に行い，できれば動脈ラインを残す．適切なステロイド補充にもかかわらず，手術室や観察室で血圧が低下するときは，結紮が不十分だった血管からの後腹膜出血の可能性が高い．

　褐色細胞腫を摘出して十分な輸液と輸血が行われている患者は，ノルアドレナリンのような昇圧薬が24〜36時間必要であり，その後は漸減する．頻脈や不整脈があれば，プロプラノロールやリドカインが必要かもしれない．

　副腎の機能性腫瘍を摘出したあとと副腎亜全摘や副腎全摘を行ったあとは，副腎皮質ホルモン濃度が低下するので，術前・術中・術後にコルチゾールを補充する．術中にヒドロコルチゾン（ソル・コーテフ）100 mgを静注し，術後は7〜10日間で30〜50 mg/日に漸減し，朝20 mgと午後10 mgのように経口で分割投与してもよい．

　ヒドロコルチゾンの維持療法は30〜50 mg/日が適切な量であるが，ナトリウムとカリウムのバランスがむずかしいときは，フルドロコルチゾン（フロリネフ）のような鉱質コルチコイド0.1 mg/日を追加する必要がある．

　コルチゾールの補充は不足する傾向があり，過剰になることはほとんどなく，手術直後はコルチゾールを十分に補充することが重要である（訳注：コルチゾールの分泌は早朝がピークで平常時が20 mg，侵襲時が200 mg）．

　術後の腸管麻痺と食事の開始は，通常の開腹手術と同じように対処するが，副腎皮質機能亢進症の患者は創傷治癒が阻害されており，多くの患者は皮膚フルンクルがあって創感染を起こしやすい．

　最後に，長期間にわたる患者の医学的管理・追跡・ホルモン補充を明確に決めておくことが重要である．　　　　　　　■

X 内分泌臓器の手術
ENDOCRINE

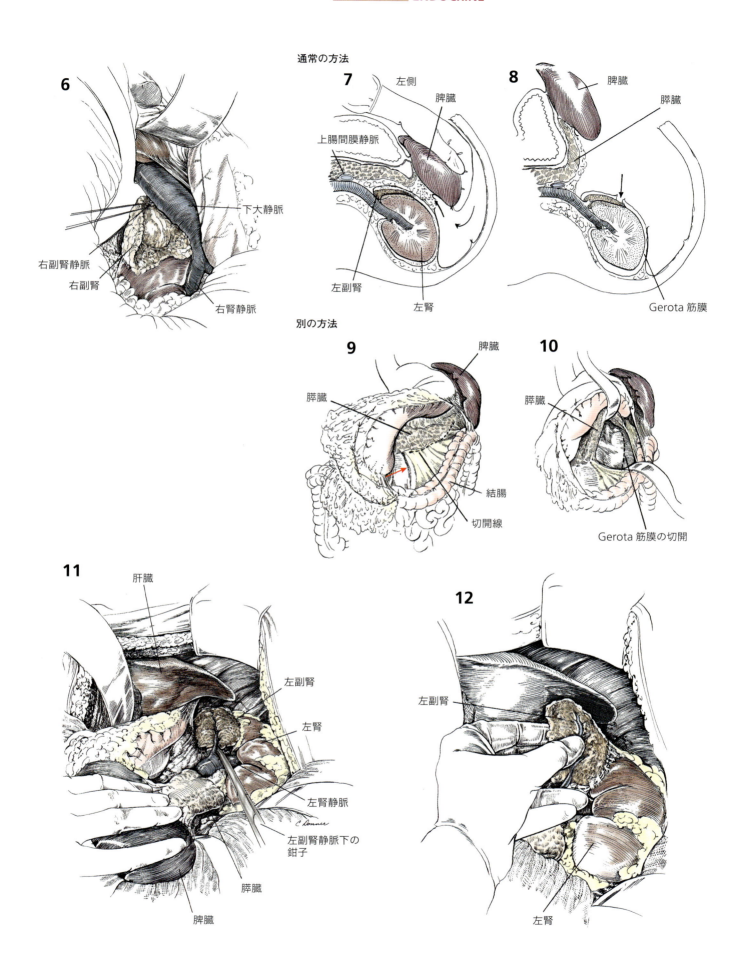

CHAPTER 118 左副腎摘出（腹腔鏡）

適応　副腎皮質や副腎髄質の良性腫瘍は腹腔鏡下副腎摘出の適応である．良性腫瘍は機能性のことがあり，コルチゾール・アルドステロン・カテコラミン・テストステロンを産生することがあるが，良性腫瘍の多くは非機能性であり，がんを考慮して摘出する．

副腎腫瘍はほかの理由で受けた腹部画像検査で発見されることが多く，「偶発腫瘍（incidentaloma）」と呼ばれる．4 cm 以上か機能性腫瘍のときに摘出し，4 cm 以下の非機能性腫瘍であれば，定期的に画像検査を行って大きさを監視すればよい．

典型的な良性腺腫は，単純 CT で内部が均一で CT 値が低いか（<10 HU），副腎プロトコールの造影 CT で 50％以上の造影剤流出がある〔訳注：原発性アルドステロン症（Conn 症候群）の腺腫では ^{131}I-アルドステロールシンチが部位診断に有用〕．

偶発腫瘍の患者はデキサメタゾン抑制試験（1 mg）を行って血中遊離メタネフリンを測定し，高血圧の患者は血清カリウム・アルドステロン値・レニン活性を測定する〔訳注：偶発腫瘍の50％は非機能性腺腫，40％は機能性腺腫（半数はコルチゾール産生），10％は悪性腫瘍〕．副腎皮質の機能性腫瘍はすべて手術を考慮し，副腎髄質の褐色細胞腫は生化学的所見があれば手術する．

大きさは腹腔鏡下副腎摘出の絶対的禁忌ではないが，10 cm 以上の腫瘍は手技的にむずかしい．副腎皮質の原発がんや再発がんは化学療法が無効であり，腹腔鏡手術は腫瘍外科の原則を維持できないので，開腹手術で一括切除するのが基本である．

術前準備　最も重要なのは確定診断をつけることである．必要な検査については，内分泌学的診断法に関する最新の検査法に従う．

副腎摘出が決まったら，副腎機能の異常によって引き起こされた全身性変化や代謝性変化を修正する．褐色細胞腫のときは，高血圧によって引き起こされる心臓血管系の異常に注意する．

褐色細胞腫の患者では術前に高血圧を制御するために，フェノキシベンザミン（Dibenzyline）やドキサゾシン（Cardura）などのα受容体拮抗薬と循環血液量の補充が必要であり，2 週間以上かかることがある．頻脈や不整脈の患者ではβ遮断薬を準備する．副腎皮質機能亢進症〔訳注：Cushing 症候群〕に関連した問題は **CHAPTER 117** を参照．

内分泌科医・外科医・麻酔科医は術前に相談して連携する．腫瘍が小さいときは，血液型判定と不規則抗体検査を行い（type & screen），腫瘍が大きいとき（>6 cm）や右副腎腫瘍で下大静脈に近いときは，自己血輸血のための貯血を行うか，交差試験（cross）を行って血液製剤をすぐに使えるようにしておく．

麻酔　気管挿管による全身麻酔がよく，膀胱カテーテルを留置して尿量を監視する．経口胃管か経鼻胃管を挿入して胃を減圧する．アルドステロン症の患者は術前に血圧を制御するが，術中に生命を脅かす高血圧を起こすことはまれである．

副腎皮質機能亢進症の患者は代謝の異常を修正し，ストレス量のステロイドを投与する．非機能性腫瘍の患者は特別な配慮が不要である．

褐色細胞腫の患者は動脈ラインと中心静脈ラインをとり，高血圧性心筋症があれば肺動脈カテーテルが必要である．術中は麻酔科医がニトロプルシドのような血管拡張薬を持続静注して高血圧を制御する．腫瘍摘出後は水分と血液の回復が確認できれば，低血圧の治療にノルアドレナリンの持続静注を考慮し，頻脈や不整脈の制御にはプロプラノロールやリドカインを考慮する．

体位　手術台にビーズクッションを置いておく．肋骨弓と腸骨稜の間の側腹部の高さにビーズクッションを置き，折り曲げた手術台に患者を固定し，肥満の患者に役立つジャックナイフ伸展位にする．

右側臥位にして，左上肢を胸部に横たえて腕台か枕で支える（**図 1A**，**1B**）．右上肢を別の腕台に置いて腋窩に巻いた布を置き，両上肢の間や周囲にパッドを置く．脇腹と側腹部を露出し，左膝を曲げて両下肢の間にブランケットや枕を当てる．

手術準備　皮膚を傷つけないように電動クリッパーで除毛する．

解剖　右副腎と左副腎の解剖学的な違いを知っておく（▶ **CHAPTER 117**，**図 2**）．右副腎は，下方が腎上極，内側が下大静脈，上方が肝右葉に接しており，右副腎動脈（11）は腹部大動脈から血流を直接受け，右副腎静脈（5）も平行するように下大静脈に直接流入する．

左副腎は，内側が腹部大動脈，下方が左腎静脈（8），下方や外側が腎上極に接しており，腎門部に位置することもある．左副腎動脈（12）は腹部大動脈から血流を直接受けるが，左副腎静脈（6）は左腎静脈に流入する．左右の副腎は Gerota 筋膜の内側に存在し，左右の下横隔動脈（9，10）と左右の腎動脈から多数の動脈枝を受ける．

切開と露出　術者は患者の右側に立つ（**図 1A**）．カメラ助手は術者の左側に立ち，操作助手は患者の左側に立つ．太さ 10 mm で 30°の斜視型スコープを Hasson 小開腹法で臍上か左季肋下外側の鎖骨中線上で臍より上に挿入する（▶ **CHAPTER 11**）．気腹圧を 15 mmHg に設定してスコープを挿入したら，腹腔内の上下左右を観察し，腹腔内の異常とポート部の安全性を調べる．

1 本目の 5 mm ポートを左季肋下外側の前腋窩線上に挿入し，2 本目の 5 mm ポートを肝円索のすぐ左側で正中の左寄りに腹直筋鞘を通して挿入すると，腹壁動脈を損傷して縫合結紮が必要になる頻度が減る．2 本のポートは肋骨弓から 2 横指ほど離れて 1 列に並ぶ．3 本目の 5 mm ポートを左前腋窩線上で肋骨弓と腸骨稜の中央に挿入する（**図 1B**）．

手技の詳細　超音波メスで脾彎曲部を授動し，腎臓を露出する．頭側に剥離を続け，脾彎曲部と横行結腸から大網を遊離する．脾臓の授動は不要であり，網嚢に入って膵臓を同定する（**図 2**）．後腹膜を露出して腎臓と膵後面が見えるようにしたら，Gerota 筋膜を切開・剥離して腎上極を露出する．

助手が膵尾部を前方に挙上しながら，Gerota 筋膜下を剥離して頭側に進めると，黄色調で光沢がある副腎下極が見える（**図 3**）．後腹膜に脂肪が多い肥満患者は副腎を同定しにくい．副腎が見つからないときは，術野が尾側に寄りすぎているときであり，さらに頭側を剥離するか，左腎静脈に流入する左副腎静脈を追って副腎を見つける（**図 3**）．**CONTINUES**

X 内分泌臓器の手術
ENDOCRINE

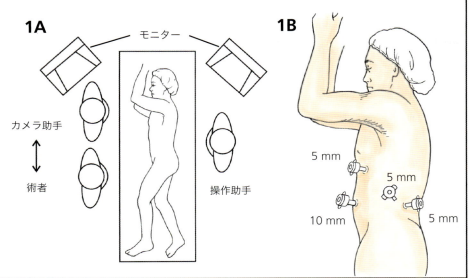

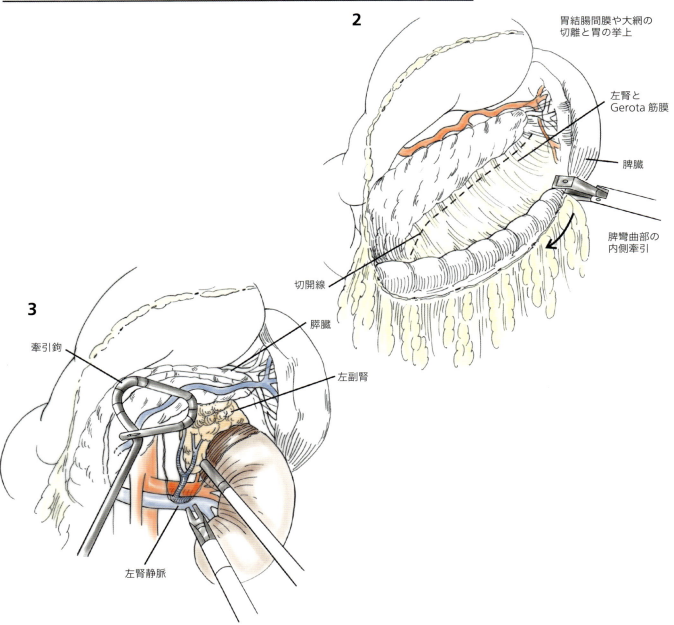

左副腎摘出（腹腔鏡）

手技の詳細（続き）　副腎を同定したら，超音波メスで下極から剝離を始め，内側に剝離を進める．Maryland 剝離器（訳注：先が細い凝固切開剝離鉗子）で副腎静脈を剝離し，全周が見えるようにする．5 mm のクリッピング装置で二重にクリップをかけ（図4），腎静脈側が長く残るように鋭的に切離する．

　副腎周囲の剝離は超音波メスを使って内側から始め，目立つ血管はクリップを使って処理する（図5，6）．車輪のスポークのように分布する小動脈は，超音波メスで処理すると効果的である．患者によっては，副腎静脈を同定するため，外側縁の全長を剝離して授動したあと，副腎を上方に牽引する．

　下部の付着を切離し，最後に血管がない外側と上方の付着を剝離すると（図7），副腎を回収バッグに入れて取り出せる（図8）．副腎の取り出し方は CHAPTER 119 を参照．副腎摘出部を見て出血を調べ，出血があればすべて止血する．膵臓の牽引を解除してもとの位置に戻す．

閉鎖　Hasson トロッカー部を吸収糸の結節縫合で閉鎖する．副腎皮質機能亢進症の患者には非吸収糸を使う．脇腹や側腹部の Hasson 切開部には Thompson 閉鎖装置が便利である（▶ CHAPTER 37）．皮膚は吸収糸の皮内縫合かステイプラーで閉鎖する．

術後管理　手術室の回復室で経口胃管と Foley カテーテルを抜去する．4 時間ごとにバイタルサインを記録する．輸液を行いながら透明の水分を許可し，術後 24 時間以内に抗菌薬を終了する．手術翌日にヘモグロビン値を測定し，通常の食事に戻していき，術後 1～3 日目に退院させる．

　褐色細胞腫の患者は集中治療室で管理し，Foley カテーテルで尿量を測定し，動脈ラインで血圧を監視する．状態が安定して食事ができれば一般病棟に移す．機能性腫瘍の患者は術前に投与していた薬剤の再開について内分泌科医に相談する．　■

X 内分泌臓器の手術
ENDOCRINE

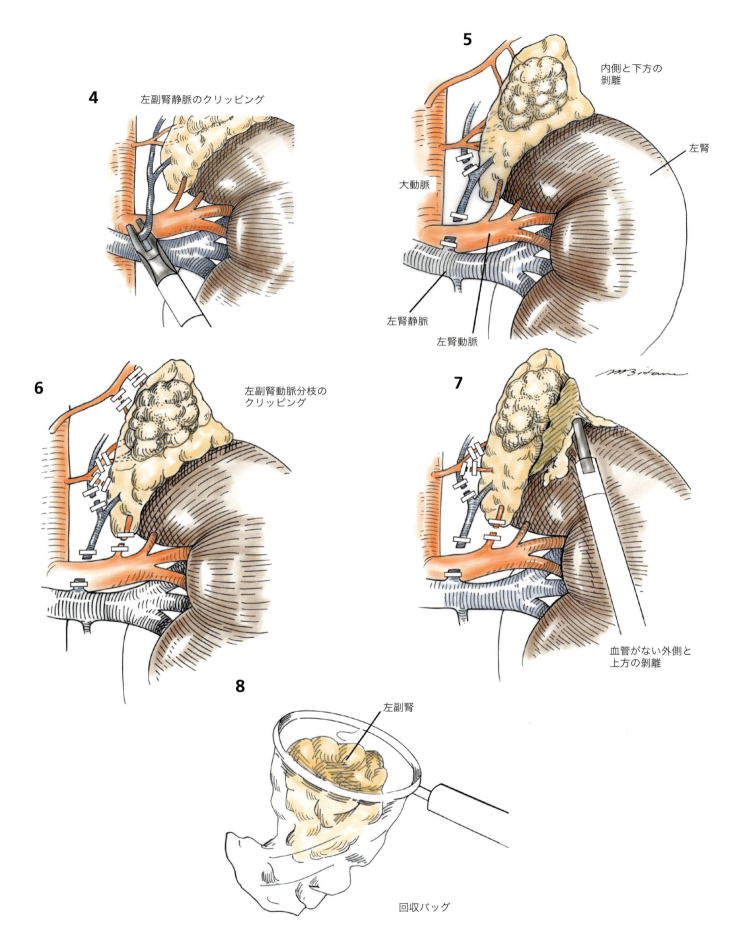

CHAPTER 119 右副腎摘出（腹腔鏡）

適応　CHAPTER 118 を参照.

術前準備　CHAPTER 118 を参照.

麻酔　CHAPTER 118 を参照.

体位　手術台にビーズクッションを置いておく．肋骨弓と腸骨稜の間の側腹部の高さにビーズクッションを置き，折り曲げた手術台に患者を固定し，肥満の患者に役立つジャックナイフ伸展位にする．左側臥位にして，右上肢を胸部に横たえて腕台か枕で支える（**図1A**）．左上肢を別の腕台に置き，腋窩に巻いた布を置く．右副腎摘出の体位は左副腎摘出と鏡像関係である.

体位をとったら，ビーズクッションの空気を抜いて位置を確保する．術中は手術台を傾けるので，幅が広いテープを胸部と腰部に回して患者を手術台に固定する．手術台を両上肢の間や周囲にパッドを置く．脇腹と側腹部を露出し，左膝を曲げて両下肢の間にブランケットや枕を当てる．テープ固定を皮膚消毒と一緒に行うこともある.

解剖　右副腎と左副腎の解剖学的な違いを知っておく（▶ CHAPTER 117, **図2**）．右副腎は，下方が腎上極，内側が下大静脈，上方が肝右葉に接しており，右副腎動脈（**11**）は腹部大動脈から血流を直接受け，右副腎静脈（**5**）も平行するように下大静脈に直接流入する.

左副腎は，内側が腹部大動脈，下方が左腎静脈（**8**），下方や外側が腎上極に接しており，腎門部に位置することもある．左副腎動脈（**12**）は腹部大動脈から血流を直接受けるが，左副腎静脈（**6**）は左腎静脈に流入する．左右の副腎は Gerota 筋膜の内側に存在し，左右の下横隔動脈（**9, 10**）と左右の腎動脈から多数の動脈枝を受ける.

切開と露出　術者は患者の左側に立つ（**図1A**）．カメラ助手は術者の右側に立ち，操作助手は患者の右側に立つ．太さ10 mm で30°の斜視型スコープを Hasson 小開腹法で臍上か右季肋下外側の鎖骨中線上で臍より上に挿入する（▶ CHAPTER 11）.

1本目の5 mm ポートを右季肋下外側の前腋窩線上に挿入し，2本目の5 mm ポートを肝円索のすぐ右側で正中の右寄りに挿入する．3本目の5 mm ポートを右前腋窩線上で肋骨弓と腸骨稜の中央に挿入する（**図1B**）.

術者の好み・腫瘍の大きさ・患者の体型によって，追加のポートや太いポートを挿入してもよい．患者を逆 Trendelenburg 位（骨盤低位）にする.

手技の詳細　超音波メスで肝彎曲部を腰部溝から授動する．肝臓の外側や胆嚢に癒着があれば鋭的に剥離する（**図2**）．肝右葉後方と外側の付着を切離し，肝右葉を授動して横隔膜を露出すると，副腎の露出が容易になる．肝臓を内側上方に牽引する鉗子を挿入するときは（**図3**），5 mm か10 mm のポートを追加する.

十二指腸外側の腹膜を切開し，先が鈍の剥離鉗子や超音波メスを使って通常の Kocher 授動を行う（**図3**）．十二指腸下行部を授動して背後にある下大静脈と右腎静脈を露出したら，Gerota 筋膜を切開して腎上極を露出する．副腎は黄色調で分葉状の特徴的な外観と境界明瞭で鈍な外側縁によって確認できる.

副腎に出入りする血管は，面積が広い前面や後面よりも内側や上方の縁にあることが多いことを知っておく（▶ CHAPTER 117）．まず外側と下方を授動して副腎を外側に牽引する．肝臓の後面で下大静脈を同定し，右副腎静脈を同定しておくとよい（**図3**）.

右副腎静脈を同定したら，5 mm のクリッピング装置で二重にクリップをかけて切離する（**図4**）．次に上部の付着を切離し，上部に流入する動脈をクリップか電気凝固で処理する（**図5**）.

副腎の上部が遊離したら下部の剥離を進め，右腎動脈から分枝する右副腎動脈を同定したら，二重にクリップをかけて切離する（**図6**）．血管がない外側を切離し，外側と後方を丁寧に鈍的に剥離すると，露出と授動がさらに進む（**図7**）．副腎後面の鈍的剥離には吸引鉗子が便利であり，副腎を摘出できる．摘出部を見て出血を調べ，出血があればすべて止血する.

標本の回収　10 mm のビデオスコープを引き抜いたら，ビデオカメラに5 mm のビデオスコープを装着し，最下端の5 mm ポートから挿入する．標本回収バッグを内蔵した装置を10 mm の Hasson ポートから腹腔内に入れる．バッグを開いたら，副腎周囲の脂肪か結合組織を把持して副腎をバッグに収納する（**図8**）.

バッグを閉じて挿入器具から切り離したら，バッグを丁寧に引っ張って Hasson ポートを挿入していた穴から引き出す．腫瘍が大きいときは切開創を広げなければならないが，副腎は柔らかく少々狭い穴からでも曲げて取り出せるので，脾臓を回収するときのときのように，バッグの中で粉砕する必要はない.

5 mm のビデオスコープを10 mm のビデオスコープに戻したら，副腎摘出部を洗浄し，出血を調べて出血があれば，電気メス・超音波メス・クリップで止血する.

閉鎖　Hasson トロッカー部を吸収糸の結節縫合で閉鎖する．副腎皮質機能亢進症の患者には非吸収糸を使う．脇腹や側腹部の Hasson 切開部には Thompson 閉鎖装置が便利である（▶ CHAPTER 37）．皮膚は吸収糸の皮内縫合かステイプラーで閉鎖する.

術後管理　一般的な管理は開腹下副腎摘出と同じであり（▶ CHAPTER 117），腹腔鏡手術に特異的な管理は腹腔鏡下左副腎摘出と同じである（▶ CHAPTER 118）．■

X 内分泌臓器の手術
ENDOCRINE

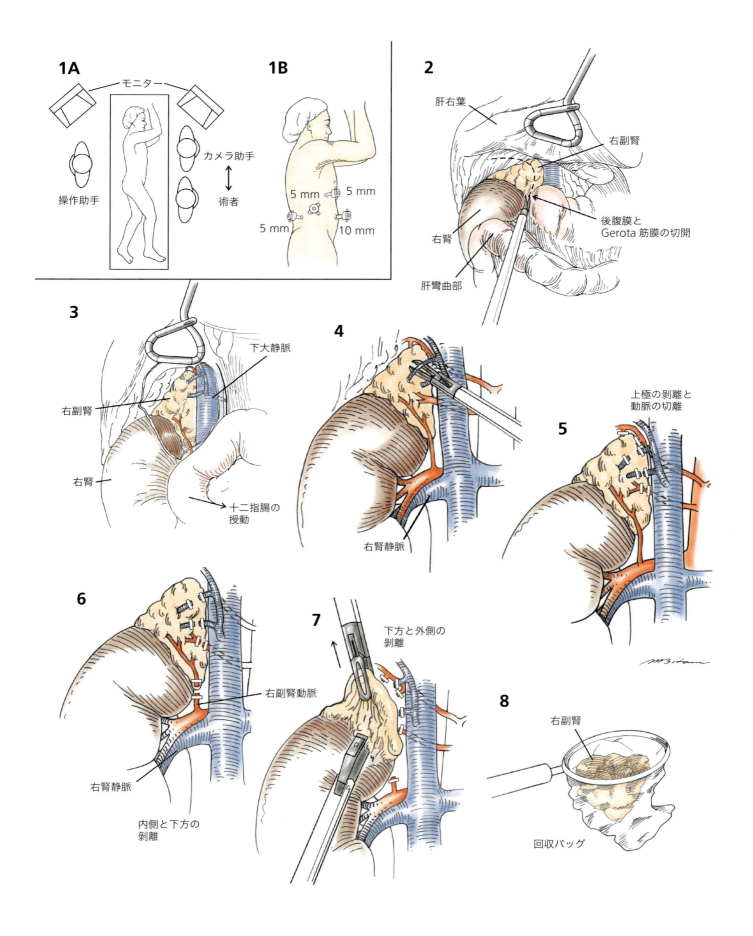

449

第XI部　頭頸部の手術
SECTION XI　HEAD AND NECK

CHAPTER 120 気管切開

適応　気管切開の適応は2つある．1つは喉頭や喉頭上の急性気道閉塞であり，喉頭の腫瘍・浮腫・骨折・異物・咽頭周囲熱傷・高度咽喉頸部感染がある．

もう1つは呼吸筋麻痺や筋力低下による慢性換気障害で気道分泌物の喀出ができないときであり，薬物中毒・頭部外傷・脳神経外科手術で長期意識不明の患者，筋萎縮性側索硬化症（ALS）や急性灰白髄炎（ポリオ）で球麻痺や呼吸筋麻痺を起こした患者が含まれ，気管切開を行うと容易に気管内吸引ができるようになる．

全身衰弱の患者，とくに呼吸器感染や腹部膨満があって気管挿管と人工呼吸器による一時的な呼吸補助を10～14日間ほど行った患者は，長期的な呼吸補助に移行しなければならず，酸素と二酸化炭素のガス交換を十分に行うためには，気管チューブを気管切開チューブに入れ替えなければならない．

気管挿管による人工呼吸の継続を決めるには生理検査が役立ち，動脈血液ガス分析では低酸素血症や高炭酸ガス血症が，呼吸機能検査では呼吸筋の働きが不十分なことがわかる．そのほかの適応として，口腔・顎骨・喉頭の大手術や根治的切除を行った患者は，予防手段として気管切開を行う．

術前準備　人工呼吸器につながれていることが多く，通常は術前検査ができない．抗菌薬を予防投与する．

麻酔　協力できる患者は局所浸潤麻酔がよい．昏睡状態や窒息状態の患者は麻酔が不要である．気管挿管は気道確保に役立ち，とくに喉頭に狭窄があって閉塞を起こしそうな患者で役立つ．気管挿管は細く柔らかい小児の気管を触れるのにも役立つ．

体位　背中に砂嚢や畳んだ敷布を置き，頭台を低くして頸部を伸展する（図1）．下顎を正中に位置させる．

手術準備　緊急気管切開では消毒を縮小するか完全に省略する．待機気管切開では通常どおり消毒する．

切開と露出

1. 緊急気管切開

通常の気管切開を準備する時間がない状況であり，滅菌器具は使えず，助手もいない．緊急気管切開は輪状甲状間膜の横切開か穿刺で行う．輪状甲状間膜は皮膚の直下に気道があり，声帯より下である（図2）．創に入れたメスの柄をひねって気道を確保した状態で手術室に搬送し，通常の気管切開を行う．

2. 待機気管切開

最も多いのは横切開であり，甲状切痕と甲状軟骨のおおよそ中央の高さに切開を加える．図に示すのは頸部正中の縦切開であり，甲状軟骨の中央から胸骨頸切痕まで延ばす（図3）．

甲状軟骨と胸骨頸切痕のほぼ中央で横切開をおく方法もある（図2）．美容上の理由で横切開を好む外科医がいるが，横切開は時間がかかり，瘢痕の原因は切開法ではなくチューブなので，最終的な外観はほとんど差がない．

皮膚・皮下・舌骨下筋を外側に牽引し，甲状腺峡部を露出する（図4，5）．峡部は切離して結紮するよりも，傍気管筋膜を切離したあと上方に牽引したほうがよい．

手技の詳細　輪状軟骨を同定したら（図6），第3・第4気管輪を切開して気管を開く（図7，8）．十字切開をおくか気管輪の一部を切除して気管切開チューブを挿入しやすくする（図9）．

気管鉤をかけて気管を持ち上げ，切開部を固定する（図9）．気管後壁は食道前壁なので，細心の注意を払って深く切開しないようにする．

前もって選んでおいた気管切開チューブを挿入する．男性は6号，女性は5号か6号がよい〔訳注：号数＝内径（mm）〕．小児や乳幼児は年齢に応じて細いチューブを使い，新生児は2号か1号しか使えない．

助手はフランジに指を当て注意して気管内に保持しておかないと，咳をしたときにチューブが飛び出る．カフつき気管切開チューブは経口挿管のときのチューブと同じ大きさのものを使うことが多い．

閉鎖　創はゆるく閉鎖して皮下気腫を防ぐ．皮膚だけ縫合し，糸でチューブを固定する（図10）．切り込みがあるガーゼをチューブのフランジの下に引き込み，創部を保護する．

術後管理　術後4～5日間は頻繁に監視する．1～2時間ごとにチューブ内をきれいにしないと，分泌物がたまって詰まる．通常は2～3日すると穴が完成するので，チューブをきれいなものと交換するが，開口部は15～20分で収縮して挿入が困難になるので，手際よく交換する．チューブには栓塞子がついていて容易に挿入できるが，手元に別のチューブも準備しておく．

気管内吸引は必要なときに行う．咳ができる患者は吸引が全く必要ないかもしれないが，昏睡状態の患者は15分ごとに吸引が必要である．吸気が鼻腔を通らず加湿されないので，気泡加湿器や超音波ネブライザーを使い，吸入する気体を加湿する．状態が安定するまで頻繁に血液ガス分析を行う．■

XI 頭頸部の手術
HEAD AND NECK

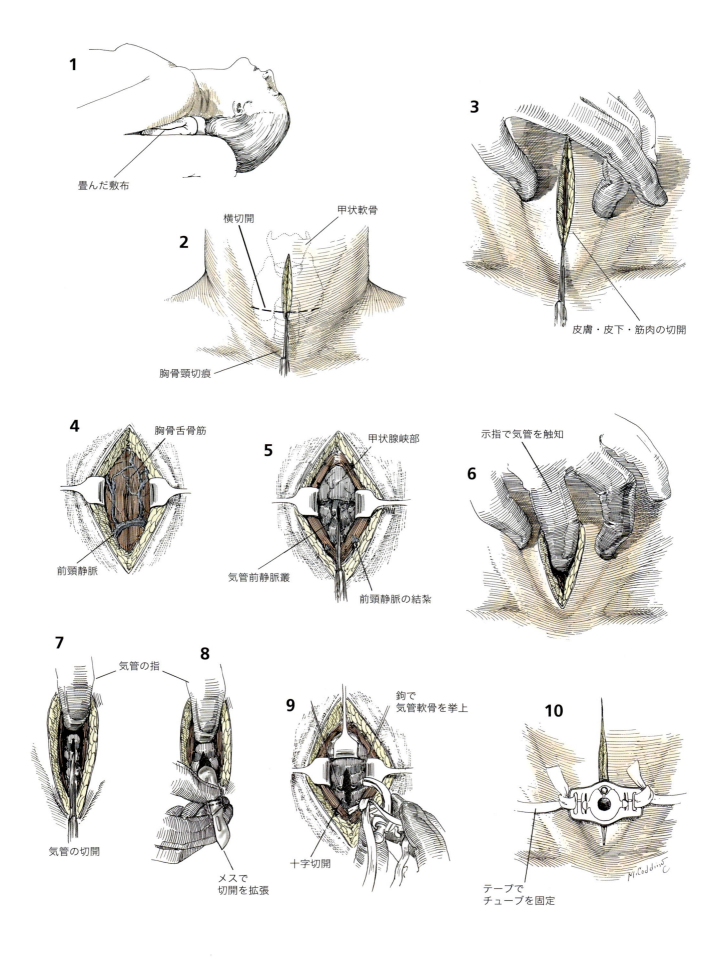

CHAPTER 121 気管切開（経皮拡張法）

適応　経皮的気管切開（PDT）は通常の気管切開（OT）と同じ適応であり，全身衰弱や神経筋疾患がある患者の気道浄化や換気補助に役立つ．通常の気管切開と同じように，挿管から7～10日経過しても人工呼吸が必要な患者は，気管切開を考慮する．高位脊髄損傷や脳挫傷などの状況から長期の挿管が予測される患者は，気管切開を早めに考えてよい．

　経皮的気管切開は気管挿管に比べ，喉頭損傷の危険が少ない，人工呼吸器関連性肺炎（VAP）が少ない，気道浄化が効率的，気道確保が安全，鎮静が不要，人工呼吸器離脱が容易，患者の苦痛が少ない，集中治療室の退室が早いなどの利点がある．通常の気管切開に比べた利点はベッドサイドで行えることであり，手術室の確保や搬送が不要で医療費を節減できる．

　経皮的気管切開を行うときは，問診と身体診察を十分に行い，挿管困難の既往・病的肥満・不明確な頸部の解剖・甲状腺腫・短く太い首・頸部手術の既往（とくに気管切開）・頸部感染症・顔面や首の骨折・頸椎固定具（halo）・声門下狭窄などの解剖学的な禁忌を同定する．

　生理学的な禁忌には，不安定な循環動態・重症呼吸不全（FiO$_2$≧0.60，PEEP≧10 cmH$_2$O）・制御不能の血液凝固異常がある．頸部の変形・放射線照射の既往・浮腫・腫瘍もチューブ挿入が困難で合併症が多い．緊急気道確保には適用できない．

　経皮的気管切開の合併症には，気管後壁損傷・気管食道瘻・肺尖部損傷の気胸・気管輪損傷・反回神経損傷・傍気管挿入・チューブ逸脱・気道閉塞・気管孔出血・気管孔周囲蜂窩織炎・声門下狭窄・気管狭窄・気管腕頭動脈瘻などがある．操作中にガイドワイヤーを気管内に深く入れすぎると，気道閉塞や肺損傷を起こすことがある．

術前準備　経皮的気管切開には複数の物品が必要であり，気管支鏡・薬剤・気管切開キット・気管切開チューブなどを用意する．気管切開キットは単回拡張法と連続拡張法のどちらでも使えるように準備しておく．チューブのカフを調べて漏れがないことを確認し，挿入する前に潤滑油を塗る．チェックリストを作って重要な物品を事前に揃えやすくしておくとよい．

麻酔　鎮静薬・鎮痛薬・筋弛緩薬の三剤併用法を行うと挿入しやすい．外筒つき穿刺針・ガイドワイヤー・ダイレーター・気管切開チューブを挿入するときは患者が動かないようにして，不注意な気管後壁損傷を防ぐことが重要である．気管を扱うとき（とくに気管を拡張するとき）は咳をしやすいので，筋弛緩薬が勧めら

れる．

体位　肩枕を敷いて頸部が最大限に伸展するようにする．頸部を伸展すると気管が縦隔から引き上げられ，下顎が移動して前頸部に非常に到達しやすくなる．体表から指で触れる解剖学的な目印を示す（**図1**）．

手術準備　露出した頸部の皮膚を標準的な方法で消毒してドレープを貼る．処置は2人で行い，1人は気管切開，もう1人は気管支鏡を担当する．第2・第4気管輪部を同定して光を当てると正確な切開挿入部が見てわかり，表面を触れにくい患者でも成功しやすくなる．

　呼吸療法士は気管チューブを保持して100％酸素で換気する．器具が揃ったら麻酔用アダプターを介して気管支鏡を気管内に挿入し，人工呼吸に使っている気管チューブの正しい位置を確認する（**図2**）．

切開と露出　気管切開は第2気管輪と第4気管輪の間で行う．高ければ第1気管輪や輪状軟骨を損傷して声門下狭窄や甲状腺峡部出血を起こしやすく，低ければ気管腕頭動脈瘻を生じやすい．輪状軟骨と胸骨頸切痕の中央に触れて印をつける．

　局所麻酔薬を皮膚と皮下組織に注入し，さらに気管内にも注入する（**図3**）．正中に縦切開をおき，輪状軟骨の高さから下方に1.0～1.5 cm延ばす．第2・第3気管輪間か第3・第4気管輪間を露出して気管切開に備える．

手技の詳細　気管支鏡の観察や灯光をガイドにして，穿刺予定部の1 cm上まで気管チューブを引き抜く．平均的な成人なら切歯で17 cmの目盛りになる．切開する位置を示すのに，外から圧迫した気管の凹みを気管支鏡で観察する．

　17 Gの外筒つき穿刺針を正中に刺入し，後方尾側に向ける（**図4**）．少量の水を入れた注射器の内筒を引くと，気管に穿刺したのがわかる．気管支鏡でもわかり，針が正中にあることを確認する（**図4**）．

　穿刺針の針を抜いて外筒を残す．J型ガイドワイヤーを外筒に通し，気管内に入れて気管分岐部に向ける（**図5**）．外筒を抜去したら，14 Frの細いダイレーターをガイドワイヤーに通し，軽くひねって進めたあと（**図6**），抜去する〔訳注：Fr＝外径（mm）×3〕．

CONTINUES

XI 頭頸部の手術
HEAD AND NECK

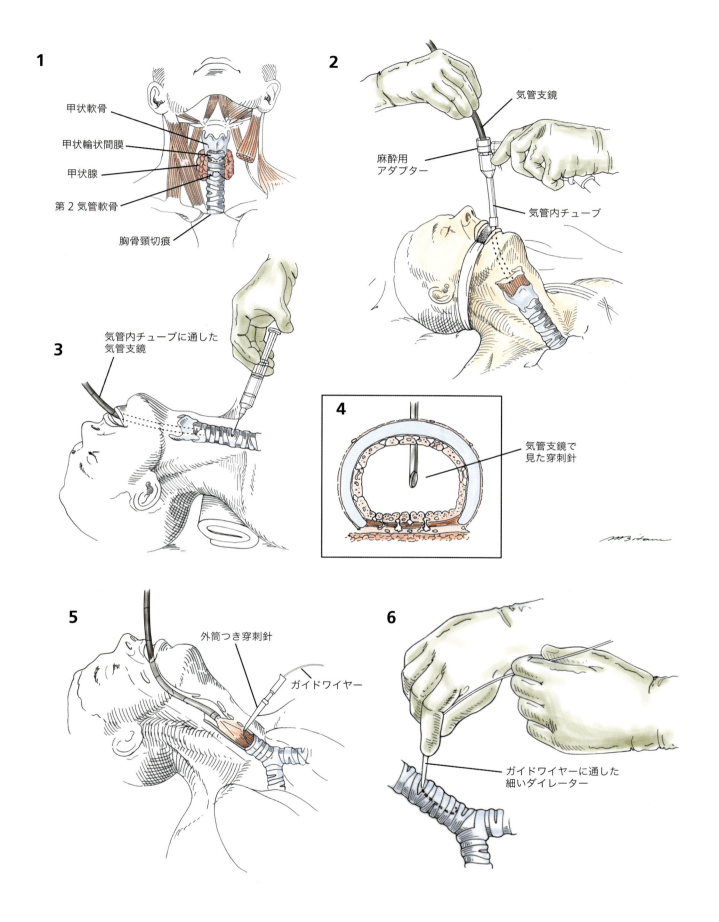

455

121 気管切開（経皮拡張法）

手技の詳細（続き）　単回拡張法では，ダイレーターの先端を滅菌蒸留水か生理食塩水で濡らして表面が滑るようにする．ガイドワイヤーの安全目盛までダイレーターを進めたあと，気管支鏡で見ながらSeldinger法でダイレーターをガイドワイヤーに通し，適切な深さまで気管内に挿入する．

　単回拡張法では引き抜きと挿入を繰り返して穴を広げ（**図8**），連続拡張法ではダイレーターを少しずつ太くして段階的に広げる（**図7，8**）．

　気管切開チューブはダイレーターやガイド用カテーテルとセットになっており，潤滑油で濡らしたらガイドワイヤーに通して気管内に進める（**図9**）．気管切開チューブを固定しながら，ガイドワイヤーとダイレーターを引き抜く．気管切開チューブのカフを膨らませたら，内筒カニューレを挿入する．

　人工呼吸器チューブやアンビューバッグ装置を気管チューブからはずし，気管切開チューブにつなぎ（**図10**），正しい位置に固定されたことを気管支鏡で確認したら（**図10**），気管チューブを抜去する．

閉鎖　切開とチューブは同じ大きさで合っていることが多く，皮膚の閉鎖は不要である．非吸収糸でカフを皮膚に縫着し，チューブをガーゼの上に置いてテープで固定する（**図11**）．

術後管理　胸部X線撮影で気管切開チューブの位置を確認し，気胸や縦隔気腫を評価する．頭側を30〜40°挙上し，血性分泌物があれば吸引する．チューブを固定したテープやカフを固定した糸は，チューブを最初に交換するまでとらない．気管孔が完成するのに7〜10日間かかるので，その間はチューブを交換しない．

　最初の1週間にチューブが脱落したときは，気管チューブを経口で挿管する．2週間以上経過してチューブが脱落したときは，チューブを再挿入すれば対処できることが多い．分泌物が粘液栓になってチューブ閉塞を起こすので，加湿と頻繁な気管吸引を行って分泌物の吸入を防ぐ．　　■

XI 頭頸部の手術
HEAD AND NECK

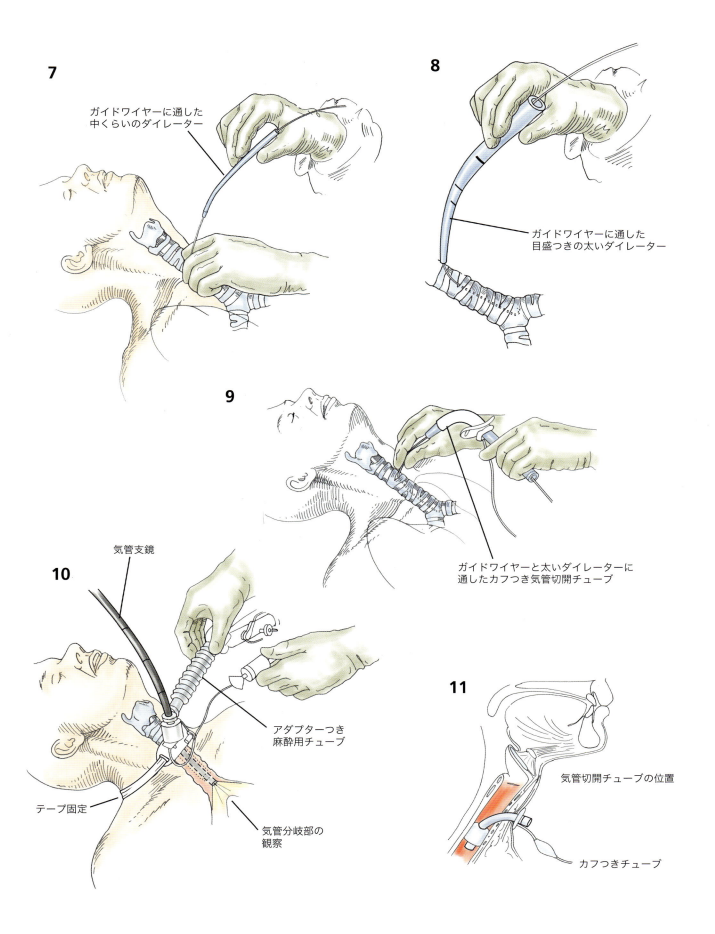

CHAPTER 122 根治的頸部郭清

適応　根治的頸部郭清の適応は2つある．1つは触知する腫大リンパ節の摘出であり，もう1つは触知しない潜伏リンパ節の摘出である．「予防的（prophylactic）」頸部郭清と命名されているが，リンパ節転移を予防するのではなく，隠れて見えないリンパ節を摘出するので，「選択的（elective）」頸部郭清のほうが正しい．

根治的頸部郭清を行うには，原発巣が一括切除か放射線療法で制御されている必要がある．根治手術と根治照射の併用には耐えられないので，根治照射はリンパ節転移が1個か少数のときに限られる．根治的頸部郭清の相対的な禁忌には，リンパ節の固定・周囲浸潤・対側転移・遠隔転移がある．手術のリスクがない患者の頸部リンパ節転移は，根治的頸部郭清が最適である．

原発巣が不明で頸部リンパ節転移がある患者は，原発巣が顕在化するまで頸部リンパ節転移の治療を行わないでいると，頸部リンパ節転移を制御する機会を失うことがあるので，原発巣が制御されているとみなしてリンパ節転移を治療する．

術前準備　医学的な全身状態を評価し，改善できる疾患は治療を始める．口腔内の潰瘍は潜在的な感染源であり，薄めた過酸化水素水のような非刺激性の消毒液を使うと，術後感染症の頻度が減る．下咽頭・頸部食道・喉頭がんで気道閉塞や栄養障害を生じて気管切開や栄養チューブ留置が必要になることはまれである．

麻酔　気道の確保が重要であり，気管挿管による全身麻酔がよい．麻酔装置は頭部を自由に動かせて気管チューブに容易に接続できるようにしておく．麻酔薬の選択はいろいろあり，個々の患者の必要性や電気メスの使用を考慮して決める．

術中合併症には，頸動脈洞症候群・気胸・空気塞栓がある．頸動脈洞症候群は頸動脈洞の刺激による迷走神経反射であり，低血圧・徐脈・不整脈を生じる．頸動脈洞に局所麻酔薬を浸潤させると軽快するが，無効のときは硫酸アトロピンを静注して徐脈を制御する．気胸は肺尖部の胸膜損傷によって生じ，前胸部で鎖骨中線上の第2肋間から閉鎖式胸腔ドレーンを挿入して治療する．

体位　仰臥位にして手術台の頭側を少し挙上し，頭頸部の血圧とくに静脈圧を下げて術中の出血を減らす．首の曲がる部位を頭台の蝶番部に一致させ，頭部の屈曲と伸展ができるようにする．背中の下に砂嚢を置いて頭と首を伸展させ，下顎と肩が平面になるようにする．

手術準備　ガーゼの帽子をかぶせて頭髪を完全に隠し，術野の汚染を防ぐ．体位をとったら，通常どおり皮膚を消毒する．消毒する範囲は手術側の顔面の大部分，正中から後方の頸部と対側頸部の胸鎖乳突筋まで，前胸壁の乳頭までである．術野全体を滅菌タオルで囲み，ステイプラーか縫合糸で固定する．頭と首の周囲に大きい敷布をかける．

切開と露出　根治的頸部郭清は片側の頸部リンパ節の摘出であり，上方は下顎骨下縁から下方は鎖骨まで，前方は胸骨舌骨筋・舌骨・顎二腹筋前腹の外側縁から後方は僧帽筋前縁までの範囲である．ほとんどの外科医が改良型の根治的頸部郭清か機能的頸部郭清を行っており，通常どおりに摘出できるリンパ節をすべて切除し，副神経・内頸静脈・胸鎖乳突筋などの非リンパ組織を温存する．

術者は郭清する側に立つ．多数の切開法があり，**図1**のような切開は頸部の解剖がとてもよく見える．ほぼ平行した2本の斜切開に橋渡し切開を加えて両端を広基性にすることが多い．改良型二重三叉切開は非常に有用であり（**図1**，実線），皮弁の角部が鈍角になり，横切開が短い縦切開でつながる．

上部に横切開をおいて縦方向に胸鎖乳突筋縁まで延ばし，ゆるいS状カーブで後方の鎖骨に至る切開もある（**図1**，点線）．頭側のY字切開を乳様突起から下顎骨正中直下まで広げ，尾側のY字切開をゆるいカーブで僧帽筋から首の正中まで広げると，頸部を非常に広く露出できて美容上もよい．

皮弁には広頸筋を含める（**図2**）．広頸筋を含めずに皮弁を作ると創傷治癒が不良で，皮膚が深頸部に固着して不快な瘢痕を生じる．頭側と尾側の皮弁を反転したら，後方の皮弁は僧帽筋の前縁まで広げ，前方の皮弁は甲状腺を被覆する舌骨下筋が露出するまで広げる．頭側の皮弁を作るときは，顔面神経の下顎縁枝を慎重に温存する（**図2**）．

下顎縁枝は下口唇の運動を支配し，広頸筋の下で顎動脈と顔面静脈を横切る場所で同定できることが多く，通常は下顎骨の下縁と平行して存在するが，非常に高い位置にあって頸部郭清のときに見えないことがある（訳注：顔面神経は側頭枝・頬骨枝・頬筋枝・下顎縁枝・頸枝に分かれて表情筋を支配）．

顔面神経の下顎縁枝を温存するには，顎動脈と顔面静脈を下顎骨の下縁から最低1cm下方で同定するのがよい（**図2**）．下顎縁枝を同定したら牽引し，血管の上端を広頸筋に固定しながら被覆する．この部分に腫瘍の浸潤があるときは，下顎縁枝を犠牲にしてもよい．下方の皮弁を反転して鎖骨の上面を露出する．

手技の詳細　4枚の皮弁が完成したら下縁の境界をはっきりさせる．胸鎖乳突筋を鎖骨や胸骨の付着部で切断し（**図3**），後頸三角に剥離を進め（訳注：胸鎖乳突筋後縁・鎖骨上縁・僧帽筋前縁に囲まれた三角），鋭的剥離と鈍的剥離を行って僧帽筋の前縁を露出する（**図4**）．**CONTINUES ▶**

XI 頭頸部の手術
HEAD AND NECK

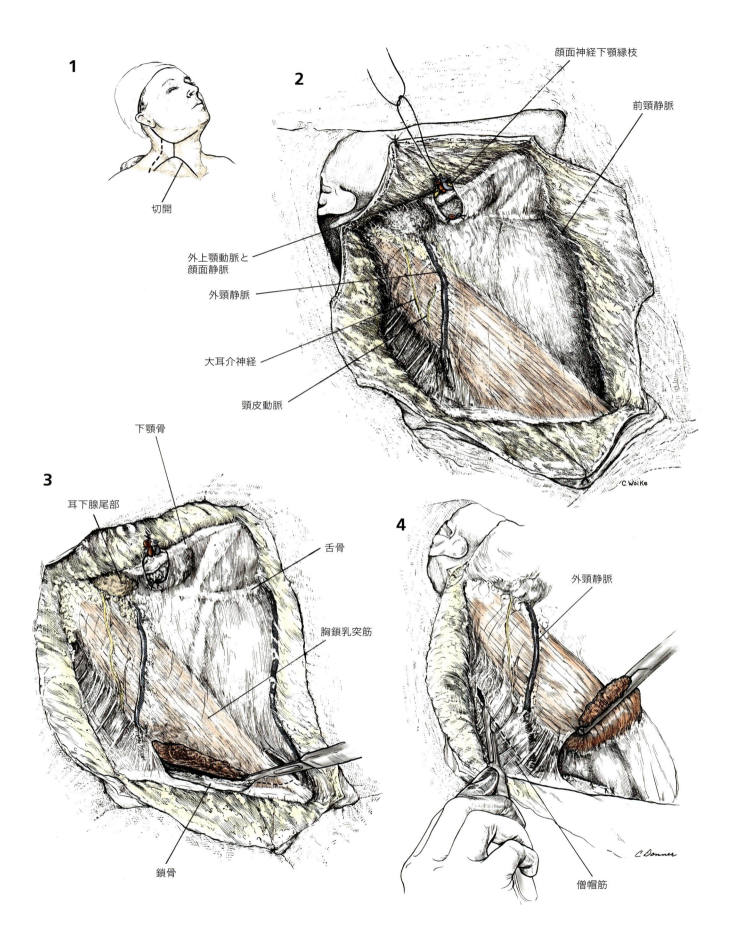

根治的頸部郭清

手技の詳細（続き）　頸部郭清の最も後下方に到達したときに現れる重要な構造物は外頸静脈である．外頸静脈を後下方で結紮・切離すると（**図5**），後頸三角の結合組織とリンパ組織を完全に除去できる．脊髄副神経（訳注：胸鎖乳突筋と僧帽筋を支配）は腫瘍やリンパ節転移に巻き込まれていなければ温存し，後頸三角を郭清できなければ切離する（**図6**）．

鎖骨の上面に沿って前方に剥離を進めると，肩甲舌骨筋の後面と頸横動静脈が見えるので，肩甲舌骨筋を後部で切断し（**図7**），深部の筋肉と腕神経叢を広く露出する．腕神経叢と内頸静脈の間の前斜角筋上に横隔神経が見える（**図8**）．

横隔神経は腫瘍の浸潤がなければ温存して横隔膜麻痺を避ける．前斜角筋の表面にある横隔神経は胸鎖乳突筋の下端を切断しているので露出しやすい．内頸静脈は横隔神経のすぐ内側にあり（**図8**），頸動脈鞘の中を走行している（**図8A**）．

頸動脈鞘を剥離して内頸静脈を遊離したら（**図9**），中枢側に貫通縫合をかけて二重結紮して切離する（**図10**）．左側のときは胸管を避けながら内頸静脈を切離し，首の深部の筋肉を覆う椎前筋膜まで剥離を進める．

甲状腺を被覆する舌骨下筋のすぐ外側で椎前筋膜を切開すると，下頸部の区画の内側の境界が明瞭になり（**図11**），総頸動脈を露出して剥離を上方に進められる．剥離の外側の境界が決まり総頸動脈を露出したら，首の底部や椎前筋膜のあと，剥離を下方から始めて上方に進める．**CONTINUES ▶**

XI 頭頸部の手術
HEAD AND NECK

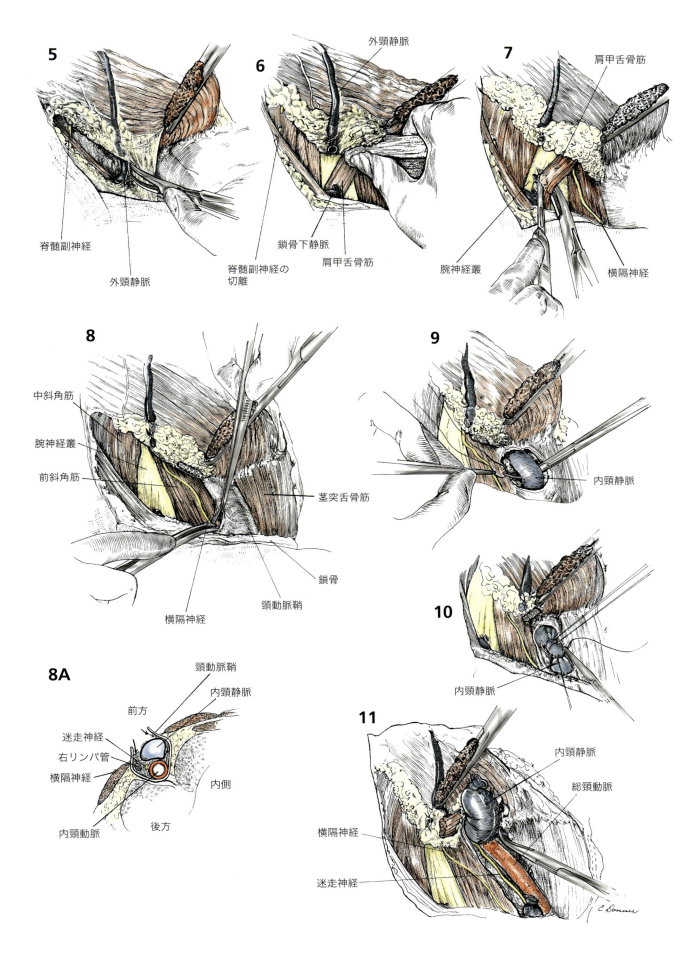

根治的頸部郭清

手技の詳細（続き）　頸部郭清は内頸静脈に沿って存在する頸部の結合組織とリンパ組織を掘り出す作業であり，内頸静脈を結合組織やリンパ組織と一緒に上方に反転し（**図12**），総頸動脈周囲の疎性結合組織を完全に摘出する．

迷走神経と総頸動脈は全長が見えており，重要な横隔神経や腕神経叢は椎前筋膜に覆われているので，生命にかかわる構造物に危険を及ぼすことなく剝離できる（**図12**）．上方に剝離を進めると，頸神経叢の分枝が筋膜を貫通するのが見えるので，筋膜から現れたときに切離する．

前頸部を剝離するときは，上甲状腺静脈・上喉頭静脈・咽頭静脈の分枝が術野を横切って内頸静脈に流入するのが見えるので，剝離を進めるときに結紮してもよい．通常は上甲状腺動脈が現れたところで総頸動脈の分岐部を同定できる（**図12**）．

上甲状腺動脈を十分に注意して温存し，総頸動脈の分岐部を露出したら，分岐部の1cm頭側で内頸動脈と外頸動脈を横切る舌下神経を注意して露出する（**図12**）．舌下神経は顎二腹筋後腹の深部から出てくるので注意する．舌下神経は前方に向かって顎下三角に入り（訳注：顎二腹筋前腹・後腹・下顎骨で囲まれた三角），顎下腺の主導管の下を横走する．

舌下神経を同定したら頤部に注意を向ける〔訳注：頤（おとがい）＝下顎骨の先端部〕．正中の筋膜を切離すると，顎二腹筋前腹とその下の顎舌骨筋を露出しやすい．両側頤下リンパ節を摘出するには，頤部で顎二腹筋を完全に露出する必要がある（**図13, 14**）．顎二腹筋前腹を前方から後方に追って顎下腺を露出し，前方から近づいて顎下腺床から剝離する（**図15**）．

顎下腺を前方から後方に向かって床部から授動し，頤部の最上部にある舌神経（訳注：舌の感覚神経で三叉神経第3枝），頤部の中央部にある顎下腺の導管，頤部の最下部にある舌下神経（訳注：舌の運動神経で第XII脳神経）を同定する（**図16**）．

顎下腺を支持鈎で牽引すると頤部の露出が容易になり，顎舌骨筋の後縁が見えて前方に牽引でき（**図16**），舌神経・顎下腺導管・舌下神経という3つの重要な構造物を露出できる．顎下腺の主導管を切離して結紮すると，顎下腺の摘出が容易になる．**CONTINUES** ▶

XI 頭頸部の手術
HEAD AND NECK

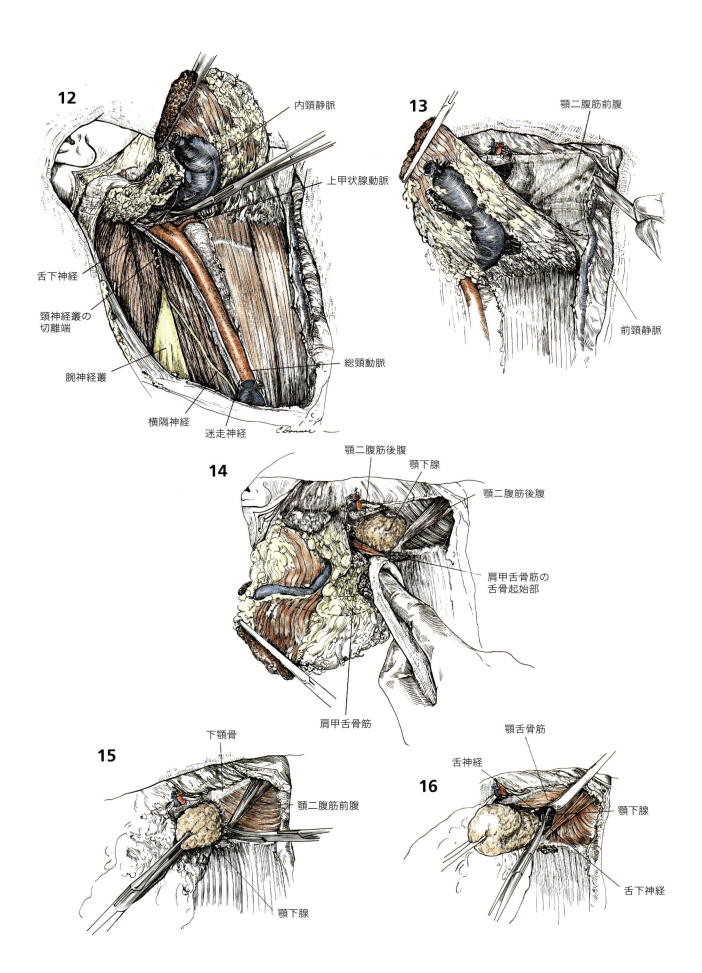

根治的頸部郭清

手技の詳細（続き）　顎二腹筋前腹を滑車部で切離したら，顎二腹筋後腹を露出して剝離を終える（**図17**）．顎二腹筋後腹を上方に牽引すると内頸静脈を露出でき，舌下神経も完全に露出できる（**図18**）．

　内頸静脈リンパ節の上部は頸部リンパ節転移が最も起こりやすい領域なので，内頸静脈にかける鉗子はできるだけ高位にかける．内頸静脈を高位で結紮・切離してリンパ節転移を確実に摘出するには，耳下腺の尾部を犠牲にする（**図19**）．

　内頸静脈リンパ節の上部に高度のリンパ節転移があるときは，顎二腹筋後腹を完全に切除して露出を追加する．胸鎖乳突筋を乳様突起部で切離すると頸部郭清が完成する．

閉鎖　頸部の全域で止血を確認する．4-0の結節縫合で広頸筋を閉鎖し，4-0の非吸収糸の皮内縫合で皮膚を閉鎖する．広頸筋と皮膚を閉鎖する前に，前方と後方の皮弁の下にシリコーン製の閉鎖式吸引ドレーンを挿入し，吸引バッグに接続する（**図20**）．

　ドレーンの留置は重要であり，皮弁下の液体を完全に除去し，郭清した領域の死腔を減少させる．真空タイプの吸引器を装着すると早期離床を許可でき，分厚く不快な圧迫包帯を省略できる．

術後管理　すぐに半座位にして頸部の静脈圧を下げ，刺激に反応するまで4〜5L/分で酸素投与する．手術直後の危険な合併症は気道閉塞であり，とくに頸部郭清に口腔内切除を併施したときは気道閉塞の危険がある．

　根治的頸部郭清で下顎骨切除や口腔内切除を行ったときは，選択的な気管切開を行っておく．気管切開を行っていないときは，ベッドサイドに滅菌した気管切開セットを用意しておくのがよい．

　手術直後の危険な合併症のもう1つは出血であり，頻繁に創部を見て調べる．頸皮神経を切離して術野の除神経をほぼ完全に行っているため，中等度の鎮痛薬しか必要ない．気道閉塞による窒息の危険があるため，過剰な鎮静はよくない．通常は術後4〜5日目に吸引ドレーンを抜去する．チューブ栄養が必要なのは，頸部郭清と口腔内切除を併施した患者に限られる．　■

XI 頭頸部の手術
HEAD AND NECK

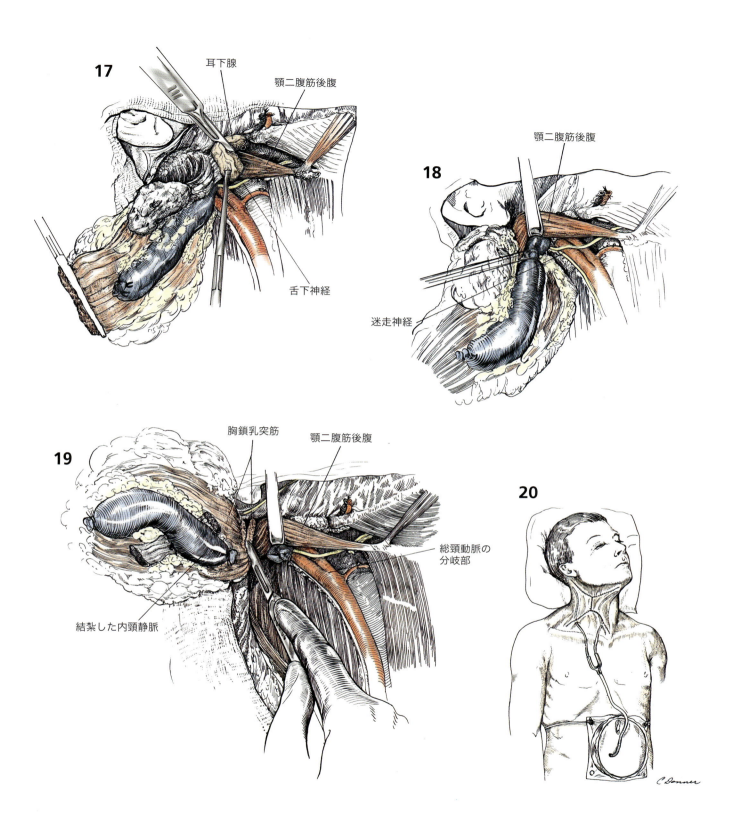

465

CHAPTER 123 Zenker 憩室切除

適応　Zenker 憩室切除は，食道狭窄・嚥下障害・嚥下時痛・窒息感や憩室内容の吸入による咳き込みに適用される．バリウムを飲ませて検査すると，食道から嚢状の袋が細い首で吊るされているように見える．

Zenker 憩室は，咽頭直下の食道粘膜が脱出する仮性憩室であり，下咽頭収縮筋と輪状咽頭筋が交わる食道後壁正中の弱い場所に生じる（図1）．憩室の頸部は輪状咽頭筋の直上に生じ，憩室の先端は食道の裏から正中左側に飛び出している．経口造影のバリウムはヘルニアを起こした食道粘膜に集まってたまる．

本章に記載する手技は開創法であり，内視鏡治療（経口的ステイプル法）が不可能なときに行う．開創法の利点は，憩室を完全に切除できることと再発率が低いことであり，切除標本を組織学的に調べて悪性所見がないことも確認できる．内視鏡治療ができない小さい憩室も開創法が有用であり，輪状咽頭筋切開だけで治療できる．開創法の欠点は，入院期間が長いことと咽頭部の漏れに伴う縦隔炎や反回神経麻痺などの合併症が起こることである．

術前準備　術前4～5日間は透明な水分の食事にする．口腔消毒洗浄液で含嗽を行い，抗菌薬療法を始める．

麻酔　気管挿管による全身麻酔がよく，気管チューブのカフを膨らませて憩室内容の気道吸入を防ぐ．全身麻酔が禁忌のときは，局所麻酔や領域麻酔でも手術できる．

体位　半立位にして背中に畳んだ敷布を置き，頭部を後屈する（図2）．下顎を右側に向けてもよい．

手術準備　頭髪にガーゼかメッシュの帽子をかぶせ，術野の汚染を防ぐ．通常どおり皮膚を消毒し，甲状軟骨を中心に胸鎖乳突筋の前縁に沿った切開線をマークする（図2）．ドレープを貼って敷布を省略してもよい．丸い穴があいた大きい敷布をかける．

切開と露出　術者は患者の左側に立つ．頸部の解剖を熟知し，頸神経叢の感覚枝である頸皮神経が下顎角の2～3cm下を横切っていることを知っておく（図3）．術者がガーゼで胸鎖乳突筋を強く圧迫し，助手が同じ力で反対側に圧迫する．胸鎖乳突筋の前縁に沿って皮膚と広頸筋を切開する．皮下出血は止血鉗子をかけて4-0の細い糸で結紮する．

手技の詳細　創の上部に近づくときは，浅被覆筋膜にある頸皮神経を切離しないように注意する（図3）．胸鎖乳突筋を外側に牽引し，前縁に沿って筋膜付着部を切開する．切開の下部を肩甲舌骨筋が横切るので，鉗子で挟んで切離する（図4）．2-0の糸で筋切離端を結紮して止血したら，下端を後方に反転し，上端を内側に反転する（図5）．

創の上部で肩甲舌骨筋と舌骨下筋を被覆する中頸筋膜を切離したら，上甲状腺動脈を露出し，鉗子で挟んで切離して結紮する（図4，5）．甲状腺・気管・食道を包んでいる頸部臓側筋膜を頸動脈鞘の内側で切開する．鈍的剥離を行って咽頭と食道の後面を露出すると，炎症による癒着がないかぎり，容易に憩室を確認できる（図6，7）．

憩室の輪郭を追うのがむずかしいときは，麻酔科医がチューブやカテーテルを食道に挿入し，空気を注入して憩室を拡張させてもよい．鈍的剥離と鋭的剥離を行って憩室下端を周囲組織から遊離し，憩室の頸部を同定して食道での位置を明確にする（図6，7）．

細心の注意を払って憩室の起始部の周囲にある結合組織をすべて除去し，下咽頭収縮筋と輪状咽頭筋の間の筋層欠損部から飛び出した粘膜だけが残るようにする．

ここで輪状咽頭筋を切離するが（図8），この手術で非常に重要な手技である．反回神経は憩室の両側にあることも，もっと前方の気管食道溝にあることもあるので，切離しないように注意する（図7）．

憩室の頸部に自動切離器を当て，食道の内腔が狭窄しないように注意しながら憩室を挟む（図9）．自動切離器を作動して憩室の頸部を切離し，憩室を切除する．4-0の水平マットレス縫合で下咽頭収縮筋と輪状咽頭筋を縫着し，筋層の欠損部を閉鎖する（図10）．

閉鎖　十分に洗浄したあと入念に止血する．シリコーン製の細い閉鎖式吸引ドレーンを留置してもよく，切離した肩甲舌骨筋を4～5針の結節縫合で修復する．細い吸収糸で広頸筋を縫合し，4-0の非吸収糸の皮内縫合で皮膚を閉鎖する．テープを貼ってガーゼを薄く当てるが，首の全周に巻かないようにする．

術後管理　半座位に保持し，唾液を飲み込ませないようにする．手術翌日に離床を許可し，経鼻胃管を留置したまま鉗子をかけずに歩行させる．最初の3日間は経鼻胃管から水と栄養を補給し，水分と電解質のバランスを維持する．

創部から漿液の排液や唾液の排泄があって禁忌でなければ，術後2日目にドレーンを抜去する．術後2～3日目に経鼻胃管を抜去し，透明な水分から経口摂取を始め，問題がなければ通常の食事に戻していく．抗菌薬投与は汚染の程度によって決める．■

XI 頭頸部の手術
HEAD AND NECK

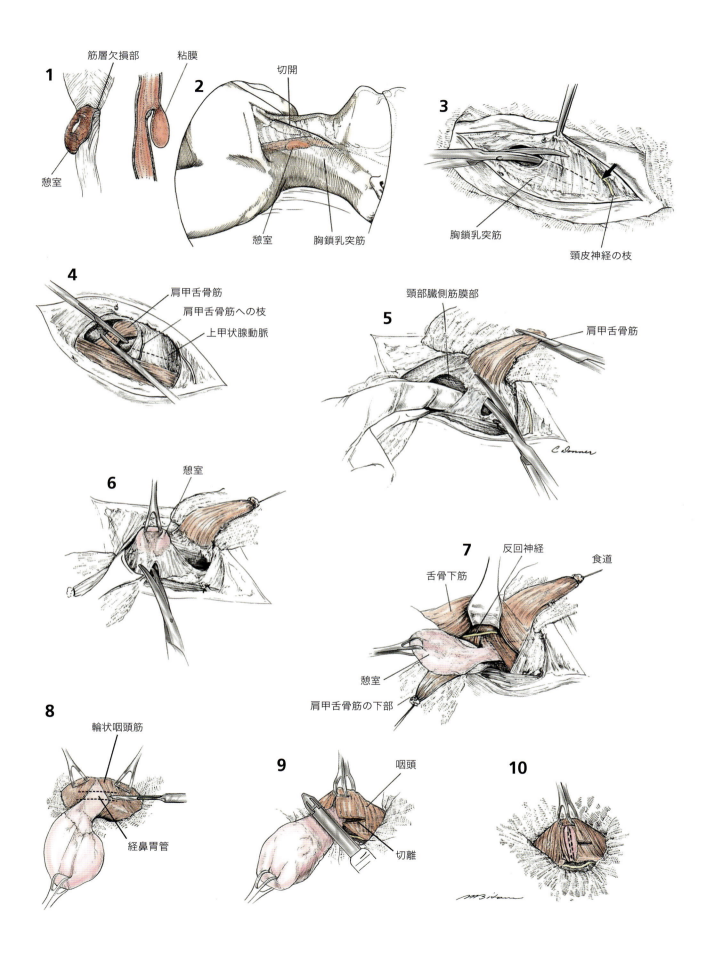

467

CHAPTER 124 耳下腺切除

適応　耳下腺手術の適応で最も多いのは腫瘍である．耳下腺腫瘍で最も多いのは外側葉（浅葉）に生じる良性の混合腫瘍（多形腺腫）であり，局所再発を避けるのに正常組織も含めて切除する．甲状腺手術は顔面神経の分枝を入念に同定し，顔面神経麻痺という深刻な合併症を避けないといけない．

　悪性腫瘍のときは広範囲切除が必要であり，顔面神経浸潤があれば一部や全部を切除する．内側葉（深葉）の病変は耳下腺全摘が必要なこともあるため，最初に浅葉切除を行って顔面神経を温存したあとに深葉を露出する．

術前準備　耳下腺手術を受ける患者は，顔面神経障害による機能的・美容的な後遺症が起こりうることを知っておく．男性は手術当日の早朝に自分でひげを剃り，外科医は敷布をかける前に耳介周囲の頭髪をきれいにする．

麻酔　連結チューブを利用した経口気管挿管で麻酔を行い，麻酔科医は患者の傍にいながら外科医に十分な場所を確保する．気管挿管の麻酔に短時間作用型の筋弛緩薬を使うと，剝離中に丁寧に挟む刺激によって顔面神経を同定できる．

体位　仰臥位にして顔面を反対側に向ける．頸部を少し伸展させ，頭台を挙上して頭頸部の静脈圧を下げる．

手術準備　洗浄液と消毒液で皮膚をきれいにしたあと，滅菌タオルをかけて患側の顔面全体が見えるようにする．

切開と露出　耳の直前で皮膚のしわに沿って切開し，耳朶を回って耳介後部溝まで切り上げる．乳様突起の上部で後方にカーブさせ，下顎角の2cm下の上頸溝に向かってゆるやかに切開を下方に延ばす（図1）．

　頸部を伸展させて頭部を反対側に向けると，顔面の皮膚は頸部に引っ張られて頭部をもとの位置に戻したときに切開線が下顎骨の体部や頰部にかかるので，十分に低い位置で切開する．頰部を切開してはならない．

　鋭的剝離を行って頸部と顔面の皮弁を持ち上げ，咬筋の前縁に剝離を進めて腫瘍部を十分に露出する．耳朶に牽引縫合をかけて術野外によけてもよい（図2）．咬筋耳下腺筋膜を露出すると被膜内に耳下腺が見え，境界は上方が耳介軟骨，後方が胸鎖乳突筋，内側が顎二腹筋と茎状舌骨筋になる．

解剖　術者は顔面神経の外科的な解剖を熟知しておく．耳下腺は浅葉と深葉に分けられ，顔面神経は浅葉と深葉の境界を走行する．浅葉と深葉の区分は顔面神経の位置で決まるが，実際は顔面神経が耳下腺の実質内を貫通しているだけで，浅葉と深葉の境界は解剖学的には不明瞭である．

　顔面神経の本幹は茎乳突孔から出て，乳様突起と外耳道膜様部の間を前方やや下方に向かう．顔面神経は耳下腺に入ったところで側頭枝と頸枝に分かれるが，ときに耳下腺に入る前に分かれることがある（訳注：顔面神経は側頭枝・頰骨枝・頰筋枝・下顎縁枝・頸枝の5本に分かれて表情筋を支配）．

　側頭枝は上行して前頭筋を支配するが，再生力が弱く交差吻合がないので，損傷すると永久的な前頭筋麻痺を起こす．頸枝は耳下腺の下縁で細い頸枝（広頸筋枝）と下顎縁枝に分かれる．下顎縁枝は下顎骨水平枝の直下で広頸筋内を走行し，下口唇を支配する．顔面神経の分枝は交差吻合がたくさんあるが，下顎縁枝は交差

吻合がないため，切離すると下口唇の半分が必ず麻痺する．下顎縁枝は97％が顔面静脈の表面にあるので，顔面神経の本幹より先に同定しやすい．頰骨枝と頰筋枝は多数の線維性の分枝とともに耳下腺の前縁から出て，眼輪筋や上口唇の口輪筋などを支配する．

手技の詳細　顔面神経を同定する最も安全な方法は，顔面神経の本幹を同定して露出することである．胸鎖乳突筋の前縁を同定し，切開した下部で顔面静脈と大耳介神経を同定する（図2，3）．耳下腺被膜を胸鎖乳突筋の前縁から授動し，外耳道軟骨部の後下部で下方に剝離する．

　顔面神経の本幹を探すのに使える目印がいくつかある．胸鎖乳突筋を後方に牽引して耳下腺を前方に授動すると，すき間に顎二腹筋後腹が見え（図4），前方に顔面神経が走っている．外耳道膜様部は上方の目印であり，顔面神経は軟骨の先端から5mmほど離れて走行する．

　解剖学的な目印とFaradic神経刺激器やピンセットによる丁寧な機械的刺激を利用すると，顔面神経の本幹を安全に同定できる（図5）．機械的刺激を行うときは，神経を試すように強く挟むのではなく，丁寧につまんで顔面筋が収縮するのを観察する．電気的刺激を行うときは，神経刺激器を定期的に点検して正しく作動することを確認しておく．

　最後の目印は耳下腺の後下方を上行して耳介軟骨と乳様突起の間を通る後耳介動脈であり，顔面神経の本幹はすぐ内側にある．腫瘍の位置や大きさによって顔面神経の本幹の露出がむずかしいときは，末梢側で同定してもよい．

　前述したように，下顎縁枝はほとんどが顔面静脈の表面にある．頰筋枝はStensen管の直上にあるので，Stensen管を同定すれば頰筋枝がわかる（訳注：耳下腺管はStensen管，顎下腺管はWharton管，舌下腺管はBartholin管）．中枢側から末梢側に剝離するときに分枝を見つけるよりも，末梢側から中枢側に剝離するときに合流を見つけるほうがむずかしいので，神経を逆行性に剝離するときは注意して行う．

　耳下腺を顔面神経から遊離する方法はたくさんある．最も安全なのは止血鉗子とハサミを使った剝離であり，細い止血鉗子で鈍的剝離を行い，鉗子のあご部の組織だけ切離すると，神経を保護できる（図6）．耳下腺組織を鉗子で挟むか固定縫合をかけて挙上し，顔面神経の2本の主要な分枝である側頭枝と頸枝を同定する．腫瘍の位置に応じて2本の分枝のどちらかに沿って前方に剝離を進める．

　ほとんどの腫瘍は浅葉の下部に生じるので，最初に上部を授動する（図7）．中等度の出血を生じるが，用指圧迫・電気メス凝固・細い糸の結紮で止血できる．腫瘍を顔面神経から遊離すると，耳下腺の中央前方部にStensen管が現れる（図8）．

　主な導管を結紮すると深葉も萎縮するので，浅葉の導管だけ結紮する．浅葉を摘出したら顔面神経の深部に峡部と深葉が残り，島状の耳下腺組織は全体の20％になる．腫瘍と周囲の正常組織を顔面神経から完全に分離したときは，耳下腺を切断してもよい．

閉鎖　創部を徹底的に洗浄し，入念に止血する．シリコーン製の小孔つき閉鎖式吸引ドレーンを小切開創から出して吸引器に接続してもよい．細い吸収糸で皮下組織を縫着し，テープで皮膚を閉鎖する．

術後管理　顔面神経の牽引による一時的な表情筋麻痺を起こすことがあるが，通常は1週間以内に治癒する．手術の途中で大耳介神経を切離したときは，知覚鈍麻が永久的に残る．　■

XI 頭頸部の手術
HEAD AND NECK

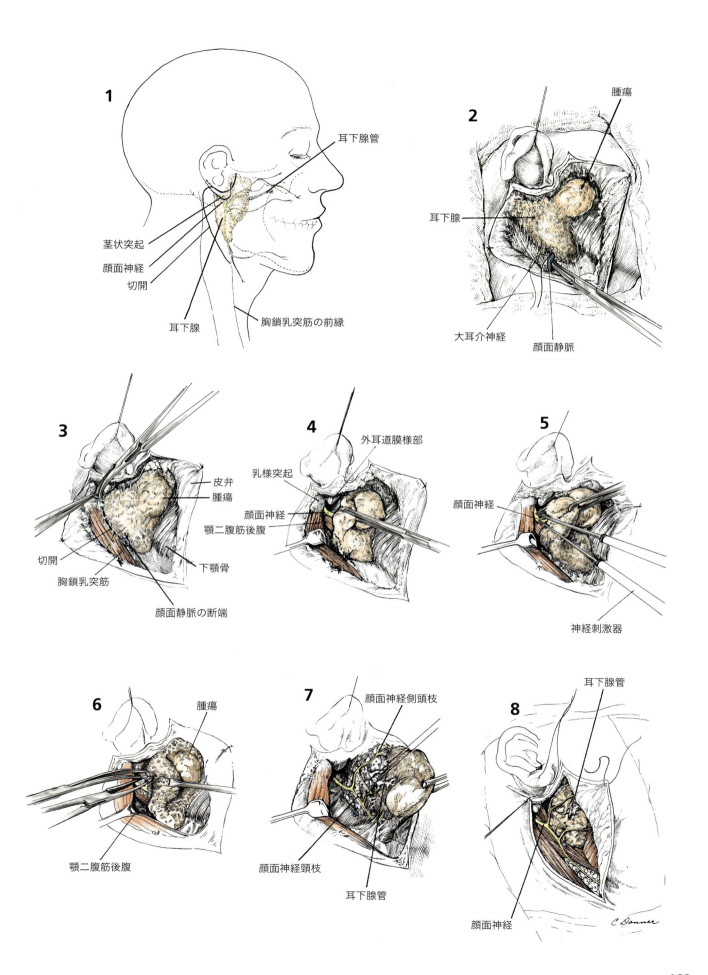

469

第 XII 部　皮膚と乳房の手術
SECTION XII　SKIN, SOFT TISSUE, AND BREAST

CHAPTER 125 センチネルリンパ節生検（黒色腫）

適応　センチネルリンパ節生検/摘出（SLNB/SLND）は，黒色腫のステージ診断に重要な手技である．黒色腫はリンパ流が単純なのでマッピングができ，高位リンパ節の跳躍転移がまれである．センチネルリンパ節生検は最初の転移部位の証拠になり，リンパ節転移を触れない患者に適用される．

センチネルリンパ節生検の対象は，切除した腫瘍の厚さが1mmを超える患者，厚さが1mm以下でも潰瘍や核分裂像が多い（≧1個/mm²）などの危険因子がある患者であり，そのほかの危険因子には年齢・性別・部位・深達度（Clark分類）がある（訳注：黒色腫の進行度はT1が≦1mm，T2が1〜2mm，T3が2〜4mm，T4が＞4mm）．

放射性核種か青い色素を使ったセンチネルリンパ節生検は，リンパ節転移の正診率が高いので，病理医は集中的に病理診断を行うことができ，通常のヘマトキシリン・エオジン染色に加えて，転移率が高いリンパ節に免疫組織化学的染色を追加できる．

センチネルリンパ節生検は原発巣を切除する前に行い，とくに皮弁で皮膚を閉鎖するときは皮膚のリンパ流が変化するので，原発巣を切除する前に行う．

術前準備　背部正中の黒色腫は「分水嶺」に位置し，腋窩リンパ節と鼠径リンパ節のどちらにも転移する（**図1**，訳注：しかも左右どちらにも転移する）．術前にシンチ検査を行い，腋窩と鼠径のどちらが腫瘍部からリンパ流を受けているかを明らかにする．

原発巣から転移しやすい場所は，体幹と四肢が腋窩と鼠径のリンパ節，頭頸部が頸部と鎖骨上窩のリンパ節であり，足が腸骨・下腹・閉鎖・膝窩リンパ節，前腕が肘上部の滑車上リンパ節であるが，場所が異なることもある．

全身の皮膚を感染巣がないようにきれいにして，黒色腫を切除する部位もきれいにする．放射性核種溶液の準備・観察・測定は，核医学スタッフと共同で行う．手術の数時間前に，放射線科医か外科医が清潔操作で放射性核種溶液を手術部位周囲の皮内に注入する．

テクネシウム99mで標識した市販のヒト血清アルブミンか硫黄コロイド溶液を濾過・滅菌しておく．放射能100μCのテクネシウム99mを含む硫酸コロイド溶液0.1mLと生理食塩水0.1mLが入った注射器を4本用意する（合計400μC）．

注射部位を消毒し，ディスポーザブルの紙製ドレープを広く貼り，手袋をはめる．放射性核種の厳重な遮蔽は不要であるが，場所と物品は放射能測定装置で監視する．手袋をはめた医師が皮内注射の要領で腫瘍を切除した創周囲に放射性核種を注入する（**図2**）．

皮膚を洗ったあと，ディスポーザブルの物品はすべて放射能を測定し，放射線学的に安全な方法で廃棄する．大型の全身シンチ装置でリンパ流を調べ，携帯ガンマ線検出器で放射能が最も高い場所を同定，ホットスポットにインクで印をつけて一時的な刺青にする．

麻酔　局所麻酔に深い鎮静を併用するか全身麻酔を行う．

体位　苦痛がない仰臥位にする．腋窩のセンチネルリンパ節生検を行うときは，上肢を90°の角度に広げて枕を乗せた腕台に置く．センチネルリンパ節生検と一緒に腰背部の病変を広い範囲で切除するときは，別の体位として側臥位にしてもよい．

センチネルリンパ節を同定しやすくするのに上肢を動かせるようにしたいときは，上肢を滅菌したメリヤス編みのネット（stockinet）で覆っておく．頸部のセンチネルリンパ節生検を行うときは，手術台の頭台を挙上して頭部を反対側に向ける．

手術準備　手術部位を除毛したら，通常どおり皮膚を消毒して敷布をかける．切除部位の周囲にイソスルファンブルーの生体色素を1〜3mL皮内注射して2〜3分間揉むと（**図3**），センチネルリンパ節に向かって皮膚のリンパ管が淡青色に染まる．滅菌カバーをかぶせた携帯ガンマ線検出器を使い，インクで印をつけておいたところが最適なホットスポットであることを確認する（**図4**）．

切開と露出　色素注入部の上に5cmの短い横切開を加え，皮下組織を剥離する（**図5**）．脂肪を外側に牽引し，プローブで切開部を探って放射能が最も高い場所を見つける（**図6**）．**CONTINUES**

XII 皮膚と乳房の手術
SKIN, SOFT TISSUE, AND BREAST

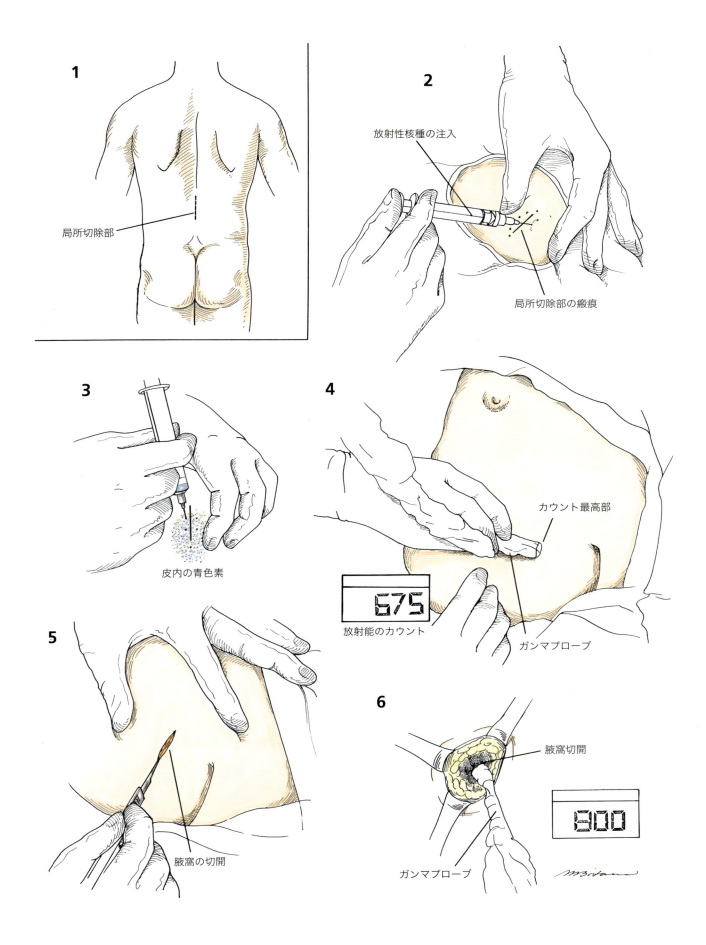

センチネルリンパ節生検（黒色腫）

手技の詳細　リンパ管の青い色素を追うとリンパ節を触れる（図7）．このリンパ節は青く放射能が高いので，淡青色に染まって放射能を示すリンパ節や臨床的に疑わしいリンパ節が周囲にあればすべて一緒に剥離する（図8）．

　放射能が最高のリンパ節の10％以上の放射能や背景レベルの2～3倍の放射能を基準にして有意な放射能と同定すると，放射能が有意なリンパ節は2個以上のことが多く，通常は2～3個のリンパ節の小塊を切除する（図9）．

　切除した場所をプローブで調べ，背景レベルと同じであることを確認したあと，摘出したリンパ節の小塊を調べてリンパ節を分離する．1個が主要なセンチネルリンパ節であり（A），青く染まって放射能が非常に高い（図10）．

　図10では，ほかのリンパ節も放射能が有意に高く，センチネルリンパ節である（B，C）．たとえ放射能が高くなくても，青色のリンパ節があればすべてセンチネルリンパ節と考える．最後に視診とガンマプローブで手術部位を調べ，入念に止血する．

閉鎖　2-0の吸収糸の結節縫合で皮下組織とScarpa筋膜を縫着する．5-0の吸収糸の皮内縫合で皮膚を閉鎖する．テープを貼ってガーゼを当てる．別の方法として，皮膚接着剤を使ってもよく，皮内縫合に併用してもよく，そのときはガーゼを当てなくてよい．

術後管理　ほとんど外来手術で行える．退院基準を満たしたら患者を帰宅させる．安静度と出血や感染の徴候について記載した説明書を患者に渡す．単純な経口の鎮痛薬で十分である．再診のときは病理レポートを調べ，センチネルリンパ節に転移があれば，定型的なリンパ節郭清が必要になる．■

XII 皮膚と乳房の手術
SKIN, SOFT TISSUE, AND BREAST

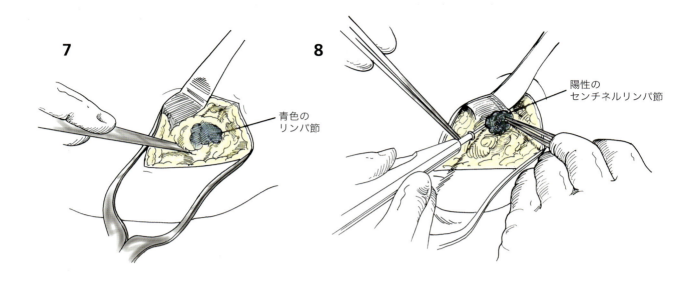

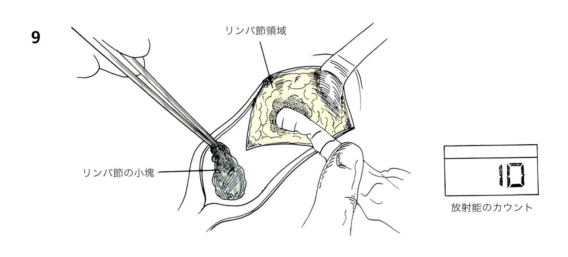

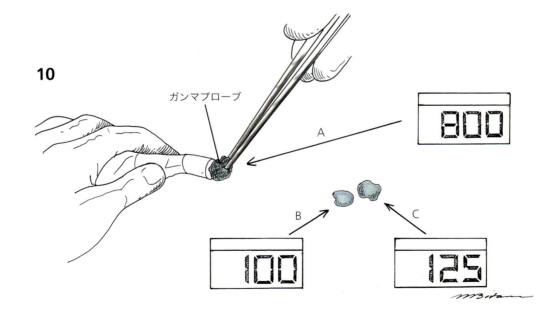

CHAPTER 126 乳房の解剖と切開

A 解剖

乳房の局所解剖を示す（**図1, 2**）。乳房の主要な血管は内胸動静脈の内側貫通枝であり，大胸筋と被覆筋膜を通って乳房に分布する。乳房のリンパ流は大部分が腋窩リンパ節に流入し，乳房内側から胸骨縁の内胸リンパ節に流入するが，変異が多い。

乳房に最も近いリンパ節は，前胸壁の乳房内や側胸壁の低位など非定型的な場所に存在することがあり，放射性核種や青い色素を使ったセンチネルリンパ節生検が近位リンパ節の同定に役立つ。

腋窩リンパ節は小胸筋の解剖学的な境界で規定された3つのレベルに分類される（**図2**）。レベルIは小胸筋の外側にあり，外胸リンパ節・肩甲下リンパ節・外側腋窩リンパ節を含む。レベルIIは小胸筋の裏や後部にあり，中心腋窩リンパ節と呼ばれる。レベルIIIは小胸筋の内側や上方にあり，鎖骨下の深部や腋窩静脈周囲に存在し，鎖骨下リンパ節と最上リンパ節を含む。

標準的な腋窩リンパ節郭清（ALND）では，レベルIとレベルIIのリンパ節を摘出する。腋窩リンパ節郭清の範囲を示す境界は，内側が前鋸筋，上方が腋窩静脈，後方が肩甲下筋と胸背神経や長胸神経，外側が腋窩脂肪である。

腋窩静脈はリンパ節郭清の上縁を決める重要な血管である。後方にある拍動性の腋窩動脈と上方にある充実性の腕神経叢は露出しなくてよい。腋窩静脈が2本あったり，太くて長い外側胸静脈が側胸壁に沿って縦に走っていたりする。

腋窩静脈を露出したら，深部の肩甲下筋の表面にある胸背神経の目印になる2本の肩甲下静脈を同定する（**図1**）。手前の肩甲下静脈を切離すると，深部の肩甲下静脈の近くに肩甲下動脈が見え，胸背神経と見誤ることがある。肩甲下静脈は肩甲下動脈と並走しており，胸背神経は腋窩静脈の後方深部の肩甲下静脈の内側にあり，機械的刺激を丁寧に加えると広背筋が収縮する。

肋間上腕神経は肋間から胸壁に垂直に現れて腋窩静脈と平行に走る。腋窩郭清で摘出するリンパ節や脂肪の中を1〜2本が貫通しており，切離すると腋窩後方と上腕内側の知覚鈍麻を生じる。

長胸神経は腋窩郭清する深さで前鋸筋の表面を縦走しており，腋窩のリンパ節や脂肪を前鋸筋から完全に摘出すると，前鋸筋の表面ではなく，小胸筋の外縁から7〜8cm離れた腋窩の脂肪の外で見つかる。長胸神経は下行するにつれて前方に向かう傾向があり，機械的刺激を丁寧に加えると前鋸筋が収縮する。

B 切除生検

乳房診察や画像検査で臨床的に乳がんを疑えば生検の適応である。腫瘤を触れるときは，細い針の穿刺吸引細胞診（FNA）よりも太い針のコア生検組織診（CNB）のほうがよい。

乳房撮影で非対称性の結節形成，構築の乱れ，微細石灰化巣があり，針生検ができないときや生検診断が臨床診断と一致しないときは，ワイヤーガイド下の切除生検が必要になる。

通常は4〜5mmの正常乳腺組織をつけた断端陰性の広い切除生検を行う。切開部位は腫瘍の位置で決める（**図3**）。上部と内側は外から見えるので避ける。乳輪や乳房下溝に沿った切開は美容的な結果がよく，Langer線に沿った曲線状切開は乳房の大部分で使える。放射状切開は内側領域に用いる。

切開は腫瘍の直上に短くおく。ワイヤーは曲がりやすく皮膚を通って生検部位に到達するため，刺入部に切開をおく必要はない。

C 単純乳房切除

適応 単純乳房切除は乳房温存療法の適応でない患者に行われ，

この術式のほうが適切な患者にも行われる。主な適応は，術前化学療法を行っても大きい腫瘍が残った患者でとくに乳房が小さい患者，乳房内多発病巣の患者，限局性の病巣で手術のリスクが高い高齢者である。

単純乳房切除は高リスク女性で乳がんの危険性を減少させるために利用することもある〔訳注：若年発症・受容体陰性・多発乳がん・両側乳がん・BRCA1/BRCA2遺伝子変異を特徴とする遺伝性乳がん卵巣がん（HBOC）の血縁者に行う予防的乳房切除〕。

術前準備 CHAPTER 127を参照。

麻酔 気管挿管による全身麻酔を行い，挿管には短時間作用型の脱分極性筋弛緩薬を使う。

体位 苦痛がない仰臥位にして患側の上肢を直角に外転し，手術部位を最大限に露出する。

手術準備 通常どおり皮膚を消毒し，清潔操作で敷布をかける。

切開と露出 乳輪全体を含んだ横方向のレンズ状切開をインクで描く（**図4**）。創の両端にかけた止血鉗子の間を糸で測り，2本の切開線が同じ長さになるようにする。あとで皮膚縁が緊張なく合わさるような切開幅にする。

乳房再建をすぐに行う予定があるときは皮膚切開が異なる。手術の適応によっては，皮膚や乳頭を温存する手技も行われる。

手技の詳細 切開は1cmの深さまでメスで鋭的に行い，太い血管を細い糸で結紮する（訳注：熱メスを使うと出血が少なく熱損傷が軽い）。助手が大きい皮膚鉤で皮弁を垂直に挙上すると，乳房を皮弁から剝離するときに反対方向への牽引がかかる。乳腺組織が完全に含まれるように皮弁を作り，上方が鎖骨付近，内側が胸骨縁，下方が腹直筋鞘の肋骨付着縁，外側が大胸筋外縁まで剝離し，腋窩郭清は別の切開で行う。

大胸筋の筋膜下を剝離して乳腺を遊離するが，上方から始めると剝離しやすい。内側に剝離を進めるときは，内胸動脈の内側貫通枝を電気凝固か絹糸の結紮で処理する。腋窩に剝離を進めて乳房を側胸壁から摘出したら，標本の方向が病理医にわかるように糸で印をつける。

閉鎖 創周囲に長時間作用型の局所麻酔薬を注入すると，覚醒が早く術後鎮痛薬の投与量が減る。創の両端を皮膚鉤で牽引し，3-0の吸収糸の結節縫合でScarpa筋膜と皮下脂肪を別々に縫着する。皮膚の閉鎖は創の中央を次々に縫合していくと，2本の切開線の長さが異なっていてもうまく合わさる。4-0の吸収糸の皮内縫合で皮膚を閉鎖し，テープを貼ってガーゼを当てる。

術後管理 手術直後から患側の上肢を日常動作に使ってよい。激しい運動を避けて1週間経過したあと，漿液腫や血腫がなく皮弁が大胸筋に密着していることを確認する。

D 乳房切除

乳輪全体・病巣部・生検創を含めたレンズ状切開を腋窩に向けて斜めにおく（**図5**）。消毒して敷布をかけたらインクで切開線を描き，2本の長さを同じにする。乳房再建を行わないときは皮膚を広く切除し，閉創するときに皮膚が余らないようにする。

肥満の患者や乳房が非常に大きい患者は，外側寄りで広角の皮膚切開にする。コンマ型の切開や独創的な切開もあり，乳房再建を担当する形成外科医と連携し，乳輪だけを含めた曲線状切開を外側の腋窩底部に延ばしてもよく（▶ CHAPTER 127），生検の切開創にはレンズ状切開を別においてもよい。

現在は胸筋温存乳房切除が多く，大胸筋を切除する根治的乳房切除（Halsted手術）はほとんどない。乳腺深部の腫瘍が大胸筋に接しているときは，大胸筋全層を楔状に合併切除すればよい。■

XII 皮膚と乳房の手術
SKIN, SOFT TISSUE, AND BREAST

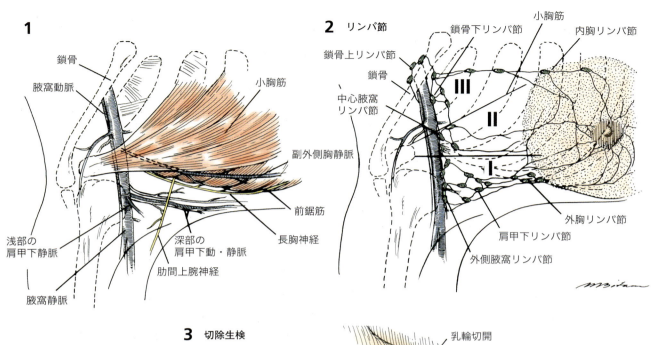

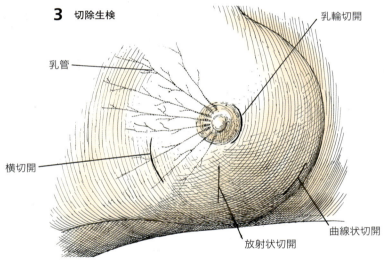

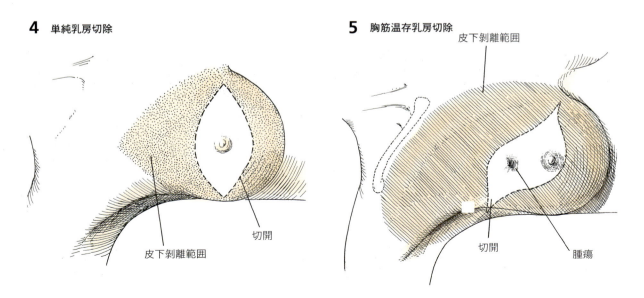

477

CHAPTER 127 乳房切除

適応 過去20年の複数の国際的な臨床試験によって，乳房照射を併施する乳房温存療法と胸筋温存乳房切除の生存率が同じであることが明らかになり，乳がん治療は乳房温存療法が第一選択となった．

乳房切除は状況によって選択され，術前化学療法を行っても大きい腫瘍が残った患者でとくに乳房が小さい患者，乳房内多発病巣の患者，乳房切除を好む患者，放射線照射の合併症に不安がある患者に適用される．

術前準備 身体診察と乳房撮影を行って反対側の乳房を調べるが，反対側の乳房のスクリーニングにMRI検査を行うことについては異論がある．適切な血液検査と画像検査を行って肺・肝・骨の転移を調べる．

ほとんどの患者は手術当日に入院するので，標準的な身体診察と血液検査は外来で行う．患側の乳房の皮膚を見て感染の徴候を調べる．皮膚の除毛を行い，腋窩には電動クリッパーを使う．生検からの期間が短いときは，抗菌薬を予防投与量で1回静注することがある．

麻酔 気管挿管による全身麻酔を行う．挿管には短時間作用型の脱分極性筋弛緩薬を使うと，腋窩郭清のときに運動神経が刺激に収縮する．

体位 仰臥位にして手術台の辺縁まで術者に近づける．患側の上肢を外転させ，助手に持たせるか直角方向にして支持台に置き，皮膚を消毒しやすくする．上肢を手先まで滅菌した敷布に包み，上肢が動かせるようにして腋窩郭清をしやすくすることもある．

手術準備 皮膚の消毒は広く行い，乳房とともに胸骨・鎖骨下・肩・腋窩・側胸壁・反対側の胸壁まで消毒する．軽度のFowler位（半座位）にして術者側を挙上すると良好な露出が得られる．術野の周囲の皮膚に敷布を固定する．腋窩操作のときに助手が上肢を動かせるようにする．

切開と露出 通常は乳房切除の前に超音波ガイド下コア針生検や定位的生検で悪性の診断が確定しているが，術前の生検で悪性の診断が確定していないときは，最初に腫瘍を切除して凍結切片による病理医の診断を確認する．生検標本はホルモン受容体や遺伝子異常の免疫学的分析にも提出する．

切除生検を大胸筋まで進めてはならず，生検部位は乳房切除標本に含めて一括切除しなければならない．皮膚の切開創を閉鎖してシールを貼ったら，使った器具と手袋を新しいものに交換する．別の器具台を用意しておき，新たに皮膚を消毒して敷布をかけることもある．

斜めのレンズ状切開を加え，腋窩に向けて外側上方に切開を延ばすと，腋窩郭清に適した露出と美容面で満足できる創になる（**図1**）．レンズ状切開には，乳頭・乳輪とともに，可能であれば腫瘍の辺縁から十分に距離を離した皮膚が含まれるようにする（**図1**，実線）．

乳房再建を行う予定があれば，形成外科医と相談して皮膚を残すようにもっと狭い範囲の切開にする（**図1**，点線）．生検部位からも十分な断端をとらなければならず，外側にコンマ型の切開を延ばすと，腋窩郭清に良好な露出が得られる．

手技の詳細 最初の切開は真皮までにとどめ，皮下組織の大部分を切除側に含め，とくに腋窩領域では皮下組織を切除側に含める（**図2**）．皮弁を注意して挙上し，出血部位をすべて止血しながら剥離を進める．皮弁を適度に牽引すると，乳腺組織と皮下脂肪の間の層が見えるので，その層で剥離すると皮膚の血行を残しながら乳腺組織を完全に切除できる．

皮弁の剥離の境界は，上方が鎖骨の高さ，内側が胸骨縁，下方が腹直筋鞘と肋骨縁，外側が広背筋縁である．乳房再建の予定があるときは，下方は乳房下溝線の高さまで剥離する．腋窩領域は皮膚のすぐ近くにリンパ節と乳腺組織があるので，できるだけ多くの皮下脂肪を切除する．

筋膜下の剥離は鎖骨下から胸骨正中まで筋線維の方向に沿って行い，乳房を大胸筋筋膜と一緒に切除する（**図3**）．筋膜を剥離するときは大胸筋を切除しないように注意する．がんが筋膜を貫通して大胸筋に浸潤しているときは，その部分の大胸筋を乳房とともに一括切除すればよく，大胸筋全体を切除する根治的乳房切除（Halsted手術）は不要である．胸骨縁の近くは内胸動静脈の貫通枝を鉗子で慎重に把持して結紮する．

腋窩の皮弁を挙上し，大胸筋外縁を覆う筋膜を切開する（**図4**）．大胸筋の裏にある小胸筋を露出し，烏口腕筋と小胸筋付着部が交差する上方の烏口突起部まで露出する．皮下の剥離には電気凝固を多用するが，腋窩の血管や神経がある場所の剥離や胸骨外側の内胸動静脈貫通枝の止血には電気凝固を避けたほうがよい．腋窩静脈表面の疎性結合組織を切開し，上肩甲動静脈の先までの狭い範囲を露出する（**図5**）．

腋窩郭清はレベルⅠ-Ⅱのリンパ節を摘出する．小胸筋の外側縁に沿った鎖骨胸筋筋膜を切開し，小胸筋の内側と外側にある胸筋神経を損傷しないように注意する（訳注：胸筋神経を損傷すると大胸筋が萎縮する）．

内側胸筋神経は腕神経叢の内側神経束から出て，60％は小胸筋を貫通するが，40％は小胸筋の外側を通っており，大胸筋下部を支配する（**図6**）．外側胸筋神経は大胸筋を支配する主な神経であり，腕神経叢の外側神経束から出て，小胸筋の付着部付近で内側を通り，胸肩峰動脈に密着する．**CONTINUES ▶**

XII 皮膚と乳房の手術
SKIN, SOFT TISSUE, AND BREAST

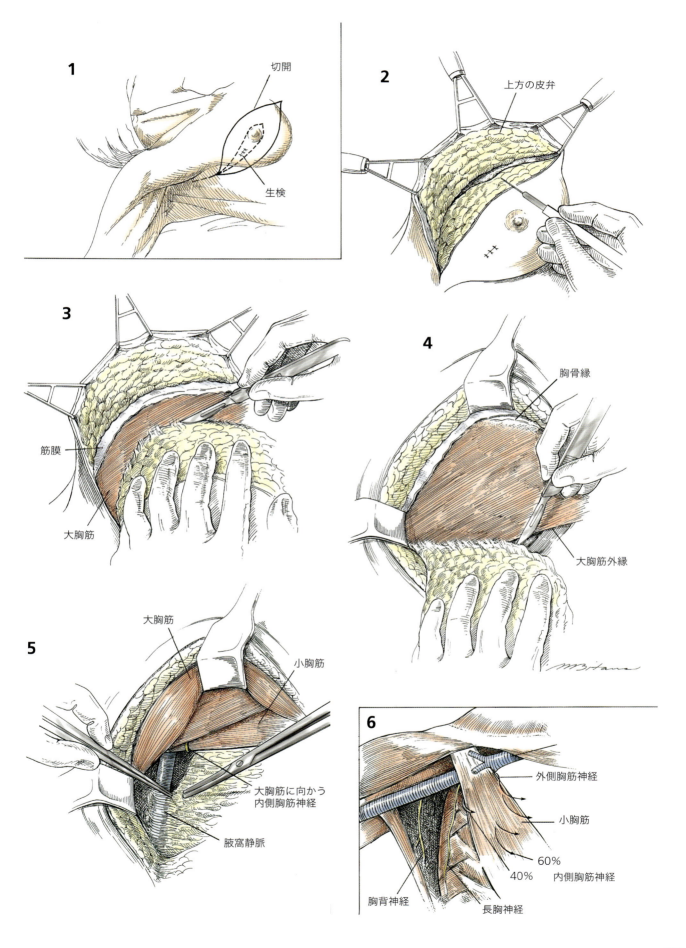

479

127 乳房切除

手技の詳細（続き）　小胸筋の外側縁にある筋膜を烏口突起付着部まできれいにして，腋窩静脈に流入するところで数本の静脈を結紮する（図7）．大胸筋に分布する内側胸筋神経を入念に探して温存する．腋窩周辺や胸骨付近の血管処理は電気凝固よりも結紮のほうがよい．

大胸筋と小胸筋を内側上方に挙上し，腋窩静脈の表面にある最上部の組織を露出する．小胸筋の内側部や内側腋窩リンパ節を十分に露出するために，小胸筋を烏口突起の付着部で切離することもある．

前鋸筋の筋膜を剝離し，腋窩のリンパ節と脂肪を胸壁や腋窩静脈から剝離する（図8）．腋窩に剝離が進んだら，滅菌した敷布で包んだ上肢を挙上または移動させて露出を広げ，腋窩静脈の深部にある長胸神経を同定する．

長胸神経は前鋸筋の表面の筋膜内にあり，前鋸筋から持ち上がるので，切除側の腋窩組織から慎重に剝離しておく．長胸神経を切離すると翼状肩甲骨を起こすので触れない．肋間上腕神経は第2肋骨の下から出て腋窩を横走し，上腕内側上部の知覚を支配するが，切離されることが多い（▶ CHAPTER 129，図5）．

乳房を外側に牽引したとき（図9），長胸神経と胸背神経の周囲に余分な組織が残っていないようにする．胸背神経は深部で肩甲下動静脈に近接しており，切離しても広背筋には部分的な影響しかないが，がんの浸潤がないかぎり切離しない．

乳房と腋窩組織を広背筋から遊離し（図10），最後は太い血管やリンパ管を切離して腋窩の提靱帯から摘出する．術野を繰り返し観察して出血部位を結紮する．2本の重要な神経である長胸神経と胸背神経が全長にわたって結紮されていないことを調べたら，丁寧につまんで筋肉が収縮するのを見て，連続性が保たれていることを確認する．

創部を生理食塩水で洗浄し，閉鎖する前に最後にもう一度止血を確認する．排液のために閉鎖式吸引ドレーンを2本挿入する．下側の皮弁の後方においた小切開から別々に挿入し，1本は腋窩に留置して腋窩のリンパ液を排出させ，もう1本は大胸筋表面に固定して皮弁下の滲出液を排出させる．ドレーンを非吸収糸で皮膚に縫合して固定し，携帯式の吸引器に接続する（図11）．

閉鎖　皮膚を閉鎖するときは，十分に時間をかけて皮弁を腋窩や胸壁に密着させる．皮下組織が少なく皮弁が薄いときは結節縫合で皮膚を閉鎖する．皮弁の厚さが中等度のときは，皮下脂肪に吸収糸の結節縫合を数本かけることもある．

皮膚は細い吸収糸の真皮縫合で閉鎖することもあれば，皮膚接着剤で閉鎖することもある．単純にガーゼを当てて外科用ブラジャーをつける方法もあれば，分厚く膨らませたものを当ててガーゼや弾性包帯で包む方法もある．

術後管理　縫合したときは術後3〜5日目に抜糸を行い，テープを蝶形に貼って創部を補強する．ドレーンは術後2〜5日目に排液量が30 mL/日以下になれば抜去する．滲出液の貯留があれば，無菌法を順守しながら外来で穿刺して吸引する．

最初の1週間は上肢を通常どおり使うように励まし，その後は肩の運動を積極的に行い，2週間以内に可動域が完全に戻ることを確認する．この期間に可動域が改善しなければ理学療法が必要である．

患側の上肢に傷や感染の機会を作らないように指導する．感染を伴った外傷や皮膚炎があればすぐに報告させないと，リンパ管炎を起こして急速に進展する危険がある．最終的な病理報告書で追加治療の必要がなくても，生涯にわたる追跡を体系的に計画する．■

XII 皮膚と乳房の手術
SKIN, SOFT TISSUE, AND BREAST

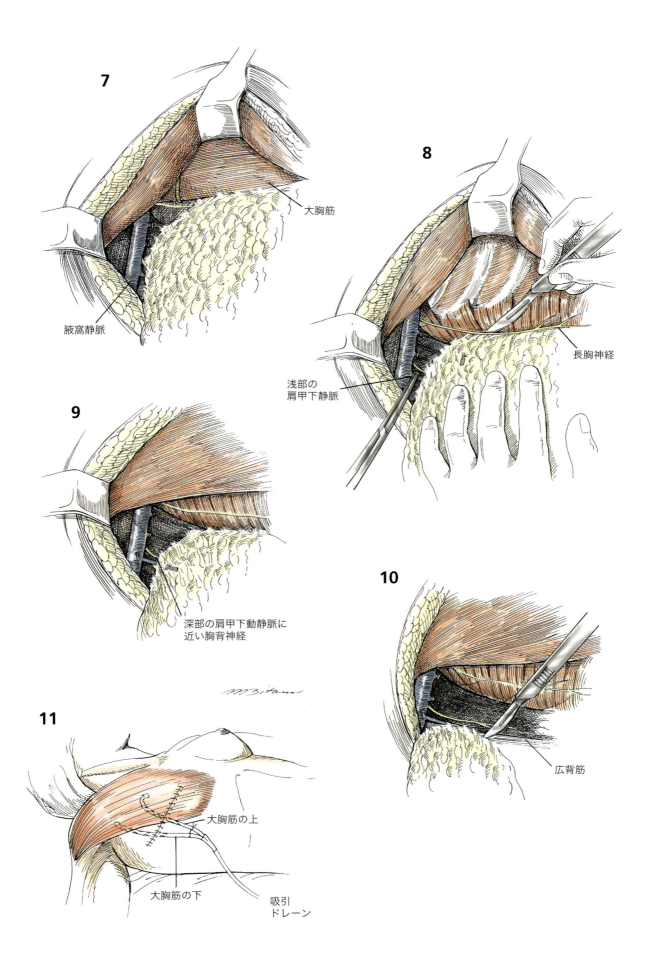

CHAPTER 128 センチネルリンパ節生検（乳がん）

適応　乳房切除か乳房温存療法を受ける患者は，腋窩リンパ節を触知せず，臨床的にリンパ節転移の所見がなければ，センチネルリンパ節生検/郭清（SLNB/SLND）の適応である．リンパ節に転移があればステージが変わり，再発率や生存率を予想でき，補助療法の必要性が決まる．

レベルⅠ-Ⅱのリンパ節を摘出する標準的な腋窩リンパ節郭清（ALND）には深刻な合併症があり，生涯にわたるリンパ浮腫は患者に最も恐れられている．

経験豊富な外科医が放射性核種と青い色素を併用すると，センチネルリンパ節生検と標準的な腋窩リンパ節郭清（ALND）は陽性リンパ節を発見するのに非常に高い関連性がある（95％）．ただし，多くの患者はセンチネルリンパ節を同定できるが，少数の患者はセンチネルリンパ節を同定できず腋窩リンパ節郭清が必要になる．さらに，3～10％の頻度で偽陰性になるので，センチネルリンパ節が陰性でもリンパ節転移が陽性のことがある．

センチネルリンパ節生検の利点は，標準的なリンパ節郭清に比べて合併症がほとんどなく，レベルⅠ-Ⅱ領域にないリンパ節も同定できることである．病理医は集中的に病理診断を行うことができ，通常のヘマトキシリン・エオジン染色に免疫組織化学的染色を追加できる．微小転移（＜2 mm）の重要性が研究されているが，リンパ節転移の個数は補助療法の施行にも影響する．

センチネルリンパ節生検の禁忌は，リンパ節の腫大を触知して転移の疑いがある患者，減量手術のような乳房手術の既往があり正常のリンパ流が変化している患者である．以前に腋窩手術を行った患者は，センチネルリンパ節生検を考慮してもよいが，リンパ流の変化を同定するのに描出が不可欠であり，センチネルリンパ節を同定できる頻度は低いだろう．

術前準備　生検部位や周囲皮膚に感染がないようにする．注入する放射性核種の溶液は核医学スタッフと共同で準備・運搬・監視する．

麻酔　腋窩リンパ節郭清と同時に乳房の手術も行うので，気管挿管による全身麻酔がよい．挿管のときに短時間作用型の筋弛緩薬を使い，腋窩郭清のときに運動神経を機械的に刺激して同定できるようにする．

体位　苦痛がない仰臥位にして患側の上肢を90°に広げて枕を乗せた腕台に置くと（図1），乳房と腋窩に到達しやすい．滅菌ドレープで上肢を手まで包むと，上肢の挙上や内側への授動が可能で腋窩のリンパ節郭清がしやすい．

手術準備　手術開始90分前に清潔操作で放射性核種を乳房内に注入する．テクネシウム99 mで標識した市販の硫黄コロイド溶液を0.22 μmのフィルターに通して滅菌する．

放射性核種と青い色素の注入には多数の方法がある．注入する場所は，①腫瘍や生検部位の深部（図2），②腫瘍表面の皮下や皮内または生検部位の瘢痕内，③乳輪下表面の乳頭周囲である．放射性核種の放射能はふつう400 μCである．遮蔽は不要であるが，場所と物品は放射能測定装置で監視する．

乳房を消毒して紙製ドレープを貼ったら，生検した創の上下と両端に注入する（図2A）．注入には1.5インチ（約4 cm）の長い25 G針を使う．

放射線学的に安全な方法で乳房を洗い，使い捨ての物品を監視・処分する．患者を手術室に搬送し，麻酔を導入したあと，通常どおり乳房・胸部・腋窩・上腕上部を消毒して敷布をかける．

切開と露出　イソスルファンブルーの生体染色溶液3～5 mLを4か所から3領域に同じ方法で注入する（図3）．注入部位を2～3分間揉むと，淡青色の皮膚のリンパ流が腋窩に向かって出現する．滅菌カバーをつけた携帯ガンマ線検出器で腋窩を調べ（図4），カウントが最高になる場所を探す．

乳房の生検部位や腫瘤の場所が外側上方の高位にあるときは，注入部位の放射能が影響して高い背景レベルになるため，カウントが高い場所を決めるのがむずかしいことがある．先端が曲がるガンマ線検出器を使うと便利であり，注入部位から離れたところから腋窩を指向するアングルにして，検出器をもっと内部に方向づけることができる．

体毛がある腋窩基部にホットスポットがあるときは，直上部に横切開を加え（図5），あとで標準的な腋窩郭清を行うときに内側に延ばせるようにする．皮下脂肪1～2 cmをメスや電気メスで鋭的剥離し，開創部にプローブを挿入して放射能のカウントが最も高い場所を探る（図6）．**CONTINUES ▶**

XII 皮膚と乳房の手術
SKIN, SOFT TISSUE, AND BREAST

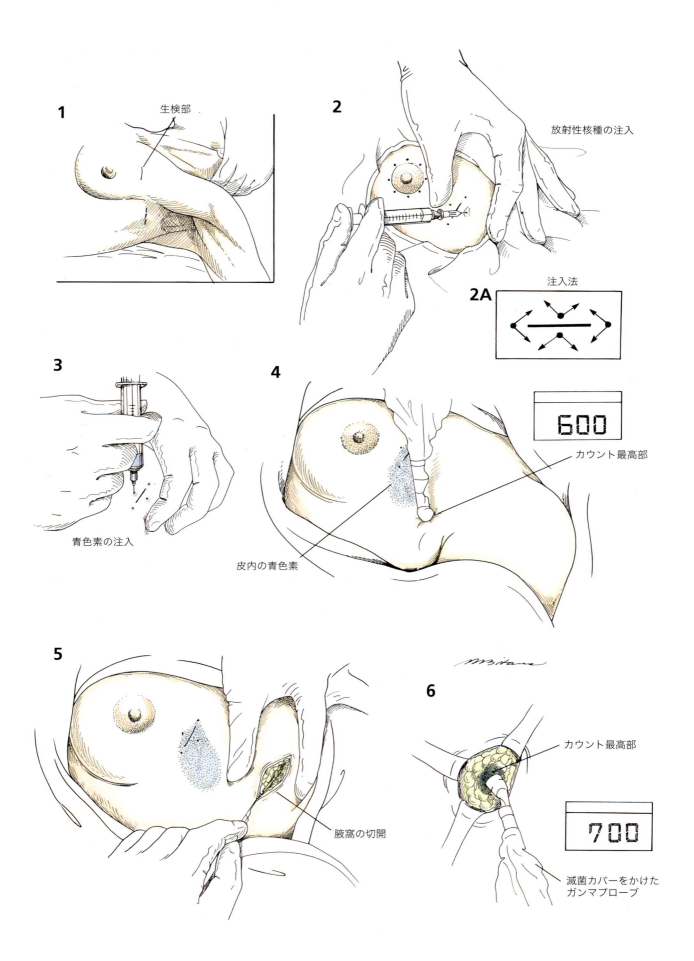

128 センチネルリンパ節生検（乳がん）

手技の詳細（続き） 深部まで剝離すると，放射能のカウントが高い場所に向かう青いリンパ管が見え，リンパ節を触れるので（図7），青くカウントが高い周囲のリンパ節と一緒に遊離する（図8）．カウントが最高のリンパ節の10％以上のカウントや腋窩の背景レベルの2〜3倍以上のカウントを示すリンパ節が有意なリンパ節である．

センチネルリンパ節を摘出したら，ガンマプローブで腋窩創部を探って別の有意なリンパ節を探る．ガンマ線検出器を生検部位や腫瘍のほうに向けるときを除くと，基本になる背景レベルがある（図9）．硬いリンパ節や異常なリンパ節があれば摘出する．

摘出したリンパ組織をプローブで調べ，リンパ節を1個ずつ分離する．図10では，Aが主要なセンチネルリンパ節であり，Bもセンチネルリンパ節であるが，CはAの10％以下で青くないのでセンチネルリンパ節ではない．

閉鎖 センチネルリンパ節が腋窩の下部にあるときは注意して止血し，標準的な腋窩郭清を行うのに現在の切開を延ばすか別の切開を加えるかを決め，別の切開を加えるときは現在の切開創を閉鎖する．2-0の吸収糸の結節縫合でScarpa筋膜と皮下脂肪を縫着し，4-0の吸収糸で皮膚を閉鎖する．

術後管理 センチネルリンパ節生検のあとに標準的な腋窩郭清を行った患者は，全身麻酔の作用が消失するまで一晩観察する．問題がなければ経口摂取を許可し，薬剤は経口投与する．閉鎖式吸引ドレーンの漿液の排泄を監視し，退院時か30 mL/日以下になったら抜去する．

センチネルリンパ節生検だけの患者は通常外来で手術を行っており，覚醒してバイタルサインが安定すれば，外科施設の退院基準に従って4〜5時間以内に帰宅できる．　■

XII 皮膚と乳房の手術
SKIN, SOFT TISSUE, AND BREAST

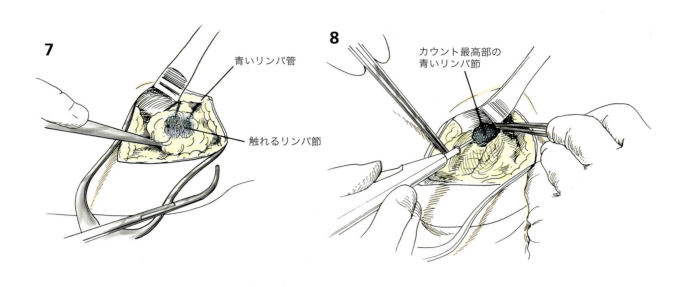

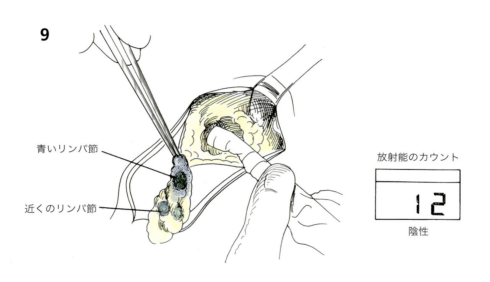

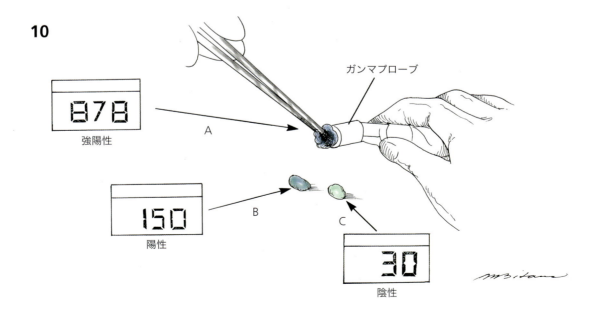

485

CHAPTER 129 腋窩郭清

適応 腋窩リンパ節郭清は，乳がんや黒色腫で臨床的にリンパ節転移があるときに適用するが，最近の標準的な治療では，センチネルリンパ節生検でリンパ節転移が陽性のときも適用する．センチネルリンパ節生検でリンパ節を同定できなかったときも，腋窩リンパ節郭清を行う．

術前準備 腋窩の皮膚を観察して感染がないことを確認する．できれば電動式クリッパーで除毛する．

麻酔 気管挿管による全身麻酔を行う．麻酔の導入に筋弛緩薬を投与するときは，短時間作用型の筋弛緩薬を使い，手術中には回復して運動神経を評価できるようにしておく．

体位 患者を仰臥位にして患側を手術台の端に近づけておく．上肢を屈曲させ体軸に直角にした状態で固定する．外科医によっては，上肢を滅菌ドレープで包み，手術中に自由に動かして術野を露出できるようにしておく（**図1**）．

手術準備 大部分の外科医は抗菌薬を予防的に静脈内投与する．

切開と露出 皮膚切開は手技の適用によって少し異なる．黒色腫では横切開がよく，レベルⅢリンパ節に到達しやすい（**図1**）．乳がんでは有毛部の下縁に沿った曲線状の切開がよく，センチネルリンパ節生検の手術痕があるときは，手術痕を切除して行う．

手技の詳細 皮膚の切開を皮下組織と鎖骨胸筋筋膜に進め，内側に大胸筋，外側に広背筋を露出する．大胸筋の外側縁をきれいにして内側に牽引できるようにする（**図2**）．胸筋間リンパ節（Rotterリンパ節）を外側に払って切除標本側に含めておく．

小胸筋を露出し，外側縁をきれいにして深部のリンパ節を露出するのに内側に牽引できるようにする．大胸筋を挙上して内側胸筋神経と内側胸筋静脈を同定し，内側胸筋静脈が腋窩静脈に流入するのを確認しておく．

胸壁と広背筋の間で腋窩静脈の下面をきれいにする（**図3**）．乳がんは腋窩静脈がリンパ節郭清の上縁であるが，黒色腫は烏口腕筋を同定し，腕神経叢の筋膜を損傷しないように注意しながら表面にある線維脂肪組織を慎重に剝離し，腋窩静脈より上方のリンパ節も郭清する．

腋窩静脈下面の露出を進めると，胸背神経と胸背動静脈を同定できる（**図4**）．胸背静脈の表面には結紮・切離が必要な静脈が1本ある．胸背神経と胸背動静脈は温存するが，塊状のリンパ節転移があるときは処理しても大きな影響はない（訳注：腋窩動脈を出た肩甲下動脈は胸背動脈と肩甲回旋動脈に分枝し，胸背動脈は前鋸筋と広背筋に分布する）．

胸背神経と胸背動静脈を同定したら，綿球つき鉗子（Kittner）を使って注意深く剝離する．同じ高さで胸壁に注意を向けると，長胸神経を同定できる（**図4**）．長胸神経の走行を確認し，リンパ節郭清の操作中は保護する．長胸神経を損傷すると翼状肩甲になる〔訳注：長胸神経は前鋸筋を支配しており，麻痺すると肩甲骨が胸壁から浮く（リュックサック麻痺）〕．

長胸神経を同定したら，大胸筋と小胸筋を内側に牽引し，リンパ節を含んだ線維脂肪組織を外側に牽引する．前鋸筋筋膜を剝離しながら腋窩の脂肪とリンパ節を胸壁から授動する．

通常は内胸筋外側のレベルⅠリンパ節と内胸筋背側のレベルⅡリンパ節を郭清し，臨床的に転移が疑われるときは，内胸筋内側のレベルⅢリンパ節も郭清する．黒色腫ではレベルⅢリンパ節もルーチンに郭清する．

大・小胸筋を牽引しても腋窩が十分に露出しないときは，内胸筋を烏口突起の付着部と胸壁で切離して摘出してもよい（訳注：烏口突起の付着部で切離するだけでも露出は改善する）．消毒して上肢が術野にあるときは，助手が上肢を持ち上げて露出を改善する．

リンパ節郭清を進めていくと，標本内を貫通する1～2本の肋間上腕神経があり（**図5**），外科医の好みで切離するか温存する．肋間上腕神経は切離すると腋窩と上腕内側の知覚鈍麻を生じ，範囲は小さくなっても知覚障害が永久的に残る．温存すると牽引によって灼熱感を生じることがあるが，異常感覚は時間とともに消失する．運動神経は注意して温存する．

標本を肩甲下筋から剝離して腋窩外に取り出し，広背筋に向かって外側に剝離を進める．標本を完全に剝離したら術野から摘出し，2本の運動神経（胸背神経と長胸神経）がきちんと温存されていることを確認する．運動神経はやさしくつまむと筋肉が収縮するのを観察できる．

腋窩を生理食塩水で洗浄して止血を確認したら，切開創と別の場所から閉鎖式多孔性吸引ドレーンを留置する．ドレーンを非吸収糸で皮膚に固定して持続吸引器に接続する（**図6**）．

外科医によっては，鎖骨胸筋筋膜を吸収糸で縫着する．真皮の深部を3-0の吸収糸で縫着したあと，皮膚は外科医の好みで細い吸収糸の真皮縫合か粘着テープで閉鎖する．

術後管理 閉鎖式吸引ドレーンは，通常1日あたりの排液量が30 mL以下になれば抜去する．ドレーン抜去部に液体が貯留したときは〔訳注：漿液腫（seroma）〕，外来で穿刺吸引すればよい．ドレーンを抜去したあとは上肢を通常どおりに使わせる．

肩関節の可動域を改善させるには，理学療法が役立つこともある．患肢はリンパ管炎やリンパ浮腫を合併する危険性があるので，外傷や感染をできるだけ避け，損傷があればすぐに報告するように指導する．生涯にわたって追跡する系統的な計画を開始し，リンパ浮腫を早期の段階で同定して治療する．■

XII 皮膚と乳房の手術
SKIN, SOFT TISSUE, AND BREAST

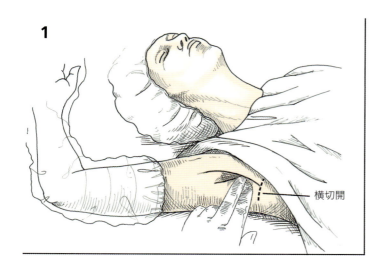

1　横切開

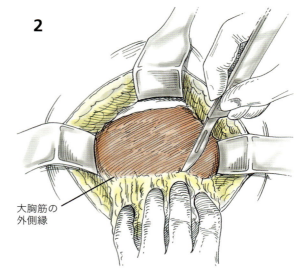

2　大胸筋の外側縁

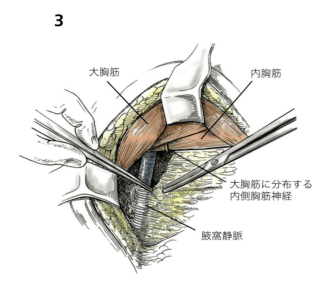

3　大胸筋　内胸筋　大胸筋に分布する内側胸筋神経　腋窩静脈

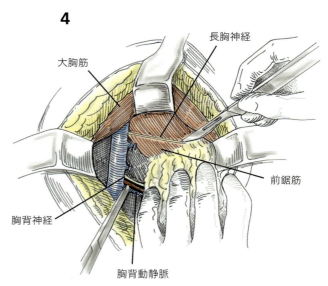

4　大胸筋　長胸神経　前鋸筋　胸背神経　胸背動静脈

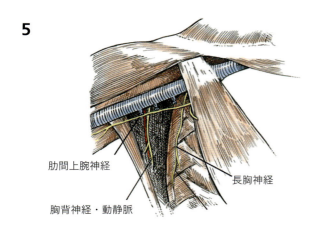

5　肋間上腕神経　長胸神経　胸背神経・動静脈

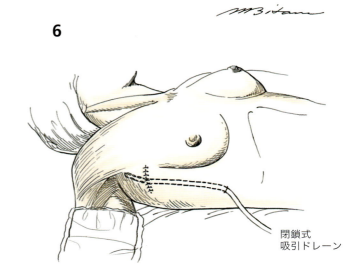

6　閉鎖式吸引ドレーン

487

CHAPTER 130 皮膚移植

適応 皮膚の喪失は，熱傷・外傷・感染・手術のときに起こる．皮膚欠損が一次縫合や局所皮弁で閉鎖できず，創床が移植片を適切に保護できるときは皮膚移植を考慮する．骨・関節・腱・血管などの重要組織が露出しているときは皮膚移植の適切な候補ではなく，有茎や遊離の筋皮弁のような皮膚移植以外の再建法が必要である．

活動性感染や血行障害があるときは皮膚移植の禁忌であり，荷重がかかる場所は相対的禁忌であるが，無毛部の皮膚移植でうまく再建できることがある．

皮膚移植は全層皮膚移植と分層皮膚移植に分類される（**図1**）．「全層皮膚移植（full-thickness skin graft；FTSG）」は皮膚全層を採取し，採皮部に生じた二次的な欠損を一次閉鎖か開いたまま二次治癒させるため，大きな欠損にはあまり使わない．「分創皮膚移植（split-thickness skin graft；STSG）」は採取する真皮の厚さによってさまざまであり，薄いほど生着しやすく，採皮部も上皮化しやすい．

採皮部は汗腺や毛嚢の上皮細胞が分裂・遊走して接触阻止を起こすまで表面を広がる．厚い皮膚移植は二次的な拘縮や変形が少ないので美容的に好ましく，顔や手など美容的に重要な場所は全層皮膚移植が一般的である．

臀部と外側腰部は真皮が厚いので，大量の浅層皮膚移植に採取できる（**図2**）．採取する皮膚が薄いほど，採皮できる皮膚の枚数は多くなる．通常の服装で露出する場所を採皮部にするのは慎むべきである．顔は美容的に色を合わせる必要があり，顔の皮膚欠損を埋めるには鎖骨上部・頸部・頭部の皮膚がよい．

術前準備 熱傷の患者は2～3週間以内に熱傷組織切除と皮膚移植を行うと，肥厚性瘢痕や拘縮が最小限に抑えられる．皮膚移植の患者は創床がきれいで感染がない状態でなければならず，皮膚移植する前には頻繁なデブリドマンとガーゼ交換が必要になる．創を陰圧で保護すると，肉芽形成が促進されて創床の準備ができる．栄養状態のような医学的問題を修正しておく．

麻酔 小さい皮膚移植には局所麻酔を使い，大きい皮膚移植には全身麻酔を使う．

体位 体位は手術する場所によって決まる．複数の場所を手術するときは，頻繁に体位変換する必要がある．低体温は深刻な問題になるので，手術している場所以外は露出させないようにする．採皮部と皮膚移植部はできるだけ同側にして，片側に手術部位がないようにして患者の苦痛を軽減する．

手技の詳細 分層皮膚移植の採取に使う器具はさまざまなものがあり，個々の患者や外科医の経験で選ぶ．分層皮膚移植には動力式採皮器が最もよく使われるが（**図3**），小さい皮膚移植はメスや皮膚刀の手作業でもよい．採皮部に凸凹があるときは，皮下に膨張液を浸潤させると，皮膚の緊満感が増して採皮しやすくなる．

1. 電動式・空力式採皮器

採皮部は表面が平坦で硬いのがよく，通常は背中や大腿を使う．刃を入念にチェックし，採皮器に装着して固定する．希望する幅と厚さの補正を決め（**図3**），計測器を使って設定を行ったら（**図3A**），鉱物油を採皮部に薄く塗布し，採皮器にも注意して塗布する．

助手は採皮部に緊張をかけ，採取した皮膚が浮いたときは，皮膚の先端をやさしくつまんで皮膚を緊張させる（**図4**）．採皮器は皮膚に当てる前に作動し，45°の角度で当てる．採皮器が皮膚を引き込んで2～3 cm進んだら，30°の角度に下げて希望する長さになるまで進める．採皮器にかける力は重要であり，強すぎると予想より厚い皮膚になる．

広範囲熱傷で大きい皮膚移植が必要なときは，メッシュ作製器に通して皮膚面積を大きくする（**図5, 6**）．ほとんどの器具はメッシュ化の比率を3倍以上にすると，操作がむずかしく結果がばらつくため，通常は比率を1.5倍にする（**図6A**）．顔や手の皮膚移植にはメッシュを利用しない．

2. 皮膚移植と被覆

皮膚を置く前に皮膚移植部を完全に止血しておく．フィブリン糊を皮膚移植部に薄く塗布したら，注意して皮膚を皮膚移植部に置く．皮膚は非常に敏感で挫滅や損傷を起こしやすいので，細心の注意を払って取り扱う．皮膚の余分な辺縁を整えたら，採取した皮膚を吸収糸の結節縫合で周囲の皮膚に縫着する（**図7**）．

ガーゼを当てる前に創を見て皮膚の下に凝血がないかどうかを調べる．皮膚移植部に非粘着性ガーゼを当て，その上から硬く詰めたガーゼを当てて保護・固定する．ガーゼの被覆を強化する必要があるときは，オイルを浸透させた非粘着性ガーゼを皮膚に当てて被覆ガーゼから保護し，持続低圧吸引装置を置いて陰圧で管理する方法がある（**図8**）．

関節が皮膚移植部に近いときは固定が重要であり，皮膚移植部が動かないようにして皮膚の生着を促すが，患者には早期離床を促し，状態がよければ歩行を許可する．大部分の患者はベッド上安静が不要である．

3. 採皮部の管理

採皮部の管理にはいくつかの方法がある．銀を含んだ皮膚保護材であれば採皮部に貼ってよい．非粘着性ガーゼを1枚当ててガーゼ塊で保護し，翌日から内側のガーゼを残して外側のガーゼ塊だけ交換する．赤外線ランプを当てて乾かしてもよく，皮膚が再上皮化してガーゼが剥がれるまで，創に接するガーゼはそのままにしておく．

術後管理 ガーゼ交換の頻度は患者によって異なる．結びつけ法のときは，3～5日間はそのままでよい．ガーゼ交換のときに滲出液が貯留していても，必ずしも皮膚の脱落を示すのではなく，貯留部の表面に切開をおいて排液させ，圧迫ガーゼを24～48時間当てればよい．

皮膚が完全に生着したら，保湿クリームを毎日塗ると，皮膚の落屑を防いで柔軟性を保つのに役立つ．採皮部は8～14日で治癒するので，必要があれば新たに採皮できる．　■

XII 皮膚と乳房の手術
SKIN, SOFT TISSUE, AND BREAST

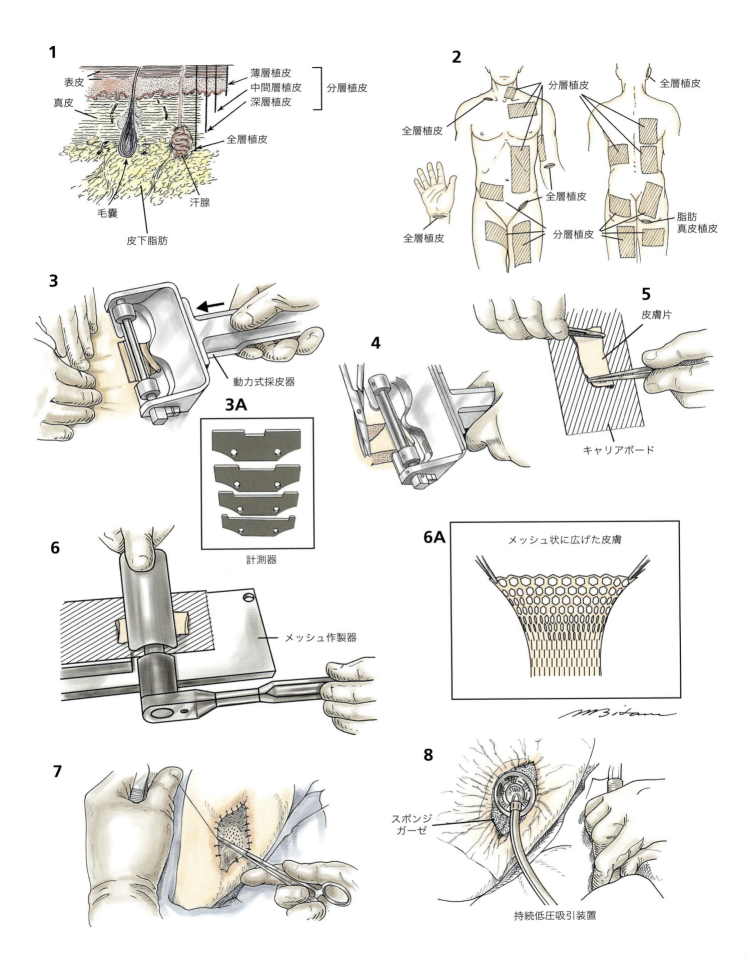

第ⅩⅢ部　血管の手術
SECTION ⅩⅢ　VASCULAR

CHAPTER 131 頸動脈内膜剝離

適応　頸動脈内膜剝離の目的は，全身血管疾患がある患者における脳卒中の予防である．頸動脈内膜剝離の適応はさまざまであるが，主な適応は一過性脳虚血と無症状の高度内頸動脈狭窄である．脳虚血症状が一過性・間欠的・自然消失であれば，内頸動脈狭窄部の外科的処置は治療成績がよい．頸動脈内膜剝離は脳梗塞後に新たな症状を生じた患者にも考慮され，頭蓋内病変が軽微で内頸動脈病変が高度の患者に適用される．

術前準備　ドプラー超音波による血流画像検査を行う．MRIによる血管造影（MRA）や通常の血管造影を追加してもよく，内頸動脈と椎骨動脈の描出によって，狭窄部と側副血行路の範囲が正確にわかる．

内頸動脈が完全に閉塞している患者では，手術による改善がほとんど認められないため，閉塞期間が長い患者は手術が勧められない．手術によって脳損傷が悪化する危険や片麻痺を発症する危険があるので，患者と家族に手術の危険性を十分に知らせておく．

心臓血管系の徹底的な医学的評価が必要であり，とくに冠動脈検査が必要である．糖尿病のような医学的問題があれば制御しておく．反対側にも内頸動脈閉塞がある患者は脳卒中を起こす頻度が高く，同時に両側の頸動脈内膜剝離を行うと合併症の頻度が高いので，1週間以上の間隔で別々に行う．

脳卒中の患者は手術を遅らせたほうがよく，4～6週間で安定した状態にするが，特殊な状況では早期治療を支持する証拠が増えており，手術を考慮してもよい．

体位　仰臥位にして頭部を少し伸展させて反対側に向ける．

手術準備　通常どおり皮膚を消毒し，術野に敷布をかけ，上方は乳様突起，前方は下顎角，下方は胸骨柄と鎖骨，後方は僧帽筋で露出する．

切開と露出　胸鎖乳突筋の前縁に沿って皮膚を切開し，乳様突起から胸鎖関節に至る 2/3 の点まで延ばす（**図1**）．広頸筋を切開して胸鎖乳突筋の前縁に到達したら，外側に牽引して頸動脈鞘を露出する．切開の上端が前方に行きすぎると，下顎骨水平枝の直下で顔面神経下顎枝の辺縁部を損傷し，下口唇の麻痺を起こす．

露出するのが危険でなければ，切開の頭側で大耳介神経と頸神経叢の感覚枝を同定して温存し，耳介や下顎角の知覚低下を避ける．この時点で開創器を丁寧に装着して露出を最大にする．手術が必要な範囲によっては，肩甲舌骨筋を下方に牽引するか切離すると，総頸動脈をさらに広く露出できる．

解剖　頸部の解剖を正確に把握し，脳神経を不用意に損傷しないようにする（**図2**）．迷走神経は頸動脈鞘の内側にあって後方外側を下行することが多く，損傷すると声帯麻痺を起こす．舌下神経は頸動脈分岐部の 1～2 cm ほど頭側で内頸動脈の表面を横切っており，損傷すると舌の偏位や嚥下障害を起こす．

舌下神経分枝の舌下神経ワナは，内頸動脈と交差して下方に横切りながら舌骨下筋に分布しており，損傷しても神経症状はなく，切離して舌下神経を上方に丁寧に牽引すると，内頸動脈の遠位側を露出できる．

頸動脈小体は頸動脈分岐部の股のところにあり，この領域の剝離中に低血圧や徐脈を起こすことがある．頸動脈小体にリドカインを注入しておくと，低血圧や徐脈を効果的に阻害できる．顔面神経は切開の最も頭側にあり，前方の術野外においておく（**図2**）．

手技の詳細　術野を露出したら，顔面静脈を切離して頸動脈分岐部を露出する（**図3**）．頸動脈鞘を切開して上方と下方に広げ，総頸動脈の近位側と遠位側に血管テープをかける．外頸動脈にも血管テープをかけ，血管鉗子をかけやすくする．

上甲状腺動脈も血管テープか 2-0 絹糸の二重ループ（Potts tie）で制御する．病変を触知する場所から 1 cm ほど遠位側で内頸動脈を全周性に剝離して血管テープをかけるが，非常に慎重に丁寧に剝離してプラーク塞栓を避ける．

選択的シャントをおくときはトランスデューサー・延長チューブ・22 G 針などの適切な道具を用意し，生理食塩水で洗い流して気泡や残渣がないようにする．外頸動脈と総頸動脈に鉗子をかけたあと，総頸動脈を穿刺して頸動脈断端圧を測定する（**図4**）．断端圧が 40～50 mmHg 以上であれば，側副血行路の血流が良好であり，脳卒中の合併症を起こす頻度は低い．

広範囲に潰瘍化したプラークがあるときは，断端圧を測定するときにプラーク塞栓を起こさないように注意する．脳波（EEG）の連続モニターを利用して側副血行路の発達度や内シャントの必要性を判断することもあれば，すべての患者に内シャントをおくこともあり，内シャントを全くおかずに満足できる結果が得られることもある．

術者の判断で麻酔科医がヘパリンを静注する．内頸動脈・外頸動脈・総頸動脈の順にブルドッグ鉗子をかける．頸動脈分岐部の直下で総頸動脈の前方外側面に切開を加える．Potts 剪刀を使って中枢側と末梢側に延長し，内膜剝離の範囲を越えるところまで切開する（**図5**）．

動脈の切開は動脈硬化性プラークの末梢側端を越えるところまで延ばし，内膜剝離が完全に直視下に行えるようにする．動脈の切開は肥厚した内膜を通って内腔まで行う（**図6**，直線矢印）．内膜剝離の裂隙線は中膜の内部にあり，外膜と中膜外層はそのままにして動脈の閉鎖に使う（**図6**，円周矢印）．**CONTINUES** ▶

XIII 血管の手術
VASCULAR

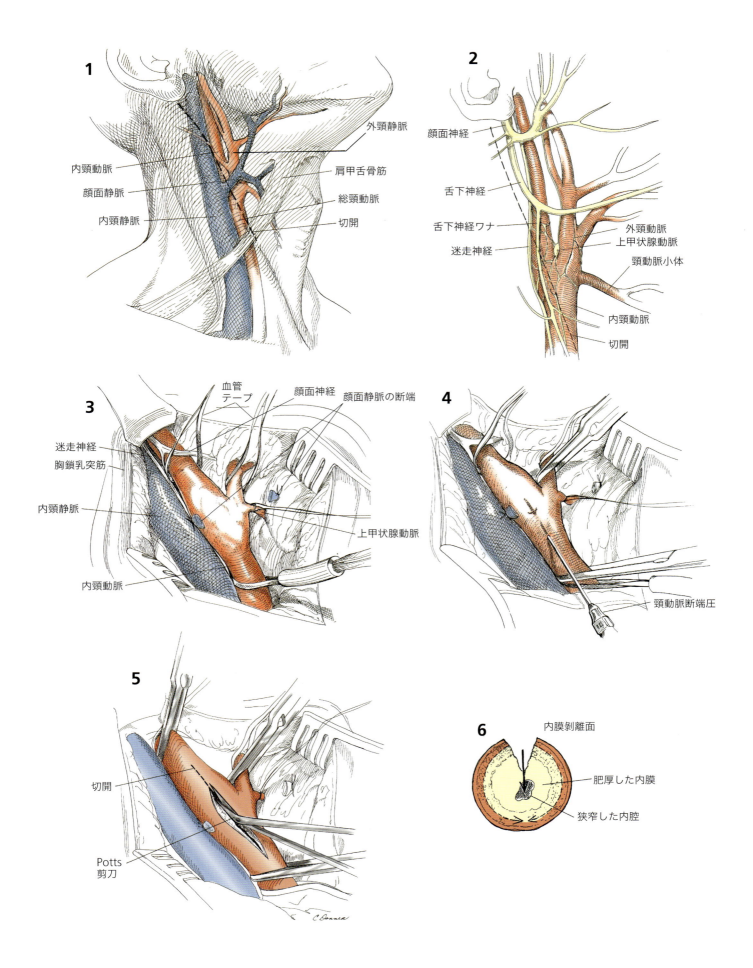

493

131 頸動脈内膜剝離

手技の詳細（続き）　Pruitt-Inahara シャントチューブで内シャントをおくときは，早めに準備しておく．洗浄ポートからヘパリン添加生理食塩水で洗い流し，中枢側チューブと末梢側チューブの洗浄ポートに近い部分に止血鉗子をかける．

初めに末梢側チューブの先端を内頸動脈に挿入し，バルーンを静かに膨らませてシャント部周囲からの逆流を封鎖する（**図7**）．末梢側の止血鉗子を開き，洗浄ポートから末梢側チューブを吸引して空気をすべて除去したら，止血鉗子を閉じる．

次に中枢側チューブの先端を総頸動脈に挿入し，バルーンを静かに膨らませてシャント部周囲からの流血を封鎖する（**図8, 9**）．バルーンを膨らませすぎて，チューブの先端にあるバルーンが逸脱し，シャント内の血流が途絶したり内膜が裂けたりしないようにする．

中枢側の止血鉗子を開き，洗浄ポートから中枢側チューブを吸引し，空気や残渣を除去する．吸引操作をもう一度行ったら止血鉗子をはずしてシャント内の血流を確保する．シャント造設は経験と準備によって 60〜90 秒以内にできる．

シャント内の血流をドプラー装置で確認したら，内膜剝離を始める．内膜剝離は総頸動脈の末梢側から始め，Freer 起子・鈍的ヘラ・モスキート鉗子を使って剝離する．通常は中膜の中央から外側の間に適切な剝離面を容易に同定でき，平滑で光沢があり赤茶色の動脈壁が外側に残る（**図10**）．かなり注意して剝離を続け，プラークが全周性に持ち上がるように試みる．先端が鈍の直角鉗子が役立つ（**図11**）．

プラークは Potts 剪刀を使って中枢側で切離すると見えやすくなる．細心の注意を払って末梢側に内膜剝離を進め，同一の剝離面を維持するように注意する．最も重要なのはプラークの末梢側の境界部であり，剝離の先端を精巧に薄く削ぐ操作である．先端が弁状や棚状にならないようにしないと，技術的なミスが原因で血流再開後に剝離を生じ，血栓や神経学的合併症を起こす．

裏返すように内膜剝離を行って外頸動脈の入口部から同じようにプラークを除去すると，標本を摘出できる（**図12**）．残渣をすべて円周方向にピンセットで入念に除去する．残渣をきれいに除去するには Kittner スポンジが役立つ．ヘパリン添加生理食塩水で術野を洗浄し，凝血を完全に除去する．末梢側で強引に洗浄すると弁状の部分が持ち上がり，注意縫合や固定縫合が必要になる（**図13**）．　**CONTINUES ▶**

XIII 血管の手術
VASCULAR

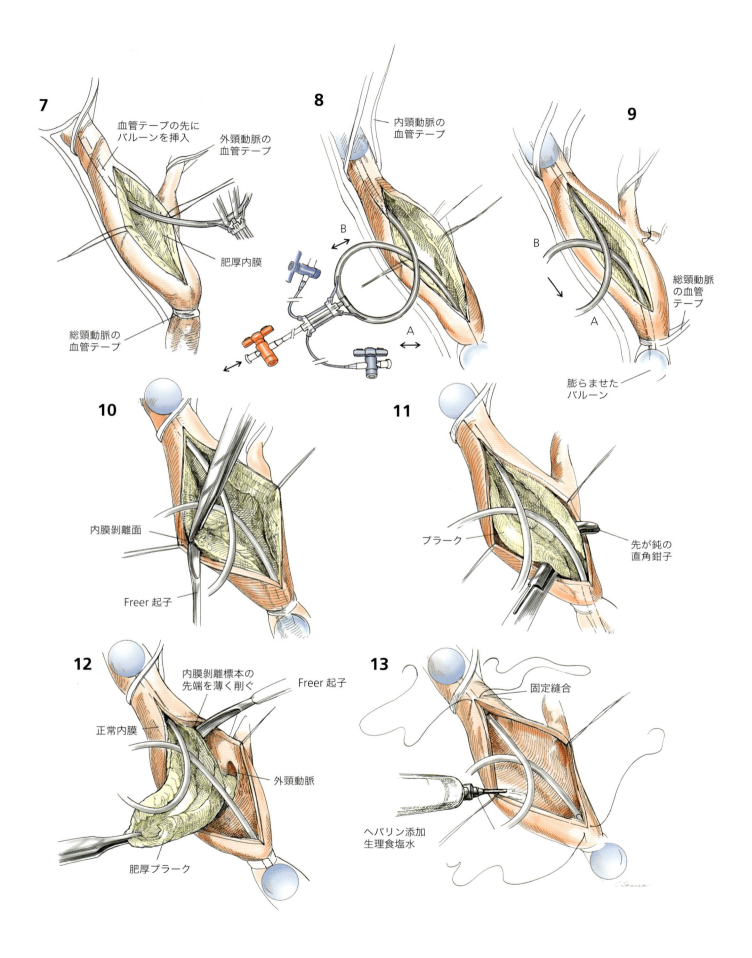

495

131 頸動脈内膜剝離

手技の詳細（続き）　内膜下剝離を防ぐために固定縫合が必要になることが多く，7-0のポリプロピレン糸がついた両端針を使い，内側から針を通して外側で糸を結ぶ水平マットレス縫合を所々に全周性にかける（**図14**）．

太い動脈に短い切開を加えたときは一時的に閉鎖することがあり，両端針がついた6-0の血管縫合糸を使って両端から連続縫合で閉鎖できるが，人工血管（ダクロン/PTFE/ウシ心膜）や自家静脈を使ったパッチによる血管形成で閉鎖したほうがよい（**図15**）．

両端針をパッチの外側から内側に通し，動脈の内腔から外側に通したあと，動脈の外側で糸を結ぶと，パッチを固定する幅が広いループになる．

中枢側（下方）の縫合糸（B'）で動脈の内側縁に末梢側へ向かって連続縫合をかけ，末梢側（上方）の端にある縫合糸（A'）と結ぶ（**図16**）．両端の縫合糸（A，B）で動脈の外側縁に中央へ向かって連続縫合をかける（**図17**）．

動脈切開部の閉鎖が中央で残り1cmになったら，内シャントのバルーンをすぼませて直のモスキート鉗子をかける．初めに末梢側，次に中枢側のチューブを抜去し（**図17**），勢いよく血液を流入させて内腔を洗い流す（**図18**）．ブルドッグ鉗子をかけなおすか，血管テープを通してかけ，動脈の出血を制御する．

粒状の残渣と空気を洗い流すように細心の注意を払いながら，切開部の残りを急いで閉鎖する．閉鎖が終わったら鉗子をはずすが，はずす順序は決まっており，最初が外頸動脈，次が総頸動脈，最後が内頸動脈である．この順序ではずすと，脳塞栓を起こす可能性が最小限に抑えられ，血栓が残っていても外頸動脈に優先的に流れる．完全に止血して動脈に狭窄がないことを確認する（**図19**）．

閉鎖　止血を入念に行い，血腫による気管圧迫や呼吸困難が起こらないようにする．全身をヘパリン化したときは，プロタミンを投与して抗凝固状態から回復させる．切開創を層別に閉鎖し，胸鎖乳突筋・頸筋膜・広頸筋・皮膚を縫着する．術者の判断で細いシリコーン製の閉鎖式吸引ドレーンを創の下端から留置してもよい．

術後管理　創出血を生じることがあり，原因は過剰な抗凝固療法，不適切な止血，血管縫合部からの出血，術後高血圧である．創出血で気道閉塞を起こすことがあり，気管挿管が必要になる．血腫を除去するには創の再切開が必要である．

手術後は循環動態の監視と神経学的な評価を継続し，十分な輸液や輸血を行って低血圧になるのを避ける．薬物の過剰投与と心臓血管系の合併症に注意する．脳出血や動脈閉鎖部の破裂を起こす危険があるので，高血圧を生じないようにする．

感覚神経や運動神経の損傷による症状は，軽微な皮膚の知覚障害から顔面神経の辺縁枝の損傷による口角下垂までである．嚥下障害がないことを確認したら，食事を許可して退院する．　■

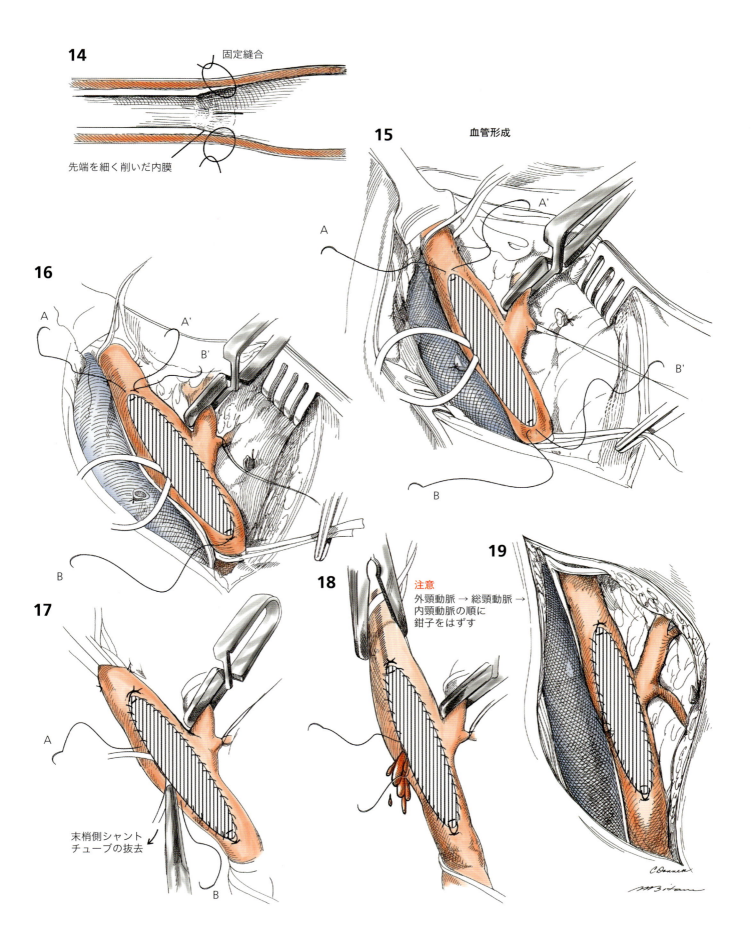

CHAPTER 132 血管アクセス（動静脈シャント）

適応 動静脈シャントの最も多い適応は，血液透析が必要な慢性腎不全である．静脈シャントのほうが自然であるが，適切な静脈がないときは人工血管が必要になる．

術前準備 目標は透析を始める前に動静脈シャントを完成させることである．手術当日は電解質をチェックし，高カリウム血症がないことを確認する．糖尿病患者が多いので，術中は頻繁に血糖を測定する．執刀までの1時間以内に抗菌薬を予防的に投与するが，通常は単剤で十分である．表在静脈がわかりにくいときは，術前にマッピングして走行を明確にしておく．

麻酔 血液透析が必要な患者は全身麻酔が危険なので，手術側の腋窩神経ブロックを行うと良好な領域麻酔が得られる．領域麻酔ができないときは局所麻酔を行う．

体位 仰臥位にして手術側の上肢を腕台に置く（図1）．反対側の上肢は敷布で体側に巻き込むか腕台に置く．

手術準備 クリッパーで除毛する．指先から腋窩まで上肢の全周を消毒する．敷布をかけたら上肢に滅菌ストッキングをかぶせ，指先から腋窩まで覆う（図2）．

手技の詳細 橈骨動脈の拍動を触れて切開部位を決める（図3）．前腕の手首の近くを橈骨動脈に平行に切開する（図4）．皮下の深部まで切開したら開創器をかける．

鋭的剝離と鈍的剝離を行って橈側皮静脈を同定したら，2〜3cmの範囲をきれいに露出する．近位側と遠位側に血管テープをかけ，分枝を4-0絹糸で結紮する（図5）．橈骨動脈も2〜3cmの範囲で剝離するが，片側に結紮や剝離が必要な静脈がある．近位側と遠位側に血管テープをかけ，必要があれば分枝を4-0絹糸で結紮する（図5）．

橈骨動脈と橈側皮静脈を授動して遊離し，緊張のない吻合ができるようにする．動脈と静脈を一緒にして近位側と遠位側に血管テープをかけ，2本の血管を整列させる（図6）．まず橈側皮静脈に11番メスで縦切開をおき，Irisハサミで1cmの長さに延ばす．静脈を3.5mmの幅に広げ，シリコーンカテーテルを近位側に向けて挿入し，静脈の開存を確認したら，ヘパリン添加生理食塩水を注入して洗う（図7）．

ヘパリンを静注したら，橈骨動脈の近位側と遠位側に曲か直の小さいブルドッグ鉗子をかけ，長さ1cmの縦切開をおく．動脈が高度に石灰化しているときは，近位側の開存を調べる必要がある．動脈内腔の開存を確認したら，近位側のブルドッグ鉗子をかけなおす．

動脈と静脈を整列させ，6-0のモノフィラメントの非吸収糸を使い，橈骨動脈と橈側皮静脈の側側吻合を行う．動脈の運針は内膜面から外膜側に向かうように行い，内膜がきちんと縫い込まれるようにする（図8）．

両端針B-B'を外側で結んだあと，片方の針を静脈の内腔に刺し戻し（図9），常に動脈の内膜側から刺入しながら後壁の連続縫合を行う．角に達したら血管の外側で両端針A-A'の片方と結ぶ（図10）．

両端針A-A'を内腔に戻したあと前壁の連続縫合を行い，吻合がほぼ完成したら近位側のブルドッグ鉗子を一時的に解除し，動脈血の流入を確かめて凝血を洗い流す．遠位側の鉗子も一時的に解除し，血液の逆流を確かめて凝血や残渣を洗い流す（図11）．縫合した糸を結び，静脈の血管テープをはずし，動脈のブルドッグ鉗子を遠位側・近位側の順にはずす．

吻合部の近位側で静脈の振動を触れ，内腔の開存を確認する．振動を触れないときは技術的な問題があるかもしれないので，吻合部を調べる必要がある．吻合部の遠位側で静脈に小切開をおき，拡張器を挿入して吻合部とともに動脈と静脈を探る．橈側皮静脈は吻合部の遠位側で結紮するのが重要であり，通常は2-0絹糸で結紮する（図12）．

結紮したら静脈を切離して吻合部にかかる緊張を解除し，静脈性高血圧による手のうっ血が生じないようにする．静脈の振動を改めて確認したら，止血して3-0の吸収糸の結節縫合で皮下組織を閉鎖する．皮膚は4-0の吸収糸の連続縫合で皮内縫合をかけて閉鎖し，ガーゼを当てる．

術後管理 手術当日に退院できる．必要があれば，術前に利用していた一時的な血管アクセスを使って血液透析を行う．流入した血液が静脈の側枝に逃げることがあるので，そのときは結紮する必要がある．動静脈シャントが完成して血液透析に使えるようになるまで通常は6週間かかる．■

XIII 血管の手術
VASCULAR

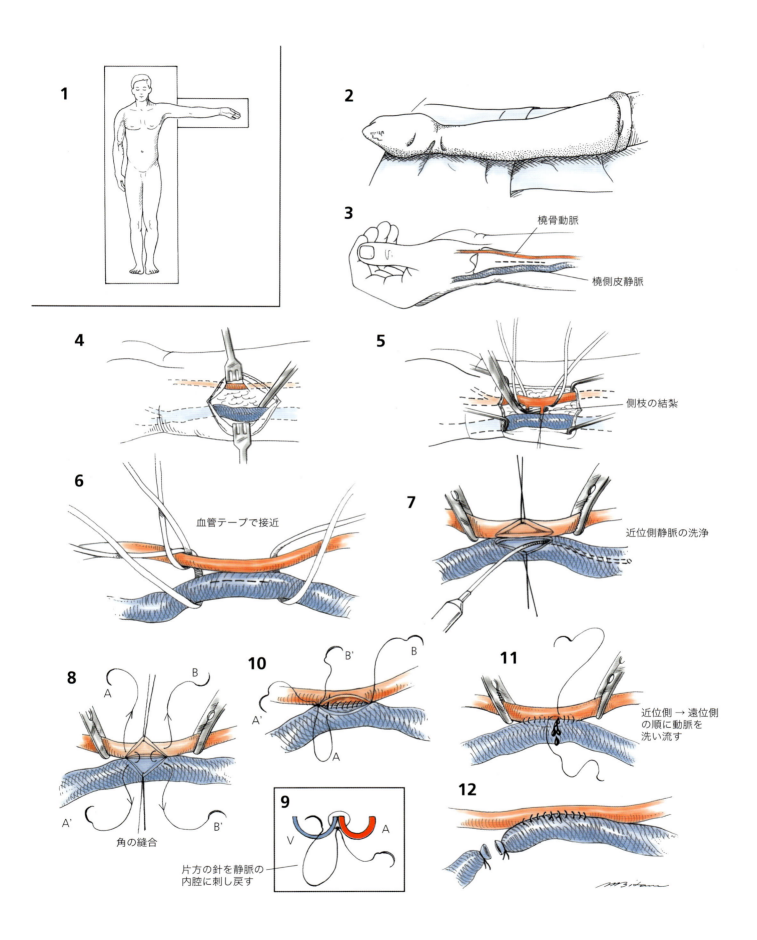

499

CHAPTER 133 ポート留置（内頸静脈穿刺）

適応 内頸静脈アクセスの最も多い適応は，化学療法や長期静脈栄養であり，通常はポートを利用する．短期間であれば，皮下トンネルを通した中心静脈カテーテルや末梢から挿入する中心静脈カテーテル（PICC）を利用する方法もある．

術前準備 通常は外来で行う．処置前に電解質と凝固系を調べる．中心静脈カテーテル挿入の既往があれば，病歴を入念に聴取して場所を決める参考にする．超音波検査は静脈の正確な位置を同定するのに役立つ．術前に抗菌薬を1回投与すると感染の予防に役立つ．

麻酔 中等度の鎮静と局所麻酔がよい．

体位 仰臥位にして上肢は左右とも敷布で巻き込む．透視ができるようにしておく．

手術準備 クリッパーで除毛する．頸部と上胸部の皮膚を消毒し，滅菌バリア法を利用して敷布をかける．

手技の詳細

1. 内頸静脈アクセス

鎖骨下静脈穿刺よりも内頸静脈穿刺のほうが安全である．内頸静脈は胸鎖乳突筋の後方にあり，経皮ルートで到達できる．右内頸静脈アクセスを示す（**図1**）．

右頸部で予備的な超音波検査を行い，内頸静脈の開存と走行を把握する．超音波ガイド下に改良型 Seldinger 法を用い，頸部の皮膚に15番メスで小切開をおき，細径針で内頸静脈を穿刺する（**図2A**）．注射筒をはずしてガイドワイヤーを挿入する（**図2B**）．注射針を抜去したあと，ガイドワイヤーに5Frのダイレーターを通してルートを作る（**図3**）．

鎖骨から2横指ほど離れた右上胸部に3～4cmの横切開をおき，止血鉗子を挿入して2つの皮膚切開の間にトンネルを作る．鈍的剥離を行い，胸筋の筋膜上にリザーバー用の皮下ポケットを作る（**図4**）．

上胸部の皮下ポケットから頸部の皮膚切開部に向かってシリコーンカテーテルを皮下に通す（**図4**）．ガイドワイヤーから5Fr

のダイレーターを抜き取り，シースがついたイントロデューサーに交換する（**図5**）．ダイレーターとワイヤーをイントロデューサーから抜去したら，シリコーンカテーテルを外筒内に通し（**図6**），透視下に先端を右心房に進める（**図7**）．

カテーテルをピンセットで固定したままシースを両側に引き裂き（**図6**），完全に分割してはずす．皮下ポケットまでの長さに合わせてカテーテルを切ったら，カテーテルにスライド式ブーツをセットしてハブに押し込み（**図8A**），ブーツをスライドさせてハブに確実に装着する（**図8B**）．

ポートを設置したら，すぐに各部を吸引して洗い流し，カテーテルが開通していることを確認する．抵抗があるときはカテーテルの閉鎖を疑い，静脈穿刺部と皮下トンネル部やカテーテルとリザーバーの接続部をよく見て調べる．先端が右心房内にあるカテーテルの走行を透視で確認する．

リザーバーはモノフィラメントの非吸収糸で胸筋の筋膜に固定する．リザーバーを置いたポケットの皮下組織は3-0の吸収糸の結節縫合で閉鎖する．ポートが容易に触れられるように，高度の肥満がある患者はポート表面の皮下脂肪を薄くする．皮膚は4-0の吸収糸の連続皮内縫合で閉鎖する．頸部の皮膚切開部も4-0の吸収糸の連続縫合で閉鎖する．

ポートを調べて吸引と注入の両方が自由にできることを確認し，希釈したヘパリン溶液を充填する．最終的な配置を示す（**図9**）．ポートを利用するときは必ず専用の Huber 針を使うことを忘れてはならない．ポート専用針であれば，何度刺してもシリコーン製のドーム部を切り取ったりくり抜いたりしない．

2. 別の方法

鎖骨下静脈から中心静脈に到達してもよく（▶ **CHAPTER 134**），鎖骨下の皮膚刺入部を4～5mm切開し，細い止血鉗子でポートのポケット部まで皮下トンネルを作る．ポケットの入口部にある皮下脂肪を少し広げ，シリコーンカテーテルが角で屈曲して閉塞せず滑らかに曲がるようにする．

残りの操作は内頸静脈アクセスと同じであるが，皮膚切開部は吸収糸の皮内縫合を4～5針かけて閉鎖する．ポートを穿刺して吸引と注入の両方が自由にできることを確認し，最後に希釈したヘパリン溶液を充填する．　　　　　　　　　　■

XIII 血管の手術
VASCULAR

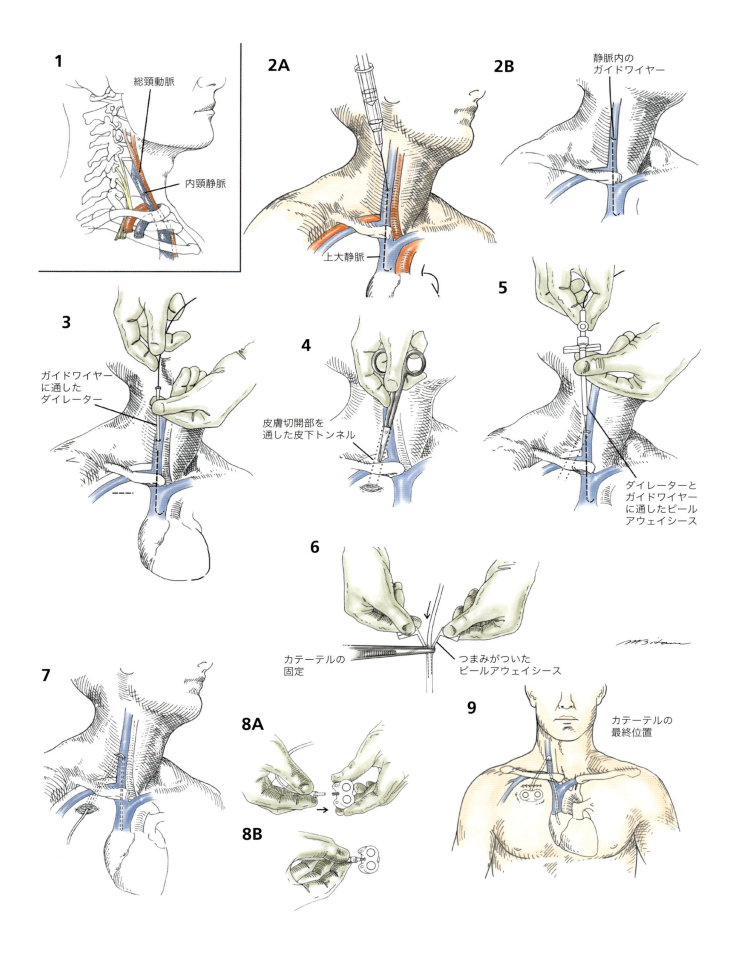

CHAPTER 134 中心静脈カテーテル挿入（鎖骨下静脈）

適応　鎖骨下静脈アクセスの最も多い適応は，7〜10日程度の短期間の水分・電解質・抗菌薬・高濃度薬剤の注入である．適切な末梢静脈がない患者や快適性を求める患者，末梢から挿入する中心静脈カテーテル（PICC）が不可能な患者は，相対的な適応である．

術前準備　処置は病室・手術室・救急外来で行える．処置前に電解質と凝固系を調べる．中心静脈カテーテル挿入の既往があれば，病歴を入念に聴取して場所を決める参考にする．超音波検査は静脈の正確な位置を同定するのに役立つ．

麻酔　中等度の鎮静と局所麻酔がよい．

体位　仰臥位にして上肢は左右とも敷布で巻き込む．透視ができるようにしておく．

手術準備　クリッパーで除毛する．頸部と上胸部の皮膚を消毒し，滅菌バリア法を利用して敷布をかける．

手技の詳細　カテーテルを挿入する部位は右側でも左側でもよく，右鎖骨下静脈アクセスに関連した解剖を示す（図1，2）．
　鎖骨下静脈は鎖骨の内側1/3の裏を走行し，内頸静脈と合流して上大静脈になる．鎖骨下静脈は鎖骨下動脈の前下方にあり，裏には肺尖部がある．超音波検査を行って鎖骨下静脈の開存と走行を確認する．内頸静脈アクセスと同じ改良型 Seldinger 法を使う（▶ CHAPTER 133）．
　タオルや敷布を巻いて左右の肩甲骨の間に置き，肩が鎖骨下部から外側に下がるようにする（図1）．患者の骨盤側を20°挙上する Trendelenburg 位（骨盤高位）にして，空気塞栓の危険性を最小限に抑え，鎖骨下静脈を膨らませる．頭部は軽く反対側に向ける．
　鎖骨の骨膜まで局所麻酔を行ったら，細径針で鎖骨下静脈を穿刺する（図3）．穿刺は超音波ガイド下に行ってもよい．ポイントになる目印は鎖骨の内側1/3と中央1/3の境界の1横指外側であり，ここから刺入し，胸壁に平行な面で胸鎖関節に向かってまっすぐに針を進める．
　針にガイドワイヤーを通すが（図4），不整脈を生じたら心電図が正常に戻るまでガイドワイヤーを引き抜く．ガイドワイヤーの位置を透視で確認し，トリプルルーメンのカテーテルをガイドワイヤーに通す（図5）．
　穿刺部を消毒してガーゼを当て，カテーテルのハブとウイングを細い非吸収糸で胸壁の皮膚に固定する（図6）．胸部 X 線撮影を行ってカテーテルの位置を調べ，気胸のような合併症がないことを確認する．■

XIII 血管の手術
VASCULAR

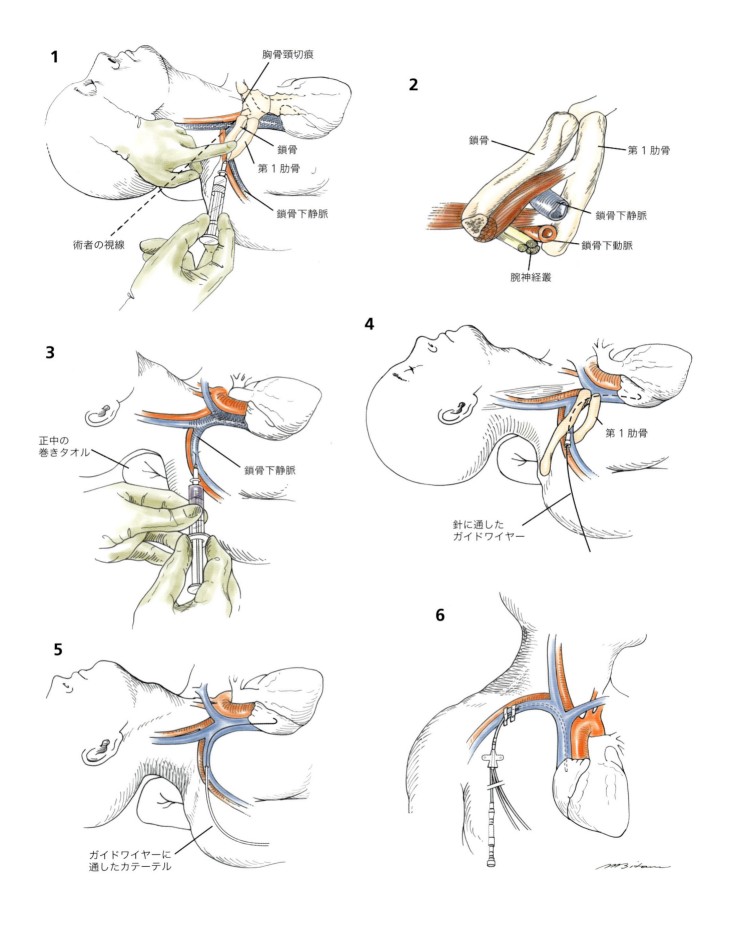

503

CHAPTER 135 腹部大動脈瘤修復

適応 一般に，腎動脈分岐部以下の腹部大動脈瘤は手術の適応である（訳注：腹部大動脈瘤の年間破裂率は短径＜5 cm が 5 ％以下，5～6 cm が 5～15 ％，6～7 cm が 10～20 ％，7～8 cm が 20～40 ％，＞8 cm が 30～50 ％）.

とくに，直径が男性 5.5 cm 以上，女性 5.3 cm 以上のとき（訳注：日本では短径が男性 5.5 cm 以上，女性 5.0 cm 以上のとき），疼痛があるとき，切迫破裂や破裂の所見があるときは手術が必要である．直径が 5 cm 以下の小さい動脈瘤で手術のリスクが高い患者は経過観察のほうがよい．

多くの動脈瘤は血管内治療が可能であるが，開腹下手術は満足できる方法であり，ときには必要な手段である．手術は侵襲が大きいが，動脈瘤破裂による死亡率に比べると，大部分は手術の危険性を正当化できる．動脈瘤が破裂したときは緊急手術しか生存の可能性はない．冠動脈疾患があっても禁忌ではない．

術前準備 超音波検査は腹部大動脈瘤のスクリーニングに便利であるが，動脈瘤の大きさと形状，近位側・末梢側の広がりが正確にわかるのは CT 検査である．血管造影は動脈瘤の広がりに疑問があるとき，末梢動脈に閉塞性疾患があるとき，腎血管性疾患や腸間膜血行不全が疑われるときに行う．心電図・心エコー・負荷心筋シンチを行い，心臓を徹底的に評価する．

待機手術では，術前に軽い下剤をかけ，大腸に便が残っていない状態にする．入院患者は手術前日の夕方から 100～150 mL/時の晶質液を投与する．手術室で執刀前に抗菌薬の静脈内投与を開始する．経鼻胃管と膀胱カテーテルを挿入し，周術期の尿量測定に利用する．中心静脈カテーテルと動脈ラインをとり，心臓合併症がある患者は Swan-Ganz カテーテルを挿入すると役立つ．

麻酔 通常どおり気管挿管による全身麻酔を行う．動脈ラインは血圧の変動を瞬時に評価でき，血液ガス分析の採血もできる．輸液と輸血を迅速に行うため，3～4 本の太い静脈カテーテル（16 G）を留置する．

体位 軽度の頭低位にして，小腸が上腹部に引っ張られるようにする．両上肢に静脈カテーテルを確保し，抜けないようにきちんと保護する．膀胱カテーテルは尿バッグに接続する．人工血管置換後に足背動脈の拍動を確認する必要があるので，下肢の固定は足や下腿下部 1/3 で行い，下肢の末梢動脈の拍動を評価できるようにしておく．

切開と露出 剣状突起から恥骨までの長い正中切開で行う（図1）．大きいリング状開創器を使って術野を確保することもあり，手術台のサイドレールに固定すると，調節可能な複数の屈曲牽引鈎や直角牽引鈎を装着できる．

手技の詳細 視診と触診を手際よく行って動脈瘤の診断を確認したら，小腸を移動させて腹腔を空にする．腹壁が非常に厚い患者でなければ，大部分の小腸を腹壁の右側上方に引き出せるので，プラスチックバッグに入れたら入口をテープで軽く縛り（図2），生理食塩水を注入して小腸が乾かないようにする．バッグの入口に畳んだガーゼを挿入し，小腸の圧迫や脱出を防ぐ．

動脈瘤が大きく右総腸骨動脈に広がっているときは，回盲部を授動して右側結腸を上方に牽引しておいたほうがよい．複数の調節性牽引鈎を使って小腸と大腸を外側上方に牽引する．Treitz 靱帯の周囲の腹膜を切開すると，小腸を右側上方にさらに牽引でき，術野をさらに広げることができる（図2）．やせた患者は小腸を右側に押し込んで熱喪失を最小限に抑える．

動脈瘤は前方に膨隆しやすく，中枢側で腎動脈を巻き込んでいるように見えることがあり（図3），一見すると切除できそうにない動脈瘤でも，実際には容易に切除できる．動脈瘤は左腎静脈の下から前方に突出しているので，動脈瘤の前面を覆う腹膜を切開したら，鈍的剥離と鋭的剥離を行って左腎静脈が見えるところまで腹膜を剥離する．

鈍的剥離と鋭的剥離を行って左腎静脈を大動脈から遊離したら（図4），左腎静脈を牽引鈎で上方に引っ張り（図5），動脈瘤の中枢側で大動脈を遮断する鉗子がかけられる場所を確保する．視野を確保するのに必要なら左腎静脈を切離してもよく，副腎静脈や性腺静脈が開存していれば吻合する必要はない．**CONTINUES**

XIII 血管の手術
VASCULAR

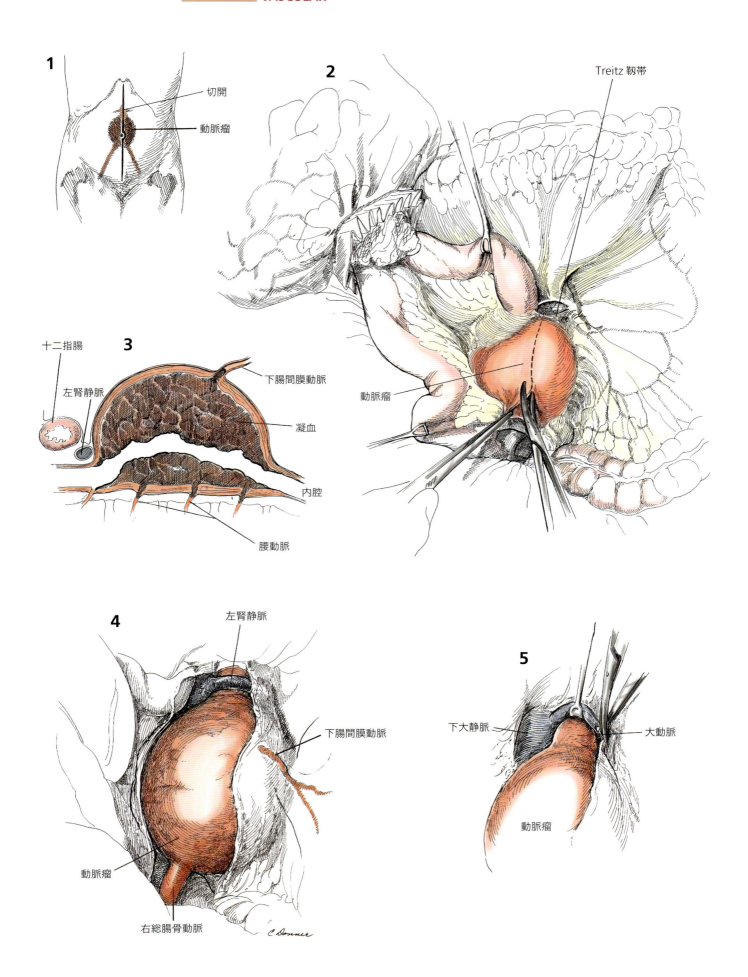

505

135　腹部大動脈瘤修復

手技の詳細（続き）　下腸間膜動脈をクランプする（**図6**）．大動脈側は切離して結紮してもよく，動脈瘤を切開したあとに内側から縫合して閉鎖してもよい．

　下腸間膜動脈は細く硬化していることが多く，通常は処理しても問題ないが，ときどき太く左側結腸の主な血液供給路になっていることがある．とくに上腸間膜動脈や内腸骨動脈の血液灌流が不十分なときは，下腸間膜動脈が開存しているのに逆流による出血がみられず，左側結腸を生かすのに下腸間膜動脈を動脈グラフトに吻合する必要がある．

　左右の総腸骨動脈を露出し，前面・外側・内側を剝離して血管鉗子をかける準備をする．総腸骨動脈は完全に全周を剝離する必要はなく，後面を剝離すると裏にある総腸骨静脈から厄介な出血を起こす．総腸骨動脈を露出するときは，常に尿管を同定して損傷しないように注意する（**図6**）．

　昔の人工血管は血液に浸す「前処置（preclotting）」が必要であっ

たが，織りグラフト，コラーゲンやゼラチンで加工した編みグラフト，拡張ポリテトラフルオロエチレングラフトは前処置が不要である．ヘパリンを静脈内に全身投与するか動脈瘤に直接注入し，大動脈をクランプしている間に下肢に血液凝固が起こらないようにする．

　総腸骨動脈に直角の血管鉗子をかけ，動脈瘤の中枢側で腎動脈の末梢側に大動脈鉗子をかけて大動脈を遮断する．大動脈鉗子をかける前に腎動脈の位置を入念に同定することが必要である．

　動脈瘤を直線状に縦切開し（**図7**），壁在血栓を摘出する（**図8**）．左右ペアになった腰動脈からの出血は，非吸収糸で全層マットレス縫合か8字縫合をかけて止血する（**図9**）．大動脈壁を切開して吻合用の袖口を作るが，後壁は切開せずに残して腰動脈の厄介な出血を避ける（**図10**）．中枢側の大動脈と末梢側の総腸骨動脈を完全に切断して全周性の袖口を作る方法もある．　**CONTINUES ▶**

XIII 血管の手術
VASCULAR

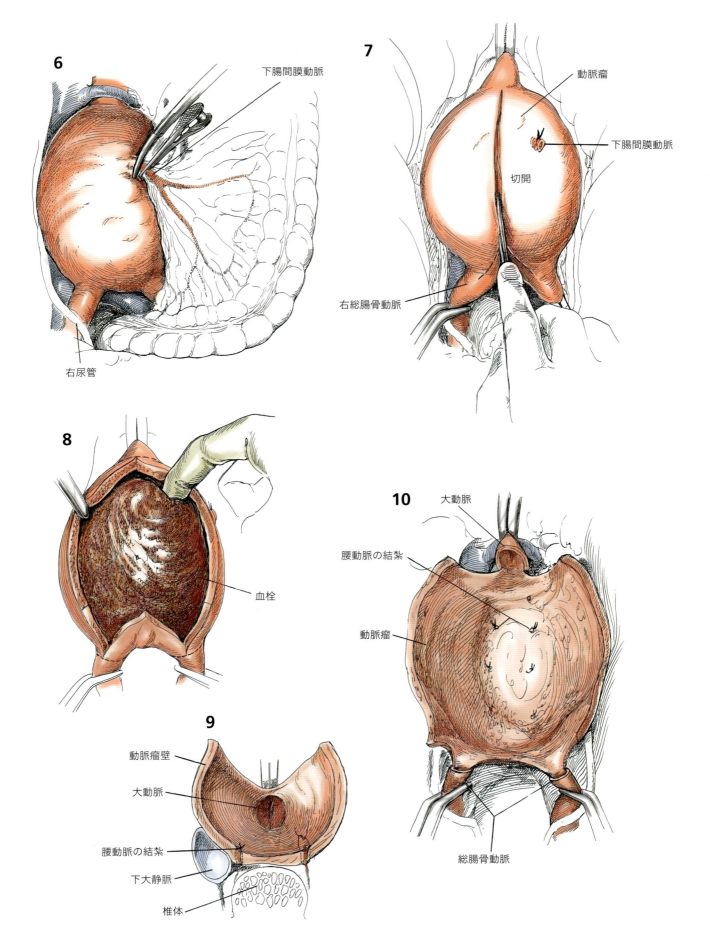

腹部大動脈瘤修復

手技の詳細（続き）　適切なサイズのグラフトを選び，大動脈の欠損部に合うように伸ばして調節する（**図11**）．グラフトの吻合には，ナイロンやポリプロピレンでできた2-0か3-0のモノフィラメントの両端針つき非吸収糸を使い，運針は後壁の中央から始める．

最初の運針は2本ともグラフトの外側から内側に向けて刺入し，大動脈の内側から外側に向けて針を出し，血管の外側で2本の糸を結ぶ（**図12**）．後壁の中央から両側に連続縫合を進め，グラフトは外側から内側，大動脈は内側から外側に運針を続け，最後は前壁の中央の外側で2本の糸を結ぶ（**図13**）．

グラフトの腸骨動脈部に一時的に血管鉗子をかけたら，大動脈鉗子を瞬間的に解除して吻合部の血液の漏れを調べるとともに，グラフトの内腔に血液を付着させる．吻合部に血液の漏れがあれば，2-0か3-0のモノフィラメントの針つき非吸収糸でマットレス縫合をかけて閉鎖する．

総腸骨動脈の吻合も大動脈と同じように行う（**図14**）．吻合が終わる直前に大動脈鉗子を瞬間的に解除し，大動脈やグラフトにたまった凝血を洗い流すと（**図15**），両下肢に生じる血栓の頻度が低くなる．血液の喪失量がかなりあっても，凝血の洗い流しは正当化される．**CONTINUES ▶**

XIII 血管の手術
VASCULAR

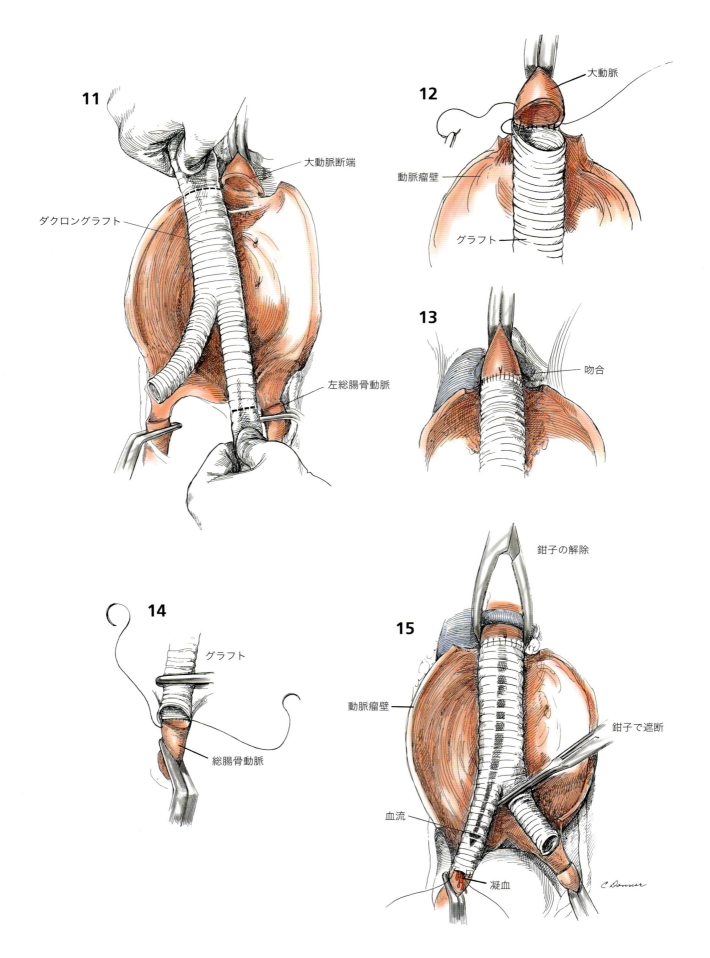

腹部大動脈瘤修復

手技の詳細（続き）　大動脈鉗子を再び閉じて残りの縫合を行ったら糸を結ぶ．グラフトの分岐を指で圧迫して制御したら，大動脈鉗子をゆっくり解除する．血流の再開は内腸骨動脈から始め，遠位側の塞栓の危険性を最小限に抑える．

低血圧を生じないように下肢の血流の再開はゆっくり行う（**図16**）．外科医と麻酔科医の親密な連携が必要であり，グラフト開通の程度に応じて輸液や輸血で埋め合わせ，安定した血圧を維持する．他方の総腸骨動脈の吻合も同じように行う（**図17**）．

うまくやれるときは，動脈瘤の嚢壁をグラフトに被覆して連続縫合で閉鎖する（**図18**）．できることはまれであるが，動脈瘤の嚢壁を吻合部に被覆して十二指腸を保護し，大動脈十二指腸瘻を防ぐ．吻合部と十二指腸の間に大網の一部を押し込んでもよい．尿管を損傷しないように注意して後腹膜を閉鎖する．

総腸骨動脈に閉塞性疾患があるときは，動脈瘤を切除して左右の総腸骨動脈を切離したあと，断端を連続縫合で閉鎖してもよい（**図19**）．腎動脈直下の腹部大動脈と外腸骨動脈を端側吻合できるようにグラフトを調節すると（**図20**），広範囲の内膜除去を行う必要がなく，左側結腸の血流を維持するのに重要な内腸骨動脈を犠牲にしなくてすむ．

閉鎖　小腸をプラスチックバッグから腹腔に戻し，腹腔内に凝血やガーゼが残っていないことを確認する．下腸間膜動脈を結紮しても，通常はS状結腸に十分な血流があるが，閉腹の前に左側

結腸と直腸の血流を確保するには，下腸間膜動脈のグラフト再縫合や伏在静脈を使ったバイパスが必要になることがある．

ときどき大腿動脈の拍動を調べ，血栓を生じておらず下肢の血流が良好であることを確認する．疑いがあるときは，片方か両方の動脈を切開して調べ，凝血が見つかったら除去する必要がある．通常どおり閉腹する．

術後管理　術後24〜48時間は集中治療室で管理する．下肢の血流が良好で時間尿量が十分であることを確認する．血液喪失を輸血で補充して血圧を良好に保つ．術中に血液回収装置を使うと輸血の必要性が減る．

術後24時間の輸液はゆっくり投与し，膀胱カテーテルから一定の尿量を確保する．足背動脈の拍動の有無を記録する．初めは拍動を確認しにくいが，経過とともに拍動が明確になる．足背動脈の拍動がなく下肢が冷たいときは血栓を生じている可能性があるため，再手術による血栓除去を考慮する．

回復するまで心臓の状態を監視し，循環血液量と腎機能を評価する血液検査を毎日行う．イレウス（腸管麻痺）の傾向があれば，腸蠕動が戻るまで経鼻胃管で胃を減圧して対処する．

術前に腎機能障害の所見や術中に長時間の低血圧があったときは，急性腎不全に注意する．十分な輸液や飲水にもかかわらず適切な時間尿量を維持できないときは，腎不全による乏尿や無尿を考えて適切な治療を行う．　■

XIII 血管の手術
VASCULAR

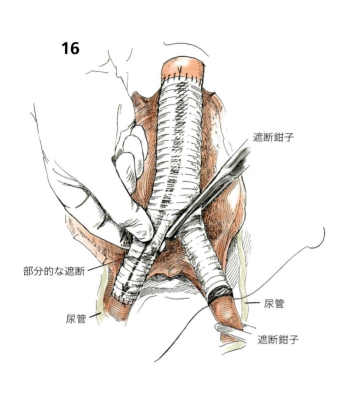
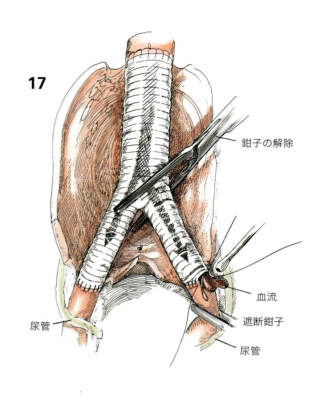
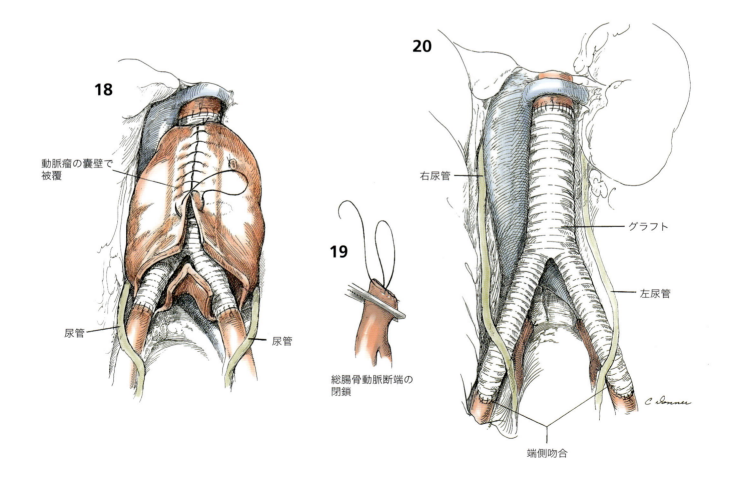

511

CHAPTER 136 大動脈大腿動脈バイパス

適応 バイパス手術を考慮するのは，大動脈腸骨動脈領域に高度の閉塞性疾患がある重症の患者だけである．大動脈腸骨動脈閉塞性疾患は，現在では血管内治療が第一選択である．

一般に，間欠性跛行がある患者は病変が進行して重症になる．安静時痛・潰瘍・壊疽を生じた患者は下肢の機能を維持するためにバイパス手術が必要である（訳注：慢性動脈閉塞の Fontaine 分類は，Ⅰ．しびれ・冷感，Ⅱ．間欠性跛行，Ⅲ．安静時痛，Ⅳ．潰瘍・壊疽）．

大動脈大腿動脈バイパス手術を受ける患者は高齢で動脈硬化があり，高血圧と冠動脈疾患の頻度が高い．大部分の患者は長期喫煙者であり，肺機能が低下している．併存疾患による手術の危険性と血行再建による症状の改善を比べ，慎重に判断しなければならない．入念な患者の選択が最も重要である．

術前準備 CHAPTER 135 を参照．

麻酔 CHAPTER 135 を参照．

体位 CHAPTER 135 を参照．

切開と露出 剣状突起から恥骨までの長い正中切開を加えると，術野を最大限に露出できる（図1）．腹腔内を検索して別の異常を調べ，腹腔内の動脈分枝を入念に評価する．

手技の詳細 大動脈腸骨動脈領域の典型的な閉塞性疾患を示す（図2）．後腹膜腔に入って腹部大動脈を露出する．後腹膜を切開して十二指腸の水平部を授動し，左腎静脈を同定する．鋭的剥離と鈍的剥離を行って大動脈の前面と左右をきれいにする（図3）．

腰動脈や腰静脈から厄介な出血を起こすので，大動脈を全周性に剥離したり完全に遊離したりする必要はない．左腎静脈が見えないときは大動脈の背側にあるかもしれないため，大動脈の剥離や遊離で損傷することがある．

1本目の大動脈鉗子を腎動脈分岐部直下にかけて大動脈の中枢側を遮断し（図4），2本目の大動脈鉗子を水平方向にかけて総腸骨動脈と腰動脈を遮断する（図4，5）．

このとき，大動脈の末梢側を十分に遊離して，2本目の大動脈鉗子をかなり後方にかけ，大動脈前面の切開や吻合の邪魔にならないようにすることが重要である．小さい血管鉗子を下腸間膜動脈の起始部にかけ，左側結腸の側副血行を障害しないようにする．

下腸間膜動脈分岐部の直上で大動脈に縦切開を加える（図5）．下腸間膜動脈はできるだけ温存する．グラフトを斜めに切り（図6A），大動脈とグラフトの側端吻合を行う（図6B-9）．3-0のモノフィラメントの血管縫合糸を使って連続縫合を行うが（▶CHAPTER 135），大動脈切開部の下端のマットレス縫合から始め，両側に連続縫合を進め，中央部で吻合を終わる．

別の方法として，大動脈とグラフトを端端吻合する方法がある．大動脈を腎動脈の直下の腰動脈がないところで切断して全周性に剥離する．下大静脈と腰動脈に注意して大動脈を剥離し，大動脈鉗子を2本かけて切断する．中枢側は吻合用の袖口を十分に残し，遠位側は3-0の血管縫合糸で縫合閉鎖する．**CONTINUES▶**

XIII 血管の手術
VASCULAR

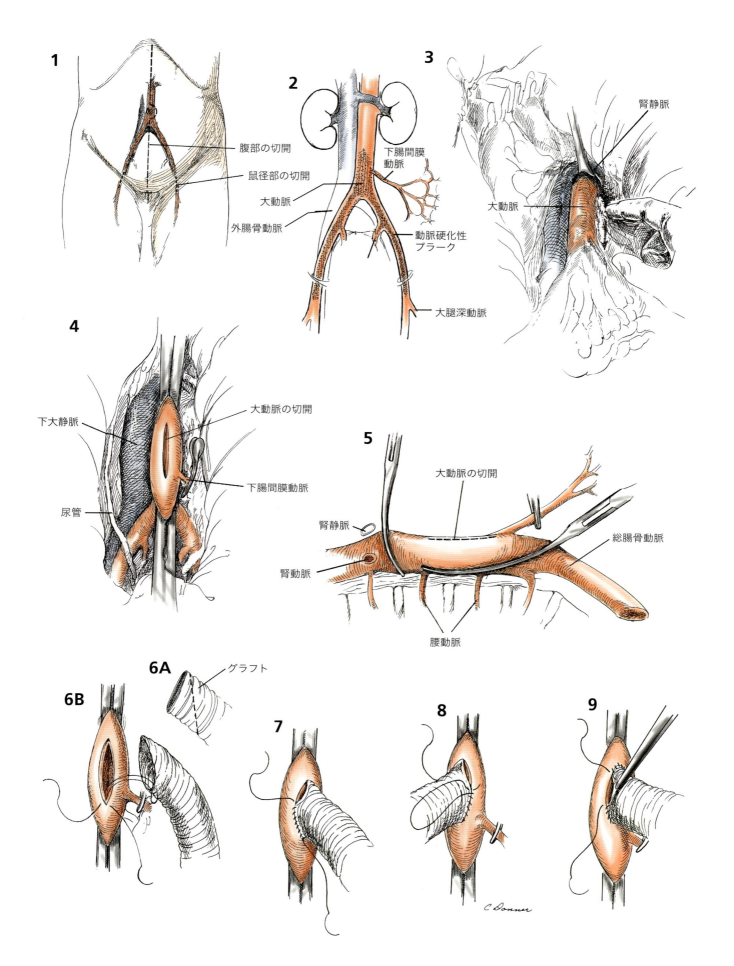

513

136 大動脈大腿動脈バイパス

手技の詳細（続き）　鼠径部で大腿動脈に沿って縦切開を加え（**図10**），総大腿動脈・深大腿動脈・浅大腿動脈を慎重に同定する（訳注：人体解剖では外腸骨動脈が鼠径靱帯を越えると大腿動脈になり，血管外科では深大腿動脈の分岐前を総大腿動脈，分岐後を浅大腿動脈と呼ぶ）．

深大腿動脈を4～5cmの長さで剝離し，閉塞性病変の有無を評価することが重要であり，とくに術前画像検査で閉塞性病変が指摘されているときは深大腿動脈の評価が重要である．深大腿動脈に明らかな閉塞性病変があれば，内膜除去や血管形成を考慮してグラフトが機能する期間を延ばし，とくに深大腿動脈が主要な流出血管のときは内膜除去や血管形成を考慮する．

鼠径部の上方と下方から指で鈍的剝離を行い，腸骨動脈の前面を通って大腿の皮膚切開部まで，鼠径靱帯の背側にトンネルを作る（**図10**）．この後腹膜のトンネルは腸骨動脈の直上を通すことが重要であり，尿管の巻き込みや損傷を避ける．尿管を前方に移動してグラフトをまたぐようにする．大動脈や大腿動脈の剝離とトンネルの作成は，全身ヘパリン化の前に終わっておくことも重要である．

グラフトがねじれないように注意してトンネルを通し，鼠径の切開部に引き込む（**図11**）．総大腿動脈・深大腿動脈・浅大腿動脈に注意して血管鉗子をかけたら，大腿動脈に縦切開を加える（**図12A**）．動脈壁を切除して穴をあける必要はない．必要に応じて固定縫合をかけ，動脈壁の辺縁を牽引する．グラフトのゆるみを除去したら，動脈壁の切開に合わせてグラフトの先端を斜めに切る（**図12B**）．

大動脈とグラフトの側端吻合のときと同じように，5-0か6-0のモノフィラメントの血管縫合糸を使ってグラフトと大腿動脈の端側吻合を行う（**図13，14**）．大腿動脈部での吻合が終わる直前に反対側のグラフト腸骨脚の起始部に鉗子をかけたあと，大動脈鉗子を瞬間的に開いてグラフトにたまった凝血を洗い流す（**図15**）．

大動脈鉗子を再び閉じて反対側の大腿動脈とグラフトの吻合を終えたら，グラフトを指で圧迫して制御し，大動脈鉗子をはずして下肢の血流を徐々に増加させる（**図16**）．腹部大動脈瘤修復のときに記載したように（▶ CHAPTER 135），下肢の血流の再開はゆっくり行って低血圧を生じないようにする．グラフトと反対側の大腿動脈の吻合も同じ方法で行う．

閉鎖　通常どおりに閉創する．グラフトに後腹膜を被覆して吸収糸で閉鎖し，腹腔内の臓器からグラフトを保護し，とくに十二指腸からグラフトを保護する．後腹膜を閉鎖できないときは，大網を授動して横行結腸間膜を通し，グラフト表面の後腹膜に縫着する．

正中切開創は1-0か1号のモノフィラメント糸で縫い代を大きくとって連続縫合をかけ，左右の鼠径部の切開創は吸収糸で層別に縫合して閉鎖する．

術後管理　CHAPTER 135を参照.

XIII 血管の手術
VASCULAR

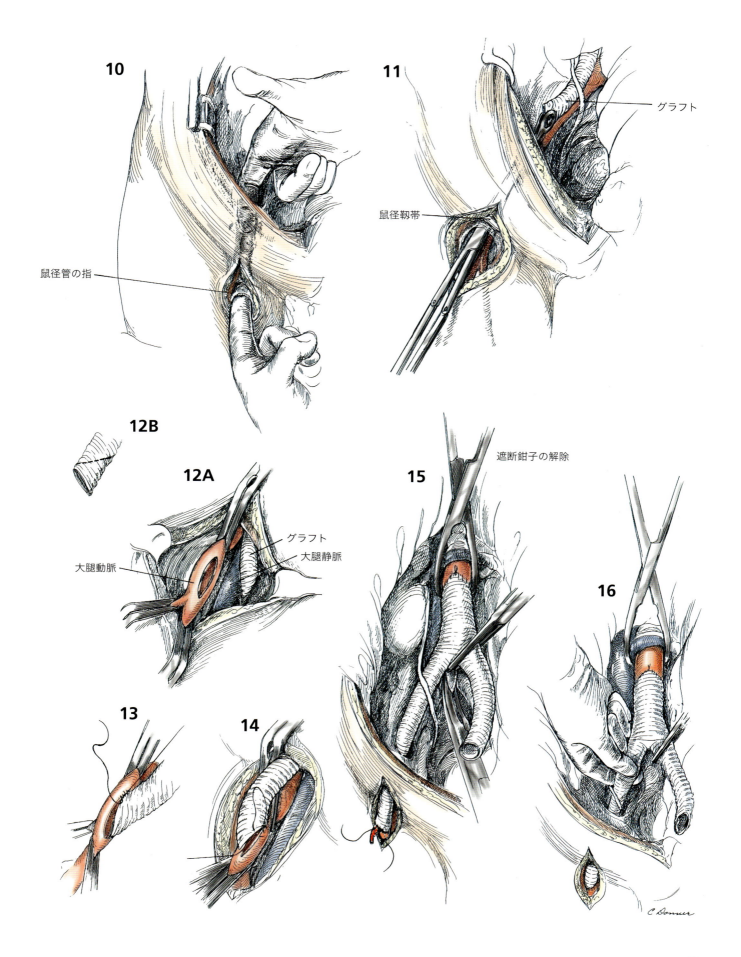

515

CHAPTER 137 上腸間膜動脈血栓除去

適応 急性腸間膜虚血は，動脈硬化性病変による慢性腸間膜虚血を基礎疾患として発症することもあれば，心原性塞栓イベントとして突然に発症することもあり，急性心筋梗塞・心室瘤・不整脈などの心疾患によるものが典型的である.

急性腸間膜虚血はふつう「身体所見に不釣り合いな腹痛」で発症し，患者は過去に経験したことがない強い腹痛を訴えるが，腹壁は柔らかく限局性の圧痛がない．急性腸間膜虚血は外科的緊急疾患であり，腸管壊死や死亡を避けるには時間が大切である（訳注：「身体所見に不釣り合いな腹痛」でもう1つ有名なのは急性膵炎であり，強い腹痛に比べて腹膜刺激徴候が乏しく，まれな疾患で見逃しやすく，診断が遅れると致命的になる）.

術前準備 確定診断はCT血管撮影で行い，腸間膜血管に造影剤の欠損を認める．上腸間膜動脈（SMA）の閉塞が最も多く，しばしば最初の分枝がある場所に塞栓を認める．腸間膜血管に動脈硬化の所見があるかどうかを検索し，腸管の肥厚を調べて早期の虚血と全層性の壊死を評価する．診断がついたらすぐにヘパリンを大量静脈投与し，患者を手術室に搬送するように手配する.

麻酔 全身麻酔を行い，循環動態の監視に細心の注意を払う.

体位 患者を手術台で仰臥位にして，腹部全体を消毒して敷布をかけるが，腸間膜動脈バイパスが必要になる患者では，大腿の内側前面を消毒して敷布をかける．外科医によっては下肢をカエル足（frog leg）にして，大腿内側の操作がやりやすいようにする.

手術準備 輸液を十分に行い，抗菌薬を予防的に投与し，循環動態を監視する．経鼻胃管を挿入して手術が終わるまで留置する.

切開と露出 正中切開で開腹し，自己保持型開創器を装着する．腹腔内を検索して腸管や臓器の虚血の範囲に注意する．小腸を右側の腹壁外に授動し，上腸間膜動脈の根部を触診して拍動の有無を調べる（**図1**，**1A**）.

腸間膜の基部で上腸間膜動脈に沿って剥離し，上腸間膜動脈を露出する．腸間膜静脈分枝やリンパ管は結紮・切離する．シリコーン製の血管テープを大動脈に近い上腸間膜動脈起始部と上腸間膜動脈の分枝にかける（**図2**）．抗凝固状態に応じてヘパリンの静脈投与を追加する.

手技の詳細 虚血の原因が心臓からの塞栓であると感じたときは，動脈を横方向に切開し，容易に閉鎖できるようにしてパッチによる動脈形成を行わなくてすむようにする（**図3**）．虚血の原因が基礎疾患の動脈硬化性プラークによる血栓であると考えたときは，動脈を縦方向に切開し，内膜剥離やバイパスができるようにする（**図3A**）.

動脈を横切開したら，バルーンつき血管カテーテル（Fogarty）を中枢側と末梢側に挿入し，塞栓を完全に除去する（**図4**）．通常は3mmのカテーテルを使うが，2mmや4mmのカテーテルを使うこともあり，動脈の太さに応じて適切なサイズを選択する.

塞栓を除去すると，動脈血が中枢側から拍動性に流入し，末梢側から十分に逆流するので，末梢側の血管テープを短時間ずつゆるめ，最後に中枢側の血管テープをゆるめて，血流の回復を確認する．末梢側と中枢側の動脈内をヘパリン加生理食塩水で洗い流す（**図5**）.

動脈の横切開は，6-0ポリプロピレン糸の結節縫合で閉鎖する（**図6**）．血管テープを除去して末梢側の血流を再開する．腸管全長を観察し，虚血が残っている部分があれば切除する．通常は翌日に試験開腹（second-look laparotomy）を予定し，腸管の血行を再評価する.

XIII 血管の手術
VASCULAR

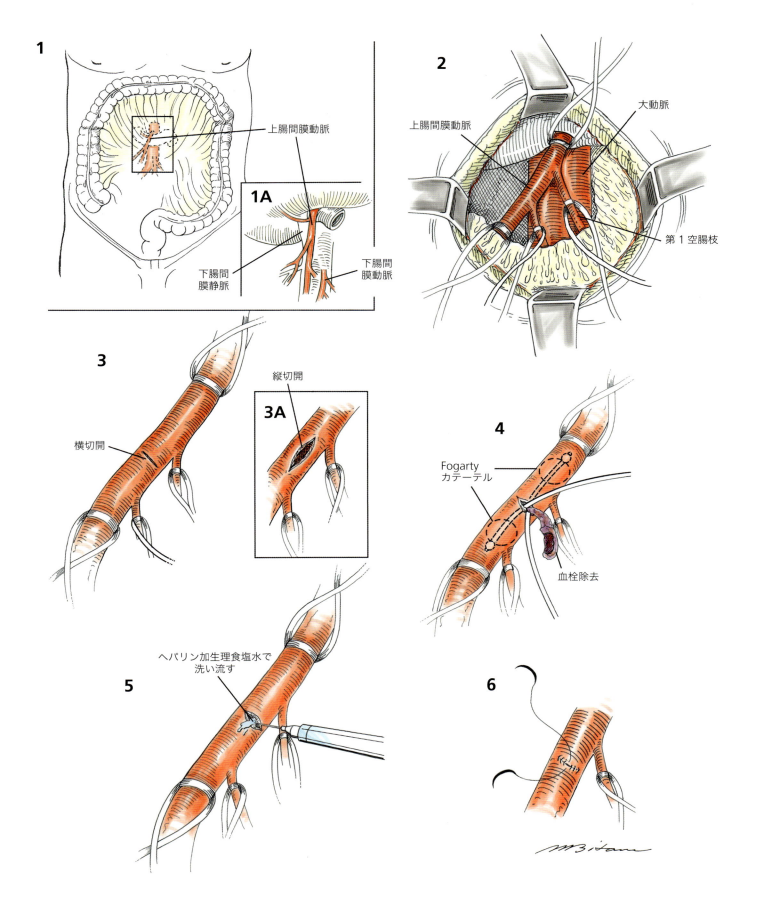

CHAPTER 138 大腿大腿動脈バイパス

適応　大腿大腿動脈バイパスが適用されるのは，閉塞性動脈硬化症（ASO）で片側の腸骨動脈領域に高度の狭窄がある衰弱した患者である．カテーテルを使った血管内形成やステント留置が行われるようになり，現在では大動脈大腿動脈バイパスと大腿大腿動脈バイパスを行う機会が減っているが，ときにバイパス手術のほうがよい患者が来院する．

片側の腸骨動脈が長期間にわたって閉塞している患者すべてにカテーテル下血管内形成を施行できるわけではなく，カテーテル治療ができない患者は大腿大腿動脈バイパスが適切な手術の選択肢となる．

動脈血の供給源となる反対側の大動脈腸骨動脈領域に閉塞性病変があってはならず，閉塞性病変があるときは，前もってカテーテル下にバルーン拡張やステント留置を行い，十分な血流を確保しておく．

大腿大腿動脈バイパスは，片側の間欠性跛行に適用することが最も多いが，とくに高齢者で高度の併存疾患がある患者では，安静時痛・肢趾潰瘍・足趾壊疽に適用することがある．高齢者は全身性に動脈硬化性病変があり，冠動脈疾患や高血圧に注意して適用する．

片側の間欠性跛行がある若い患者は，大動脈大腿動脈バイパスより大腿大腿動脈バイパスがよく，挙児希望の場合で逆行性射精の危険性を避けられる．若い患者は健康であり，大腿大腿動脈バイパスは低侵襲であるが，大動脈大腿動脈バイパスは長期開存の成績がよく，このような因子を検討して意思決定を行う．

術前準備　血管造影やCT/MR血管撮影を行って解剖を確認し（**図1**），血行再建の完成像を想定する（**図2**）．必要があれば健康診断書を入手し，手術室に呼ばれたら抗菌薬を予防的に投与する．

麻酔　硬膜外麻酔を行うことが多いが，患者や麻酔科医にとっては全身麻酔がよい．

体位　患者を仰臥位にする．

切開と露出　両側の大腿動脈表面に直線状の皮膚切開を加える．総大腿動脈・深大腿動脈・浅大腿動脈を注意深く分離し，シリコーン製の血管テープをかけて制御する（訳注：人体解剖では外腸骨動脈が鼠径靱帯を越えると大腿動脈になり，血管外科では深大腿動脈の分岐前を総大腿動脈，分岐後を浅大腿動脈と呼ぶ）．

深大腿動脈を4〜5cm剝離して病変がないことを確認することが重要であり，とくに術前の画像検査で必要があると考えられたときは異常がないことを確認する．

深大腿動脈に硬化性病変があったときは，内膜剝離や血管形成を考慮する．とくに主要な流出路が深大腿動脈のときは，内膜剝離や血管形成を行い，グラフト開存期間を長くする．

ヘパリンを全身投与する前に，両側の鼠径部から粘膜下層を指でやさしく剝離し，恥骨上に皮下トンネルを作成する（**図3**）．両側から挿入した鉗子が結合できたら，Penroseドレーンを挿入して通路を確保する．

皮下トンネルは恥骨上から両鼠径部まで滑らかにカーブさせ，グラフトを挿入したときに鋭角になって屈曲するのを防ぐ．

通常はグラフトを総大腿動脈に吻合する．必要があれば深大腿動脈に広げて吻合するが，総大腿動脈を鼠径靱帯の下方まで広げて吻合することができず，深大腿動脈や浅大腿動脈に切開を加えて屈曲を避けることがある．

手技の詳細　人工血管は8mmのリングつきPEグラフト（ダクロン，ポリエステル）かPTFEグラフト（GORE-TEX®，ポリテトラフルオロエチレン）を使用する．ヘパリンを投与したら，動脈血供給側の血管テープに緊張をかけて血流を遮断し，11番か15番のメスで深大腿動脈に小切開を加え，血管剪刀（Potts剪刀）で切開創を広げる．

グラフトの先端を斜めに切り（▶ CHAPTER 136，**図12**），5-0か6-0のポリプロピレン糸を使って吻合する（▶ CHAPTER 136，**図13-15**）．人工血管の踵部とつま先部の両方から別々に運針を開始し，吻合が完成する前に空気と凝血を洗い流す．吻合部中枢側のグラフトに無傷血管鉗子をかけ，下肢の血流を再開させて止血を確認する．

反対側の鼠径部に出ているPenroseドレーンの断端をグラフト把持鉗子でつかみ，鉗子を反対側の鼠径部から引き込み，グラフトの先端をつかみなおして反対側の鼠径部に引き出す（**図4**）．このときもグラフトの屈曲や捻転に注意する．

動脈血流出側の血管テープに緊張をかけて血流を遮断したら，動脈の切開部を選択する．通常は総大腿動脈を切開して深大腿動脈まで広げる（**図5A**）．グラフトにやさしく適度の緊張をかけ，たるみがない状態にして余分を切り取り，先端を斜めに切る（**図5B**）．

末梢側の吻合も中枢側の吻合と同じように行い，5-0か6-0のポリプロピレン糸を使って吻合する（**図6，7**）．吻合が完成する前に末梢側から逆流させ，グラフト内の空気と凝血を洗い流す．吻合部を確認したら血管テープを除去し，下肢の血流を再開通させる．

止血を確認したら，両鼠径部を吸収糸で層別に閉鎖し，皮膚を真皮縫合で閉鎖する．

術後管理　集中治療室での管理は不要であり，通常は血管外科の一般病棟で術後管理を行う．患者は術後1日目か2日目に退院する． ∎

XIII 血管の手術
VASCULAR

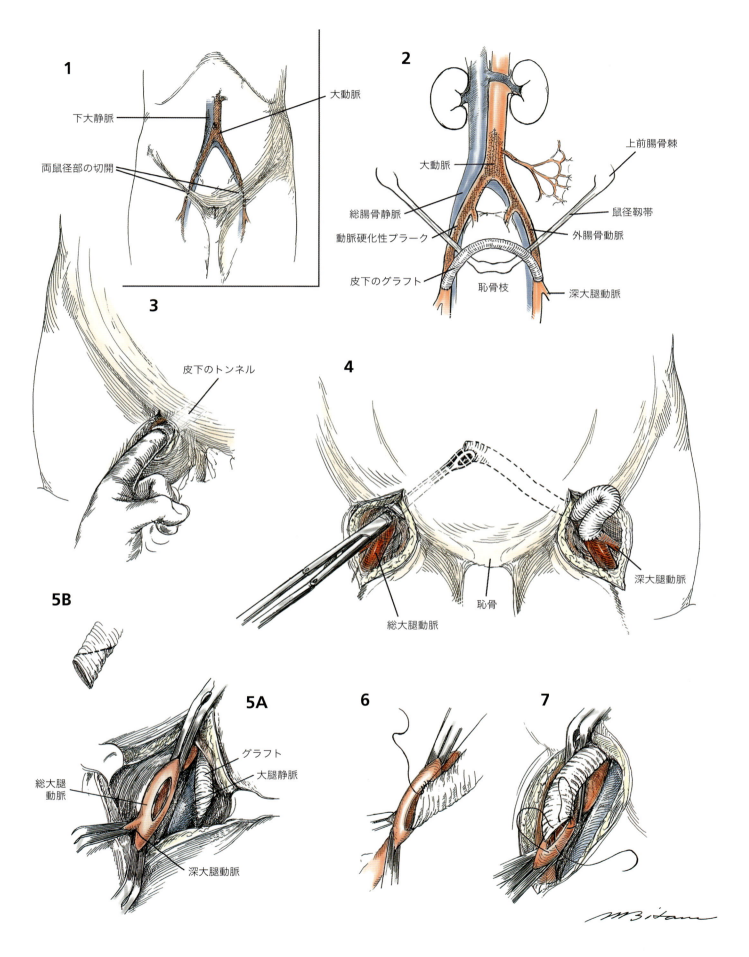

CHAPTER 139 大腿膝窩動脈バイパス

適応　大腿膝窩動脈バイパスは，高度の間欠性跛行がある患者と安静時痛や組織壊死がある患者のために行う．治療の第一選択は血管内治療のことが多い．

　一般に，患者は全身性の動脈硬化症があり，冠動脈疾患と内頸動脈閉塞症の頻度が高い．大部分の患者には喫煙・高血圧・糖尿病・脂質異常症など複数の危険因子がある．手術で期待される利益と起こりうる危険性を比べ，患者を注意して選ぶことが最も重要である．

術前準備　カテーテルによる血管造影やCT血管撮影を行って末梢流出路を完全に描出し，中枢側の閉塞性病変を同定・除外し，バイパス手術で十分な血流が得られることを確認する．ドプラー超音波・下肢動脈圧測定・容積脈波記録など，非侵襲的な血管検査を行うと正確な生理学的評価ができ，治療後の状態を評価する基準としても役立つ．

　伏在静脈の評価にはドプラー超音波で静脈を描出するのがよい．伏在静脈は変異や重複が多く，予想外の太い穿通枝もあるので，ドプラー超音波で静脈の走行と開存を確認しておく．

　心肺機能の入念な評価が最も重要であり，心電図と胸部X線撮影を行い，病歴と身体所見によっては検査を追加する．患者の心臓リスクを評価するには，心エコーと負荷心筋シンチ検査による心機能評価が有用であり，肺機能検査も役立つだろう．病歴・身体所見・基本的検査の結果によっては検査を追加する．

　手術直前に中心静脈圧モニター・動脈ライン・膀胱カテーテルを留置する．執刀前に抗菌薬の予防投与を開始し，術後24時間まで続ける．術前準備室で鼠径部と下肢の除毛を行う．

麻酔　全身麻酔を行い，ときに脊髄麻酔を行うが，循環動態を良好に維持するように注意する．

体位　仰臥位にする．

手術準備　手術当日の早朝に，乳頭からつま先まで腹部全体と両下肢の剃毛を行う．通常どおり下腹部と患側の下肢を消毒し，下肢の授動と露出が自由にできるようにする．足をLaheyバッグに入れ，下肢にドレープを貼り，とくに皮膚を切開する前方内側に注意して貼る．

　反対側の大伏在静脈をグラフトに使うときは，反対側の下肢も同じように消毒しておく．腸骨動脈から十分な血流があるかどうかについての疑問は，事前に血流検査で評価しておき，この時点でも確認しておく．

切開と露出　最初に大伏在静脈の走行に沿って皮膚を切開する（図1）．鼠径部のしわに直交する切開を加え，伏在裂孔で大伏在静脈を同定する（訳注：大伏在静脈は伏在裂孔で大腿静脈に合流）．末梢側に向かって皮膚切開を延ばし，バイパスに必要な静脈の全長を露出する．間隔をあけて4〜5か所に皮膚切開を加えてもよいが，大きい弁状の皮膚ができて壊死や合併症が生じないようにする．

手技の詳細　伏在静脈を適切な長さだけ露出したら（図2），静脈の分枝に4-0絹糸の結紮とクリップをかけ，その間で分枝を結紮・切離する（図3）．分枝を処理するときは，伏在静脈の中枢側と末梢側に触れず血流を維持しておく．

　グラフトに狭窄を生じるので，分枝を静脈壁のすぐ近くで結紮し，伏在静脈の外膜を絞り込まないように注意する（図4）．伏在静脈はバイパスを行う直前まで血流を維持した状態にしておく．

　伏在静脈を摘出したら，先端にボールがついた針を末梢側の端から内腔に挿入し（図5），洗い流しと拡張を行い，グラフトとして使えるように準備する（図6）．

　伏在静脈の中枢側にブルドッグ鉗子を丁寧にかけたら，ヘパリン添加の冷却自己血で静脈を丁寧に拡張させると，同定しなかった分枝断端の漏れやグラフトの狭窄が明らかになる．強引な洗浄や過剰な拡張は静脈グラフトを傷つけるので慎む．

　静脈の拡張が終わったらグラフトにインクで線を引き，あとで皮下トンネルから引き出すときにねじれないようにする（図7）．一時的にグラフトをパパベリン希釈液に浸し，血管を拡張させた状態で湿潤を維持する．

　大動脈大腿動脈バイパスのときのように（▶ CHAPTER 136），大腿動脈を露出し，総大腿動脈の中枢側と深大腿動脈・浅大腿動脈の末梢側に血管テープをかける（図8，訳注：人体解剖では外腸骨動脈が鼠径靱帯を越えると大腿動脈になり，血管外科では深大腿動脈の分岐前を総大腿動脈，分岐後を浅大腿動脈と呼ぶ）．表面のリンパ管を結紮してリンパ囊腫やリンパ瘻を防ぐ．**CONTINUES ▶**

XIII 血管の手術
VASCULAR

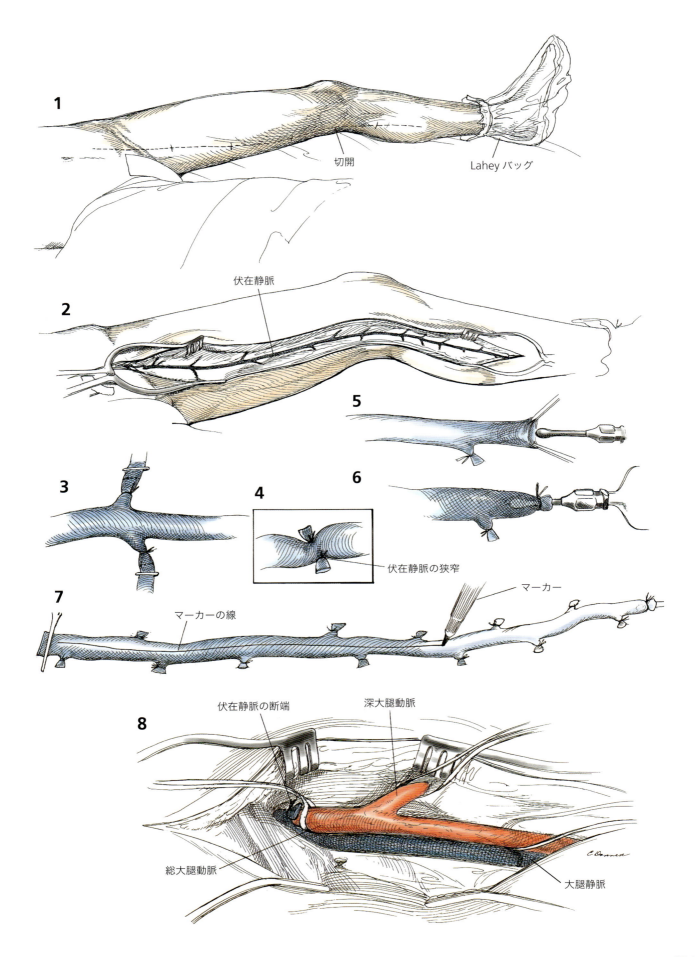

521

大腿膝窩動脈バイパス

手技の詳細（続き）　末梢側の標的となる部位に応じて，脛骨後方の膝内側上部か下部で膝窩動脈を露出する．膝下部で筋膜鞘を開いて腓腹筋とヒラメ筋を後方に牽引すると，膝窩腔に進入でき膝窩動脈を露出できる．

自己保持型開創器を挿入すると術野がかなり広く露出する（**図9**）．後脛骨神経と膝窩静脈の内側に膝窩動脈を同定する．膝窩静脈は重複していることがあり，膝窩動脈の外側に接近するには，膝窩静脈を授動しなければならないことが多い．

膝窩動脈を 4～5 cm の範囲で慎重に剥離し（**図10**），細い分枝があれば絹糸の二重ループ・血管テープ・クリップをかけて処理する．膝窩動脈の中枢側と末梢側に血管テープをかけて持ち上げ，膝窩動脈をさらに露出する（**図11**）．

膝下部までトンネルを通すには，膝上部で近位側の膝窩腔に入り縫工筋の前面で筋膜を切開し，指で鈍的剥離を行うかトンネル器具を使ってグラフト用のトンネルを作る（**図12**）．Penrose ドレーンを通して一時的な目印にしておく．

鼠径部の切開創から膝窩腔の近位側まで縫工筋の前面で同じ鈍的剥離を行ってトンネルを作り，ここにも Penrose ドレーンを通して一時的な目印にしておく（**図13**）．ヘパリンを静注して全身を抗凝固状態にする．**CONTINUES ▶**

XIII 血管の手術
VASCULAR

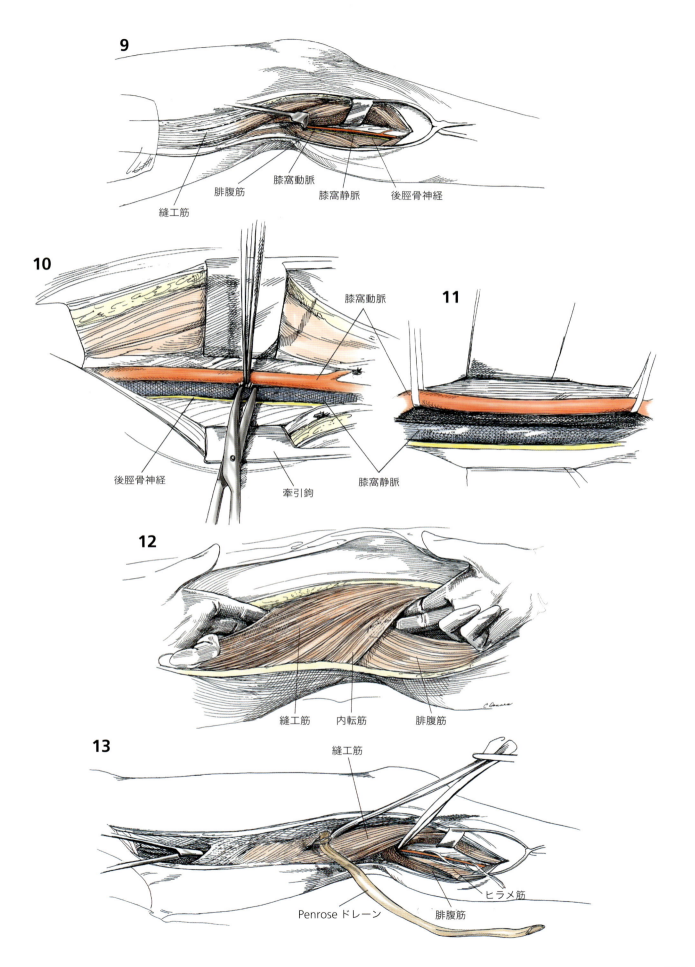

大腿膝窩動脈バイパス

手技の詳細（続き）　大腿動脈の吻合に選んだ場所で近位側と遠位側を鉗子で遮断する．動脈を切開する部位は，血管病変がある範囲を越えた末梢側を選び，適切な流出路が得られるようにする．小さいメス刃で動脈を切開し，Potts剪刀で切開を広げる（**図14**）．

伏在静脈の上下を逆にして（reversed graft），遠位側（訳注：静脈の流れからは中枢側で口径が細いほう）の断端を整えて大腿動脈の切開口に合わせる．伏在静脈を縦に切開したら（**図15**），先端を切除してコブラの頭のような形にする（**図16**）．

両端針がついた6-0のポリプロピレン糸で静脈の踵部にマットレス縫合をかけて吻合を開始する（**図17**）．片方の糸で側壁の中央に向かって連続縫合を行う．静脈は外側から内側，動脈は内側から外側に向かって運針し，動脈の内膜片が浮き上がらないようにする（**図18，19**）．

他方の糸を使って反対方向に連続縫合を行う（**図20**）．両端針がついた血管縫合糸で水平マットレス縫合をかけ，静脈のつま先を動脈の切開口の中枢側の角に縫合する（**図21**）．

吻合部の全周に注意して連続縫合を行い，側壁の中央で最初にかけておいた縫合糸と一緒になって吻合が完成するので（**図22**），最後に2本の糸を結ぶ（**図23**）．**CONTINUES ▶**

XIII 血管の手術
VASCULAR

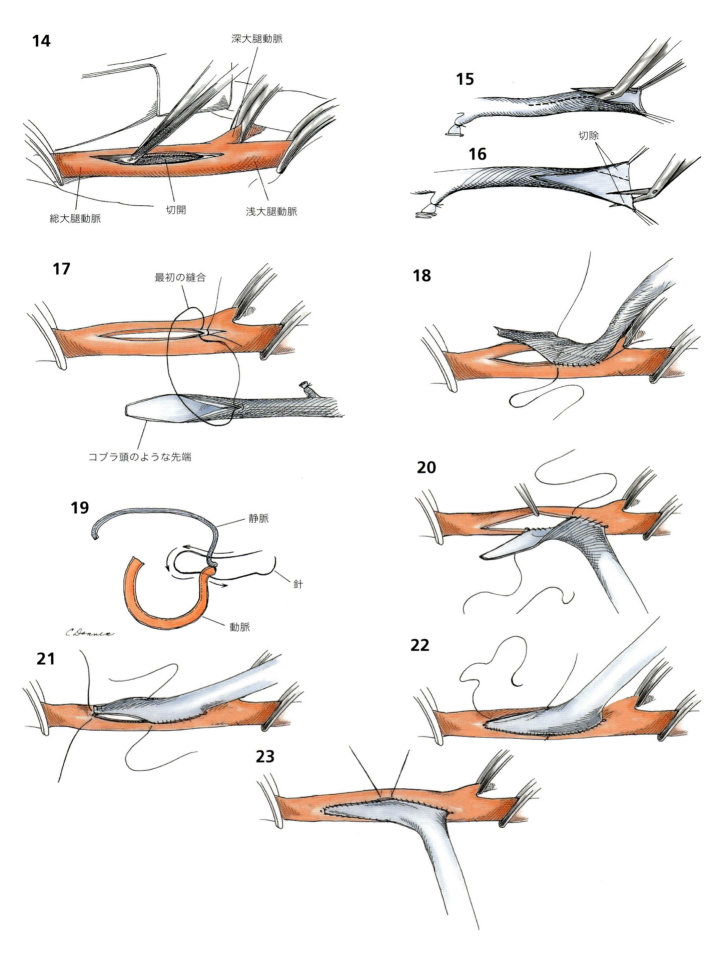

525

大腿膝窩動脈バイパス

手技の詳細（続き） 吻合が終わったら，大腿動脈の中枢側にかけていた鉗子を解除し，最初にグラフトの内腔を洗い出す．吻合部に漏れがあれば，この時点で修復しておく．深大腿動脈と浅大腿動脈の血流も再開させる．静脈の側枝に出血があれば，7-0のポリプロピレン糸で修復する（**図24**）．

折れたりねじれたりしないように細心の注意を払いながら，静脈グラフトを縫工筋の前面に作っておいたトンネルに通す．遠位側の吻合部が膝下部のときは，膝窩腔に作っておいたトンネルにも通す．

下肢を伸展させ，グラフトの長さが適切であり，膝関節を横切るときに緊張がかからないことを確認する（**図25**）．膝窩動脈の中枢側と末梢側に鉗子をかけたら，小さいメス刃とPotts剪刀で動脈切開を行う（**図26**）．

膝窩動脈の吻合も大腿動脈の吻合と同じように行う（**図27，28**）．吻合が終わる前に，適切な口径の拡張器をグラフトの踵部から動脈に注意して挿入し，内腔が開存していることを確認する．技術的な問題があれば，吻合をほどいてやり直す．

吻合が終わる前に血液の洗い出しを行い，末梢側の動脈からも逆流させる（**図29**）．大腿膝窩動脈バイパスが完成したときは，緊張・ねじれ・屈曲がない状態で静脈グラフトがトンネル内に上手に収まっていなければならない（**図30**）．

静脈グラフトの末梢側と膝窩動脈吻合部の末梢側で入念に拍動を触れて開存を確認する．伏在静脈に翼状針を刺して造影剤15〜30 mLを5秒以上かけて注入し，最終的な血管造影を行う．血管造影をルーチンに行うと技術的に完璧な再建であることを確認でき，グラフトの流出状態を正確に評価できる．優れた成果を期待するのであれば，狭窄はすべて修正する．ドプラー超音波や触診を行って足背動脈の拍動を確認し，術後の比較に利用する．

閉鎖 入念に止血を行う．滲出性の出血を制御する必要があれば，プロタミンで抗凝固状態から回復させる．通常どおり層別に閉創してガーゼを当てる．皮膚にはステイプラーを利用する．

術後管理 心肺状態を注意して観察するため，集中治療室で監視することが多い．内科的術後合併症で最も多いのは心臓イベントである．

足背動脈の拍動を手術当日は1時間ごと，翌日からは定期的に触診する．抗血小板療法を術後早期から開始し，退院するまで継続する．手術当日に離床させ，多くは2〜3日以内に退院できる．

足のケアには細心の注意を払う．長期成績を改善させるには禁煙させ，すべての危険因子を制御するように努力させて術後の追跡を入念に行う．

術後の血行動態の改善やバイパス手術の成功を評価するには，非侵襲的な血流検査が有用である．グラフト閉塞が起こると，脈拍消失・蒼白・疼痛・感覚障害・運動麻痺がみられる．

非侵襲的な血流検査で予想に反して異常が認められたときは，適切な機会に再手術を行うために技術的な問題や閉塞を同定する必要があり，ドプラー超音波や血管造影が有用である．

退院後は3・6・9・12か月後にグラフトの状態をドプラー超音波で診察し，中枢側と近位側の吻合部の狭窄を評価し，静脈グラフトの弁の硬化も評価する．吻合部狭窄や弁硬化が見つかったときは，グラフトの開存期間を延ばすのに修復することもある．■

XIII 血管の手術
VASCULAR

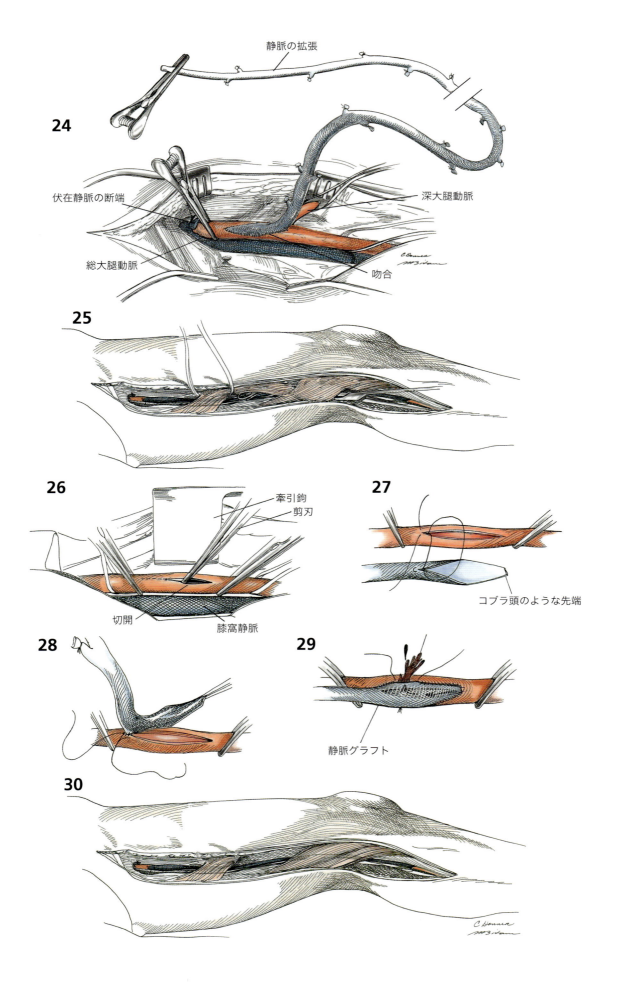

CHAPTER 140 伏在静脈動脈バイパス

適応 下肢の動脈バイパスは，安静時疼痛・つま先の壊疽・足の潰瘍など重症肢虚血がある患者，高度で進行する間欠性跛行がある患者に適用される．

人工血管を使うバイパスや上下を逆にした自家静脈を使うバイパス（▶ CHAPTER 139）とは別に，伏在静脈を「そのままの状態（*in situ*）」で使うバイパスがある．現在では，静脈グラフトを *in situ* で使うバイパスと reverse で使うバイパスの開存率は差がなく，どちらを選ぶかは外科医の好みで決まることが多い．

末梢側を脛骨動脈や腓骨動脈に吻合するときは，*in situ* バイパスのほうがよい．reverse グラフトと異なり，*in situ* グラフトの静脈は解剖学的な方向に従って先が細くなっており，動脈と静脈の太さがほぼ同じなので吻合が一致しやすく，血流力学的にもよい．生物学的に生きた状態の静脈バイパスは自然な内膜で血栓を生じにくく，人工血管に比べて成績がよい．

術前準備 大部分の患者は高齢であり，全身に動脈硬化性の心臓血管疾患がある．全身の医学的評価が必要であり，とくに糖尿病や喫煙などの危険因子の評価が必要である．心電図と胸部 X 線で心肺機能を評価し，必要があれば追加の検査を行い，患者の全身状態を改善させる．

ドプラーによる脈圧と脈波は動脈病変の範囲を評価するのに有用であり，手術による改善を確認する術後検査の基準としても役立つ．ただし，最も有用なのは造影剤による血管造影であり，カテーテルによる血管造影か CT 血管撮影を行う．大動脈から足先まで描出すると流入路の狭窄や閉塞部位を評価でき，流出路になる下腿・足関節・足の動脈が適切かどうかもわかる．

伏在静脈の評価にはドプラー超音波で静脈を描出するのがよい．伏在静脈は変異や重複が多く，予想外の太い穿通枝もあるので，ドプラー超音波で静脈の走行と開存を確認しておく．

麻酔 全身麻酔か領域麻酔を行い，循環動態を入念に監視する．

体位 仰臥位にする．

手術準備 通常どおりに下腹部と患側の下肢全体を消毒する．ドレープを貼って下肢全体を扱えるようにする．壊疽があるつま先や潰瘍がある足は，不透過性のラップやバッグに包み込む．

切開と露出 2 チームに分かれて鼠径部の切開と足首の切開を同時に行ってもよいが，1 チームで行う方法を示す．鼠径部の切開では伏在静脈と大腿動脈の中枢部と分枝を露出する（図1）．

足首の切開では *in situ* グラフトを後脛骨動脈に吻合する場所を露出する．足首の切開は 2 本あり，静脈を露出するのは内果のすぐ前にある少し曲がった切開，動脈を露出するのは内果の後方にある切開である．

バイパス後の静脈造影やドプラー超音波で同定された伏在静脈の主な側枝を処理するには，静脈に沿って小切開を追加する．

手技の詳細 鼠径部に切開を加えて総大腿動脈・浅大腿動脈・深大腿動脈を露出する（訳注：人体解剖では外腸骨動脈が鼠径靱帯を越えると大腿動脈になり，血管外科では深大腿動脈の分岐前を総大腿動脈，分岐後を浅大腿動脈と呼ぶ）．中枢側で流入路を確保する場所を決めたら，それぞれの動脈にシリコーン製の血管テープをかける（図2）．

伏在裂孔の背側で伏在静脈を剝離する．伏在裂孔の下縁には浅腸骨回旋動脈，その直上に伏在静脈大腿静脈接合部（SFJ）があり，解剖学的な目印になる．伏在静脈の中枢部を露出し，2-0 絹糸で分枝を結紮する（図3）．やや太く変異が少ない分枝は，浅腹壁静脈（c）・浅外陰部静脈（d）・内側/外側浅腸骨回旋静脈（a/b）・内側浅大腿皮静脈（e）である．

伏在裂孔部の浅筋膜や Scarpa 筋膜を切開し，伏在静脈大腿静脈接合部を完全に露出する（訳注：浅筋膜は顔面や頸部の表層皮下筋膜，Camper 筋膜は皮下浅層の板状脂肪組織，Scarpa 筋膜は皮下深層の線維性結合組織）．静脈接合部は通常深大腿動脈が分枝する高さにある．

足首を切開して伏在静脈と後脛骨動脈を露出したら，全身をヘパリン化する．動脈に届く長さを確保して静脈の末梢側を切離する．断端からカテーテルを挿入して静脈造影を行う（図4）．下肢に滅菌したディスポーザブルの巻き尺を当て，側枝がある場所にマークをつける（図5）．

再び鼠径部に戻り，伏在静脈の中枢部を調べて大腿動脈の吻合部に届く十分な長さがあることを確認する．通常は静脈接合部の伏在静脈側に曲の血管鉗子（Satinsky 鉗子）をかける．鉗子上に静脈片を残して伏在静脈を切離し（図6），6-0 のモノフィラメントの血管縫合糸で連続縫合を行って閉鎖し，鉗子をはずしたときに大腿静脈が狭窄しないようにする．

必要があれば，大腿静脈の前壁の一部を伏在静脈の起始部と一緒に切除できる．この方法は流入部の吻合口を大きくするときも利用できる．大腿静脈の血流に影響しないように注意しながら，6-0 のモノフィラメントの血管縫合糸で連続縫合を行って前壁を閉鎖する．

太い分枝を結紮・切離しながら，伏在静脈の中枢部を 5〜7 cm の範囲で授動する．伏在静脈に約 1 cm 入ったところに最初の弁があるので，Potts 剪刀を使って透明な弁の中央部で直視下に切り取る（図7）．2 番目の弁は 3〜5 cm ほど末梢側にあることが多く，2 番目以降の弁は逆行性弁切開器で切り取る．

中枢側の動脈で血液の流入を制御したら，深大腿動脈が分岐する高さで同大腿動脈に切開を加える（図8）．このとき深大腿動脈の入口部が見えるので，必要に応じて内膜除去を行う．

CONTINUES ▶

XIII 血管の手術
VASCULAR

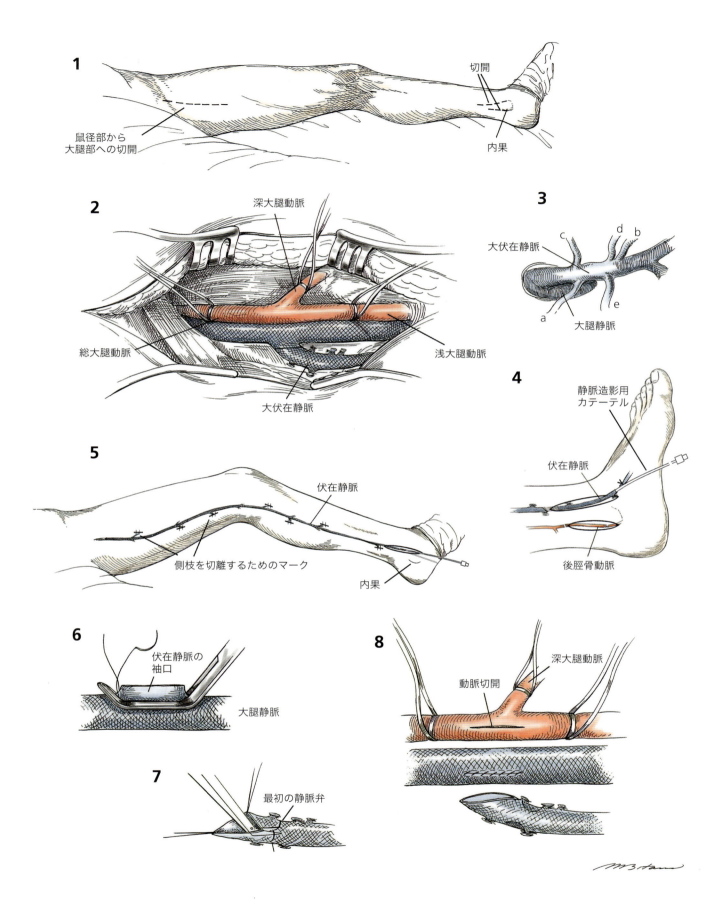

529

140 伏在静脈動脈バイパス

手技の詳細（続き）　伏在静脈の中枢側の断端を動脈の切開に合うように整える．先端を切除して先が細い楕円形にするが，後壁を縦に切開して開口を広げてもよい．両端針がついた6-0のモノフィラメントのポリプロピレン糸で静脈と動脈の端側吻合を行う．

吻合は静脈の踵部の端にマットレス縫合をかけて始める（図9）．縫合の運針は，静脈の外側から内腔に入れたあと動脈の内腔から外側に出し（図9A），動脈の内膜片が浮き上がるのを避ける．踵部のマットレス縫合のあと，術者から遠い外側の連続縫合を行い，先端のつま先部を回り込み，術者に近い内側の連続縫合を中央で合わせる（図10）．

ヘパリンを添加した生理食塩水で吻合部を洗い流し，2本の縫合糸を結ぶ．動脈にかけていた血管テープをゆるめると，拍動性に動脈血が流入して伏在静脈の中枢側が拡張し，残りの静脈弁の最初の位置で動脈血の流入が止まる．

・拡張型弁切開法

使い捨ての拡張型弁切開法は，伏在静脈の全長を露出するのに必要な長い切開を加えたり，側枝から連続的に挿入する手動式弁切離器を使ったりするのを避けることができる．少数の小切開で行えるので，静脈の剝離による損傷が少なく，手術部位感染も少なく，術後疼痛の英魚も容易である．

in situ グラフトでは，動脈の血流が静脈に流入しても最初の弁をほとんど越えていない．メーカーの使用説明書に従って拡張型弁切開器が作動することを試し，ヘパリンを添加した生理食塩水を注入しておく．

シースに収まった弁切離器を末梢側で切離した伏在静脈の断端から挿入し（図11），大腿動脈の吻合部の直下まで注意して挿入する．丸く膨らんだ鈍の先端を触れて確かめ（図12），吻合部を横切らないように注意する．

弁切離器を展開して注意深く引き抜くと，弁を通過するとき軽く引っ張られる感触がある．弁切離器は自動式に中心に位置するようになっており，中心ケージで静脈が拡張したときに静脈壁を損傷することはなく，静脈が先細りになったケージを通って切離部に入ると弁片が切り取られる（図13）．

弁をすべて切離するには，このような操作を4〜5回行う必要があり，動脈圧で伏在静脈の全長が十分に膨らみ拍動性の流入がみられることで，弁がすべて切離されたことがわかる．

事前にマークしていた側枝がある場所に1〜2cmの小切開を加え，3-0絹糸で側枝を結紮する．図には側枝を結紮する位置を7か所示している（図11）．側枝を結紮するとグラフトの血流が増加して拍動性になる．血流が拍動性にならないときは，弁切離を再施行する．

術前検査に従って，バイパスの末梢側で吻合する位置を決める．静脈が屈曲しないような明確な通路があり，吻合部に届く十分な長さもあり，下肢や足首を伸展させたときに緊張がかからないようにする．

後脛骨動脈との吻合を示す．腓骨動脈との吻合は似たような方法で行えるが，前脛骨動脈との吻合は，上部2/3で骨間膜にトンネルを通すか，下部1/3で前脛部の周囲にトンネルを通す．

前もって3〜4cmの範囲で剝離しておいた動脈の適切な場所にブルドッグ鉗子をかけて分離する（図14）．末梢側の動脈と吻合する静脈の太さはほぼ同じであり，*in situ* バイパス法の利点が明らかになる．

末梢側の静脈と動脈の端側吻合では，ほとんどの外科医が拡大鏡を使い，中枢側の吻合と似た方法で行う（図9，10）．静脈の先端を縦に切開して口径を広げてもよい．動脈と静脈は弾性テープか小さいブルドッグ鉗子で閉鎖しておく．

動脈を縦に切開し（図15），両端針がついた6-0か7-0のモノフィラメントの血管縫合糸でマットレス縫合をかける．運針は静脈の踵部に外側から入れて動脈の中枢側の角に内側から出す．連続縫合の運針は静脈の外側から入れて動脈の内側から出し，動脈の内膜片が針の刺入部で浮き上がるのを避ける．

連続縫合は後壁から始め，末梢側の先端部を回り，前壁の中央まで進めると，前壁の縫合が終わるときによく見える．動脈と静脈の内腔をヘパリン溶液で洗ったあと，血管テープや血管鉗子を一時的に解除し，すべての分枝の凝血・残渣・空気を洗い出し，2本の糸を結ぶ．

静脈グラフトと動脈の拍動を触れ，血流をドプラー超音波で確認する．最終的な血管造影を行い，末梢側の吻合に注意し，伏在静脈の側枝がすべて結紮されていることと弁が残っていないことを確認する．末梢側の吻合部は視診でも技術的な誤りがないことを確認する．

下肢を屈曲・伸展させて静脈が屈曲しないことを確認する．静脈の全長を注意深く調べ，見落として結紮していない静脈の側枝が動静脈瘻になっていないことを確認する．動静脈瘻があれば雑音や振動を触れ，ドプラー超音波で同定できるので，3-0絹糸で結紮すればよい．

末梢側の吻合を再度確認したら，最後の血管造影を行って静脈グラフト全長を描出する．

閉鎖　静脈が圧迫されたり屈曲したりしないように注意し，3-0の吸収糸の結節縫合か連続縫合で浅筋膜を縫着する．通常どおり皮膚を閉鎖する．

術後管理　回復室か集中治療室で血行動態を監視し，心臓指標を最適な状態に維持する．足背動脈の拍動を手術当日は1時間ごと，翌日からは定期的に触診やドプラー超音波で記録する．

抗凝固療法は不要であるが，十分に輸液を行って脱水を避ける．手術翌日に足関節上腕血圧比（ABI）を測定してグラフトの開存を確認する．　■

XIII 血管の手術
VASCULAR

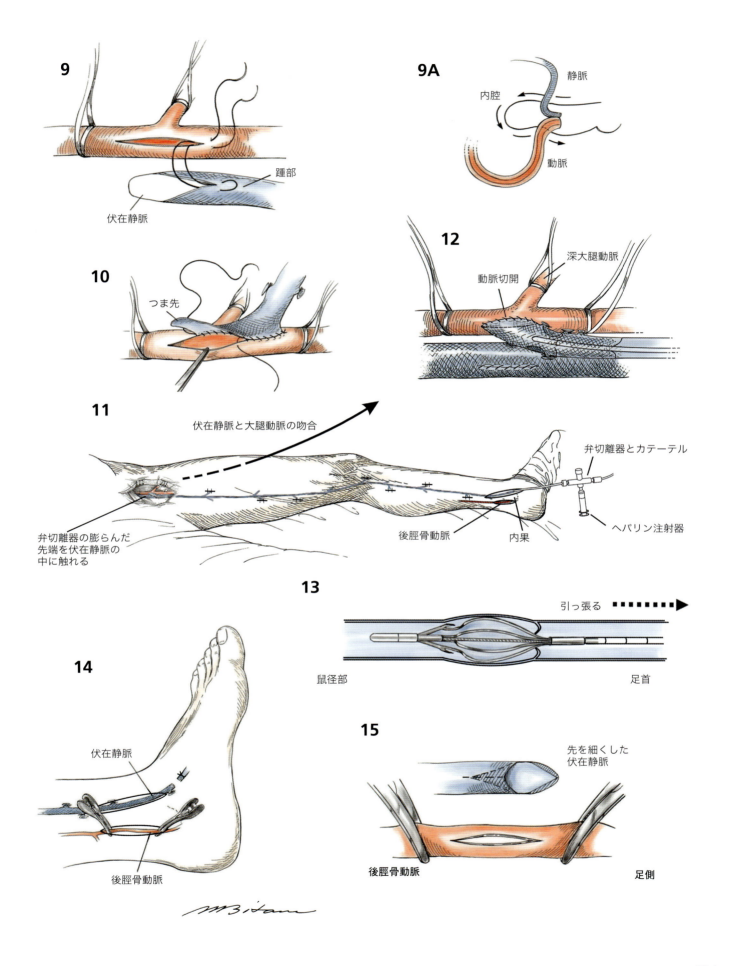

531

CHAPTER 141 大腿動脈血栓除去

適応　急性下肢虚血は，中枢側からの塞栓，基礎疾患の動脈硬化による血栓，バイパスグラフトの閉塞などで生じる．臨床症状は緊急状態のことが多く，下肢の虚血の程度は多様である．

虚血が重症でなく治療する時間に余裕がある患者では，カテーテルによる血栓溶解療法が第一選択であり，治療が必要な基礎疾患が明らかになることもあるが，重症虚血の患者では，緊急手術が最適であり，最も迅速な治療法である．

術前準備　血管造影・CT 血管撮影・ドプラー超音波などの画像検査は，血栓や塞栓の場所と範囲を把握するのに役立つが，患者の状態によっては必ずしも施行しなくてよい．緊急手術のことが多く，下肢救済の機会を逃さないためには，患者の迅速な準備が必須である．

塞栓による急性下肢虚血の患者は原因が心臓にあり，心筋梗塞・心室瘤/動脈瘤・不整脈などがあるので，循環動態を頻繁に監視し，緊急状態に可能な範囲で心機能を改善させる．

間欠性跛行やバイパス手術の既往がある患者は原因が血栓のことが多く，血管疾患の既往を理解することは原因を決定するのに重要である．

麻酔　全身麻酔か領域麻酔を行うが，重症の併存疾患がある患者が多く，麻酔科医が局所麻酔を行って監視するのがよい．局所麻酔が可能かどうかは，切開部位と操作範囲で決まる．適切な血行動態を維持するように注意する．

体位　患者を手術台で仰臥位にする．

手術準備　患側の下肢全体を全周性に消毒して敷布をかけ，できればプラスチック製の滅菌バッグ（Lahey）で足を包み，手術が終わる時点で観察できるようにしておく（図1）．大腿大腿動脈バイパスが必要になることもあるので，通常は下腹部と反対側の鼠径部も消毒して敷布をかけておく．通常はヘパリンによる抗凝固療法を中止せず，手術中に追加投与する．

切開と露出　鼠径部に縦切開を加え，大腿動静脈を周囲の組織から剥離する．大腿動脈の中枢側と末梢側にシリコーン製の血管テープをかける（図2）．ヘパリンの追加投与が必要なときは，動脈を遮断する4〜5分前に1回投与する．

手技の詳細　閉塞の原因が塞栓と感じられ，動脈が柔らかく触れて動脈硬化がないときは，大腿動脈に横切開を加える（図3）．横切開の利点は短時間で一期的に閉鎖できることである．

閉塞の原因が血栓と考えられ，動脈硬化性プラークを触れるときは，縦切開のほうがよい．総大腿動脈にプラークがあるときは総大腿動脈に縦切開を加え，血管内を直視下に観察し，必要があれば内膜剥離とパッチによる血管形成を行う．

総大腿動脈のプラークが深大腿動脈の起始部に広がるときは，斜め方向に縦切開を加え，血管内を直視下に観察し，必要があれば内膜剥離とパッチによる血管形成を行う（図4）．

バルーンつき血管カテーテル（Fogarty）を中枢側と末梢側の太い分枝に挿入する（図5A）．通常は3 mmのカテーテルを使うが，2 mmや4 mmのカテーテルを使うこともあり，動脈の太さに応じて適切なサイズを選択する．

カテーテルを数回通過させると，拍動性の流入血が十分に得られ，末梢側から適度な逆流がみられる．そこで中枢側に挿入して凝血をすべて除去し，血管内がきれいになったことを確認する（図5B）．末梢側と中枢側の動脈内をヘパリン加生理食塩水で洗い流す（図6）．

横切開は，6-0ポリプロピレン糸の結節縫合で閉鎖する（図7）．両端針を使って内側から外側に向かって運針し，血管壁が内腔側に盛り上がらないようにする．閉鎖が完成する前に空気と凝血を排出させ，血管テープを除去して下肢の血流を再開する．

足を観察して色調・温かさ・毛細血管再充満・運動機能を評価し，ドプラー超音波で血流を確認する．血流が十分なら創部を洗浄し，吸収糸で層別に閉鎖し，皮膚をステイプラーで閉鎖する．

血流が不十分で下肢に虚血があるときは，病変の位置を再評価し，必要に応じて血栓除去を追加する．下肢の筋膜切開が必要なときは，この時点で行っておく（▶ CHAPTER 145）．

術後管理　下肢の血栓の再発や虚血はもちろん，筋膜切開を行っていないときは遅発性のコンパートメント症候群（筋区画症候群）も考慮し，注意して患者の観察を続けることが重要である．ヘパリンの持続点滴静注を行い，適切な時期に抗凝固薬の経口投与に切り替える．さらに全身状態によっては，集中治療を行って循環動態を監視する必要がある．■

XIII 血管の手術
VASCULAR

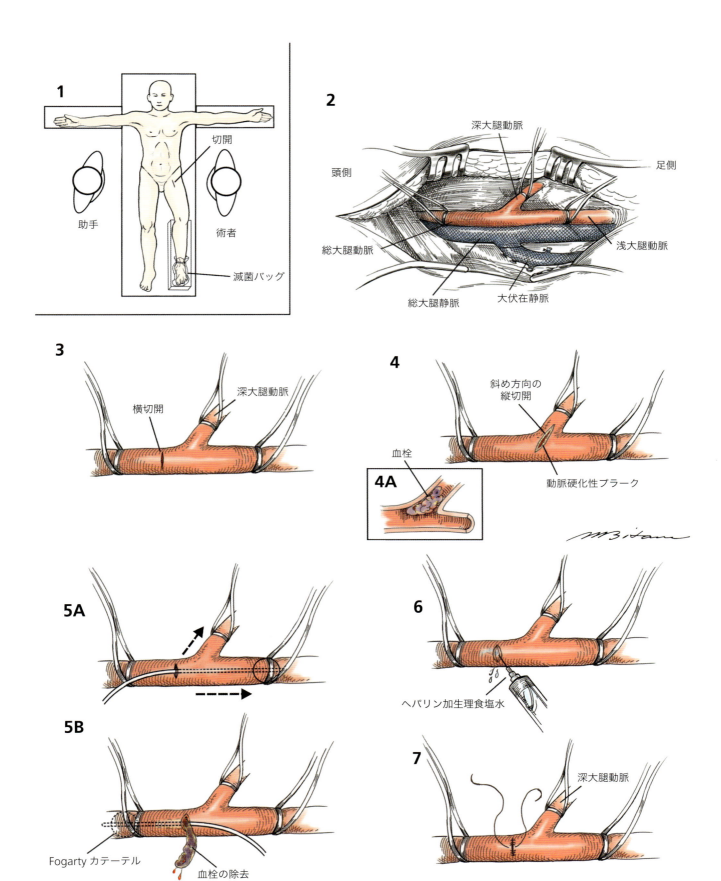

533

CHAPTER 142 下大静脈フィルター挿入

適応 肺塞栓症（PE）はいろいろな疾患や手術にしばしば合併する致命的な異常であり，先行する深部静脈血栓症（DVT）は低灌流・静脈損傷・長期臥床・肥満・凝固亢進状態と関連があり，いくつかの悪性腫瘍は十分に解明されていない影響で深部静脈血栓症と関連がある．

抗凝固療法は血栓塞栓症の初期治療として一般に認められているが，下大静脈フィルター挿入は静脈血栓の場所より近位（訳注：血流からみると末梢）の静脈を遮断する手技であり，十分な抗凝固療法で管理しても肺塞栓を再発する患者，命を脅かす大きい塞栓があり，別の塞栓が加わると致命的になる患者，潜在的な出血の問題や何らかの禁忌で抗凝固療法を行えない患者，肺塞栓症を繰り返して進行性の肺高血圧症を生じている患者に適用する．

浅大腿静脈の結紮は，血栓の近位側の広がりが正確に把握できず，反対側の骨盤深部静脈に未検出の血栓が存在する可能性があり，今日ではほとんど施行されない．下大静脈遮断はこのような不確実性を避けることができる．

現在では，肺塞栓症の予防に下大静脈フィルターを通常大腿静脈か頸静脈から挿入し，鋸歯状クリップで下大静脈を部分的に閉鎖する手術は行われない〔訳注：『ゾリンジャー外科手術アトラス（第1版，原著第9版）』には「下大静脈遮断」が掲載されていた〕．一時的フィルターと永久的フィルターが市販されており，一時的フィルターは臨床的に不要になったとき除去できる利点がある．

術前準備 手技中に静脈造影を行うので，造影剤アレルギーのないことが必須条件であり，造影剤アレルギーがある患者には前投薬が必要である〔訳注：日本のガイドラインでは，12時間前と2時間前にプレドニゾロン30 mgを経口投与する（ステロイド静注投与はエビデンスなし）〕．

腎機能を評価し，手技中と手技後に仰臥位を長時間とることができるかどうかも評価する〔訳注：日本のガイドラインでは，eGFR 30〜60 mL/分/1.73 m^{2}の患者は手技の前後に生理食塩水の点滴を行う（1.0〜1.5 mL/kg/時間×6時間以上）〕．

肺塞栓症で心機能の低下や換気血流比の異常を伴っていることがあるので，循環と呼吸の補助を積極的に行い，手技の施行中は麻酔科医が監視する．

麻酔 局所麻酔がよい．静脈ラインを確保して投薬に使い，とくに鎮静薬の投与に必要である．心機能や肺機能が低下している患者では，麻酔科医が患者を管理しなければならない．

体位 患者を仰臥位にして鼠径部（右頸部）を露出し，クリッパーで除毛する．

手術準備 透視装置を使えるように準備し，血管造影用防護服を着用したほうがよい．

切開と露出 通常どおり鼠径部（頸部）を消毒して敷布をかけ，局所麻酔を行う．鼠径の下方で注射針をエコーガイド下に刺入し，大腿静脈に到達させる（図1, 2）．細いガイドワイヤー（0.018インチ，訳注：外径0.46 mm）を挿入して透視下に下大静脈に誘導しておき，ピッグテールカテーテルの挿入に備える（図3）．

静脈造影を行い，椎体を目印にして腎静脈の相対的な位置を決めておく（訳注：静脈造影では，肝静脈Th 8，腎静脈L 1-L 2，総腸骨静脈合流部L 5，動脈造影では，腹腔動脈Th 12，上腸間膜動脈L 1，腎動脈L 1-L 2，下腸間膜動脈L 2，大動脈分岐L 4である）．

手技の詳細 腎静脈より下方の下大静脈が28 mmより短く，重複静脈や血栓がなければ，ピッグテールカテーテルを腎静脈の上方に進め，シース挿入用の硬めのガイドワイヤー（0.015インチ，訳注：外径0.39 mm）の挿入に備えると，下大静脈の分枝や腎静脈に誤挿入する危険性が減る．

フィルター内臓シースをガイドワイヤーに挿入し（図4），決めておいた椎体を目印にして先端の位置を確認する（図5）．フィルターをシースに置いて先端まで進める．フィルターを固定した状態でシースを下方に引き抜き，フィルターを正しい場所に留置する．この操作はシースからフィルターを押し進めてはならず，フィルターからシースを引き抜く要領で行う（図6）．

取扱説明書の指示に従って操作すると，フィルターが開いて脚部フックが静脈壁にかかる．フィルターの上端が腎静脈の直下に位置していないといけない（図6）．

フィルター挿入用デバイスを抜去したら下大静脈造影を行い，フィルターの位置が適切で合併症がないことを確認する．造影剤の注入にはシースを使ってもガイドワイヤーでピッグテールカテーテルを再挿入して使ってもよい．シース抜去後4〜5分間は，刺入部を適度に圧迫して出血を防ぐ（図7）．

術後管理 手技が終わって1〜2時間は下肢を伸展した状態で仰臥位を保ち，刺入部の出血や血腫を監視する．穿刺部の出血や患者の禁忌がない限り，手技前と手技中に続いて手技後もヘパリン投与を継続する．一時的フィルターは，留置した目的が達成されて不要になった時点で除去する． ■

XIII 血管の手術
VASCULAR

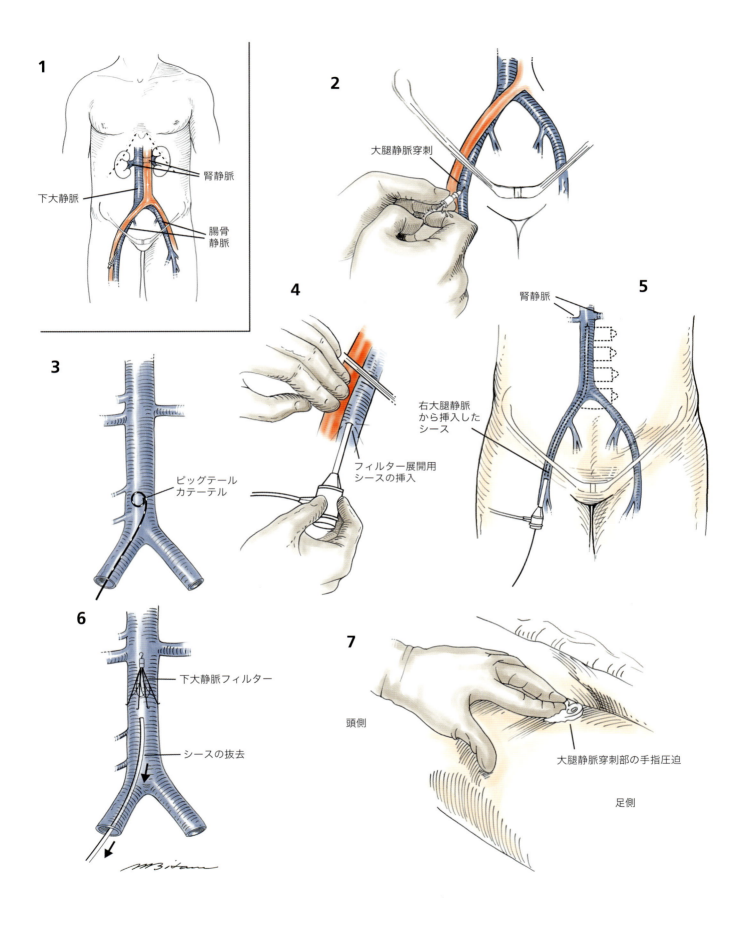

CHAPTER 143 下肢静脈瘤レーザー焼灼

適応 血管内レーザー焼灼（ELA）は，「伏在静脈の高位結紮と抜去」（ストリッピング）〔訳注：『ゾリンジャー外科手術アトラス（第1版，原著第9版）』には掲載されていた〕に代わる治療手技であり，大伏在静脈の弁不全に起因する病態，通常は下肢静脈瘤の患者に多くの病院で行われている．ラジオ波焼灼（RFA）を行う病院もあるが，手技は同じである（訳注：レーザーで血液の蒸散・凝固と蒸気性泡沫による血管壁損傷を起こし血管が閉塞して血流が遮断する）．

深部静脈に閉塞がある患者は，表在静脈が下肢の静脈還流に必要なので，レーザー焼灼は禁忌である．そのほかの禁忌としては，大伏在静脈の途絶や屈曲，妊婦・授乳婦，局所麻酔薬アレルギー，肝機能障害，血液凝固異常などがある．手術後に弾性ストッキングをはけない患者も相対的な禁忌である．

術前準備 レーザー焼灼を考慮する前に血管の検査を行い，一次性静脈瘤か二次性静脈瘤かを決め，表在静脈と深部静脈の状態を評価し，下肢の動脈が開存していることを確認する．ドプラー超音波で静脈の開存と血液の逆流を調べておく（**図1**，訳注：深部静脈は筋群間を走行し，大殿筋/腰筋→深大腿静脈，下腿筋→脛骨/腓骨/膝窩静脈→浅大腿静脈→深大腿静脈が合流し総大腿静脈，大伏在静脈が合流し大腿静脈になる）．

目立つ静脈瘤を小切開創から切除する予定があるときは，患者を立たせて静脈を緊満させ，消えないインクで静脈の走行と静脈瘤を描いておく（訳注：大伏在静脈は下腿と大腿の内側を通り伏在裂孔で大腿静脈に合流し，小伏在静脈は下腿の後面を通って下腿中部で筋膜下に入り膝窩部で膝窩静脈に合流する）．

麻酔 全身麻酔を希望する患者がいるが，低濃度局所麻酔（TLA）がよい．とくにクリニックでは局所麻酔のほうがよく，通常0.1%のリドカイン（訳注：1%溶液を10倍に希釈して使用）を伏在静脈周囲の皮下組織に注入する．アドレナリンを添加して血管収縮効果を期待してもよく，炭酸ナトリウムを加えて注入時の不快感を減少させてもよい．

体位 患者を仰臥位にして中等度のTrendelenburg位（骨盤高位）にすると，下肢の静脈圧が低くなる．臍部から患側の下肢をつま先まで消毒し，つま先をプラスチック製の袋か手術用手袋で包む．

切開と露出 滅菌した袋で包んだ超音波プローブ（7.5 MHz）を使い，膝の高さで大伏在静脈を同定する（**図2**）．全身麻酔でなければ，1%リドカインで麻酔を行い，注射針（21 G）で静脈を穿刺する．マイクロワイヤー（Micropuncture，0.018インチ，訳注：外径0.46 mm）を注射針から静脈内に挿入し，静脈アクセスを確保したら注射針を抜去する（**図3**）．

手技の詳細 ワイヤー挿入部の皮膚に切り込みを加え，アクセスシース（4 Fr/5 Fr＝内径1.50 mm/1.88 mm）をワイヤーに通す．

J型のガイドワイヤー（0.035インチ，訳注：外径0.89 mm）をアクセスシースに挿入し，鼠径部に到達したことをエコーで確認したら，ワイヤーとシースを抜去する．

シースを除去し，1 cmごとに目印がついた長いレーザーシースを大腿に当てて大腿動脈の拍動を触れる高さに先端を置き，どれだけ挿入する必要があるか長さを調べる．ワイヤーにレーザーシースを通し（**図4**），ワイヤーとダイレーターを除去する．

ロックの孔からレーザーファイバーを挿入し（**図5**），ファイバーの先端が大伏在静脈膨隆部の末梢側にあることをエコーで確認する（訳注：レーザー光を見て深部静脈接合部の末梢側15 mm以上にあるようにする）．ファイバーの先端が大腿静脈内に挿入されておらず，浅腹壁静脈の末梢側にあることを注意して確認する（訳注：大伏在静脈が総大腿静脈に合流する近傍で浅腹壁静脈・浅腸骨回旋静脈・浅/深外陰部静脈が合流する）．

膝の高さにカテーテルがあるのがエコーで見えたら，注射針（21 G）をつけたフットペダル制御ポンプを使い，希釈した局所麻酔薬を伏在静脈全長にわたってカテーテルの周辺領域に注入する．静脈周囲の注入は麻酔作用のほかに，レーザーによる熱損傷を減らす目的がある．

この時点でレーザー保護ゴーグルをかけたら，装置を作動させる前にレーザー先端の位置をエコーで再確認する．ダイオードレーザーは波長980 nm，出力14 Wに設定するが，ほかのレーザーを使用してもよい．

焼灼エネルギーを50 J/cmに設定したあと，スイッチを入れて焼灼しながらファイバーを少しずつ引き抜く．レーザーシースの最後の目盛りが見えるまで引き抜くと，十分な長さの静脈を治療できる．スイッチを切り，シースとレーザーファイバーを除去し，圧迫止血する．

静脈瘤切除を行わないときは，穿刺部に絆創膏（Band-Aid）を貼って手術を終了する．患者の下肢に大腿までの長さがある弾性ストッキングを装着する．

静脈瘤切除を行うときは，11番メスかミニブレード（Beaver）を利用し，術前にインクで描いていた静脈瘤の近くに小切開を加え（**図6**），特製の静脈フックを使って皮下の静脈を引っかけ（**図7**），切開創から引き出して止血鉗子で把持する．

止血鉗子を引っ張って静脈に緊張を加えた状態で，別の止血鉗子を使ってできるだけ長く静脈を周囲組織から鈍的に剝離する．用手的に静脈を引き抜いたら（**図8**），創部を圧迫して止血する．静脈瘤が可及的に切除されるまで，同じ操作を繰り返す．

完全に止血したら，生理食塩水で下肢を拭いて乾燥させる．粘着テープ（Steri-Strips）を貼って切開創を閉鎖したら，滅菌ガーゼを当てて透明テープを貼って固定する．大腿までの長さがある弾性ストッキングを装着し，患者を回復室に搬送する．

術後管理 歩行できるようになったら退院する．日中は1時間ごとに4〜5分間歩くように励ます．疼痛は軽い鎮痛薬を内服すれば十分である．患者は通常4〜5日以内に日常生活に戻れる．■

XIII 血管の手術
VASCULAR

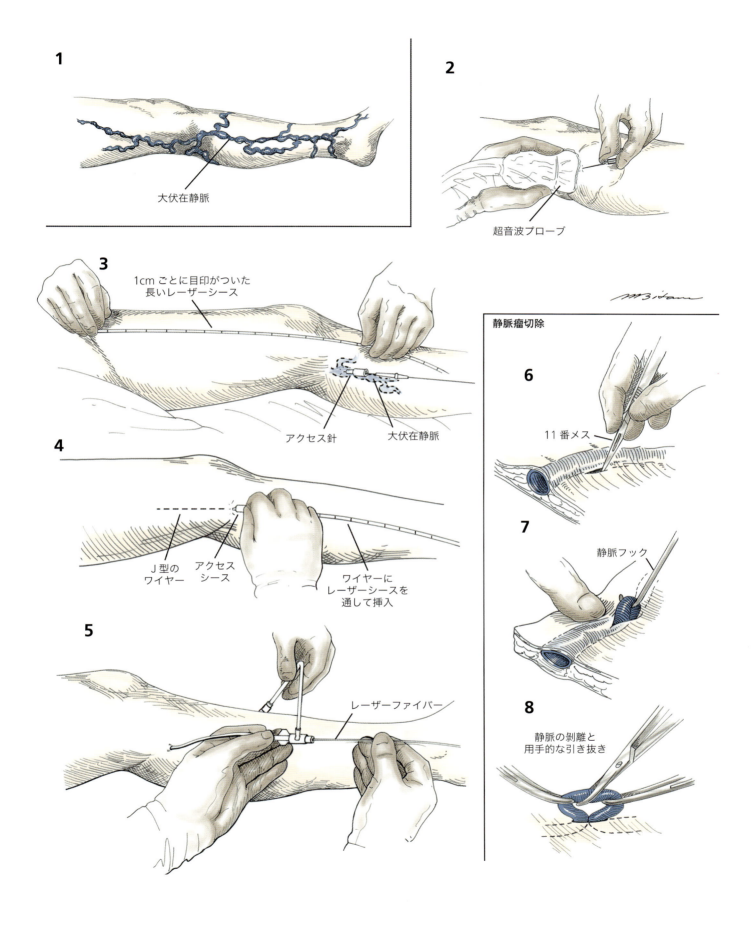

CHAPTER 144 門脈静脈シャント

適応　門脈の減圧は，門脈圧亢進症に伴う食道静脈瘤出血で硬化療法が無効の患者に適用される．肝臓への門脈血流を完全に遮断する方法もあれば（門脈下大静脈端側シャント），側副血行路のシャントを介して門脈圧を選択的に低下させる方法もある（門脈下大静脈側側シャント，脾腎静脈シャント，腸間膜下大静脈シャント）．

術式の選択は，門脈や脾静脈の開存度，肝機能検査の所見，門脈静脈シャントの血流量で決まり，患者に出血傾向があるかどうかや肝移植の適応があるかどうかでも決まる．

患者の選択は，患者の全身状態・肝機能検査値・肝臓の血行動態によって判断する．シャント手術を考慮するのは年齢が60歳以下であり，理想的には脳症・黄疸・腹水・筋萎縮がないことである．

肝機能検査では，血清アルブミン値が3 g/dL以上，プロトロンビン時間（PT-INR）が1.5以下，肝臓の同化機能が保たれていることである．基準値を超えていても絶対的な禁忌ではないが，手術の危険性は肝不全の程度と比例する．

門脈圧亢進症のシャント法は3つのタイプに分けられ，門脈下大静脈シャント・脾腎静脈シャント・腸間膜下大静脈シャントである（訳注：「井口シャント」と呼ばれた左胃静脈下大静脈シャントもある）．門脈血の分流法に関する基本的な術式を示す（**図 A-F**）．

1. 門脈下大静脈シャント

門脈下大静脈シャントの主な適応は，内視鏡治療や経皮的肝内門脈下大静脈シャント（TIPS）で制御できない食道静脈瘤の大量出血の患者である．脾摘の既往・脾静脈血栓・肝静脈血栓・門脈への逆流・腹水・脾腎静脈シャント閉塞があるときは，門脈下大静脈シャントがよいが，術前や術中に門脈の開存を確認する必要がある．

門脈を一時的に閉鎖しても肝臓側の門脈圧が上昇しない門脈圧亢進のときは側側吻合（**図 A**）がよい．動脈血は肝臓を通過しており，門脈と下大静脈の側側吻合で門脈圧を下げても，肝臓の動脈血流は低下しない．肝類洞が減圧されるので，静脈瘤出血に伴う難治性腹水の患者に有利かもしれない．

難治性腹水の門脈下大静脈シャントは，世界的には有用性が認められていないが，いくつかの研究で有効な治療法とされている．

腹水を制御するために門脈下大静脈シャントを行うときは，直接的な側側吻合と8 mmか10 mmのリングつき人工血管（PTFE）を間置するH型の側側吻合がよく，とくに肝静脈閉塞があるBudd-Chiari症候群の患者によい．門脈圧の下がる手術が肝機能に有利な影響を及ぼすことはなく，どのような術式であっても，最終的な結果はほとんど肝硬変の進行度で決まる．

門脈下大静脈端側吻合は（**図 B**），門脈を肝門部で結紮して遠位側の断端を下大静脈に吻合する．適応は腹水がない患者であり，門脈血流が肝臓から門脈に向かって逆流している患者であり，門脈を一時的に閉塞すると肝臓側で門脈圧が上昇することで確認できる．端側吻合では門脈血流はすべて肝臓をシャントするが，肝動脈の血流は維持される．

2. 脾腎静脈シャント

肝外門脈閉塞・二次性脾機能亢進症・門脈の海綿状変化・胆道手術の既往がある患者には，脾静脈と左腎静脈のシャントを選択してよいが，脾静脈が開存していて十分な口径（≧1 cm）が必要である．

脾臓を摘出するときは定型的な脾腎静脈シャント（**図 C**）がよいが，脾臓を温存するときはWarren遠位脾腎静脈シャント（**図 D**）がよく，肝臓の門脈血流を維持しながら食道静脈圧を選択的に下げられ，肝性脳症が起こりにくい．とくに肝機能が正常で肝臓への門脈血流量が多く，肝細胞障害・高度脾腫・特発性門脈圧亢進症がないときに適用される．

遠位脾腎静脈シャントは，上腸間膜静脈に合流するところで脾静脈を切離し，肝臓側を結紮して脾臓側を左腎静脈に端側吻合する．

脾静脈を切離する代わりに，人工血管を間置して脾静脈と左腎静脈をバイパスし，左胃静脈と右胃大網静脈を結紮するとともに，グラフトの肝臓側で脾静脈を結紮する方法もある．

3. 腸間膜下大静脈シャント

門脈の減圧は門脈下大静脈シャントか脾腎静脈シャントでほとんど行えるが，脾摘の既往がある患者で門脈の血栓や海綿状変化があるときは，Clatworthy腸間膜下大静脈シャント（**図 E**）が必要である．

術中に門脈周囲や脾静脈周囲から出血が多いときも勧められ，小柄な小児で門脈と脾静脈が細いときも選択される（脾静脈の口径≧1 cm）．腸間膜下大静脈シャントは，上腸間膜静脈と下大静脈の総腸骨静脈切離端を側端吻合する．小児の待機的シャントは，できれば4歳まで延期する．

緊急手術のときは，下大静脈を切離しない簡単な方法があり，上腸間膜静脈の第1枝が出たところと下大静脈を太いダクロン編みグラフトで間置する．改良型のDrapanas腸間膜下大静脈間置シャント（**図 F**）は，技術的に単純な方法で出血量を最小限に抑える利点がある．■

XIII 血管の手術
VASCULAR

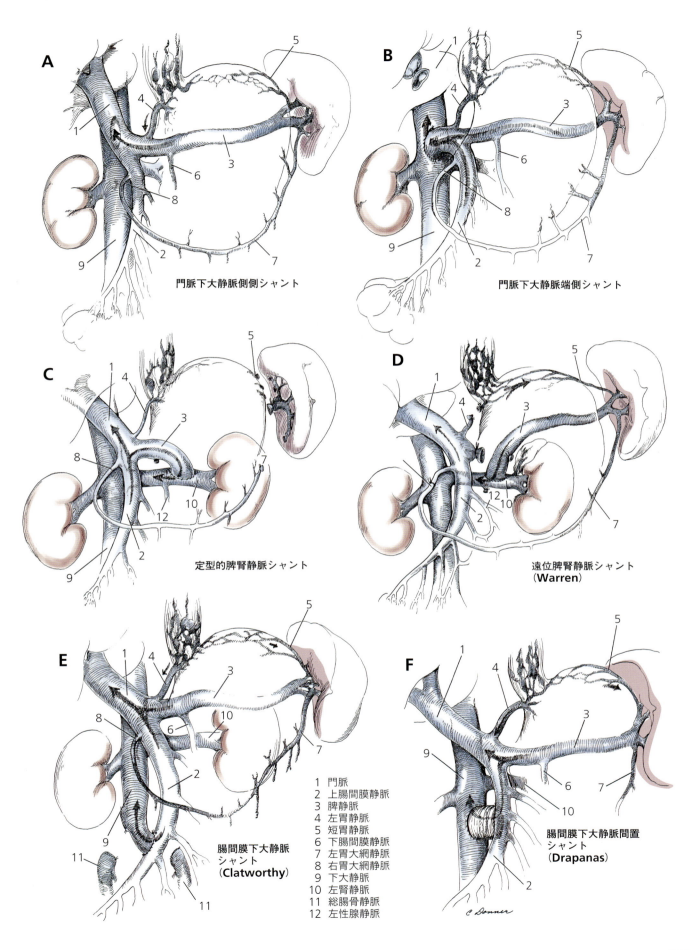

A 門脈下大静脈側側シャント
B 門脈下大静脈端側シャント
C 定型的脾腎静脈シャント
D 遠位脾腎静脈シャント（Warren）
E 腸間膜下大静脈シャント（Clatworthy）
F 腸間膜下大静脈間置シャント（Drapanas）

1 門脈
2 上腸間膜静脈
3 脾静脈
4 左胃静脈
5 短胃静脈
6 下腸間膜静脈
7 左胃大網静脈
8 右胃大網静脈
9 下大静脈
10 左腎静脈
11 総腸骨静脈
12 左性腺静脈

539

第 XIV 部　四肢の手術
SECTION XIV　EXTREMITIES

CHAPTER 145 筋膜切開

適応　コンパートメント症候群は，固定された領域の内部で圧力が上昇した結果として生じる．四肢のコンパートメント症候群（筋区画症候群）は，虚血・外傷・熱傷による筋肉損傷である（訳注：循環障害4時間以上で筋肉の不可逆性変化が始まり，8時間で回復不能になる）．

　筋区画症候群を起こした患者では，原因となった傷病を治療するとともに，閉塞筋区画を物理的に開放し，毛細血管の灌流障害や静脈の抵抗増加によって引き起こされる組織損傷の進展を防止する．

　筋区画内圧が20 mmHg以上になると組織灌流障害を生じる．筋区画症候群の診断を正式に筋区画内圧を測定するか（図1），身体所見に基づいて行う．身体所見には圧痛を伴う緊張した筋肉，受動的に動かしたときの疼痛，感覚鈍麻や運動麻痺などの神経障害がある（訳注：筋区画内圧30 mmHg以上で筋区画症候群の状態，40 mmHg以上で筋膜切開が必要になる）．

　筋区画症候群が最も起こりやすいのは下腿であり，原因は虚血と虚血後の再灌流が多い．下腿には前方・外側・浅後方・深後方の4区画があり（図2A），完全な筋膜切開は4区画をすべて開放する（図2B，訳注：前方は前脛骨筋や長母趾伸筋，外側は長腓骨筋と短腓骨筋，浅後方は腓腹筋とヒラメ筋，深後方は後脛骨筋や長母趾屈筋を含む）．

術前準備　患者の循環動態を安定させるように注意を払い，輸液管理と電解質管理を行う．前もって血栓除去・塞栓除去・バイパス・血栓溶解療法など血流再開の治療を行うことがある．

麻酔　筋膜切開を行う患者は複雑な異常があり，通常は全身麻酔を行って循環動態を緊密に監視する必要がある．

手術準備　感染を予防するのに抗菌薬の投与が必須である．通常の手術のときと同様に皮膚を消毒して敷布をかける．下腿の筋膜切開では下肢全体を消毒してドレープを貼る．

切開と露出　下腿の筋膜切開は，2か所の皮膚切開で行うことが多い（図3）．

手技の詳細　後方区画の筋膜切開は，腓腹筋内側頭の表面，脛骨後縁の1 cm後方で皮膚切開して行う．浅後方区画の筋膜が見えたら，皮膚と同じ長さで筋膜を切開する（図4）．深後方区画に到達するには，腓腹筋とヒラメ筋を脛骨付着部から剥離する（図2B）．

　前方区画と外側区画の筋膜切開は，脛骨前面の4〜5 cm外側で皮膚切開（10 cm）して行う．前方区画の筋膜が露出したら，皮膚と同じ長さで筋膜を切開するが，筋肉を切開しないように注意し，とくに手術後に抗凝固療法を行うときは筋肉を切開しないように注意して出血を防ぐ．

　細いハサミ（Metzenbaum剪刀）を筋膜切開縁から近位側と遠位側に挿入して皮下に進め，前方区画の筋膜切開が終了する（図5）．外側区画の筋膜切開も同じ場所で同じ手技で行うが，前方区画と外側区画の間にある筋間隔壁の近傍を浅腓骨神経が走行しているので（図2A，2B），損傷しないように注意する．

術後管理　生理食塩水で濡らしたガーゼと乾いたガーゼを創部に当てる．下肢を挙上して浮腫を最小限に抑えることが多い．弾性包帯を巻いてもよく，循環障害を起こさないように注意する．

　少なくとも1日1回，創部を観察し，一次治癒で閉鎖する可能性があるか，陰圧閉鎖法・二次治癒・皮膚移植などの管理法のほうがよいかを評価する．頻度が高い術後合併症には，創感染・出血・神経障害がある．

XIV 四肢の手術
EXTREMITIES

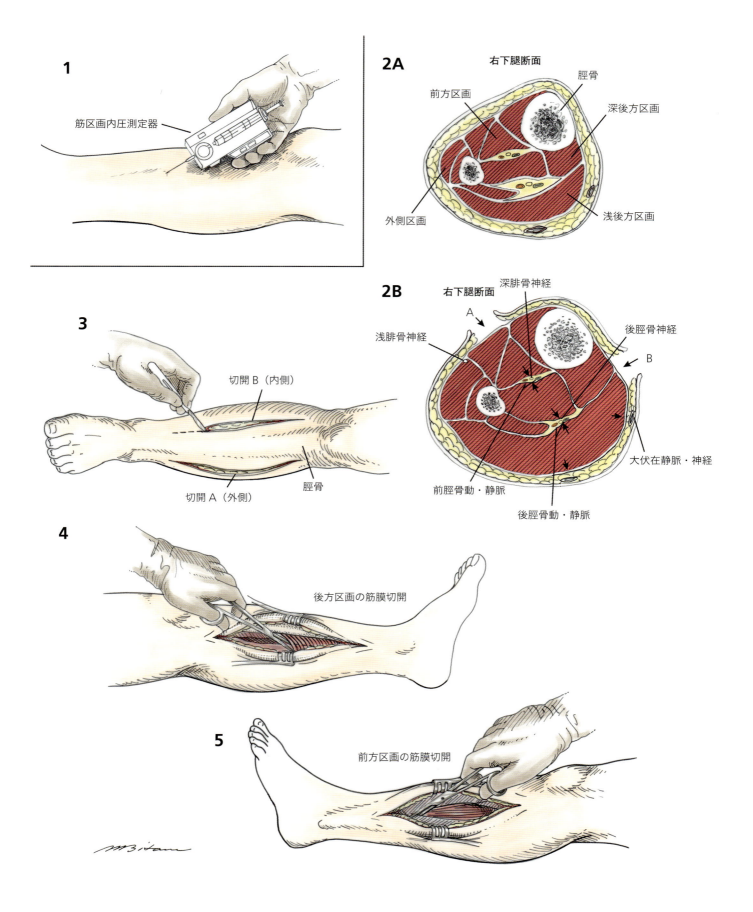

CHAPTER 146 焼痂切開

適応　全層熱傷による皮膚損傷（焼痂）では，皮膚の弾力性が消失するとともに，皮下組織の水分が周囲の間質に移動して組織圧が上昇する．

　四肢全周では組織圧が動脈圧を上回るため四肢の循環障害を生じ，体幹前面では換気障害や酸素化障害を起こすので，焼痂切開を行って圧力を開放し，循環の改善や換気の修正を図る．

術前準備　患者の循環動態を安定させるように注意を払い，輸液管理と電解質管理を行う．

麻酔　全層熱傷では皮膚の神経がすべて破壊されているので，焼痂切開に麻酔は不要である．

手術準備　感染を予防するために抗菌薬の投与が必須である．

手技の詳細　メスか電気メスの切開モードを使い，皮下脂肪が見えるまで皮膚の全層に切開を加える．上肢や下肢の全周性の全層熱傷では，内側と外側で焼痂の全長にわたって切開する（図 1，2）．胸壁前面の全層熱傷では，左右外側で切開し，上部と下部も切開し，長方形の切開にする（図 3）．手は手背の中手骨間を切開し，必要があれば尺骨側に延長する（図 4）．

　正しく切開すると，焼痂切開部が広がって皮下脂肪が見える．皮下脂肪が見えないときは焼痂切開を深部に進める必要がある．切開部の出血は小静脈の出血であり，トロンビンに浸したシート（Thrombi-Pad）を当てておくと止血する．

術後管理　切開部には全層熱傷のときに使用する熱傷ガーゼを当てる．切開部を閉鎖することはなく，全層熱傷の創部をデブリドマンするときに一緒に切除されることがある．患者に付随する医学的な異常の管理を最優先する．　　　　　　　　　　　　　■

XIV 四肢の手術
EXTREMITIES

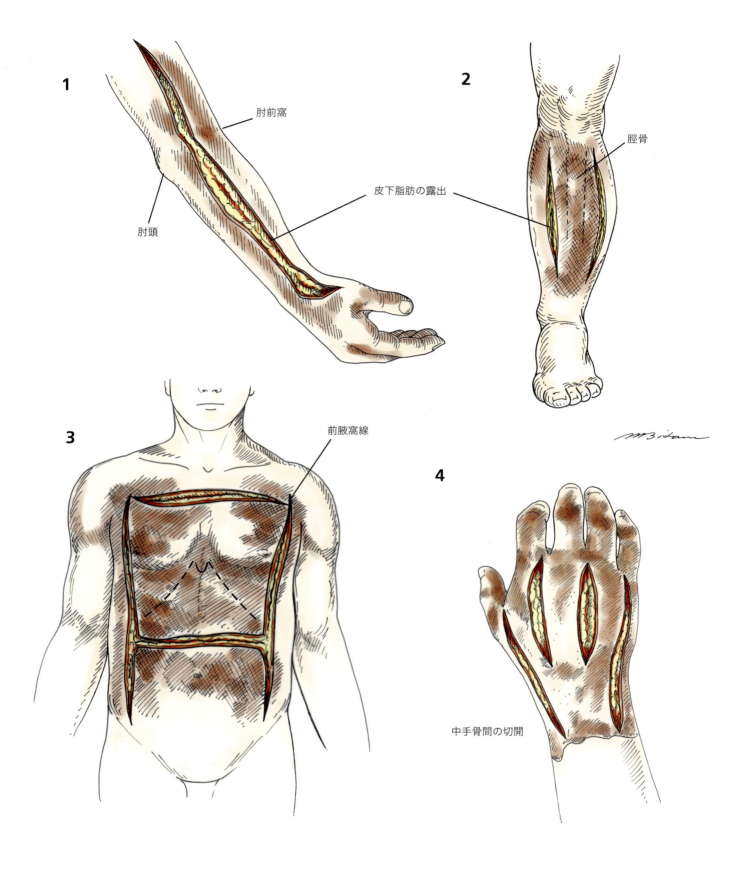

CHAPTER 147 切断の原則

適応　身体の一部を切断する理由には，外傷・血行障害・悪性腫瘍・慢性骨髄炎・重症感染症・修復不能の先天奇形・機能回復・美容上効果などがある．

外傷では四肢を救済する視点で組織や血管の損傷の程度を注意して評価する．最近は末梢血管の修復や移植が進歩しており，動脈硬化や血栓塞栓による動脈閉塞を生じても，末梢の血行再建が可能なことが多い．

術前準備　外傷があるときは，最初に患者の全身状態を注意深く評価し，四肢を救済できるかどうかを評価したあと，四肢の組織損傷や血管損傷の範囲を調べる．末梢血管の修復やバイパスの技術が進歩した現在では，末梢側の血行再建は可能なことが多い．

糖尿病や重症血管疾患があれば，厳格な内科的治療で併存疾患を調節する．切断予定部の皮膚に限局性の感染があるときは，できるだけ手術を延期する．

湿性壊疽があるときは，下肢を氷やドライアイスで包み，切断予定部の直下にターニケットを装着すると，リンパ管がきれいになって毒性が減り創感染も減る．

動脈の内腔閉塞や外傷があり四肢の血流が高度に阻害されているときは，デブリドマンが不十分で閉鎖腔に感染があるとガス壊疽の恐れが現実になる．段階的な切断として，最初に「ドレナージのための切断（drainage amputation）」を行うと，最終段階での創の問題を防ぐことができる．

麻酔　下肢の切断には脊髄麻酔，上肢の切断には全身麻酔，手指や足趾の切断には神経ブロックか局所麻酔を使うことが多い．

体位　上肢の切断では，患者を手術台の端に寄せて上肢を希望の位置に伸展・外転する．下肢の切断では，腓腹部に滅菌タオルを4〜5枚置いて下肢を挙上してもよい（▶ CHAPTER 148，図1）．

手術準備　感染がなければ，ターニケットを装着する前に患肢を挙上して駆血する．ターニケットの位置は，足や下腿の切断では膝の上，膝や大腿下部の切断では大腿上部，前腕の切断では肘の上である．動脈硬化があるときは，断端の血流障害の可能性があるので，ターニケットを使わない．指趾の切断では，指趾のつけ根に弾性バンドを巻いてもよい．

通常の消毒液で切断予定部の皮膚を上から下まで広く消毒する．上肢や下肢の切断では，患肢全体をドレープで包み，助手が抱えて思いどおりに動かせるようにする．

切断部位　近代的な装具のおかげで，伝統的な「選定部位（sites of election）」はなくなった．一般に，切断する場所は病変によって決まり，できるだけ長く残し，とくに上肢はできるだけ長く残す．下肢は膝が機能的に重要なため，できるだけ膝を残す．

一般に，上肢は血流が十分であり，下肢は血流が不十分である．下肢は血行が不良なのでバイパス手術を行っても血行は不良なことが多く，下肢を切断する適応になる．

浅大腿動脈が閉塞したときや大腿膝窩動脈バイパスで血栓を生じたときは，深大腿動脈が主要な血液供給路であり，深大腿動脈が分布する範囲内で切断部位を決める必要がある．最も多いのは膝上切断（AKA）であり（図1，A），経顆的膝部切断（図1，B）や膝関節離断（図1，C）は，切断端が丸く大きいので，装具を

つけるのが厄介かつ困難である．

できるだけ長く温存するという原則は，膝下切断には当てはまらない．脛骨の前縁は圧迫部を避けるため斜めに面取りを行うので，血行が良好な充実性の組織で被覆する必要があり，長い背側皮弁を前方に移動させて断端を被覆するとよい．

膝下切断では，下腿を装具に挿入するのに，脛骨粗面から測定して理想的には8 cm以上の脛骨を残す．膝下切断で20 cm以上の長い脛骨を残すのは機能的でなくなる．極端に短い腓骨は外側に迷入しやすいので，膝下切断で下腿が短いときは初めから摘出しておく．

足関節切断や中足切断の適応はまれであり，主に外傷に適用される（図1，D）．Syme切断は荷重耐用装具をうまく使えるが，女性には美容上の欠点がある．

足の切断で最もよいのは経中足骨切断である（図5，A-A）．下肢に血行障害があるときは，創傷治癒が不良で高位の再切断が必要になるので，足首や足の切断はまれにしか行わない．

前腕の切断では，以前は中部1/3と下部1/3の境界部が至適切断部位であったが，回内や回外が可能な新しい人工上肢があるので，前腕はできるだけ長く残したほうがよい（図2）．

手の切断でも長さは重要であり，第2〜4指の部分切断で母指の対面側を残すとつかめるようになるので，装具よりも機能的によい．たとえ短くても，前腕の切断は肘上の切断よりも機能的によく，装具の肘継手が不要である．

皮弁の種類　装具は断端に広く当たるので，上肢は原則として，創が断端の後面にくるのがよい．荷重がかかる下肢も，創が断端の中央よりも後面にくるほうがよい．指趾の切断では，手掌や足底の長い皮弁を作り，厚い組織で断端を被覆する（図3，4，6）．

足趾の切断はラケット切開がよく，切開を上方に延ばすと中足骨を露出でき（図5），手指の切断でできるだけ長く残したいときにも利用できる（図6）．ラケット切開で中手骨頭や中足骨頭を摘出すると，上下肢の外見はよくても手足の幅が非常に短くなる．

手技の詳細　骨の先端で容易に縫着するには，十分な軟部組織が必要であるが，塊状の軟部組織は装具の適合を阻害するので，過剰な軟部組織は避ける．動脈と静脈は別々に結紮し，神経はできるだけ高位で非吸収糸で結紮して切断し，筋腹部に埋没して神経腫の形成を防ぐ．

神経の断端は圧力がかかると症状を生じるので，創部や圧迫を受ける場所から離すことが重要である．骨は十分に高い位置で切断すると，骨の先端を軟部組織が厚く覆うように縫着できる．尖った骨の断端には砕骨鉗子かヤスリで面取りを行う．

閉鎖　止血を行い，大きい切断では深部に閉鎖式吸引ドレーンを留置することがある．ドレーンは不要である．深部の筋肉ではなく，切開した筋膜を非吸収糸の結節縫合で軽く縫着する．

進行性の感染があってギロチン式の切断（訳注：被覆する皮弁がなく断面が露出する切断）を行ったときは，創を開いたまま二次的治癒させるか，あとで高位の再切断を行って一次閉鎖する．

術後管理　CHAPTER 148を参照．　■

XIV 四肢の手術
EXTREMITIES

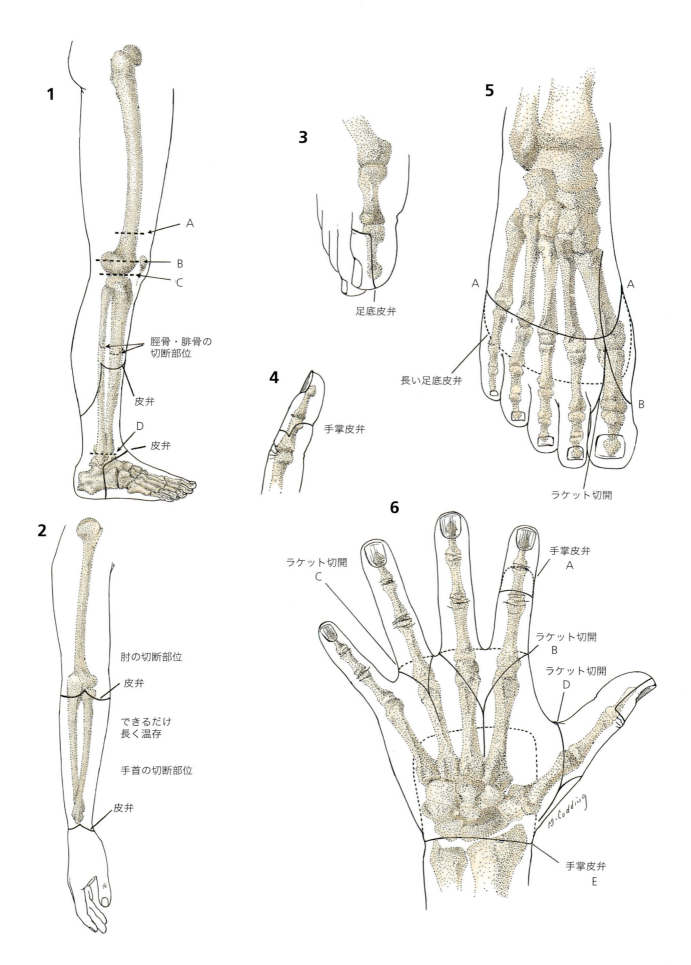

547

CHAPTER 148 膝上切断

適応　膝上切断（AKA）のうち大腿骨顆上切断の適応は，外傷・血行障害・腫瘍・進行性難治病変である．保存的治療がすべて失敗したときに初めて行う．

　膝上の大腿部で切断する手技を詳述する．膝上切断は血行再建やバイパスが失敗したとき，血管造影で中枢側と末梢側が再建不能のときに切断することが多い．

術前準備　切断の適応によって術前準備は異なる．限局性の動脈閉塞があるかどうかを評価するには，血管造影が必要である．限局性の閉塞があれば，腸骨動脈ステントや大動脈大腿動脈バイパスなどの中枢側の血行再建で血流が回復し，大腿膝窩動脈バイパスのような末梢側のバイパスで切断の必要性が減る．

　感染があるときは，外科的デブリドマンを積極的に行うことが成功するのに重要な過程になる．感受性検査に基づいて適切な抗菌薬を個別に投与する．切断予定部の皮膚に限局性の感染巣があるときは，改善できるなら手術を延期する．

　進行性の感染があるときは，感染の高さより上でギロチン式の切断や開放式の切断を行い，4〜5日後か敗血症が消失した時期に，もっと高い位置できちんとした再切断を行う．

　待機的な切断では，術前に患者を理学療法士や義肢装具士に紹介しておくと，術後に必要なリハビリテーションに対して身体的・精神的な準備ができる．

麻酔　低位脊髄麻酔が最も多いが，患者の状態が禁忌でなければ全身麻酔でもよい．

体位　臀部を手術台の端に置き，助手が大腿を十分に外転できるようにして，ふくらはぎや足首の下に滅菌タオルを4〜5枚置いて挙上してもよい．切断する部位を除毛する．

手術準備　下腹部から膝下までの皮膚を広く消毒する．大腿の下に畳んだ敷布を置き，膝から足までメリヤス編みの不浸透性ネット（stockinet）で覆う（**図1**）．

　進行性の感染の所見がなければ，助手が患肢を持ち上げて駆血を促す．下位で切断する予定があるときは，滅菌したターニケットを大腿の高位に装着してもよい．

切開と露出　使用する皮弁はさまざまである．下肢に進行性の感染があるときは，ギロチン式の切断で輪状切開を加えるが，可能であれば，前方と後方の皮弁の輪郭をペンで描き，十分な長さの断端を確保する（**図1**）．前方と後方の皮弁を同じ長さにするか，前方の皮弁を大きくして，最終的な縫合線が装具の圧迫部から離れるようにすることが多い．

　外科医は大腿の内側に立ち，主な血管と神経の走行がよく見えるようにし，切開線の輪郭を描く．皮膚と軟部組織はかなり引っ込むので，皮膚を断端に被覆するには骨の切断部より少なくとも10〜15 cm下方で皮膚切開を延ばす．皮膚と皮下組織の切開を筋膜まで進める．

手技の詳細　外科医は主な血管と神経の走行を熟知している必要がある（**図2**）．最も浅い位置で結紮する血管は大伏在静脈であり，大腿の内側や内側後方にあり，結紮する部位は切断する高さによって異なる（**図2，3**）．

　筋肉は皮膚や筋膜より少し高い位置で切離すると，筋肉は上方に引っ込むので，最終的に断端の閉鎖に使う皮弁は主に皮膚と筋膜からなる（**図4**）．大腿内側の筋肉を注意して切離し，内側後方の深部にある大腿動静脈を露出する（**図5**）．

　ターニケットを装着していなければ，拍動を見たり触れたりして太い動脈を同定できるが，ターニケットを装着しているときは，大腿静脈が露出するまで剝離する．大腿静脈を短い鉗子で挟んで切離する．大腿動脈と大腿静脈は別々に結紮し（**図5**），できれば大腿動脈の結紮糸の遠位側に貫通結紮を追加する．

　坐骨神経は大腿動静脈の後方にあり，周囲組織から分離する．坐骨神経の分岐部より高い位置で切断するときは，脛骨神経と腓骨神経を別々に結紮する．切断神経腫の形成を最小限に抑えるには，神経をできるだけ引き出し，高位に強い直のOchsner鉗子をかけ，2本目の圧挫型鉗子を5 mmほど遠位側にかけ，その直下で神経を切離する．

　近位側の鉗子をはずし，圧挫部を1-0の太い非吸収糸で結紮する（**図6**）．細い糸や吸収糸は使わない．細い糸で結紮すると，糸が神経鞘に切り込んで神経腫の形成を助長し，吸収糸で結紮すると，神経鞘が癒合する前に糸が溶け，神経鞘が開いて神経腫の原因になる．

　遠位側の鉗子をはずし，圧挫されて平たくなった神経断端を残すと，結紮糸が抜けるのを防げる．坐骨神経は上方の筋肉内に引っ込ませておき，決して周囲組織に縫着しない．坐骨神経が引っ込んだら，大腿骨後面から組織をさらに遊離する．深大腿動静脈を後方筋群の中で同定して結紮する（**図2**）．**CONTINUES ▶**

XIV 四肢の手術
EXTREMITIES

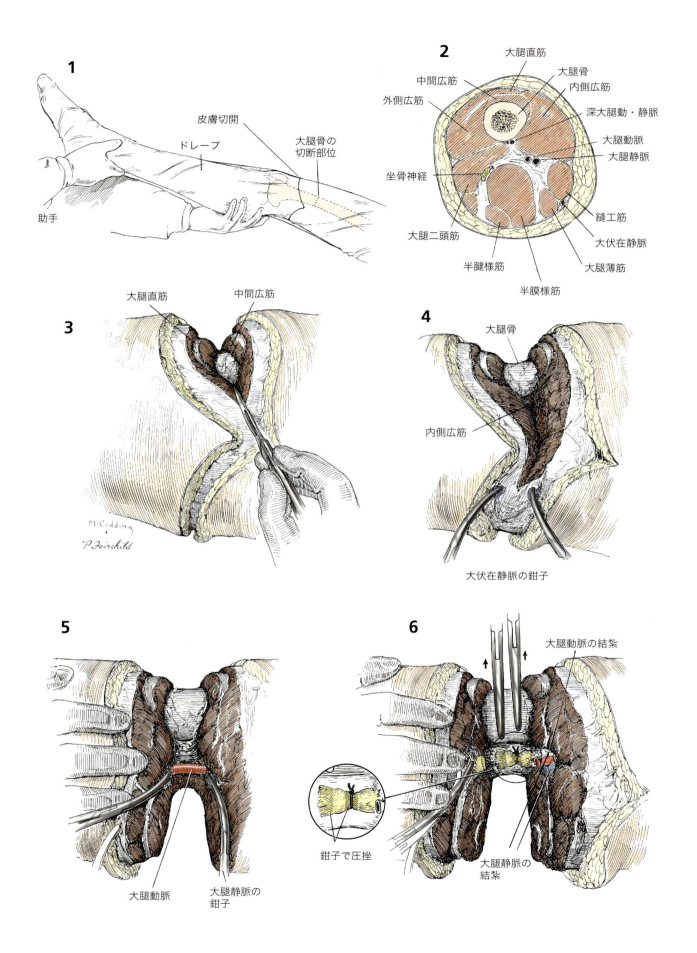

549

膝上切断

手技の詳細（続き）　大腿骨の周囲にある軟部組織を全周性に除去し，前方と後方の皮弁を十分に残した状態で骨の切断部位を決める．大腿骨の切断部の骨膜に輪状切開を加え（**図7**），下方にある骨膜を剝がして骨を切断できる状態にする（**図8**）.

筋肉を牽引して保護しながら，電動ノコギリを使って大腿骨を希望する高さで切断する（**図9**）．切断した下肢を術野から除去する.

切断部位の尖った骨の断端に砕骨鉗子かヤスリで面取りを行う（**図10**）．ターニケットを装着していたら解除し，出血部位を鉗子で挟んで結紮する．筋肉の表面を温かい生理食塩水で洗浄し，完全な止血と骨片の洗い流しを確認する．術者の判断と創の状態に応じて，深部にドレーンを留置してもよい.

閉鎖　前方と後方の皮弁が十分な大きさであることを確認したら，緊張がかからないように皮膚をぴったり閉鎖できるように断端を整える．深部にある前方と後方の筋膜に結節縫合をかけ，大腿骨の断端で縫着する（**図11**）.

吸収糸の結節縫合でScarpa筋膜も縫着し（**図11**），皮膚の縫合に緊張がかからないようにする．ギロチン式の切断を行ったときは，創は開いたまま遅延治癒させるか，あとで高位の再切断を行って一次閉鎖する.

皮弁を適切な格好に整えたら，外科医の好みで皮膚を閉鎖する（**図11，12**）．一般に，モノフィラメントの非吸収糸で結節縫合を行うと，深部組織に虚血を起こすことなく上手に閉鎖できる．ピンセットによる皮膚縁の損傷を避ける.

術後管理　手術直後はインスリンによる糖尿病の血糖管理を継続する．断端を非粘着性ガーゼで覆い，綿毛様の滅菌ガーゼを当てたあと，きつくない程度に包帯をぴったり巻く.

断端は浮腫になって疼痛や血行障害を起こすので，24時間後にはガーゼ交換する．組織の浮腫が問題になるときは，非粘着性ガーゼの表面で縫合線に沿って真空式創部保護シートを貼ってもよい.

浮腫を防ぐのにベッドの足側を高くしてもよいが，断端を高くしてはならない．伸展位を維持して屈曲拘縮を防ぐため手術直後に副木を当てることもあるが，4〜5日後には運動を開始できるように，早めにはずす.

ギロチン式の切断では，外科的処置を追加する予定がなければ，特殊な管理が必要である．最終的に高位の再切断を計画しているときは，それまで規則的にガーゼ交換を行い，治癒を期待するときは，皮膚牽引器を装着して皮膚縁を断端に移動させてもよい.

皮膚縁が寄れば骨の断端が完全に被覆されて治癒するが，皮膚縁が寄らないときはガーゼ交換を続けて遅延二次治癒による閉鎖を待つ.

創の一次治癒が完成したら，断端が装具に適合するように努力する．作業療法士の援助を受けながら断端に弾性綿包帯を巻いておくと，断端の組織が収縮する．患者と家族を指導して包帯を4時間ごとに巻き替え，就寝時にも巻き替え，毎日新しい包帯に交換する.

別の方法として，「断端収縮材（stump shrinker）」と呼ばれる特殊弾性ソックスを断端につけて全周性に圧迫を加えることもある.

装具をつけて歩けるかどうかを決める唯一の指標は，下肢を切断する前に歩いていたかどうかである．そのほかに重要なのは，重症疾患合併・視機能低下・反対側下肢機能，協働性・敏捷性・下肢筋力・協調運動バランスである．松葉杖を使った歩行は装具をつけた歩行よりもエネルギーが必要であり，松葉杖で歩ける患者は装具で歩ける.

四肢を切断した患者は大部分に幻肢感覚があり，正常の回復過程と考える．下肢の幻肢はからだに対する正常の関係として残り，装具をつけるとほとんど消失する.

幻肢痛の程度は切断前の疼痛の程度と関連があるが，神経根症や術中体位，瘢痕部や圧迫を受けやすい場所に神経腫ができたときにも生じる．幻肢痛には幻肢の運動が有効であり，理学療法士や作業療法士と相談して症状の軽減を図る.

切断の方法や範囲と関係なく，計画的なリハビリテーションプログラムが重要であり，外科医・理学療法士・義肢装具士が共同で行う経過観察が必要である．待機的な切断を計画するときは，理学療法士は患者に松葉杖を使った歩行を教え，適切な運動を指導する．■

XIV 四肢の手術
EXTREMITIES

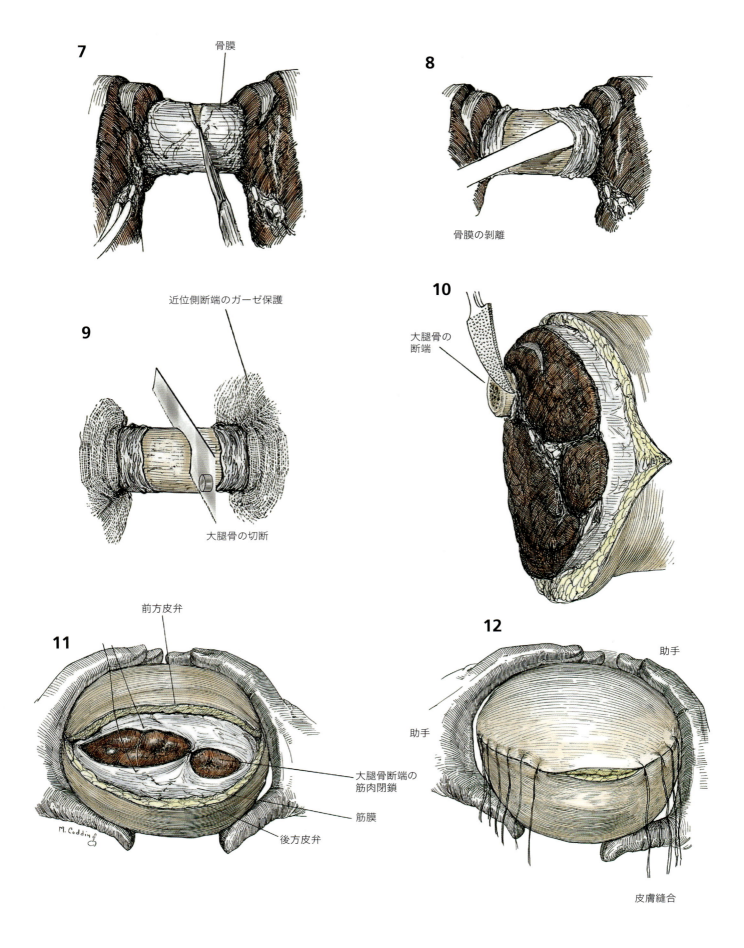

CHAPTER 149 手感染巣の切開ドレナージ

適応 手の感染巣に対する切開ドレナージの適応は，部位・範囲・程度・経過によって異なるが，限局性の感染巣であれば，ほとんど切開ドレナージか手術的デブリドマンを行う．注意が必要なのは免疫不全患者であり，適切な炎症反応が現れないため，診断と治療が遅れる．

掌側に生じた感染巣は，背側の腫脹が最も大きいが，背側のドレナージを行うのは，背側に膿瘍形成があるときだけである．壊死性筋膜炎が疑われるときは，原因は連鎖球菌か多種類の細菌であり，積極的に手術的デブリドマンを行うのがよい．

術前準備 すぐに手術できないときや深部感染巣が不明のときは，患部の固定・安静・挙上と積極的な抗菌薬療法が初期治療である．膿瘍の診断がついたら切開ドレナージを行う．

併存疾患がある患者は評価して治療し，糖尿病患者は血糖を管理する．喫煙歴がありニコチン依存症がある患者は，創傷治癒を改善する目的でカウンセリングを行って禁煙させる．

麻酔 麻酔が必要な部位と範囲によってさまざまなブロックが使われる．前腕や手の麻酔は，腋窩ブロック・腕神経叢ブロック・Bier ブロック（訳注：領域静脈麻酔）がある．手首で行う正中神経・尺骨神経・橈骨神経の領域ブロックは信頼性が高い．

指のブロックは掌側からでも背側からでも行えるが，指の基部に注入する麻酔薬が過剰になると，コンパートメント症候群を生じて循環障害を起こす．広範囲の感染があるときや領域麻酔が安全に行えないときは全身麻酔を使う．

体位 仰臥位にして患側の手を腕台に乗せる．

手術準備 通常どおり手の皮膚を消毒する．通常は上腕にターニケットを巻いて 250 mmHg に加圧する．感染があるときは，弾性包帯による駆血と重力による駆血を併用し，血行散布を防ぐ．

手技の詳細

1. 瘭疽 felon

迅速なドレナージが必要であり，緊張を減圧して末節骨に骨髄炎が起こるのを防ぐ．深部にある膿瘍のときは，指の尺側に沿って爪縁から 3 mm ほど掌側で縦切開する（図 1，2）．つまむ動作のときに瘢痕が痛むのを避けるには橈側の切開を避ける．掌側の中央を縦切開する方法もある．

到達法によらず，末節骨の掌側で指腹の隔壁を通って徹底的に鈍的剥離を行い，感染があるすべての区画を開放するが（図 3），腱鞘を損傷しないように注意する．十分に洗浄してガーゼを軽く詰め，創を開放して二次治癒にする．

2. 爪周囲炎 paronychia

爪周囲炎は手の感染の中で最も多い．急性爪周囲炎では，感染がある部位で爪から爪上皮を剥がす〔図 4，訳注：爪甲（いわゆる爪）の根部が後爪郭，側部が側爪郭，爪甲と爪郭の間が爪上皮（cuticle，側部は eponychium），爪甲と爪床の間が爪下皮（hyponychium）〕．

感染が悪化するときや近位側に膿瘍があるときは，爪の近位部を摘除する（図 4，5）．軽微な感染では，両側の爪上皮に縦切開を加え（図 6A），切開創から金属薄片を留置するか（図 6B），薬剤浸透ガーゼをステントとして挿入し（図 6C），爪上皮が閉鎖するのを防ぐ．

感染が広範囲にあるときは，爪甲をすべて摘除する必要がある．再発した爪周囲炎や慢性爪周囲炎では，真菌感染を調べて爪甲の造袋が必要になることがある（図 7A-7C）．

3. 腱鞘感染

屈筋腱鞘は遠位指節間（DIP）関節の遠位側から手掌屈曲しわまで延びている．長母指屈筋腱鞘は橈側滑液包に連続し，小指屈筋腱鞘は尺側滑液包に合流する（図 8）．

24 時間以内の感染で膿瘍がないときは，広域スペクトラムの抗菌薬の静注投与・固定・挙上・頻繁な診察で保存的治療を行う．

中等度の感染があるときは，腱鞘の近位側と遠位側に小切開を加えてドレナージを行い，洗浄用カテーテルを留置する（図 9）．近位側は手掌屈曲しわ部で横切開し，遠位側は中節骨表面か近位指節間(PIP)関節のしわに沿って斜切開し，屈筋腱鞘を露出する．

手指の掌側面では中央部から外れないように注意して，神経血管束の損傷を避ける．神経血管束に注意しながら組織の切開を縦方向に延ばすと，腱鞘を露出しやすい．

高度の感染があるときは，手指側面の中軸切開で到達するが，示指・中指・環指では尺側，母指と小指では橈側を切開する（図 10）．手指の神経血管束を損傷しないように注意する．

ドレナージのあとは，非吸収糸の結節縫合で皮膚をゆるく縫着し，処置後もドレナージが効くようにする．快適性のためには固定具を当てたほうがよい．いずれの感染でも，適切な抗菌薬療法が行えるように細菌培養と感受性検査を行う．

4. 手掌感染

指間腔の膿瘍は，指間腔の背側に縦切開をおいてドレナージし，掌側の切開は瘢痕が痛むので避ける（図 11）．感染が掌側に近いときは，2 つ目の切開を掌側に加えてもよい．

中手掌腔の感染は掌側の曲がった縦切開で到達する（図 10）．母指球や小指球の深部感染はまれであり，背側の縦切開で到達する．

前腕の遠位側では，Parona 腔が方形回内筋のすぐ表面で母指球や中手掌腔と連続しており，手掌腱のすぐ尺側を切開すれば到達できるが（図 10），正中神経を損傷しないように注意する．

大部分の感染は細菌培養を行い，感受性検査に基づいた抗菌薬療法を行うまで広域スペクトラムの抗菌薬を投与する．

術後管理 瘭疽と爪周囲炎では，手術翌日にガーゼを交換し，早期から運動を始め，動かす範囲を徐々に大きくする．腱鞘感染と深部感染では，細菌培養に基づいて抗菌薬を継続する．ガーゼ交換を 1 日に 4〜5 回行い，2〜3 日後に洗浄カテーテルを抜去する．

目立つ感染が改善したら，静かに動かすように促し，問題がなければ運動を増やす．腫れがひくまで患肢を心臓の高さに挙上すると，安静期間の不快が軽い．手の治療の専門家が評価してリハビリテーションを行うと最大限の回復が得られる． ■

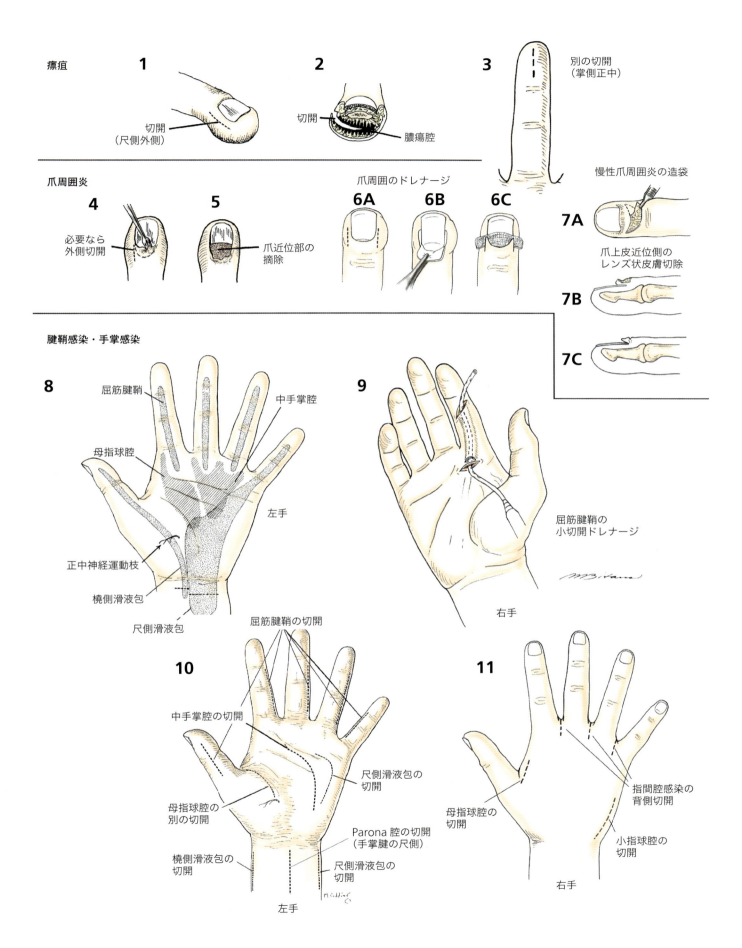

CHAPTER 150 腱縫合

適応 機能的に良好な成果が得られる最良かつ唯一の機会は最初の修復のときなので，屈筋腱の損傷を修復するときは，理想的な状態でなければならない．高度の汚染・感染・組織破壊があるときは，緊急修復の禁忌のため，デブリドマンと創処置のあとで遅延修復を行う．

屈筋腱の損傷には 5 つの領域があり（**図 1**），領域ごとに修復法がある（訳注：Ⅰは指先から中節骨中央まで，ⅡはMP関節まで，Ⅲは中手骨中央まで，Ⅳは手根管部，Ⅴは前腕部）．

領域Ⅱの損傷は屈筋腱鞘内にあり，伝統的に「立ち入り禁止区域（no man's land）」として知られ，腱を修復しても結果はあまりよくないが，現在では，適切な外科的修復と専門家の積極的・包括的リハビリテーションによって十分に機能の回復が得られる．

麻酔 全身麻酔か腋窩神経ブロックを使う．手首や肘での正中神経・尺骨神経・橈骨神経の領域ブロックも使え，救急外来で手術を待っているときに行える利点がある．指の神経ブロックはほとんど使わない．

手術準備 救急外来で創を徹底的にきれいにしてガーゼを当てておく．麻酔がかかったあと，重力や弾性包帯を使って駆血し，上腕にターニケットを巻く．通常の成人では 250 mmHg に加圧するか，収縮期圧より 80 mmHg 高く加圧する．

ターニケットは 2 時間加圧したままでも問題なく，循環を 20 分間行えば再度加圧できる．創のガーゼをはずして 4〜5 L の温かい生理食塩水で徹底的に洗浄する．

切開と露出 十分に露出することが重要であり，創の両端を延ばすことが多いが（**図 2**），切開を延ばすときは神経血管束を損傷しないように注意し，関節に瘢痕収縮が起こらないように注意する．

手指の斜め方向の創傷では，指節間関節の間に Brunner 型の対角線切開を加え，掌側面に沿ってジグザグ型の切開にする．横方向の創傷では，中軸切開を加えて狭い皮弁にならないようにする．手指の皮弁は基部が広くなるようにして虚血を防ぐ．

指の神経血管束は掌側外側の表面を走行しており，万難を排して温存する．不用意に切開すると皮膚に瘢痕や変形を生じる．

手技の詳細 創部の検索とデブリドマンを行い，神経と血管を同定して牽引する．神経や血管に損傷があれば修復する．できれば腱の断端を創部に引き出し，ピンセットでやさしくつまむ（**図 3**）．組織を丁寧に扱うことが重要であり，腱を圧挫して損傷すると治癒がわるく，修復に欠損を生じて失敗する．

一般に，腱の損傷が横断面の 50% 以下であれば，修復は不要である．ほつれた神経線維をきれいに整え，腱が屈筋滑車に巻き込まれないようにする．横断面で 50% 以上の損傷や完全な断裂では，修復が必要である．

損傷部位によっては近位側の断端が引っ込んでおり，腱を引き下ろす操作が必要である．できるだけ直視下に無傷操作で行う．手首と肘を曲げて前腕の筋肉を絞り下ろすと，近位側の断端が創部に出てきやすい．

腱を同定するのに手掌や前腕を切開しないといけないことがある．遠位側の断端は，指を曲げると容易に同定できることが多い．多発損傷のときは，近位側の腱と遠位側の腱の方向と解剖を確認する．

腱縫合の原則は時代とともに進歩しており，中心縫合と周囲縫合の両者が最大限の結果を残してきた〔訳注：中心縫合は縫合糸の本数によって 2/4/6（多重 multi）-strands と呼ぶ〕．

腱周囲縫合は 6-0 のモノフィラメントの非吸収糸の連続縫合で行い，強さと滑らかな表面を兼ね備えている．最初に後壁の腱周囲縫合を行い，次に 3-0 か 4-0 の非吸収糸で多重中心縫合を行い，最後に後壁の腱周囲縫合を行って完全に修復する．

中心縫合と周囲縫合には複数の手法があるが（**図 4**，**5**），最も信頼できる中心縫合は四重ロック法であり，最も信頼できる周囲縫合は連続縫合法（単純連続縫合・ロック式連続縫合・水平マットレス連続縫合）である．

領域Ⅰの損傷は中節骨の浅指屈筋腱付着部より遠位側であり，損傷した腱の遠位側が短いので，経皮的ボタン縫合を行って近位側の腱を末節骨に固定する（**図 6**）．骨片が腱に付着しているときは，K-ワイヤー（Kirschner 鋼線）で固定する．

領域Ⅱの損傷は屈筋腱鞘の範囲であり，修復が最もむずかしいので経験豊富な外科医が行い，浅指屈筋（FDS）と深指屈筋（FDP）を修復する．

領域Ⅲの損傷は手掌部であり，単純で治癒しやすい．

領域Ⅳの損傷は横手根靱帯下の手根管部であり，まれで正中神経損傷と関連がある．

領域Ⅴの損傷は前腕部であり，筋腱移行部に起こると縫合部が筋肉に固定されないので複雑損傷になり，前腕の動脈や神経も損傷している可能性がある．

閉鎖 修復が終わったらターニケットをはずし，入念に止血を行う．出血がある状態では，創を閉鎖しない．深い軟部組織を縫着して死腔を閉鎖する．通常どおり皮下組織と皮膚を細い糸で閉鎖する．

創に非粘着性ガーゼを当て，手背部に副木を装着して手首と指の伸展を防ぐ．副木は指先より長くすることが重要であり，手首と指を軽く屈曲させ，屈筋腱修復部に緊張がかからないようにする（**図 7**）．

術後管理 浮腫を減らすために手を挙上し，ガーゼと副木は 2 日間そのままにしておく．外科医と理学療法士が管理する包括的なリハビリテーションプログラムに組み入れ，最初の 1 週間は受動的な運動から始める．患者のコンプライアンスや積極性と腱の修復状態に応じて早期から能動的な運動プログラムを始めてもよい．

早期の運動によって皮膚の瘢痕と修復部の硬化が軽くなるが，過剰なリハビリテーションは修復部の破綻を生じる危険性が高いことも考えておく．腱損傷の修復の成果を規定する最大の因子はリハビリテーションに対する患者のコンプライアンスである．■

XIV 四肢の手術
EXTREMITIES

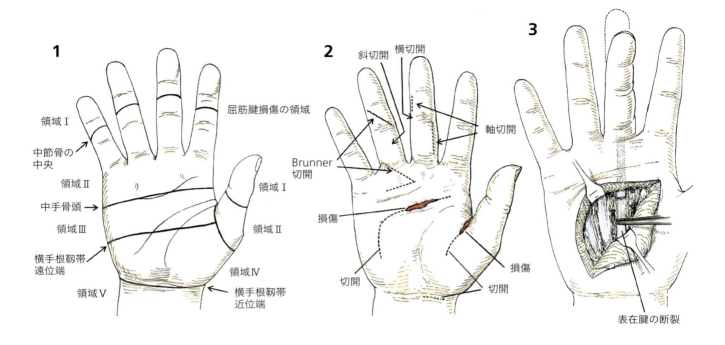

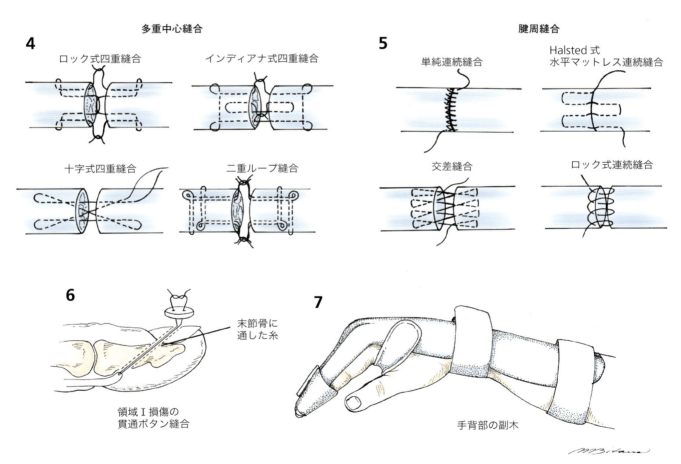

索引 （原書の索引に基づいて作成）

■ 和文索引

あ

アカラシア　124
アメリカ麻酔学会（ASA）　7, 13
アルゴンビーム凝固装置　286
圧挫型鉗子　92, 98
安全な手術のためのチェックリスト　9

い

インスリノーマ　320
インとアウト　7, 8, 11
インフォームドコンセント　7
インフルエンザ菌　360
胃亜全摘　80
胃潰瘍　58, 80
胃肝間膜　20, 68, 69, 71, 80, 86, 98, 120
胃空腸吻合　60
胃結腸間膜　82, 134, 186
胃十二指腸動脈　18, 330, 336
胃十二指腸吻合　64
胃食道逆流症（GERD）　116, 120
胃切除　80, 90, 92, 94
胃全摘　96
胃大網動脈　18, 72, 80
胃バンディング法　132
胃パウチ　126, 127
胃半切除　66, 72, 76, 94
胃脾間膜　18, 72, 80, 82, 134, 354, 356, 360
胃瘻　54, 56
陰嚢水腫　426
陰部大腿神経　380, 420

う

右肝動脈　18
鋤状　36
運命の三角　420, 422

え

栄養状態　7, 8
腋窩リンパ節郭清　474
円靱帯　370, 398, 416
円錐切除　372

お

横隔食道間膜　120
横隔神経　26, 460
横隔動脈　18, 24
横隔膜下膿瘍　58
横隔膜脚　100
横筋筋膜　404, 406, 408
横行結腸ストーマ　172
男結び　3
温浴　240

か

カテーテル感染　8
ガストリノーマ　320, 438
かがり縫い　230
下横隔動脈　440

下甲状腺動脈　434
下大静脈　290, 380, 440, 448, 534
下大静脈フィルター　534
下腸間膜動脈
　　22, 24, 168, 190, 196, 214, 222, 506, 514
下腹壁動静脈　380, 404, 420
回結腸動脈　22, 182
回腸肛門吻合　228
回腸終末部　178
回腸ストーマ　212
回腸パウチ　228
開胸　46
開創器　3, 364
開腹　30
潰瘍性大腸炎　204, 228
外肛門括約筋　242
外鼠径ヘルニア　396, 398, 400, 402, 404
外鼠径輪　396
外腹斜筋筋膜　398
外腹斜筋腱膜　404
外来手術　13
角の縫合　64, 74, 100, 268
拡張と搔爬　372
顎下三角　462
顎舌骨筋　462
顎二腹筋　462, 464
片肺換気　46, 50
括約筋間線　242
褐色細胞腫　440
鎌状間膜　288, 328, 440
肝右葉切除　288
肝腫瘍　286
肝十二指腸間膜　18, 82, 264
肝静脈　284
肝切除　288, 292
肝臓鉤　126
肝臓を絞るダイエット　128
肝動脈　288, 296
肝門部腫瘍　276
肝彎曲部　182
完全静脈栄養　7
完全腹膜外法　424
冠静脈　20
間欠的空気圧迫装置　42, 252
顔面神経　458, 468, 492

き

キシロカイン　6, 240, 242, 440
ギロチン式の切断　546, 548
気管支拡張薬　5
気管支鏡　144
気管切開　436, 452
気管チューブ　454, 456
奇静脈　26, 144
偽幽門　74
逆 Trendelenburg 位　126, 132, 182
急性下肢虚血　532
急性胆嚢炎　270
急性腸間膜虚血　516
球形ポンプ　424
挙睾筋線維　398
胸筋　476, 478, 480

胸腔鏡　50
胸腔ドレーン　48, 144
胸骨頸切痕　430
胸鎖乳突筋　430, 458, 466
胸背神経　476
橋下水路　24
巾着縫合　54, 76, 78, 160, 190, 218
近位胃迷走神経切離　66
金属ステイプラー　36
筋弛緩薬　6
筋膜切開　542
禁煙　5, 7, 42, 50
緊急気管切開　452

く

クローバー（葉）変形　84
空腸空腸吻合　114
空腸ループ　90, 92, 102
屈筋腱　554
靴みがきの操作　122
訓練用スパイロメトリー　48

け

下剤　184
経胸的食道切除　144
経口胃管　42, 120, 128, 252, 356
経腸栄養　7
経鼻胃管　102, 142
経皮的気管切開（PDT）　454
経腹的食道切除　134
経腹の腹膜前法　422
頸動脈内膜剝離　492
血液製剤　5
血管アクセス　498
血管鉗子　514
血管茎　74
血栓除去　516, 532
血栓性外痔核　240
血栓性静脈炎　12
結節縫合　32, 36, 62
結腸間膜　60, 62
結腸ストーマ　172, 174
結腸切除　178, 188, 204
　──（腹腔鏡）　182, 188
結腸全摘　204
肩甲下筋　476
肩甲舌骨筋　460, 466, 492
剣状突起　72, 96, 108, 328
牽引縫合　72, 154, 156, 158
腱鞘　552
腱縫合　554
減張縫合　34
減量手術　126

こ

コブラの頭　524
コンパートメント症候群　542
ゴムつき鉗子　176
ゴム輪結紮　240
広頸筋　430, 458
広背筋　46, 476, 486
甲状腺亜全摘　430

甲状腺峡部　452
甲状腺全摘　430
甲状腺中毒症　430
甲状前筋　436
甲状軟骨　452
抗凝固療法　12
抗菌薬　7
抗ヒスタミン薬　10
肛門管　242
肛門挙筋　198, 200, 238, 242
肛門周囲膿瘍　242
肛門尾骨縫線　198
後側方切開（開胸）　46
高カルシウム血症　438
高血糖　8
高齢者　8, 10
喉頭鏡　436
膠質液　8
合成メッシュ　422
骨盤神経叢　196
骨盤深部鉤　194, 196
骨盤内臓神経　228
骨蝋　96
根治的頸部郭清　458

さ

サードスペースへの喪失　8
左肝動脈　18
鎖骨下静脈　502
鎖骨下動脈　26
坐骨神経　548
坐骨直腸窩膿瘍　242
砕石位　198, 364
最下甲状腺静脈　434
臍ヘルニア　394
三角間膜　288
三角法　176

し

シートン法　246
シャント法　538
シリコーン製　48, 164, 262, 280
子宮仙骨間膜　368
子宮内膜症　42
子宮卵巣間膜　366
死冠　420, 422
自然気胸　50
資格証明書　13
耳下腺切除　468
自己調節鎮痛ポンプ　10
自動吻合器　126
痔核切除　240
膝下切断　546
膝関節離断　546
櫛状線（歯状線）　228, 234
手指破砕法　284
手術チェックリスト　10
十二指腸潰瘍　58, 60, 66, 72
十二指腸断端　84
縦隔　26
術後管理　10-12
除毛　2

小内臓神経　26
小彎　60, 62
焼痂切開　544
上腸間膜静脈　20, 538
上腸間膜動脈　18, 22, 24, 168, 516
静脈管索　294
静脈瘤切除　536
食道胃接合部　124
食道筋層切開　124
食道空腸吻合　100
食道切除　134, 144
伸展性ポリテトラフルオロエチレン　422
神経血管束　48
神経刺激器　468
真菌血症　8
深大腿動脈　518
深部静脈血栓　128
腎移植　380
腎摘出　376

す

ストーマ閉鎖　174, 220
スリーブ胃切除　125
　──（腹腔鏡）　128
垂直マットレス縫合　36
膵仮性嚢胞　302
膵空腸吻合　308, 310, 318
膵全摘　346
膵体尾部切除（腹腔鏡）　326
膵頭十二指腸切除　328
膵嚢胞　302

せ

センチネルリンパ節生検　472, 482
正中神経　552, 554
声帯　436
制吐薬　10
精管　396
精索　382, 404, 426
精索動静脈　420
精巣固定　396
精巣鞘膜　426
精嚢　194
切断　546
舌下神経　462, 492
舌下神経ワナ　492
舌神経　462
仙棘筋　46
仙骨静脈　194
選択的迷走神経切離　66
全幹迷走神経切離　66, 76, 348
全層皮膚移植　488
全直腸間膜切除　194
前鋸筋　46, 476, 480, 486
前庭部切除　330, 334, 348
前方切除　214
前方噴門形成　124

そ

鼠径部　420
鼠径ヘルニア修復（腹腔鏡）　422, 424
爪周囲炎　552

創ヘルニア　386, 390
僧帽筋　46
総肝動脈　18, 330, 336
総頸動脈　462, 492
総大腿動脈　518
総胆管　252, 264, 266
総腸骨動脈　24, 506
側壁魚口吻合　310

た

タイムアウト　3, 10
多発性内分泌腫瘍症　438
体外衝撃波結石破砕　264
待機気管切開　452
大腿骨顆上切断　548
大腿膝窩動脈バイパス　520
大腿大腿動脈バイパス　518
大腿ヘルニア　416, 418
大腸全摘　204
大動脈鉗子　506, 510
大動脈弓　520, 548
大動脈大腿動脈バイパス　512
大動脈分岐部　24
大内臓神経　26
大伏在静脈　520, 548
大網　58, 60, 88, 172, 186, 188, 202, 386, 394
大彎　60, 62
胆管空腸吻合　274
胆管十二指腸吻合　268
胆管造影　254
胆石　252
胆嚢炎　270
胆嚢外瘻　272
胆嚢管　252, 254, 260, 270
胆嚢摘出　252, 258, 270
　──（腹腔鏡）　252
胆嚢動脈　18, 252, 260, 270
胆嚢部分切除　270
短胃動脈　5, 82, 86, 94, 118

ち

恥骨結節　420
腟円蓋　365
腟上子宮切除　366
中心静脈カテーテル　502
中手掌腔　552
虫垂間膜　166
虫垂切除　162
　──（腹腔鏡）　166
虫垂動脈　22
超音波メス　42, 128, 286, 444
腸管ストーマ療法士　170
腸間膜　154
腸間膜下大静脈シャント　538
腸間膜動脈　18, 22, 24
腸骨窩　380
腸骨回旋静脈　420
腸骨下腹神経　408
腸骨鼠径神経　396, 402, 408
腸骨恥骨靱帯　420, 422
腸重積　150
腸恥筋膜弓　420

腸腰筋　376
腸腰筋固定　374
調節性胃バンディング（腹腔鏡）　132
聴診三角　46
直腸脱　234
直腸粘膜伸展法　246
鎮静薬　5, 56

つ・て

通電ワイヤー法（LEEP）　372
手感染巣　552
底部先行型　270
電気水圧結石破砕　264
電気メス　3, 42, 62, 64

と

疼痛三角　420
橈側皮静脈　498
動静脈シャント　498

な

内圧測定　120
内陰部動脈　22
内括約筋　242
内頸静脈　460, 500
内側胸筋神経　478
内視鏡的胃瘻造設（PEG）　56
内鼠径ヘルニア　406, 408, 414
内鼠径輪　420
内腸骨動脈　24, 510
内膜剝離　494

に

二次心肺蘇生法のプロトコール　6
二重ステイプル法　190
二重ループ縫合　410
肉様膜　426
乳酸 Ringer 液　5, 11, 202
乳び槽　20
乳房切除　476, 478
尿管ステント　374
尿管損傷修復　374
尿管尿管吻合　374
認定麻酔看護師　5

ね・の

粘膜グラフト　274
膿胸　50

は

バイポーラ凝固切離器　128
バネ耳のフランス針　92
パウチ炎　232
パンチ生検　372
把持鉗子　166
敗血症　2
白線　30, 32, 34, 38, 40, 170
反回神経　26, 138, 430, 434, 438
半奇静脈　26
半砕石位　192
板状鉤　34

ひ

ビタミン B_{12}　110
ビタミンC　8
ビタミンK　8, 264, 266, 276
ピッグテールカテーテル　274
ピロリ菌　58
皮膚移植　488
脾温存　360
脾茎部　356
脾結腸間膜　184, 206, 220, 356
脾静脈　20, 322, 354, 358, 360
脾腎間膜　322, 356
脾腎静脈シャント　20, 538
脾臓　18, 188, 356, 358
脾臓修復　360
脾摘　352
　　——（腹腔鏡）　356
脾動脈　18, 322, 354, 358, 360
脾彎曲部　22, 188
瘭疽　552

ふ

ブルドッグ鉗子　360, 380, 492
プライマリケア医　7
プラグ法　414
プロトンポンプ阻害薬　58, 120, 320, 334
不感蒸泄　7
伏在静脈　528
副甲状腺機能低下症　436
副甲状腺摘出　438
副腎偶発腫瘍　444
副腎静脈　376
副腎摘出　440
　　——（腹腔鏡）　444, 446, 448
副腎皮質ホルモン　9
副半奇静脈　26
副脾　360
腹会陰式直腸切除　192
腹腔鏡　42
腹腔鏡診断　42
腹腔動脈　18, 20, 24
腹式子宮全摘　366
腹水　30
腹直筋　420
腹部大動脈瘤　24, 504
腹壁創離開　12
腹壁分離法　390
腹壁ヘルニア　386
腹壁ヘルニア修復（腹腔鏡）　386
腹膜前腔　420
腹膜前脂肪　30
腹膜透析カテーテル挿入　44
複合メッシュ　422
吻合部潰瘍　330
噴門形成　116
　　——（腹腔鏡）　120
分層皮膚移植　488

へ

ベストとズボン　402
閉腹　32

ほ

弁切離器　530

ほ

縫工筋　522
膀胱内圧測定　202

ま

マッシュルームカテーテル　272
マットレス縫合　36, 38, 360
麻酔　5
慢性ショック　8

む

無気肺　10
無名動脈　26

め

メチレンブルー　248
迷走神経　26, 66, 68, 100, 462, 492
迷走神経切離　58, 66, 72

も

モスキート鉗子　304
毛巣洞　248
門脈　20
門脈圧亢進症　538
門脈下大静脈シャント　538

ゆ

輸液療法　5
輸血　5, 8
幽門狭窄　60
幽門筋切開　146
幽門形成　58, 64, 66

よ

腰静脈　380
腰動脈　24

ら

ラケット切開　546
卵管間膜　370
卵管切除　370
卵巣がん　364
卵巣堤索　370
卵巣摘出　370

り

リンパ節　20, 22, 24, 96
リンパ流　20, 24
菱形筋　46
輪状咽頭筋　466

れ

レーザー結石破砕　264
裂肛　242, 246
裂孔靱帯　406

ろ・わ

瘻孔　242
若い外科医　2, 4

索引　559

■ 欧文索引

数字

8字縫合　34

A

Adson-Beckman 開創鈎　382
Allen 支持台　184, 204, 220, 228
Allis 鉗子　54, 84, 90, 246
ALND　476, 482

B

Babcock 鉗子　60, 76, 84, 92, 118, 158, 202
Baker 法　220
Balfour 腹壁鈎　382
Billroth I 法　72
Bogros 腔　420
Bookwalter 牽引鈎　258
Brooke 回腸瘻　170

C

Calot 三角　18
Cantlie 線　284
Cantor チューブ　11
Carter-Thompson 装置　126
CEA　286, 288, 292
Chvostek 徴候　438
Connell 縫合　62, 92
Cooper 靱帯　406, 416, 420
Coryllos 骨膜剝離子　46
Coude カテーテル　278
Cushing 下垂体鋭匙　272
Cushing 症候群　440

D

Dor 噴門形成　124
Douglas 窩　22, 192, 210, 222, 234, 368
Drummond 辺縁動脈　22, 168, 214
DVT　12, 536

E

ENBD　9, 264, 290, 328, 346
ERCP　252, 270, 302, 308

F

Finney 幽門形成　64
Fogarty カテーテル　516, 532
Foley カテーテル　9, 42, 108, 126, 166, 356
Fowler 位　58
FNA　476
Fredet-Ramstedt 手術（幽門筋切開）
　　　　　　　　　　58, 64, 66
Furniss 鉗子　76, 108

G

Gambee 縫合　184
Gerota 筋膜　376, 444
Glassman 鉗子　176
Goodsall 法則　242

H

Hasson 法　38, 42, 166, 182
Heaney 鉗子　368
Hedblom 骨膜剝離子　46
Hegar 拡張器　372
Heineke-Mikulicz 幽門形成　64
Hill-Ferguson 牽引鈎　246
Hirschman 肛門鏡　240
Hofmeister 法　92

J

J パウチ　228
Jaboulay 胃十二指腸吻合　64
Janeway 胃瘻　54

K

Kelly 止血鉗子　38, 170, 276, 370
Kittner 剝離器　422
Klatskin 腫瘍　276
Kocher 鉗子　30, 32, 34, 94, 108, 170, 176, 208
Kocher 授動
　　　20, 64, 72, 108, 136, 266, 302, 328, 440

L

Lahey バッグ　520
Langer 線　30, 476
Latarjet 神経　66
Lichtenstein 法　408, 410
Longmire 法　348

M・N

Mallard 切開　364
Maloney 食道ブジー　118
Maryland 剝離器　446
McBurney 法　162
McVay 法　406, 416
Meckel 憩室　150
Metzenbaum 剪刀　88, 192, 260
Morgagni 柱　228
no touch　22, 168, 184

P

Pace-Potts 鉗子　214
Payr 鉗子　92
PCA　10, 48
PEG　56, 302
Penrose ドレーン　140
Pfannenstiel 切開　364
Polya 法　90

Potts 鉗子　84
Potts 剪刀　492
Poupart 靱帯　396, 398, 400, 402, 406
Pringle 法　262
PTCD　9, 264, 274, 276, 328, 346
Puestow-Gillesby 法　308

R

refeeding 症候群　8
Retzius 腔　422
Rodney-Smith の粘膜グラフト法　274
Rotter リンパ節　486
Roux-en-Y 胃バイパス　126
　　―（腹腔鏡）　126
Roux-en-Y 法　86, 92, 102, 112, 274, 314
Rutkow and Robbins 法　412, 414

S

Scarpa 筋膜　34, 36, 398
Scudder 鉗子　62
Seldinger 法　500
Shouldice 法　404
SLND　472, 482
Stamm 法　54, 56, 62, 160
Stensen 管　468
Stone 鉗子　214
Syme 切断　546

T

T チューブ　264
TAPP　422
Teale 鉗子　366, 368
TEP　424
Toupet 法（噴門形成）　124
TPN　7, 8
Treitz 靱帯　60, 72, 92, 338, 504
Trendelenburg 位　166
Tru-Cut 針　42

V

VAP　454
Vater 乳頭　266, 308, 310
Veress 針　38, 40, 42
Virchow リンパ節　20

W

W パウチ　228
Warren 遠位脾腎静脈シャント　538
Whipple 法　328
Winslow 孔　258, 264, 328
Witzel 法（腸瘻）　160

Z

Zenker 憩室　466
Zeppelin 鉗子　366